実践行動医学
実地医療のための基本的スキル

監訳　**林野泰明**　京都大学大学院医学研究科 社会健康医学系医療疫学分野 准教授

BEHAVIORAL MEDICINE
A Guide for Clinical Practice

Third Edition

Edited by

Mitchell D. Feldman, MD, MPhil
Professor of Medicine
Director of Faculty Mentoring
University of California, San Francisco
San Francisco, California

John F. Christensen, PhD
Director of Behavioral Medicine Training
Department of Medicine
Legacy Health System
Portland, Oregon

メディカル・サイエンス・インターナショナル

Authorized translation of the original English edition,
"Behavioral Medicine : A Guide for Clinical Practice", Third Edition
Edited by Mitchell D. Feldman, MD, MPhil and John F. Christensen, PhD

Copyright © 2008 by The McGraw-Hill Companies, Inc.
All rights reserved.

Japanese translation rights arranged with The McGraw-Hill Companies, Inc.
through Japan UNI Agency, Inc., Tokyo.

© First Japanese Edition 2010 by Medical Sciences International,
Ltd., Tokyo.

Printed and bound in Japan

監訳者序文

本書は1997年に初版が出版され，実地医家のための行動医学のテキストとして実用的であると評判の高い『Behavioral Medicine：A Guide for Clinical Practice』の第3版である．日本においては，行動科学の理論や基礎的な研究の結果を解説した書籍や，筆者がこれまでかかわってきた糖尿病分野などの専門領域における行動医学のテキスト，公衆衛生領域における集団を対象としたテキストなどは存在していたが，本書のように包括的に幅広い臨床分野における，行動医学的な問題への初期対応について取り扱った日本語のテキストは，筆者の知りうるかぎりでは存在していなかった．

　昨今，日本の臨床医学を巡る社会学的な問題が山積している．医師を含めた医療資源の偏在の問題，医師-患者関係の問題，医療訴訟，医療費を巡る社会保障の問題，多様な文化的背景をもつ患者の増加，患者年齢層の超高齢化に伴う問題，プロフェッショナリズムの問題，医療従事者のバーンアウト，うつ病と自殺の問題など枚挙にいとまがない．残念ながら，現在の医学教育において，これらの問題に対処するための教育は十分に行われているとは言いがたいのであるが，臨床医学を志す者にとって，これらの問題に対する基本的な対処法は，必ず身につけなければならないスキルであると考える．医師を含む多くの医療者がこれらの基本的なスキルを身につけることにより，不必要な医療訴訟を減らし，患者の医学的なアウトカムや満足度を改善させることが可能である．その意味において，本書が医療従事者の卒前教育や卒後教育のテキストとして広く利用されることを祈念する．

　行動医学の問題解決のためのスキルの一部が，日本とかかわりの深い仏教の思想と関連していることは，非常に興味深いことである．例えば，第2章「共感」においてよく用いられているcompassion（思いやり）という用語は，仏教でいうところの慈悲を意味する．また，第7章「マインドフルな診療」において用いられているmindfulnessは，過去や未来ではなく，現在のこの瞬間に心をとどめることに努めなさいという仏教の教えである．このような仏教の思想が世界を巡って米国で医学分野に応用され，日本に逆輸入される経緯は，米国において形成されたQuality Controlの概念が日本の自動車メーカーであるトヨタで「改善」方式として開花し，米国で"Kaizen"という用語で用いられていることに類似しており，いずれもさまざまな領域で行われた世界的な交流の成果である．この度，日本語に翻訳された本書が触媒となり，今後化学反応が生じることにより，新たな成果が生まれることを期待する．

　本書は訳書であるため，薬物療法などについては，可能なかぎり日本の現状を考慮して注釈を付記した．しかし，本書の内容の一部には，日本の医療現場の現状にそのまま当てはまらない部分が存在する．例えば，第14章の"性のアイデンティティー"にかかわる問題などは，日本においてはまだ大きな問題ではないかもしれないし，第35章の「親密なパートナーからの暴力」については，日本ではプライマリ・ケアの現場で医師のかかわりはそれほどないかもしれない．しかし，潜在的には日本にも存在している可能性のある問題であり，例えば後者については，我々の教室における研究で，介護者が寝たきりの患者から受ける暴力が大きな問題であることが明らかになっている．今後，まだ十分に検討されていない臨床的な行動医学の問題について，本書がきっかけとなり研究が進むことを期待している．また，第12章の「異文化コミュニケーション」や，第41章の「海外の医学部を卒業した医師のトレーニング」については，米国特有の問題として取り扱っており，日本の医療に直接当てはめることはできない．しかし，日本の国際化に伴い，今後同様の問題が生じる可能性があるため，翻訳作業を行ったが，米国の文化的な背景が多く含まれているため，一部の内容が難解に感じられるかもしれない．

　これほどの実践的な行動医学のテキストでありながら，第3版に至るまで翻訳が出版されなかったのは，扱う領域の膨大さから原著の頁数が非常に多いためであると思われる．そのために，本書の翻訳は，非常に多くの方々の協力を得て行われた．特に，筆者と原著者のMitchell D. Feldman先生が出会う機会を与えていただいた京都大学大学院 医学研究科 社会健康医学系専攻 社会疫学分野の木原正博教授，および本書の

翻訳の話を勧めていただいた医療疫学分野の福原俊一教授の存在なしには，本書の翻訳の話は始まらなかった．また，精神科医・緩和医療にかかわる専門家の立場から編集に協力していただいた京都大学大学院 医学研究科 集学的がん診療学講座の林晶子先生をはじめとする訳者の先生方，本書の出版を快く引き受けていただき，大変な編集作業を行っていただいたメディカル・サイエンス・インターナショナルの出版部の方々に深く感謝する．最後に，日々の生活の中で本書の翻訳にかかわる活力を与えてくれた妻の文，娘の佳津と栞に感謝する．

2010年3月

京都大学大学院 医学研究科 社会健康医学系 医療疫学分野

林野　泰明

前　文

　1997年に大きな影響力をもつ本書の初版が出版されて以来，心と身体の間の微妙な関係に配慮することなしには，効果的に医療を行うことが不可能であることがますます明らかになってきた．実践としてはそれほどではないが，原理としては長い間信用に値しないとされてきた心と身体の二元論は，依然として医療を求める患者が治療を受ける方法の特徴を表している．しかし，変化が生じつつある．この5年間(本書の第2版が出版されて以来)，研究や実践で得られた教訓により，患者ケアの医学的な要素と行動学的な要素を統合する重要性に対して興味や認識に光が当たるようになってきた．医学的・行動学的問題が相互に関係しているエビデンスは，説得力をもっている．この両者の間には象徴的な関係が存在し，行動の問題に注意を向けることにより，質の高い医療を行うことが促進されることは明白である．さらに，行動学的な問題をもつほとんどの内科的な患者が最初にこのような問題について話をするのは，メンタル・ヘルスの専門家ではなく，自分の主治医であることが報告されている．

　外来と入院の両方のセッティングにおいて，医師とその他の医療従事者が，うつ病のスクリーニングや治療，危険な健康行動の変容を促すこと，適切な向精神薬の処方，慢性疾患の自己管理を促すための患者カウンセリングなどの実践を通じて，行動学的な問題に注意を向けることについての期待がますます高まっている．もちろん，そのためにはより多くの専門的知識や，すでに埋め尽くされている予定や忙しい診療，一般内科医や専門医としてのほかの責任の上に，余分に時間を追加する必要がある．リソースを追加することなしにこのような仕事を追加することは，例えその価値を信じている場合でも，たいていの医師は不可能ではないとしても困難であると考えるであろう．

　しかし，行動医学の原則やプロセスを診療に取り入れることは，かなりの診療支援となりうる．患者ケアへの新しい視点や，それを実践するためのツールが提供され，医療の実践を豊かなものにすることが可能である．心身連関，感情が身体的な健康に与える影響，疾患の心理的な影響に対して注意を払うことにより，医師と患者の満足度を高め，治療のアウトカムをよりよいものとし，医療の過剰な利用や不適切な利用を減らすことが可能である．感情的なニーズに対して言及してもらえなかった患者は，明らかな医学的な問題が存在しない場合が多いにもかかわらず，その後何回も再診する可能性が高いため，医師がすでに抱えている困難な仕事量を増やす結果となる．

　行動医学の指導を受けることは，医師が自分自身を見つめ，自己の行動がいかに自分の患者や医療の質に対して影響を及ぼしているかについて深く理解するための手助けとなる．医師の患者とのかかわり方―非言語的なメッセージと同様に，患者が話す言葉やその話し方―は，治療への患者のアドヒアランス，さらにその治療の経過や結果に影響を及ぼす．行動医学に関する専門的知識は，生物医学的な能力を補い，いずれも必要なものである．

　洗練された価値ある本書の第3版とともに，医療を実践・教育し，学ぶ人々にとって，Feldman医師とChristensen博士は善良で重要な貢献を行い続けている．後は，そのような人々が本書の提供する概念や実践的な示唆に対して心を開き，自分の仕事に取り入れるだけである．

Steven A. Schroeder, MD
Professor in Residence
University of California, San Francisco
San Francisco, California

序　文

　1997年に本書の初版が出版されて以来，診断や治療がかなり進歩し，またヘルスケアが組織化されたり，ケアが提供される方法も変化してきた．遺伝科学により，病気自体や，特別の病気にフォーカスを絞った治療設計についての理解が革命的に進んだ．心疾患，高血圧，うつ病を含むさまざまな健康問題の治療として，新しい薬物が利用可能となった．総合内科分野の専門性を擁する領域として，ホスピタル・メディシンが確立し，看取りのケアとして行われてきた緩和医療を行うために夥しい数の特殊な知識とスキルを要するようになった．慢性疾患の治療に対してより大きな効果がある，慢性ケアや患者のセルフケアの新しいモデルが提唱されてきた．

　本書の第3版では，上記に加えて，ヘルスケアに関連する社会・行動科学の統合における発展についても言及している．章立ての視野を広げて，外来のセッティング以外に入院に関する事柄も含み，両方のセッティングにおける症例をあげた．宗教やスピリチュアリティーと健康のかかわり，患者の健康アウトカムに取り組むことと臨床医のウエルビーイング(well-being)を高めることにかかわる注意深い診療，行動学的な介入についてのエビデンスなどのテーマに関連する推薦図書や参考文献を追加した．前版にすでに掲載されていた章については，薬物療法や，心理的な要因と疾患との関係についてのエビデンスの進歩を反映して改編を行った．例えば，心疾患や糖尿病の危険因子としてのうつ病に関する新しいエビデンスを掲載した．マインドフルな診療，注意欠陥多動障害（ADHD），脆弱な患者や慢性疾患について新たに章を設けることにより，臨床医にとって有用なトピックスをより広く網羅することができた．

　過去10年間で，医師やほかの医療専門職の研修も進化した．プロフェッショナリズム―患者へケアを提供する動機づけとなる核心的な価値観や，患者や同僚，スタッフとの相互作用の質を包含する―についての教育は，多くの研究施設においての根幹となった．医学教育者は，医療専門職の至高の理念を高めることも腐らせることもできる暗黙的な言語的，非言語的なメッセージである「隠れたカリキュラム」に対して，意識的に注意を向けるようになり始めた．それ以外に注目すべき現象としては，国外から米国のレジデンシー研修に参加する医学部卒業生が増えたことがあげられる．これらの医学部卒業生は米国に来る前に，ヘルスケアの社会的，行動学的な側面が特別に取り上げられていないセッティングにおいて研修を受けているため，患者のケアに関連する側面について，追加のトレーニングやサポートが必要であることは明らかである．最後に，医療専門職の研修者が，自分の生活と持続可能なキャリアのために一生にわたりスキルを獲得することとの間のバランスをとることができるように支援するためには，医学部やレジデント制度がウエルビーイングを促すようなカリキュラムを構築したり，教育的な経験を積むようなむずかしい課題に取り組まなくてはならない．この取り組みに言及するために，行動医学の教育に関する新しい章を追加した．

　「行動医学」という言葉は，医学と社会科学の双方の文献において幅広く用いられているが，その正確な定義についてはほとんど合意が形成されていない．我々は行動医学を，広義の意味において人間の行動についての生物学的・心理社会的な視点を統合して，医療の実践に応用することを目的とした，複数の学問分野が関連している分野である，と定義している．我々の視点には，身体化疾患に対する行動学的なアプローチ，医療現場においてしばしば遭遇する種類の精神疾患，医師-患者関係の問題や，行動変容の動機づけや医学的な治療に対するアドヒアランスを最大限高めること，補完代替医療や看取りのケアなど，医療の提供に影響するその他の重要な話題が含まれている．

　総合内科医，ホスピタリスト，家庭医，小児科医，ナースプラクティショナー，医療補助者やその他の医師には本書が，精神，行動学に非常に広範な問題をもつ患者の理解を促し，よりよい医療を提供できるように手助けしてくれているように感じるであろう．ヘルスケアのセッティングにおけるレジデントや医学生にとって，『Current Medical Diagnosis and Treatment』が医学の生物学的なドメインを理解するのに役立つのと同じように，本書は医療の心理社会的な側面を理解するための価値ある貴重な資源として活用できるであ

ろう．

　我々は，本書が行動医学領域における包括的なカリキュラムを構築するための基礎となり，臨床的に意味をなすテキストであると，医学教育者が認識してくれることを意図している．医師-患者間のコミュニケーション，プロフェッショナリズム，異文化間コミュニケーションなど，本書を通して網羅されているトピックスを含めることにより，米国卒後臨床研修認定審議会（Accreditation Council for Graduate Medical Education：ACGME）[*1]により必要とされているコア・コンピテンシーを獲得するためのトレーニング効果を高めることができるであろう．あるトピックスについて深く探索したいと考える教員や学生にとって，各章の最後に掲載されている推薦図書やウエブ上のリソースについての情報が役に立つであろう．

　本書で議論されている行動変容の原則は，個人の行動を越えて応用することができる可能性がある．社会は，環境や人間の健康に対して悪影響を与えるライフスタイルを変化させるために「行動の変化ステージ」を通じて活動しているため，行動変容の原則を社会全体に適応することが可能である．個人的な生活や，仕事をする組織の健康やウエルビーイングは，我々が住む惑星の健康と相互に作用し合っている．環境の健康を促す要因に対して注意深い目を向けることにより，我々の生活や医学におけるキャリアの持続可能性に対する洞察力を育むことができる．人口の増加が持続可能であるかを決める際に，都市計画者は $C-L=M$（Capacity － Load ＝ Margin）という等式を用いる．**Capacity** は，利用可能な水，自然の資源，移動のための主要交通機関，人間の活動からの廃棄物を吸収するための土地の収容力を意味する．**Load** は，土地の上における人間の活動の影響や「エコロジカル・フットプリント[*2]」を意味する．自然環境の収容力が人間活動の負担より大きい場合には**マージンは正**であり，人口の増加**持続可能**である．逆に，負担が土地の収容力を上回る場合には，**マージンは負**となり，人口の増加**持続不可能**となる．

　$C-L=M$ と同じ等式は，我々の生活や仕事を行う組織に応用できる．仕事や家族，他の関わりが慢性的に我々の収容力に負担をかけるとき，負のマージンの状態に陥る．別の言葉で表現すると，「**バーンアウト**」である．逆に，我々の収容力が負担を上回る場合，正のマージンの状態にあり，生活は持続可能で健康的である．全体のシステムとしての持続可能性を促すような方法を用いて人間と地球との適切な関係を回復することは，Thomas Berry が述べた，いわゆる我々の世代の「偉大な仕事」である．医師や他の医療専門職は，この仕事において果たす極めて重要な役割を担っており，自身の健康やウエルビーイングのみならず，この惑星の健康のためになる仕事でもある．

［訳注］
[*1] 米国の卒後研修プログラムの認定を行うための組織．
[*2] エコロジカル・フットプリント（ecological footprint）とは，エコロジー（ecology）とフットプリント（footprint，足跡）を概念的に組み合わせた指標であり，(1)食糧生産に必要な耕地，(2)食肉や乳製品の生産に必要な牧草地，(3)木材や紙の製造に必要な森林，(4)海産物の生産に必要な海洋，(5)エネルギー消費に伴い排出される二酸化炭素の吸収に必要な森林，(6)住宅やインフラに必要な土地について，人類の社会経済活動がどれだけ地球環境に負荷をかけているかを表し，人間活動の地球環境に及ぼす負荷を表す指標として世界的に使用されている．

謝　辞

　本書の出版は，多くの人々の協力や参加なくしては成し遂げることができなかった．数十年前にこのような書籍の必要性を認識し，継続的に励ましや助言を寄せ続けている Stephen J. McPhee 医師から，筆者らは恩恵を受けている．我々は，この第 3 版のために実践的で個人的な支援をしてくれた McGraw-Hill のシニア・エディターである James Shanahan に感謝する．臨床医や教員としての忙しいスケジュールにもかかわらず，長い道程を我々とともに歩むことについて寛大で良心的であり，貢献してくれた著者に大変感謝している．また，上質な進行管理をしてくれた Linda Pham から恩恵を受けている．

　我々の施設において，教育しメンタリングする特権を与えてくれたレジデントや，数えきれないほどの友人や同僚が，我々自身の学びや本書の教材を選ぶ作業に貢献してきた．Society of General Internal Medicine と American Academy on Communication in Healthcare の会員の多くが本書の各章に貢献しており，また我々が専門家として成長することを手助けしてくれた学習のためのコミュニティーである．我々は特にこれらの学会から恩恵を受けている．

　編集の最終段階のためにオレゴンコーストの家を利用させてくれた Judy Colligan と Jim Marshall に，我々は感謝する．周りの森が春の雨や風にさらされていた間，彼らの家の暖かい雰囲気の中で，生産的な日々を過ごすことができた．

　Jane Kramer や Julie Burns Christensen，筆者らの子供である Nina Kramer-Feldman, Jonathan Kramer-Feldman, Jake Christensen, Hank Christensen と Hank の妻の Kerry は，日々の生活の中で筆者らを元気づけ大切にしてくれる存在であり続けた．本書は，彼らの愛情や支えなしでは成し遂げることはできなかった．

Mitchell D. Feldman, MD, MPhil
John F. Christensen, PhD
サンフランシスコ，カリフォルニア
およびポートランド，オレゴン
2007 年 11 月

執筆者一覧

Garrick A. Applebee, MD
Assistant Professor of Neurology and Pediatrics,
University of Vermont College of Medicine;
Attending Physician, Vermont Regional Sleep
Center, Fletcher Allen Health Care, Burlington,
Vermont
garrick.applebee@vtmednet.org
Sleep Disorders

Robert B. Baron, MD, MS
Professor of Medicine, Associate Dean for Graduate
and Continuing Medical Education; Vice Chief,
Division of General Internal Medicine, University of
California, San Francisco, San Francisco, California
baron@medicine.ucsf.edu
Obesity

Howard Beckman, MD, FACP, FFCH
Clinical Professor of Medicine and Family Medicine,
University of Rochester School of Medicine and
Dentistry; Medical Director, Rochester Individual
Practice Association, Rochester, New York
hbeckman@ripa.org
Difficult Patients, Difficult Situations

Donald W. Brady, MD
Associate Dean for Graduate
Medical Education,
Vanderbilt University School of Medicine
Nashville, Tennessee
donald.w.brady@vanderbilt.edu
Lesbian, Gay, Bisexual, & Transgender (LGBT) Patients

David G. Bullard, PhD
Clinical Professor of Medicine and Clinical Professor
of Medical Psychology (Psychiatry), University of
California, San Francisco; Private Practice,
San Francisco, California
dgbullard@yahoo.com
Sexual Problems

Lisa Capaldini, MD, MPH
Assistant Clinical Professor, Department of
Medicine, University of California, San Francisco,
San Francisco, California
castromedical@aol.com
HIV/AIDS

John F. Christensen, PhD
Director of Behavioral Medicine Training,
Department of Medicine, Legacy Health System;
Clinical Assistant Professor,
Department of Medicine, Oregon Health and
Science University,
Portland, Oregon
jchriste@lhs.org
*Suggestion & Hypnosis; Depression; Stress & Disease;
Mistakes in Medical Practice; Trainee Well-being*

William D. Clark, MD
Lecturer in Medicine, Harvard Medical School;
American Academy on Communication in
Healthcare, Boston, Massachusetts
wdclark@gwi.net
Alcohol & Substance Use

Henry Cohen, MS, PharmD, FCCM, BCPP, CGP
Associate Professor of Pharmacy Practice, Arnold &
Marie Schwartz College of Pharmacy and Health
Sciences, Long Island University; Chief
Pharmacotherapy Officer, Director of Pharmacy
Residency Programs, Departments of Pharmacy and
Medicine, Kingsbrook Jewish Medical Center,
Brooklyn, New York
Hcohenliu@aol.com
Depression

Mary Raju Cole, RN, MS, APRN, BC
Contributing Editor, *The Nursing Spectrum*; Faculty,
Institute for Healthcare Communication,
New Haven, Connecticut
mrajucole@aol.com
Depression

Steven A. Cole, MD
Professor of Psychiatry, Department of Psychiatry
and Behavioral Science, School of Medicine, State
University of New York at Stony Brook, Stony
Brook, New York
stcole@notes.cc.sunysb.edu
Depression

Thomas D. Denberg, MD, PhD, FACP
Associate Professor of Medicine, University of Colorado at Denver and Health Sciences Center, Denver, Colorado
tom.denberg@uchsc.edu
Cross-cultural Communication

Christine M. Derzko, MD
Associate Professor, Obstetrics & Gynecology and Internal Medicine (Endocrinology), Faculty of Medicine, University of Toronto, Toronto, Ontario, Canada
derzkoc@smhitoronto.on.ca
Sexual Problems

M. Robin DiMatteo, PhD
Department of Psychology, University of California, Riverside, Riverside, California
robin.dimatteo@ucr.edu
Patient Adherence

Elizabeth Eckstrom, MD, MPH
Associate Professor of Medicine and Director of Geriatrics Programs, Oregon Health and Science University, Portland, Oregon
eckstrom@ohsu.edu
Older Patients

Barry Egener, MD
Medical Director, The Foundation for Medical Excellence; Faculty, Legacy Portland Internal Medicine Training Program, Portland, Oregon
begener@lhs.org
Empathy

Stuart J. Eisendrath, MD
Professor of Clinical Psychiatry, University of California, San Francisco; Director of Clinical Services, Langley Porter Psychiatric Hospital and Clinics, San Francisco, California
stuarte@lppi.ucsf.edu
Somatization

Michael H. Eisman, MD
Medical Director, Seneca View Skilled Nursing Facility, Burdett, New York
eisman@capital.net
Palliative Care, Hospice, & Care of the Dying

Ronald M. Epstein, MD
Professor of Family Medicine, Psychiatry, and Oncology, Associate Dean for Educational Evaluation and Research; Director, Rochester Center to Improve Communication in Health Care, University of Rochester School of Medicine and Dentistry, Rochester, New York
ronald_epstein@urmc.rochester.edu
Mindful Practice

Mitchell D. Feldman, MD, MPhil
Professor of Medicine, Director of Faculty Mentoring, University of California, San Francisco, San Francisco, California
mfeldman@medicine.ucsf.edu
Families; Cross-cultural Communication; Depression; HIV/AIDS; Intimate Partner Violence; Trainee Well-being

Susan Folkman, PhD
Osher Center for Integrative Medicine, University of California, San Francisco, San Francisco, California
folkman@ocim.ucsf.edu
Complementary & Alternative Medicine

Richard M. Frankel, PhD
Professor of Medicine and Geriatrics, Senior Research Scientist, Regenstrief Institute, Indiana University School of Medicine, Research Sociologist, Center for Implementing Evidence Based Practice, Roudebush Veterans Affairs Medical Center, Indianapolis, Indiana
rfrankel@iupui.edu
Professionalism; Connections & Boundaries in Clinical Practice

Lawrence S. Friedman, MD
Medical Director, Ambulatory and Primary Care, Professor of Pediatrics, University of California, San Diego, San Diego, California
lsfriedman@ucsd.edu
Adolescents

Jennifer Gafford, PhD
Clinical Psychologist, Private Practice, Clayton Sleep Institute; Consulting Psychologist, Family Care Health Centers; Consulting Psychologist, St. Louis, Missouri
jengafford@aol.com
Training of International Medical Graduates

Geoffrey H. Gordon, MD, FACP
Pain Management Clinic, Kaiser Permanente; Senior Scholar, Oregon Health and Science University Center for Ethics in Health Care, Portland, Oregon
ghgordon@aol.com
Giving Bad News

Steven R. Hahn, MD
Professor of Clinical Medicine and Instructor in Psychiatry, Albert Einstein College of Medicine, Jacobi Medical Center, Bronx, New York
steveroost@aol.com
Families

Kelly B. Haskard, PhD
Assistant Professor
Department of Psychology, Texas State University, San Marcos, San Marcos, Texas
kelly.haskard@email.ucr.edu
Patient Adherence

Eric S. Holmboe, MD
Senior Vice President for Quality Research and Academic Affairs, American Board of Internal Medicine; Adjunct Professor, Yale University School of Medicine, New Haven, Connecticut
eholmboe@abim.org
Education for Competencies in the Social & Behavioral Sciences

Ellen Hughes, MD, PhD
Clinical Professor of Medicine, Director for Education, Osher Center for Integrative Medicine, University of California, San Francisco, San Francisco, California
ehughes@medicine.ucsf.edu
Complementary & Alternative Medicine

Thomas S. Inui, ScM, MD
President and Chief Executive Officer, Regenstrief Institute, Inc.; Associate Dean for Health Care Research and Regenstrief Professor of Medicine, Indiana University School of Medicine, Indianapolis, Indiana
tinui@iupui.edu
Education for Competencies in the Social & Behavioral Sciences

Susan L. Janson, DNSc, RN, NP, FAAN
Department of Community Health Systems and Department of Medicine, University of California, San Francisco, San Francisco, California
susan.janson@nursing.ucsf.edu
Chronic Illness & Patient Self-Management

Martina J. Jelley, MD, MSPH
Associate Professor, Department of Internal Medicine, University of Oklahoma College of Medicine, Tulsa, Oklahoma
martina-jelley@ouhsc.edu
Women

C. Bree Johnston, MD, MPH
Associate Professor of Medicine, Division of Geriatrics, University of California, San Francisco; San Francisco Veterans Affairs Medical Center, San Francisco, California
bree.johnston@ucsf.edu
Dementia & Delirium

Mack Lipkin, Jr., MD
Professor of Medicine, Department of Medicine, Co-Director, Section of Primary Care, New York University School of Medicine, New York, New York
mack.lipkin@med.nyu.edu
The Medical Interview

Debra K. Litzelman, MA, MD
Associate Dean for Medical Education and Curricular Affairs, Indiana University School of Medicine; Richard Powell Professor of Medicine, Indiana University Medical Center, Indianapolis, Indiana
dklitzel@iupui.edu
Education for Competencies in the Social & Behavioral Sciences

Jay S. Luxenberg, MD
Medical Director, Jewish Home, San Francisco; Clinical Professor, University of California, San Francisco, San Francisco, California
jay@luxenberg.net
Older Patients

Stephen J. McPhee, MD
Professor of Medicine, Division of General Internal Medicine, University of California, San Francisco; Attending Physician, Moffitt/Long Hospitals, San Francisco, California
smcphee@medicine.ucsf.edu
Mistakes in Medical Practice

Vishnu Mohan, MD
Associate Program Director, Internal Medicine Residency Program, Legacy Emanuel and Good Samaritan Hospitals, Portland; Clinical Assistant Professor of Medicine, Oregon Health and Science University, Portland, Oregon
vmohan@lhs.org
Training of International Medical Graduates

Diane S. Morse, MD
Clinical Associate Professor of Medicine, University of Rochester School of Medicine and Dentistry; General Medicine Unit, Rochester General Hospital, Rochester, New York
diane.morse@viahealth.org
Women

Daniel O'Connell, PhD
Clinical Instructor, University of Washington School of Medicine; Consulting Psychologist, Private Practice, Seattle, Washington
danoconn@mindspring.com
Behavior Change

Roberta K. Oka, RN, ANP, DNSc
Associate Professor, Department of Community Health Systems, School of Nursing, University of California, San Francisco, San Francisco, California
roberta.oka@nursing.ucsf.edu
Chronic Illness & Patient Self-Management

Timothy E. Quill, MD
Professor of Medicine, Psychiatry and Medical Humanities, Director, Center for Ethics, University of Rochester School of Medicine and Dentistry, Rochester, New York
timothy_quill@urmc.rochester.edu
Palliative Care, Hospice, & Care of the Dying

Gita Ramamurthy, MD
Attending Psychiatrist, Cambridge Hospital; Instructor, Harvard Medical School, Cambridge, Massachusetts
murthg@comcast.net
Practitioner Well-being

Nancy A. Rigotti, MD
Professor of Medicine, Harvard Medical School; Associate Physician and Director, Tobacco Research & Treatment Center, Massachusetts General Hospital, Boston, Massachusetts
nrigotti@partners.org
Smoking

Bruce L. Rollman, MD, MPH
Associate Professor of Medicine and Psychiatry, Center for Research on Health Care, Division of General Internal Medicine, University of Pittsburgh School of Medicine, Pittsburgh, Pennsylvania
rollmanbl@upmc.edu
Anxiety

Steven J. Romano, MD
Clinical Associate Professor of Psychiatry, New York University School of Medicine; Senior Medical Director/Neuroscience, Pfizer, Inc., New York, New York
steve.romano@pfizer.com
Eating Disorders

George W. Saba, PhD
Professor of Clinical Family and Community Medicine, Vitamin Settlement Endowed Chair in Community Medicine, University of California, San Francisco, San Francisco, California
gsaba@fcm.ucsf.edu
Vulnerable Patients

Jason M. Satterfield, PhD
Associate Professor of Clinical Medicine, University of California, San Francisco, San Francisco, California
jsatter@medicine.ucsf.edu
Anxiety

Dean Schillinger, MD
Associate Professor of Clinical Medicine, University of California, San Francisco; Director, Center for Vulnerable Populations, San Francisco General Hospital, San Francisco, California
dschillinger@medsfgh.ucsf.edu
Vulnerable Patients

Jason S. Schneider, MD
Assistant Professor, Division of General Medicine, Department of Medicine, Emory University School of Medicine; Associate Medical Director, Primary Care Center, Grady Memorial Hospital, Atlanta, Georgia
jsschne@emory.edu
Lesbian, Gay, Bisexual, & Transgendered (LGTB) Patients

H. Russell Searight, PhD, MPH
Associate Professor of Psychology, Department of Psychology, Lake Superior State University, Sault Sainte Marie, Michigan
russellsearight@msn.com
Attention Deficit Hyperactivity Disorder; Training of International Medical Graduates

J. Jewel Shim, MD
Assistant Clinical Professor of Psychiatry, Langley Porter Psychiatric Institute, University of California, San Francisco, San Francisco, California
jewels@lppi.ucsf.edu
Somatization

Clifford M. Singer, MD
Associate Professor, Department of Psychiatry, College of Medicine, University of Vermont, Burlington, Vermont
clifford.singer@vtmednet.org
Older Patients; Sleep Disorders

Gregory T. Smith, PhD
Clinical Psychologist and Director, Progressive Rehabilitation Associates, Portland, Oregon
greg@progrehab.com
Pain

Anthony L. Suchman, MD, MA
Relationship Centered Health Care, Rochester, New York
asuchman@rchcweb.com
Practitioner Well-being

Howard L. Taras, MD
Professor, Medical Consultation to Schools, University of California, San Diego, La Jolla, California
htaras@ucsd.edu
Children

Teresa J. Villela, MD
Director, Family and Community Medicine Residency Program, San Francisco General Hospital; Associate Clinical Professor, Department of Family and Community Medicine, University of California, San Francisco, San Francisco, California
tvillela@fcm.ucsf.edu
Vulnerable Patients

Judith Walsh, MD, MPH
Associate Professor of Medicine, University of California, San Francisco, San Francisco, California
judith.walsh@ucsf.edu
Women

Jocelyn C. White, MD, FACP
Department of Medicine, Oregon Health and Science University; Medical Director, Palliative & Hospice Care, Legacy Good Samaritan Hospital & Medical Center, Portland, Oregon
jwhite@lhs.org
Lesbian, Gay, Bisexual, & Transgendered Patients

Sarah Williams, MD
Instructor in Psychiatry, New York University School of Medicine; Director, Physicians Resource Network, North Shore-Long Island Jewish Health System, New York, New York
swillia2@nshs.edu
Connections & Boundaries in Clinical Practice

Summer L. Williams, MA
Department of Psychology, University of California, Riverside, Riverside, California
summer.williams@email.ucr.edu
Patient Adherence

Albert W. Wu, MD, MPH
Professor, Department of Health Policy & Management, Johns Hopkins Bloomberg School of Public Health, Johns Hopkins Medical Institutions, Baltimore, Maryland
awu@jhsph.edu
Mistakes in Medical Practice

Kristine Yaffe, MD
Professor, Departments of Psychiatry, Neurology, and Epidemiology and Biostatistics, University of California, San Francisco, San Francisco, California
kristine.yaffe@ucsf.edu
Dementia & Delirium

John Q. Young, MD, MPP
Assistant Director, Adult Psychiatry Clinic; Associate Director, Residency Training Program, Langley Porter Psychiatric Hospitals and Clinics; Department of Psychiatry, University of California, San Francisco, San Francisco, California
jqyoung@lppi.ucsf.edu
Personality Disorders

訳者一覧（翻訳章順）

横山　葉子	京都大学 大学院 医学研究科 社会健康医学系 医療疫学分野 研究員 認定NPO法人 健康医療評価研究機構
毛利　貴子	社会医療法人かりゆし会 ハートライフ病院 糖尿病センター
加藤　智美	岐阜大学 医学部 医学教育開発研究センター 併任講師
林野　泰明	京都大学 大学院 医学研究科 社会健康医学系 医療疫学分野 准教授
三品　浩基	京都大学 大学院 医学研究科 社会健康医学系 医療疫学分野 特定助教
仲地佐和子	琉球大学 大学院 医学研究科 病原生物学分野 大学院生
加藤善一郎	岐阜大学 大学院 医学系研究科 小児病態学 准教授
小﨑真規子	田附興風会 医学研究所 北野病院
山城小百合	社会医療法人かりゆし会 ハートライフ病院 糖尿病センター
佐藤　恵子	京都大学 大学院 医学研究科 社会健康医学系 医療疫学分野
古家　美幸	天理よろづ相談所病院 内分泌内科
佐田　竜一	天理よろづ相談所病院 総合内科
次橋　幸男	京都大学 大学院 医学研究科 社会健康医学系 医療疫学分野
岡村真太郎	天理よろづ相談所病院 内分泌内科
藤井　肇	白浜はまゆう病院 内科
青山　倫久	東京大学 大学院 医学系研究科 糖尿病・代謝内科
杉岡　隆	佐賀大学 医学部 地域医療支援学講座 教授
林　晶子	京都大学 大学院 医学研究科 集学的がん診療学講座 特定助教
錦織　宏	東京大学 医学教育国際協力研究センター 講師
若林　英樹	岐阜大学 医学部 医学教育開発研究センター 助教

> **薬物について**
> 翻訳にあたり，薬物の一般名について，原則として日本で使用されているものはカタカナ表記，日本で使用されていないもの・特殊なものは欧文表記とした．

【注　意】

本書に記載した情報に関しては，正確を期し，一般臨床で広く受け入れられている方法を記載するよう注意を払った．しかしながら，著者(監訳者，訳者)ならびに出版社は，本書の情報を用いた結果生じたいかなる不都合に対しても責任を負うものではない．本書の内容の特定な状況への適用に関しての責任は，医師各自のうちにある．

　著者(監訳者，訳者)ならびに出版社は，本書に記載した薬物の選択，用量については，出版時の最新の推奨，および臨床状況に基づいていることを確認するよう努力を払っている．しかし，医学は日進月歩で進んでおり，政府の規制は変わり，薬物療法や薬物反応に関する情報は常に変化している．読者は，薬物の使用にあたっては個々の薬物の添付文書を参照し，適応，用量，付加された注意・警告に関する変化を常に確認することを怠ってはならない．これは，推奨された薬物が新しいものであったり，汎用されるものではない場合に，特に重要である．

> 用語は「ステッドマン医学大辞典」(第6版)，「医学書院 医学大辞典」(第1版)を参考にし，また一般に使用されている用語も適宜用いた．

目 次

I 医師と患者 … 1

1. 医療面接 … 3
2. 共感 … 13
3. 悪い知らせを伝える … 23
4. 困難な患者/むずかしい状況 … 31
5. 暗示と催眠療法 … 43
6. 医療提供者のウエルビーイング … 55
7. マインドフルな診療 … 61

II 特定集団への対応 … 69

8. 家族 … 71
9. 小児 … 89
10. 青年期 … 101
11. 高齢患者 … 111
12. 異文化コミュニケーション … 123
13. 女性 … 137
14. レズビアン，ゲイ，バイセクシャル，トランスジェンダー (LGBT) の患者 … 149
15. 脆弱な患者 … 161

III 健康関連行動 … 173

16. 行動変容 … 175
17. 患者のアドヒアランス … 193
18. 喫煙 … 199
19. 肥満 … 207
20. 摂食障害 … 215
21. アルコールと物質(薬物)の乱用 … 223

IV 精神障害と行動障害 … 237

22. うつ病 … 239
23. 不安 … 271
24. 注意欠陥多動障害 … 285
25. 身体化 … 293

26	人格(パーソナリティ)障害	307
27	認知症とせん妄	331
28	睡眠障害	345
29	性的な問題	359

V スペシャル・トピックス　　383

30	補完代替医療	385
31	ストレスと疾患	393
32	疼　痛	409
33	HIV/AIDS	423
34	医療ミス	437
35	親密なパートナーからの暴力	449
36	慢性疾患と患者の自己管理	457
37	緩和ケア，ホスピスケア，死にゆく者のケア	465

VI 医療現場における行動医学の教育　　481

38	社会科学と行動科学に関するコンピテンシーについての教育	483
39	プロフェッショナリズム	503
40	臨床実践におけるつながりと境界	513
41	海外の医学部を卒業した医師のトレーニング	521
42	研修者のウエルビーイング	531

索　引　　541

I

医師と患者

第1章

医療面接

Mack Lipkin, Jr., MD

はじめに

医療面接は患者のケアを行う際の主要な手段であり，医療を実践する者にとって非常に重要なスキルである．面接により，患者から得る情報の正確性や完全性が左右される．また，面接は，患者が同意した治療計画（処方薬を服用する，検査を受ける，食事内容を変えるなど）のアドヒアランス（adherence，指示順守度）を左右する主要な要因でもある．さらに，面接は患者満足度を決定する要である．診断の実に80％以上は，面接によって得られた情報を元に行われている．面接に関連した要因は，生理学的反応，症状の緩和，痛みのコントロール，機能状態，情緒的健康などの治療の主要なアウトカムに影響を与えてきた．面接によって影響を受けたり決定される質的要因には，医療過誤の裁判とその解決，引き出した情報の正確性と完全性，時間的な効率性，面接を終える際に"ドアノブ的な"質問（"doorknob" question）を行わないこと，患者満足度などが含まれる．

そのために，面接は専門家として成功することを規定する主要な決定要因であるのだが，医学部において面接技能の向上のための教育を受けているのは医師（臨床医）の10％以下である．医師に尋ねても，この重要なスキルのモニタリング，管理，向上のために何の計画も立てていないと回答する人がほとんどである．このような，専門家に重要なスキルを実践したり計画したりしないプロの運動選手，音楽家やパイロットを想像することができるだろうか？　そのような場合には，専門家のパフォーマンスや能力に疑いの目が向けられるであろう．

面接は，医師が自分の仕事において感じるウエルビーイング（well-being）にとっても非常に重要であるのと同時に，個々の患者の診察について抱いている医師としての満足度にも強い影響を与える要因である．仕事に対する不満が高い医師は，それを大きな理由として患者とも不満足な関係をもってしまうかもしれない．一方，仕事満足度の高い医師は，治療の心理社会的な側面に深い興味を示し，患者と有効な関係を築き，患者の困難な状況を解決できるようになる．

あらゆる場面において行われる面接

面接が最も重要であることは，その疫学をみても明らかである．大部分の医師（インターベンション治療を行わない放射線科医，病理医，一部の外科医を除いて）は，彼らの仕事や生活における他の活動に費やすよりも多くの時間を面接に費やしている．平均的な内科医，プライマリ・ケア医，小児科医が患者一人あたりに費やす時間の平均は，それぞれ15，12，8分であり，受診時に使われる時間の75％を占めている．医師全体の平均的な時間は，一人の診療に対して6分であり，米国，英国，オランダなどの国においてもおよそ同じである．平均6分以下で済ませる医師もいるが，明らかに急ぎすぎである．

医師が40年間を専門家として働くと仮定した場合，ジェネラリストで控えめに見積もって25万人の患者を診察する．個々の面接は，満足やストレスの原因となったり，そこから学ぶことができたりできなかったり，効果的であったり無駄な努力に終わったり（**表1-1**），個人的な人生の成長の源になったり落胆の原因となったりする．しかし，自分にとっての満足度，学習と効率性についての望ましいバランスをとるための方法を計画したり，考えたりする医師はほとんど存在しない．

精神科，産業衛生，女性の健康や家庭内暴力などの領域や特別な興味の対象については，面接を完全に行い患者の特殊な問題を引き出すために，すべての患者に質問すべき特別な質問項目がある（もし共通点のない関心から質問を行えば，面接は何時間にもなってしまうだろう）．多くの場合，これら一連の質問項目は，妥当性が確保されたものでもないし，感度や特異度が高いわけでもない．特筆すべき例外として，CAGE質問票（**表1-2**）があるが，アルコール依存症をスクリーニングする目的において感度，特異度が高く，有

表 1-1 面接のスキルを改善させることにより得られる効果

- 時間の使い方の効率性の向上
- データの正確性，完全性の向上
- 診断の正確性の向上
- 必要のない検査や処置の減少
- コンプライアンスの向上
- 医師の満足度の向上
- 患者の満足度の向上
- 不満の減少
- 個々の診察から得られる相互学習効果の向上

表 1-2 CAGE 質問票

- **C**：飲酒をやめようとしたことがあるか（cut down）
- **A**：飲酒のことについて聞かれると不愉快に感じるか（annoyed）
- **G**：飲酒をすることに罪悪感を感じるか（guilty）
- **E**：朝，酒を飲んだことがあるか（eye opener）

用である（第21章参照）．うつ病のスクリーニングのための2つの質問（第22章参照），家庭内暴力のスクリーニングのための1つの質問（第35章参照）も同様である．

しかし，特異度が高すぎる一連の質問を用いるよりは，患者中心のアプローチを行ったほうが効果的である．まず患者のすべての関心や疑問を引き出して情報の詳細を話し，個々の心配について必要な情報を完全に収集するために，"自由回答式の質問"に続いて"回答選択式の質問"を行う．自由回答式の質問を行うことにより，一覧表にまとめた自由選択式の質問を用いるよりも効果的に情報を引き出すことができる．患者中心のアプローチを行うことは，患者に自分の心配について理解してもらい，賛同してもらえたと確信することができるために，それによって患者のコンプライアンスの改善が期待できる．

このアプローチが最も効果的であるのには理由がある．第一に，患者はたいてい何が重要であるかを判断する感覚をもっており，インタビュアーが予想しなかったような重要な鍵となる情報やデータを伝えてくれる．もし医師が患者の話を聞かずに，次に何を質問するか考えていたら，患者に寄り添って多様なレベルにおいて理解することはできなくなる．インタビュアーが話している間，患者は話をせず，したがってデータの新たな提供もされなくなってしまう．患者がいったん物語を語れば，患者から得たデータを膨らませるために後から特定の項目に戻って参照することも可能である．各々の面接において同じ基本的なフォーマットを用いれば，反応の多様性は患者によるものである可能性が高く，重要な情報を提供してくれる．

面接は実践レベルでも明らかに効果的であるが，患者中心のアプローチが望ましいことについては十分な科学的な根拠が存在する．ケアが及ぼすアウトカムへの影響にも望ましい影響を与える．より完全な質の高い情報を得ることにより，処置や検査を行う必要が低くなり，費用や，必要のない副作用や合併症のリスクが低くなる．診断や治療計画に対する患者のアドヒアランスが向上すれば，臨床的な効果や効率が高まる．そして，患者も自分自身のケアに対して，より積極的にかかわるようになる．

▶ 積極的な傾聴とその効率

面接の効率を高める要因はいくつかある．昨今，効率性には特別な関心が寄せられている．ヘルスケアの"企業化"によって，医師と患者の両者はより急がされていると感じるようなケアを経験するようになった．実際の診療時間は変わらないままなのに，知識や規制が指数関数的に増加するのに伴い，与えられた診療時間内に達成すべきことも倍増している．例えば，評価すべき疾患やリスク，選択可能で説明が必要な治療法，官僚的な交渉の増加などである．これらの傾向は，短期的には診療時間が顕著に短くなる一方で，なすべきことで手が一杯になり，心理社会的な会話はまっさきに省略され，それにより不必要な検査の増加や患者の満足度が低下して，必要がなく危険な処置や治療を行うことにつながる．行動医学は臨床医が提供する利益でないとみなされるようになり，代わりに外部の企業から提供されるようになると，効率性と効果を追求する努力は報われなくなる．臨床医と会社の両者が，患者の治療の向上という目的ではないところで競争するようになり，おそらく関係性や治療の質が悪化するであろう．

費用効果性や時間対効果は至上命題であるが，その達成のためには特別なスキルが役立つと考えられる．最初に述べた自由回答式の質問により，患者は自分自身の返答を入念に考え，必要な情報を追加提供するように促される．積極的な傾聴は，すべての話を多面的に理解するように"聞く"ことを意味する――語られたことが何であるか，何が語られ何が語られなかったか，語りはどのように文化，個性，精神的な状態，情動，意識的あるいは無意識的な動機，認知の方法などを反映しているか，など．"積極的"な傾聴は，それが臨床上あるいは感情的な情報であるかにかかわらず，共有した情報の本質を患者に理解させ反復させることも意味している．積極的な傾聴のスキルが高い人は，情報やデータを迅速かつ継続的に得ることができる．積極的

な傾聴者は面接の構成を巧みに変化させながら，ジャズミュージシャンのように相手のテーマ，リズムやスタイルとシンクロした調和的な流れをつくり，個々の構成要因がその複合体に及ぼす貢献度を高めることができる．経験のある聞き手は自分が行った観察に対して，明確なデータや仮説，バイアスなどのラベルづけを行うことができる．このことによって複雑に織りなされた患者像を得ることができ，その情報は仮説を形成したり，返答を考えたり，情報を提供したり，行動を関連づけたり，仮説を検証するためのさらなる質問を行うために利用される．

面接の構造

面接に関し，最近およそ8,500にわたる著書や論文が出版されている．経験的な基盤から書かれた書籍はそれほど多くはないが，大部分の仕事は**構造**や**機能**などについての，面接の概念的枠組みについて述べたものである．面接についての行動学的な観察や分析により，それを行うことによって臨床的なアウトカムの改善を見込むことができるような，具体的な行動や技能面接の構成要素が構造的な要素と機能の両方に関連づけられてきた．必要不可欠な構成要素と，それに関連した行動や技能についての以下の記述は包括的であるが，読者を消耗させるような内容ではなく，非実践的でもない．鍵となる行動について**表1-3**に示した．このアプローチについて，メイシー・プロジェクト（Macy Initiative in Health Communication）により開発された包括的な応用例を**図1-1**に示した．

▶ 身体的な環境を整備する

建築家やデザイナーが，形は機能の表現型であると信じているように，臨床医が身体的な環境を整備する方法は，その実践の特徴を表している．患者の心地よさや安心感をどのくらい重要視するか，どのようにみられたいか，臨床医として自分の環境をどうコントロールしたいのか，などがそれに該当する．医師はしばしば患者自身に環境をコントロールすることを勧めるため，最後の点が鍵となる．患者には座ることについての選択肢はあるだろうか？ 患者と医療提供者は，心地よいと感じる視線で話ができるように座れるだろうか？ 診察室はアクセスがよく，静かでプライバシーが保護された場所だろうか？ といったようなことを気にかけることにより，環境の整備を図る．

▶ 自分自身の準備

人が同時に処理できる情報量は7ビットであるといわれている．患者と会う際に，気が散ったり些細なことのために何ビットを消費しているだろうか？ 催眠療法におけるフォーカスの概念や，最近認められてきた心理的な概念である集中やフローの概念は医療面接においても応用できる（第5章参照）．思考が昨日の患者あるいは次の患者に向いてしまっていたり，昨日のミス，昨夜の口論，情熱，映画などに思考が占拠されると，集中できず情報や機会が失われてしまう．それとは対照的に，医師が集中していて外部，内部の心を乱す要因がなく，面接が意欲をかき立て，魅力的でかけがえのないものであることを期待している場合には，絶好の機会となるであろう．

心がそのような状態に達する方法は個人的なプロセスであり，それぞれの状況に応じて異なる．それにもかかわらず，うまく集中するためのありふれた方法がいくつか存在する．例えば，ポケットベルや電話に出てくれる代わりの人を用意することで外部からの割り込みを減らしたり，その他の音源を切ったり，ほかのことには関心を払わないと決意し，心に割り込んでくる思考を一時的に意識しないようにすることなどで，内面に存在する心を乱す要因や割り込んでくる思考を取り除くことができる．また，面接中に生じた心の乱れについては，それに注目し，原因について考え，役に立たないことであれば構わないようにすることでコントロールすることも可能である．

これらのスキルはたまたま身についたものではない．筆者は，レジデントに自己催眠を教えているが，これを行うことで日常的に，効果的に集中してリラックスできるようになった場合には，医療現場における出会いにおいて何か素晴らしいことが起こる確率を高めるために，この自己催眠に加え，**表1-4**に示した暗示を一緒に行うように促している．

▶ 患者を観察する

医療面接では，患者の行動やボディーランゲージを思慮深く観察することで，多くのことが得られる．患者の行動の最初の観察は純粋に経験的なものであり，検証可能な仮説が引き出されがちであるが，患者の言語的な反応とともに，患者の心の状態についての非言語的な行動が明らかになることがある．患者の面接における最初の反応や観察に影響を受けていることを自覚していない臨床医でも，バスや飛行機に乗った際に，隣に座る人が自分の好む人か，あるいは好まない人か

表1-3 医療面接の構造的な要素

要素	テクニックまたは行動
環境を整備する	プライベートな空間をつくる
	雑音や注意が散漫になるものを取り除く
	目線が同じになるような心地のよい椅子を用意する
	アクセスが便利な場所
自分自身の準備をする	注意が散漫になるものや割り込んでくるものを取り除く
	フォーカスをあてる
	自己催眠
	瞑想
	イメージの構築
	邪魔をするような思考を追いやる
患者の観察	観察のカテゴリーについての個人的なリストをつくる
	多様なセッティングで実践する
	身体的な徴候に注意を向ける
	患者の訴えや感情に注意を向ける
	何が語られて何が語られなかったかに注意を向ける
患者に挨拶をする	柔軟で個人的な始まりを演出する
	自己紹介をする
	患者の名前を確認し,読み方も確認する
	肯定的な社会的セッティングをつくる
面接を始める	役割と目的を説明する
	患者の期待を確認する
	視点の違いについて調整する
	期待が患者と一致することを確認する
コミュニケーションの障壁を見つけ,克服する	潜在的な障壁を認識し,または探す
	言語
	身体的な障害(耳が聞こえない,せん妄など)
	文化的な違い
	心理的な障壁(羞恥心,恐れ,妄想)
問題の洗い出し	問題についての説明を引き出す個人的な方法を構築する
	問題が明らかになるまで「ほかに何かありますか？」と問う
優先順位の調整	患者の優先順位について質問する
	自分自身の優先順位を述べる
	お互いの興味を明らかにする
	問題に取りかかる順番について同意を得る
物語の流れを構築する	患者に物語を聞くための個人的な方法を身につける
	患者が健康と感じた最後はいつか
	病気の一連の流れについて述べさせる
	最近のエピソードや典型的なエピソードを話してもらう
患者の人生の文脈を確立する	初対面では個人的または社会的な詳細を尋ねる
	発達の個人歴について具体化していく
	患者のサポートシステムを知る
	家,仕事,隣人,安全などについて知る
セーフティーネットを構築する	完全なレビュー・オブ・システムズを記憶する
	特定の問題に適切な話題をレビューする
所見と選択肢を示す	簡潔に
	患者の理解のレベルや認知のスタイルを確認する
	患者に振り返ってもらい,理解しているか確認すること
	要約と確認
	面接をテープに録音し,テープのコピーを患者に渡す
	患者の視点を尋ねる
計画の調整	患者に積極的にかかわる
	何が実現可能かについて合意する
	可能なかぎり患者の選択を尊重する
面接を終える	患者に計画と準備について見直してもらう
	患者が次回までにするべきことを明確にする
	次回の受診日を決める
	別れの挨拶をする

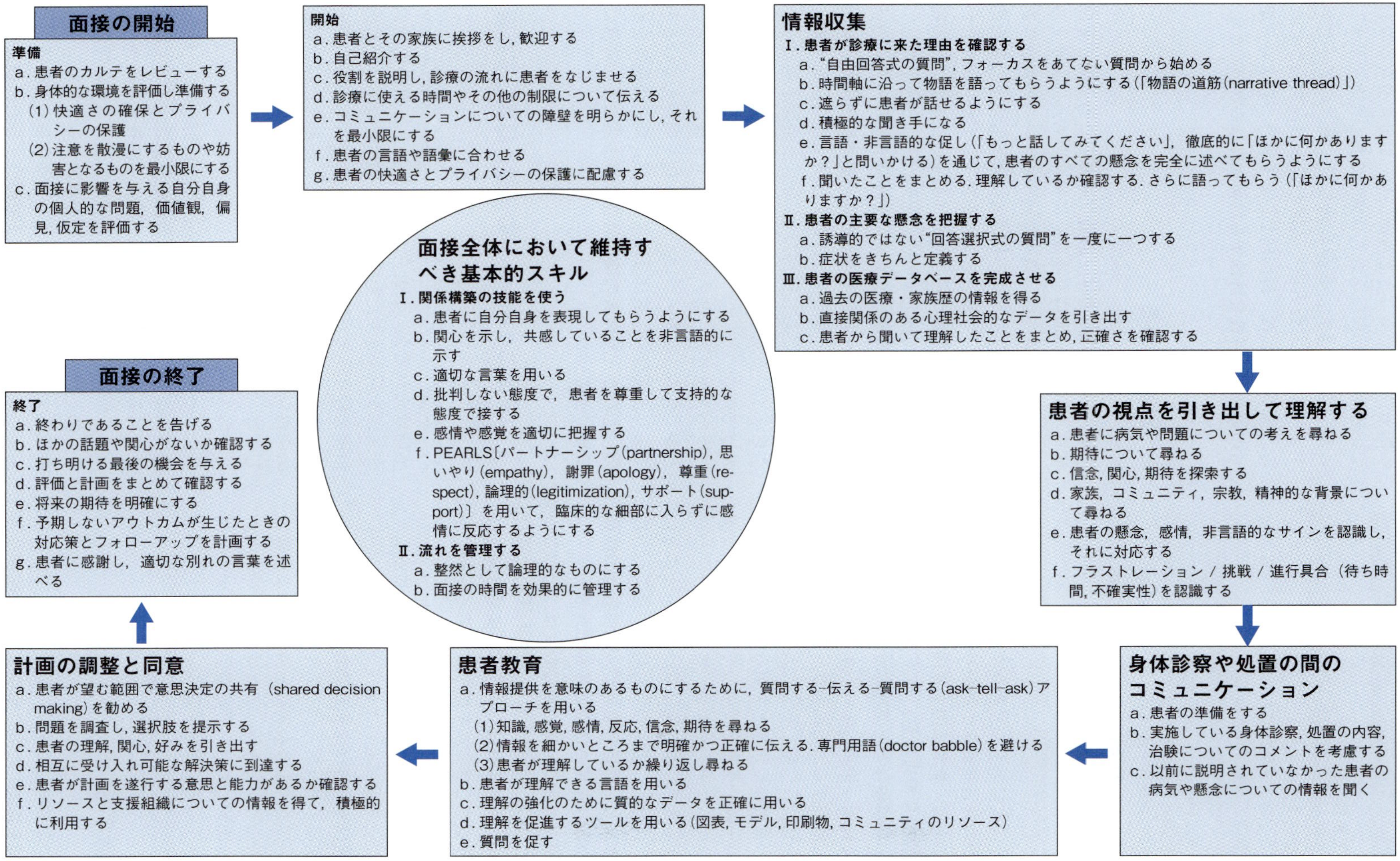

第1章 医療面接

面接の開始

準備
a. 患者のカルテをレビューする
b. 身体的な環境を評価し準備する
 (1) 快適さの確保とプライバシーみの保護
 (2) 注意を散漫にするものや妨げとなるものを最小限にする
c. 将来の期待を与えうる問題、価値観、偏見、仮定を評価する

開始
a. 患者とその家族に挨拶をし、歓迎する
b. 自己紹介をする
c. 役割を説明し、診療の流れになじませる
d. 診療に使える時間やその他の制限について伝える
e. コミュニケーションについての障壁を明らかにし、それを最小限にする
f. 患者の言語や語彙に合わせる
g. 面接の快適さとプライバシーの保護に配慮する

情報収集

I. 患者が診療に来た理由を確認する
a. "自由回答式の質問"、フォーカスをあてない質問から始める
b. 時間軸に沿って物語を語ってもらうようにする（物語の道筋 (narrative thread)）
c. 遮らずに患者が語れるようにする
d. 積極的な聞き手になる
e. 言語・非言語的な促し（「もっと話してみてください」、徹底的に「ほかに何かありますか？」と問いかける）を通じて、患者のすべての懸念を完全に述べてもらうようにする
f. 聞いたことをまとめ、理解しているか確認する。さらに正確を確認する（「ほかに何かありますか？」）

II. 患者の主要な懸念を把握する
a. 誘導的ではない "回答選択式の質問" を一度につーつする
b. 症状をさらにきちんと定義する

III. 患者の医療データベースを完成させる
a. 過去の医療・家族歴の情報を得る
b. 直接関係のある心理社会的なデータを引き出す
c. 患者から聞いて理解したことをまとめ、正確を確認する

患者の視点を引き出して理解する

a. 患者に病気や問題についてのの考えを尋ねる
b. 期待について尋ねる
c. 信念、関心、期待を探求する
d. 家族、コミュニティ、宗教、精神的な背景について尋ねる
e. 患者の懸念、感情、非言語的なサインを認識し、それに対応する
f. フラストレーション／挑戦／進行具合（待ち時間、不確実性）を認識する

面接全体において維持すべき基本的スキル

I. 関係構築の技能を使う
a. 患者に自分自身を表現してもらうようにする
b. 関心を示し、共感している態度で接する
c. 適切な言葉を用いる
d. 批判しない態度で接する
e. 感情や感覚を適切に把握する
f. PEARLS（パートナーシップ (partnership)、思いやり (empathy)、謝罪 (apology)、尊重 (respect)、論理化 (legitimation)、サポート (support)）を用いて、臨床的な細部に入らずに感情に反応するようにする

II. 流れを管理する
a. 整然としたものにする
b. 面接の時間を効果的に管理する

身体診察や処置の間のコミュニケーション

a. 患者の準備をする
b. 実施している身体診察、処置の内容、治験についてのコメントを考慮する
c. 以前に説明されていなかった患者の病気や懸念についての情報を聞く

患者教育

a. 情報提供を意味のあるものにするために、質問をする（ask-tell-ask）アプローチを用いる
 (1) 知識、感覚、感情、反応、信念、期待を尋ねる
 (2) 細かいところまで明確かつ正確に伝える、専門用語 (doctor babble) を避ける
 (3) 患者が理解しているかを繰り返し尋ねる
b. 患者が理解できる言語を用いる
c. 理解の強化のために質的なデータを細部正確に用いる
d. 理解を促進するツールを用いる（図表、モデル、印刷物、コミュニティのリソース）
e. 質問を促す

計画の調整と同意

a. 患者が望む範囲で意思決定の共有 (shared decision making) を勧める
b. 問題を調整し、選択肢の機会を与える
c. 打ち明ける最後を最終的にまとめて確認する
d. 評価と計画を明確にする
e. 相互に受け入れ可能な解決策に到達する
f. 予期しないアウトカムが生じたときの対応策とフォローアップを計画する
g. 患者に感謝し、適切な別れの言葉を述べる

面接の終了

終了
a. 終わりであることを告げる
b. ほかの話題や関心がないか確認する
c. 打ち明ける最後をまとめて伝える
d. 相互に受け入れ可能と能力があるか確認する
e. 患者が計画を遂行する意思と能力があるか確認する
f. リソースと支援組織についての情報を共有し、積極的に利用する

このモデルは、1999年5月にBayer-Fetzerのサポートにより開催されたカラマズー・コンセンサス会議 (Kalamazoo Consensus Conference) におけるモデルを発展させたものであり、それに加えて他のモデルも考慮した。それには、ブラウン面接チェックリスト (Brown Interview Checklist) や3つの機能モデル (Three Function Model)、米国製薬医師のコース委員会ルール・カード (AAPP Courses Committee-Blue Card)、セグエのフレームワーク、カルガリー・ケンブリッジの観察ガイド (Calgary-Cambridge Observation Guide)、バイエル・モデル (Bayer model)、メイシー・プロジェクトの精力的な文献レビューが含まれる。このモデルは、メイシー・プロジェクトによるものである。問い合わせはRegina Janicikまで ((212) 263-2304).

図1-1 医療面接（メイシー・プロジェクトによる）

表1-4 面接のアウトカムを向上させるための自己催眠の提案

この医療面接で私は,
- 患者と患者の懸念にフォーカスをあてる
- 外部からの雑音を耳に入れない
- 割り込んでくる考えを無視する
- この患者と意義のある関係を築く
- 患者から新しいことや驚くことを学ぶ
- 面接を前向きに行う
- エネルギーに満ちた感情をもつ
- 患者が成長し,変化し,癒されるように助ける
- 患者が希望をもち,積極的にかかわっていけるように面接を終了する

瞬時に認識することに気づくであろう．そのような反応は，いくつかの非言語的な手がかりを統合した結果生じているのである．患者に関する同様な情報のインプットは，全般的な健康状態，バイタルサイン，心臓・肺の状態，肝機能などと関連している．身だしなみ，休んでいる様子，集中しているか，話し方はどうかなどについて観察することにより，患者の自信の程度，精神病の存在，うつ病，不安，人格のタイプや前回の診療からの重要な変化などを明らかにすることができる．アルコールや薬物を使用している可能性を示すサインを発見することもできる．患者を待合室から診察室へ案内するときに少し先に歩いてもらうことにより，歩き方に注目し，患者の待ち時間の過ごし方について観察できるし，同伴者を見て，同伴者との関係についての手がかりを見つけることもできる．

このような観察の能力を高めるためには，そのための意欲が重要である．観察したことを系統的に維持し，統合しようと決断すれば，そこから医師は通常は見逃してしまう重要なデータを簡単に得ることができる．患者の行動の手がかりに関する質問をしたり，実践を通して行うことが可能でスキルを洗練させるような観察を行うことを常に心にとめておくことにより，医師の観察の速度や理解は深まるであろう．人混みの中や，回診，講義，飛行機，パーティーといったさまざまな場においてこのような実践を積めば，より機敏な観察者となることができる．これは，ピアニストがピアノの音階を練習したり，野球選手がバッティングの練習をしたりするのに相当する．

▶ 患者に挨拶する

挨拶は，お互いを認識して相互に影響を及ぼすことにより社会的関係を構築したり，平等または支配的な意図を伝えたり，間違ったアイデンティティーが構築されないために役に立つ．挨拶は臨床医が瞬時に患者との関係性をつくることを可能にし，自分が身をゆだねている臨床医が自信をもち共感的であることを示すことができる．また，挨拶を通じて，患者のアイデンティティーの主張方法や名前の読み方も明らかになる．標準的な挨拶—毎回同じことを言う—により，患者の返答の多様性を評価する根拠を得ることができる．

▶ 面接を始める

医療面接の導入段階は，両者が診察の目的と条件を理解し，お互いの期待を確認し，相違があれば調整する機会である．例えば，以下に述べるケースの場合である．患者はクリニックの代表者に診てもらうことを期待していたのに，レジデントを終了してから1年しか経っていない医師が担当する．あるいは患者は腰の痛みを何とかしてほしいのに，医師は高血圧を心配している．また，医師は心カテーテル検査を行うための話し合いをしようとしているのに，患者は循環器内科医の意見をプライマリ・ケア医に伝えてから決断すると考えている．さらに医師は15分しか時間を割けないと思っているが，患者は1時間目一杯が必要であると思っている．

医師と患者の二者の関係性を最も正確に予期することができることの一つは，両者が何を期待しているかであり，面接の中核部分に進む前に，両者の期待を明確にしたうえで両者の関係性を調整することが非常に重要である．

▶ コミュニケーションの障壁を認識して克服する

人と人とのコミュニケーションは，多くの障壁によって妨げられるが，これらは特に医師と患者の間のコミュニケーションにおける大きな障壁となる．患者の治療を行ううえで明確な障壁がある場合もある．例えば，せん妄，認知症，聾，失語症，医師または患者側の中毒症状，周囲の雑音などである．心理的な障壁としては，うつ病，不安，精神病，パラノイア，不信などがある．社会的な障壁としては，言語，文化的違い，移民であることの不安，汚名，法的な問題などがある．面接の初期の段階でこれらの障壁を認識することが重要である．そうしなければ，時間を浪費するばかりでなく，医師が深刻で危険な方向に導かれる可能性がある．加えて，初期段階で障壁を認識することは，それを是正するための最初のステップとなる．例えば，せん妄や中毒症状がなくなるまで待つ，専門の通訳者や署名可能な人を見つける，静かでプライバシーを守れ

る場所に移動する，信頼関係が構築できるまで待つなどして，困難な状況に対処することができる．

▶ 問題の洗い出し

患者は複数の問題を抱えて受診し，最初に最も緊急の問題を述べるともかぎらず，医師は典型的には非常に短い時間(平均23秒)で患者の話に口を挟むことが多いため，医師は一番重要な大きな問題に飛びつくのではなく，まずはすべての問題を洗い出すことが極めて重要である．例えば，「どんな問題がありますか？」とか，「どの問題から解決したいですか？」と質問してみるとよい．最初の返答や一連の返答を得た後に，患者のプロブレムリストの最後の問題に至るまで，医師は患者の気になっているほかのことについて質問することができる．

▶ 優先順位の調整

医師と患者がすべてのプロブレムリストを理解した時点で，医師は「どの問題に最初に取り組みましょうか？」と質問するべきである．もし，医師が何かほかのことが重要であると信じているのであれば，その患者との優先順位の違いを話し合うべきである．「今日は時間が限られています．そしてあなたの息切れは腰痛よりも危険である可能性が高いと思います．まずははじめに息切れの問題を扱って，もし時間があれば腰痛について話し合いませんか？ もし今日時間がなければ次の診察のときの話題として取り上げましょう」

医師が患者の優先順位に気がつくことなく，それにふれなかった場合には，患者に憤りが生じることは当然かつ無理のないことであり，そうなった場合には，患者の治療のアドヒアランスが低下したり，外来を受診しない行動につながることがある．

▶ 物語の道筋を構築する

医師と患者が問題の優先順位を調整した後は，その問題の探索が始まる．「探索(exploration)」という言葉に注目してほしい．非常にありがちなのは，レビュー・オブ・システムズの問題に飛んだり(「あなたは直腸の出血がありますね，歯ぐきは出血していますか？」)，7つの基本的な徴候や症状(「どこですか？ それは広がっていますか？ 症状がよくなったり悪くなったりするときはどんなときですか？」など)を引き出そうとするようなアプローチをとることである．しかし最も効果的なことは，「直腸の出血についてお話してください」というように，患者に問題に関する物語を語ってもらうことによって問題を探索する方法である．ほとんどの患者は適切な時点から話を始め，現在に向かって時間軸に沿って話を進めていくので，どこから始めたらよいかについて指導する必要がある．もしくはそれを希望している患者もいる．そのような場合は，患者が最後に健康であると感じたとき，あるいは現在の症状が現れたとき，または問題が始まったと患者が考えている時点について質問することを選択する可能性がある．患者はおそらくどのくらい詳細に話す必要があるのかわからなくなることがあり，詳しすぎたり，逆に表面的なことにしかふれないかもしれない．したがって医師はその話を中断し，詳細にまたはより簡潔にその問題について聞かせてほしいと患者に話す必要がある．質問を明確にしていくことで，患者は何が必要かを理解し，たいていの患者はそれ以後，適切なレベルで話を進めてくれるはずである．

▶ 患者の人生の文脈を確立する

物語の道筋が構成されれば，医師は問題が生じたときに，具体的な点について質問することができる．そうすることで，患者の生活の背景(配偶者，家族，隣人，仕事，文化)の詳細について医師が聞き知ることができ，理解する助けとなる．十分な情報が集まれば，「あなたはこう言っていましたね」とか，「次にどうなりましたか？」と言って患者の物語に戻ることができる．物語は，実際に起こったことに基づいて本質的に構成されているため，どんな人でも物語の話し方を理解しているし，重要なポイントを覚えているため，このアプローチは役に立つ．

▶ セーフティー・ネットの構築

患者が話し合いたいと望んでいた問題を探索したとしても，網羅できなかった領域や疑問が残っているかもしれない．そこで医師は，まだ網羅されていないことについて一連の具体的な質問をしたり，レビュー・オブ・システムズの利用を選択するかもしれない．このときの質問は，場所，期間，重症度，質，関係，拡散，増悪と寛解といった症状にかかわる7つの要素あるいはこれらの下位の要素の形式をとるかもしれない．これらの回答選択式の質問を最後にすることによって，締まりがなかった一端を固く縛り，これによって完結させて，安全性を担保してくれる．

身体診察または処置の間の会話

身体診察の間は，静かに感覚をフォーカスさせることと，お互いに必要な会話を行うことの間に緊張関係がある．臨床医は，嗅覚，視覚，触覚，聴覚を用いて患者を診察する．感覚的な鋭さを高め，現在対峙していることについて考える必要がある．一方で患者は，今何が行われていて，何が予想されるか（痛みを伴うか），何をしたらよいのか（座ってください，膝を上げてください，息を止めてください）といったことについて説明を必要としており，臨床医は患者がどうしているか，またどう答えるか（痛みますか？）を確認する必要がある．身体診察により，患者の重要な経験の記憶や，伝えることを忘れていた問題を引き出せることがある．

患者に対し，起こっていることについて詳細に説明することを好む医師もいる（今，あなたの目の裏側を見ています．身体の中で血管を見ることができる唯一の場所だからです）．身体診察の間に，レビュー・オブ・システムズの確認をする医師もいる．通常，身体診察や処置の間はできるだけ気を散らすことは避け，それを行うことの必要性や患者にとって必要なことのみにとどめることがおそらく賢明である．そして最後に，明らかになったことを伝えるほうが，臨床医の観察能力や，患者の反応や質問に答える能力を十分に使えるという点でも有利である．

所見と選択肢を示す

病歴聴取と身体診察が終了すれば，医師と患者は，何が問題である可能性があるのか，関連する所見，仮説や結論，さらなる診断の評価や治療法のために取りうるアプローチについて話し合う．これは，専門用語を使わずに，患者が理解できるレベルで行うべきである．

悪いまたはよくない可能性のあることを知らせる（告知する）必要がある場合には，あらかじめそのことをほのめかせておくことが非常に重要である（第3章参照）．このように準備することで，患者が情報をよりよく聞いて記憶することを助けることが可能である．悪いニュースが確実である場合，説明や話し合いをテープに録音しておき，それを患者に渡すことも有効である．今日では，デジタルレコーダーを部屋にセットしておき，ファイルごとコピーしてメールやCD，MP3といった標準的なフォーマットで保存でき，誰でもそれを再生することができる．こうすれば，患者はショックから立ち直ったときにもう一度聞くことができる．録音したものを聞くことにより，患者は状況をよりよく理解し，治療のアウトカムの向上につながることが指摘されている．患者へのよい所見と悪い所見の両方について，生じうる影響を過小評価しないことが重要である．情報を伝えてから，医師は患者の理解や反応を探索すべきである．情報を伝える際には，問題に沿って系統だてて行うべきであり，できるだけ端的，簡潔にすべきである．格言は短いが，その簡潔さによって内容や共感が犠牲になるわけではないのと同じである．

計画の調整

患者に診断や経過を伝えたら，患者が診断や治療の選択やその計画に積極的にかかわることが非常に重要である．患者が"積極的に"かかわることにより，計画のアドヒアランスが高まり，医療上のアウトカムや生活の質（quality of life：QOL）の向上につながる．

医師と患者が重視していることや選択肢が一致しない場合には，調整が必要である．調整の原則を要約すると，両者が関心のある領域を明らかにしてそれを強調すること，頑固な態度をとることを避ける（衝突と挫折感を感じるという結果になるだけである）ことである．もし医師が時間をかけて患者の立場を理解して彼らの関心を尊重すれば，普通，問題の解決は可能である．例えば，孫の卒業式が終われば計画を実行する，あるいは十分である可能性を考えて非侵襲的な検査を最初に行う，などである．

面接を終える

面接の終了には，主な所見，計画，合意したことについて振り返るべきである．次の診療日を決め，次の診療日までの時間の過ごし方を指導し，確かな問題が網羅されていることを確認し，別れの挨拶をする，など．

面接の機能

面接の3つの機能は，面接の主な目的，面接のプロセスやアウトカムの改善に関連したスキル，行動を説明している[訳注：医療面接の3機能モデル]．3つの機能には(1)情報を収集し，進行をモニタリングする，(2)治療上の関係を発展させ，維持し，締めくくる，(3)患者を教育し，治療計画を立てる，の3つが含まれており，これらは互いに依存している．例えば，医師との信頼関係が構築されていないのに，個人的な恥ずかしい情報を患者が明らかにすることは期待できない．

また，医師は患者を効果的に教育するために，患者の言語能力や，物事をわかりやすく説明するための枠組み，さらに不必要な障壁を生じさせてしまうために受け入れがむずかしくなる可能性のある処方内容などについての情報収集が必要である．したがって，この3つの機能は，別々に考えるのではなく，全体として捉えられるべきである．

▶ 情報収集と進行のモニタリング

多くの医師は，これらの医療行為を面接の主要な機能であると考えている．最初の機能に関連するタスクは，疾患と障害，心理社会的問題と疾病行動(illness behavior)に関する基礎的な知識を獲得し，それぞれの問題に関連する情報を引き出し，その関連情報を理解し，引き出した情報に関連した仮説を立て検証することである．これらのタスクのために有用なスキルには，「これについて話してください」といった"自由回答式の質問"で開始し，徐々に具体的な質問に絞っていき，話の流れを促すために最小限の促しを行い(例えば，"ええ"，"ふーむ"など)，支配的にならずに舵をとるために優しく指示を出し，要約して確認する(「あなたはa，b，cの点について話されたと思いますが，それでよろしいでしょうか？」)，などが含まれる．

▶ 治療的な関係を確立して維持する

面接の2つ目の機能には，関係性を定義すること(短期または長期か，コンサルテーション，プライマリ・ケア，疾患のエピソード指向型)，専門的な知識を示すこと，興味，尊重，共感，支援の気持ちを伝えること，コミュニケーションと関係のある障壁を認識して解決すること，患者の視点を引き出すこと，が含まれる．ライフスタイルの変容や困難な医学的な決定について患者に積極的にかかわってもらうために，個人的な詳しい情報の収集は必須のことであり，信頼と安全を生む関係の軸となる．

関係を改善したり，介入したり，操作することは不可能であるという思い込みは，経験的な心理療法に関する文献によって反証されている．関係性を構築する適切なスキルを用いれば，満足，コンプライアンス，データの開示，QOL，生物学的なアウトカム，個人の成長といったアウトカムは有意に改善する．これらの問題は，精神疾患が関係したケースの場合に特に重要であるが，そのようなケースでは疾患に合った方法で患者を扱うスキルが必須である．

通常，感情に名称をつけること，無条件で肯定的な関心を伝えること，共感と理解を示すこと，情動的に一致していること(あなたが語ったことは，あなたが意味し，感じたことそのものである)が最良のアウトカムと関係している．その他のスキルには，振り返り，正当化(legitimization)，パートナーシップ，触れたりアイコンタクトなどの非言語的な技能，羞恥心を感じさせないようにすることが含まれる(第2章参照)．

▶ 患者教育

患者教育と治療計画の実行には，患者の現在の知識，理解，動機，患者の認知スタイルとレベルを理解すること，ショック状態でもなく意見の相違もない，受容状態にある患者を対象とし，専門用語や著しく困難な言葉を用いることなく，わかりやすく話すことが必要である．この3つ目の機能(患者教育)に関連するタスクには，問題の診断上の重要性を伝え，診断や治療についての選択肢，予防やライフスタイルの変容の適切な方法について話し合って推奨すること，病気の心理的，社会的な影響を理解して伝えることによって患者の対処能力を高めること，などが含まれる．選択肢を選ぶ際に患者を参加させたり，あやふやな点を明確化したり，恐れや懸念を表現することにより，アウトカムは劇的に改善する．これまでに話し合ったことや決めたことについて患者に積極的に振り返ってもらうことは，患者の理解を確認して記憶を強化したり，患者が同意したことを行えそうなこと，そしてその意志のあることを確認するのに非常に重要である(第17章参照)．

患者の抱える問題が，悪い習慣や依存状態(過食，喫煙，ギャンブル，ピルを飲み忘れる)であることが時にある．このような状況に対しては，次の2つのアプローチが有効なことが示されている―(1)変化ステージモデルを利用する，(2)動機づけ面接法(第16章参照)．

患者の変化ステージを評価するには，Prochaska と DiClemente らのスキームを用いる．それには，患者が変えようと考えているかどうか(前熟考期と熟考期)を確認することを含む．もし変えようと考えているのであれば，禁煙する日などの鍵となる一里塚(目標)を設定し，それを行動に移させるのが適切である．計画を立てるときに障壁と再発についての対応を話し合うことも，このモデルに含まれている．このモデルでは，最終的には成功に至るいくつかのサイクルが変化の概念に含まれているため，起こる可能性のある最初の失敗の重さの負担が軽減され，彼らが経験から学ぶように再構成するため，成功の可能性が実際には高まる可能性がある．

動機づけ面接法は，Miller らによって開発された．

この手法を治療の初期に用いれば，治療の維持，アドヒアランス，患者が自覚している動機を向上させることが可能である．この方法は最初，薬物常用者に対して開発されたが，問題となっている行動を変容させる動機づけがどの程度できているか，1〜10のスケール(10が高く，1が低い)を用いて評価してもらう"準備性尺度(readiness ruler)"などの手段を用い，抵抗感を動機として再構成する．体重を減らす動機は"2"であると患者が言ったと仮定し，「なぜ"1"ではないのですか？」と質問し，それがどんなに細い"葦"のような動機づけであっても，それをあてにすることにより，その背景に存在する"爪の先"のようにわずかな動機づけを確認することが可能である．このアプローチでは，患者との協力，アンビバレンスの探求，抵抗感の管理，医師-患者関係における対立からパートナーシップへのシフト，が重要であるとしている．

特別な状況と面接の修正

これまで述べてきた原理は多くの状況に適応可能であるが，多くの状況では面接や関係性の有用性や持続性を最大にするために，アプローチの修正が必要である．特別な状況であるということを早い段階で認識することが非常に重要であり，そうすれば可及的速やかに，適切に手法を変えることができる．最も特別な状況では，例えばパラノイド(妄想症)や精神病の患者では，その患者との特別な関係を必要としている細部にわたる注意が最も重要である．

▶ 精神疾患の診断のためのツール

医師は最近，精神疾患を診断したり管理するために利用可能なさまざまなツールをもっている．最も簡潔なツールは感度は高いが(真の症例の大部分を見つけることができる)，特異度(診断基準に適していない症例を陽性と判断する)が低い．うつ病のスクリーニングのツールとしては，Beck，Zung，Hamilton 尺度がある．近年，2質問法によるスクリーニングと9つの質問による量的なスコアリングを行う Patient Health Questionnaire が開発され，これらもプライマリ・ケアの場面において有用であることが示されている(第22章参照)．一部の医師は初診前に，資料の一部としてこれらを配布して記入してもらっている．しかし，他の質問票と同じようにこれらの尺度を用いた場合には多くの偽陽性を取り扱うという余計な問題が生じ，時間を浪費してしまう．最近(製薬会社の支援を受けて)開発された方法には，頻度が高い精神疾患のほとんどを同時に測定できるものがある．Primary Care Screen for Mental Disorders(PRIME-MD)は適度な感度，特異度をもち，電話やコンピュータでも行うことが可能である．しかし，共感的な医師は，そのプログラムでは感情について尋ねているが，質問票の表現では回答することはできない，スコアリングに時間がかかるといった，2つの問題点を感じている．このようなツールの役割については，まだ十分に検討されていない．

(訳：横山葉子)

▶ 推薦図書

Back A, Baile W. Communication skills: myths, realities, and new developments. *J Support Oncol* 2003;1:169–171.

Duffy DF, Gordon GH, Whelan G, et al. Assessing competence in communication and interpersonal skills: the Kalamazoo II report. *Acad Med* 2004;79:495–507.

Haidet P. Jazz and the art of medicine: improvisation in the medical encounter. *Annuals Fam. Med.* 2007; 5:164–169.

Lipkin M, Putnam SM, Lazare A, eds. *The Medical Interview: Clinical Care, Education, and Research*. New York, NY: Springer-Verlag, 1995.

Rao JK, Anderson LA, Inui TS, Frankel RM. Communication interventions make a difference in conversations between physicians and patients. *Med Care* 2007;45:340–349.

Yedidia MJ, Gillespie C, Kachur E, et al. Effect of communications training on medical student performance. *JAMA* 2003;290: 1157–1165.

▶ その他の資料

Novack DH, Clark W, Saizow R, et al., eds. *Doc.com: An Interactive Learning Resource for Healthcare Communication*. American Academy on Communication in Healthcare Web site. www.aachonline.org/doccom/. Accessed September, 2007.

▶ ウエブサイト

American Academy on Communication in Healthcare Web site. www.aachonline.org. Accessed September, 2007.

Institute for Healthcare Communication (IHC) Web site. http://healthcarecomm.org. Accessed September, 2007.

Motivational Interviewing Web site. www.motivationalinterview.org. Accessed September, 2007.

Northwest Center for Physician-Patient Communication. The Foundation for Medical Excellence Web site. www.tfme.org. Accessed September, 2007.

第 2 章

共　感

Barry Egener, MD

はじめに

共感(empathy)という概念の起源は今世紀はじめまでさかのぼるが，当時その話題に関する議論は，精神療法士による患者とのやりとりの分析に限定されたものであった．最近では，その概念は広い範囲の医療従事者や教育者から新鮮な目でもって注目されている．共感は，患者とのコミュニケーションによい影響を与え，その結果，治療的効果が改善する可能性があると彼らは信じている．共感は，技術や金銭的な圧力によって脅かされ，徐々に人間味のなくなってしまった医師-患者関係に，思いやり(compassion)とヒューマニズムをもたらす手段であると一般の人々の多くは考えている．

共感がもつ力のなかには，臨床家と患者との間の大差ある状況によってつくられた溝を，たとえ一瞬であっても超えて，お互いが歩み寄るのを手助けする力も存在する．その断裂に短い橋を渡し，経験を分かち合う単なる2人の人間となることは，専門的な診断と治療の仕事を成し遂げるのに役に立つであろう．我々はすべて，うつ病や家族喪失によって孤立感を感じている患者から，我々がその悲しみに対して理解したことを表現したことにより感謝されたという経験をもっている．

患者が慢性的に麻薬を要求することに関して意見が合わないことを気にせず，患者がタバコを止めることができないということに対して否定的な判断を控えるような大きな挑戦に成功すれば，それに釣り合った報酬を得ることができるであろう．これらのより困難な患者にとってそれが何を意味するのかについて積極的に想像しようとすることにより，患者にとって何が動機となり，何が助けとなるのかについての洞察を得ることができる．それがまさに診断に重要な情報なのである．その洞察を患者に伝えれば，患者が行動を変えるための励みになるかもしれない．それが治療的，ということである．自分の考えを明かすことで，患者の状態について知っていると我々が考えていることが正しいかどうかを確かめることができる．その瞬間には自分自身や自分の役割について何も放棄せず，我々は単に自らの視野を広げるのである．

共感は，他人のさまざまな感情や考え，態度を知的に認識したり，その人の身になって経験することとして定義される．共感は，他人が感じていることを感じる人間の能力が自己の境界を浸食するような，瞬間に他人を認識する行為であると述べる人もいる．もし我々が実際に，一時的に自意識を失うようなことになれば，そのプロセスは"同情(sympathy)"とか"同感"とか言われるのがより望ましいのかもしれない．我々が共感を経験していると意識し続けることにより，自我境界が完全に破綻することを防ぐことができ，より健全なスタンスをとることが可能になる．**共感のスキル(技術)**は共感を表すという行動である．それらは，臨床家にとって，最も強力な治療的手段になりうるかもしれない．

研究によると，共感のスキルというものは教えることが可能である．本章では，これらのスキルをどのように発展させ改善させるかについて述べる．最近の研究では，臨床の実施のなかで，どのくらい頻繁に共感的な機会が生じているか，臨床家がこれらの機会にどのように反応したか，もしくは軽視したか，そしてそのように選択した意味が明らかになってきた．

共感的な機会は，平均すると外科的なケアの1回の診察(1.9［訳注：共感の回数を表していると思われる］)よりもプライマリ・ケア(2.6)の1回の診察における機会のほうが多いが，外科やプライマリ・ケアの受診の半分以上で起こりうる．その機会の多くは，患者から始まる．一般的に信じられていることと異なり，外科医は，プライマリ・ケア医と少なくとも同じ頻度で共感的に反応するが，どちらも，それ以上の頻度で反応すべき機会を見過ごしている．共感的な行動は，患者の満足度とともにケアの効果を高め，それがない場合には医療過誤訴訟を起こす方向へ導いてしまうことになる．

人間味のない診察室の場面では，医師と患者の双方が特に微妙な話題について取り組むのを避けることに

なるまで，患者と感情についての話し合いを妨げる数え切れないほど多くの障壁が存在する．それにもかかわらず，適切なスキルを用いたコミュニケーションにより，これらの障壁を切り抜けることが可能である．

共感の障壁の克服

患者の感情や態度，経験を理解することは，より効力のある治療同盟を結ぶための最初のステップである．しかし，多くの患者は，医療従事者に対して自らの感情を明らかにするスキルをもっていないかもしれない．医師自身は，患者の感情に興味をもっており，またそれを尊重しており，医療面接の際に感情について話し合うことは妥当なことである，ということを患者に意識させる必要がある．

感情というものは，医師と患者の両方にとって困難なものである可能性があり（**表2-1**），医師は特に科学の確実性をより好むようである．患者の視点からみると，もし，困難で情緒的な問題が身体的な愁訴として表出されれば，否認が症状についての心理学的な解釈に対する最初の反応となるかもしれない．そこで医師は，患者が病気について話す際の言葉を正しく理解して診療に反映させなくてはならない．多くの文化において，単に情緒というものは話し合いの対象とならないものである．米国では，疾患の生物医学的なモデルが依然として生物・心理・社会的なモデルよりも優勢であるため，患者は情緒的な問題よりも身体的な問題のほうがより受け入れられやすいと感じるかもしれない．このような期待感はしばしば医師によって強化されるので，医師は感情的な題材の表現につながる雰囲気を醸し出し，その目的のために役立つ言葉を使うべきである．医師はしばしば，患者と感情について話し合う際に次のような障壁について言及する．

1. **時間がかかりすぎる．** 忙しい診療において，時間について心配するのはもっともなことである．しかし，たとえ組織的な枠組みが存在したとしても，感情に関して効果的に扱うのにわずか数分しかかからず，本章の後半で話し合われる戦略が，医師にとって時間的にも効率的であることが証明される可能性がある．最近の研究では，医師が感情に反応するような面接は，感情に反応しない面接と比較しても，実際は短い時間で行われている可能性を示している．この知見の説明として，言及されなかった感情の非直接的な影響に対応するために，面接の残りの時間により多くの時間を消費しているのかもしれない，ということである．さらには，それは"急性の効率"と"慢性の効率"との違いを区別することも有用であるかもしれない．"効

表2-1 共感について話し合う際の障壁

医　師

1. 多くの時間がかかりすぎる
2. 消耗しすぎる
3. 面接をコントロールできなくなる
4. 患者の感情を治療することができない
5. 自分の仕事でない
6. 利害の衝突についての認識

患　者

1. 情動について話をすることについての文化的タブー
2. 生物医学モデルにおいて苦痛を解釈したいという好み
3. 身体化障害
4. 医師の期待に応えたいという願望
5. 情緒的に圧倒されることについての心配
6. 感情に関する用語の不足

率"は，患者の診察の時間だけでなく，患者の懸念について話すのに必要とされる時間の量としても考慮して考えるべきである．感情について話すことに，たとえ数分余分に時間がかかったとしても，その時間は患者からかかってくる電話が少なくなり，あるいは予定外の受診が減ることで，埋め合わせされるかもしれない．

2. **消耗しすぎる．** すべての患者に対して常に感情的に対応することを，すべての医療従事者に期待することは非現実的である．一晩中起きていたり，感情的に困窮している医師が，感情について話し合うことを避けることはやむをえないとして正当化されるかもしれないが，そうでない場合には感情について話し合うべきである．もし医師が話し合いを後回しにすることを選択したのであれば，別の機会にその話題に話を戻すのが賢明である．プライマリ・ケア医が，時に，感情を直接扱うと消耗しすぎると信じてしまい，感情を避けるためにあまりにも多くのエネルギーをそれに使うことがある．しかし，感情的なつながりに抵抗するためだけにエネルギーを費やすよりも，感情的なつながりをつくるほうがより効率がよいかもしれない．

患者が不用意に，医療従事者にとって感情的に困難な問題を持ち出すことが時にあるかもしれない．臨床医は時に，友人や，家族，同僚と，そのむずかしさについて話し合ってもよい．別の機会には，そのことを医師自身の治療のなかでうまく取り扱うことができるようになるかもしれない（この領域に関してこれ以上ここで述べることは本章の範囲を超えているが，患者と困難なやりと

りを経験した医師は，個人的な成長の機会を得たことになる．第4章参照）．

3. **面接をコントロールすることができなくなる**．多くの医師は，感情の問題を扱うことによって，感情が高まることを心配しているが，事実はしばしばその反対である．感情の問題を取り扱うことは，情動を散らすのに役立つ．感情を取り扱う言葉を学習することにより，感情から適切な距離をとることが可能になり，そのために医師と患者の双方が当惑してしまうことがなくなる．

4. **患者の感情を治療することができない**．プライマリ・ケア医は，"治療する"ことに慣れている．しかし，感情は単に存在しているだけで，"治療する"ことはできない．患者は患者自身の感情を取り除いてもらうことを期待してはいない．彼らは，単に自分を理解してほしいだけなのである．

5. **自分の仕事でない**．医師のなかには，自分の仕事は病気に対応することであり，精神療法士の仕事は精神疾患に対応することである，と信じている人がいる．この態度にはいくつかの問題点がある．精神衛生にかかわる医療従事者との共同作業は確かに，時には有用であるかもしれないが，約65％の精神的な病気は，プライマリ・ケア医のみで治療している．約26％のプライマリ・ケアに関する患者は，精神衛生に関連する診断を受けていて，さらに高い確率で重大な精神疾患上の問題をかかえている．パニック障害やうつ状態のような精神疾患の身体的症状について，純粋に生物医学的な用語で解釈していると主張する医師は，重要なポイントを見逃している—彼らの患者がよくなることはないであろう．父親の命日に胸痛を自覚する患者に対して（後述する「共感の治療的な言語」参照），特に悪いところはないと告げても，ほんのわずかの間しかその効果はないであろう．さらに多くの身体疾患は，対応しなければならない心理社会的な後遺症を伴っている．

患者が同じ不満を繰り返し続けているとき，医師の介入によってそれがあまり改善されない場合，患者はあるメッセージを出し続けることになる．医師はしばしばこのような患者に対してフラストレーションを感じる．しかし背景に存在する問題に対応することで進展し，このようなフラストレーションは軽減することができ，医師の満足度も改善する．

6. **利害の衝突についての認識**．マネージドケアによって示されたより明白な利害の衝突は，近年減少してきているが，新しい潜在的な利害の衝突が生じてくる可能性はあり，その変化が拡大し一つの領域を形成するまでになることもある．自分の眼前の患者のニーズと，社会全体のニーズとのバランスを考える必要がある．患者は，共有している制約について外部の団体を非難する医師よりも，患者の懸念を認識して認めてくれる医師を好むということが，最新の研究によって示されている．医師が目指している行動に疑問を投げかけるような患者の行為に対し，挑戦されていると感じる医師は，防御的に振る舞いがちである．共感のスキルにより，再び医師がパートナーとなるための選択肢が提供される．

診断における共感の役割

診察の間に医療従事者のなかに湧き上がってくる感情は，患者に関する診断上の仮説を立てるのに有用であるかもしれない．例えば，診察の間に医師が負担感，重い感じ，もしくは"落胆"を感じたならば，患者がうつ病である可能性を考えたほうがよいかもしれない．

すべての臨床医が，体重を減らすなどの患者の行動変容を手助けしようとしていて，「先生，もうそれはすでに試したよ．でもそれはうまく行かなかったんだ」，とその提案が拒否されてしまった経験をもっている．医師が患者を動機づけようとする際に感じる失望やフラストレーションはしばしば，患者が生活習慣を変容させようとする際に感じるフラストレーションや無力感と鏡像関係にある．医師が，「私はこの問題にフラストレーションを感じているし，あなたも同じように感じているんではないかなと思っている」のように尋ねることによって，患者がフラストレーションを感じているという仮説を検証することが，ほかの身体的な診断と同じように，可能である．

患者のなかには，絶えず医療従事者から嫌悪感や拒絶を引き出している人もいる．それはまるで意図的に，医療者が怒るように操っているようにみえるかもしれない．これは実際，真実であるかもしれない．医療従事者がこのような感情に支配されて，患者を懲らしめてやりたいという彼ら自身の衝動は，罰を受けるに値するという患者自身のセルフイメージの形成に一役買う．このパターンは境界性人格障害と矛盾しないかもしれない（第26章参照）．

医師の経験は，患者の経験をいつも反映しているとは限らない．それどころか，医師は，自分の感情に気づいて，「私の感じ方は，患者について何か伝えてくれているのか，それとも私自身について何か伝えてくれているのか？」と，自問すべきである．例えば最近，薬を要求する大勢の患者に会っている医師は，次の患者の主訴に，看護師が"腰背部痛"と記録したことに気づいて怒りを感じ，防御的な姿勢をとり始めるであろ

う．これらの否定的な感情の対象は，次の患者に関して行うことよりも，医師の最近の経験についてである．感情はそれを感じた人自身にとって直接的なデータであり，他人に関する間接的なデータである．次のセクションでは，患者が特別な感情を感じているという仮説をどのようにして検証するかを明らかにし，反応の仕方を概説する．

共感の治療的な言語

共感は通常，治療の手段としては考えられていないが，しかし感情の問題についての話し合いは治療的でありうる．共感的な関係は，精神(心理)療法では必須のことであり，すべての治療的関係のもつ力を増強する．次のセクションでは，感情について特別なスキルを用いて話す方法を紹介する．この話し合いの前提は，病気の生物医学的側面は，その感情的な意義を理解することなしには，効果的に対応することができないということである．身体的な機能不全か心理社会的問題のどちらに関連しているかにかかわらず，感情は診察室での話し合いによって決められる．取り乱しすぎて，感情に焦点が当てられるまで，患者はほかの問題に完全には集中できないかもしれない．

臨床のシナリオは，ここに提示した感情を扱う技術の有用性を例にあげて説明するのに役に立つ．

症例提示 1

あなたが，プライマリ・ケア医のいない患者のための救急室入院のオンコールを担当している時間に，2週間続く胸痛の病歴がある45歳の男性が，不安定狭心症の可能性もあるとして入院した．救急室の医師は，それは"念のための入院(soft admission)"であると理解していたが，患者には脂質の上昇の病歴や心疾患の家族歴があり，救急室での血圧は180/95であった．患者は，安静時にも，庭で働いているときも，夜睡眠をしようとするときにも，鋭い胸骨下の胸痛を感じたと訴えた．喫煙歴や糖尿病の既往もなかった．診察では，彼は不安な感じを示しており，彼の心臓病棟での血圧は160/90で，体重は理想体重を5%超えていた．LDLコレステロールが160 mg/dLであることを除けば，診察所見，心電図，胸部X線写真は正常である．

あなたは手を差し伸ばし，患者に挨拶する．

医師：おはようございます．スウェンソンさん，私は医師のバーゲンです．あなたが入院されている間，担当します．

患者：えーっと．先生，私には心臓発作が起こっているのですか？

医師：あなたに心臓発作は起こってはいません．あなたの血液検査と心電図からはそのように言えますよ．

患者：痛みは私の心臓からくるのではありませんか？

医師：私はそうは思わないですよ．

患者：でも，確実ではありませんよね．

医師：医学上は絶対ということはないのです．しかし，年齢や痛みの性質からは，制酸剤がやや効いたことから，問題は胃酸過多か，筋肉痛による可能性が高いと改めて確信しました．

患者：確かめるためにほかの検査をすべきだとは思わないのですか？

医師：あなたが，冠動脈疾患をもっているリスクは低いが，外来で，確認のために運動負荷試験をするのが賢明だと思いますよ．

患者：その間に心臓発作が起きないか心配なのです．私はまだ心配なんですよ．

医師：それは心配する必要はありませんよ．ついでに言うと，あなたは，不安定狭心症の状態でないかを確認するための「経過観察状態」での入院であり，経過観察は終了しました．標準的なプロトコルによると低リスクの範疇に入っていて，あなたの保険では，さらなるリスクを調べるための入院を続けることは許されないでしょう．心配しないで，大丈夫ですよ．

患者：うーん，わかりました．あなたがそう言うのなら．

おそらく正確な非心原性の胸痛の診断や，良質の情報の提示，患者を安心させようとする試みにもかかわらず，この言葉のやり取りのなかでは，何か"ねじれ"ていくようである．まだ，患者は満足しているようにはみえない．次に共感的なスキルがもつ効果をみてみよう．

次のセクションにおいて議論されるスキルは，BirdとColeによって開発された医療面接の3つの機能モデルから作成されている．面接の目標は，医学的データを集め，患者との関係性を構築し，患者を教育し，動機づけるように述べられている(第1章参照)．後述する情動を扱うスキルは，患者との関係をつくる第二の機能に関連している(表2-2)．

表 2-2　共感のスキル

スキル	例
反映技法	「あなたは，取り乱しているようにみえます」
妥当性確認	「人情味のないやり方であなたが扱われたことに関して怒りを感じていることは，私は理解できますよ」
サポート	「あなたは，ご自分の深い悲しみにうまく対処されていますね」
パートナーシップ	「私たちはあなたの気分がよくなるように，一緒に手助けすることができます」
敬意	「あなたは兄弟姉妹に関して，すばらしい思いやりをもっていますね」

反映技法（reflection）

反映技法は，医師が認識した感情に名称をつけて，それを患者に戻すことを示す．反映技法では，医師が患者の経験を理解していることを伝える．それはまた，患者の生活習慣や言葉の背後にある感情をはっきりさせる効果があり，直接的に扱うことが可能である．

例えば，20分遅れて来た医師に対して，患者が「私の時間は，あなたの時間と同じように価値があるんですけど」と話して挨拶したようなときには，医師は次のように言うかもしれない．「遅れて大変申し訳ありません．私に対してとても怒っておられるようですね」．患者はそれから，医師の遅刻や，医師に主導権がある患者の治療に関して不満を口にするかもしれない．多くの患者は自分の主治医に対して怒りを表現することは受け入れられることではないと考えているため，患者は怒りを否定してしまうかもしれない．とりあえず，怒っている患者や，怒りを表出する機会のない患者と一緒に取り組もうとすることよりも，医師には，感情を直接的に取り扱い，その後診察に取りかかれるというチャンスがある．

情動を反映した後では，医師は話を止めて患者がどのように反応しているかを見るべきである．患者は通常，時間をかけて詳しい話をするかもしれないが，逆に医師が話を続けるのなら，診察は未熟な状態で終わってしまうかもしれない．

時に，患者が強い情動を感じているのが明らかになるが，その情動が何であるかは明らかでない．鑑別診断するように情動を扱い，ほかの医学的な実体としてあるもののように仮説を検証することは，とても受け入れやすい（そして，おそらくより好ましい）．「あなたは取り乱しておられるようですが」とか，ためらいがちに，「あなたは何か強く感じているようにみえるが，私にはそれが何であるか定かではありません．はっきりするように手伝ってもらえませんか？」などと．

妥当性確認（validation）

妥当性確認は，あなたがその感情の理由を理解しているということを患者に伝えることである．これには感情を正当化し，患者が孤立していないように感じさせる効果がある．例えば，複数の医師を受診しても腹痛の原因を見つけることができなかった身体化障害の患者に対して，「そのように多くの助けを探し続けてもよくならなかったことが，いかにフラストレーションのたまる原因になったことか，私には理解できますよ」と言うのがよいかもしれない．医師のなかには，火に油を注ぐことを恐れて，扱いのむずかしい患者の感情を認めることに乗り気でない人もいるであろう．反映技法がパンドラの箱を開ける共感のスキルであるならば，妥当性確認はそれを閉めるスキルである─自分の感情を理解してくれる人に対して，取り乱し続けるのはむずかしい．患者の感情を理解しているということを表現するために，患者に同意する必要はない．例えば，あなたが睡眠薬を処方しないと告げたとき，怒った慢性の腰背部痛の患者には，「私のそれに対する見方は違うかもしれないが，あなたがなぜ私に対して怒っているのかを理解できますよ」と言えばよいかもしれない．患者に同意はしていないが，このように述べることで，あなたをサポートしているということを伝え，治療関係を継続する機会は広がる．治療的関係のなかでは医師と患者の役割は異なるが，感情を認めることによって両者が人間として平等であることを強調することができる．

サポート

サポートの意志を表現することによって，医師が患者のことを心配しており，患者の感情に積極的に寄り添う気持ちがあることを患者に伝えることができる．サポートの意志は，言語的にも非言語的にも示すことができる．非言語的な表現の例は，涙があふれている患者にティッシュを差し出したり，患者の手を触れたりすることである．患者に触れることが，支持的か，侵襲的か，ふさわしくないことか，患者がどのように受け取るか判断する際には，医師は，文化，年齢，性，性的嗜好，過去の虐待の経験，妄想のような精神症状の有無といった因子を考慮すべきである．通常，患者の手や腕に手を置くことは誤解はされないであろう．医師の多くは，患者の非言語的な振る舞いに合わせることで，患者に誘導されるほうをより好むであろう．

言語的なサポートの意志の表現には，「子供たちが悪い振る舞いをするときに怒るのは，とても普通のことです」とか，「伴侶の死は，最もむずかしい人生の転機の一つです」などがある．繰り返すが，このような

反応は感情を抑圧したり，無視したり，治療したりするための試みではなく，むしろ患者を手助けしようとし，患者が不快な感情のなかに一人だけでいるわけではないと，彼らに保証するためのものである．これらの3つのスキル—反映技法，妥当性確認，サポート—は感情を取り扱うスキルのなかで最も重要であり，この分野で働く医師の仕事の大部分として含まれているであろう．

パートナーシップ

パートナーシップは，患者と医師が同じ目標に向かって一緒に働く際のチームアプローチを意味する．医師は多くの方法で患者を支持し，患者のパートナーとなるが，本章では，**パートナーシップ**という単語は，感情に困っている患者をあなたが手助けしたいと考えることを明白に意味している．パートナーシップの利点は，患者自身の改善について積極的な役割をするような動機づけを援助することかもしれないし，行動変容の契約に関する拠り所になるかもしれない．これは，病気が特に患者の行動に由来するときに重要な考え方であるが，医師が受動的な患者の病気を治すというよりも，患者の治る力を助長するという考え方と一致している．医師が，**私たち**あるいは**我々**という代名詞を使用するときは，「私たちは，あなたがもっとよくなると感じるようにお手伝いする計画を立てることができるでしょう」とか，「あなたがこのむずかしい診断を取り扱うのを手助けする方法を我々で考えましょう」などのようにパートナーシップについて表現している．

敬 意

このスキルは，患者のなかにある感情に関するリソースに対して敬意を表することである．医師は，「あなたはたくさんの経験をしている」，「私は，その状況で，あなたがかなり上手に持ちこたえていることについて強い感銘を受けた」，と言うとよいかもしれない．

　医師は，患者に"なる"ということがどのようなことであるか，常に知っているとはかぎらないかもしれないが，患者の経験を理解することは可能である．「私は親ではありませんので，私にできることは子供を失うということがどのようなことであるかについて想像することだけです．私には，あなたがとても深い喪失感を感じているようにみえます」．幸せな場合には，「お孫さんの誕生に立ち会えるのは，あなたにとって素晴らしいことに違いないですね」，と言うとよいかもしれない．

　感情を扱う際に最初に反映技法や妥当性確認を利用することは，しばしば道理にかなっているが，これらのスキルはどのような順序でも使用できるし，面接の異なるポイントで何度も繰り返し使用してみるのが最もよいかもしれない．

症例提示 1（つづき）

胸痛の45歳のシナリオに戻って，共感のスキルを用いる医師の場合，やりとりがどのように改善されているかについて見てみよう．使用されている共感のスキルは，カッコで示している．

医師：おはようございます．スウェンソンさん，私の名前はバーゲンです．私は，あなたが入院されている間，担当することになります．

患者：先生，私には，心臓発作が起きているんですか？

医師：あなたが心配されるのも当然です〔妥当性確認〕．あなたの検査と心電図からは，あなたの心臓発作は起こっていなかったと言えます．

患者：では，なぜこの痛みがあるのですか？

医師：私たちの検査は，あなたにあまり安心感を与えていないようですね〔反映〕．

患者：心臓発作について精査することを考えていたのであれば，まだ心配してはいないのですか？

医師：確かに心配はしているかもしれません．あなたは，まだ，心臓発作が起こるんじゃないかと心配しているんですね〔反映〕．

患者：それは，私の父に起こったことなのです．落ち葉をかき集めていて，その直後にうつぶせになったんです．私が父を見つけたのです．

医師：それは恐ろしかったに違いないですね〔サポート〕．

患者：あなたには，その恐ろしさは想像できませんよ．私はそれを考えるときにはいつも取り乱してしまいます．時々，この胸痛さえ引き起こすんです．私は父について最近，特に夜眠ろうとするときに考え続けていることがあります．そうすると，眠りに落ちることが怖くなります．私は，自分が目覚めなくなってしまう可能性について心配しています．

医師：最近，お父さんについて考えるというのは何か理由があるのですか？

患者：ええ，私は父の死を乗り越えたと考えていました．しかし，現在の私の年齢は父が亡くなった年齢なのです．私が毎週末していることなんだけれど，単に落ち葉を集めていると，父を思い出すんです．その後，私はこの胸痛を感じ，心配になるんです．心臓病は，家族のなかで受け継がれるのですよね．あなたに言う必要はないのですが．

医師：あなたのお父さんのことは，とても残念です〔サポート〕．あなたのお父さんのことを考えるということと胸痛には，かなり強い結びつきがあるように聞こえますね．

患者：ええ，取り乱すことが，私の心臓にストレスを与えていると思いますね．あなたは，これはすべて私の頭の中で起こっていることと思いますか？

医師：私は，あなたは本当に痛みを感じていると確信していますし，あなたは自分のお父さんのことにまだ心を痛めていると私は推察します―たとえ象徴的であったとしても．お父さんを失うことは，かなりつらいことです．今，あなたは，身体と心の間には，かなり強い結びつきがあることがわかったし，もしあなたが自分自身の健康について心配しているのであれば，これは自分自身を大切にするよい方法になりえますよ〔敬意〕．

患者：私はそのようなことは，考えたことはなかったです．あなたが言うことは多くの意味がありそうだし，あなたはかなり正しいと思う．しかし，私の心の底でまだこの悩み事が続いているのです．

医師：それは無理もないですよ〔妥当性確認〕．このようにするのはどうでしょう？　あなたが近い将来，問題がないことを確認するために，あなたが罹っている心疾患のあらゆるリスクファクターを減らすように一緒にがんばってみるのはどうでしょう〔パートナーシップ〕．あなたの，冠動脈疾患のリスクは低いですが，確認のために外来で運動負荷試験を受けるのも，実に賢明でよいことだと思いますよ．あなたが家に帰られてから，私の診察室に電話をかけられるように，私の名刺を差し上げます．次の2，3週間のいつでもよいですよ．その間に痛みがひどくなったり，痛みの性状が変化した場合には，電話をください．たった今でも，あなたは，お父さんのことでかなり強い感情をもっているので，もし，それがあなたの胸痛の原因なら，それはすぐに取り払わなくてもよいのです．私たちは，診察室で会うときに，それについてもっと話し合いましょう．

患者：それは納得のいく説明です．あなたが私のことをきちんと聞いてくれたことについて感謝します．

医師：よかった．では，2，3週間後に会いましょう．そして，覚えておいてほしいのですが，もし，その痛みがよりひどくなったり，さらに新たな症状があるようなら，すぐに電話してほしいのです．つまり，翌日まで待たないで，ということですよ．

患者：ありがとう，先生．2，3週間後に会いましょう．

　患者の満足度は，診察の終わりに向けた患者の反応によって示されるように，はじめのシナリオよりずいぶんよくなっているように思える．このシナリオは，はじめのものより長くなっているが，共感のスキルを用いて，わずか約1分間面接が伸びただけであり，もし追加の1分により患者の懸念が和らいで不必要な受診を防ぐことができるなら，その時間の使い方はよかったということになる．面接の初期では，医師はほんの少ししか話しておらず，医師が言ったことは，患者が抱えている感情の状態に主に対応している．医師は最初，これはすべて自分の頭の中で起こっていることであると患者が言ったことを裏づけさせるような患者の誘いに抵抗し，代わりに患者が自身の感情の状態を探求し続けるようにした．医療面接の最後で不確実性が残るが，それは，医師と患者の両方がパートナーシップの感覚とともに，快適に受け入れることができる不確実性であるようにみえる．

専門能力開発のための提案

　患者が明らかにしている内容が，医師を取り乱させて不快にさせたり，嫌悪すら感じさせるものであると仮定してみよう．前述の胸痛の患者の例では，医師の母親がなくなったばかりであり，父親が3枝病変のバイパス手術を予定されていると仮定してみよう．患者の父親を亡くすことだけに深く考えを巡らせることは非常に恐ろしいことであるため，医師は自身の中に閉じこもってしまう．心理学的な防衛のメカニズムにより，医師は患者の受診から気持ちをそらしてしまい，彼自身の懸念について考えるようになってしまうかもしれない．

　一方で，患者は自分が感情的に負担を感じている状況を話すが，医師の経験にとってはあまりにもなじみがないために，医師が共感することができないという状況を仮定してみよう．例えば，もし，同性愛の患者が，彼のパートナーがヒト免疫不全ウイルス（HIV）陽性であるということが明らかになれば，異性愛者の医師は，その患者を哀れんだり，（残念に思うかもしれないが）その患者の悲しみや恐れを本当に理解するこ

とはできないかもしれない．一方で，医師は，同性愛という概念によってあまりにも不快な気持ちになっているかもしれないので，彼はボディランゲージによって否定的な感情を表現してしまうかもしれない．非難されたと感じ困惑している患者は，重要な情報を表面に出さなくなる．一方，不快感や嫌悪感を感じている患者に対し，医師がある治療を提供しなければならないと仮定してみよう．医師自身のこのような明らかな感情により，患者が十分に医師から情報を提供されて決断することが妨げられるかもしれない．

正しい治療のスタンスをみつけるのは，実際極めて重要なことである．それは，部分的には直感的であるかもしれないし，経験的であるかもしれない．患者によって—もしくは，同じ患者でさえ経時的に—患者のニーズによって変えなければいけないかもしれない．医師が患者に共感することができないときに，もしくは自我の境界の喪失により治療的なスタンスを形成するのが不可能になった場合には，その機会は失われるかもしれない．自分の能力の範囲内で，客観性と感情の迅速な相互作用を許容している医師は，最も有能な医師である．

患者に対する反応を調整するためには，医師自身の感情の問題により，患者への最大限の効果を発揮することがどのようなときに妨げられるのかに気づき，それを理解することが必要である．最初の手がかりは，ある特別な患者やあるタイプの患者が，特に医師をイライラさせるかもしれない．これら"イライラさせる患者"は私たち（医師）の先生である．彼らは，我々に私たち自身のことを教えてくれる．患者への有効性を妨げる個人的な障壁は通常，医師自身の起源である家族に由来している．これらの障害を乗り越えるために多くのツールが利用可能である．例えば，信頼できる同僚や，Balint［訳注：医師–患者関係の教育のために用いられる医師の集団教育法］や他の支持グループと話をしたり，特に個人的な注意や精神療法にフォーカスをあてるコースを専攻することなどである．

▶ 医学教育における共感

このように共感を捉えることは，医学教育に特別に応用できるかもしれない．共感は，研修医期間中の気分状態の不安定さと関連していることを示すエビデンスがある．フレッシュな熱意がありケアを施していた研修医が，いかに短時間にして皮肉な態度をとるようになるかということは注目すべきことである．この退廃を何で説明できるだろうか？　一般的な説明でいうと，このような方法で私たち自身を隔離することは，圧倒的な要求に直面した場合の自己防衛の行動なのである．他人の痛みを感じるのは拷問のようなものかもしれず，もし，長時間，他の訓練の差し迫った必要性のためにすでにストレスを受けているのであれば，開放的な態度を維持するのはむずかしいかもしれない．

医師が退廃するのは，性格と環境の両方に依存している．もし，研修医の周囲の文化が，患者に軽蔑的なレッテルを貼り付けるのを許容していれば，患者を**自分たち**と人間性の要素を共有していない**他者**とみなすことは容易である．たとえ，そのようなレッテルを貼ることが許容されず，患者を世話することの価値が高く認められているのであっても，隔離の手段としてブラックユーモアが表面化することがある．他人をケアするためには，人はまず最初に自分自身をケアしなくてはならない．正しいバランスを見つけることは，医療専門職の発達上の主要なタスクである．おそらく，研修生のウエルビーイングに注意を払うことによって，我々は彼らをよりよい医師とすることができる（第42章参照）．共感は，内科研修医のウエルビーイングに直接関連するので，トレーニングプログラムが他人をケアするものであることの価値を示すことは重要である．経験のある医師は研修医の成長に注意を払い，効果的で健康的に仕事のスタイルを確立するように援助し，そのスタイルのモデルとなり，自分自身の成長に配慮する重要性に注意を向けさせることができる．研修医を育んだり，助言を与えるような教育のコンセプトと，"火の試練（trial by fire）"のような考えの間には大きな差異がある．ご存知のように，火は金属を固くして鋼をつくる．

▶ 医学の実践における共感

トレーニングの後には何が起こるだろうか？　ある医師にとっては，重圧が少なくなり，健康的なコーピングのスタイルが確立し，親身な考え方の医師の状態が再び戻ってくる．しかし，はるかに多くのことがトレーニングのプロセス—もしくは家族—との因果関係をもつ．医師の脅迫的な性格のスタイルは，よい結果を得るのが遅くなる形をとりやすい．絶えず他人を育んでいるので，医師は自分自身に残されている時間がないかもしれない．家族関係は萎縮してしまうかもしれない．最も有能な医師というものは，自分の患者のニーズと同じように，自分自身のニーズにも注意を払い，自分自身のかけがえのない努力を理解している医師であるかもしれない．その結果，自分自身の人間性を意識することにより，このような努力が患者との関係から注意をそらすことなく，むしろ高めうるために役立つことになる．いくつかの研究によると，外科専門医よりも，女性や精神科，救急医療，プライマリ・

ケアの専門の人たちのほうがより共感的であることを示唆している．

　組織の文化は，その枠の中で医学の実践に強く影響を与えるので，一緒に実践している医師は，個々の共感のスキルを高めるためのかけがえのない機会をもつことになる．患者のケアに関するカンファレンスでは，困難な症例の議論のなかに心理社会的な問題を組み込むことが可能である．むずかしい患者との面談をビデオ撮影することは，言葉のやり取りのむずかしさに対して医師自身がどれぐらい寄与しているか自ら調べるための，強力な道具になる．

　ビデオを用いた定期的なカンファレンスでは，医師が順番に症例を提示するように，医師はカメラの前で気楽に感じながら共同作業や相互のサポートの例を提示し，グループに対して共感の重要性と価値を強化することが可能となる．Balintグループや他のサポートグループには，医師ではない職員を含むかもしれないが，医療従事者が行う同僚とのやりとりが，診療によってストレスのかかった家族との関係に対処する手助けとなるかもしれない．そのようなグループにより，心理社会的な視点が，医師と彼らの患者の両方に利益をもたらすことも明らかになる．

　疾病と感情の間の相互作用を理解することは，我々がより有能な医師になる手助けとなる．本章で取り上げたスキルに精通し，それを実践することにより，自分の患者とのやりとりについてより快適に話し合うことが可能となる．患者に対する我々自身の個人的な反応を意識することにより，個人的な成長も促される．医学専門家の感情の要求は，豊かにも不毛にもなりうる．共感のスキルを用いると，我々はさらに満足した有能な臨床医になることができるかもしれない．我々の患者はより満足し，より健康になる．

（訳：毛利貴子）

▶ 推薦図書

Bellini LM, Shea JA. Mood change and empathy decline persist during three years of internal medicine. *Acad Med* 2005;80:164–167.

Branch WT, Malik TK. Using "windows of opportunity" in brief interviews to understand patients' concerns. *JAMA* 1993;269:1667–1668.

Brothers L. A biological perspective on empathy. *Am J Psychiatry* 1989;146:10–19.

Cohen-Cole S, Bird J. Building rapport and responding to the patient's emotions (relationship skills). In: Cohen-Cole S, ed. *The Medical Interview: The Three Function Approach*. St. Louis, MO: Mosby Year Book, 1991.

Halpern J. What is clinical empathy? *J Gen Intern Med* 2003;18:670–674.

Hojat M, Gonnella JS, Nasca TJ, et al. Physician empathy: definition, components, measurement, and relationship to gender and specialty. *Am J Psychiatry* 2002;159:1563–1569.

Jordan JV. Empathy and self boundaries. In: *A Developmental Perspective*. Wellesley, MA: Wellesley College Press, No. 16, 1984.

Levinson W, Gorawara-Bhat R, Lamb J, et al. A study of patient clues and physician responses in primary care and surgical settings. *JAMA* 2000;284:1021–1027.

Levinson W, Kao A, Kuby AM, et al. The effect of physician disclosure of financial incentives on trust. *Arch Intern Med* 2005;165:625–630.

Novack DH, Suchman AL, Clark W, et al. Calibrating the physician: personal awareness and effective patient care. *JAMA* 1997;278:502–509.

Roter D, Hall JA, Kern DE, et al. Improving physicians' interviewing skills and reducing patients' emotional distress: a randomized clinical trial. *Arch Intern Med* 1995;155:1877–1884.

Shanafelt TD, West C, Zhao X, et al. Relationship between increased personal well-being and enhanced empathy among internal medicine residents. *J Gen Intern Med* 2005;20:559–564.

Spiro H. What is empathy and can it be taught? *Ann Intern Med* 1992;116:843–846.

Suchman AL, Markakis K, Beckman HB, et al. A model of empathic communication in the medical interview. *JAMA* 1997;277:678–682.

Wilmer HA. The doctor-patient relationship and the issues of pity, sympathy, and empathy. *Br J Med Psychol* 1968;41:243–248.

Zinn W. The empathic physician. *Arch Intern Med* 1993;153:306–312.

▶ その他の資料

Egener B. Responding to strong emotions. *Web-based Learning Module in Doc.com: An Interactive Learning Resource for Healthcare Communication*. American Academy on Communication in Healthcare (www.aachonline.org). Accessed October, 2007.

▶ ウエブサイト

American Academy on Communication in Healthcare Web site. www.aachonline.org. Accessed October, 2007.

The Foundation for Medical Excellence. www.tfme.org. Accessed October, 2007.

第3章

悪い知らせを伝える

Geoffrey H. Gordon, MD, FACP

はじめに

消耗性もしくは終末期の病気，大災害による外傷，予期できない死―これらは，患者-医師双方が直面する場面であるが，医師はすべての状況において，患者や配偶者，家族に悪い知らせを伝えなければならない．医師がどのように悪い知らせを伝えるかは，患者のアウトカムに影響を及ぼしうる．例えば，子供の発達障害について両親にどのように話すかにより，両親の心理状態や，態度，対処のしかたに影響を及ぼす．新たに発見された癌についての患者への告知のしかたは，患者の満足や，その後に感じる不安や抑うつ症状に影響を及ぼす．悪い知らせを告げられた際の激しい感情的な経験にもかかわらず，患者や家族は効果的なコミュニケーションスキルと，そうではない非効果的なコミュニケーションスキルとの区別をつけることができるが，約1/3の人が悪い知らせの伝えかたについて問題のあることを報告している．

悪い知らせを伝えるのはむずかしい．たいていの医師は，誠実な告知と，励ましや希望・援助を与えることとの間の適切なバランスを見出そうと努力する．悪い知らせを伝える医師は，悲しみや怒り，罪，失敗の感情を経験するかもしれない．ほとんどの医師は，悪い知らせを伝えることはストレスの多いことだとわかっており，もっとトレーニングを受けておけばよかったと感じたり，ガイドラインの必要性を感じたりしている．悪い知らせの告げかたについての患者や親族側の視点には，プライバシー，わかりやすく簡潔で明瞭なメッセージ，思いやりや気遣いのある方法，患者の心理状態に対する配慮，質問の機会の必要性などが含まれる．これらの視点は，専門家の意見や本章で採用している公表されたガイドラインに一致している．ガイドラインについての表面的な妥当性には問題ないが，医療現場における実践や患者のケアに与える影響を支持するエビデンスについては依然，準備段階にある．

悪い知らせを伝えるためのスキル

悪い知らせを伝えるための体系的なアプローチにより（表3-1），医師がそのプロセスをより予測できるようになり，感情的な疲労を軽減させることができる．悪い知らせを伝えるプロセスは，話し合いの準備，セッティングを最大限活用すること，知らせを伝えること，心理的な支援を提供すること，情報を提供すること，面接を終了することの6つに分類することができる．

▶ ケーススタディ："癌かもしれない"

話し合いの準備

癌やその他の深刻な病気が強く疑われる場合，検査を進めていく早い段階で疑われる病気について患者と話し合うことを考慮する．

医師：あなたのX線写真の影が気になります．その影は古い瘢痕か肺炎の影，もしくは癌かもしれません．それが何なのか正しく診断するためにさらにいくつかの検査をすべきだと思います．そうすれば，最善の治療を計画できます．

どのように知らせを受け取りたいのか患者と話し合う．

医師：生検の結果にかかわらず，私は慎重に説明したいと思います．その際に，同席してほしい人はいますか？

悪い知らせを伝える前に，その病気や治療について話す予定の内容や，患者はどう反応するかについて再検討しておく．悪い知らせに対するこれまでの反応を知ることは有用かもしれないが，必ずしも患者の反応を予測できるとはかぎらない．理想的には，プライマリ・ケア医と専門医が前もって，誰が悪い知らせを伝え，

表3-1 悪い知らせを伝えるためのテクニック

区 分	技 法
準 備	悪い知らせである可能性があることを予告する 悪い知らせを伝える際に誰が付き添うかについて，明確にしておく 誰が悪いニュースを伝えるか明確にしておく
設 定	医師自身が悪いニュースを伝える プライバシーに考慮し，悪いニュースを伝える 座ってアイコンタクトをとる
伝 達	患者が何をすでに知っているのか確認する はっきりと明瞭に悪い知らせを伝える 強い感情や懸念を認識する
心理的な支援	患者に寄り添って傾聴する 共感的な言葉を使う さらなる対話を引き出す
情 報	簡潔で明瞭な言葉や概念を使う 患者の理解を要約し，確かめる 配布資料やその他のリソースを利用する
面接の終了	直近の計画を立てる 差し迫ったニーズを尋ねる フォローアップの予約を入れる

フォローアップは誰がするのか決めておくべきである．

セッティングを最大限活用する

悪い知らせを受け取る前に，患者は装いを整える機会をもつべきである．可能であればいつでも，プライバシーを確立し，患者の目の高さに合わせてゆったりと座り，机やテーブルといった物質的な障害物を最小限にする．時計やカルテ，コンピュータなどの画面を見ることは避ける．患者に最大限の注意と関心を向ける．

もし家族のメンバーが同席している場合，自己紹介をして自分の役割を伝え，少しの間席を外してもらう．この時間を利用して，患者に家族のメンバーと話す許可をもらう．家族のメンバーのなかで，家族の視点を最も理解しているのは誰なのか，あるいは彼らにとって重要な人物が欠けていないかどうか尋ねてもよい．家族と面会する際は，それぞれ一人ひとりを確認し，患者との関係について質問する．大家族の場合，誰がヘルスケアチームと家族間のコミュニケーションを調整するのかについて確認することは有用かもしれない．

知らせを伝える

次のステップは，知らせを聞くことについての患者の準備状態を調べることである．現在までに行った検査について振り返る．

> 医師：あなたの胸部X線写真に影があったことはご存じですね．そこで胸部CT検査を行ったところ，肺に腫瘍が見つかったため，次に気管を調べて，肺から小さな標本を採取しました．その生検の結果が出ました．

検査結果を即座に尋ねる患者もいれば，言語的，あるいは非言語的にもっとゆっくり話を進めてほしいことをほのめかす患者もいる．その場合は，患者に悪い知らせに対する心構えをさせるために，導入のための言葉(introductory phrase)，もしくは"警告弾(warning shot)"を用いることを検討する．

> 医師：残念ながら，悪い知らせがあります……私たちが考えていたよりも事態は深刻です……生検の結果，癌細胞が見つかったのです．

このアプローチのむずかしい点は，癌があるというはっきりとした明瞭な提示をして，終わりにすることである．その代わりに，最初に肯定的なメッセージを述べてもよい．

> 医師：私があなたに主に伝えたいことは，事態は深刻であるということです．しかし私たちにできることはたくさんあります．今後数か月にわたって，私たちは密接に協力して取り組む必要があります．よりよい知らせをお伝えできればと考えていましたが，検査の結果，肺癌の一種でした．

ひとたび知らせが理解されれば，患者は通常，感情的になったり心配になったり，情報や指導を求める気持ちが交錯した反応をするものである．少し間をおいてから感情や懸念について質問し，それ以上の情報に対する準備が整っているかどうかを判断する．

心理的な支援を提供する

悪い知らせを受けるということは通常，認知的というよりは感情的な出来事である．直後に生じる一般的な感情的な反応は，恐怖や怒り，悲嘆，ショックや感情の麻痺である．多くの医師にとっての重要な課題は，強い感情の反応を示している患者に寄り添うこと，そして患者の苦悩に対して寛容であることである．魔法の言葉も正しい反応もない．患者の近くに座り，共感的な言葉がけをする(第2章参照)．

> 医師：あなたが動揺しておられることはわかりますし，それは理解できます．あなたに違った知らせ

を伝えることができたらよかったのにと思います．私はあなたの主治医であり続けたいと思っていること，そしてこのことについてあなたと一緒に取り組むつもりでいることを理解していただきたいと考えています．

手や肩に触れることで，支援されているように感じて安心する患者もいる．同席者がいない患者の場合には，知らせを受けた後に電話をかけるべき人がいるかどうかを尋ねることも役に立つ．

医師に対して怒りを向ける患者もいる．

患者：もう1回確かめたほうがいい．あなたたち医師はいつも誤りをおかしている！

もしくは

患者：私はいつも健診を受けている．なぜもっと早く見つけられなかったのか？

防衛的になるよりもむしろ，このような状況に置かれた人々は，騙されたとか怒りを感じるものであることを認識すべきである．医師ではなく病気が問題であること，病気に対処するには医師と患者が協力して取り組まなければならないことを強調することが重要である．

とても控えめだったり，動転したりしているために自分の感情を伝えることができない患者の場合，悩んでいる程度が必ずしもはっきりとしないため，評価がむずかしい．彼らは医師と感情を分かち合うよりも先に，一人で，もしくは友人や精神的な相談相手とともに，悲嘆を表現するかもしれない．医師は知らせの内容が困難な性質のものであることを認め，患者が今後，感情を表現することは，正当なことであると認めてあげることである．

医師：このことを信じることが困難であることはわかります．後になってから私と話し合いたい気持ちになるもしれません—私はいつでも話を聴く準備ができています．

情報を提供する

ほとんどの患者は，病気のある時点で，健康に関する非公式の相談相手（家族，友人，書籍，ウエブサイト）にコンサルトし，何が思わしくなくて，それが何を意味し，何ができるのかについての見解をもっていることを覚えておくべきである．彼らのその見解について質問することは，患者が対処している努力への敬意を表することになり，医師が既知の文脈へ新しい情報をつけ加える助けにもなる．

医師：このことについて，すでに何を知っていますか？ 同じような状態の方をご存知ですか？ 最も気がかりなことは何ですか？

医師は患者の心配事がすべて明らかになることに抵抗して，質問や説明をしたり，時期尚早な元気づけをしてしまいがちである．このことで，医師の不安は軽減するかもしれないが，はじめて悪い知らせを聞いた患者にとって役立つことはほとんどない．

たとえ注意深い説明であっても，ほとんどの患者は悪い知らせを受けたそのときに，多くの情報を理解することはできない．効果的な方法としては，簡単でわかりやすい言葉を用いること，理解できるように情報は少しずつ提供すること，説明した内容について患者がどのくらい理解したかを確認すること（「どんなメッセージを持って家に帰りますか？」）などである．およそ1/3の割合で，医師と患者は病気の程度や治療の意義について異なった理解をする．ステージに特異的な治療計画のフォームに経過を記録することは有用であるかもしれない．

患者は多くの場合，本当に癌なのか，その癌は広がっているのか，治療できるのか，治るのか，どのような治療が可能なのか，といったことを知りたいと考えている．死ぬのかどうか，もし死ぬならば残された時間はどのくらいなのか知りたいと思う患者もいる．むずかしい質問に対しては，単刀直入に正直に話をすべきである．

医師：まず，あなたは差し迫った危険な状態にあるわけではなく，私たちには治療について一緒に計画を立てる時間があります．また，このような状態の患者さんがどのくらい生きられるかについての統計がありますので，もし希望されるならばそれをお見せしましょう．しかしそれは統計にすぎません．あなたの余命がどのくらいなのか確信をもっていえる人は誰一人いません．あなたが質問したその意図を聞かせてもらえますか？

面接の終了

面接を終えるための最も効果的な方法は，さしあたっての計画を立てることである．このことには，この計画を知らせておく必要のある人が誰かいるか，そしてそれを共有して楽にしてくれる誰かがいるかどうか尋ねることも含まれる．家庭医は，専門医と調整してケアを行うことを，患者に説明して安心させるべきである．悪い知らせを伝えた後に，すぐに次の予約をしてもらい，患者には次の受診までの間に抱いた疑問

を書き留めておくように話をしておくべきである.

患者には，一過性に不安や悲哀を感じたり，睡眠障害になる人もいる．睡眠不足や不安に対する短期間の投薬は有効かもしれないが，悪い知らせを受けた後に取り乱したり，睡眠障害をきたすのは普通であることも伝えておくべきである.

可能かつ適切な治療をすべて行ったにもかかわらず病気が進行している場合は，悪い知らせについての特殊な伝え方が必要となる．腫瘍専門医の20％以上が，このような会話をすることにむずかしさを感じていると報告している．彼ら腫瘍専門医は，患者が死んでしまうのは自分の失敗として捉え，また緩和ケアを行うことは，"見放したり"や"希望を奪ってしまう"ものであると考えてしまい，楽観的すぎる予後を患者に伝える傾向がある．このような悪い知らせをしなくてはならない特殊な場合では，生活の質(quality of life：QOL)の改善や維持を目標にした(身体的，心理的，社会的，精神的)苦しみに対する積極的な治療を行う快適性を求めるケア(comfort care)であることをはっきりと理解してもらうことである．ケアの目的や方法がより緩和的になるのに伴い，医療提供者であるあなたの役割や患者との関係性はさらに柔軟なものになり，利用できるリソース(資源)は広がり，そして多くの場合，あなたの仕事は個人的に，より有意義で価値のあるものとなる(第37章参照)．腫瘍学におけるむずかしいコミュニケーションへのアプローチのための実際的な助言はオンラインで入手可能である(章末の「推薦図書」参照).

死の告知

愛する家族の死を告知する場合には，さらに考慮すべきことがある．予期しない，あるいは外傷による死に対しては，家族は心の準備ができておらず，告知する医師とこれまでに関係があることはまれであるため，最もむずかしい問題である．まず自己紹介をし，故人のケアに対する自分の役割について説明すべきである．どのような場合でも直接死亡したことを伝えたほうがよいが，電話による告知が必要な場合もある．患者がすでに死亡していることを明らかにするのか，それとも家族にできるだけ早急に病院に来るように要請するのかは，電話による告知の利点とリスクをよく考えて選択する．考慮すべき要点は，予期していた死か否か，患者や家族，患者と接触のある人との関係についてあなたがどのくらい知っているのか，一人で告知を受けるのか否か，理解をどれくらいしているか，病院からの距離や来院してもらう交通の利便性はどうか，来院してもらう時刻はどうか，などである．通常，患者の容態は悪化しているので，早急に誰かと一緒に病院に来るよう家族に伝える．家族が，患者はすでに死亡しているのかどうか質問した場合や，適切な時間に来院できない場合には，電話で死亡を告知し，誰かを呼んで一緒にいてもらうようにするのが最善策である.

死を告知したら，家族は多くの場合すぐに遺体との面会を希望する．これは悲嘆のプロセスの重要な部分であり，妨げるべきではない．家族はしばしば，愛する人が死を迎えるときに苦しんだのか，一人ぼっちだったのかどうか，死を防ぐために何かできることがあったのでは，と気にする．通常，患者は死ぬ前に意識不明になって苦しんだ痕跡はないこと，救命のための最大限の努力をしたことを誠実に伝えればよい．また家族の行動が患者の死を早めたということはまったくないことを伝え，家族を安心させる必要があるかもしれない.

死亡の原因や合併している病気の状態によっては，亡くなった人は臓器提供の候補者となるかもしれない．拒否する家族もいるが，多くの家族は献体をすることで慰めを見出す．多くの州では，献体の同意について調査し，運転免許証に記録しているので，故人が実は同意していたことに家族が気づくかもしれない．またこのときに剖検承諾の依頼も行う．多くの病院では，告知した医師がこれらの話題について話をし，その後は特別にトレーニングを受けたスタッフが家族に対応する．その後日常的に，お悔やみカードを送ったり，最近家族を失った遺族にフォローアップの電話をかける病院や医師もいる.

問題のある領域

▶ 受　容

癌であることがわかっても私に告知をしないでください

診断を告知しないようにはっきりと希望を表明する患者もいる．ほかの誰かに委任することによって自律性を守る患者には，望まない情報を無理に提供すべきではない．しかし，もし彼らがもっと積極的に話をしようと試みる場合，彼らにとって悪い知らせとは何を意味するのか，その知らせを受け取った場合に何に恐れているのか質問することもできる．このような質問は，患者が自分に対するケアをなぜ拒んでいるか，その懸念を明らかにするのに役立つかもしれない．また診断を知ることで得られる利益について，患者に伝えることができるかもしれない.

医師：あなた自身が行うことができることの一つ

に，私たちが行う医療や治療にとって最善の環境を整えるということがあります．あなたの態度や興味は，治療にとって重要な要素なのです．そのことは，あなたの状態が改善する助けとなり，時には治療がより効果的なものになることさえあるかもしれないのです．何が起こっているのかということについて，気軽に質問してください—どのような質問でも構いません．同じ病気をもっておられる方とお話をされたい場合は，どうぞ教えてください．

患者に癌の告知をしないでください

癌である場合，患者へ告知をしないように家族が要請する場合がある．このことはアジアやその他の移民のコミュニティーにおける患者や家族の場合には普通のことであるかもしれない．家族の価値観は尊重されるべきであり，彼らの気づかいに感謝し，情報を患者に強いるつもりはないことを伝えて安心させるべきである．容体に関する患者の問いには誠実に答えるつもりであること，通常，患者は家族が考えている以上によく知っていたり，うすうす気づいていること，医療の場面では秘密を保持することはむずかしいかもしれないことについても，家族に伝えるべきである．診断を知ることが患者にとってどういう意味をもつのか，その理論的根拠を家族に説明し，もし患者が診断を知った場合に何を心配しているのかについて質問すべきである．場合によっては，患者や家族を支援するために，ソーシャルワーカーを紹介することが役に立つことがある．

癌だなんて私は信じない

診断を受容できずに，「私は癌ではないことを本当は**知っている**．毎日走っているし，気分もいい」と言う患者もいる．根治可能な治療の早期実施を遅らせることになる場合に，最もフラストレーションを感じる．多くの場合医師は，評価や治療に同意するように患者を説得しようとして，論理的な根拠や悲観的な予測を利用する．逆に，このアプローチのための多くの患者がさらに抵抗してしまう．その代わり，患者は多くの場合，2種類の気持ちを抱いていることを説明することになる．

医師：ほとんどの患者さんが，このような診断を信じるのはむずかしいことであると認めています．あなたが一部分の明るい面をみて，希望に満ちた状態でいたい，と望んでいることは理解できますが，問題が起きたかもしれないと，実感した瞬間もなかったでしょうか．私たちは最善を望むことができると同時に，万一に備えて最悪の事態に備えることもできます．これについてどう思われますか？

患者が今後抱くいかなる疑問に対しても答えを提供すべきであるが，診断を正確に理解する力は日によって波のあることを想定しておくべきである．患者の反応をほかのスタッフに知ってもらうため，カルテに患者との会話を記録する．将来のニーズを予測することが，患者が現実の診断を受け止めるために役に立つ場合がある．

医師：容態が悪化したときに何をなすべきかについて少し考えましょう．例えば，あなたが自分の考えを述べられないほど病状が悪化した場合，あなたに代わって意志決定のできる人はいますか？

▶ 文化的な価値観の相違

悪い知らせ，死，悲嘆の表現についての態度やそれらに関する信念は，その人が属する文化的規範によって部分的に規定されている（第12章参照）．例えば，ある文化に属するグループでは通常，健康に関連した事柄についての悪い知らせは患者に伝えることをしない．ほかのあるグループでは，伝統的に悪い知らせを患者を含めた家族全員に伝えている．死期が近づいたとき，ある文化の伝統や風習では，西洋式のヘルスケアを設定すると問題になることがある．例えば，患者が死にゆくときに窓を開け，ローソクを灯すように要求されても，集中治療室に入院している場合は便宜を図ることがむずかしいかもしれない．

医師：あなたに医療上のケアを行うにあたって，私が知っておくべき家族のことやそのほかのしきたりはありますか？

医師と患者，もしくは家族との間の文化的相違は，そのままに認識されるべきことであり，非協力的であるとか精神病理的な問題のせいにすべきではない．医師の文化的背景が患者や同僚と異なる場合，倫理の面や役割の面で葛藤が生じる．このようなときには，文化的多様性についてより経験豊かな同僚に相談すると非常に助けになることがある．

希望と安心

患者と家族は希望を失うことを恐れている．残念なことではあるが，医師のほとんどが悪い知らせを伝える

方法に加え，希望と安心を提供する方法について学んだことがない．医師にとって，希望と安心とは心に治癒をもたらし，少なくとも生存期間を延長させる要因になる．患者や家族にとっての希望とは，当初は治癒を意味するが，そのあとの段階になると，病気であってもいつもの役割を果たすことを，さらにあとの段階では，お気に入りのプロジェクトを仕上げること，特別なイベントに参加すること，病院に入院しないままでいること，緊迫した関係にあることを和解させること，痛みから開放されることを意味する．

悪い知らせを伝えるときに，医師が希望と安心を同時に提供するためのいくつかの方法がある．

- "医学のジンクス(medical hexing)"を避けること．ある特定の癌のタイプに罹患したすべての患者の予後が不良であった場合，あなたはおそらく同じ状況にある次の患者もまた同じになるだろうとみなすであろう．一般的に，それは事実であるかもしれないが，あなたの否定的な予想や"ジンクス"が，無意識のうちにそういった予言が的中することになるかもしれない．思いもしない肯定的な結果を認識し，それを認め，祝福する準備をすべきである．
- 患者の価値観や目標に配慮する．患者が今何を望んでおり，あとどれくらいでそれを患者が手に入れることができるのか，そしてそのためには何を必要としているのか質問すべきである．そしてその実現を手助けするためにチームと一緒に取り組むべきである．

症例提示

リンパ腫の脊髄硬膜外播種のある女性が，孫娘の高校の卒業式を見るために旅行ができるようにと，下肢の脱力を防ぐ目的で緩和的放射線療法を始めた．しかし，衰弱のあまり旅行はできなかった．旅行をすることで何をしたかったのか，と医師が彼女に尋ねたところ，孫娘に特別なメッセージを届けたかったのだ，と答えた．彼らは一緒に，彼女がメッセージ入りのビデオテープを作成するのを手伝うことにし，卒業式に間に合うように手はずを整えた．

- 心の底にある思いを傾聴し，それを認めるべきである．喪失や悲嘆，苦悩といった隠された思いにも対処する方法で，予後や差し迫った死に関する問いにも答えるようにすべきである(Backら, 2005)．例えば，あとどれくらい生きなければならないのか，と問う患者に対して，次にいつ何が起きるのかを知らないことは怖いことですか，と医師ははっきり口に出して言ってもよいかもしれない．自分は死ぬのだろうか，と問う患者への対応において，医師はそうなることを望んではいないこと，しかし近い将来そうなる可能性のあることを口にするかもしれないし，もし限りがあるならば，残された時間をどのように過ごしたいか問うこともできる．医師の説明や支援は，悲嘆や怒り，心配に対する強力な治療ツールである．
- 患者の機能を改善し，ヘルスケアへの参加を促すように取り組むべきである．患者が自分自身の考えや態度，活動性が，自らの感じ方に影響することを理解したり，また患者がリラックスする方法を学ぶことを支援し，楽しみや自尊心という新しい拠り所を見つけたり，他人の援助を受け入れることの重要性を強調すべきである．
- 病気とどのように向き合い，また対処するかといった現実的な方法を，患者が身につけることができるように支援すべきである．前向きなアプローチのみにフォーカスをあてている患者の場合，もし"自分の癌を笑い飛ばしたり愛する"ことができなければ，自分自身の悲嘆を先延ばしすることになったり，あるいは抑制したりして，罪の意識を感じるかもしれない．このような患者や家族の場合には，喪失を受け入れ，深く悲しむことを認めてあげることが必要である．一貫して病気と戦い，前向きな視点を維持し，困難に直面しているにもかかわらず，最後の最後まで最善の努力をする人もいる．多くの患者が言っていることは，病気に"屈服する"日や，反対に病気に"身の程を思い知らせる"日が交互に訪れ，現実の中でできるだけ普通に生活し暮らしている，ということである．さらに，患者が重要な情報源となり，個人やグループで，またはウエブ上で，お互いに助け合うこともできる．

ヘルスケアチーム

一般的には，悪い知らせを伝えるのは医師の役割であるが，一方，チームのほかのメンバーにも重要な役割がある．

看護師は，治療に対する患者の感情的，身体的反応や，快適性や活動性の程度，期待される目標の進捗を評価するようにトレーニングを受けている．看護師は告知の場に立ち会い，もし必要があれば患者の解釈の

手助けをし，患者が自分の気持ちや疑問を言葉にするのを手伝うことで，心理面のサポートを提供できる．看護師にはまた，治療決定がケアの全体的な方向性や最終目標に一致しているかどうかを確認するスキルももっている．

ソーシャルワーカーは，適切なリソース（資源）を確認し，コーピング・スキルを高め，患者の家族と一緒に取り組むスキルがある．牧師は，患者の精神上のニーズを確認し，達成する手助けや，もしそれが適切な場合には，彼らを信仰のしきたりやコミュニティーと再び結びつけることもできる．

カウンセリングやその他のメンタルヘルスのサービスの必要性についてスクリーニングをしたり，紹介をしたりすることは，患者と家族にとって助けとなるかもしれない．紹介が適応となるのは，悲嘆が長引いたり異常な場合，悪い知らせを受けて患者が自殺する可能性が懸念される場合，ヘルスケアチームとのコミュニケーションに問題がある場合などである．紹介する医師が患者にその目的を説明し，何を期待して紹介するのかを伝えたならば，メンタルヘルスへの紹介が最も効果的となる．

医師：この病気や症状に対してできることはすべてさせていただくつもりですが，ジョーンズ医師は，人生に対してこの病気が及ぼす影響や衝撃に対してうまく対処ができるように患者を支援する専門家です．彼女は最善のケアプランについてあなたに話をし，私に助言してくれるはずです．

フォローアップのケアを保障することは重要である．

医師：ジョーンズ医師との面談後に私の診察の予約を入れたいと思います．そして一緒に計画を立てましょう．

▶ スキルとしての自己認識

医師が，自分自身の感情に気づくことは絶対必要なこと（必須）であり，非常に貴重なスキルである．例えば，医師の感情というものは，患者が感じていることを知るための有用な手がかりとなる．多くの場合，患者は，医師が悪い知らせを伝えるときにどのように感じているのかを感知し，医師が個人的な思いやりを示していることに対して評価している．「私たちと話をしているとき，医師の目の涙を見たら，彼が本当にジミーのことを心配していることがわかった」．

苦痛な感情を避けることにより，医師の客観性を強めることができると考える人もいるかもしれない．しかし，自分自身の感情的な"盲点"や"強い感情"を受け入れて認めることにより，罪や悲しみの感情を和らげ，思いやりや関係性を深め，客観性を回復させることができる．また多くの場合，医師が悪い知らせを伝える前後に，信頼する同僚と感情について話すことは役に立つ．

▶ 悪い知らせの伝え方を教える

ほとんどの医師は最初に，学生やレジデントとして悪い知らせを伝えるが，それは彼らの経験やトレーニングが最も乏しく，自分の経験にとらわれている時期である．コンピテンシー基盤型学習や認定の開始に伴い，学生やレジデント向けに，臨床医が悪い知らせの伝えかたに関するコースや，臨床的評価法（clinical evaluation exercise：CEX），客観的臨床実技評価試験（objective structural clinical examination：OSCE）について書かれた文献も増えている．プログラムの評価は，自己評価による知識や技能，態度の改善を示しているが，診療における変化や患者のアウトカムの改善を示す研究はほとんど見当たらない．Fallowfieldは，腫瘍学者を対象にした悪い知らせの伝えかたに関する3日間の集中コースについて述べている．このコースでは，教授法，技能訓練，個人的な振り返りのために特別な時間を設けており，その後追加のための介入を行うことなく1年間，臨床現場において技能に関する改善が継続した，ということである．

（訳：加藤智美）

▶ 推薦図書

Ambuel B, Weissman DE. Fast Fact and Concept #006 and #011: Delivering Bad News. Parts I and II. Available at: http://www.eperc.mcw.edu/fastFact/ff_006.htm and 011.htm. Accessed October, 2007.

Amiel GE, et al. Ability of primary care physicians to break bad news: a performance based assessment of an educational intervention. *Patient Educ Couns* 2006;60:10–15. PMID: 16122897.

Back AL, Arnold MR, Baile WF, et al. Approaching difficult communication tasks in oncology. *CA Cancer J Clin* 2005;55(3):164–177. Available at: http://CAonline.AmCancerSoc.org. Accessed October, 2007.

Emanuel LL, von Gunten CF, Ferris FD, eds. Module 2: communicating bad news. *The Education in Palliative and End-of-life Care (EPEC) Curriculum.* © The EPEC project, The Robert Wood Johnson Foundation, 1999. Available at: http://www.epec.net/EPEC/mespages/ph.cfm.

Fallowfield L, Jenkins V. Communicating sad, bad, and difficult news in medicine. *Lancet* 2004;363:312–319. PMID: 14751707.

Han PK, Keranen LB, Lesci DA, et al. The palliative care clinical evaluation exercise (CEX): an experience-based intervention for teaching end-of-life communication skills. *Acad Med* 2005;80(7):669–676. PMID: 15980083.

Osias RR, Pomerantz DH, Brensilver JM. Telephone Notification of Death. Parts I and II. Available at http://www.eperc.mcw.edu/fastFAct/ff_76.htm and ff_77.htm. Accessed October, 2007.

Schofield PE, Butow PN, Thompson JF, et al. Psychological responses of patients receiving a diagnosis of cancer. *Ann Oncol* 2003;14:48–56. PMID: 12488292.

Ury WA, Berkman CS, Weber CM, et al. Assessing medical students' training in end-of-life communication: a survey of interns at one urban teaching hospital. *Acad Med* 2003;78:530–537. PMID: 12742792.

▶ ウエブサイト

CurrMIT (the AAMC Curriculum Management & Information Tool) is a password-protected, online database, available only to faculty and administrators of LCME-accredited AAMC-member medical schools in the United States and Canada, through their respective offices of medical education and by special arrangement, for osteopathic medical schools that are members of the American Association of Colleges of Osteopathic Medicine (AACOM). Faculty with access to CurrMIT who wish to look for other sources or other faculty delivering this content may wish to review one of the "Existing Reports" in CurrMIT, titled, "ALL_Session_Topic: Breaking bad news." For information on CurrMIT, see http://www.aamc.org/meded/curric/. From this site, AAMC-member faculty who wish to receive access can follow a link to their main CurrMIT contact in the office of medical education. Accessed October, 2007.

The End-of-life Physician Education Resource Center (EPERC) is a peer-reviewed clearinghouse for educational materials for physicians on all aspects of end of life care, including giving bad news. Available at: http://www.eperc.mcw.edu. Accessed October, 2007.

Communicating Bad News. URMC ACGME Competency Project Web site.http://www.urmc.edu/smd/education/gme/acgme_competency_modules. One of six teaching modules from the University of Rochester; includes learning objectives, pretest questions, written text, slides with embedded videos, role plays, readings, and evaluation forms. Accessed October, 2007.

第4章

困難な患者/むずかしい状況

Howard Beckman, MD, FACP, FAACH

はじめに

医療の専門家が集まるところでは，しばらくすると，いつでもどこでも困難な患者（difficult patient）についての会話が始まる．我々は，困った患者やその家族に対してケアを行うことを経験するたびに，欲求不満が大きくなり，仕事に対する満足感が減る．そして，効率的な治療の根幹であり，質が高く患者に満足してもらえるような患者中心の医療を提供することがむずかしくなる．なぜ誰かがオフィスや救急治療室，あるいは病院にやって来て，我々に対して嫌がらせをし，罵り，下品な物言いをし，あるいは嘘をつくのか，我々は問いかける．

幸運なことに，お互いの困った関係はほとんどの場合原因を明らかにすることが可能であり，修復可能である．気むずかしくしていようと決意した特異な人は別として，問題のある状況は多くの場合，医師と患者の不十分なコミュニケーションによって，あるいは医師や患者が個人的問題を知らず知らずのうちに大切なお互いの関係に持ち込んだことによってもたらされる．そのような問題は，医師自身の世界の中にも同様の問題を映し出し，患者の身体状況，性的な指向や人格に対する否定的な反応を引き起こす．

人間関係に問題を抱えている自分の家族のメンバーに対する類似性に基づいて，医師が患者を困難であるとしばしば判断することが，医療関係の教育者の間で徐々に理解されつつある．例えば，ある内科医の叔父は，その内科医をコントロールするために怒った態度をとることがあるが，内科医は，上気道感染症のために抗生物質を処方されるのを拒否して怒った態度を示す年配の男性患者に対して，困難さを感じているかもしれない．もう一つのよくある状況は，喫煙をやめようとしない患者に対し，普通に我慢できない医師がいる．この医師は，近親者が禁煙するように自分が説得できなかったために，後に肺癌のために亡くなったのかもしれない．自分自身の過去の経験と患者の現在の振る舞いとを意識的に分別することができるようになることで，嫌悪感に満ちた反応を穏やかにし，よりよい関係を築き，扱いにくい患者を生み出さないようにすることが可能である．そのような状況を処理する鍵は，患者との関係に対する自分の反応をモニターする一方で，どのようにして診察が進んでいるのかどうかについて検証することである．自分自身の感情や経験，信念をより意識することは，批判しない態度を示して医師が患者にケアを行うためにしばしば役立つ．以下に示す症例は，医師が遭遇したありふれた困難な状況の一部にフォーカスを当てており，そしてそのような状況に対して巧みに対応する特別のアプローチを示している．**表4-1**は，扱いにくい患者に医療を行うための，いくつかの一般的なガイドラインである．**表4-2**は，特定の状況にアプローチするための実践的戦略についての勧めである．

怒っている患者

症例提示 1

スワンソン医師は，木曜日の午前の部に予約を入れている12人の患者のうち4番目の患者を診察するために診察室に入った．35歳の患者でソーシャルワーカーのBさんは腕組みをして座っており，目を合わそうとしない．スワンソン医師は，「Bさん，具合はいかがですか」と話しかけて挨拶すると，彼女は「35分間ずっと待っていたの．これが会社ならつぶれるわよ」と言った．医師は，最後の50分で患者と乳癌について話した後，気分的に疲れ果てて，なぜ自分は職業に医師を選んでしまったのかと思った．

> **表 4-1 困難な患者とうまくつきあうための一般的なガイドライン**
>
> - 患者の感情や問題に対するより広い可能性を探る
> - 患者の感情に直接応じる
> - 患者の視点でなぜ問題が存在するのかを考えてみる
> - 防御的にならないようにする
> - 診察についての共通の目標を探求する

▶ 診　断

明確な怒りの表現がなくても，怒った患者を見分けるのはむずかしいことではない．硬直した姿勢や，刺すような目つき，握手の拒絶，歯ぎしり，そして突っかかるような，あるいは時にみられる乱暴な言葉遣いなど，不快で非言語的なコミュニケーションは，間違いなく怒っている証拠である．もっと些細な患者の振る舞いとしては，質問に答えることを拒んでいるということなどである．例えば，目を合わせることができないこと，あるいは腕組みをしたり，医師の目の前から立ち去ってしまうこと，身体と身体の間の物理的な距離を広げるようなコミュニケーションをとることで非言語的な障壁を作り上げるといった行為である．

大変よくあることであるが，患者は**自分たち**に対して怒っているのだと医師は考え，その結果自分たちがすべきでなかったことをしてしまったことや，すべきだったことをし忘れた何かについて非難されているように感じるのである．それは，確かに一つの可能性であるが，患者やその家族の怒りの原因としてほかの重要な理由を考えるべきである．表 4-3 にその例を示したが，これ以外の要因が存在する可能性もある．

▶ 心理学的なメカニズム

多くの患者は，自分たちの主治医とともに作り上げてきた特別な関係に頼るようになる．関係が良好なときには，そのような関係は信用と安心のうえに安定している．それゆえに，他人に明かしたり話し合うとは夢にも考えなかった感情を患者が明かすことは非常によくあることである．患者は自分の関心事を評価しても

> **表 4-2 むずかしい状況や扱いにくい患者の行動にアプローチするためのコツ**
>
> | 状　況 | 推薦するテクニック |
> | --- | --- |
> | 怒っている患者 | 患者が怒っている理由を引き出す：
　あなたは怒っているようですね；もっとそれについて私に話して下さい．
患者の経験を強調する：
　なぜあなたが怒ってらっしゃるのかは理解できます．
患者の視点を引き出す：
　この状況を改善するために我々に何ができるでしょうか？
適切な場合，このように謝りましょう：
　長らくお待たせしてしまって，すみません． |
> | 黙っている患者 | 問題を指摘する：
　あなたは喋らなさすぎませんか？
患者が黙っている理由を聞き出す：
　なぜあなたはそんなに黙っているのですか？
協力が必要であることを説明する：
　私があなたを助けるためには，あなたが問題についてもっと私に話してくれることが本当に必要なんです．
聴覚障害や言語障害の鍵を探る：
　私の話を聞いたり理解したりするのに，何かお困りですか？ |
> | 要求の多い患者 | 要求に距離をおいて考える：
　あなたは MRI に固執しすぎているように思えます．なぜ，それほど MRI が重要だと考えるのですか？
要求のゴールを求める：
　MRI が我々が診療するのに役立つと，あなたが考える特定の問題が存在するのですか？
要求の際に表現されなかった感情を認める：
　背中がまだ痛むことは，とてもフラストレーションがたまることに違いありません．
患者の視点を引き出す：
　あなたの問題を引き起こしたのは何だと思いますか？
　あなたの希望では，私はどのような方法で手助けすればよいでしょうか？ |

> **表 4-3　患者の怒りの原因**
>
> - なかなか自分の診察の順番が回ってこないこと
> - 医療スタッフとの問題
> - 病気に対する怒り
> - 治療にかかる費用に対する怒り
> - 医師が紹介したコンサルタントとの問題
> - 医師によって勧められた処置や薬物治療による予期せぬ問題
> - 医師による事前の非協力的な，あるいは押しつけられた治療
> - 患者の病気に対して家族のメンバーが示した反応に向けられた怒り—不適当なものであれ情緒的すぎるものであれ—
> - 仕事や家族関係の衝突といった医学的サービスとは関係のないその他の重要な情報や問題

らう際に，共感して興味をもって欲しいのである．自分の関心事が真剣に受け取られなかったり，日常茶飯事なこととしてみられたと感じられた場合，自分の信頼に対する冒瀆として捉える可能性があり，その結果，彼らの感情は害され，傷つき，ついには怒りが生じるのである．

患者は医師に非常に高い期待を抱いている．患者は時宜を得たサービス，提供された治療についての適切で最新の評価と情報，そして病気に対してどのように向き合えばよいかについての助言，などを期待している．彼らの視点に立てば，相互関係が十分ではない場合，侮辱を受けたと感じ，拒絶感を感じてしまうのである．その結果，面目がつぶれてしまい，容易に怒りの感情に変わってしまうのである．

患者が怒りを表現することに対して医師は，患者の役に立てなかった際に感じる罪悪感から患者の無礼な振る舞いによって屈辱を受けたという感情に至るまで，さまざまな感情を感じるかもしれない．その結果，医師はしばしば防御的になる．このことは，双方向の怒り，医師−患者関係からの撤退，あるいは最初の段階で怒りを引き出してしまったかもしれない医師自身の行動を否定することで表現される．医師自身の家庭内での怒りの表現に問題がある場合，困難はさらに大きなものとなる．自分自身の経験が影響していることを認識した後に，率直に患者の怒りの原因を探ることで，より偽りのない関係を創り出したり，より明確に問題を見定める．そして正確で的を得た反応をすることができるのである．

▶ マネジメント

患者が怒っている状況に対する治療的なプロセスは，ほとんどの場合，評価と理解を行うことで始まる．批判や憶測をしない態度を示し，「あなたは怒っているように思われますね」と言って，落ち着いて応対することは，医師が正しく患者の感情を認識しているかどうかを試すことになる．怒りに正面から向き合わないことで，医師が怒りについて鈍感であったり不安定になっていることを患者が悟ってしまい，患者と有意義に感情を共有することができなくなり，うわべだけの情報しか引き出せないことが確実になる．一方で，建設的に怒りに向き合うことは，効率的であるし医学的にも適切である．

この状況にある患者の多くは，医師が「あなたは私が怒っていると思っているでしょう」と言った場合に返事はするが，自分たちの怒りを否認する患者もいる．それにもかかわらず，彼らの素振りや声の調子は否認とは相容れない．この場合には，「おそらく，"怒り"という言葉は強すぎるでしょう．あなたは何かにうろたえているように見えるのです．だからもしそのことについて私に何か話してくだされば，私は助けることができるかもしれません」と言うことによって医師は否認に対し対処することができる．このように，患者に説明するように促すことにより，明白に自分の感情を表現する機会を患者に提供することができる．この結果，医師は患者の視点をより完全に理解することができるのである．このように万全の準備をすることで，問題の性質と大きさについて，医師と患者がより深いレベルで意見を一致させることができる．患者とのやりとりにおけるこの段階では通常，患者の怒りは小さくなっており，医師は安堵し，明らかになった問題の解決を進めるために前向きの協力体制を取り戻すことができる．怒りに対する特定の原因を理解することは，将来，問題に対処する際に役立つはずである．

> **症例提示 1（つづき）**
>
> 「なぜあなたは怒っているのですか」という質問に対する返答のなかで，Bさんは「私が背中が痛くて先週救急治療室に行く際に，あなたは私が来ることを先方に伝えると言った．私が受診した際に，受診した理由や医学的な治療歴について誰も何も知らなかった．それはとても恥ずかしい経験だったわ」と答えた．

それに答えて医師は，外来が忙しくて単に伝えることを忘れてしまったのだ，と言って謝った．そして，今後，そのような問題を回避するために，スタッフが最近のミーティングで，プロセスにおけるエラーを減

らせるように"フォローアップ"掲示板を掲げることに決めたと話し，医師は再び謝った．Ｂさんは自分のことをよく理解してもらったと感じ，謝罪を受け入れて，「このようなことが再び起こらないように願っています．実は私は仕事ですごいストレスを受けていたんです」と言って話を終えた．35分間待合室で待っていたというこの同じ患者の最初の不満を思い出して，医師は「私は受付係に，私が遅くなることをあなたに伝えてもらうように頼んでおくべきだった—そのことについては申し訳なく思っています．我々の患者やコンサルタントと一緒に，より効果的に確実に意思疎通を図るように我々は本当に頑張っています」と言った．すべてのやりとりは50秒しかかからなかった—この時間は本当に価値あるものであった．

▶ 患者教育

患者やその家族が自分の感情を表現することは，問題ないことであるばかりでなく重要なことであると，患者自身が理解することは重要である．怒りを表現することを促すことは，適切な治療を施すことの妨げになっていた未解決の衝突を明らかにするために役立つ．患者やその家族に心配事や落胆したことを表現するように促すことにより，効果的で偽りのない協力体制をとるための重要な障壁の存在を明らかにし，取り除くことができ，そのことにより医師の果たす役割が有用なものとなる．病院や救急治療室，外来のスタッフにこのアプローチを使うように促せば，同様の効果を得ることができるはずである．

▶ まとめ

怒っている患者の怒りは医師である自分に向いているのだ，と医師が考えることは非常によくあることである．時には実際にそのとおりであることもあるが，たいていは怒っていることについてより複雑な理由が存在している．自分の誤った思い込みを患者に向ける前にまず，患者側の理由を直接探る必要がある．防御的にならないように一所懸命努力することにより，医師は怒りの原因を明らかにすることができ，かつ建設的に解決できるのである．そのように共感的なアプローチをとって患者と直に向き合うことで，たいていの怒っている人々は満足し，自分の主治医との効果的で協力的な関係が再開される．

黙っている患者

症例提示 2

クレン医師の午後の診察の最初の患者はＫ氏であった．Ｋ氏は最近この地域に移住してきたばかりの47歳の男性である．Ｋ氏は部屋に入って来たが目線を合わせず，たたまれた紙切れを何度もいじっていた．「こんにちは，私は医師のクレンです」と言うのに応じて，「こんにちは」と言った．彼が抱えている問題について尋ねると，Ｋ氏は「私は最近ずっと疲れているんです」と答えた．数秒間待った後，もっと自分のことについて話すように求められて，Ｋ氏は「何を言えばいいのかわかりません」と答えた．

▶ 診　断

黙っている患者はそれほど多くはないが，そこには重要で注目に値する多くの非言語的な次のような手がかりが存在する．いつもより医師から大きな距離をおいて座ったり，目線を合わせない，医師に見られることを避けようとする，見るからに取り乱している，医師が話し合いをしようとすることを認めない，などがある場合，その患者は引っ込み思案にみえるかもしれない．代わりに爪を噛んだり，歩き回ったり，あるいは紙を折ったり広げたりするような神経質で繰り返しの多い癖などがある場合，その患者は心配ごとがありそうにみえるかもしれない．また，その患者は深いため息や充血した目や涙といった悲しみのサインを出しているかもしれない．患者を診察する際に経験する，患者の沈黙の最もよくある原因のいくつかを表4-4に示す．

▶ 心理学的なメカニズム

多くの家庭では，権威のある人物が"話しかけられるまで何も話すな"ということを要求しているかもしれない．このことが，医師と患者の関係に影響することもある．また，このように服従した経験は，性差や社会階級といった格差が存在するような相互作用にまで影響しているかもしれない．以前，医学的な関係にお

表4-4 患者が沈黙している場合に考えられる原因

原　因	対　処
処方された薬物の副作用（例えば，鎮静剤など）	薬物の飲ませすぎや薬物の相互作用のチェック
アルコールや他の薬物中毒	CAGE質問票を用いた薬物乱用歴のスクリーニング
Alzheimer病やその他の痴呆	加齢によるもの．いくつかの痴呆は40歳代半ばくらいの早い時期から罹り始め，多くは65歳以上のグループにおいて起きる．沈黙はたいてい，周りの環境から引きこもったことを示唆し，病気が進行したことを示すサインである
怒り	この患者は，間違っていると感じられたり軽蔑されたりすることを感じており，感情的な反応を引き出そうとしている（表4-3参照）
文化的なあるいは言語の壁	患者が理解しているのかどうかを尋ねる．可能であれば，通訳やバイリンガルのスタッフを利用する
抑うつ状態，気分障害，あるいはうつ気分を伴う適応障害	感情に名前をつける．記述してもらう
抑うつ状態による放心状態	やつれた表情，悲しみの感情，アイコンタクトの欠如
深刻な病気が現在の問題を引き起こしていると告げられることについての恐怖	結果にかかわらず「あなたを助けるために医師はいつもそばにいる」と話す
医師の権威に対する恐れ	家族背景や，その他の傲慢な権威をもつ人物にかかわった経験により，服従することが必要であったのかもしれない．優しい態度をとり，安心させること，診察に対して協力するように明確に要求することで，患者の信頼を得ることが可能である
聴力障害	ささやき声で喋ってみる
受け身的で恥ずかしがりな性格	より直接的で，具体的な質問に変える．記述してもらう
聴覚や視覚の幻覚症状に対する先入観	家族や付添人から追加的な情報を集める
無口な人	通常は促しに対して反応する．記述してもらう
脳卒中，一過性脳虚血発作（transient ischemic attack：TIA），脳腫瘍	神経学的な局所所見をとる

いて経験した屈辱や虐待なども，内向的で黙っている行為に影響を与えているかもしれない．

深刻であり，潜在的に命を脅かす可能性のある病気を患っていると患者が感じているときには，沈黙は否認を意味しており，防御的な機能として役立っているかもしれない．例えば，シャワーを浴びているときに胸にしこりを自覚したある女性は，喋らないことにより乳癌の恐怖に向き合うことを避けることができる．沈黙は受け身的な性格のサインでもあるかもしれない．このような人は，インタビュアーに話の流れをコントロールし，指示して欲しいと感じている．おそらく最も重要なことだが，沈黙は憂うつな気分の存在，あるいは精神に作用する薬物治療の副作用の存在を強く示唆しているかもしれない．憂うつや気分障害に苦しんでいる人は，自分たちの関心事を表現することや，話を始めるエネルギーを見つけ出すことにむずかしいと感じるかもしれない．

▶ マネジメント

寡黙な患者と対面した際に，その行動について探りを入れる際には，「あなたは，とても静かにみえますね」と意見を述べることから始めることが最良の方法かもしれない．この言葉により，患者が自分の行動を認め，その行動の理由を明かす機会をもつことができる．答えるための時間を与えることは，ためらいがちで怯えた，あるいは受け身的な患者に対し，話し始めることを促すことにつながるかもしれない．患者が受け身的にみえるときには，診察の際に患者が協力することが必要であることを説明するのが適切である．「私があなたを助けるためには，本当にあなたが経験したことについてもっと詳細に私に話してくれることが必要なんです」．もし患者が取り乱したようにみえるならば，「あなたには，現実ではないかもしれないと思われる声が聞こえたり，物が見えたりすることがあるのですか？」と聞いてあげることも正しいやり方である．患者が怒ったようにみえたならば，怒ることも適切であることがある，とコメントする．特に年配の患者であれば，もし患者が「何？」と言って反応するなら，最も可能性の高いのは聴力障害の診断であるかもしれず，そのような場合には医師がより大きな声で話すだけでよいかもしれない．高齢の患者からの最もよくある不満のひとつは，自分を診察している医師

は，はっきりと，あるいは大きな声で話してくれないということなのである．

> **症例提示 2（つづき）**
>
> 「今日のあなたは無口ですね」と言ったことに対して，K氏は「今日は私の好きだった叔母が死んでから3か月たっている」と答えた．クレン医師が「それはお気の毒です．診察の日を変えましょうか？」と言った．患者は，自分は「疲労について心配しており，そのことについて話したいんだ」ということをつけ加えつつ，その申し出について感謝した．それがあって，患者はより快活になり自分の疲労について語り始めた．その疲労は，後になって抑うつ状態と関係していると診断された．

▶ 患者教育

沈黙することで効果的に治療することがさらにむずかしくなることを説明することにより，医師は患者を検査や治療の決断にかかわるように促すことが可能である．このように，決断に関与することが大切なことを強調することにより，決断を行う際に積極的な役割を果たすことの価値を強調することができる．また，患者が医師のみに検査や治療計画の責任を負わせることを避けることが可能である．

▶ まとめ

患者が診察の際に沈黙を守るのには多くの理由がある．率直にそれを認めて説明を求めることにより，患者が自分の感情や自分を疲弊させる環境，結果や医師に対する恐怖について語る機会を得ることができる．さらに質問を追加することにより，聴神経腫瘍や精神科的疾患といった解剖学的な原因についての診断に至ることもある．仮説の検証を急ぎすぎると，患者を傷つけてしまい，関係を悪化させるリスクが高くなる．

特に自分の仕事の社会的，対人的な側面を重視する医師にとって，寡黙な患者は常に悩みの種である．より言語的なコミュニケーションをとり，敬意をもって協力関係を促すことにより，通常は有益でよい結果がもたらされる．怒っている患者と同じように，無口な患者に苦戦する理由は，医師自身の以前の，もしくは個人的な関係を思い出させるからなのかもしれない．

そのような記憶は，強力でネガティブな反応を呼び起こす原因となる．例えば，寡黙な患者に対してすぐに強いフラストレーションを感じる医師は，その患者を診察する際に，労作時の胸痛を明かさずに亡くなった自分の親を思い出すのかもしれない．強烈な個人的反応を引き起こす原因を明らかにすることにより，心を取り乱す原因となる過去の経験を繰り返すような非生産的なことを避けることができ，医師は患者に集中することができるようになる．

要求の多い患者

> **症例提示 3**
>
> ハートヴィック医師は，午後の5番目の予約の患者を診察していた．そのGさんは48歳のレンガ職人で，仕事が特にきつかったある日から始まった背部痛のために受診していた．ハートヴィック医師は最初の診察時に癌や脊髄損傷の可能性を示唆する病歴を除外した後に，活動を制限して痛みに耐えられるときには運動をするように助言し，鎮痛薬と保温パッドを処方した．2週間後にGさんは再診した．この2週間具合はどうであったのか質問すると，「まったくよくならない．インターネットの背部痛についてのチャットに参加したが，そこの参加者は皆，自分がMRIの検査を受けるべきであるという意見に賛成した」と答えた．医師は椅子によりかかり，フラストレーションのたまる診察になりそうな予感を感じた．

▶ 診　断

患者の要求は通常，現在の方針に対する不満と関連しているのであるが，不満の原因はほかにいろいろと存在する．通常，勧められた検査や治療計画についての不一致が存在する場合には，診断の正確性に対する心配や，病歴の重要な一面を引き出すことができなかったことが不満の原因になっている．一方で，患者に勧めた検査や治療がきっかけとなり，家族や友人についての似通った不愉快な経験を思い出してしまうことがあるかもしれない．その結果，患者はある望ましくない結果を通して医師が勧めた検査や治療計画をみてし

まうことになる．

予期しない要求の理由が，労災保険や高度障害保険請求，裁判などの二次的な利益を得ることである場合がある．別の可能性としては，患者がインターネットで何かを見つけたり，友人と話をしたり，雑誌や新聞で何かを読んだのかもしれない．

マネジド・ケアでは，医師がコストを抑えるために，質の高い医療を犠牲にして，より高価な検査や治療を行わなかった可能性があるのではないかと，患者は疑念をもっているかもしれない．その場合，患者は必要なサービスをつかみ取るためにプライマリ・ケア医と格闘してでも要求を行う．あるいは，症状がよくならず追加の治療が必要となることにフラストレーションを感じているかもしれない．患者の不安に耳を傾けることにより，医師は診断や現在の治療計画の代替案を再考することができる．

病気に罹ったために家族や友人と会えなくなった患者は，医師が自分に十分に関心を払い，可能なかぎり最良のアウトカムをもたらしてくれることについて疑いをもち始めるかもしれない．不信感が大きくなるとますます，患者は自分しか頼りにならないと感じるようになり，ほかの治療法を探し始める．病気に対する恐怖心を感じたために，患者の要求が大きくなることもあるかもしれない．一方，病気に関連した二次的な利益が存在する場合，患者は自分の障害がより大きく，また問題が十分に大きいことを示すことのできる検査を要求するかもしれない．このことは特に，検査では原因がはっきりしない痛みについて当てはまる．雇用者や法律家，保険会社は，問題が"すべて患者が頭の中だけで考えていることだ"と考え始めるかもしれないが，そのような場合には，患者は"本当の"病気が存在していて，その症状が自分の能力を奪っている証拠をさらに探し始めることになる．

医師は，要求の多い患者に対して，否認や不信感，非難されている感じ，屈辱感のような感情を経験することがあるが，それにより防御的になってしまうことがある．そのような態度を早まってとってしまうと，医師は患者の要求の小さな理由を探索する機会を失ってしまう．例えば，さりげないせりふ，話題に対する姿勢の変化，恐怖感の表現，煽り，悲しみの表現をしばしば見逃してしまう．患者が治療を要求する可能性のある理由を表4-5に示す．

▶ マネジメント

患者の要求を評価したり再評価するための最初のステップは，仮定した原因に対して対応することではなく，患者の感情を明らかにすることである．症例提示3について考えてみることにする．Gさんはフラストレーションを感じているようにみえるため，「あなたはフラストレーションを感じているようにみえる」と話すことで，医師は感情に意識を向けた．患者は，「私はフラストレーションを感じている．自分の父は同じような病気に罹っていて，2年後にヘルニアであることがわかり，手術してよくなった．私は自分の病気を見つけるのに，そんなに長くは待てない」と答えた．

患者は通常，医師のフラストレーションについての発言を受け入れるか否認するかのいずれかである．患者が肯定的に反応した場合には（例えば，「私は怒っていて，フラストレーションを感じ，悲しく，いらいらしている」など），医師は「なぜ……」と質問するであろう．このことにより，患者は感情の裏側に存在する経験を明らかにし，それについて説明を行うことが可能になる．そのことにより，患者と医師の相互関係が進み，しばしば重要な情報が提供される．Gさんのケースでは，MRI検査についての要求の原因をより深く理解することにより，患者教育，検査や治療の結果の

表4-5 追加治療の要求について可能性のある理由

感情	説明
怒り	患者は罪悪感を感じているか，以前の悪い健康のアウトカムを再経験している（表4-3参照）
恐怖	患者は，すぐに亡くなることはなくても，病気が手遅れであったり，重篤で恐ろしく，自分の外観を損ねるのではないかと恐れているかもしれない
フラストレーション	患者は，進展がほとんどない，もしくは不十分であると感じているかもしれない
健康のアウトカムに対する個人的な責任	これまでの経験から，患者は，医師は信頼できず，能力が欠けており，自分に興味をもってくれないと確信したのかもしれない
疑い	患者は，経済的な理由が治療に関する決断に影響したのではないか，あるいは医師が十分に技術がなく，最新の検査や治療技術に明るくないのではないか，などと疑っているかもしれない

再説明，ほかの検査，可能性のある二次的な利益についての質問を行うことが，どの程度まで適切であるかについて決めることができる．要求についてあらゆる側面から探索した後に，通常，適切な対応を行うことができる．

このアプローチがあまりうまくいかなければ，さらに探りを入れる質問を行うのが有効かもしれない．一つには，患者に対し，「何が問題を引き起こしている原因だと考えているのか？」と質問することである．患者はしばしば，質問されなければ自分の意見を述べない．つまり，検査の後に検査結果はすべて陰性であると伝えられたとしても，発言の機会が与えられれば，自分は問題の原因について十分に注意が払われているとは感じられない，と患者が語ることがしばしばある．この点については，どんなに強調しても強調しすぎることはない．**患者を心から安心させるためには，患者が何が原因であると感じているかを引き出し，それに対して率直に向き合わなくてはならない．**

それ以外にも，「あなたは私にどのように助けて欲しいと考えていますか？」と尋ねることは有用である．このように質問すれば，検査の程度や医師のかかわりの強さに満足していないことを表現する機会が患者に与えられる．また，患者の要求が予期していたよりもかなり負担が少ないものであるかもしれないため，このように質問することで医師の負担も軽くなる．股関節のひどい痛みを訴える関節炎患者の典型的な例を示す．医師が，「あなたは私にどのように助けて欲しいと考えていますか？」と尋ねると，患者は「杖が欲しいです」と答えた．医師が予想していたことは，患者がさらに画像検査や鎮痛薬を要求するのではないかということであった．

症例提示 3（つづき）

ハートヴィック医師の質問に対してGさんは言った．「私は，自分がもっているものをどうすれば正確にみつけることができるかを知りたいし，椎間板に問題がないことを確認したい」．医師は，最新の背部痛のガイドラインについて述べた．そのガイドラインでは，MRI検査は，痛みが長く続いているか，神経根症状や馬尾症状など，明らかに神経症状がある場合にのみ使用することが推奨されていた．

患者の要求する理由を考慮しながら，MRIと同じ目的を達成することが可能な代替案を提示することにより，医師は協力して交渉のプロセスを始めることができた．患者の視点に対して敬意を払うことにより，ほとんどの場合，お互いが満足できる計画を立てるための基礎ができあがる．

医師はGさんに対してさらに説明した．「私はあなたを再度診察し，神経が障害されている証拠がないことを確認しました．父親についてあなたが語ったことから判断すると，父親の背部痛の問題はあなたが現在経験していることとは極めて異なっています．今のところは，検査を行うのはやめておきましょう．私は現在の治療を続けようと思います．その理由は，90％のケースにおいて，あなたが述べた症状は数週間で自然に軽快するからです．数週間後に症状が残っていれば，私たちができることについて，ほかの意見を伺うために，専門家を紹介しましょう．あなたがお父さんのことについて語ってくれたことに感謝します．そのことが，あなたを苦しめ，私が行っていることが正しいかどうか疑う原因となっていたことは明らかです．あなたの視点に立って物事をみることが，私の仕事がよりよいものとなるのに役立ちました」．この説明に要した時間的コストは1分未満であり，再確認にはさらに2分がかかっただけである．

要求が二次的な利益（例えば，休職期間の延長など）であると医師が感じている場合には，穏やかに患者と向き合って，回復のために十分な時間をとることができるような計画を提示することができる．

▶ 患者教育

患者は，問題の解決に役立つであろうと自分が信じた場合に医師の指示に従う．教育の必要性について医師と患者で意見が一致しない間は，教育は医師が診察を支配するための手段であると，患者は受け止めている．診察時にそのことを態度で示す患者の通常の反応は，情報から注意をそらすか，勧められたことを実行することに対して精神的な壁をつくるかのいずれかである．一方で，患者の懸念に対する質問がうまく投げかけられてパートナーシップが形成されると，患者は医師の視点をサポートするような情報を要求して利益を得る．症例提示3では，医師の計画を支持する最新のウエブサイトのガイドラインが，患者を教育し医師の計画が最良の医療と矛盾しないことを患者に再確認させるために役立っている．

▶ まとめ

批判しない態度を示して患者の要求の理由を探索する

ことにより，ほとんどの要求を理解し，それらの要求に働きかけることができる．要求の理由を知れば，お互いが意見を一致させることができるような計画について交渉することができる．そのような交渉ができなければ，医師が提供できることの現実的な限界について患者に話をすべきである．そうすることで患者は，医師が提示した限界を受け入れるか，あるいはほかの医療機関を受診するか決めることができる．

「はい，でも」と応じる患者

症例提示 4

M婦人は58歳の女性で，肥満とコントロール不良の高血圧のために経過観察されていた．彼女の主治医は，彼女の体重を減らすために続けていた試みがうまくいかないことにフラストレーションを感じていた．その結果，医師は高血圧が彼女の健康にとって明らかな危険因子であると考えていたが，彼女と協力して高血圧を治療する自分の能力について医師は悲観的になった．M婦人の血圧は依然として高く，医師は彼女に服薬について尋ねた．彼女は，「ごめんなさい，先生．3日前に薬が切れてしまったけれども，薬の処方のためにあなたを煩わせたくなかったの」と答えた．診察の終わり頃に，医師は「前回参加すると言っていた運動教室に参加しましたか？」と質問した．M婦人は，「とても忙しかったの．来週参加するわ」と答えた．医師は椅子に深く腰掛け，自問自答した「これはどうしようもないな」と．

診　断

問題について話し合うとき，このタイプの患者は通常，前のめりになったり，感情的に明るくなったり，派手なジェスチャーを示すなどの非言語的な行動を行っている．しかし，検査や治療が勧められた場合には，このような患者は典型的にはそっぽを向いたり，視線をそらしたり，明らかに言葉にみられる活気が低下する．検査や治療の話し合いの間には，言語的には患者は静かになり，自発性が低下し，特徴的には問題に対する解決方法を提示しなくなる．実際，医師が何かを勧めた場合には，患者は古典的な「そうしたいのだけれども……」といった言葉で答える．

しばしば，このような行動は受動-攻撃性人格を示唆している．最初，医師は患者から助言を求められていると感じるが，患者はその助言を必ず拒絶したり，あるいは計画に同意はするが，実行はしない．

しかし，しばしば探索されないほかの可能性を考えておく必要がある場合もある．おそらく，最も重要なのは，医師の計画に患者の視点が考慮されておらず，非現実的であったり，経済的，論理的に不可能である場合である．そのほかには，患者の家族がひどく支配的であったため，勧められたことに従おうとはするが，精神的な理由のためにできない可能性がある．

最後に，患者が医師に対して過去に経験したことが非常にヒエラルキー的で，パターナリスティックなものであったため，提示されたアプローチが受け入れがたいものであった場合でも，意見を一致させたり立場について交渉しようとする気になれないのかもしれない．

心理学的なメカニズム

自分自身の権利を主張することができると感じられない人は，受動-攻撃性の行動をとる．このような人は，他人が自分を助けたいと，あるいはそうしなくてはならないと感じるように自分の立ち位置を決めるスキルに長けている．医師が問題を解決しようと試みると必ず，患者はフラストレーションがたまるような非協力的な態度をとる．患者は自分の問題を確実に医師に転嫁し，提供された解決方法をすべて拒絶する．うまくいかないことが続くことで，患者は繰り返し受診することになり，患者は注目され続ける一方で，医師のフラストレーションはますます増える．

十分に協力関係を築けないほかのケースとしては，感情的，言語的，身体的に虐待を受けてきたり，家族やその他の人から権威に対して疑問をもつことなく服従するような教育を受けてきた場合があるかもしれない．

人を癒す職業についたほとんどの人は，他人を助けたい，あるいは助ける必要があると感じているかもしれない．受動-攻撃性の患者が，医師が自分を助けるようにうるさく求めることは，とても魅力のあることであり，医師は誘い出されてそのような患者は自分の専門的な能力により，非常に大きな恩恵を受けるかもしれないと信じるようになるかもしれない．医師がどの程度，患者の回復を自分の能力や職業的価値を計る物差しとして用いるかは，治療がうまくいかなかった場合のフラストレーションや怒りの大きさと関連する．アウトカムに対して最初にフォーカスをあてるよりむしろ，「自分自身のケアについてより積極的な役割を果たすことができるように，患者を促しているだ

ろうか？」，「私がお互いに納得して開始したと考えていた治療を患者が行わなかった理由について，患者に述べる機会を与えただろうか？」といった自問に答えることにより，医師はさらに患者の役に立つことができる．

マネジメント

自分の問題を解決する責任を負った医師に診てもらいたいと考えている患者を相手にする際に，患者だけが責任をもつことができる，ということをはっきりと伝えることは重要である．依存的で自分の治療計画を実行できない患者と，確実な人格障害のためにできない患者を区別するために，医師は患者と向き合って，「私は現状にとてもフラストレーションを感じている．もう一度やりなおして，私が問題であると認識していることが，あなたにとって本当に問題なのかをみてみましょう」と話すとよい．

治療は，問題の所在に対して意見が一致するかどうかによる．意見が一致しなかった場合には，医師は，「あなたが問題と考えていることは何ですか？」，あるいは「どのようなことがなされるべきであると考えていますか？」といった質問をすべきである．もし意見が一致しなかった場合には，医師と患者は意見の衝突を解決するためにともに協力しなければならない．

問題の所在について患者が意見を一致させた場合，次のステップは，問題を解決するにはどのようなことが助けになるかについての患者の考えを尋ねることである．例えば，「あなたは，本当にそれを実行できると考えていますか」と質問することができる．支持的な態度で質問すれば，（おそらく医師を喜ばせるために）非現実的な計画を果たすことに最初は同意したほとんどの患者は，より正直に答え，実際はできないことを認めるであろう．繰り返すが，敬意をもって質問すれば，患者はできない理由を明かしてくれるはずである．そうすれば，医師は「この問題を解決するために，何が**できる**のか考えてみましょう．選択肢について話し合う際に，できることとできないことを私に話してくれれば，とても参考になります」と話し，協力関係を促すことができる．上記のようなアプローチがうまくいかなかった人のために，人格障害の患者に対するアプローチについては第26章で取り扱う．

もし患者が受動-攻撃的な行動を示した場合，医師は，問題の性質について意見の一致を探ることができ，患者が行うことについて具体的な約束ができる．具体的には，「次の診察までに，お酒を飲まないようにしましょう」，「今から次の診察まで，頭痛が起こった時間と状況についての日記をつけてください」と

いった，単刀直入の約束である．医師のサポートや熱意は，双方が約束を実行する程度と関連している．このように，患者の行動に対して完全に責任があると語ることなく，医師は患者の自立性を促し，サポートを提供することができる．

時間がたつのにつれ，患者は提供された支援に対して対処できるようになり，自分のケアについてより積極的な役割を果たし始める．もちろん，関係をコントロールしようとして受動-攻撃性の行動をとる人が，より操作しやすい別の医師を選ぶリスクは常に存在する．

患者教育

協力的なモデルになじみがない患者に対しては，医師の理解や特別な形の協力についての情報を提供することができる．協力についての患者の意見をはっきりと要求することは，非常に有用である．そのうちに，意見を述べ，計画を立てる機会が与えられれば，ほとんどの患者はそのようなアプローチに満足し，実際に行動を起こし，動機づけられる．実際，自己主張するように教育された患者では，血圧が低下したり糖尿病のコントロールがよくなるといった，健康アウトカムの改善を示すエビデンスがある．

受動-攻撃的な行動をとる患者に対しては，そのような行動について教育することで，内省と自己認識のプロセスを始めさせることができる．そのような行動の原因を探索し，治療的な関係を築きプロセスが促されるように患者を励ますことで，医師と患者の双方が利益を得ることができる．心を打つような行動について述べることは，患者の感情的な反応を惹起することになる場合もあるが，深く浸透している心理的な防御が勢いを増して強くなる場合もある．例えば，医師は「あなたは，母親が威圧的で管理的であり，褒められたことはなかったと言いましたね．それは，あなたの子供があなたに対して言ったことではないのですか？」ということがあるかもしれない．ほとんどの場合，利益がリスクを上回る．

症例提示 4（つづき）

医師は前屈みになって言った．「Mさん，あなたの行動から，あなたがしたくないと思っていることを，私が勧めていたことが理解できました．私はあなたの体重について心配していますが，あなたはこの体重についてどう思っているのですか？」．M婦人は目を潤ませて答えた．「私も体重を減ら

したいの．だけどできないのよ．何年もそうしようとしてきたけど，とてもフラストレーションがたまったの」．医師はうなずいて言った．「とりあえずは，体重の話は脇においておきましょう．一度にひとつのことだけを話すようにして，血圧に対してフォーカスをあてるのはどうですか？」

M婦人は薬物を飲む提案を受け入れ，2週間後に再診して血圧のチェックを受けることに同意した．医師は，彼女が自分の血圧をドラッグストアやショッピングモールで測定した際に記録できるようにカードを渡した．

▶ まとめ

できることの限界を決め，明文化してフィードバックすることは，患者に対するよい教育機会となり，より効果的に協力することが可能となる．「はい，でも」パターンを認識することは，お互いに責任を共有するやり方を進め，有効な治療の阻害要因となる究極的には役立たない援助行動を避けるのにも役立つ．

紹介が適応となるケース

診断を確定できない場合，治療関係にとって障壁となるようなネガティブな個人的感情の存在，客観的な評価によって患者が検査や治療による利益を受けていないことが明らかな場合，医師が脅されたり危険な状況にあると感じている場合などには，対話がむずかしい患者を紹介する適応がある．

特に，医師がネガティブな感情を抱いており，お互いに良好な関係を築くことができず効果的な治療を提供できない場合には，外部からの援助やアドバイスが必要である．興味深いことに，ネガティブな感情はしばしば，医師の過去の家族関係や人生の経験と関連しているため，ある医師にとって困難な患者が，別の医師にとっては困難ではないことがしばしばある．

紹介する決断をすれば，紹介について前向きに語ることは非常に有用である．困難な状況や問題について援助が必要であることを知らせることは，一つの方法である．以下のような会話の形式を用いる．

医師：S夫人，この2か月間，どのようにすればあなたの頭痛がよくなるかについて理解しようと努めてきました．一度あなたが心理士の評価を受けてくれると，私は助かります．あなたの問題を解決するために，ほかに何ができるのかについて，よりよい感触を得ることができるでしょう．

S夫人：あなたは私の頭痛が私の想像上のものであると思っているの？　この頭痛は，私が頭の中で考えていて現実ではないと考えているの？

医師：いいえ，そんなことはありません．しかし，これまで試してきたことにより，頭痛がなくなることはなかったのです．患者さんの物語を別の人に聞いてもらい，新しい方向性を見つけてもらうことは，私にとってしばしば役に立つ方法なのです．F先生は過去に多くの患者さんについて，私を助けてくれました．今回も，彼女が私たちを助けてくれるのではないかと考えています．

S夫人：私は何をすればいいの．私は本当に，この頭痛をよくしたいの．

医師：すばらしい．紹介することに加えて，今後12週間に2回，私の外来に予約を入れ，状況がどのように進み，ほかに何ができることがあるかみてみましょう．

紹介することによりポジティブなアウトカムを提案することは非常に有用である．加えて，紹介後に再診のための予約を入れることにより，紹介元の医師が単に問題をほかの人に"ダンピング"しているのではなく，本当に援助を必要としていることを改めて患者に確認させることができる．

患者の視点を理解するように努めたり，現実的な検査や治療計画についての交渉を行ったり，推奨したりすることが，誤解されていたり拒否されていたりすることを指示するような言語的，非言語的な根拠を認識し，それに対して反応することは，双方が満足できるような協力関係を築くうえで必要である．問題についての患者側の原因を引き出したり，褒めて支持したり，問題について患者が述べることに注意深く傾聴したり，問題があり混乱させるような行動に対して正面から真っ直ぐに向き合うといった，十分に活用されていないスキルを用いることにより，患者の懸念を理解しうまく対処するために，医師が真剣に取り組んでいることを患者に知らせることができる．

医師自身の期待や感情を探索することで，医師はより自己認識を深め，診察室にいる他人に対する認識をより深めることができる．医師が自分を認識したり，自分の感情に注意を向けている度合いは，医師が行う医療の有効性と関連がある．

最後になるが，過去数年間に医師の有用性に関して，仕事環境が果たす役割についての重要性がますます認識されるようになってきた．我々は医師に対して，自分の感情や自分が与える影響について認識をよ

り深め，慢性疾患や生命を脅かす疾患の複雑性に対処し，病気に覆いかぶさっている心理的要因についての言語的，非言語的な手がかりを認識するように要求している．我々が医師に対して患者を育てることを要求するのと同様に，医学に関する権威団体は，医師を育むための，思いやりがあり責任ある医療実践の環境を整える責任がある．

（訳：林野泰明）

▶ 推薦図書

Beach MC, Inui T. Relationship-centered care: a constructive reframing. *J Gen Intern Med* 2006;21:S3–S8.

Beckman HB, Markakis KM, Suchman AL, et al. The doctor-patient relationship and malpractice: lessons from plaintiff depositions. *Arch Intern Med* 1994;154:1365–1370.

Lazare A. Shame and humiliation in the medical encounter. *Arch Intern Med* 1987;147:1653–1658.

Levinson W, Gorawara-Bhat R, Lamb J. A study of patient clues and physician responses in primary care and surgical settings. *JAMA* 2000;284:1021–1027.

Quill TE. Partnerships in patient care: a contractual approach. *Ann Intern Med* 1983;98:228–234.

Safran DG, Miller W, Beckman H. Organizational dimensions of relationship-centered care: theory, evidence and practice. *J Gen Intern Med* 2006;21:S9–S15.

Suchman AL, Markakis K, Beckman HB, et al. A model of empathic communication in the medical interview. *JAMA* 1997;277:678–682.

第 5 章

暗示と催眠療法

John F. Christensen, PhD

はじめに

ヒーリング（治癒，healing）のアートとしての催眠療法の歴史は，治療の様式として受け入れられたことから，お座敷芸としての陰うつなものにいたるまでさまざまある．1784年にMesmerのヒーリング技術の調査を命令したフランスの王立委員会はその信頼性を否定したが（委員会の委員長であるBenjamin Franklinは信念が身体に影響を与えることを認めていたが），それ以後，催眠療法は尊敬されるべき地位を回復した．心と身体のシステムは，情報を意味論上のモダリティから身体的なモダリティへと変換することで処理できるが，催眠療法はそのシステムの特別な表現形であるようである．その効果は，研究と臨床経験の両方により支援されている．今日では，催眠療法は痛みや気道の狭窄，消化器疾患，皮膚疾患，火傷や不安など幅広い病気を治療するために広く利用されており，外科的治療を行う前に患者を準備状態にするためや，（喫煙や食事のような）習慣を変えるためにも用いられる．

トランス状態（催眠状態，trance）や暗示は人々が自然に経験することであり，心の機能である．小説に没頭して周りの音を意識しないことや，運転中に白昼夢にふけり最後の数マイルについての記憶がなくなることは，トランス状態がいたる所に存在しうるという性質を例証している．広告のサブリミナルなメッセージに反応して製品を購入しようと考えることや，実際に購入してしまうことは，注意深く巧妙に作られたトランスの中に存在する暗示に対する通常よくある反応を現している．このような一般的なトランスや暗示は，治療中の患者にも生じる場合がある．トランス（患者の意識が腹部に限定される）を生じさせるある種の身体的な感覚（例えば，腹痛など）の力により，症状の意味についての自己暗示と相まって，感覚への注意が高まり，その結果医師への受診が促されるかもしれない．

医療現場における診察は，トランス現象と類似していると考えることもできる．患者は自然に自分の身体的な症状に没頭し，臨床的な環境によって意識のフォーカスを集中させやすくなる．自然に生じたトランス状態にある患者は，暗示にかかりやすい状態かもしれないため，臨床医が否定的な暗示を与えることを避け，注意を怠りなく前向きで健康を促進するような暗示を与えるようにすることは重要である．医師についても，生物医学的な病因に対してフォーカスを狭くあてるようなトランス状態に自然に誘導されることがあるため，自分の意識を医師-患者関係の大きなコンテクスト（文脈，context）に向ける方法を見つけることができるように注意しておかなくてはならない．

本章では，自然に患者に生じるトランス状態のコンテクストや，医師と患者の間の会話の成り行きを利用し，治療的に暗示を利用する方法について述べる．このような臨床現場への応用は，すべての患者の診察において医師が日常的に行っていることである．また，通常はこの手技のトレーニングを受けた専門家が行う治療的な催眠療法が，さまざまな医学的疾患を治療する場合に果たす役割についても述べる．

定 義

"睡眠"を意味するギリシャ語に由来する催眠療法は，実際に患者側の積極的な協力を必要とする治療手技である．本章で用いている以下の定義は，関連する状態やプロセスを表している．

- **トランス**：注意のフォーカスがしぼられている状態であり，批判しない態度である現象に没頭したり，現実のほかの側面からフォーカスをぼかしている状態である．トランス状態には，ポジティブな状態とネガティブな状態が存在する．
- **暗示**：トランス状態のなかで生じるコミュニケーションであり，特別な注意，感情，認知，もしくは行動についての一連の出来事を導き出す力がある．
- **催眠**：意識以外のプロセスが本人の心と身体システムの治療的な変化に影響を与えるような，トランスの状態を導き出すコミュニケーションの相互作用．

催眠は，他人が誘導することも自分が誘導することも可能である．
- **誘導**：トランスが開始されるプロセス．自然に生じることもあれば，催眠の最初の段階として起こることもある．
- **利用**：望ましいアウトカムを達成するためにトランスを治療的に用いたりすることや，治療的に利用できるような誘導後の催眠療法の段階．

臨床現場におけるトランスと暗示

患者と医師の両者は，参加者の自己認識の程度によるが，中立的なトランスの導入を行い，一方が他方の暗示をより受け入れることができる状態に移行するかもしれない．この状態は，病的状態でもなく，また正当でない状態でもなく，このような環境における人間の意識の自然なパターンの一部である．一般的に，助けを求めるような状況において当然力の不均衡が存在するために，患者は暗示を受けることに対してより無防備となる．トランス状態と暗示を認識することにより，臨床医は患者をよりポジティブなアウトカムに導くために，柔軟に影響を与えることができる．

診察室で待っている患者の多くは，症状の出現から始まった一連の出来事を通してトランス状態にある．症状という刺激が存在することにより，患者は症状の意味について自分の心の内面を探索し始める．以前の思い込みや，個人的にその症状を経験したこと，あるいは家族や友人の介入があるような場合に，患者は自分の症状に特別な意味づけを与えるかもしれない．このような意味づけは最初の段階の暗示の構成要因となり，それがさらに感覚に対する注意を研ぎ澄まし，患者の注意の対象がさらに狭まる．自分の症状に没頭することと，ほかの感覚への注意が散漫になることが，トランス状態の本質である．

医師に診察してもらう決断をすることでトランス状態は深まり，最初に，患者が待合室から診察室に入る間に自分の症状をどのように述べ，医師とどのように話し合うかについて患者が考えている間にも，このプロセスは持続している．先に述べたように，症状に関するトランス導入のプロセスは病的なものではなく，受診に関連する自意識を覆っている包みを取り除くための自然の経過の一部にすぎない．

医師が診察室に入る前に，患者はトランス状態に入っていて，その結果医師の暗示を受けやすい状態にある．患者が暗示を受けやすい状態にさせるパワーのために，面接の間に医師が言うことや言わないあらゆることにより，患者のトランス状態がさらに深くなり，フォーカスを変化させて身体的な感覚を認識する患者の力を強めたり，弱めたりする可能性があり，そして現在の患者の症状に関連する感情，認知，態度に影響を与える．

一方で，医師もトランス状態に入りやすい．患者の問題について最初に言語化することや，手振り，しかめ面や声のトーンやテンポの変化などといった言語的，非言語的なテクニックにより，患者は時に無意識のうちに医師のトランスを誘導している．このようなことはすべて，患者の問題や患者を痛めつけている原因に医師の注意をフォーカスさせることで影響を与えている．このようにして医師のフォーカスが狭まることは（鑑別診断を考慮している間でさえ），患者の将来の健康や，有用な話し合いを行うことができるようなポジティブな医師−患者関係のような，ほかの内的なイメージを排除してしまうかもしれない．医師が素早く反応しすぎることで，判断をあやまって患者の問題の性質を把握できなくなったり，医師の最初のトランス状態を凝固させてしまう結果になるかもしれない．一方で，患者の物語に心を傾け，物語すべてを患者から引き出すことで（第1章，第2章参照），フォーカスを流動的な状態のままに保つことができるかもしれない．時に，患者は医療を提供する側のネガティブなトランス状態を繰り返し誘導するが，そのことは患者に対して敵対心や嫌悪感を感じたり，患者の問題に直面して無力感を感じたりする原因となる（第4章参照）．

症例提示

55歳の独身の女性が，開胸術後の慢性胸痛のためにプライマリ・ケア医を受診していた．その胸痛は彼女の生活に影響を与えており，彼女が社会的な活動から身を引く原因となっていた．一方で，数か月持続していたその愁訴は，手術の創傷治癒の過程とは相反しているようであった．医師は理学療法やアセトアミノフェン，三環系抗うつ薬などさまざまな疼痛管理の方法を提案したが，愁訴に対してはほとんど効果がなかった．患者と医師はフラストレーションがたまり，患者は自分の痛みに対して何も新しいことが試されないと感じており，医師は患者の苦しみを軽減させることができないことについて無力感を感じていた．

その結果，予約リストにこの患者の名前が記載されているのを見ると医師は沈んだ気分となり，胃が締めつけられるように感じ，呼吸が浅くなった．診察室に入り，患者が前屈みの姿勢で苦しい表情をしているのを見ると，その後の話し合いがどのように進むかが予想できた．

医師：最後の診察以降，調子はいかがでしたか？
患者：（自分の胸を指して，ゆっくりとした言葉で間隔をあけて）私はこの痛みに捉えられていて，逃げることができないの．
医師：（否定的な回答を予測しながら）理学療法士が勧めた運動を試してみましたか？
患者：（しかめ面をして，姿勢を変え，下を見た後にもう一度医師を見て）それは以前に試したことがあるけど，むしろ痛みは悪くなったわ．（目に涙を浮かべて）あなたは私に対して何かできることがあるの？

このケースでは，患者と医師の両者において，トランスのいくつかの要素が提示されている．繰り返す患者の胸の痛みのために，苦しみや不具合に対して狭くフォーカスをあてることでトランスが誘導されている．患者が医師への受診を予定していることにより，彼女のフォーカスはより制限され，どのようにすれば自分が医師にその痛みが本当に悪いことを確信させることができるかについてあらかじめ考えることにより，さらにトランス状態が高まる．彼女は医師の顔のイメージや声を，痛みの治りにくい性質と結びつけて考えるようになる．彼女が予約時に受診し続けることは，彼女の苦しみを楽にする力は自分自身の外にあると信じていることに一致している―もし，彼女の胸の痛みについて知っておくべきことのすべてをその医師に理解させることさえできれば，医師は私を助けることができるに違いない．このような期待のために，彼女の暗示状態は維持される．

医師も，診察室に入る前にネガティブなトランス状態に移行する．トランス状態への誘導は，医師が患者を診察することを考えるところから始まり，医師の身体的な反応が，あらゆる可能性に心を開いているいつもの状態から，変化を生じさせることができない無力感にさいなまれるようになるまで持続する．医師のトランス状態は，患者の持続する痛みについての非言語的，言語的なコミュニケーションにより深められる．医師は暗示を受けやすい状態となり，患者が自分のために何かして欲しいと望むことで，医師の中に何とかしなければならないという考えが生じる．患者の持続する痛みに直面したとき，この考えのために無力感がさらに強くなる．

▶ 医療面接におけるトランス状態と，暗示の治療的な利用

臨床医は，特別な暗示を行うために患者のトランス状態を利用することができるので，患者の治療的なアウトカムを向上させられる．医療面接において用いられる言葉は，予期しない患者の信念や行動につながり，病気や治癒に影響を及ぼすことがある．例えば，膝が弱っている患者の術後の最初の診察時に，今後持続する問題を予期すること―「あなたは，今後常に膝に何らかの痛みを感じそれに悩まされるでしょう」―は膝の完全な状態についての患者の将来の感じ方や確信の仕方に否定的な強い影響を与える．そのように警告されたため，患者は無意識のうちに膝をかばうような歩き方をするようになり，警告としての予言が達成されてしまう．一方，「あなたが感じている残存する不快感がどのようなものであれ，動きや活動により自由度を感じるようになるでしょう」といった肯定的な暗示は，治癒や活動の再開をより促すような期待感を生じさせることが可能である．

さらに細かい配慮として，肯定的なイメージを用いて，否定的な修飾要因を取り除くことが可能である．術後に患者へ述べた次のような言葉について考えてみよう．

医師：数週間でかかとの痛みが少なくなるはずです．

無意識は否定的な修飾要因を消去する傾向がある．この場合には，"少なく"がそれにあたる．埋め込まれた暗示は"数週間…かかとが痛むはず"である．肯定的な暗示は以下のように行う．

医師：数週間でより快適に感じるようになるでしょう．

文の主要な用語が肯定的であるため，患者の中で以下のように暗示されている．

医師：数週間で…快適に感じる．

不眠の患者と睡眠衛生について話し合う文脈において，「就寝前に，起きている状態が続くことについて心配しないようにしてみましょう」と伝えようとした暗示は，いくつかの意図しないメッセージを含んでおり，睡眠を妨げる原因となる．"〜してみましょう"という言葉は，努力を意味する．その言葉は，就寝に関連づけられる．否定的な修飾語である"〜しないように"は無意識によって消去され，「起き続けることを心配しましょう」というメッセージになる．暗示を肯定的な言葉で表現すると，次のようになる．

医師：就寝後は，深く寝る前に数分間，深くくつろいだ状態を楽しんでください．

臨床医は時を表す表現を用いて，患者に肯定的な期待感を抱かせるような暗示を埋め込むことができる．

例えば，痛みを治癒の期待感と関連づけるためには，以下の言葉を用いる．

医師：あなたが術後の痛みを最初に感じたとき，治癒がすでに開始した徴候であると考えることは重要です．

患者が自覚する前に，肯定的な変化を予期することにより，たとえ痛みが持続したとしても，肯定的な期待感を生じさせることが可能になる．例えば，患者が抗うつ薬に反応した際に，医師は回復の過程を予期するかもしれない．

医師：あなたの配偶者やあなたに近い他の人は，あなた自身が感じ始めるより前にその変化に気づくでしょう．

この意図した暗示は患者の自覚症状が改善する可能性を意味するが，実際にそうなったときには変化がすでに生じていることを意味する．

臨床医は，ある薬物の不快な副作用について，その効果を示す指標として位置づけることが可能であり，プラセボ効果を強めることができる．抗うつ薬を処方する際に，抗うつ薬の副作用を明示する．

医師：あなたが薬に慣れてこのような不快なことに気づいた場合，この薬が効いており，達成したいことを達成することができる可能性が高いことを心にとめておいてください．

このメッセージは，副作用についての2つの肯定的な関連づけを含んでいる．薬物についての慣れと望ましいアウトカムに向けた変化である．

医療面接のトランス状態に類似した性質を理解する臨床医は，患者の暗示を受けやすい状態に対して肯定的な暗示を提示し，否定的な暗示を避けるだけでなく，癒しを促すために用いる．これは，医師自身のトランスと患者のトランス状態の双方に該当する．

▶ 否定的なトランスから肯定的なトランスへの移行

反対方向に向かっていて機能していないトランス状態を，より開かれた方向，つまり癒しの目標に向けるためのいくつかの方法を臨床医はもっている．

姿勢を変える

これは，トランス状態を維持する身体的な姿勢に直接的に作用する．うつ状態の患者はじっとして，前屈みの姿勢をとり，目はうつむき加減で呼吸も浅いかもしれない．このじっとした姿勢により，否定的なイメージや自分の言葉を増強させ，変化するのではないかという可能性に目を向けることを妨げる．医師はこの姿勢についてコメントし，例えば外を歩くときには視線を上げて雲の形や鳥，飛行機などを観察したり，あるいは腹式呼吸をするように修正することを示唆することが可能である．家の中で，たとえ一人でも時には，音楽を聴いたり踊ったりするように患者に示唆してもよいかもしれない．医師も，自分自身の望まないトランス状態を解除するために姿勢を変えることが可能である．医師を非難して法外な要求をする患者と直面したとき，無力感を感じ，胸部絞扼感や喉の締めつけ感を感じている医師であれば，立ち上がって「申し訳ありませんが，明るさを調整します」と言って窓の所に行き，ブラインドを調整し，椅子を少し違う位置に動かして座るということもよいかもしれない．この間に，医師は腹式呼吸を行い，患者と新しい話題で話をする準備をするとよい．

医師：現状にあなたがフラストレーションを感じていることは明らかです．しばらくの間，私たちの目標に改めてフォーカスをあて，それからあなたにとってどのように状況が変化するかを考えてみましょう．

混乱状態

混乱状態は，患者と医師が繰り返してネガティブなアウトカムが予想される台本を演じる状態を解消するのに有用である．以下の風刺的な描写はよくみられるケースである．

患者：治療してください．
医師：これを試してみてください．
患者：それは効きませんでした．
医師：何が効くと思いますか．
患者：わかりません．医者はあなたでしょう．

医師がこのような堂々巡りの状態を自覚した場合には，患者に「あなたは，私が次にどのようなことを言ったり行ったりすることを期待していますか」と質問することは有用である．もしこの時点で，医師が何か予想外のことを行うことができれば，結果として一時的な混乱状態が生じ，そのことにより患者のトランス状態はより対策ができる方向に向かう．予想外の方法としては，「刑事コロンボのテクニック」（テレビの刑事番組にちなんで名づけられた）などがあるかもしれない．このテクニックでは，医師は突然芝居のように些

細な個人的な問題を思い出し（例えば，妻の誕生日のプレゼントを忘れたなど），話がそれたことについて患者に謝り，患者の助けを求める．（患者が助けることができるかどうかにかかわらず）結果として生じる一時的な混乱状態は，それまでのトランス状態を解除し，新しいトランス状態を作り出すことが可能となる．この一時的な役割の逆転によって混乱が誘導され，パターン化を防ぎ，より有効なラポールを確立する．これは効果的なコミュニケーションを行うための，予想外の行動をするひとつの例にすぎない．

金の採掘

このフレーズ（言葉）は，話し合いのフォーカスを苦しみから遠ざけ，患者の期待を回復へと向けるテクニックを意味する．いかなる場合にも有効であるが，患者と会うときの調子がどうしようもない状態で続いており，患者自身が診察の目的を自分の身体的な症状のみにフォーカスすることと決めている場合や，患者が症状を訴え続けるために医師が無力感やフラストレーションを感じている場合に特に役立つ．金を採掘する際には，過去の成功，趣味，旅行，人間関係や克服した障害など患者が自慢できることについて質問する．医師は，患者がいつ活気づくか，あるいは負のトランス状態をいつ抜け出すかを観察し，診療録に記録する．その後の診察の際にその話題に手短にふれる．患者の状態の変化が，"どこが悪いのだろう"と考えることで誘発されたトランス状態によって妨げられていた行動や感情，見通しの変化につながることがある．同様に，医師が患者に感じている感情も変化するかもしれない．患者のもつ個人的な興味や好奇心について新たにすることで，以前は困難であった関係が変化するかもしれない．

目標とする状態を引き出す

ここでは，医学的な問題が解決したり，患者の生活を妨げることがなくなった場合に，状況がどのように好転するかどうかについて質問することで，医師は患者に将来の健康な状態について考えさせたり，述べさせたりする作業を行わせる．患者が目標とする状態を述べることができるだけでなく（"また健康を実感したい"，"痛みから解放されたい"），その状態に関連する活動について視覚的，聴覚的，運動感覚的なイメージをもつことが大切である．このような話し合いを行うことで医師と患者は，どのような状態になれば問題が解決したと言えるのかについての基準を確立することができる．また，患者は現在の苦しみと関係のない，あるいは現在とは相容れない将来の健康状態について想像する作業を行うことになる．このトランス状態への移行により，ポジティブな身体的な変化が生じたり，患者の活動性が活性化されたり，さらには患者が希望をもつようになったりすることにつながるかもしれない．

> **症例提示（つづき）**
>
> 開胸後の胸痛を訴える女性例において，この患者のトランス状態を変化させるために，医師は目標となる状態を引き出すテクニックを用いた．

患者：（しかめ面で）だまされている気分がする．そんなことで，この悪い状況が改善するとは想像できないわ．
医師：あなたが術後の状態から完全に回復したとき，どのような感じだと想像しますか？
患者：そうね，より健康を実感できればよいと思うわ．
医師：そうですね，そのことが自分にとってどのような意味をもつのか考えてみましょう．健康を実感したとき，今と違う何ができると思いますか？
患者：フライフィッシングかしら？
医師：（笑顔で，眉を上げて，活気づいた調子で）釣りが好きですか？（その医師はフライフィッシングが趣味で，非常に興味をもつ状態に自然に移行した）
患者：（医師を見て微笑んで）以前は長靴を履いて川に入り，ニジマスやキングサーモンを釣ることを楽しんだものよ．

医師と患者は，彼らが釣りをしたことがあるさまざまな川について語るという状態になった．患者は一時的に精神心象の状態と運動感覚の状態を痛みのトランス状態から遠ざけ，将来の健康な状態へと向かわせた．このことにより，彼女が示してきた痛みの行動とは相容れない将来の健康状態についての感覚的なイメージを構築することが可能となるコンテクスト（文脈）ができ上がったのである．さらに，以前は自分の痛みの認識とのみ関連していた医師のイメージが，その後の診察の機会には，希望と回復のイメージと関連づけられるようになった．医師の患者に対するイメージも変化したため，医師も診察の機会を恐れる代わりに楽しみにするようになった．

催眠療法の医学への応用

催眠療法は，さまざまな医学的問題に対する効果的な

治療としての選択肢のひとつである．神経生理学的な機序において，催眠が非常に広範な領域の愁訴に対して効果があるということは依然として議論の的となっている．ある最新の理論では，ヒューリスティック(発見的な，heuristic)なモデルとして情報プロセスを用いており，そこでは身体，脳，細胞や臓器が情報処理システムとして捉えられている．脳では，(言語にエンコードされた)感覚的な情報が分子的な情報に変換され，神経化学物質や神経ホルモンのチャネルを通して広範な臓器システムに変化を生じさせる．

陽電子放射型断層撮影(positron emission tomography：PET)やMRIを用いた最近の脳の画像研究では，催眠状態は後頭皮質，側頭皮質，中心前回，運動前野，腹外側前頭前野，前帯状回皮質を含む大脳皮質の広い領域と関連していることが示されている．催眠の疼痛抑制効果は，中帯状回皮質の活動と関連している．

催眠療法を使うかどうか(あるいは，催眠療法士に紹介するかどうか)決める際に，催眠，他の治療法への受け入れ状態，ローカス・オブ・コントロールについての患者の考えを確認するのは重要なことである．いくつかの宗教団体(例えば，エホバの証人など)は催眠療法を禁じており，患者の中には力のある"他者"にコントロールされ，心をもコントロールされることに恐怖を感じる人もいる．医師が簡単に催眠療法の性質について教育的な説明を行うことにより，催眠療法は患者の症状をコントロールするための有用なツールであることがわかり，患者の思い込みを修正することができるかもしれない．患者が確信できていないようであれば，催眠療法は適応しないようである．

さらに，医師が患者の症状を"すべて頭で考えていること"であるとみなしていると患者は考えており，催眠療法に抵抗感をもっている患者もいる．このような患者は，生物医学的な介入以外はすべて，疑わしいものであると見なしているようである．催眠療法は単に患者の問題を包括的に取り扱う医学的な方法のひとつであると納得してもらうことで，患者の心をより開かせることができる．

ローカス・オブ・コントロール(locus of control)—内的あるいは外的な—も重要な要因である．ローカス・オブ・コントロールが内部に存在する患者は，人生において受ける褒賞や罰を自分でコントロールできると信じており，一方ローカス・オブ・コントロールが外部に存在する患者よりも自分が催眠療法に適していると信じている．後者のグループは，患者の外部にある装置を用いるバイオフィードバックによりよく反応するかもしれない．

以下に示す臨床状況下において，催眠療法は補助的もしくはいくつかのケースでは主要な治療法として捉えられている．

▶ リラックスとストレスマネジメント

治療的な催眠療法の生理的な効果のひとつは，副交感神経系への刺激である．いくつかのストレス関連の状態は，交感神経系への過剰刺激によるものとされてきたが，交感神経系はダイナミックな相互関係によって副交感神経系により調整されている．交感神経系の活性化は，自覚された脅威に対する"闘争か逃走の反応"の一部である可能性もある．現実もしくは自覚された脅威が過剰に存在する今日の世界において，ストレス関連疾患は日常的に患者の交感神経系が活性化していることの表れなのかもしれない(第32章参照)．交感神経系の反応には，頻脈，筋の緊張，アドレナリンの分泌，瞳孔の拡大，腸管活動の抑制，息切れや発汗などがある．このような自律神経系の活性化は催眠療法を行っている間は抑制され，副交感神経の刺激によってリラックスすることができ，エネルギーが回復，維持されて再生する．

▶ 不　安

催眠療法は，不安の治療としての第一選択，あるいは補助的な治療として極めて有効である．ローカス・オブ・コントロールが内部に存在する患者は，自己催眠を抗不安薬の代わりに用いると，極めて満足のいく治療法であることに気づくであろう．催眠療法を代替療法として紹介する際には，医師は以下のように述べることが可能である．

医師：あなたは自分の頭の中に強力な薬物をもっており，その薬物には強い癒しの作用がある．催眠療法によってあなたはその薬物を利用することが可能となり，私たちが用いるその他の方法と協調して作用させることが可能になる．

医師はトランス状態を誘導し，リラックスできる場所にいることを患者に想像させるために15〜20分の時間を割くことも可能である．もし，このセッションを録音していれば，患者はテープを家に持ち帰って毎日練習し，トランスを自己誘導して自律神経系の活動を自己制御することができるようになる．催眠の導入に余分な時間を使ったとしても，患者は録音したテープを聴くことで，必要なときに医師の声や指示を聞くことができるため，不安を感じている患者からの電話に対応する時間が減ることで相殺される．

▶ 痛みの管理

大脳皮質における侵害受容は痛みの一要素であるため，催眠は，痛みの感覚から注意のフォーカスをそらすために用いることができる．いくつかの外科的処置や歯科処置において，催眠療法は麻酔の補助，あるいは代替として用いることができる．さらに，慢性疼痛の患者が痛みを感じている部分を"保護"したり支えるために緊張させている筋肉をほぐすように訓練することも可能である．このように催眠療法を利用してリラックスし，筋緊張による痛みの要因を減らすことができる．片頭痛患者を訓練すれば，例えばキャンプファイヤーの前に座ることで手や足が暖まることをイメージすることにより，手や足の血管を拡張させることができるようになる．片頭痛の早期に起こる前兆に対してこのような手段を講じることにより，頭痛の進行を止めることが可能であるが，これはおそらく末梢動脈を拡張し，頭部の血管を弛緩させることによる効果である．反復過多損傷による痛みを生じる顎関節症や，筋緊張性頭痛に対しても催眠療法は有効である．陣痛や出産の痛みに対しても有効である．最近のメタアナリシスによると，催眠療法によって陣痛時の麻酔の必要量が減ることが示されている．高齢女性の変形性関節症患者を対象としたある研究では，イメージ誘導法を用いてリラックスする治療を12週間受けた後に，健康関連の生活の質(quality of life：QOL)が有意に改善したことが示されている．最近の脳イメージ研究では，催眠療法によって誘導された痛覚消失において，前頭前野皮質と前帯状回皮質が侵害受容の入力情報を調節する下降経路の重要な構造を構成していることが示されている．

▶ ホスピスと緩和ケア

催眠療法は，慢性疼痛や末期の疾患をもつ患者を支援するための，その他の治療の補助として用いられてきた．ホスピスの場における催眠療法の利点として，リラクセーションや不眠の克服，痛みや呼吸困難の軽減，親戚や支援者との関係を強めることなどがあげられる．

▶ 癌

催眠療法が，癌の痛みを軽減させるのに有効であることを示すエビデンスが存在する．さらに，催眠療法は悪心や周期性の嘔吐，学習されてきた食物嫌悪などの症状をコントロールすることができる．また，癌に関連する不安や他の情動の管理にも有用である．催眠療法は，乳癌の生存者ののぼせを減らすのにも有用である．

▶ 皮膚の問題

疣贅や脱毛症などといったある種の皮膚疾患に対して，催眠療法は効果を示してきた．トランス状態において，患部にひりひり感やほてりを感じるように患者に暗示する．このように暗示することで，疣贅が縮小したり，時には消失することもある．熱傷も催眠療法に反応し，火傷の程度が改善したり痛みをコントロールしたりすることが可能である．催眠療法が有効である可能性があるその他の疾患としては，痤瘡，アトピー性皮膚炎，単純ヘルペス，多汗症，掻痒症，乾癬，酒皶があげられる．

▶ 免疫システムの機能

催眠療法は生殖器ヘルペスの治療に用いられており，再燃の回数や期間を減らすことに成功を収めてきた．催眠療法は血中の単純ヘルペスウイルスの濃度を低下させ，T細胞の有効性やナチュラルキラー(natural killer：NK)細胞の活動性，分泌性の免疫グロブリンA(immunoglobulin A：IgA)を増加させ，好中球の接着能を高める．メタアナリシスによれば，催眠療法によって免疫システムの機能が確実に変化することが示されている．免疫系への暗示を取り入れた催眠療法により，唾液中のIgA濃度や好中球の結合能によい影響を与えたり，中間型過敏反応による紅斑を適度に抑制したりすることが明らかになっている．これらの効果は，リラクセーションを介して得ることができる．いくつかの研究では，催眠療法によって変化を生じさせないように暗示を受けたかどうかにより，左右の腕の遅延型の皮膚反応が違いを見せたことが示唆されている．

▶ 呼吸器疾患

喘息患者は，気道を広げてストレスが誘因となる発作の回数を最小限にするような暗示を利用するように教育されてきた．日々の自己暗示により，気管支拡張薬の使用頻度を減らすことができた患者も存在する．集中治療室で人工呼吸器からの離脱を試みている患者については，催眠療法によって離脱が容易になることが明らかになっている．

▶ 高血圧

リラクセーションのための催眠療法は，高血圧に対するその他の治療の補助として用いることが可能である．医師の診察室で作成した録音テープを用いた日々の訓練により，患者は自分の血圧を低下させることができる．

▶ 消化器疾患

過敏性腸症候群（irritable bowel syndrome：IBS）などの問題は，催眠療法による補助的な治療に敏感に反応する．主なアプローチは，不安を減らし，リラクセーションを誘導し，腹式呼吸を取り入れて，腹部に暖かみや腸管が適切に機能することを感じるように暗示を与えることである．腹腔内の術後の消化管機能の早期回復を促すために，術前に暗示が用いられ，入院期間を短縮する成果を上げてきた．

▶ 睡眠障害

不安，強迫的に心配すること，ベッドに入るように条件づけられた交感神経の活性化などと関連した入眠関連の不眠症は，催眠療法で治療可能である．患者をリラックスした状態に導き，眠りに入る前にベッドに横たわることとポジティブな関係づけを行うように促す誘導を，テープに録音することにより，医師は患者のリラックスした状態を高めるような"新しい夜の儀式"を提供することが可能になる．リラックスしたトランス状態は，途中で目が覚めた後により早く睡眠状態に戻るための助けとなる．

▶ 小児科

催眠療法の技法のある小児科医や家庭医は，小児の治療の際の補助として催眠が有用であることを理解している．子供が，トランス状態の誘導テクニックとしての想像や物語に反応することはしばしばある．催眠療法が主要な，もしくは補助的な治療として効果のある疾患には，夜尿症，夜驚症，機能的腹痛，外科的処置やその他の外来処置，慢性的な呼吸困難や囊胞性線維症と関連した症状などがある．催眠療法は，尿路に異常のある子供に対する侵襲的な診断検査の苦痛を減らし，時間を短縮させる効果のあることが明らかになっている．子供を対象とした，針に関連した手技の痛みを減らすための心理的な介入に関するレビューでは，催眠療法が自覚的な痛みを減らす見込みが最も高いことが明らかになっている．

▶ 妊娠

催眠療法は，つわりの症状を減らすために効果があり，そのために用いられてきた．器質的な病因が除外されたケースで，習慣的な流産をしている人の期待不安を和らげ，自然流産の心理的なリスクを減らすのにも役立ってきた．

▶ 外科的処置やその他のむずかしい処置の準備

患者の予期は，手術や大腸内視鏡などの処置を受ける際の痛みや苦痛の程度と関連しているようである．催眠療法は，麻酔薬にアレルギーがある患者を麻酔し，術後の鎮痛薬を減らす目的で用いられてきた．通常，催眠による麻酔には深いレベルのトランス状態が必要であり，患者が催眠にかかる能力とともに，催眠療法士側の高度な技法が必要である．手術を予定している患者の自然発生的なトランス状態を利用し，手術の傷の治癒を促すような簡単な暗示を行い，術後の痛みを減らすことができる．痛みを"不快なこと"，もしくは"通常でない感覚"と関連づけることにより，医師は患者に次のように声をかけることができる．

> 医師：術後のことについてあなたが考えていたことがどのようなことであれ，あなたは自分の不快感がいかに少ないかに驚いて，嬉しくなるでしょう．

術前の催眠により，術後の見当識障害や錯乱状態のリスクを減らすことが可能である．

▶ 習慣を変える

禁煙や食行動を変えることについての行動変容の変化ステージが準備期／決断期，あるいは行動期の患者にとって（第16章参照）催眠療法は有用である．喫煙に関する患者の行動の儀式的なパターンは，トランス現象であるとみなすことが可能である．通常，状況的なきっかけ（キュー，cue）（例えば，食事を終える，コーヒーやお酒を飲む，電話で話すなど）によって動き出し，自動的で無意識に続く運動感覚性（触覚，内臓感覚，情動，位置覚）の心の変化や行動が存在する．準備期／決断期の患者に対しては，催眠療法は"あなたが

表 5-1 催眠による禁煙のための面接

以下の質問は，患者の喫煙行動やその要因についての情報を集めるためだけではなく，通常は自動的で無意識の患者の行動についての意識を高めることを目的としている．面接は，患者がすでに禁煙の希望を表明していることを前提としている．

- これまでに禁煙したことがありますか？ どれくらいの期間，タバコを減らすのに成功しましたか？ どうしてそのように長い期間，禁煙が成功したのですか？
- ほかに克服できた習慣はありますか？ どうやって克服したのですか？
- どのブランドのタバコを吸ったことがありますか？
- タバコを吸い続ける動機は何ですか？
- 1日の最初のタバコはどこで吸いますか？
- 1日の2本目のタバコはどこで吸いますか？
- 1日の最初のタバコを吸う前に行っている一連の行動はどのようなものですか？
- あなたがタバコを吸う可能性が高くなるような，いつもと違う状況を述べてください．
- タバコを吸う前に，通常感じている気分や情動の状態について述べてください．
- タバコを吸うことの強い衝動について，詳細に述べてください．
- どのようにして，タバコに火をつけますか（もし答えが曖昧な場合，次に示す促しの質問をしてみる）
  - どちらの手でタバコの箱を手に取りますか？
  - どちらの手でタバコを箱から取り出しますか？
  - どちらの手でタバコを口に運びますか？
  - どちらの手でタバコに火をつけますか？
  - どちらの手でタバコを吸い続けますか？
- あなたが禁煙をした後に最初の一服を吸わない理由について，考えられるすべての理由を述べてもらえますか？
- 自分が永遠にタバコを吸わないと確信できるまでに，どれくらい時間がかかると思いますか？
- あなたがタバコを止めたことを，どのようにして周りの人に伝えますか？

喫煙者のトランス状態から抜け出してより満足できる健康増進のトランス状態に移ることを手助けする"ために役に立つツールとして説明することができる．医師は喫煙についての病歴を聴取している間，すべての患者の注意を一連の自動的な行動に向けることが可能である（表 5-1）．患者に対して，どちらの手でタバコの箱を手に取り，タバコを箱から取り出し，ライターを持つ，もしくはマッチを擦るのかについて質問することにより，自動的でトランス状態のような性質をもつ自分の行動に注意を向けさせることができる．催眠によるトランスを誘導した後に，医師は患者に個々のタバコに火をつけるまでの一連の行動をゆっくりと思い浮かべるように暗示する．それまでは自動的であった行動が意識のレベルに引き上げられたとき，患者は以前のパターンを破り，個々の喫煙のエピソードに自由度を増してアプローチすることが可能になる．ひとたび患者が禁煙の行動期に入ると，代替的なストレス軽減のための活動として，自己暗示がもつ副交感神経の作用を利用することが可能である．

催眠は認知行動療法と組み合わせると，体重を減らすために有用であることも明らかになっている．

自己催眠

適切なトレーニングを受けることにより，催眠によるトランス状態によく反応する患者は，リラックスした状態や特別な治療効果を得るために，自分で誘導する催眠を学ぶことが可能である．自己催眠に対して自信をもつ状態になるために役立つのは，医師（プライマリ・ケア医もしくは紹介先の専門家）が催眠の誘導をテープに録音したものを患者が定期的に使うことであり，それにより患者は自宅においても医師の指導を受けることができる．患者がテープを聴くことで治療的なトランス状態に移行する経験を得る際に，**表 5-2** に示すいくつかの自己誘導のプロトコルを患者に教育することが可能である（配布資料として渡すことも可能）．自己催眠の技法を身につけ，一生続く健康の財産として維持する患者もいる．自己催眠によるトランス状態の適応のひとつは，ポジティブな心のリソースの状態についての身体的な記憶にアクセスすることにより，内なる気づき，もしくは心の状態を高めることである．これは，ストレスの多い診察の準備をする際に，患者と医師の双方にとって役に立つかもしれない．この方法（**表 5-3**）はさまざまな感覚のきっかけ

表5-2 自己催眠のためのアイロール(eye roll)テクニック

1. 座ったり横になるために，リラックスした静かな場所を見つける
2. 数分間かけて心を真っ白にしてリフレッシュする
3. 一，二，三と数えながら：
   一：眼球を頭頂部に向けて回転させる
   二：眼球を上転させたままで，ゆっくりと眼瞼を閉じる．深く息を吸う
   三：眼筋を弛緩させる間に息を吐く
4. リラックスして腹式呼吸を行い，それを続ける
5. 数分間，楽しい場面を想起し，楽しい経験をした自分を想像する
6. それに関して見たこと，聞いたこと，感じたこと，臭ったことについて想像する
7. その場面を想像している間に，このトランス状態の望ましいアウトカムにフォーカスをあてる（リラックス，痛みの軽減など）
8. 覚醒するために，三，二，一，ゼロと数えながら：
   三：自分に"覚醒する準備ができている"と語りかける
   二：眼瞼を閉じたまま眼球を上転させる
   一：ゆっくりと目を開け，握りこぶしをつくる
   ゼロ：眼筋と手を弛緩させる．楽しみながら，自分の注意を周囲に向ける

（例えば，音楽，もしくは臭いなど）が，関連した感情状態の記憶を呼び起こす手がかりとなることが観察されているという事実に基づいている．望ましい心のリソースの状態を選択し，その状態を感じることができる十分な感覚の記憶を構築し，その感情状態を触覚の手がかりにしっかりとアンカリング(anchoring)することにより，新しい状況で望ましい状態を再活性化することが可能である．臨床医は，患者と会う前にポジティブなトランス状態に移行するために，このことが特に役に立つと感じるかもしれない．

催眠治療への紹介

これまでに述べたように催眠療法をさまざまに医学に適用するためには，トレーニングを積んだ催眠療法士による1回以上の診察が必要である．熟練した催眠療法士は，催眠療法の前に催眠を経験することの理解や期待について患者と話し合い，不安や誤解の問題に言及するために時間を費やす．それは，ラポールを確立し患者の心にポジティブな期待を生じさせることを目的として行われる．この準備段階の話し合いが終了すると，いくつかのアプローチのうちの1つを使ってトランスの導入へと進む（これらの導入の詳細については，ここで適切に説明するには非常に情報が多く複雑

であるので，適切に使用し，患者の反応に柔軟に対応するためには特別なトレーニングが必要である）．患者がトランスの徴候を示せば，そのトランス状態を望ましい特別な利益のために利用する．例えば，身体的な感覚，情動，将来の行動についての変化を患者が想像するための暗示として与えるために用いる．次に，患者を覚醒させ外部の環境に意識を向けさせることにより，締めくくる．この処置の後，催眠療法士は患者の主観的な経験について話し合い，質問に答えてもよい．

先に述べたように，催眠療法のトレーニングを受けて（次項の「催眠療法のトレーニング」参照），この治療を自分の医療の実践に取り入れている臨床医もいる．また，催眠療法のトレーニングを受け，医学的な適応に明るい専門家（精神科医，心理学者，臨床ソーシャルワーカー，精神科ナースプラクティショナー）に紹介することを選択する医師もいるかもしれない．治療によるアウトカムを最もよいものにするために，紹介元の医師は，受診の前に，医学的な問題の性質や望ましい臨床的なアウトカム，治療に対する患者の期待について，専門家と十分にコミュニケーションをとることが非常に重要である．また，治療的な催眠療法の性質やその意図について説明し患者に準備させることにより，自分の症状やその影響をコントロールする能力を患者が高めることができる．

催眠療法のトレーニング

催眠療法の技法を身につけることに興味のある医師には，公認されたトレーニングプログラムによる正式なトレーニングを受けたり，催眠療法の正式なトレーニングを受け，免許を得た医療者の指導を受けることを推奨する．

（訳：林野泰明）

▶ 推薦図書

Butler LD, Symons BK, Henderson SL, et al. Hypnosis reduces distress and duration of an invasive medical procedure for children. *Pediatrics* 2005;115:e77–e85.

Christensen JF, Levinson W, Grinder M. Applications of neurolinguistic programming to medicine. *J Gen Intern Med* 1990;5:522–527.

Faymonville ME, Boly M, Laureys S. Functional neuroanatomy of the hypnotic state. *J Physiol* 2006;99:463–469.

Gonsalkorale WM, Whorwell PJ. Hypnotherapy in the treatment of irritable bowel syndrome. *Eur J Gastroenterol Hepatol* 2005;17:15–20.

Kupers R, Faymonville ME, Laureys S. The cognitive modulation of pain: hypnosis- and placebo-induced analgesia. *Prog Brain Res* 2005;150:251–269.

表 5-3　自己催眠によってリソースが豊かな状態をつくる

このテクニックは，あなたがストレスの多い状況を予期しているときに，すでに自分の一部として保有している内的な心のリソースを手に入れたいときに役に立つ．予期している状況において，効果を発揮させたいすべての内的状態をあなたがすでに経験しているという現実に基づいている．それらの内面の状態はあなたの身体の運動感覚性の記憶の部分であり，それらを収納しているファイルは新しい出来事の心的表証と相互に照らし合わせることができる．これは，望ましい運動感覚性の状態を素早く活性化させるためのプログラムの組み直しのテクニックである

1. 静かにして，腹式呼吸を行い，目を閉じる行為にふける
2. あなたが経験することを予期しているストレスの多い状況について，感覚（視覚，聴覚，運動感覚）についてのイメージをできるだけ想像してみる．情動，身体的な反応に注意を払う
3. 姿勢を変えることにより，身体的な状態を解く．再度静かにする
4. ストレスの多い状況において利用したいと考える内的なリソース（態度，感情状態，エネルギーのレベル）の性質について考える．例えば，"自信"，"平静"や"あわれみ"など
5. アクセスしたいリソースの状態を一度決めたら，そのリソースが自分の中で強力であると感じた経験や状況について，記憶を探る．このようにして思い出した経験は，予期しているストレスの多い状況とは関係ないかもしれないし，自分の人生とまったく異なる範囲であるかもしれない
6. そのリソースを感じたポジティブな経験について，感覚的なイメージ（視覚，聴覚，運動感覚）をできるだけ想像してみる．あなたがその経験を思い出すたびに，リソースに富む感情が自分の中で育つようにする
7. リソースに富む感情が自分の中で強くなったとき，右手の親指と小指を接触させることによりそれをアンカリング（anchoring）する〔アンカリングとは，そのリソースの状態のきっかけ（cue）として機能するあらゆる刺激である—内面でつぶやく言葉やメロディ，香水かもしれない．触覚に関するアンカリングは持ち運びしやすいため，有用である〕
8. 姿勢を変えることにより，情動的な状態を解く．それから，親指と小指を接触させることで結んだアンカリングを試してみる．どのような感情が表出するのかについて注意を向ける
9. 予期している状態で利用するために，同じアンカリングにリソースを追加したいと考えるのであれば，4〜7のステップを追加する個々のリソースについて繰り返す
10. 次に，再度ストレスの多い状況について空想する．自分が敷居を越えてその場面に入り込むさまを想像する．敷居を越えるとき，アンカリングを活性化させ，自分で育てたリソースとともに患者の診察に臨む

Levinson W. Reflections: mining for gold. *J Gen Intern Med* 1993;8:172–173.

Miller GE, Cohen S. Psychological interventions and the immune system: a meta-analytic review and critique. *Health Psychol* 2001;20:47–63.

Pittler MH, Ernst E. Complementary therapies for reducing body weight: a systematic review. *Int J Obes* 2005;29:1030–1038.

Rossi EL. *The Psychobiology of Gene Expression: Neuroscience and Neurogenesis in Hypnosis and the Healing Arts.* New York, NY: Norton, 2002.

Smith CA, Collins CT, Cyna AM, Crowther CA. Complementary and alternative therapies for pain management in labour. *Cochrane Database Systematic Reviews* 2006.

Uman LS, Chambers CT, McGrath PJ, Kisely S. Psychological interventions for needle-related procedural pain and distress in children and adolescents. *Cochrane Database Systematic Reviews* 2006.

▶ ウエブサイト

American Psychological Association Web site. http://www.apa.org/divisions/div30/. Accessed September, 2007.

International Society of Hypnosis Web site. http://www.ish-web.org/page.php. Accessed September, 2007.

Society for Clinical and Experimental Hypnosis Web site. http://www.sceh.us. Accessed September, 2007.

The American Society of Clinical Hypnosis (ASCH) Web site. http://www.asch.net. Accessed September, 2007.

The Milton H. Erickson Foundation Web site. http://www.erickson-foundation.org. Accessed September, 2007.

第6章

医療提供者のウエルビーイング

Anthony L. Suchman, MD, FAACH & Gita Ramamurthy, MD

はじめに

症例提示

38歳のプライマリ・ケア医であるドンは，彼の患者リストの最後にDさん（女性）の名前が追加されているのを見て，ため息をついた．その日は金曜日午後の中頃であり，ドンは息子のシーズン最期のソフトボールの試合を見に行くために，この日の最後の1時間には予約を入れないでおいた．「Dさんがひどい頭痛で受診する日は何日もあるけれど，その中で」とドンは一人でブツブツつぶやいた，「なぜ今日なの？」

ドンの身体表現性障害の患者に対処するスキルは，ヘルスセンターの尊敬を集めていた．彼はDさんの治療の責任は当然自分にあると思っていた．Dさんの救急室受診は9割方減少し，パートタイムの仕事もできるようになった．ドンはDさんのそばに一緒に座り，手を握り，彼女に話をさせるといった方法で，ほとんどいつも彼女が発作をやり過ごすのを手助けしてきた．

ドンは子供の頃からいつもリーダーだった．彼は郷里の誇りであり，人々はこの若者が"この場所から出て成功する"だろうと考えていた．そして，地域のヘルスセンターの創立者の一人として郷里に戻ってきた．彼の繁盛するプライマリ・ケアの診療のローテートを希望する大学からのレジデントは，順番を待たなければならない．

「ねぇ，ドン！」．ドンのパートナーの一人であるグレースが挨拶をした．鞄を手に持って，彼女はドアの方へ出て行く．「なんてすばらしい午後なの！ 私の最後の患者がキャンセルになったの．これから家に帰ってテラスで座りながら白ワインを一杯飲み，そして雑誌を読んで最新の情報を仕入れるわ．それでは，よい週末を」

ドアが開き，そして閉まり，ドンはグレースが去って行くのを見ているうちに，フラストレーション，悲しみ，孤独そして怒りが一度にこみ上げてきた．

診療は人格の成長や人生の意義を豊かにしてくれるか，また途方もなく消耗する厳しい仕事でもある．診療を通して人間としての幅の広い経験―幾千の小説の登場人物やストーリーについての詳細な視点―に接することができ，また自分たちの存在感を他人に認知してもらう最良の機会を得ることができる．同時に絶え間ない欲求を生み出し，永続する不確実性が我々を取り囲む．我々は自分たちの限られた時間，エネルギー，知識，感情に容赦なく直面することになるのである．診療は決して完了しない仕事であり，せいぜい何かほかのことがうまくいかなくなるまで問題を安定化させておく程度である．

自分たちの身体的，感情的，精神的な健康のために，また他人をケアする能力のために，医療提供者各人が自分自身を豊かにすることと消耗のバランスを保つことは重要なことである．しかし，往々にして，バランスをくずしがちである．医療提供者は外面的なことに注目するあまり，また臨床上の問題解決に集中するあまり，自己管理をしない傾向にある．このバランスの欠如は驚くべきことではない．これまで我々の受けてきた教育は，自己管理の仕方よりもいかに他者をケアするかについて多くを教えてきた．医学校や臨床研修の社会への順応教育プロセスにおいて，さまざまな非現実的な自己への期待や態度，自制心のなさやうぬぼれを養ってきた．

時がたつに伴い，このバランスの欠如により，最初は漠然と感じるだけであるが，徐々に道徳的な腐敗を強く感じるようになる．仕事への満足感は失われる．患者がますます不愉快で敵対的なものに感じられる．仕事は，それ自身が有意義なものであるというよりも

むしろ，別の目的―スキー旅行や別荘暮らし―の手段になる．このような不満の根源がはっきりしないとき，我々は政府，保険会社，法律家など外部に責めるべき原因を求めてしまう．制約や官僚式の煩雑な手続きに関する正当とみられる不平・不満はたくさんあるが，しかし満足や幸福の根本的な決定因子の多くは，外部ではなくむしろ自分自身のなかにある．

本章では重要な価値感，姿勢，技術，健全な仕事環境について述べるが，医療提供者が直面する個人的な難題に対処するには，単に本章を読むだけでは十分ではないということをここで確認しておかなければならない．しかし本章を読むことで，医療提供者の満足や幸福に影響を及ぼす重要な問題が潜在することに対し，医療者の意識を高めることはできる．

医療提供者の基本的な欲求

ウエルビーイングの基礎となっているのは，自分たちが人間であること，欲求と限界のあること，そして与え続けるためには，自分を支え活力を与える信頼できるアクセスについて知り，それらを確保することである．残念ながら，医療提供者が欲求をもつという考えについては事実上，これまでふれてはならないことであった．医療提供者の仕事の指針となっている科学的モデルの狭すぎる解釈では，我々自身の個人的な経験を活用せず，私情をはさまない客観的な観察者であることを我々に求めてきた．さらに我々は，医療提供者の理想として，献身的で不死身で全能であるべきである（"鉄人"モデル）という教育を最初の頃から繰り返し受けてきている．この理想はいくらよく考えても非現実的であり，最悪の場合，医療提供者自身と患者の両方にとってよくない結果をもたらしうる．我々はありふれた欲求も神経症的（neurotic）な欲求ももっているが，それらは最終的に明らかになっていく欲求であり，これらの欲求に気づき，意識的かつ意図的に対策をとることで，医療提供者の生活はより健全なものになるであろう．

医療提供者の欲求のうち最も基本的なことは，人間関係，意義，自己超越―実際の自分より大きいものとして自分自身を体験すること―である．臨床の仕事は本来，人とふれ合い，お互いを認め合う機会に恵まれているはずである．これまで多くの研究によると，患者-医療提供者関係が医療提供者の満足に寄与する最も重要な因子として示されてきた（患者にその重要性が反映される）．しかし，医療提供者にプレッシャーがかかりすぎたり，準備が不十分な状況で働けば，臨床の仕事をすることでこういった欲求の充足を妨げ，その結果，個人の人格形成にとって問題を生じてしまい，患者からは疎遠になり，かつ敵対することになりかねない．

臨床の仕事はまた，家族や地域での生活を通じた個人の利害を超えたものになり，欲求の充足をおびやかす可能性がある．家庭と仕事は，しばしば時間や心づかいに関して激しく競合し，それがあまりに頻繁になると家庭に被害が及ぶ．さらに，医療提供者は時折，白衣を脱ぐということ―つまり，ケアを施す専門的役割から離れ，親交を結ぶには欠かせない自発性や無防備さを表すこと―がむずかしいときがある．家庭での緊張状態が強まると，仕事に時間をもっと費やすことで，短い間，その緊張状態から逃避しようとする．しかし長期間にわたってこの問題から避けることで，孤立してしまい，重要な人的なサポートシステムの崩壊を招く可能性がある．

人間関係やその意義に関する一般的な欲求に加えて，医療提供者はまた非常に個人的で神経症的な欲求をもっており―痛みと葛藤から生まれる―，それは医療という仕事に非常に密接に関係している．この欲求は医療提供者が最初に医療に携わろうとしたときのモチベーションや診療の仕方の双方に影響する．愛情や感謝の気持ちを感じたいという欲求から，しばしば医療の提供者としての役割を果たしすぎる傾向があり，結果なかなか"いや"と言えないため，自分を無理な約束で縛る結果になってしまう．子供のときの病気の経験―自分自身または親しい友人や親戚の病気―によって生じた無力感は，患者にかかわるという医療の仕事を通して軽減されるかもしれないが，病気をコントロールしたいという希望的幻想は常に現実世界から挑戦を受けている．のぞき見願望，死の恐怖，そして親の期待を成就することは，意識するしないにかかわらず，我々の仕事の動機づけとなる可能性のあるその他の因子である．

これらの隠されている神経症的な欲求は，そんなには隠されていない欲求と同様に正当なものである―それらも人生の一部である．しかし，これらの欲求が自分の意識していないところで動きだすと当然，我々は過度の労働に駆り立てられ，非現実的な過度の責任を負うことが前提となり，人生における労働をゆがめ，その結果苦しむことになる．もし我々がこの解けるはずのない非現実的な問題の解決に自分自身を費やせば，慢性の不安や薬物乱用，さらには自殺の危険にさえ曝されてしまう．さまざまな自己探求のプロセス（心理療法，ピアサポートグループ，マインドフルネスについてのワークショップ）を通して，自分たちの仕事の背景に存在する欲求に対してより意識を向け，そしてその欲求を満たすためのより健全な方法に気づくことができるようになる．我々は危険を知りながら，それらの解決を怠っている．

個人の哲学

別の重要な，しかし見過ごされやすいウエルビーイングの規定要因として個人の哲学がある—人生の最も根本的な問いに言及する強く抱かれた信念と価値観である．それは生きること，死，喜び，苦しみの意味することとその目的である．例えば，なぜ物事がそのように起こるのか，自分自身と他人や世界との関係の本質とは，人間としての我々の目的と責任の性質とは，といったことを考えることである．個々の哲学は，我々自身および他人への期待をも規定する．それらに従って，我々は自分たちの世界を知覚して反応し，自分たちの居場所を見つけることができる．それらによって人生の経験に意義，喜び，苦痛を吹き込む枠組みが規定され，そしてその中で何が正しくて何が間違いなのかを決定している．

個人の哲学の発達は，ほとんど知覚できないプロセスである—家族，文化，教育，人生における経験から，緩やかに態度や価値観を取り入れて自己のものとする．このプロセスは，観念形態としてのコアとなる信念を，自分たちがまったく意識しなくてもよいようにしている．つまり，我々は完全に当然のこととして捉えているため，単にその有様の一部であるかのようにみえるのである．もし我々が，これらの信念がいかに自分自身の知覚を濾過し，行動を定めているのかを理解できれば，その信念を批判的に振り返り，どの部分がそのままでよくて，どの部分が変わるべきかを決めることができる．

▶ コントロールモデル

診療にとって，個人の哲学が特に重要な点は，コントロールに対する自分自身の姿勢である．一般に西洋文化の影響のなかでも特に医学文化を通して，医療提供者は（病気，患者，医療チームに）コントロールされていると知覚する（**表6-1**）．医療提供者は，知識を収集し適応するために特殊で知的なツールを用いている．"**還元主義**（reductionism）"：「鎌状赤血球貧血は単一のヌクレオチドの置換による」，"**直線的な因果推論**（linear causality）"：「**A**は**B**を引き起こす」，そして**特異性から離れて一般性に向かう**：「喘息は気管支拡張薬に反応する」．すべて明確にコントロールしているアウトカム指向の焦点があり，それはつまり，**B**をコントロールするために**A**を操ることである．このアプローチは重要な技術的な進歩とつながっているが，それはまた重大なよくない結果ともつながっている．

コントロールモデルは，医療提供者が成功を実感する機会を制限するような，非現実的な期待を産み出す．例えば，糖尿病患者を治療する際に，よくコントロールされたことに対する期待が，血糖値という数値が厳格にコントロールされている場合にのみ医療提供者が成功を実感することにどのように影響を与えているのか考えてみよう．患者の血糖値は一方で，医療提供者がコントロールできない多くの因子に影響されている．特にその中で最も重要な因子が患者自身の行動である．医療提供者は自分の成功の前に立ちはだかる，コンプライアンスの悪い患者に腹を立てる．もし医療提供者の成功が病気をコントロールする観点からのみで定義された場合，全部とはいわないが多くの状況で我々は成功を実感できないことになる．医療提供者がほとんど，あるいはまったくコントロールできないアウトカムに対して責任を受け入れることは，強いストレスであり，無力感，不安，怒りを抱くことになる．

また，医療提供者がコントロールを追求すると，患者-医療提供者の隔たりや分離を引き起こす．この関係は我々がすでに経験してきたように，専門家の欲求を満たすための重要な要素である．コントロールに強い志向をもつと，序列的な関係になってしまう．このことは，還元主義や医学的思考であるレッテル貼り（ラベリング，labeling）と組み合わされると，患者を物に変えてしまい，そして医療提供者は，人というよりも**物**—臓器，疾病，薬物，検査—と働いていること

表6-1 コントロールモデルおよび関係モデルにおける個人の哲学の比較

特　性	コントロールモデル（I-It）*	関係モデル（I-Thou）*
興味ある事象	事象それ自体	文脈の中での事象
認識論的戦略	還元主義，直線的因果推論	創発的，システムモデル
臨床医のスタンス	私心のない観察者	ともにかかわり合う観察者
関連があると思われる情報	客観的データのみ	主観的データと客観的データ
患者-医師関係	序列的	パートナーシップ
注意のフォーカス	アウトカム重視	プロセス重視

*Martin Buber: I and Thou. Scribner, 1970 から用語を引用．

に気づく．我々も同様の過程で非人間化され，個人的な経験や知識が活かされない．

関係モデル

上述したような問題の多くを避けるための代わりの哲学では，コントロールよりもむしろ関係していることを重視する．この関係モデルは還元主義の洞察を拒絶するのではなく，むしろその上に文脈や関係についての理解を加えて構築されている．そのために，**A**は**B**を引き起こすようであるが，その他の媒介因子や双方向の相互作用も存在する(**A**と**B**はお互いに影響し合う)．例えば，結核菌は結核を引き起こすが，この細菌に曝露された人すべてが結核になるわけではない．つまり，環境や社会経済の因子もまた発症にかかわっている．また同様に疾病もこれらの前後関係の因子に作用する．そしてこの体系の中ですべてが関連し合っている．

関係モデルでは，同時にいくつかの次元—生物学的，経験的，機能的，精神的—で我々は患者と一緒に存在し，理解しようと努める．患者の経験を理解するようになったならば，患者の苦しみを改善するための戦略や治療方法を機会を見つけて推奨することができるかもしれないし，できないかもしれない．医療提供者は最終的には，患者自身が患者自身の生命に責任があると心に留めている．つまり，患者は医療提供者の提案を受け入れるかもしれないし，受け入れないかもしれない．時には，提供できる提案や治療方法がないかもしれない．しかしこのような場合でも，患者の求める関係を尊重しながら，Arthur Kleinmanのいう，"共感的な立ち会い(empathic witnessing)"という本来の癒しの介入を提供することはできる．

医療提供者は，この関係モデルによって自身に非現実的な期待を抱かなくなる．そして，治療不可能な疾患や我々の提案に対する患者の拒絶など，コントロールモデルでは失敗と思われる状況でも，自分自身に成功を感じる機会を与えてくれる．関係モデルはまた，医療提供者をより効果的な行動に導いてくれる．アウトカムだけに注目するコントロールモデルとは対照的に，関係モデルはプロセス，コミュニケーション，一緒に今協力し合うことの価値にはっきりと注目することが必要となる．逆説的にいえば，最良のアウトカムを達成するためにできるかぎりよいプロセスを形成することに着目し，アウトカムについて考えないことにする．関係モデルはまた，自分以外の外部のものに指針や解決方法を求める余地を与え，かつ自身の限界や無力さを認める余地を与えてくれる．

コントロールモデルが医療提供者と患者間の障害を生み出すのに対し，関係モデルは，医療提供者と患者双方の経験をもとにして両者をつないでくれる．このようにして，医療提供者の仕事が有意義となるような機会が増え，フラストレーション(欲求不満)や孤立を感じたり，燃え尽きてしまう可能性が減少する．

スキル

臨床業務が自分の成長の糧となるか，自分を消耗させるものとなるかは，多くのスキルを利用するかどうかにより決まる．

時間の管理

このスキルは外来診療と作業スケジュールの調整の両方にとって必須なことである．外来が始まるときに話し合う内容をあらかじめ作成しておくように取り決めることで，患者と医療提供者にとって最も重要な問題にフォーカスをあてることになり，不必要な作業に費やす時間を最小限にし，応々にして外来スケジュールを狂わせることのある最後の数分の話題(「そうだ．そういえば先生，胸が痛むことが……」)が生じる可能性をかなり減らすことができる．手はじめに，診察の時間に今これぐらいかかっており，あと数分しか診察の時間が残っていないことを患者に話しておけば，時間を有効に使う責任を共有することができる．より全体的なレベルからみると，時間管理のスキルは，仕事，家族，地域社会，生活の質(QOL)のための重要な休養といった要素のバランスを保つ助けになる．時間の経過に伴う作業工程を何日間か記録してみれば，その人の目的としていることや優先事項に一致した時間配分ができているかどうかを知る助けになる．時間ごとの作業を記録することによりまた，習慣的に日常業務に時間を浪費していること(例えば，不必要な中断など)が明らかになり，より効率的に仕事の手順を生み出す助けになる．

コミュニケーション

患者–医師関係は意義深さの源として重要な貢献を行っているため，コミュニケーションスキルと関係づくりのスキルはウエルビーイングにとって不可欠なツールとなる．患者と**寄り沿う**(to be with)スキルを身につけるために，面接の目的を単に診断するということから，経験を生きたものにするため，患者の病気の経過を理解することまで広げる必要がある．医療提供者は患者にとっての病気の意味していることを理解

する必要がある—なぜこの疾病は特にこの患者のこの時期に発生したのか，その疾病が及ぼす機能的な影響は何か，その疾病は患者の人生の中でどのような役割を果たすのか，といったことである．このように，患者のより深いレベルにある病歴を引き出すために，医療提供者は患者の感情に応えるスキルを必要としている．このスキルが身につくと，もはやありきたりで退屈な症例というものは存在しない，ということがはっきりわかるようになる—個々の患者は唯一無二である．患者の個性によって，医療提供者自身の個性も豊かになる．

▶ コーチングと交渉

より効果的に，そしてより現実的に患者と責任を共有するには，コーチングと交渉の両方のスキルが必要になってくる．具体的には，患者が自分自身の価値観や目標，彼らが受けている診療に関する意見などを表現できるように促す方法を知っておかなければならない．医療提供者は旧来の煩わしく，疑問を挟む余地のない権威主義を棄て去り，その代わりにより柔軟なスタンスをとり，我々の医学の知識を，患者自身の知識や行動パターン，問題や日常生活におけるバランスなどと，相乗的に組み合わせるように試みるべきである．医療提供者は，患者が情報を収集して独自に判断する能力が増えていくことを，脅威としてではなく自分の成功の"証"として捉えるべきである．批判しない態度で，いつどのように境界線を引くのか，そしてどのようにオープンにコミュニケーションや人間関係の問題を話し合うかについて知っておくことにより，一見むずかしそうにみえる患者関係における難局を解決する手助けとなり，ケアに対するフラストレーションがより少ないものとなり，そこから利益を得ることができる．

▶ 自省と自己管理

医療提供者は，自分の弱さや自分にとって必要なものを認識し，自分の職業意識を果敢に探求してこれに従い，また自身の健康を支えるために行動し，自身の感情や行動について振り返ってみる必要がある．必然的に自分の中に起こってくる"専門的ではない"，"目的志向ではない"といった感情を，例えば，怒りや誘惑または自信のなさとして締め出すよりも，自己や患者の洞察の機会として利用できるはずである．自省や信頼できる同僚との会話を通して(非公式に，もしくはBalint グループ，ワークショップ，管理上の指導，心理療法のような組織的な形で)，自分の心が自分の生き方について問いかける内容に，より耳を傾けることが可能になる．鉄人のマスクを脱ぐように，お互いの弱さを明らかにする機会は，診療という不確かさのなかで効果的に働き，誤りに対してうまく対処していくうえで重要である．そして最後に，医療提供者に喜びや意義を与えてくれるもののために，より多くの時間を割き，自分の物質的な欲求を単純化することで，仕事時間を短縮するという選択をすることができる．

健全な仕事環境

医療提供者の仕事場は，我々の健康に重要な影響を及ぼす．自分が働いている組織—病院，個人の診療，医療コミュニティー—における固有の文化は，正式な教育のプロセスと日常の方針や診療を通して，価値観を巧みに強化している．固有の文化は，以下の規定要因となる．お互いに疑いや弱点を明らかにできると感じるか，または"鉄人"の一面を常に維持するように強要されていると感じるか，お互いが間違いについて話し合いをし，助けを求めることができるか，あるいは孤独の中で永久に働くことになるか，励まされたり仕事量として妥当な設定を尊重し，そのうえで家庭の中に存在することができるか，あるいは"怠け者"として恥ずかしいと感じるか，などである．

関係を重視した医療の環境づくりは大きなトピックスであるが，そのための話し合いにはいくつかの一般的な原則があれば十分である．

- 臨床医として，自分自身がその組織の中で扱われていると同じようなやり方で患者を扱う傾向にある．そのため，尊敬，関係，誠意，義務といったコアな価値観は，組織の方針や診療のなかで明確に示され，具体化されるべきである．医師や管理者は同様に新しいコミュニケーションや関係づくりのスキルを学び，決断や説明責任を維持するプロセスを改める必要があるかもしれない．
- 価値観を尊重してプロセスの質に注目することは，診療レベルにおけると同様に，組織レベルにおいても，質の高いアウトカムにいたる最も効果的な方法に違いない．そのためには，伝統的で序列的なトップダウンの決断方法や，仕事プロセスのコントロールから離脱する必要がある．
- 我々は近年の粗野な個人主義の文化を，チームワークや義務，相互支援の文化に変えることができる．医療提供者を含めたすべてのスタッフのための支援グループは自己認識を促し，患者の悩みに対する感受性を高め，燃え尽きを促す孤立や非人間性を減ら

すことができるかもしれない．そして，固有の文化が，仕事への耽溺を強化したり，共同作業や固有の文化を改善するための作業を妨げたりすることに気づくことができる．

ヘルスケアの費用と患者の安全について懸念が示されているこの時代において，丁寧で，慈悲深く，協力的で，患者やそこで働く人のニーズに対応できるような医療になるように，医師，管理者，患者，家族が一緒に協力する必要がある．臨床的なアウトカム，財政的な実績，患者の満足，医療スタッフの満足はすべて，医療者のための健康的な労働環境を作り出す要素と関連している．そのために医療組織は，そこで働く医療提供者とスタッフの健康維持に直接的に関与するのである．

要　約

医療という仕事の厳格さが，意義深さの源，もしくは消耗の源になるかどうかについては多くの要因がかかわっている．医療提供者は，自身の個人的な欲求を知り，慎重に対応できなければならない．対人関係や意義に対する欲求は特に重要であり，それが満たされた場合には持続可能である．より成熟したバランス，受容，関係の視点は，現在占有しているコントロールモデルにとって代わるべきである．後者は非現実的な（それゆえに達成できない）期待や，不十分さや失敗といった現在進行型の恐ろしいイメージしか生み出さない．医療提供者は不確かさに取り組むスキル，責任を共有するスキル，関係を促進するスキルを必要としている．また，仕事環境に潜在する固有の価値観に敏感でなければならない．そして専門家として，また一人の人間として，仕事環境が最良で健康的になるために必要な変化を起こさなければならない．これらのアプローチにより，我々は患者をケアできる特権を高く評価し，自分が個人的に充実感を得て成長できる最高の可能性を認識することができる．

（訳：三品浩基）

▶ 推薦図書

Beach MC, Inui TS. Relationship-centered care. A constructive reframing. *J Gen Intern Med* 2006;21:S3–S8. PMID: 16405707.

Epstein RM. Mindful practice. *JAMA* 1999;282:833–839. PMID: 10478689.

Gabbard GO, Menninger RW. The psychology of postponement in the medical marriage. *JAMA* 1989;261:2378–2381.

Horowitz CR, Suchman AL. What do doctors find meaningful about their work? *Ann Intern Med* 2003;138:772–775. PMID: 12729445.

Novack D, Clark B, Saizow R, et al., eds. *Doc.com: An Interaction Learning Resource for Healthcare Communication*. American Academy on Communication in Healthcare Web site. http://www.aachonline.org. Accessed October, 2007.

Novack DH, Suchman AL, Clark W, et al. Calibrating the physician: personal awareness and effective patient care. *JAMA* 1997;278:502–509. PMID: 9256226.

Quill TE, Williamson PR. Healthy approaches to physician stress. *Arch Intern Med* 1990;150:1857–1861.

Safran DG, Miller W, Beckman H. Organizational dimensions of relationship-centered care. Theory, evidence, and practice. *J Gen Intern Med* 2006;21:S9–S15. PMID: 16405711.

Suchman AL, Matthews DA. What makes the patient-doctor relationship therapeutic? Exploring the connexional dimension of medical care. *Ann Intern Med* 1988;108:125–130. PMID: 3276262.

Suchman AL. Control and relation: two foundational values and their consequences. *J Interprof Care* 2006;20:3–11. PMID: 16581635.

Suchman AL. The influence of healthcare organizations on well-being. *West J Med* 2001:174:43–47. PMID: 11154668.

Vaillant G. Some psychologic vulnerabilities of physicians. *N Engl J Med* 1972;287:372–375.

Wetterneck TB, Linzer M, McMurray JE, et al. Worklife and satisfaction of general internists. *Arch Intern Med* 2002;162:649–656. PMID: 11911718.

第7章

マインドフルな診療*

Ronald Epstein, MD

症例提示 1

ジェフリー・ボーザックは私がよく知る患者の一人であり，冠動脈バイパス術から回復しつつあるように見えた．回診の際，彼に何か具合が悪いところがあるように私は感じたが，具体的にどこが悪いのかそのときはわからなかった．今になって思うと，顔色が正常ではなかった．彼の顔色は灰色がかって色を失っており，彼の血圧は安易に管理されすぎているために低血圧になる場合もあり，通常よりも抑うつ的に見えた．胸痛や息切れの訴えはなく，身体所見上も下肢の浮腫，頸静脈圧の上昇を含め，その他の異常所見を認めなかった．明らかな"レッドフラッグ"徴候は出ていなかったが，それでも引っかかるところがあったので，心エコー検査を依頼すると，新しい領域の虚血の所見を示していた．冠動脈造影を行うと，グラフトのうちの1本が閉塞していた．冠動脈形成術の後，ボーザックの顔色はよくなり，気分も改善しており，いつもの降圧薬を飲みたいと言ってきた．

症例提示 2

エリザベス・グレイディーは最近，患者として私の外来を受診した．予約表がかなり埋まっていたが，効率よく診察するために最近，新患を早めに見るようにしていた．グレイディー夫人は，コントロールされていない糖尿病のために，外来を受診する代わりに救急外来を受診することについて意見が合わず，前の医師を受診しなくなっていた．彼女の血糖値は400 mg/dL以下になったことはなく，しばしば600 mg/dLを超えることがあった．食事療法を守るように指示されているにもかかわらず，彼女の体重は増え続け，現在ではほぼ227 kg（500ポンド）となっていた．最初の受診時に，怒りをあらわにした姉が付き添ってきて，患者をすぐに入院させるべきだと主張した．2回目の受診では，グレイディー夫人はひどく心配しており，診察室の椅子に座ることができなかった．彼女は自分の予約時間までの間，待合室でうろついていた．そして，予約時間になった正にそのとき，急いで帰る必要があると話してきた．次の予約には受診しなかったが，現在3回目の予約を入れようとしている．

---

*訳注："マインドフルな診療"とは，現在の瞬間の現実に常に意識を向け，現実をあるがままに知覚し，それに対する思考や感情には捉われずに診療することである．

一流の患者ケアには，診断や疾患を治療するための知識や技法だけでなく，患者やその家族との治療同盟を築いたり，感情的に大変な状況を認識して対応し，不確実性の中で決断を行い，技術的な失敗やミスをなんとかする能力が必要である．これらの能力を生かすためには，次の能力が必要である．すなわち，自分の価値や感情が患者のものと異なることを臨床医が自覚すること，診断の早期のプロセスの誤った論理的な思考を認識すること，技術的な手技が本来行われるべき方法で行われていないことがないか注意すること，より多くのデータを収集すること，整合性のないデータをとりまとめて患者のアセスメントを前進させることのできる能力である．医師が瞬時にこれらの状況に対応するためには，自分の認知や情動，振り返りや自己認識以外には便利なツールや"道具"は存在しない．しかし，医学のトレーニングでは，これらのツールを"キャリブレーション"するための時間はほとんど存在しない．心理療法士やアスリート，ミュージシャンにとって，自分で自分の調子をキャリブレーションしたり自己を認識することは，トレーニングの重要な一面であ

る．知識や技術的な能力を患者のケアに生かすことだけを学んだ臨床医は，自分の仕事の責任を半分しか果たしていないと筆者は考える．臨床能力を伸ばすために必要なほかの要因は，臨床医が自分でキャリブレーションを行って，日々の行動の間に継続して振り返りを行うことができる余裕をもつことができる心の習慣を養うことである．これらの能力はまた，注意深くて好奇心が強く，柔軟で今を生きることができる能力があるかどうかにかかっている．

マインドフルな診療とは，優れた患者ケアの基本である．筆者は"マインドフル"という言葉を，より明晰に，洞察力と深い情けをもって診療できるように，日常の活動(ここでは診療)の間の自分の思考や感情に対して心を集中しているという意味で用いている．マインドフルは，患者の状況だけでなく，患者に対する自分自身の対応を臨床医が批判しない態度を示して観察することができるスタンスをとっていることを意味している．マインドフルな臨床医は，同時に複数の角度から状況を見つめることができる．マインドフルネスとは，ある考え方以外を追求しなくなる態度をすぐに取るよりも好奇心旺盛であることを意味し，離れて見ることよりも現場にいることを意味している．またマインドフルネスとは，患者や家族とのむずかしい状況に対処したり，むずかしい臨床的な状況やセルフケアの必要性を認識する際に特に役に立つ．

対照的に，思慮のない診療にはある程度の自己欺瞞が関与しており，自分の能力への幻想がしばしばかかわっている．盲目的な確信，矛盾するデータを無視すること，独学や自省のない傲慢さにより，"対象をあるがままに見るのではなく，自分の枠組みで捉えること"しかできなくなる．おそらく，思慮のない診療は，"それは真実に違いない"と考えることにより，実際には観察することができていない所見を報告するといったことが，日常茶飯事に行われる診療の原因となる．

ある特別な患者では，不安や抑うつ状態の重症度や程度を判断するために使用できる手がかりがほとんど存在しないことがあるため，特に精神疾患を診断し治療するうえで注意深さは重要である．しかし，注意深さはヘルスケアのほかの認知的・技術的な側面にも応用することが可能である．本章では，マインドフルネスな診療のいくつかの側面や，臨床場面において注意深さを理解し，実践するためのいくつかの方法を探索する．

マインドフルネスと臨床のケア

マインドフルな診療を行うことができるかどうかは，瞬時に注意することができる能力による．選手権に出場するようなテニス選手は，ボールに対してマインドフルなだけでなく，自分のバランスや次に何が起こるか，また痛みや不快感などの身体的な感覚や不安のレベルなどにも注意を払っている．これらの要素のすべてがパフォーマンスに影響を与えるが，マインドフルになることで修正が可能になる．テニス選手も同じだが，医師の注意がおろそかになった場合には，恐ろしい結末にいたることがある．医師の場合，不注意による過失のために患者の健康に直接影響が及ぶ．注意をおろそかにした結果，患者からの逃避や過剰な反応，劣悪な判断，判断ミス，ミスコミュニケーションなどが生じ，患者の生存や生活の質(quality of life：QOL)に悪影響を与える．したがって，患者や自分自身に対して注意を払い，逃避せず可能なかぎり目を離さないようにするのは医師の道義上の義務である．

不慮の出来事に注意を払うことのできる能力を養い，マインドフルな診療を行うことにより，ケアの質を高めて医療ミスを防ぐことができる．〔症例提示1〕では，いくつかのマインドフルな観察を行うことで，アウトカムがよくなるように変化したケアの例を示した．瞬時の出来事に注意を払い，新しい情報—特に予期もせず，望まない，もしくは混乱するような情報—を受け入れることにより，臨床医が患者のニーズに注意を向けることができ，その結果患者のニーズによりよく応えることが可能となる．このケースにおける筆者の仕事は，もし自分の直感を無視していたとすれば，少なくとも短期的には楽であったであろう．この点において，マインドフルネスには，自分が知ってはいるが，自分が知っていることを自覚していないことに注意を向けることも含まれる．教育者や心理学者，認知科学者は，これを"無意識の能力"，"無意識の知識"，"前注意過程"と呼んでいる．ベテラン医師であろうと研修医であろうと，臨床医はしばしば意識して分類し，筋の通った診断をする前に，物事に対して注意を向けている．例えば診察室において，椅子に座るために歩いている患者の姿が普通でない場合，そのことは神経変性疾患を診断する際の最初の手がかりとなるかもしれない．

反対に，不注意や自己欺瞞の能力は強い印象として植えつけられることがある．筆者の患者で尿路感染症のために入院していたが，肌の色素沈着がひどいために，副腎不全が疑われた．最終的には，前腕と顔の色素沈着が強いだけであり，それ以外の身体の皮膚は青白いことが明らかになった．しかし，レジデントとアテンディングの医師は，最初の観察が誤っていたと認識したにもかかわらず，副腎不全の可能性を探り続けた．またある同僚は，足が2本ある患者なのに，回診時に"下腿の切断歴が2回ある"と報告した．明らかに誰も見ていなかった．これらの例は漫画に出てくるよ

うな話であり，同じような勘違いは患者の人格や精神状態についても起こりうる．"非協力的"で，"うるさく"，"指示に従わない"とレッテルを貼られたグレイディー夫人の例を考えてみよう〔症例提示2〕．一度そのようなレッテルを貼られると，矛盾するデータは無視されやすい．さらに，"困難な患者"についてであるが，医師の期待や態度が患者のむずかしさに影響していると考えるよりも，あたかもその困難さの原因が患者ひとりのみにあるように考えがちである．

　マインドフルネスはまた，自分自身の思考や感情，内面的な状態に注意を向けることも意味している．ネガティブな考え方には，軽蔑的なラベリング（"身体化症状"を訴える患者），否定的な感情には怒りや不信感，あるいは否定的な内面的状態には退屈さや疲労などが含まれる．ポジティブな考え方にも困難さが伴うことがある．患者に対して性的な魅力を感じることは明らかに問題であるが，患者の病気に対して尋常でない深い興味を抱くこともありうる．医学生として（はるか遠い以前の経験であるが），筆者は"ヘアリーセル白血病"の女性患者を担当した．ヘアリーセル白血病はその当時，最先端の医学雑誌にしばしば取り上げられていた疾患であった．彼女は"興奮するような"，"非常に魅力的な"症例であったが，彼女と対面したときには悲しみを感じて，弱々しく，癌のために死にかけている患者であったために，自分や同僚の興奮に見合わない患者であることがわかり，筆者は失望した．自分の考えに注意を向けることで，直感に従って臨床的な決断を行うプロセスに潜むバイアスや罠を認識することができる．感情に注意を向けることは，特に精神疾患を診断する際に役に立つ．臨床医は抑うつ状態の患者を前にすると，自分の気持ちも"沈みがち"になる．疲労に注意を向けることは，臨床医が自分の認知，注意や技術的な能力がベストな状態ではないことを認識するために役に立つ．夜遅くの救急外来で疲労のたまっているレジデントは，（発熱した小児における項部硬直の程度などの）重要な身体所見については信頼のおける同僚に確認してもらったほうがよいかもしれない．

　マインドフルに診察することにより，学習の効率を高めることができる．自分の信念と実際の診療との間の違いをより深く認識しているレジデントは，自分の診療内容を調整し修正することができる．研究の結果から，例えば自己認識のトレーニングにより，コミュニケーションの技法が改善することが明らかとなっている．自己認識する意識が欠落している医師は自分がエキスパートであると確信しているが，その考えが外部の観察者や客観的な検査所見によって脅かされると，驚きを感じるかもしれない．その他のタイプの専門職は，医療関係者に限らず，過信にとらわれることがある．"誰でも練習では巨匠になることができる"という音楽家の間で有名な格言がある．この格言は，音楽家は技術的に適切に演奏していると信じがちになるが，洞察力のある観衆の前ではそのような幻想は木端微塵に砕かれることを意味している．しかし，臨床医は通常，観察されることなく診療を行うため，外部による評価や学習の機会は音楽家と比較してはるかに少ない．一方，利害は音程を間違うよりもはるかに大きい．

　マインドフルネスとは，自分の感情的な反応を抑える能力を養うことを意味する．感情的にむずかしい場面に直面した際に，人間はしばしば人（自分自身，ほかの医師，患者）を責めたり，混乱をきたしたりして，反応しすぎる傾向がある．逆に，困難を避けたり，関与を最小にしたり，距離をおいたりして反応しすぎないようにしている者もいる．対照的に注意深い臨床医は，自分の反応を観察してその原因を理解し，医師-患者関係を損なうことなく（そして，望ましくは確立して）対応する方略を考える．このようにして臨床医は，患者がさらに孤立化するという仮定を立てるよりむしろ，患者の経験を理解することで共感をもって対応することができる（第2章参照）．このように注意深い態度をとることにより，臨床医は日常診療において小さな倫理的な決断を行う際の情報量を増やすことができる．

　最後に，マインドフルネスには，臨床医の自分自身のニーズをモニターすることが含まれる．自己を認識することで，自分自身により深くかかわって調整することができ，臨床医自身のウエルビーイングを直接高めることが可能である．自己を認識することで，臨床医に必要な支えを見つけることができる．注意深いセルフケアを行うことで，ウエルビーイングや仕事の満足度が高まる．仕事の満足度が高くウエルビーイングが高い臨床医は，より容易に共感を示しやすく，医療ミスが少なく，患者の満足度を高めやすい傾向にある．セルフケアやウエルビーイングを強化するプロセスによって生産性を高め，燃え尽きたり，消耗したりするのを防ぐことが可能である（第6章参照）．

自分自身や研修医のマインドフルネスを養う

　自己を認識することは，臨床能力を養い維持するうえで必須の要素であることは自明であるが，カオス的で多忙な医療現場において，平静な気持ちで瞬時に自己を認識することは簡単なことではない．何年間もの間，医療や心理，他の職業におけるさまざまな研修の場の小グループの場面において，研修医と臨床医は，得られた洞察力により，今後の臨床診療が豊かなものになることを意図して，困難な状況についてディス

表7-1 マインドフルな診療を促すグループ学習の経験

グループのタイプ	定義	ファシリテータの資格
マインドフルネスに注目したストレス軽減のコース	薬物やヨガ,話し合いにより心を集中した注意深さを促す	マインドフルな診療についてのトレーニング経験
サポートグループ	困難で挑戦するに足る状況を共有することにより,ヘルスケアの人間的な側面と技術的な側面のバランスをとることを促す	心理療法もしくはグループのファシリテータのトレーニング経験
Balint グループ	臨床医は"薬物(治療薬)"であることを認識し,グループではケアと干渉する思考や感情を検討することにより,臨床医の有効性を改善することを目的とする	国際的な Balint 学会でのトレーニング経験
家族起源グループ	心理的家系図を描くことにより,臨床医が家族や文化が自分の価値や態度に与えている影響について学ぶ	家族療法のトレーニング
自己認識グループ	参加者の個人的なニーズにフォーカスをあてて体系化されていない経験を通して,臨床医の多彩な側面に影響を与える個人的な問題を検証する	ヘルスケアにおけるコミュニケーションに関する米国アカデミー(American Academy of Communication in Healthcare)がトレーニングコースを提供している
医療文献グループ	出版された文献やグループメンバーが書いたものを用いて,参加者がヘルスケアの人間的な側面を探索する	ナラティブメディシンのトレーニング
困難なケースについてのカンファレンス	ビデオテープや批判的なインシデントレポートを用いて,臨床面接の間の一瞬一瞬の行動を探索する	ファシリテータのトレーニング

カッションを行ってきた.このような小グループの場面において分析されてきたドメインには,以下の4つがある.

- 医師の信念や態度(ヘルスビリーフ,人間の行為や関係についての信念,患者の自律性,ケアの心理的な側面,家族,文化の影響など)
- 臨床医の感情や情動(楽しみ,満足感,活力,魅力,怒り,フラストレーション,衝突,感情の限度など)
- むずかしい臨床の状況(困難な決断,悪い知らせを共有すること,医療ミス,患者への謝罪,死に瀕した患者,要求の多い"困難な"患者,医療チーム内の衝突など)
- 医師のセルフケア(障害,ホーム–ワークバランス,燃え尽き,ストレスに対する健康的な対処,仕事の意味づけなど)

表7-1に示すように,さまざまな小グループの形式が存在し,それぞれ特異的なフォーカスが存在するが,サポートと視点を提供する意味において共通している.

他の教育的な手段により,振り返りの能力を高めることができる.患者とのやりとりをビデオに撮り,個人的あるいは指導医と再検討することが可能である.契約や合意について学ぶことで,より深く自己を認識することを含めて不足している部分にフォーカスをあてて学ぶことが可能である.学生が臨床チームの中でどのような役割を果たすのか,同僚や患者とどのように影響しあうかについてより深く認識するために,仕事の習慣や対人的なやりとりについて学生とお互いに評価しあう方法をとってきた.記録をつけることは,自分の行動を振り返るためだけでなく,それ自体が治療効果を有し,多忙で圧倒されている臨床医にとって非常に必要である自己実現の場となることがある.

しかし,これらの個人的で,小グループの活動によって得られた洞察は,必ずしも臨床診療の一瞬一瞬の出来事に反映されるわけではない.マインドフルな診療は自分自身の活動への振り返りを意味するだけでなく,実際に診療の心構えを強調することにより,さらに一段階先に進むことができることをも意味する.マインドフルな診療は,診療の社会的,感情的な領域を示すだけでなく,身体所見や手術,手技を行う際の情報の収集や決断,技術を行う認知的なプロセスをも指す.

- **プライミング**:プライミングは,マインドフルネス

表7-2 振り返りのための質問

- 「この患者について，真実ではないかもしれないことを仮定していないか？」
- 「もし軽視していたり，無視しているデータがあるとすれば，どのようなデータだろうか？」
- 「この患者（もしくは他の患者）についての私の過去の経験は，自分の考え方や論理的思考のプロセスに影響を与えていないだろうか？」
- 「この患者について驚いたことは何だろうか？ そのことが，自分の臨床における行動にどのような影響を与えたのだろうか？」
- 「この患者のマネジメントについての自分の方法について，信頼できる同僚はどのようにコメントするだろうか？」
- 「この臨床的な状況について，どのような結果を期待しているだろうか？ そのような期待は筋が通っているだろうか？」
- 「十分なデータがいつ集まったかについて，どのようにすればわかるのだろうか？」

の準備を行うことを意味する．筆者は，臨床医が現場に即して好奇心をもち，注意深くなるために，自分自身の行為を観察することを強く勧める．このことは診察室に入る前に立ち止まり一呼吸おいたり，カルテやパソコンの画面を見る代わりに，患者を観察するために時間を使うことと同じくらい簡単な場合がある．自分自身が現場に入るためのこのようなテクニックについて臨床医が述べる際に，筆者はこれらのテクニックがどのようにして臨床医自身の能力を高めているのかについて注意を払い，このような，あるいは類似のテクニックを自分の診療の他の側面に応用する方法について考えることを推奨している．筆者が研修医と一緒にいるときには，患者に注意を払うだけではなく，患者と接している際の自分自身の考えや感情に注意を払うように示唆することもある．入院の場面であれ外来の場面であれ，このようなことを後から議論することができる．これらの経験についての物語を記述することにより，臨床医が自分の精神的な状態を認識することができるようになり，しばしば一見断裂していると感じられる患者からの情報を引き出している間に，それらが患者の一貫した物語を作るのにどれほど役立っているかを認識することができるようになるかもしれない．

- **利用可能性**：臨床医は，患者が心理的にあるいは身体的に利用することができるような状態に自分自身を保っている．教育者は，学生を観察したり，自己認識を高めるための学生の進歩についてグループあるいは個人的に議論するために，時間的，空間的な余裕をもつ必要がある．

- **振り返りのための質問**：振り返りの質問は，内的な風景を探索するためのものである．臨床医以外の誰も答えをもっているわけではない．事実や答えを求めるためのものではなく，瞬時に振り返る姿勢を養うためのものである．教育者は振り返りのための質問を行うことはできるが，より重要なことは，臨床医自身が自省の習慣を身につけることである．振り返りのための質問を**表7-2**に示す．ここに示した自分自身を成長させるための内向きの会話は，マインドフルな診療を行うために有用である．

- **積極的な取り組み**：学習している状況では，マインドフルな診療を直接学ぶことができるし，ぜひそうすべきである．臨床において患者と接する際の学生の発言や行為についての報告には，彼らの価値観や期待，不安によるバイアスがかかっている．したがって，指導者や観察者が客観的に見る必要がある．音楽やテニスの練習の際に，また一曲の音楽やテニスの試合がどのように進行したかについて生徒が物語的に説明しながら，単純に自分の進歩やむずかしいことについて報告する場合を想像してみよう．ばかげたことのように聞こえるかもしれないが，医学教育で私たちが実際に行っていることである．

- **考えていることを口に出して言う**：むずかしい臨床状況に接した際には，自分が観察したことや印象，臨床推論を同僚や指導者に対して述べたり，物語の形で書き留めることは有用である．いずれの方法も，臨床医が物語や推論を第三者的な視点から捉えるために役に立つ．そのことにより，自分自身の思考過程や感情的な反応を検証することができ，その状況についての認識について欠けている可能性があるものを見つけることができ，誤った理論を修正することができる．いずれの方法でも振り返りを行うことが可能であり，それによって単純に問題を解決するために前進するだけでは達成することができないことを達成できるようになる．

- **練習**：音楽やテニスと同じように，医学にも練習が必要である．注意深い診療も同様である．日々使う"マントラ[訳注：ヒンズー教の呪文]"は，上達させることが可能である．臨床医は新たな患者や診断と直面したときに，"そうではないかもしれない"マントラを使用することができる．臨床医は，状況を異なる角度から見る習慣を身につけることが可能であり，そのことによって出現しつつある仮説に反証することができるかもしれない．"予期しなかった"ということは，自分自身の期待を自覚したり，学習者の期待を引き出し，他の起こりうる結果について積極的に想像するための練習である（"そうはならないだろう"マントラ）．これらのテクニックを使う目的は，異なった，対照的な視点を取り入れることでは

ない．むしろ，2つ以上の視点を同時に考慮する心を訓練するためである．最も重要なことは，平静さを保つ訓練である．多忙な日常において一瞬でも平静さを保つことで，心を開くことが可能であり，新たな可能性やより大きな自己認識を探ることができる．平静さを保つ時間は短いかもしれない—次の患者を診る前の一瞬の間や，手術の前の"ハドル[訳注：アメリカンフットボールの際の次のプレーを決めるための選手の集合]"の時間かもしれない．より長く平静さを保つことには，瞑想の練習や黙想などが含まれるかもしれない．日々瞑想の練習を行うことは，集中して客観的な視点をもち，マインドフルになるための方法を学ぶ強力な手段かもしれない．瞑想には，自分自身の考えや感情，（呼吸などの）身体的な感覚を，必ずしもそれらを変化させることなく見つめることが含まれる．診療の間に，同様の集中状態を短時間で呼び起こすことができるようになることにより，臨床医は新しい状況に対して反応しすぎることなくアプローチし，曖昧さを享受することができるようになる．瞑想は非宗教的な活動であり，宗教や精神的な含みは必ずしも必要ない．

- **習慣**：臨床的な技法は，実際に使用してみるまでは，本当の意味で理解し身につけることはできない．専門的な技術を向上させるためには，第二の天性といわれる習慣を身につけることが必要である．その時点では，熟練した臨床医は自分が決断を下した理由について，容易に，あるいは正確に述べることができないかもしれない．なぜならば，決断過程の早期のプロセスの多くは，自動的にそれとなく行われるからである．病歴聴取や身体所見に対する習慣的なアプローチが第二の天性となったように，マインドフルネスのトレーニングは，臨床の瞬間に振り返りや自問，認知の習慣を身につけることを目的とするものである．
- **評価と確証**：新たに身につけたいかなる技法にも該当するように，達成したことをある程度評価し確証することは，学習と強化の目的で重要である．自己評価や周囲からの評価や，指導医からのフィードバックを促すことは，マインドフルな診療を行うためのマーカや障壁を見つけるために重要である．例えば，指導医はある患者に対する自分自身の対応を学習者が表現することができる程度を評価するかもしれない．患者や同僚は，現場に顔を出すことや注意深さを評価するかもしれない．

結論

マインドフルな診療を行うことは，ある状態ではなくて目標である．最も熟練した臨床医でさえ，自分は常に注意深いとは公言できないかもしれない．より注意深く，好奇心をもって現場に赴き，ありふれた状況に対して"初心を忘れず"にアプローチすることができるように努力することで，臨床医はよりよく人の話に耳を傾け診断できるようになり，自分自身の技術的な技法をより客観的に批評できるようになる．多くの医学部やいくつかの研修プログラムでは，このようなアプローチが職業人としての成長に役立ち，燃え尽きを減らしコミュニケーションを改善するために役立つという認識から，マインドフルネスや自己認識のトレーニングを提供している．マインドフルネスや自己認識のトレーニングは，マサチューセッツ大学のマインドフルネスセンター〔Center for Mindfulness at the University of Massachusetts（http://www.umassmed.edu/cfm/index.aspx）〕や，ヘルスケアにおけるコミュニケーションに関する米国アカデミー〔American Academy on Communication in Healthcare（http://www.aachonline.org）〕のような国家レベルの組織，また，臨床医のウエルビーイングのためのノースウエストセンター〔Northwest Center for Physician Well Being（http://www.tfme.org）〕のような地方レベルの組織でも利用可能である．機能的（functional）MRIスキャンや認知テスト，他の技術を用いた研究は，なぜマインドフルな診療がさまざまな職業的活動におけるパフォーマンスや満足感を改善できるのかについての理由を明らかにし始めたばかりの段階にある．

(訳：林野泰明)

推薦図書

Balint E, Norell JS. *Six Minutes for the Patient: Interaction in General Practice Consultation.* London: Tavistock Publications, 1973.

Epstein RM. Just being. *West J Med* 2001;174:63–65.

Epstein RM. Mindful practice. *JAMA* 1999;282:833–839.

Novack DH, Suchman AL, Clark W, et al. Calibrating the physician. Personal awareness and effective patient care. *JAMA* 1997; 278:502–509.

Smith RC, Dorsey AM, Lyles JS, et al. Teaching self-awareness enhances learning about patient-centered interviewing. *Acad Med* 1999;74:1242–1248.

その他の資料

Epstein R. Integrating self-reflection and self-awareness. *Web-based Learning Module in Doc.com: An Interactive Learning Resource for Healthcare Communication.* American Academy on Communication in Healthcare Web site. www.aachonline.org. Accessed October, 2007.

ウエブサイト

Center for Mindfulness in Medicine, Health Care, and Society. University of Massachusettes Medical School Web site. http://www.umassmed.edu/cfm/index.aspx. Accessed October, 2007.

The Foundation for Medical Excellence Web site. http://www.tfme.org. Accessed October, 2007.

University of Virginia Mindfulness Center Web site. http://www.uvamindfulnesscenter.org. Accessed October, 2007.

Ⅱ 特定集団への対応

第 8 章

家　族

Steven R. Hahn, MD & Mitchell D. Feldman, MD, MPhil

はじめに

健康，病気，ヘルスケアについて私たちが患者や臨床医として経験してきたことは，社会的なコンテクストの中で生じている．"家族"はそのコンテクストの中心に存在する．患者の社会的なコンテクストを医療保護の確かな一部分として捉えることは，患者とは誰なのかという基本的な仮定から，データベースの概念的な枠組みや因果についての理論，治療の実施にいたる臨床のプロセスのあらゆるステップに影響を与える．以下の臨床シナリオについて考えてみよう．

1. たった今，胃癌のために亡くなった患者のジョーについて，もっと何かできたのではないかと疑問を感じているにもかかわらず，過去10年間で，特に亡くなる前の期間に医師が行った"すばらしいケア"に対する家族の心からの感謝に医師は満足し，元気づけられてきた．終末期の医療について家族が話し合っているとき，医師が助けてくれたことについても家族は感謝している．
2. ジーナは40歳の女性で糖尿病を患っており，食事の指示をほどほどに守ることにかなり困難を感じている．夫が食事の内容に抱いている期待感を変えようとしないので，彼女は食事の内容について夫と交渉して変えることができなかった．
3. メアリーは50歳の女性で，特に既往はないが，2か月間も続く頭痛のために来院した．彼女は，腫瘍や"何か悪い病気"に罹っているのではと恐れている．家族についての短い会話から，60歳の夫が抑うつ状態であり，少なくとも6か月前から物忘れがひどいことがわかった．2か月前，自宅から金物屋に行く途中で迷子になった．医師が彼女の言葉に耳を傾けた後，彼女は自分自身が抑うつ状態であり，自分の夫についてひどく心配していることを認めた．彼女は動転してしまい，医師に診てもらうことを拒絶した．彼女が夫を検査に連れて行くことを手助けするように，という医師からの提案を彼女は受け入れたが，依然として自分の頭痛が何か悪い病気が原因ではないかと心配していた．
4. 27歳のエバは，複数の身体的な愁訴とパニック障害を患っていた．彼女は母親が亡くなった後で祖母に育てられ，その祖母も4年前に亡くなり，20歳年上の叔母に育てられてきた．彼女とその叔母は非常に親密になって，"ほとんど姉妹のように，すべてのことを一緒にやってきた"．大学を卒業した後，再び叔母との生活に戻ったが，叔母には最近ボーイフレンドができ，人生で最初の本気のお付き合いを始めていた．エバは叔母がなぜボーイフレンドを必要としているのか理解できないと言い，自分の発作のために叔母がフィアンセと過ごす計画がしばしば台なしになっている，と話した．

どの事例についても，状況を理解するためには家族のコンテクストが重要である．ジョーの事例では，医師は患者と家族のそばにいて，家族と一緒にケアし，深い悲しみを共有していた．ジーナにとって，家族の機能がセルフケアの大きな障害となっていた．メアリーは家族のストレスに対して，精神生理学的な反応を起こしていた．エバは傷つきやすい若い女性で，彼女のパニック障害は叔母から見捨てられたと感じたことに対する反応であるだけでなく，代償を払わなければならない不適切な"解決"でもあった．

すべての医療提供者は，"家族"自体や，家族の機能，発達について直感的に理解している．しかし，家族をケアの明確な一部として取り扱うための臨床的に有用なツールがなければ，この知識を生かすことはできない．家族のコンテクストの中で患者のケアを行うことは，ケアの管理に家族を含めること以上の意味がある．本章では後半で2例の症例を提示し，そこから家族評価と介入に関する概念的な基礎と基本的なスキルを明らかにする．

病気というコンテクストとしての家族

家族は，健康や疾患を含めた経験という第一義的で社会的なコンテクストである．健康や気について個人個人が感じることは家族による影響を受けており，助けを求めるべきか，求めるとすれば誰に，どのように，といった決断も同じように家族の影響を受けている．家族の存在は，ヘルスケアサービスを利用し，治療を受け入れ，遵守することに影響を与えている．

▶ 相互関係

健康的な家族システムとその構成員である家族の身体的，精神的な健康との間には相互関係がある．身体的な症状や疾患は，家族の感情的な状態や行動に影響し，しばしば家族関係の機能不全の原因となる．一方，家族システムの機能不全はストレスの原因となり，身体疾患の原因となる．機能不全を起こした家族システムが存在する場合，身体的な疾患や症状を家族が行動パターンに組み込む可能性があり，そのような場合には2人以上の家族のメンバーのシックロール（患者の役割）を強化したり，疾患や症状を増悪させたりする．これらの"身体化症状を訴える"家族の中では，家族のコンテクストにおいてその意味を検証することなしに，症状や病気が存在し，持続していることを理解することはできない．

▶ 家族とは？

家族に対する私たちの理解は，自分自身の家族との経験や，ほかの家族との経験に基づいている．2人の親と1人の子供からなる核家族，片親の家族，異なる生物学的な家族としての子供と里親，離婚した後に再婚した家族，ゲイもしくはレズビアンのカップルが親である家族，結婚したり同居したりしているが子供のいない家族など，家族を構成している集団の多様性は非常に大きいものである．ある文化における"家族"は，血縁や結婚とは関係のない集団としてのメンバーかもしれない．一人暮らしの高齢者は，在宅ヘルパーを家族の一員と考えるかもしれないし，ほかの一人暮らしの人にとっては，ペットが唯一の家族かもしれない．

こういったすべての集団は家族の経験として捉えることが可能である．これらの集団は，それぞれのメンバーとの関係や，それらの集団が存在する社会や人に対して果たす役割という構造において，類似点がある．したがって，その構成員をもって家族と定義する

表8-1 家族の役割（一部分を示す）
・生殖 ・子供の教育 ・食べ物，住居，着衣 ・感情のサポート ・教育：技術的，社会的，倫理的 ・宗教的訓練 ・ヘルスケア—看護 ・経済的サポート ・娯楽やレクリエーション

よりはむしろ，ここでは家族を**ある機能的な役割をもつシステム**である，と定義する．

▶ 家族の役割

家族関係は，個人に割り当てられた伝統的な分類よりもむしろ，メンバーの役割に基づいて描写することができる．例えば，ある家族の高齢の女性は在宅ヘルパーや地域の高齢者センターの友人や娘と親しく付き合い，感情的なサポートを受けるかもしれないし，ほかの家族の女性は結婚しているパートナーの存在によってこれらのニーズを満たすかもしれない．ある社会では，家庭やコミュニティー，学校においてそれぞれ初等教育や子供のグループ活動を行うかもしれない．また，別の社会では，親の団体や無関係な個人がこのような教育的な役割や，子供の人生において家族のようなより優れた役割を果たすかもしれない．したがって，医療従事者にとって患者の家族のコンテクストは社会システムの中の個人的なこととして理解しなければならず，役割や職務に含まれており，患者にとっては中心的で重要なものである（**表8-1**）．

▶ システムとしての家族

システムとしての家族の特徴を以下に述べる．
1. 外的，内的境界
2. 内部のヒエラルキー
3. フィードバックによる自己統制
4. 時間とともに生じる変化，特に家族のライフサイクルの変化

ある特別な家族におけるこれらの4つのシステムの特徴を理解することは，家族の内的環境や機能を理解するために役に立つ．

境　界

固有の文化システムに存在する行動や規範により，家

族は部分的に外部の世界と隔てられている．誰が誰と相互に影響しあったり，その影響の仕方やどのような活動を通して影響するのかを決める規範により，家族の境界が形作られる．例えば，"知らない人と話してはいけない"と子供に教育することで，家族の周囲の境界が作られる．"親"と"子供"，各々の"個人"のような家族システムの異なるパーツ（つまり，サブシステム）の間は互いに，境界によって隔てられている．内的境界も同じように機能している．親に口答えする子供は，「身の程を知れ」と言われるかもしれない．つまり，決められた役割の境界を越えたのである．うまく境界が機能していれば，家族のサブシステムの個々のアイデンティティーと，境界を越えた相互作用やコミュニケーションを行うために必要な開放性との間のバランスがとれている．

内部のヒエラルキー

家族のサブシステムは，ヒエラルキーによって相互に関係している．両親は子供に対する権威をもち，年上の子供は年下の子供に対する権威を有している，などである．健康的なヒエラルキーは明確で柔軟性があり，家族のニーズに応じて進化することができ，最も能力が高い人が力をもち，管理するような仕組みになっている．ヒエラルキーは，いくつかの理由によって機能不全を起こすことがある．例えば，変化を受け入れることができないときや，家族の中における力や権威の割り当てが技術や能力に一致しない場合，あるいは権威の線引きが曖昧であり，効果的な決断を行うことができない場合などである．

フィードバックによる自己統制

家族システムと家族のサブシステムの境界の中での関係は，"フィードバック"によって制御されている．家族の中のすべての行動は，一連の活動の動きをセットし，その活動が今度は最初に活動を起こした人に影響を与える．

フィードバックにより，構成単位としての家族システムが無欠な状態で維持されたり，ヒエラルキーが確立・維持されたり，あるいは個々の家族の規範やスタイルに従って境界の機能を規制している．この"ホメオスタシス"を維持しようとする傾向は重要である．すべての家族システムは，安定化への欲求と，進化して変化しようとする避けることのできない必要性とのバランスをとらなければならない．

変化と家族のライフサイクル

家族は，メンバーが生物学的，あるいは社会的に発達する（表8-2）に伴い，継続的に適応しなければならない．例えば，小さな子供のいる家庭は，家族（もしく

は，学校などの特別な代理）の中で子供を守らなければならない．青少年はある程度独立し，直接の親の監視なしに機能するための能力を身につける必要がある．これを促すために，家族は新たな行動規範を確立し，子供と世間との間の境界を緩め，家族と子供との間の境界線を引き直さなくてはならない（つまり，自主性とプライバシーの範囲を広げてあげることである）．家族のライフサイクルの各ステージには新たな挑戦が待ちかまえており，健康的な家族は，自分たちのヒエラルキーの関係や境界を修正することができる．境界やヒエラルキー，自己統制のフィードバックが機能していない家族は，ステージの移行時に困難が待ち受けている．

家族の健康と病気："患者の役割（シックロール）を演じる"

社会的な場面における行動は，共有された期待やルール，信念により形作られる"役割"の観点から理解することができる．すべての役割には必要条件や義務，利益や分配がある．そのような役割の一つが"患者の役割を演じること"である．これは，自分でコントロールできないと感じられる病気に罹り，専門家の助けを求め，治療を遵守し，病気であることに関連する社会的な汚名を受け入れる，という個人に一時的に，条件つきで与えられる役割である．患者の役割を演じる権利を与えられている個人は，健康なときにもっていた義務の多くは免除され，特別に注目され，またリソースを提供される権利をもつ．したがって，患者の役割を演じることは，家族内の関係に深い影響を及ぼす．

患者の役割を演じることの一部に含まれる義務の免除は，病気からの回復や不具合へ適応するために重要である．患者の役割を演じることによる義務の免除や汚名は，他人から虐待を受けないようにするために重要である．医師は，患者の役割を演じることに必須である病気や不具合の存在や，適切な治療への遵守が必要であることを証明し，患者の役割を演じることの合法性を確立してあげる重要な役割を担う．患者の役割を演じることは，患者自身の家族に深い影響を与えることであり，この患者の役割を演じることを確立することは医師の避けられない役割であり，医師がそのような結果に気づこうが気づくまいが，医師は家族システムの中において力をもつ俳優の役割を演じることになり，家族システムが医師-患者関係の内的な一部分となる．

表8-2 家族のライフサイクル

ライフサイクルのステージ	主なテーマ	移行タスク
独身の若い成人	原家族からの別離	原家族からの分化 仲間との親密な関係の構築 仕事・経済的な独立
結婚を前提とした付き合い	新しい家族へのかかわり合い	結婚を前提とした付き合い 双方の原家族との関係の形成と変化
幼い子供をもつ家族	新しい家族への順応	子供のための時間とスペースの作成の調整 子育ての責任についての取り決め 子育てや孫を育てることを受け入れるための親子と祖父母を含む家族関係の調整
青少年のいる家族	子供の独立を容認するために境界の柔軟性を増やす	子供の家族からの出入りをより自由にするために境界を調整する 中年期の夫婦関係や仕事の問題に注意を払う 高齢化する親のニーズや役割に順応する
子供を送り出す	システムへの出入りを受け入れる	夫婦関係を家庭内に子供がいない状態に合わせて調整する 子供の独立や成人の状態に合わせて子供との関係を調整する 家族が増えることや祖父母になることが含まれる 高齢化し死にゆく親のニーズや役割に順応する
人生後期の家族	年齢や新しい役割への順応	機能的な状態を保ち，新しい社会や家族の役割を発展させる 中年期の中心的役割のサポート 家族生活における高齢者の統合 両親，配偶者，仲間の喪失の処置．人生のレビューと統合

(出典：Carter CA, McGoldrick M, eds. *The Family Life Cycle : A Framework for Family Therapy*. New York, NY: Gardner Press, 1980 から許可を得て転載)

医師−患者−家族関係と補完的な同盟

積極的で心配を抱えている家族と前向きの関係を築くことは，医師にとって最も有力なツールであり，臨床的な経験に報いることである．これらの状況では，家族とともにうまくやっていくことは極めて自然であり，医師−患者−家族関係の複雑性は存在しない．一方，深刻な家族の問題が存在している場合には，医師−患者関係は家族システムの機能不全の中に巻き込まれる可能性がある．

家族の問題に2人以上のメンバーが患者の役割を演じる場合，家族の機能不全のために患者への適切なケアの提供ができなくなるかもしれない．2人以上のメンバーが病気であることが明らかになった場合にのみ，内部が安定し，メンバーのニーズを満たすことができるような家族も存在する．

患者が"患者の役割を演じる"ことの特権と免除を決める医師の役割のために，医師は家族システムの中心的で強力なメンバーであるといえる．患者のために役割機能の変化を指示する特権には，家族全員の人生における医師の役割も含まれている．事実，医師と患者は同盟を結び，家庭における機能不全や不足を代償する．Hahn, Feiner, Bellin らはこれを**補完的な同盟**と名づけている．

医師が背景に存在する家族の機能不全を認識していない場合には，補完的な同盟が機能を果たさなくなり，患者が身体化症状を訴えたり治療へのコンプライアンスが低下し，病気の役割により生み出されている非常に不適切な適応メカニズムを支援する結果に至る場合がある．

家族というコンテクストにおける患者ケア：家族の評価とプライマリ・ケアのための介入

一般的考察

家族というコンテクストにおいて患者を治療するには，医療提供者が現実世界の診療やトレーニングを通じて学び，そして用いることができる実践的な方法が

表8-3 基本的な家族評価と介入の目標

- 患者の医学的な問題への家族の関与パターンを理解する
- 患者の医学的な問題のマネジメントについて，家族のほかのメンバーとコミュニケーションをとる
- さらなる家族評価や介入を必要とする患者の医学的な問題や機能的な状態に影響を与える問題行動（例えば，アルコールや薬物依存，身体化症状，家庭内暴力，"困難な"患者など）や，家族の機能不全の存在を認識する
- 患者の問題に対する家族の行動や感情的な反応を評価し，患者や家族に感情的なサポートを行う
- 家族の患者にみられる医学的な問題に対して，感情的，機能的に順応できることを促すために，カウンセリングを行う
- 医師−患者−家族関係についての予備的な評価を行い，"機能不全を補完する同盟"が存在していたり，存在しつつある場合には，その存在についての認識を共有する
- さらなる家族評価や介入のために患者や家族を紹介したり，家族システムについてのコンサルテーションを行う
- 医師−患者−家族というトライアングル（三角形）における"機能不全を補完する同盟"の確立を含めた家族システムのメンバー間の三角関係や相互作用の反復パターンを理解する

必要である．医療提供者は膨大な量の仕事をかかえているため，家族評価と介入に使える時間は限られ，複雑な家族評価や介入を行うことはできない．家族評価と介入の方法は，要点を絞り効率的で，ケアの一般的な視点と一致していなくてはならない．

すべての患者は"基本的な"家族評価を受けるべきであり，そのことから家族環境がどのようにケアの基本的な内容に影響を与えているのかについて医師の理解が深まり，介入の必要な家族の問題が明らかになる（表8-3）．基本的な家族評価には，2つのプロセスが含まれる．(1)ゲノグラム［訳注：数世代にわたって同一家族の成員の行動様式などを関連づけたグラフ］に基づいたインタビューと関連する家族のライフサイクルのステージの認識，(2)家族のライフサイクルのステージのタスクに関連する家族の問題のスクリーニング．深刻な家族の機能不全に原因のある問題を抱える一部の患者に対しては，後述の4つのステップから構成される介入が必要となることがある．

家族のコンテクストの中で患者を治療することは，必ずしも家族を診察室の中に招き入れることを意味しないし，成人を対象とした医療ではなおさらそのようなことはない．家族評価と介入は患者のみと会うことで達成可能である．しかし，ほかの家族のメンバーと会うことが望ましいことは非常にしばしばあり，（必要がないこともあるが）それが行われればほとんど常にケアの質が向上する．ほかの家族のメンバーと直接に会うことなしに家族システムについて指導するためには，患者の語りを通じて家族の生活を探索し，患者を診察室の中につれてくることのできる能力が必要である．

ゲノグラムに基づいたインタビューを次項に示すが，これはこの目的を達成するために有用なツールである．しかし，患者の家族システムをこのような方法を用いて理解するタスクは，患者がしばしば家族に関する状況を歪んだイメージで不完全なことを提供するという事実のために，困難であることがある．そうした歪みは，意図的，無意識あるいはその両方である可能性がある．したがって，臨床医は患者の家族のメンバーが，患者が理解しない，あるいは報告しないような反応や行動を行っているかについて想像することで，家庭で何が起きているかについて推察することを学習する必要がある—"患者の肩越しに家族を見る"ために．

基本的な家族評価：ゲノグラムに基づいたインタビューと家族のライフサイクルステージの問題の認識，問題のスクリーニング

症例提示 1

アリアナは40歳のイタリア系米国人の女性で，複数の身体化症状を訴えていた．彼女は慢性の下痢，消化不良と"喘息"があると話したが，消化管と肺を検査した結果に異常はなかった．彼女はプライマリ・ケア医や救急外来を何度も受診し，2回の入院歴があり，複数の専門医への受診歴がある．過去数年間は，1年に平均して15回受診していた．

▶ ゲノグラムの作成

家族のコンテクストの中で患者を治療するための最初のステップは，"ゲノグラムに基づいた面接"を行うことで家族像を形成することである．ゲノグラムは家族のメンバーを図示するために用いられる．遺伝的な系統を示す図を用いて（図8-1，図8-2），家族の病歴からライフイベント，職業，家族の問題に至るまでの

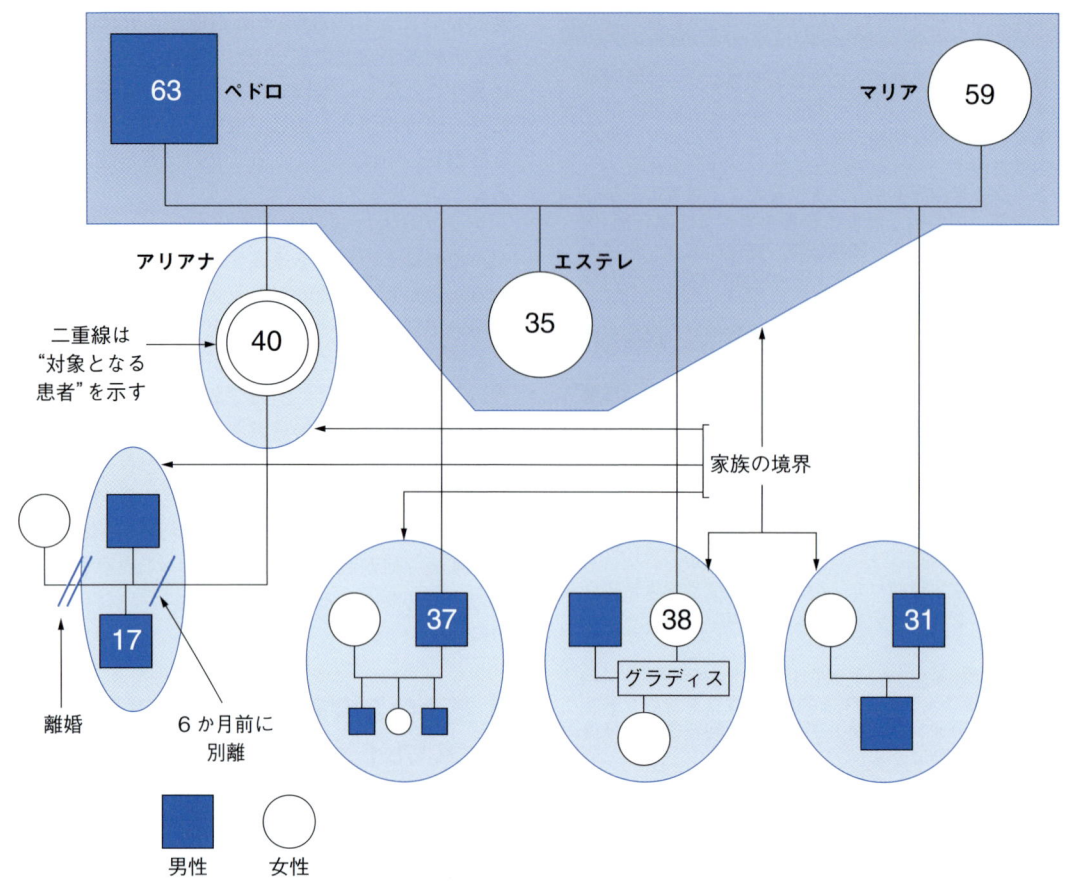

図8-1 ゲノグラムはアリアナ家の家族構成と鍵となる家族メンバーを示す（症例提示1）

データを記録するために用いられる．全体的にみてゲノグラムを用いた面接の目的は，患者が家族の物語について話すことを援助することである．

ゲノグラムを用いた面接

空白のページや，患者のカルテの指定のページを使用する．患者が見ることができる場所にゲノグラムを置き，患者の助けを借りながら家系図を作成する．結婚や離婚，死亡などの大切な日付や，他の家庭の構成員との位置関係を記録する．患者システムのデータは，家族の境界を線で囲み，強い関係や連携がある個人同士の間には二重線を，衝突がある場合には波線を，家族の関与について機能不全が存在している部分には三重線を引く．その後の数回の診察の機会に，患者の家族のコンテクストを思い出すためにゲノグラムを短時間で見て，家族が変化したり新たな問題が生じるたびにゲノグラムを広げたり書き換える．

ゲノグラムにフォーカスをあてる

ゲノグラムに含まれている探索情報の種類，世代数，詳細さのレベルは，家族の問題の重要性について最初に感じた感覚に影響を受けている．二世代以上にさかのぼる詳細で包括的なゲノグラムのインタビューは強力なツールとなりうるが，通常の日常診療に使うには複雑すぎる．ゲノグラムを作成するうえで，最も臨床的に有用な情報に"フォーカス"をあてながら，一方で家族のコンテクストの中で患者を治療するための基本的な情報を提供しなければならない．ほとんどの臨床的なデータベースと同様に，すべての範囲にわたる家族データを含めるよりも，どの情報を安全に除外できるかについて知ることのほうがより困難である．しかし経験を積むことにより，除外する技法を身につけることができ，以下に述べる原則に従うことにより，効率的に作業を行うことができる．

1. 患者を巻き込んで積極的に参加するように促す—そうすれば，患者があなたを物語の核心に導いてくれるであろう．
2. インタビューのフォーカスを家族のライフサイクルのタスクと問題に合わせる—ほとんど常に，それらがストレスや機能不全のフォーカスとなっている．
3. ゲノグラムを描き検証する—絵は言葉の1,000語

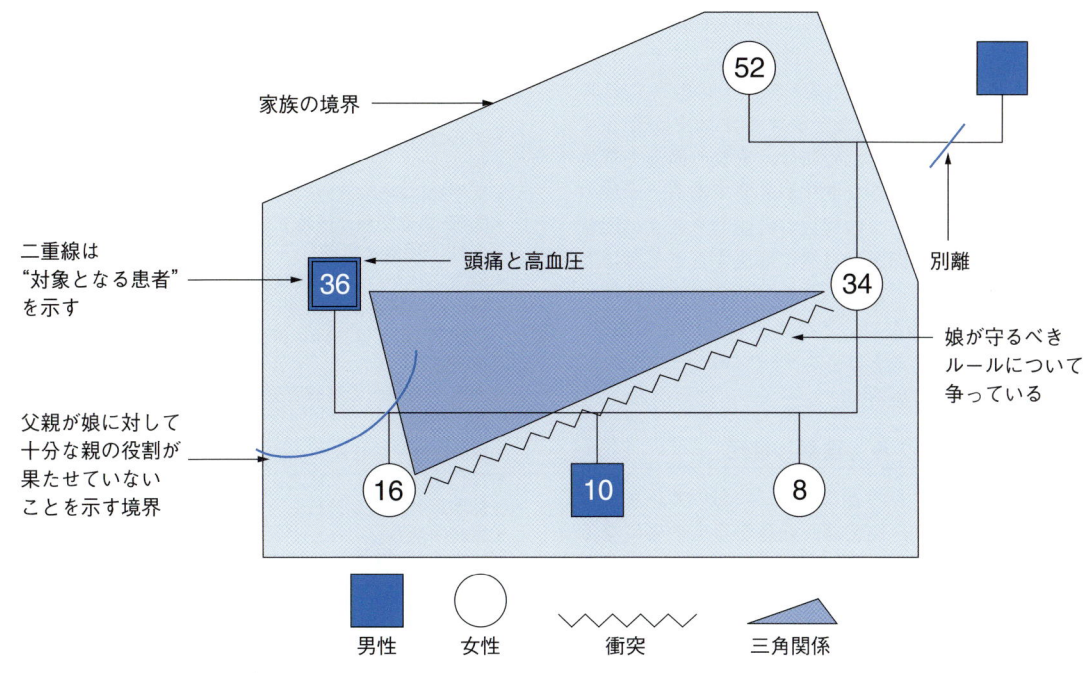

図8-2 症例提示2のゲノグラム

図中ラベル:
- 家族の境界
- 二重線は"対象となる患者"を示す
- 頭痛と高血圧
- 別離
- 娘が守るべきルールについて争っている
- 父親が娘に対して十分な親の役割が果たせていないことを示す境界
- 男性　女性　衝突　三角関係

の価値がある(例えば,絵にはシングルマザー,6人の子供,他国に住む両親と兄弟,さまざまな場所にいる3人の異なる父親,そして新しいボーイフレンドをひとつの絵に描くことができる).

家族の中核メンバーから開始し,家族のメンバー,両親,子供,過去あるいは現在の配偶者を描く.それから,患者の家族のメンバーの年齢や関係,家族の核の構成からライフサイクルのステージを明らかにする.以下に示すように,家族のライフサイクルのステージを明らかにすることで,患者の家族のストレスの所在や困難なこと,衝突を予想することができる.

既知の,もしくは顕在化しつつある問題や,次項に示す家族のライフサイクルのスクリーニングとしての質問によって明らかになった問題に対する家族の反応について質問する.もし重要で大きな問題や機能不全が見つからない場合には,十分に患者の家族を理解することができて,患者の医学的な問題やほかの問題を考慮することに移ることができると考えた段階で,フォーカスをあてたゲノグラム作成のためのインタビューを中止する.もし,重大な家族の問題が明らかになった場合には,後に示す4段階の家族介入を続ける.

図8-1は,症例提示1のゲノグラムの骨格を示している.各個人や家族について収集した情報量は,作成を進めるに伴い,家族の機能について立てられた仮説の進展に基づいて変化させなければならない.ゲノグラムの形や患者の物語から家族の重大な問題があぶり出されたならば,家族関係や家族の歴史の探索は非常にフォーカスを絞ることが可能である.もし,家族の問題の性質が最初は曖昧であるが,何か重要なことが進行中であると疑いをもっていれば,ゲノグラムをより周辺の家族のメンバーに拡大し,個々の関係をより完全に検証すべきである.

通常,家族のメンバー,重要な関係,主要なライフイベント,イミグレーション(移民),家族への出入りに関する簡単な解説を含めることは有用である.インタビューを進めるに伴い,重要な情報をゲノグラムに記録し,家族図を作成する.覚えておいて欲しいことは,ゲノグラムのインタビューを最も効率的に進めるためには,患者の積極的な参加が必要である,ということである.

家族のライフサイクルのステージを明らかにし,ストレスや衝突を予測する

家族のライフサイクルステージの評価

家族のライフサイクルのステージを決めることは,ゲノグラムの評価のための最初のステップである.ライフサイクルのステージは,患者や家族の人生の重要な問題を探索するためのロードマップである.

家族のライフサイクルは,6つのステージから構成される(表8-2).各ステージは,生物学的,社会的,文化的に形作られる各個人の発達パターンに基礎をおいている.サイクルは通常,原家族からの別離により

"始まり"(ステージ1)，出産により新しい家族が形成され(ステージ2)，子供を育て"世に放ち"(ステージ3，4，5)，人生後期の家族となる(ステージ6)．これらの各ステージには，主要なテーマやタスクが存在する．各タスクを実行するためには，家族の構造や機能における2〜4つの大きな変化が必要である．家族のライフサイクルステージの複数の発達のタスクの困難さのために，家族の問題が自然に解決することはほとんどない．もちろん，家族のライフサイクルは特殊な社会政治的，文化的なコンテクストに基づいており，そのようなコンテクストは各ステージのテーマやタスクの決定に影響している．

家族のライフサイクル：役割と世代

家族のライフサイクルの各ステージにおいて，各個人は新しい役割を担う．例えば，独身から夫や妻になる際に，同時に義理の息子や娘になる．患者とともにゲノグラムを眺める際に，これらの役割に注意する必要がある．各役割の中で問題点をスクリーニングするための方向性をもった，かつ自由解答式の質問を行うことは，患者の人間関係を探索するための効率的な方法である．例えば，「6人の孫の祖母であることは，どのような感じですか？ ジョーの妻であることについては？ 95歳の母親の娘であることについては？」といった質問である．もし患者が状況に合わせて前向きの姿勢を示したら，最初の質問の後に全体の物語が現れるであろう．「祖母であることは，すばらしいけれども，我慢できないのは義理の母親であることよ！」

ライフサイクルと子育ての行動様式

ライフサイクルの問題にメスを入れる際には，規範や期待される行動様式，文化や民族性，社会的階級が与える影響について特に注意しなければならない．特に，親のサブシステムの構造に注意する必要がある．一人親の家庭，片親が"働いて"いてもう一人の親が"子育て"をしている家庭，共働きの家庭，拡大家族[訳注：血縁のないメンバーが含まれる家族．両親が連れ子で結婚した場合など]，祖父母をも含めて子育てをしている複合家族など，家族の構成によって記載されることが異なる．

症例提示1：ディスカッション

アリアナ(図8-1参照)は家族のライフサイクルの最初のステージに属し，家族との結びつきがない若い女性である．彼女が夫と離婚したことは，新しい家族を作り，家族のライフサイクルの第二段階に進むことが困難であることを示唆している．患者の妹であるエステレがまだ家にいて，ライフサイクルの最初の段階に困難を感じていることは注目に値する．

表8-4 家族の機能不全をスクリーニングするためのきっかけとなる家族の機能不全にかかわる徴候と問題

- セルフケア療法へのコンプライアンスのなさ
- アルコール依存や薬物依存
- 精神疾患，特に精神障害，気分障害，不安障害
- 医学的に説明のつかない症状や身体化
- 医師−患者関係が困難であると医師が感じること(つまり，"困難な患者")
- 健康にかかわる習慣的な行動—喫煙，摂食障害
- 新たに診断され，急速に悪化する，もしくは恐ろしい病気(例えば，HIV感染症，癌，末期腎不全，心筋梗塞など)
- 家族システムの破綻と変化—離婚，別離，死亡，入国，出国
- 自然災害や社会災害，外傷—火事，洪水，地震，犯罪
- 性行為に関連した疾患
- 記念日と大切な休日
- 家庭内暴力
- 生殖に関する健康—妊娠，中絶，家族計画

家族の機能をスクリーニングする

ゲノグラムを描き，家族のライフサイクルのステージを決めた後の次のステップは，家族の問題をスクリーニングすることである(表8-4)．患者が積極的になれば，医師の代わりに自分でスクリーニングを行うようになり，すぐに"本当の問題"を話してくれる．もしも患者が無口で問題点が曖昧な場合には，次に述べる戦略が問題を探索するうえで役立つかもしれない．

全般的な家族の機能

全般的な家族の機能に関する自由解答形式の質問を用いて，家族の問題についてのスクリーニングを始めるべきである(表8-5)．質問の声の調子や内容については，批判しない態度を示していることを反映させ，問題が存在することを正当化するようなものにしなければならない．例えば，「すべての家族には山や谷がありますが，あなたの家族の生活全般について，どのような調子ですか」といった質問を行う．効果のある最初の質問により，患者の意識が家族の問題に向き，たいていは患者が反応しやすくなる．

家族のライフサイクルの問題のスクリーニング

全般的な家族機能に関する質問を用いても必要な情報を得ることができない場合，患者の家族が直面しているライフサイクルのタスクについてのスクリーニングの質問を2, 3尋ねてみる．例えば，図8-2のゲノグラムは，この家族が"幼い子供のいる家族"と"思春期の子供のいる家族"のタスクを扱っていることを示し

表 8-5　家族の評価のためのスクリーニングの質問

カテゴリー	例
家族の問題についての開かれた質問	「最近家族はうまくいっていますか？　みんな，仲良くやっていますか？」「（ゲノグラムの中で鍵となる人との）関係はうまくいっていますか？」
患者の医学的な問題と関連する家族の問題	「家族はあなたの医学的な問題に対して，どのように対処していますか？」「（ゲノグラムの中で鍵となる人は）どうですか？　どのような反応を示していますか？」
家族の機能不全に関連する問題（**表8-4**参照）	「最近あなたがひどく気分がふさいでいるのがわかります．あなたの家族はどのような反応を示していますか？」「（鍵となる人は）何と言っていますか？　あなたの気分がふさいでいることについて，何かしてくれましたか？」
家族のライフサイクルの問題	「思春期の家族がたくさんいますね．大変むずかしい状況であると推察します．我慢することも多いんでしょうね？」
医師-患者-家族関係における問題：補完的な同盟	「私からの提案について，家族はどのように考え，感じるでしょう？」「あなたの家族に対して，私に言って欲しいことやして欲しいことはありますか？」

ている（表8-2参照）．2つの異なるライフサイクルのステージの個々3つの質問，つまり6つの質問を使うことによって，ライフサイクルの問題をスクリーニングすることが可能である（表8-6）．しかし，困難さの原因を明らかにするために，6つすべての質問が必要であるとは必ずしもかぎらない．特に，どのような特種な家族でも，最初の質問を選択する際に，使用する家族の特徴が1つだけ存在する場合には，質問は1つだけでよい．

患者の医学的な問題や症状に関して家族が感じている困難さをスクリーニングする

身体化症状が存在している場合，そのことは患者の家族について探索することの必要性を指摘する最も重要な指標である．なぜならば，身体化症状を生じさせるのは，"患者の役割"を演じることをその患者に独占させる患者自身や家族のニーズであるからである．症状や家族の中の医学的な問題が果たしている役割を探索するための効果的なストラテジーは，**症状−機能−家族連鎖**をたどることである．**症状**—「自分の症状について話してみてください」，**機能**—「あなたの症状は，自分の機能や通常の活動，期待されていることを行うことができる能力に影響を与えましたか？」，**家族の反応**—「これらのことを行わないとすれば，誰が代わりに行いますか？　家族は何をして，どのようなことを言いますか？」

危険信号を出している問題をスクリーニングする

家族の機能不全に関連している問題が存在している場合には必ず，医師は家族の対応や反応についてスクリーニングすべきである（表8-4，表8-5参照）．これらの問題の多くは，情動的なエネルギーによって生じており，何らかの徴候を示すことが多い．批判せず，また問題を正そうともしない態度を示し，方向性を示すような質問をすることが重要である．これらの問題は，しばしば直接的に臨床上の問題や法的な問題と関

表 8-6　幼い子供や思春期の子供がいる家族のライフサイクルの問題をスクリーニングするための質問

ステージ 3—幼い子供

自分の生活の中で，どのようにして3人の子供のために時間を作ったり一緒に過ごす機会を確保したりしていますか？

あなたと奥さんは，子育ての責任をどのように分担していますか？

子供の祖父母，**特に義理の母親**[*]や，血のつながっていない親戚とよい関係を保てていますか？

ステージ 4—思春期の子供

家庭内で，ティーンエイジャーである**娘さん**とよい関係を保ち，ルールを設けたり期待をかけたりしていますか？

あなたと奥さんはどのように仕事やキャリアの問題を扱っていますか？　**一番年下のお子さんはこれから一日中，学校にいるようになります．そのことで，あなたや奥さんの責任や活動は影響を受けますか？**

あなたの実の両親，もしくは義理の両親，**特に義理の母親**の健康や機能について心配していますか？

[*] 家族のライフサイクルのこの段階における派生的な質問は太字以外で，父親の家族に対して特別に修飾が必要な質問や要素については太字で記載している（図8-2参照）．

係しており，機密性の問題について言及しておく必要がある．

医師-患者-家族関係の問題をスクリーニングする

患者の評価を通して，家族システムの中であなたが果たす役割について考え，さらに患者やほかの家族のメンバーとの間に機能不全を生じさせるような同盟関係が生じていないかどうか，注意すべきである．医療提供者のアドバイスや介入について家族がどのような反応をしているか，患者やほかの家族のメンバーに対して尋ねてみるべきである．患者があなたに言って欲しいと思っていることを，家族のほかのメンバーに対して明らかにすることも有用である．このように希望や期待は，直接患者が話すのではなく，言動や行動を通してしばしば表現されている．なぜならば，患者は自分が欲しい物を十分に自覚しているわけではなく，またひどくばつの悪さを感じているために，それを要求できなかったり，あるいは明示的に要求することを許されていない，と感じているからである．

症例提示 1（つづき）

家庭で起きていることについて自由解答式の質問をされたことに反応し，アリアナはすぐに，エステレの病気が母親に及ぼしているストレスや，母親がアリアナにエステレの面倒をみるよう与えているプレッシャーが主な問題であることを明らかにした．彼女自身の医学的な問題に対する家族の反応に関して，アリアナは自分の母親が，自分がいつも病気がちであることを理解しようとするが，むずかしいと感じていることを話した．アリアナの妹のグラディスが出てきて，アリアナの問題は深刻に捉えるべきではない，と言った．アリアナは，自分の母親の要求によるプレッシャーのために，ほかのメンバーとうまくやっていくことがむずかしくなっていると感じている．彼女は，以前の継子の手に負えない乱暴と，それをコントロールできない前夫の能力のなさのために離婚した自分を責めている．アリアナは，母親がエステレの病気のためにうつ病になったと考えており，エステレが依存し続けていることに憤りを感じているにもかかわらず，それをエステレや他人のせいにできないのではないかと薄々感じている．彼女の家庭の問題に対して医師に何をして欲しいか尋ねると，アリアナは自分が本当に病気であることを家族に理解させて欲しいと話した（**図8-3**は，この段階の家族評価のゲノグラムを示す）．

▶ 家族のコンテクストの中で患者を治療する：患者の医学的な問題についてコミュニケーションをとり，治療する

基本的なゲノグラムを描き，家族のライフサイクルのステージを評価し，家族機能の問題点のスクリーニングを終了した後に，臨床医は家族のコンテクストの中で，患者に対して基本的な医療を提供すべきである（**表8-7**）．家族の多くのケースでは，この段階の介入によって，家族の評価についての基本的な目標を達成することができ，さらなる介入は必要ない（**表8-3**参照）．基本的な家族の評価には，それ自身が以下のことを促進する効果がある．

治療同盟を促す

おそらく家族システムの評価を行うことによって生じる結果のうち，最も重要なものは，患者，医師，ほかの家族との間の治療同盟を形成することが容易になることである．医師-患者関係を築くことを成功させるおそらく唯一，最も重要な要因は，医師が患者に施す治療内容について患者自身が理解することである．このことを達成するためには，人生の中で最も重要な人物について患者と話すことが最もよい方法である（**第2章**参照）．

家族とのコミュニケーションをとる

家族の評価を行うことで，患者の医学的な問題についての家族とのコミュニケーションが容易になる．このことには，患者の状態について家族を教育すること，セルフケアの治療内容について議論すること，医学的な治療に家族が関与しているかどうかについてモニタリングすること，決断に関する家族の役割を促すこと，事前の指示，患者の機能的な能力の変化に家族が適応することができるように援助すること，などが含まれる．

評価とサポート

患者の問題についての家族の反応を評価することや，必要とされているサポートを提供することは，困難ではあるが，報いられることの多い家族指向のタスクである．患者や家族が深刻な医学的問題に直面した際に，患者や家族が経験する感情的な悩みを目の前にすることは，医師にとって厳しいことである．"事実に執着"しようとしたり，生物医学的な問題のみに注意を向けようとする誘惑は強く，特に医師が感情的な苦痛について"何もできない"と感じることを考えると，こういった行動をとることは理解できる．感情移入して家族や患者の声に耳を傾けること自体が強力な治療介入であることを理解することは重要である—たとえ

第 8 章　家　族　**81**

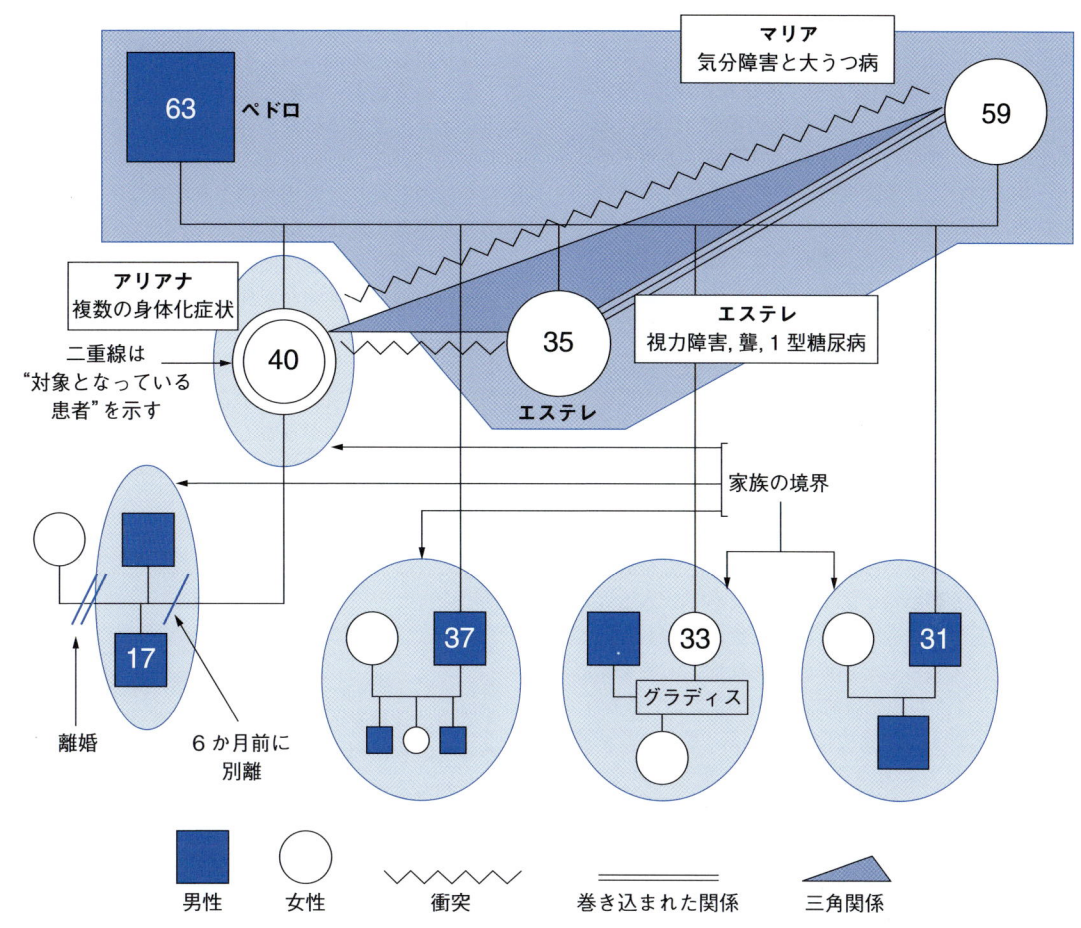

図 8-3　症例提示 1 のアリアナについての注釈つきのゲノグラム

凡例：男性／女性／衝突／巻き込まれた関係／三角関係

ゲノグラム内の記載：
- ペドロ　63
- マリア　気分障害と大うつ病　59
- アリアナ　複数の身体化症状　40
- 二重線は"対象となっている患者"を示す
- エステレ　視力障害，聾，1 型糖尿病　35
- 家族の境界
- 17（離婚，6 か月前に別離）
- 37
- 33　グラディス
- 31

表 8-7　家族への基本的な介入
・患者の家族や人生の状況について興味や心配していることを示すことにより，治療同盟を強める
・患者の医学的な状況について，家族とコミュニケーションをとる
・患者の問題についての情報を提供する：予後について議論し，医学的な問題について家族のメンバーからの質問に答える
・セルフケアや医学的な治療についての家族の協力を取りつける
・治療の選択肢についての決断に参加するように家族に促す
・患者が機能を失うことが，家族のほかのメンバーの役割に与える影響について話し合い，それを仲介する
・患者と家族に対する精神的なサポートを行う
・簡単な家族システムの問題について，家族とカウンセリングを行う
・家族による注意が必要な問題を明らかにする
・さらなる家族評価，介入，ほかの施設への紹介の準備を行うための介入
・家族療法士や，ほかのメンタルヘルスの専門家と協調する

それが一見して何も"直さない"ように感じられても，である（第 2 章参照）．

家族が新しい行動を試してみるように提案することで，シンプルな家族システムへ介入することはしばしば可能である．

症例提示 2

36 歳の高血圧の男性．2 週間持続する筋緊張性

頭痛のために外来を受診した．ゲノグラムを作成するための面接では（図8-2，表8-6参照），彼が頭を悩ませていることは，自分の妻と10歳代の娘との間の，家の外での仲間との行動へ適用するルールについて，現在進行している意見の不一致であることが明らかになった．母親と娘の争いが収拾つかなくなるまで，家庭では父親の彼は黙ったままであった．2人の争いが止むのは，2人の争いのために生じた頭痛について彼が不満を述べるときだけであった．彼は，自分の娘の行動について考えていることや，家族との口論については決して意見を言わず，妻と立場を共有できるように話し合いをすることもなかった．

適切な介入は，争いが始まる前に患者と妻が話し合いを行い，双方が納得するような計画を立てるように提案することであろう．もし家族に柔軟性があり，この提案を受け入れることが可能であれば，困難を克服してライフサイクルの発展的な改善に役立つであろう．もしこの介入が十分に成功しなければ，さらなる家族評価や介入が必要であることのサインかもしれない．前の段階の評価と少なくとも同じ程度の詳細な評価のもとに提案がなされていることは重要である．不完全な評価に基づく未熟な提案は得てして失敗しやすい．

ケアをする人の協調

もし，患者や家族がメンタルヘルスの専門家から治療を受けている場合には，医師は積極的に協調し，相手の専門にかかわる問題が生じた際には，お互いにコンサルトすべきである．患者はふざけた行動をとり，双方の医師を対立させようとするかもしれない．例えば，患者が身体化症状をメンタルヘルスの専門家に訴える一方で，治療について検討された問題について，ほかの医師にかかわらせるかもしれない．患者や家族が，特に変化するように促されている状況では，治療者について不満を述べるかもしれない．治療者間で積極的にコミュニケーションをとることは，このようなダイナミクスが生じているときには重要である（しばしば"分裂"と表現される）．

機能不全にフォーカスをあてる

明らかに家族を破壊するかもしれない影響を家族に対して与えるような問題も存在する．家族の機能不全に関連する問題に対する家族の注意にフォーカスをあてることは，重要な臨床的なタスクである．例えば，もし患者や家族のほかのメンバーにアルコール乱用や依存の問題がある場合には，家族の反応を評価し，家族が問題の本質を容認するのを助けたり，彼らがその問題に取り組むためのニーズを支援することは重要である．多くの家族が，医師が提供できるような専門的な視点により，家族の外部から注意を向けられることを待ち望んでいる．行動を起こさせるためには，彼らの感情を確認したり，断酒会のようなリソースについての情報を提供することなどで，十分なのかもしれない．

一方で，患者や家族は変化することへの抵抗感が非常に強いため，基本的な家族評価を行うだけでは変化を起こさせるのに十分ではないかもしれない．このようなケースでは，さらなる介入を行わず，患者をメンタルヘルスの専門家に紹介するほうが望ましいときがある．しかし，紹介がうまくいくためには，しばしば次の段階の家族介入を行っておく必要がある．

症例提示 1（つづき）

アリアナは，家庭内の状況を述べる機会を与えられたこと，特に，エステレの病気が家族全員に与えていた負担や，アリアナの結婚がうまくいかなかったことについての失望に関し，医師が共感してくれたことにひどく感謝していた．現在医師はアリアナの家族に対して寛大な気持ちをもっている．アリアナは"病気"というレッテルを貼られることを必要としており，すべての診断のための検査，専門家への紹介，症状に対する治療が，患者の役割を演じることを確立し，補完的な同盟を形成するために役立ったのは明らかである．ゲノグラムの面談の後，医師は彼女の味方であり，家族との面談に心安く応じてくれている，とアリアナははっきりと感じていた．

4段階の家族評価と介入

もし深刻な家族の機能不全が，医学的な治療や医師-患者関係，患者の機能的な状態や生活の質（quality of life：QOL）と干渉している場合には，より踏み込んだ4段階の家族評価と介入が必要である（表8-8）．ここに記載している家族評価と介入の目標は，家族療法で採用されている構造的なシステムの変化に対するものとは異なる．医療提供者に時間がありトレーニングを受けている場合でも，治療の間に異なる家族のメンバーと協力関係を形成する必要のある一般的に採用されているテクニックでは，家族を治療することはできない．なぜならば，このような方法を用いることによ

表8-8 家族への介入

段 階	目 的	説明の仕方
分析し，"苦痛の問題を診察室に持ち込む"	1. 家族システム内の主要な衝突について理解する 2. 患者の役割を演じることが家族システムの中でどのように機能しているか理解する 3. "苦痛の問題を診察室に持ち込む"，つまり，面接の間に，患者（家族）が家族の問題の苦痛を経験する手助けをする	「あなたの"家族"の問題は深刻で痛ましく，それを自分自身では解決できないのですね」
リフレイミング	1. 患者（家族）に，根源的な家族の問題に注意を向け，身体化症状を定着させる患者の役割や過度の機能不全，機能していないセルフケア行動からは目を背けるように指導する 2. 患者が達成したい目的を指示し，一方でその目的のために患者の役割を演じることを利用しないようにさせる	「あなたの"症状／問題"に加えて，これらの家族の問題は同じように注目に値する」 「たとえあなたが完全に健康であっても，あなたが必要とする方法であなたの"家族の問題"を解決したがっているのか理解できます」
共感して立ち会う	1. 感情的な支援を提供し，患者をエンパワーする 2. 治療同盟を強化する	「問題があるにもかかわらず，あなたがうまく立ち回っていることに印象づけられました」
紹介	1. 心理治療的介入へのアクセスを提供し，患者を教育する 2. 心理治療的介入への抵抗に話を向ける	「家族の状況を改善するために必要なことについて，あなたは重要な質問をしました．治療はその質問に答えるための手段なのです」

り，患者の医学的な問題を効果的に取り扱うために必要な信頼が脅かされるからである．

ステップ1：家族を評価する："痛みの問題を診察室に持ち込む"

前述の基本的な家族評価は，機能不全の家族への介入の4つのステップの最初の段階の中心的で基礎的な部分である（表8-8）．違いは，家族機能の基本的な理解を超えて，3つの目標を達成する必要性があるかどうかにある．医師は，以下のことを行わなくてはならない．(1)家庭内の主な衝突や問題について，より完全に理解する，(2)患者であることを演じていれば（普通，演じているが），それが患者や家族の対処戦略としてどのように機能しているかについて理解する，(3)患者が家族の問題に対して抱いている感情を十分強く表に出せるようにインタビューを行う，つまり"痛みの問題を診察室に持ち込む"．

患者が同意してくれるという自信をもって，あなたは「現在私たちが話し合っている家族の問題は，とても苦しくて，あなたは現在までそれを解決することができなかったように私には思える」と言えるとき，家族評価と介入の最初のステップは終了する．面談の際に，患者の人生の痛みを"診察室の中に持ち込む"ことは重要なプロセスの一部である．なぜならば，知っていることを共有することにより，第二段階へ進む根拠ができて，勢いがつくからである．すなわち，家族の根源的な問題に注意を向けることが可能となる．最初のタスクを成し遂げるために，以下のテクニックが役に立つ．

家族システムが機能する方法には，いわゆる三角と円とよばれる2つの特徴があり，家族関係を探索するガイドとして役に立つ．最初に，すべての動的な相互作用は，究極的には三角形から構成される．個々人が属する一連の三角関係を理解して初めて，各々が相互に影響を与えあう方法を理解することができる．第二に，"こびりついて離れない"困難を抱える家族は，繰り返す，あるいは"循環性(円形)"の一連の行動に束縛されており，それらの行動は問題に対処するために彼らが行うことが可能な最良の行動を体言化したものである．例えば，不安定型糖尿病やコントロール不良の喘息をもつ思春期の子供を対象とした研究において，Minuchinらはしばしば以下のパターンを観察することができた，という．結婚にかかわる未解決の衝突がこじれて，思春期の親の言い争いに発展した．争いのストレスに反応して，思春期の子供の体調が急性に悪化した．親が争うのを止めて，子供のケアにフォーカスを移し，子供の病気の悪化が改善した．結婚にかか

わる未解決の衝突がこじれて，別の争いに発展し，同じプロセスが繰り返された．このような視点から，子供と病気との関係が"三角形"によって構成されていることを知らなければ，一見すると2つの部分から構成されているように見える親の衝突を理解できないことは明らかである．いかなる数の三角形から構成される行動も，1辺の相互関係とともにほかの2辺の相互関係を検証することなしには理解することはできない．

家族のメンバーにおける三角形の関係は，相互作用のサイクルのパターンにより捉えることができる．思春期の子供の家庭に起きた連続したイベントは，線形に描かれるかもしれず，例えば，親が言い争いをすれば，子供が動転して病気になり，親が言い争うのを止めれば，子供が寛解するように描写されるかもしれない．しかし，争いを遮ることは，両親が争いを"終わり"にすることで問題を解決する行為を妨げ，そのためにパターンは必然的に繰り返す．機能不全の家族は，しばしばそのように繰り返す半永久的なパターンにはまりこんでいる．

患者の症状によって形成される"患者の役割を演じること"が，家族システムの中にどのように植え込まれ，その中にすべての家族の関係者が埋め込まれていることを理解することは重要である．そのようなシステムの中には純粋な被害者もいなければ，悪党も存在しない．思春期の子供は，単に両親の不和の"犠牲者"ではない．子供が患者の役割を演じていることや病気の急性増悪が支配的で非常に強い影響を与えるために，夫婦が自分たちの衝突を解決できないことがある．よりポジティブな見方をすると，子供の病気は，それがなければより強力に家族システムの統制が脅かされてしまうような夫婦の衝突を調整する重要な機能を果たしている．その疾患の症状は，全体の家族システムの産物であり，その必要性を満たしている．すべてを含めると出費がかさんでしまい，この"解決"は長い目で見るとうまくいかないことが多いが，一瞬でも自分たちの全体の問題に対処できることが最良なのである．

患者中心で感情をサポートするような面接のテクニックは，"痛みの問題を診察室に持ち込む"ための助けとなる．感情を表現することを受容すると伝わることと，感情がかかわる問題について"自由解答式の質問"を行うことの"ワンツーパンチ"はしばしば有効である．例えば，娘の一人親の母親で，自分の生まれたばかりの孫の世話を希望している祖母になったばかりの女性に対して，あなたは「あなたが雇われ乳母ではなく，実の祖母としての役割を演じるために，自分の娘が子供の世話をする時間を減らすことは問題がありませんか？ かなり後悔することになるかもしれませんよ．あなたはこのことについてどのように感じますか？」

家族とのミーティングを開くことは，家族システムを深く知るための有力なテクニックである．家族のミーティングの目的は，家族の相互作用を促し，患者が患者の役割を演じていることや行動への対応について，家族のほかのメンバーに直接報告させることである．もし彼らが"痛みの問題を診察室に持ち込む"ことができればさらによい．医師は単に彼らの行動がピークに達した場合に止めるだけでよく，「現在話し合っている家族の痛みは大変に大きく，そのために現在まで解決することができなかったように私には思える」と述べてステップ1を締め繰くり，ステップ2の「リフレイミング」へと進む．

症例提示 1（つづき）

医師は家族との面接の間，エステレとコミュニケーションをとるために約15 cm（6インチ）の高さに及ぶ手紙を書く必要があったり，エステレが読唇できるようにアリアナや母親にゆっくりと喋るようにしてもらったりして（エステレは他人の唇を読むことができず，家族は手話を覚えようとしたが結局身につかなかった），彼女とコミュニケーションをとるために苦労したが，そのためにエステレの視力障害，聾，糖尿病のために家族に非常に重くのしかかっている負担については痛いほどよくわかった．家族がいかにアリアナに頼っており，エステレへの注意が必要な場合にはいつも，アリアナが相反する2つの感情を抱きながら家族との言い争いに足を踏み入れていたことが明らかになった．

話題がアリアナのうまくいかなかった結婚生活や社会生活に向かったとき，母親（マリア）は，アリアナは前の夫とよりを戻す希望があると述べたが，すぐにアリアナに嘲笑された．アリアナは，エステレの問題を意味する"このことすべて"について，「誰かとつきあう時間をどうやって見つけたらいいの？」と言った．

さらに話し合いを続けると，マリアは心配性であり，彼女の子供のいずれかが困難な，特に医学的な問題を抱えることについて頭が一杯であることが明らかになった．アリアナの医学的な問題は，アリアナはもはや結婚していないので家族の家に戻るべきだと提案していた母親からの共感を引き出していた．

アリアナはすぐに提案を拒否し，自分の医学的な問題は家に戻らない一番の理由であると述べ

た．アリアナは，病気のときはあまりにも心配をかけてしまうので，母親に会いたくなかった．アリアナはさらに，自分が病気のときには家に1人でいる必要があり，そのようなときには，電話にさえ出なかったり，両親の家で何が起こっているのかもわからないと話した．

医師は，アリアナの身体化症状は，彼女とエステレ，母親との三角関係により強い影響を受けて繰り返す，一連の出来事の一部としてはまり込んでいると結論づけた．アリアナの身体化症状により，母親とつながり，母親から注意を注がれ，感情的なサポートを受けることができ，同時に彼女が常に両親の家にいてエステレを助けるという家族の期待をコントロールすることができた．母親とエステレから離れたままでいたい，とアリアナが思う理由は，自分でコントロールできない病気のためであるらしい．自分自身の人生にもっと没頭したいという彼女の希望が真実により近いものであったにもかかわらず，アリアナや家族のいずれにも受け入れられるものではなかったのである．

▶ ステップ2：根本的な家族の問題に対する注意をリフレイミングする

家族への介入のステップ2の目標である"リフレイミング"には，2つの側面がある（表8-8）．(1)患者や家族のフォーカスを根本的な家族の問題へと向かわせ，身体的な症状や患者の役割を演じることを正当化するような問題からは眼を背けさせる．(2)患者（もしくは家族）が患者の役割を演じるための目的と，目的を達成するための方略として患者の役割を利用することを分けて考えさせる．このことを行うためには，患者の役割を演じることが，"たとえ完全な健康状態にあるとしても，何かの権利である"かのように考えてそれを求め，是認していることを患者に認めさせる必要がある．

リフレイミング「あなたの痛みに加えて……」

ステップ1～2への移行は，インタビューにより"痛みの問題が診察室に持ち込まれた"ときに生じ，患者は自分の苦悩にふれたとき，つまり「あなたが今話したばかりの家族の痛みは大変に大きく，あなたの[問題のある症状，もしくは行動]に**加えて**，家族の問題もまた，注意するに値する」という最初の重要なリフレイミングの言葉に同意したときである．

最初のリフレイミングの言葉の重要な構成要素は，"～に**加えて**"であり，この言葉は"～の代わりに"や"～のために"のような言葉に対比されるものである．たとえ精神身体的な仮説に基づいて家族のストレスが身体化症状の"原因"であると理解しているにせよ，考えていることをそのまま口に出さないようにしなくてはならない．患者と家族が現在，機能しておく必要があると考えている患者の役割を演じることと，対処戦略が正当なものであるかどうかは，患者の役割を演じることを正当化できる"コントロール不可能な病気"が存在するか否かにかかっている．もしも家族介入が効果を見せ始め，より健康的な対処戦略が採用されれば，家族は患者の役割を演じることに基づいた戦略を止めることができるであろう．そのときまでは，家族は患者の役割を演じる戦略を取ることが許容されるべきである．したがって，リフレイミングの目標は，根本的な家族の問題に向けられた**並列した関係を確立す**ることである．時折，患者や家族は自分自身で関連づけを行うことができることもある．例えば，「先生，私の頭痛はこれらのすべての問題が原因かもしれないのですか？」といったように．そのようなケースでは，精神身体的な仮説は裏づけされる．間違ってはいけないのは，患者や家族の準備ができていないのに，関連づけを行うことである．この誤りを犯すことにより，「先生，私の症状が空想だと言うんですか？ 実際に痛いんですよ！」といった，非常にありがちな結果に陥ることになる．

リフレイミング「たとえあなたが完全な健康状態の見本のようだとしても，あなたは……の権利がある」

目の前の患者が患者の役割を演じることの目的が反社会的なことでなければ，あなたが支持できる彼らの目的の根本的な核を明らかにしなければならない―祖母になったばかりの女性は雇われ乳母と間違えられたくないかもしれないし，家庭内の平和を望んで10歳代の娘のためにルールを定めようとする父親，妹のヘルパーになりたくない姉など．

リフレイミングの第二の目的は，患者を演じる戦略から目的を切り離し，患者と家族に決断を委ねて，別のより健康的な戦略を採用させることである．このことは患者に次のことを言うことでなされる．「**もしあなたが完全な健康状態の象徴であるとすれば，以下のことを行う資格があると思います**―あなたは雇われ乳母ではなく祖母であることや，娘さんに合意のうえで何らかのルールに従ってもらうこと，妹の世話をするあなたの役割に制限を定めること，など」．リフレイミングのこの部分は，病気の役割を演じることの基本的な機能，つまり権利を得ることに言及するものであり，ほかのより健康的な根拠に基づいた望ましい権利を正当化させるために，医師の権利を利用している．

症例提示 1：話し合い（つづき）

単に彼女と会話を行うだけのことがいかに困難であるかについて痛みを伴いながら表現した後に，注意する価値のある問題として，エステレを介護することの負担についてリフレイミングを行うことは比較的容易なことである．自分のための時間が欲しいというアリアナの希望もまたリフレイミングすることは容易である．その希望は，自分自身では主張したくなかったニーズであるが，**彼女が病気でなかったとしても"彼女の年齢の女性"にとっては重要なこと**である．アリアナは，彼女が望んだ親密な交際を行うことができないことも，考慮する価値のある問題であるということを指摘すると，それは事実であると受け入れた．

▶ ステップ3：共感しながら認める：「……にもかかわらず，いかにうまくやっているかに，とても印象づけられました」

家族への介入により，よい方向の治療効果を得るための最も直接的な方法は，患者や家族の問題や，その問題への対処のための努力に対して，"共感しながら立ち会う"ことである（表8-8）．もし面接により，家族の苦しみやその問題に対処するために彼らが最もよいと考えて行ったことが明らかになれば，医師が家族のことを心の底から理解してくれていると患者と家族は認識するであろう．医師が，家族がこのように認識していることの特別な意味を理解していて患者や家族に対して共感をもって応答すれば，治療効果は非常に大きくなるであろう．共感しながら認めるための一般的な決まり文句は，彼らの物語を聞いてどのようなことに対処してきたかをみて，「**私はあなた方が皆問題や困難を抱えているにもかかわらず，いかにうまくやっているかについてとても印象づけられました**」と患者（もしくは家族）に対して述べることである．患者の行動や達成したことを褒めることができない場合でも，通常は彼らの努力を共感的に認めることは可能であることを覚えておくと役に立つ．例えば，「自分の子供に対してよい母親で**ありたい**とあなたが思ったことに，印象づけられました」といったように．

症例提示 1（つづき）

現在の状況が本当に痛みを伴うものであり，最良と考えられる努力を行っているにもかかわらず問題を解決できないことを家族は認めた．アリアナと母親に，医師は以下のことを伝えることが可能であった．「扱わなければならない問題がはなはだしいにもかかわらず，あなた方2人がいかにうまくやっているかについてとても印象づけられました」．医師はまた，自分自身の社会生活をおろそかにして家族のために働いたことについて，アリアナが払った犠牲の大きさについて感想を述べた．彼女の過去の問題のために，アリアナが自分の人生のこの領域に対処するのがいかに困難であるかは容易に理解できると述べた．

▶ ステップ4：家族療法や心理療法を紹介する

治療のために紹介を行うことは必ずしも常に必要なことではない．家族への簡単な介入により，患者や家族がエンパワーされ，新たに活力や新しい視点や変化する勇気を得て，自分たちの困難に取り組むことは非常によくあることである．しかし，メンタルヘルスの専門家の介入が適応となり，それを提案した場合でも，患者や家族がそれを受け入れる準備ができていないかもしれない（表8-8）．

メンタルヘルスの専門家への紹介に対して抵抗感を示すことはよくみられることである．専門治療医への紹介は，医療提供者にとっては当たり前のことであるかもしれないが，患者にとって当たり前のことになるまでにはかなり時間がかかる．"考慮すべき事柄"として家族の問題を捉えることは，患者の役割を演じることを止める準備ができるまでは，その役割は脅かされないと患者に感じさせ，安心させるために役に立つ．治療に対する抵抗は，痛みを伴い強力な感情を直接的に取り扱うことについての恐怖から生じているのかもしれない．共感しながら認め，リフレイミングすることにより，このような困難を乗り越えることができるかもしれない，と感じることができるようになる．最終的に，家族の問題が現実に存在することを患者は受け入れるかもしれないが，治療が役に立つという事実は受け入れないかもしれない．例えば，「話すことで何が達成できるの？」というように．治療のプロセスは，患者にとって実に曖昧に写るかもしれず，問題点を疑問の形で再度述べ，治療について答えを探すためのプロセスであると説明することは有用であるかもしれない．例えば，「あなたには回答しなければならない深刻な問題があります．あなたは，子供の世話を実際にどれだけ行いたいと思っているか決めなければなら

ず，どのようにして娘と深刻な問題について話すかを考える必要があります．治療は，それらの問題の答えを見つけるのに役立つかもしれません」などと述べる．

患者やその家族は絶対に治療を受けようとしないことがあるかもしれない．たとえそのようなケースでも，リフレイミングと患者の家族の話を共感的に傾聴することは，よい効果をもたらす．家族の評価と介入を行った**後に**，治療のための紹介には従わないが，継続して繰り返し症状を訴える患者に対して，医師は次のような言葉を述べるかもしれない（症例提示２において，父親に述べたように）．

症例提示 2（結論）

「あなたが依然として頭痛に悩まされていることについては，本当に申し訳なく思います．あなたの奥さんや娘さんはまだ喧嘩しているのではないですか？　あなたが治療の専門家のところに行かれないのはとてもよくないことだと思います．あなたのためにもっとできることがないかについて，本当に考えています．さて，血圧を測りましょうか？」

医師が家族の衝突を認めていることを認識している患者は，家庭内の衝突の重要性を医師が理解していること，その理解が共感的であることがわかっている．したがって，単に患者に思い出させる目的で，医師は評価と介入の面接を繰り返す必要はない．医師は，ケアのプロセスを脇にそらし，必要のない検査や薬物，さらなる評価のための紹介に向かわせることなく，患者の症状の意味を尊重する立場にいる．

症例提示 1（結論）

医師は，(1)エステレの医学的な問題に対処するためのよりよいアプローチを摸索するために，家族を家族療法の専門家に紹介した．(2)アリアナが満足できるような親密な交際を行うことがむずかしいことについての解決法を探るために，個人的なカウンセリングを受けることにより，彼女は恩恵を得るかもしれないと提案した．(3)マリアの医師に，気分障害と大うつ病の病名をつけることができるかどうか尋ねた．(4)マリアに休みをとらせるために，エステレにヘルパーをつけるように家族に勧めた．家族は以上の4つの提案を受け入れた．アリアナは次の受診時に，依然として多くの症状を感じているが，それらの症状を訴える時間は非常に短く，医師は家庭内で起きていることに話題を向ける余裕があった．アリアナは，家族が家族療法に向けて一歩も踏み出さないが，彼女自身は個人的なカウンセリングを受けるべきかどうかまだ考えている途中だと話した．彼女は，エステレを助けることに関する母親の期待を制限することについて心地よく感じており，エステレのためにヘルパーを雇ったと話した．マリアは抗うつ薬を投与され，何回か地域のメンタルヘルスセンターを受診し，症状を訴えることが非常に少なくなった．

8か月後，アリアナは個人的なカウンセリングを受け，身体化症状が劇的に改善し，彼女の制限された状況は改善された．最終的に，彼女はデートを行うことができ，安定した交際を開始したが，まだ結婚はしていない．

（訳：林野泰明）

▶ 推薦図書

Carter CA, McGoldrick M, eds. *The Family Life Cycle: A Framework for Family Therapy.* New York, NY: Gardner Press, 1980.

Doherty WJ, Baird MA. *Family-Centered Medical Care: A Clinical Case Book.* New York, NY: Guilford Press, 1987.

Doherty WJ, Campbell TL. *Families and Health.* New York, NY: Sage Publications, 1988.

Hahn SR, Feiner JS, Bellin EH. The doctor–patient–family relationship: a compensatory alliance. *Ann Intern Med* 1988; 109:884–889.

Haley J. *Problem Solving Therapy.* San Francisco, CA: Jossey-Bass, 1976.

McGoldrick M, Gerson R. *Genograms in Family Assessment.* New York, NY: Norton, 1985.

Minuchin S. *Families and Family Therapy.* Cambridge, MA: Harvard University Press, 1974.

第 9 章

小 児

Howard L. Taras, MD

はじめに

本章では一般的な小児期の行動に関する問題についての概説を行い，マネジメントのための指針を示す．問題となる小児期の行動の多くが発達の問題を原因としているため，小児行動医学と発達の問題を分けて考えることは容易ではない．

正常な発達の一部として認められる望ましくない行動

周囲の環境に対する小児の理解力と興味は常に発達している．子供は世の中のことについてより多くのことを知るために，周囲とやりとりを行うさまざまな方法を試している．ほとんどの場合，子供は自分に一番身近な人，つまり両親の反応を試す．"魔の 2 歳"や"彼女は成長の段階のひとつを経験している"，"男の子はいつまでも男の子"などの口語表現を用いる場合，このときの望ましくない小児期の行動は一般に"正常"として受け止められている．しかし，自分の子供に望ましくない行動が現れたとき，正常な状態と単純に受けとるのはむずかしい．しかも，その原因がはっきりしている場合でも，多くの親は，その問題行動に対処するための知識や技術が不足している．

過剰なストレス

正常な発達過程にみられる問題行動は，より複雑な原因で起こる問題と区別しなければならない．小児期の異常行動はしばしば，生活の尋常でないストレスが原因となっている．これは，暴力行為を目撃している子供，悲劇的な出来事を経験したコミュニティーのメンバー，絶えず夫婦仲の悪い環境で育てられた子供，自分自身が慢性疾患に罹患していたり慢性疾患の兄弟をもつ子供，望まれずに生まれてきた子供，などに該当することである．健康的で問題のない発達段階にいる子供を脅かすようなあらゆる状況の下で生活しているその子供らは，問題行動を起こしやすい．

実は家族全体の問題であっても，子供の問題は家族の問題とは別のものとして捉えられるかもしれない．特に子供の行動の問題は家族の問題が関与する．というのも，子供はあらゆる点で大人に依存しているからである．登校拒否の子供を例にとってみよう．従来から，こうした行動は父親か母親あるいは両親が子供に対して家に残るような潜在的なメッセージを得ている場合に生じる．主な問題は子供と離れることに不安を抱いている親なのであるが，症状が出ているのは子供なのである．

生来の病気

正常な発達や，尋常ではないストレスが原因で生じる小児期の問題行動に加えて，3 つ目の一般的な分類には，小児の生来の病気によって引き起こされる問題が含まれる．注意欠陥性障害は最も頻度が高く，よく知られている疾患であるが，行為障害，うつ病，広汎性発達障害などの精神障害が小児期に明らかになる場合もある．プライマリ・ケア医が詳細な病歴を聴取し，観察し，治療への反応をみることにより，行動の問題を引き起こすほかの原因と区別することができる．

小児期の行動障害のための家族のスクリーニング

小児のプライマリ・ケア医は，望ましくない行動障害をもつ小児の家族をスクリーニングし，その行動を起こしうる原因を整理し，メンタルヘルスへの介入の時期を見極め，問題となる行動を管理し，簡単に行うことができる環境の変更や，基本的な行動学的なマネジメント法に反応しそうな，これらの問題を管理する．

医師の懸念と時間の制約

多くの親は，自分の赤ん坊の夜泣きや幼児のかんしゃく，クラスで人気者になろうとする行動などについて，助けを求める術を知らない．子供の主治医が自分たちの助けになるということを親は認識していない．このような障壁を克服するためには，詳細な病歴をとる時間が制限されていたとしても，医療提供者は行動の問題について頻繁に話し合うためにあらゆる機会を利用しなくてはならない．したがって，医師は自分にとって都合がよく，別の時間にその問題についてさらに検討できるように，問題について振り返る時間をもつことができるような方法で，行動に関する情報をスクリーニングする必要がある．

きっかけとなる質問と質問票

親から情報を聞き出す方法の一つとして，それぞれの年齢に特異的な，鍵となる質問を前もってリストにしてから質問する方法がある．別の選択肢としては，予約の前に親が前もって郵送で回答できたり，あるいは待合室で記入したりできるような，正式に標準化された質問票をルーチンで用いることである．そのようなスクリーニングのための優れた資料としては，Jellinekらによる『Bright Futures in Practice: Mental Health (2002)』があげられる（「推薦図書」参照）．これらの質問票により，医師の質問に詳細に回答する時間を両親がとることが可能となり，回答には両親の意見が含まれている—しばしば，両親の意見の違いが明確になる．さらに，このような質問票を用いることにより，家族に関する問題を話し言葉で表現しなければならない不快さを最小限にすることができる．質問票により，しばしば多くの潜在的問題から情報を効果的に収集することができる．ほとんどのスクリーニング用のツールには，別に教育者用の質問がセットとしてつけられていることが多く，それらは問題が認識された際に役立つ．

表9-1に示した5つの行動スクリーニング用ツールはよく使われており，プライマリ・ケア医が用いるのに適している．そのほかに利用可能な質問票としては，Simonianらの概説に掲載されたものがある（「推薦図書」参照）．この概説は，どのツールが最も患者のニーズに適しているのかを特定したい，と考える臨床医にとっては有用である．

小児期の行動学的な問題を効果的にスクリーニングするために，医師は観察力を養い，自分の直感を利用することができるようになる必要がある．診察室での親子のやりとりは，家庭で生じている問題を分析する

表9-1 行動スクリーニングツール

名 称	開発者/文献	特 徴
子供の行動チェックリスト (Achenbach Child Behavior Checklist)	Achenbach TM. Manual for the Child Behavior Checklist/4-18 and 1991 Profile. Burlington, VT: University of Vermont Department of Psychiatry, 1991	112項目／2〜18歳
ペーパー・テスト コナーズ評価尺度 (Conners' Parent Rating Scale)	Conners CK, Sitarenios G, Parker JDA, et al. The revised Conners' Parent Rating Scale (CPRS-R): factor structure, reliability, and criterion validity. J Abnorm Child Psychol 1998;26(4):257-268	簡便．注意欠陥多動障害 (attention deficit hyperactivity disorder: ADHD) が疑われるときに有用であるが，その他のスクリーニングには不向きである．
アイバーグ児童行動インベントリ (Eyberg Child Behavior Inventory)	Eyberg SM. Behavioral Assessment: advancing Methodology in Pediatric Psychology. J Pediatric Psychology 1985; June 10(2): 123-139	36項目／2〜16歳
小児身体的・心理社会的症状チェックリスト (Pediatric Symptom Checklist)	Jellinek MS, Murphy JM, Robinson J, et al. Pediatric symptom checklist: screening school-age children for psychosocial dysfunction. J Pediatr 1988;112:201-209	5分／35項目，6〜12歳
小児行動アセスメント・システム 〔Behavior Assessment System for Children, Second Edition (BASC-2)〕	Reynolds CR, Kamphaus RW. The Behavior Assessment System for Children, 2nd ed (BASC-2). Circle Pines, MN: AGS, 2005	2〜22歳

ためのよい指標となりうる．また診察室において，親が子供をしつける行動をとった際に，その原因となった出来事は，臨床医が親子関係を理解し，行動学的治療について話し合うためのきっかけとなる．経験豊富な医師は，診察室での母親の赤ん坊の抱き方など，家族の行動の力学を示唆する軽微な様子にも気づくようになっている．授乳をすることが不快であるようにみえる母親，コンプライアンスが悪いパターン，母親や父親の興味のレベルなどはすべて，医師が懸念を示すべき種類の問題である．親は，祖父母や親族，ほかの家族の子育てを自分の子育ての参考としているため，その特徴についても注意を払う価値がある．

　懸念の対象となる徴候が常に問題を示唆しているわけではないが，こういった情報は数か月後や数年後までとはいわないまでも，後に子供の問題行動を評価する際に有用になることがある．家族に対する医師のポジティブな印象も臨床上有用なことが多い．

表9-2 小児への面接で用いる"文章完成"質問の例文

- 私は……のときはとても楽しい．
- 私は……のとき恥ずかしかった．
- 私は……がとても心配．
- 私のママは……．
- 私は……が嫌い．
- 私の……のときは悲しくなる．
- 私の……のときは幸せになる．
- ほかの人は私のことを……と思っている．
- いつか私は……したい．

小児への面接

　プライマリ・ケア医は，子供から直接情報を聞き出す際に，困惑することがある．2歳半～3歳の小児はほとんど，質問している医師にある程度の考えや気持ちを伝えることができる．しかし一般的に，子供は医師が直接聞きたいことに対して思っていることをうまく伝えることができない．子供たちは，それが気になることであれ，平凡なことであれ，あらゆるトピックスについて自分の正直な意見を自由に述べることがあるが，それは往々にして必要のない場面においてのことである．子供がそれほど親しくはない大人（例えば，幼稚園の先生や一緒に送り迎えしてくれる友達のお母さんのことなど）に対して，最初に詳細な個人的な考えなどを明かすことに両親は驚かされることがある．

　そのために，プライマリ・ケア医は，子供がより自由で正確に自分の考えを明かすことができるツールを利用すべきである．一つの方法は，例えば，"欲しいもの"，"怖いもの"，"家族"，"学校で一番嫌なこと"などを描くことについて，理解してそれに従うことができる年齢の子供には要求することである．絵の中の文字の位置，顔の表情，色づかいなどは，子供が考えていることや感じていることをつかむための重要な情報となり，会話のきっかけになることがある．子供にとっては，「この絵の女の子はなぜママを叩きたいの？」などのように，第三者として自分のことを表現するほうが容易であることが多い．

　親が会話に参加できるように，親と子供の両方が診察室に一緒にいる際，上記のようないくつかの質問をするのもよい．しかし，多くの子供，特に4歳以上の子供はほとんど，両親が同室していると違った回答をする．両親がいない状態で，同じような面接を行いたいことを親に説明すべきである．そして，子供の回答の大まかな内容について，後に親と話し合うことが可能であることを親に伝えておくべきである．しかし，特に情報が親を傷つける内容であったり，治療的価値が低いと思われる場合には，面接者はそれぞれの質問に対する子供の具体的な反応を無理に明かす必要はない．親と子供の両方が，このような報告が行われることを知っておくほうがよい．

　子供から情報を引き出すための別の間接的な方法は，子供が答えやすいような質問を用いて，自由回答式の質問をすることである．「もし，小瓶の中から魔法使いが出てきて，君の願いを3つかなえてくれるとしたら，何をお願いする？」，「もし魔法を使って好きな動物に生まれ変われるとしたら，何になりたい？」などである．最後の質問の回答に対しては，「それはすごい！　では，なぜその動物になりたいと思ったの？」と質問する．

　文章完成ゲームも有用である．医師が文章の最初の数語を話し，子供に続きの言葉を考えてもらい，文章を完成させる．いくつかの例を表9-2に示すが，子供が一度に一つずつ選び，面接ではなくゲームであると感じられるように，これらの例文（や同じような例文）を種々の色のカードに書いておく．子供が回答に想像力を働かせることができるように配慮し，回答は真実であってもよいが，そうである必要はないことを示唆しておく．

　このような面接の技法を用いる際には，幼児や学童はしばしば医師の意図に気づいている．しかし，気づいていたとしても，子供はこのような面接の方法を楽しみ，自分の考えを主張しやすい面接の方法であると認めている．子供は医師に対して安心感を感じている場合に，最もよく回答する．受診回数を重ねるうちに，子供との関係を良好なものとするために，多くの受診を計画する必要がある．

　絵を用いたり，第三者としての質問，子供の想像力を掻き立てる質問を利用する場合には，子供の反応を

深読みしすぎないことが重要である．子供は盛んに想像する．子供は恐ろしい考えや，願望に基づいた考えに思いを巡らす．単に，最近テレビで見たことについて話すのは，単にとりつかれたように話しているだけのこともある．真剣に捉えるためには，親への面接や患児の症状から，医師が疑う一般的なパターンに子供の反応を当てはめるべきである．問題の原因の確証であるかについては，1つか2つの心配な反応自体だけでは判断することはできない．

医師−子供−親の三角関係を超える

多くのよちよち歩きの幼児は，保育士，ベビーシッター，親戚などから世話を受ける．実際に，5歳以上の子供は活動時間の大部分を学校で過ごす．それにもかかわらず，医師は行動についての情報を収集する場合，伝統的に両親（または子供自身）の報告だけに頼ることが多い．なかには学校の教員に質問票を送って情報を収集したり，子供の学校での成績や保育の状況について両親に質問する医師もいる．しかし，医師が保育士や教師に直接電話をして，定期的に情報収集するようなことはまれである．保育士や教師は，子供と活動時間のほとんどを一緒に過ごしている．医師が親に許可を得たうえで，彼らと子供について直接話し合う価値は強調してもしすぎることはない．教師や保育士は貴重な洞察を提供してくれることがある．彼らの多くはさまざまなタイプの子供と何年も過ごしているため，両親の解釈や回想による評価と比較すると，彼らの評価には偏見が入りにくい．行動療法計画が推奨されれば，保育士との関係を築いたうえで，計画をその保育の場面に広げることが可能になり，より効果的に行動療法を行うことができる可能性がある．

子供の正常な発達

望ましくない行動が発達段階によるものであると決めるためには，評価者が子供の正常な発達について認識しておく必要がある（表9-3）．

▶ 成熟理論

この理論では，すべての子供の一連の行動上の発達は，包みを解くようなプロセスを通して生じ，遺伝子によって統制され，そして有害な環境因子によって妨げられることがある．

表9-3 各発達段階における行動の特徴

学説	0〜2歳	2〜6歳	6〜12歳
Kohlberg〔道徳発達理論（development of Moral Judgment）〕	前道徳段階 自己中心的．道徳上の概念はない 自己の満足	道徳段階 他人を喜ばせることを望む	道徳段階 義務への責務 権威を尊重する
Piaget〔認知的発達（cognitive development）〕	感覚運動期／前言語期 目的のある行動の出現 物や人が自分の見える範囲になくても，存在することを学習する	前操作期／前論理期 一度に問題の一つの側面にだけ取り組むことができる 言葉としての記号を使うことを学習する，など	具体的操作期／論理期 抽象的でなければ，問題の多くの側面に取り組むことができる 物事を分類することができる
Erickson〔心理社会的発達（psychosocial development）〕	口唇期（早期） 初めに信頼感を獲得する その後，独立心が出てくる "いや"とか"私"という言葉を使う 肛門期（2年目） 初めに自己管理を学習する その後，自尊心や好意が生じる 自立性について学習するが，羞恥心や猜疑心に悩まされる	男根期 主導したがる．好奇心が強い より攻撃的，競争的になる 物事を計画し始める 罪の意識に悩む	潜在期 勤勉になる 成績や結果を出すことにフォーカスをあてる 賞賛を得られる場面において失敗して，劣等感や力不足に悩む

Freud の精神分析理論

Freud の理論は，子供が経験する無意識的，意識的な心理プロセスを強調している．例えば，1歳半～3歳の肛門期では，子供は個人的には排泄にフォーカスをあて，個人同士の関係では親の要求に対する"反抗と従順"にフォーカスをあてる．この段階の子供は親の愛情を失うことを恐れる．

Erickson の発達理論

Erickson の発達理論は精神分析理論を発展させたものであり，彼の理論は，医療提供者が子供の心理社会的な発達を理解する際の手助けとなる．

Piaget の理論

Piaget の認知発達段階の理論では，例えば，学童期までの子供に自分の状況とは別の視点から状況を理解することを期待することはできない，と述べている．

Kohlberg の理論

Kohlberg の道徳発達理論では，例えば，幼児がどのようにして，結果として生じる罰や報酬の有無に基づいて自分の行動の善し悪しを判断しているか，について述べている．

　これらの理論は，いわゆる"子供の発達"という単一で多次元のものを，それぞれ異なる視点から捉えているのである．それぞれの理論は，子供の発達を別の視点でみている．もしある理論が，他の理論よりも患児の行動をよく説明できる場合には，その不適切な行動について説明し，親が適切に反応できるように導くためにその理論を役立てる．

マネジメントと紹介

プライマリ・ケア医はしばしば自分の外来において，頻度の高い子供の行動の問題を評価し，対処しなければならないことがある．それに加えて，子供の行動に関する訴えの多くは不適応な問題であったり，あるいは子供にとって正常な発達の範疇であったりして，メンタルヘルスの専門家への紹介は不要なことが多い．精神科的な評価や精神（心理）療法，遊戯療法を必要とすることが初めから明らかな場合もある．しかしプライマリ・ケア医が遭遇する問題のほとんどが，問題解決にフォーカスを絞った簡潔な治療法によく反応する．同じような症状や病因をもつすべての患児にとって有効な単一の治療方法はないが，医師は個々の患児や家族のニーズに合わせて治療計画をすぐに調整することができるようになる．この治療計画は家族の文化的背景，規模，仕事，その他の因子に基づいて作成すべきである．治療計画がうまくいかないときは，子供や家族に原因を求めるよりもまず，行動管理の技術に問題がないかどうかについて考えるべきである．

物質乱用，暴力，不適応な行動の予防

子供を診察するプライマリ・ケア医には，子供の不適応な行動に早期に介入する機会があり，責任もある．予防には2つの方法がある．一つは，健康診断やほかの理由で受診した際に，患児や家族に働きかけることができることである．もう一つは，例えば，学校，運動場，保育所などのような子供が過ごす地域環境を改善するための支援を医師ができることである．この二つ目のプライマリ・ケア医の役割は，"地域指向型のプライマリ・ケア（community-oriented primary care）"の1例であり，多様な社会のニーズに沿った医師の役割に言及しているモデルである．

　患児やその家族，地域に働きかける際に，将来の暴力行為，物質乱用，自己破壊的なライフスタイルなどを予防するために，医師はいくつかの既存の予防理論から適切なものを選択することができる．そのうちの2つを以下に述べる．

感情知性

感情知性（emotional intelligence）とは，自己と他人の感情を認識し，感情の問題を含めて問題を解決できる能力，と定義される．この"知性"が生来備わっているものか，あるいは学習によるものかはよくわかっていない．この分野の研究では，感情の理解力を測るいくつかのスクリーニングツールが用いられている．しかしそのような形式的なスクリーニングを，プライマリ・ケアの場面においてルーチンに実施するのは容易ではない．"感情知性"は比較的最近の言葉であるが，感情の相対的な強さ，相対的な弱さ，対処能力に与える影響などといった概念は新しいものではない．感情の制御は，若者の喫煙のリスクが低いことと関連することが明らかにされている．感情的な難題に対処する"方法"を子供に提供できる親は，子供の感情の能力を

高めることができるであろう．子供が，"欲求不満"，"不安"，"妬み"などといった感情を表現する言葉を教わることにより，感情を行動に移す前に言葉で表現できるようになるかもしれない．子供が感情を表現したいと思えるような環境を整えることも両親に促すべきである．当然ではあるが，このことは患者の自宅よりも医師の診察室のほうがより両親に受け入れてもらいやすい．医師は，子供の人格や感情的成熟を示すような最近の家庭での具体的な状況について質問することができる．このようなことを詳細に知ることで，医師は，家族の問題や子供の年齢についての最も適切な示唆を段階的に提供することができる．

争いを解決したり，暴力を予防したりすることを目的として作成された学校のプログラムの多くは，同様の理論に基づいている．子供たちは，怒りは理性のない行動を起こす前にコントロールできる感情であることを教わる．子供たちは，自分や他人の怒りが引き起こされる状況について議論したり，実演してみることさえもできる．そして当然，これらの感情の抑え方や状況の改善の仕方についても学習する．臨床医は，このような学習プログラムを子供やその隣人が利用できるように，学校関係者やほかの機関と連携する責任がある．

発達的資産理論

もう一つの予防的理論のコンストラクトは，生活の中で多くの資産を子供に提供する方法である〔発達的資産理論(developmental asset theory)〕．この方法によると，現在や将来にわたり子供に不適応な行動を起こさせないようにする可能性がある．Search Institute（章末の「その他のウエブサイト」参照）によって，幼児や学童期などのさまざまな年齢における40個の資産リストが開発された．これらの資産は，健康な行動を累積的に促進するように意図されている．学童期の資産の例は，地域の中で誰かのためにサービスをする，または両親は当然であるが，それ以外の大人とも助け合える関係を築く，などがある．幼児の場合，親は家庭外からの支援を受ける必要がある．

このような資産を導入することにより望ましくない行動を予防できるか否かについてのエビデンスの数はまだ限られている．しかし，このように資産をつくるように促すことには害はなく，おそらく潜在的な利益は高いはずである．プライマリ・ケア医は日常診療において，家族とともにそのような資産をつくるように促す機会をもっている．さらに，プライマリ・ケア医は，子供が地域においてその資産を得ることができる機会がどれくらいあるか，評価の手助けをすることができる．

よくみられる行動学的な問題の例

▶ 乳児：夜に寝ないこと

症例提示 1

生後12週間の女児の両親が，その子が午後8時から午前6時の間に，合計4～5時間以上寝ることがほとんどないことを心配している．その子は午後8時に寝入り，1時間後にすぐ起きる．授乳中とその後少し眠ったようにみえるが，その後数時間起きている．親は，短時間の睡眠の間に，長時間の覚醒が毎晩続くことに悩んでいる．親は，この子は一人にしておくと泣くという．夜中，親がその子を連れて散歩しているときは，その子は満足して大人しくなる．

乳児期早期の子供の発達では，気質や生活リズムが大きく変動することが特徴である．生後最初の数週間は，乳児はしばしば日中も夜中も同じくらいの時間眠る．生後2か月までの間は，夜中に2回ほど起きることが多いが，生後3か月までには，多くの場合続けて5～6時間眠る．この症例の場合，患児は昼と夜の違いを自然に"学習"することができず，両親もそうするように訓練しなかった．しかし，子供が寝るまで泣かせておけばよいと医師が言えば，親は育児への力不足や罪責感を感じてしまう．このことはさらに，親が子供との間で形成している愛着の関係に悪い影響を与える．

症例提示 1（つづき）

この症例についてさらに質問すると，その子は日中の哺乳後3～5時間ほど続けて眠ると両親は言った．この幼児は，好ましい，または適切な昼夜の時間感覚が身についていなかった．この症例について，医師は日中の2～3時間の睡眠後は起こしておくように勧めた．両親は，子供を散歩に連れて行ったり，お話をしたり，音楽や楽しい遊びを試みることで，幼児の日中の時間を埋める

ようにした．夜中の哺乳は最小限にする，部屋の明かりを暗くする，静かにするなど，夜は子供にとって"楽しい"やりとりを避けることを勧めた．自然な"要求による"睡眠と哺乳は通常，妨げるべきではないが，この症例の場合には，幼児の行動パターンのために，両親の健康が不必要に損なわれており，このような修正は正当化される．この計画を5～6日間守った後，両親は日中娘を起こしておくことがこれまでよりも容易にできるようになり，午後11時に哺乳した後，両親は午前4時まで眠れるようになった．

発達の段階によって夜中の覚醒の原因は異なることに注意することは重要である．生後9か月の乳児について，症例提示1と同じ話が語られたとすれば，親が部屋を離れた後にまだ"居る"ことを認識する認知能力と関連している可能性が高いであろう．この年齢で，ほかに原因らしきものがなければ，まず次のようなことを勧めてみる．終夜灯や移行対象〔transitional object（お気に入りの毛布やテディベアなど）〕を用意する．これは多くの場合に有効である．この症例では，医師が慎重に行動的介入の計画に含めるべきことには，子供には問題がないことを親に話して安心させることであるが，数夜は子供に"好きなように泣かせる"ようにさせることも含まれる．

よちよち歩きの幼児：攻撃性

症例提示 2

3歳の男児の親が，子供が床に自分の体を投げ出したり，物を投げたり，奇声を上げたりすると訴えている（通常は自分の思い通りにならないとき）．毎日のようにそのような行動をする．保育園では，怒ってほかの子供に噛みついたりしはじめたため，ほかの親から苦情が出はじめている．

このような行動の評価は，発達段階についての問診，子供の攻撃性の程度，そして考えられる原因を評価することから始まる．他人に自分の怒りをぶつけるような怒りの表出は，通常3歳ころに始まる．この怒りの表出に対する親の反応は家庭によって大きく異なる．子供の行動の問題の大きさだけでなく，親が子供にどのような行動を期待しているのかが，その行動が問題であるかどうかの判断に役立つ．子供の行動と親の行動に対する期待の解離が大きい場合には，子供は将来にわたって問題を起こす可能性が高い．活発に周囲を探索する子供を，ある家族にとっては，"好奇心が強い"と捉え，ある家族には"いつも壁を登っている"と捉える．ある家族にとって"気むずかしく手に負えない"子供は，またある別の家族では"祖父も子供のころはこんなだったみたいです"と表現される．子供の行動に対する肯定的な視点をもつことで，子供はよりよい自己イメージを形成することができ，その後の問題が少なくなる結果となる．

ある種の質問が，攻撃的な行動の原因を評価するのに役立つ場合がある．例えば，「子供は残酷ですか，あるいは不幸な子供ですか？」「家庭において，子供が他人から暴力（身体的または言葉による）を受けることがよくありますか？」「攻撃的な行動を誘発するような，予想もしなかった出来事が何かありますか？」「子供の年齢に合致しない行動が目立ちますか？」などがある．これらの質問に当てはまる場合は，正常な発達ではない可能性が示唆される．

発達が依然として攻撃性の原因と思われる場合，いくつかの可能性を考慮すべきである．第1に，認知能力は十分に発達しているが，言語能力の発達が比較的遅れている子供の場合には，自己表現の方法が限られているために不満が高まる場合がある．第2に，この時期の子供は大人の気を引きたがるものであり，そのためには攻撃的行動が確実な方法であることを認識している．第3に，この時期の子供は自立心を表現したがるものであるが，大人によっては，子供のそういった行動の受け入れ方を理解していないことがある．可能性のある原因を確認するために，医師は攻撃的行動に関連した出来事を診査する必要がある．最近の攻撃的行動について，何がその行動を起こさせたかについて1つか2つの例を親に例示させると，親の「何に対しても攻撃的になるのです」という発言からよりも有用な情報を得ることができる．子供が攻撃的行動をしているときに，親がそれをどのように感じているか常に質問すべきである．"付き合っている時間はない"と感じるような場合には，子供が親の気を引こうとしていることを強く示唆している．最初の反応が力関係の争いであると感じるような場合は，独立したいという気持ちが動機になっている可能性がある．また医師は親に，攻撃的な行動にどのように対応したのか，そしてその対応の効果はどうであったかについて質問すべきである．

症例提示 2（つづき）

この症例の場合には，この子供の攻撃性の程度は正常範囲内にある．子供の不機嫌な態度は，彼の年齢で経験する典型的なフラストレーションの結果として生じている．しかし，何か月か経過してほかの家族のメンバーのニーズのために親が忙しい状況になったとき，彼は，怒りを表出することが親の注意を引くのに有効な方法だということに気づくようになり，こういった行動の頻度が増えていった．マネジメントのための計画の一案としては，彼の怒りに基づく行動を無視し，他人に暴力を振るうときは数分間，部屋に隔離することを親に指示する．それとともに，ゲームや散歩をしたり，家でお手伝いをするような，子供と楽しく過ごせる時間を母親が増やすようにする．幼稚園では，よい行いをしている間は個人的に注意を払ってもらうようにした．また保育士には，彼がほかの子供に暴力を振るったときは，彼を"無視"して攻撃された子供の対応に集中するように依頼した．数週間以内に，彼は他人を噛まないようになり，楽しそうな様子になった．まだ激しく怒るときもあるが，上記のような対応方法をとることにより，母親はこの状況をうまくコントロールできるという感覚をもつことができた．

▶ よちよち歩きの幼児：反抗的行動

症例提示 3

3歳男児が時間どおりに就寝することに反抗している．多くの要求（例えば，水が欲しい，トイレに行きたい，ドアを調節するなど）を行うことにより，就寝時の儀式を長くしようとする．彼は何度もベッドから出てしまう．多くの場合，両親と時間を過ごしている間に，最終的にはリビングルームか両親の部屋で眠る．

症例提示 4

ある母親が，食べ物の好き嫌いが激しい2歳4か月の娘の栄養のバランスを取るために，ビタミンのサプリメントを飲ませることについて相談にきた．りんごジュースを飲み，ホットドッグやはちみつ味のシリアルなどは食べる．これらの食べ物を与えないと，暴力的に抗議し，何も食べない．

これらの症例で述べられている行動は，この年齢の子供に通常よくあることである．一般に，症例提示3・4のような食事や就寝時間を含めて，よちよち歩きの幼児はさまざまなことについて親の意見に反対する（例えば，着衣，おもちゃの片づけ，シートベルト着用など）．親の指示への挑戦は通常，成長するに伴い減少していく．しかし，この時期の子供には適切に対応する必要がある．親が子供の反抗を個人的な攻撃であると誤って理解してしまうと，親の反応が子供に新たな葛藤を生じさせるようなやり方をとってしまい，反抗的行動をさらに悪化させてしまう．したがって，医師は正常な発達の過程にあることを親に理解させることが重要になる．提示された2つの症例の子供は，親が子供の本当の興味を理解していないことを利用するようになった．この両方の症例において，医師は，両親や可能なかぎり子供とも面接を行い，もっと深い問題の可能性を除外すべきである．反抗的行動の原因としては可能性はまれであるが，異常な恐れ，悪夢，その他の症状などについても探索する．2つの症例ではそのような異常は何もなかった．

症例提示 3（つづき）

症例提示3で医師が両親に勧めたことは，眠ることができるかどうかにかかわらず，今後は就寝前に行う儀式の後は寝室から出てはいけない，と子供に説明するようにしたことである．子供の寝室から離れる前に，ほかに必要なものは何かないか，と必ず尋ねるようにした．その後は，子供が泣いたり叫んだりして，親との会話を続けようとしても相手にしないようにする．子供が寝室から出たら，何も話さずに無表情で子供をベッドまで戻す．真夜中であっても，このようなことを徹底するようにした．改善する前に，1晩か2晩症状が悪化することがあることを両親に伝えた．1週間たたないうちにこの少年は，就寝前に寝ないでいるための非現実的で"自分のメンツをたてる"ための唯一の試みをあきらめた．

子供に根負けしないためには，粘り強さが必要である．ほとんどの症例では2週間以内に効果が現れるが，2日で症状が改善することもしばしばある．問題となっている子供が兄弟と寝室を共有している場合には，その子供の行動がおさまるまで，別の兄弟を親の寝室などで寝かせるようにすることを勧める．

症例提示 4（つづき）

症例提示4にも同様の原則を適用した．この症例では，まず決められた時間に3回の健康的な食事と1回のおやつを与えた．食事量について子供に話をした後は，それ以上は食事量について子供と話し合わないようにした．そして治療期間中は，その他の一切の食べ物を家では食べることができないようにした．食事と食事の間，水の摂取以外については制限させた．1日半ほどの困難な時間があったが（食器を投げる，泣き続けるなど），新しい食べ物を少し食べ始め，食事に前向きに取り組むことを楽しみ始めた．摂食する内容にまだ偏りはあるが，レパートリーは広がり，ブロッコリー，ミルク，パスタなども食べるようになった．

しばしば親は，子供が食事を摂らなかった後に，子供が食べ物に接触することを制限すると，両親は子供に害が及ばないかどうかしばしば心配することがあるが，この方法は子供の成長にとって無害であり，最終的には栄養摂取を改善できることを説明し，安心させる必要がある．同居している祖父母が善意から，食事と食事の間に子供にクッキーをこっそり差し入れたり（症例提示4），決められた就寝時間の後で，子供と一緒に過ごしたりして（症例提示3），子供を"救出"することは非常に多い．このような親切心による行動は子供の不適応な行動を知らず知らずのうちに長引かせたり，不十分な栄養や睡眠しかとれていない期間を長引かせたりする．医師は治療計画について説明する際に，家族の大人全員を診察室に招いて，関与している家族全員が治療の意図と方法を理解しているか確認しておくべきである．冷蔵庫のドアに貼ってもらえるように，行動管理の"ルール"を処方箋に書いて家族に渡しておくことは有用である．こうすることで，後から大人の家族の間で意見の対立が生じる可能性を予防できる．医師は治療開始後に治療経過をモニターするために，ルーチンとしてフォローアップ外来に来院するように家族に勧めるべきである．

▶ よちよち歩きの幼児：トイレトレーニング

親がトイレトレーニングを始める前に，子供が発達段階として準備状態でなければならない．まず，生理的に括約筋をコントロールする機能が必要である．この機能は通常1～2歳の間に発達し，子供の特徴的な"しかめ面"と足の構えから，親は子供が便意を感じ始めていることに気づく．一連の指示に従う能力，親の行為を模倣する動機づけ，便座に座るための根気なども必要である．これらの発達の里程標が達成されていれば，2歳でトイレトレーニングを開始してもよい．しかし，トイレに無関心であったり，著しい困難がある場合にはトレーニングを中断し，2～3か月後に再挑戦するように両親に忠告する．3歳になっても準備状態にならない子供もいる一方，18か月で準備状態になる子供もいる．

多くの有効なトイレトレーニング法があるが，ここではそのうちの一つについて述べる．子供が普段使用している"おまる"をトイレの中に置き，親が使っているトイレと対比させながら，どのような目的で使用するのか説明する．1日に数分間おまるの上に座るように子供を促し，それができたら褒める．はじめはおむつや下着をはいたままで座り，数日後にそれらを脱いで座る．汚れたおむつを親がおまるに捨てるところを子供に見せるべきである．子供によっては，自分の体から排出された糞便を自分自身の延長であると認識しているため，親は，便の臭気について述べることを避けるべきである．徐々に，日中に子供がおまるに座る頻度を増やしていき，特に腸蠕動が起きやすいタイミングで座らせるべきである．おまるにうんちを"キャッチ"させるように子供に言って聞かせる．親は，子供がうまくできないことや，いかなる"トラブル"についても決して叱ってはいけない．夜のトレーニングや，立って排尿したり，大人の便器を使うトレーニングは，子供が基本的なトイレトレーニングを完了したり，興味を示したりした後に，初めて進めるべきである．

▶ 学童期：特発性の夜尿症

夜尿症の実際的な定義の一つは，6歳以上の男児，または5歳以上の女児が1週間に少なくとも1回"おねしょ"をすることである．夜尿症になる前に，6か月以上の期間おねしょがなかった場合には，二次性の夜尿を考慮する．上記の定義によると，15%の子供が該当するために，小児科医がそれについての質問を最も頻回に行うことになる．ほかの尿路異常（感染症,

神経因性膀胱など)は一般の身体診察や病歴聴取で除外できる．夜尿症で唯一問題になるのは，おねしょに対する患児や親の受け止め方であることを認識しておくことは重要である．それ以外は，自然に解決する問題である．もし患児や親がおねしょに悩んでいなければ，治療は必要ない．介入するときに選択肢を提示する際には常に，このことを家族に説明しておく必要がある．

　治療には，親だけでなく患児自身が治療に前向きでなければならない．患児が本当に治療を希望しているか確認し，患児に個別に面接して治療の動機を特定する．患児自身が夜尿をなくすために新しい試みに本当は前向きでない場合には，家族のほかのメンバーに話を向けるべきである．夜尿に対する両親の対処や不安の程度を評価し，必要ならば，子供にとって不必要なストレスの原因にならないように，両親のもっている対処や不安に介入する．子供の夜尿に対して決して罰を与えるべきではない．たとえ両親が濡れたシーツの交換を子供に手伝わせるべきだと主張しても，子供に期待しているほかの家事を行う責任と同じ程度で手伝わせるべきである．

　市販のアラーム装置は，医師と両親が"条件づけ療法"を行う際に役立つ．この方法は臨床的に有用であることが証明されている．この装置を用いると，尿が数滴出たところで，患児はアラームによって起こされる．最終的には膀胱の容量が最大になった時点で目が覚めるようになる．そして子供にはトイレに行く責任がある．このアラーム装置は，数か月間にわたり毎晩使用すると効果的である．アラームをつけなくなると，またおねしょが始まることがあるが，再度アラーム装置による治療を繰り返すと，より永続的な効果を得ることができる．

　デスモプレシン(DDAVP)は抗利尿ホルモンのアナログ(誘導体)であり，薬物療法の選択肢の一つである．もしこの治療が有効であれば，通常2週間以内に効果が現れる．投与中止後の再発はまれではないが，アラーム装置による治療がうまくいかないときや，一時的な改善方法(夏のキャンプのときなど)としてこの薬物療法を用いるのが最良である．状況によってはイミプラミンが有用であることも示唆されている．ほかの治療法としては，括約筋コントロールの訓練，夕方の水分摂取制限，尿貯留訓練などがあるが，これらの治療法の効果には限界のあることがはっきりしている．

学童期：いじめ

症例提示 5

12歳女子が定期健診に来院した際に，社会性の発達に関するルーチンの問診により，この中学1年生の女の子は学校で同級生との間に問題を抱えていることがわかった．彼女は学校と，多くのクラスメートを嫌っていた．問題は，ある女子の同級生が彼女の持っていたりんごを食堂の床にたたき落とした3か月前から始まった．患児はそのクラスメートをたたこうとしたが失敗し，ちょうどそれを見ていた先生に叱られた．そのとき，患児は泣き出してしまった．それ以後，女子のグループの陰険なジョークに悩まされるようになった．事実とは異なる噂が，学校での口コミや，子供たちが夕方に自宅でするお互いのeメールを通じて広まっていった．

　多くの子供は，いじめの脅威を内在化させてしまい，問題が発生したときに両親にその悩みを相談しない場合が多い．子供がいじめられているときの徴候として，学校へ行きたがらない，抑うつ症状，不安症状(例えば，頭痛，胃痛など)，学業成績の低下などがある．いじめの脅威や恐怖を内在化させる多くの子供はどういうわけか，他人の行動の責任は自分にあると考える傾向にある．親や教師のなかには，学校でのいじめは成長の正常な過程だと考えている人もいる．しかし，このような考えをもっている両親には，教育をする必要がある．いじめやそれを引き起こす周囲の環境を解決せずにおくと，不安障害，うつ病，社会的引きこもりを生じてしまう可能性がある．

　いじめの被害者が攻撃的になることもあるが，多くは受け身である．時に，特定の性格的特徴をもつ子供や，不適応な行動をとる子供がいじめの対象になる傾向がある．社会的スキルに乏しい，友達ができない，もの静かで内気で恥ずかしがり屋であることも問題となりうる．いじめの被害者は，動揺しやすく，人前で立ち向かったり抵抗したりすることがむずかしい子供が多い．また同世代の子供とよりも，大人とのほうが付き合いやすいと感じるなどの特徴がある．

　プライマリ・ケア医は，いじめの対象となりやすい特徴と関係しているかどうか，その侵害の程度について評価する必要がある．家庭を含め，2つ以上の環境

においてこのようなことが存在しているか？ 基本的な介入によって改善の余地がありそうか？ 同世代の子供とのつながりはどの程度希薄か？ 時に，いじめの被害者であることは，その子供がメンタルヘルスの専門家の評価や介入を必要としていることを示す徴候であることがある．

症例提示 5（つづき）

プライマリ・ケア医は，いじめの問題が完全に解決するように，みんなで協力して取り組むことについて，患児と両親に口頭で確認した．患児は戸惑いはあるが，両親に自分のこれまでのことを打ち明け，両親はそれらの問題を真剣に受け止めてやり，彼女が一人で問題に悩まないようにした．両親は学校長とも話し合いをし，提案を行った．さらに病歴をとると，患児が美術の成績がとてもよいことがわかった．他の長所と同様に意識的に美術の成績を声に出して褒めてあげるように両親を促した．学校の職員たちも同様に患児の成功を褒めるようにした．両親は，患児やその周囲が彼女の長所に気づけるような機会を探した．

両親はいじめのエピソードの記録をとり，その内容を学校長に報告した．最終的には，放課後の美術クラブに参加することが，友達をつくるための彼女に役立ち，患児が自信をもつことができるようになったために，いじめに対する耐性ができた．

この症例に対して行われた介入は，状況を改善するためには不十分なことが多く，学校がもっと大きな役割を担う必要があることをプライマリ・ケア医は認識しておかなくてはならない．いじめの症例を経験することは，いじめの問題を真剣に受け止め，いじめの予防プログラムがしっかりと受け入れられるように，プライマリ・ケア医が学校や地域で主張する最高の機会である．成功するには，このことに興味があり，計画や方策をもつ2人以上のスクールカウンセラーが必要である．Olweusが提唱した介入については比較的よく研究されており，よい成績が報告されている．学校で行われる介入には次のようないくつかのレベルがある．学校全体の介入（例えば，職員のトレーニング，いじめに対する学校の規則改善など），学級レベルの介入（例えば，定期的な学級会議や学級の両親の会議など），個人レベルの介入（例えば，いじめの加害者と被害者の個人間の対話など）．学校の管理者と全職員が参加しなければならず，個々のレベルにおいて計画が確実に実行されることに責任をもつ調整役が必要である．

プライマリ・ケア医は，いじめの被害者と同様に加害者が誰であるかを同定することも必要である．また，子供が誰かをいじめているかもしれない徴候に親が注意を払うことも重要である．いじめの加害者と被害者はいずれも，友達関係に問題を抱えていることが多いが，それらの問題がそれぞれ異なった結果として現れている．両親や医師は，学校でよく問題を起こす（が罪を逃れるために自分を弁護するのが上手な）子供や，友達関係を調整する必要があると思われる子供に普段から注意を払う必要がある．いじめの加害者に対して学校や両親が行う唯一の介入として，あまりにもしばしば行われていることが，罰を与えることである．罰するだけでは，彼らの抱えている問題を解決することはないため，このような介入は一般的に効果がない．まず両親が行うべき介入は，厳しい規則の導入や，綿密な監視，学校とのコミュニケーションである．潜在する精神的な問題のために，不良行為，友人間の問題行動や激しい感情の変動を引き起こしている場合，若いうちにその精神的な問題へ対処しなければ，いじめの加害者は，後になって高い割合で犯罪行為を行うようになることが明らかになっている．いじめ行為が持続する場合，専門家による精神面の評価と治療を受けるのが適切である．

結 論

有用な病歴を聞き出し，子供の発達過程を理解することにより，プライマリ・ケア医は子供の行動の問題について筋の通った仮説を立てることができる．子供の問題行動を治療する際に，多くの一般的な行動の問題に適応できる行動療法計画の組み合わせを作成しておくと，プライマリ・ケア医は容易に治療することができるようになる．精神科的あるいは心理学的な介入が必要な深刻な問題の多くは，問題発生の早期から明らかになることが多い．専門家への不必要な紹介を避けることは，費用効果がよいだけでなく，プライマリ・ケアの外来で子供に生じた問題行動を抱える家族を支援することになり，家族とプライマリ・ケア医との間に築く関係を活用することが可能となる．

（訳：三品浩基）

▶ 推薦図書

Hanna GL, Fischer DJ, Fluent TE. Separation anxiety disorder and school refusal in children and adolescents. *Pediatr Rev* 2006;

27(2):56–62.

Iliffe S, Lenihan P. Integrating primary care and public health: learning from the community-oriented primary care model. *Int J Health Serv* 2003;33(1):85–98.

Jellinek M, Patel BP, Froehle MC, eds. *Bright Futures in Practice: Mental Health—Volume I. Practice Guide.* Arlington, VA: National Center for Education in Maternal and Child Health, 2002.

Law KS, Wong CS, Song LJ. The construct and criterion validity of emotional intelligence and its potential utility for management studies. *J Appl Psychol* 2004;89(3):483–496.

Murphey DA, Lamonda KH, Carney JK, et al. Relationships of a brief measure of youth assets to health-promoting and risk behaviors. *J Adolesc Health* 2004;34(3):184–191.

Roehlkepartain JL, Leffert N. *A Leader's Guide to What Young Children Need to Succeed; Working Together to Build Assets from Birth to Age 11.* Minneapolis, MN: Free Spirit Publishing, Inc., 2000.

Simonian SJ. Screening and identification in pediatric primary care. *Behav Modif* 2006;30(1):114–131.

Taras HL (Ed.-in-Chief), Duncan P, Luckenbill D, et al., eds. *Health, Mental Health and Safety Guidelines for Schools.* Elk Grove Village, IL: American Academy of Pediatrics, 2005. Available at: www.nationalguidelines.org.

▶ 専門家により検証されているウエブサイト

Cambridge Center for Behavioral Studies Web site. http://www.behavior.org/parentinging.

"Kids Health for Parents" Web site. http://kidshealth.org/parent/emotions/index.html.

"You and Your Family." American Academy of Pediatrics Web site. http://www.aap.org/parents.html.

▶ その他のウエブサイト

Search Institute Web site. http://www.search-institute.org.

Olweus School Interventions for Bullying Web site. http://www.clemson.edu/olweus.

第 10 章

青 年 期

Lawrence S. Friedman, MD

はじめに

本章では，ティーンエージャーへ医療サービスを提供している人を支援するための実践的な行動学的な枠組みを紹介する．青年期の発達のステージと行動学的な関連性や，効果的な医師と患者のコミュニケーションについての示唆，面接技法，医療サービスの提供についてはこれまでに論じてきた．生理学的な観点からは，青年期は思春期の始まりと身体の成長の終わりの間の期間である．心理・社会的，行動学的には，成人の身体イメージと性的アイデンティティが芽生え，独立したモラルの規範，親密な人間関係，職業上の目標や健康行動が発達し，両親からの離別が生じる時期である．これらのタスクのいくつかは思春期よりも前に始まり，成人期に向け徐々に発展するが，青年期の行動を理解する基礎となる．

健康状態とトレンド

ほとんどのティーンエージャーは健康である．他の年齢層と比較すると，死亡率は低い．ティーンエージャーの健康問題の大半は行動学的な問題がかかわっており，望まない妊娠や性感染症（sexually transmitted diease：STD），武器の所持，他人への暴力，希死念慮，酒・タバコと違法薬物使用，そして食事や運動パターンなどを含む．地域によっては（しばしば暴力団が関係する）他殺がティーンエージャーの死因の第1位であることもあるが，全国的に交通事故がほとんどの地域で第1位の死因である．人種や民族で規定される集団よりも，社会経済状態や人口密度が銃による死亡リスクのほとんどを規定している．それにもかかわらず，ティーンエージャーによる予想外の外来受診の最も多い理由は，通常の健康診断や運動前の検診，上気道感染症，にきびである．ティーンエージャーをケアする人々にとっての大きな課題は，健康のリスク行動につながる病歴を引き出すことである．ほとんどの青年期の死亡や病気への罹患は予防することが可能であり，成人の病気につながる性行為や食事，運動や薬物の使用などの行動の多くは青年期に始まるため，この年齢層を無視することは，公衆衛生を行ううえで大きな機会を逃すことを意味する．

1992年，米国医師会は青年期の予防サービスについてのガイドライン（Guidelines for Adolescent Preventive Services：GAPS）を出版した．これは，青年期を対象とした発達学と行動学的に関する適切で包括的な最初の健康管理に関するガイドラインであり，先行的で予防的な患者中心のサービスについて強調している．GAPSが示唆していることは，青年期の健康を促進して疾病を予防するには，患者や両親，学校やコミュニティー，医療の提供者を取り巻くパートナーシップが含まれることである．ガイドラインが出版されて10年以上経過し，十分に広くゆきわたり，標準的な医療や医療の質の指標として価値のあることが示されてきたが，しかし広い範囲で適応可能かどうかについてはほとんどエビデンスが存在しない．

青年期の健康アウトカムは，おそらく他の年齢層よりも，国や地域の文化，教育，政治や経済政策と密接に関連している．拳銃やタバコは卑近な例である．例えば，拳銃を手に入れることができることは，外来診察時に医師が解決可能な問題ではないが，拳銃がより手に入りにくければ多くのティーンエージャーの健康にとってかなりの利益になるであろう．もしタバコの値段がかなり高く，広告がなくなれば，もっと多くのティーンエージャーが喫煙を始めないであろう．自分の両親や学校，地域との絆が強いと感じているティーンエージャーは，そうでない場合と比較して健康に害を与える行動に参加しにくいことを示す強いエビデンスが存在する．

発達段階

ティーンエージャーに対する医療サービスは，各発達段階に応じて適切である必要がある．青年期における

3つのステージが，身体，認知，行動的な特徴に基づいて区別されている．必ずしもすべての青少年が完全にそれぞれの段階に分類されるわけではなく，それぞれ異なる早さである段階から次の段階へと移行する．さらに，身体，認知，行動の発達の早さはそれぞれ一致しないかもしれない．例えば，14歳の身体的に成熟した少女でも，性的な親密さや妊娠の結末，もしくはその可能性でさえ，感情的あるいは認知的に決断することができないかもしれない．

▶ 青年期初期（11～14歳）

身　体

急速な成長は，身体イメージの変化の原因となる．多くのティーンエージャーは，自分の成長が"正常"であるかどうかについて悩んでおり，一般的に身体のことについて頭が一杯であったり不安を感じていることはよくあることである．例えば，女性化乳房は少年にとってよくある一過性の問題であるが，心配の種になりうるし，体操の授業に参加することの妨げになるかもしれない．すでに自意識過剰なティーンエージャーにとって，その話題は非常に悩ましいため，身体診察をしている間にその状態を認識した場合には，医師が率先して問題ないことを伝えることが大切である．思春期の始まりが早かったり遅かったりするのは，さまざまな影響を与える．早く始まる思春期のために，少女が体重の増加を気にしたり，一方，食べる量が多くなったり，他の摂食障害を生じる可能性が高まるかもしれないが，少年では自尊心や運動能力が高まるかもしれない．自尊心は身体的な発達や仲間を引きつける魅力と関連しているため，仲間よりも遅く思春期が始まるティーンエージャーは自尊心の問題を抱えるかもしれない．青年期初期には，月経や自慰行為，夢精，胸や性器の大きさ（大きすぎたり小さすぎたり）について疑問をもったり心配したりすることはよくあることである．これらの疑問は予想して注意深く対処することが必要である．性的な成熟に関連する内分泌疾患も出現しやすいため，早期の診断と治療によって健康を取り戻し，自尊心を回復することが可能である．

社　会　性

青年期には仲間とのつきあいが増え，家族とのつきあいが減る．友情は理想化され，友達はほとんどの場合が同性である．身体の発達についての興味と親密な仲間関係が重なることにより，同性愛や他の性的な経験，不安や恐れにつながるかもしれない．異性愛の関係が始まることもあるが，集団の中では異性との接触がより起こりやすい．

認　知

具体的な思考から抽象的な思考への移り変わりが始まる時期である．経験と感情が決断に重要な影響を与えるため，認知を変えるだけでは，多くのティーンエージャーが結末をほとんど考えずに衝動的な決断を行ってしまうことを防ぐことはできない．認知能力の向上がアイデンティティー探しと結びついた場合，認知能力の向上はしばしば，家庭と学校の両方で限界を試す誘因となる．夢見がちになることはありうることである．

▶ 青年期中期（15～17歳）

身　体

ほとんどの身体的な発達は青年期中期で終了するが，この問題は持続することもある．

社　会　性

独立，アイデンティティー，そして自主性を獲得するための苦しみは増強する．一部のティーンエージャーにとっては，家族よりも仲間のグループがより重要になるかもしれず，その結果ティーンエージャーと親との間の衝突が増える．酒や薬物，性行為を経験することはよくあることである．自分が無敵であると感じることが衝動と結びついた場合，比較的高い割合で自動車事故や対人間の暴力の原因となる．失恋が衝動的に自殺に結びついたり，自分が所属できる仲間を見つけることが困難なために，自尊心が低くなることもこの時期に起こりうる．仲間うちの音楽や服装，（ピアスや服，髪の色，化粧などの）外見についての規範に執着することはよくあることである．多くのティーンエージャーはアイデンティティーを確立し，学校やスポーツ，地域社会，教会の活動におけるサポートを見つけることができる．サポート体制や地域のリソース（資源）が十分でないティーンエージャーにとって，暴力団が個人的な強さを保障したり，アイデンティティを提供したりするかもしれない．社会から疎遠で公民権を剥奪された民族グループのティーンエージャーは特に，暴力団の活動に走るリスクが高い．徐々に文化的に受け入れられるようにはなってきているが，ゲイやレズビアン，性転換を行ったティーンエージャーは，孤独と疎外感をより感じており，いじめられていると感じているかもしれない．このことは，抑うつ状態や不特定多数との性行為，自殺の誘因になるかもしれない．

認知

論理的な思考や抽象的な考え方が改善し，より親密な人間関係をもち，仲間に共感する余裕ができる．将来の進学や就職の計画を評価することは重要である．学校での成績が悪いと，仕事の選択肢についての不安や懸念が増し，薬物や酒に"逃避"するかもしれない．したがって，長所を認識させる，自尊心をもたせるための実践的な指導が，欲求不満や失敗を避けるために役立つ．

▶ 青年期後期（18〜24歳）

身体

この時期になると，身体の発達は通常，もう問題ではなくなる．しかし，自分の身体的な外見に満足するための探求はしばしば，成人期の間を通じて持続する．

社会性

支援する家族や地域，学校や仲間のサポートがあるという条件で青年期を過ごした場合には，個人的なアイデンティティーの形成と離別は完全に終了する．しかし現実には，少なくとも多少の発達上の問題が通常，未解決のまま成人期まで残る．青年期後期には，典型的にはより多くの時間を一人の異性との関係を築くのに使い，仲間のサポートを得ようとするのに割く時間は少なくなる．概念的には，個々の価値システムに基づいた決断は，限られたセッティングや妥協という調節を受ける．

認知

職業的な目標は現実的なものとなるべきであり，教育や仕事についての現実的な期待が存在すべきである．

▶ 青年期と医療面接

総合的な健康評価には，システムレビューと健康関連の行動を含めるべきである．それには，交通事故の危険因子，ヒト免疫不全ウイルス（human immunodeficiency viirus：HIV）を含む性感染症，妊娠，対人間の暴力（過去の身体的もしくは性的虐待を含む），栄養，物質乱用，運動，学習，メンタルヘルスの問題が含まれる．したがって，健康的な行動を促し疾患を予防するための指導をまとめて議論すべきである．医師がいくつかの行動について質問して評価することに対して，患者は当惑し，侵害されていると感じるかもしれないし，あるいはたわいもないことであると感じるかもしれない．したがって，質問する前に，(1)すべての患者に同じ質問をしていること，(2)面接の目的は患者の自己啓発と健康教育であること，の2点をあらかじめ説明しておくと役に立つ．面接の間に，性的な行為を止めるなどといった健康的な決断を褒めて強化することが重要である．

▶ 機密性

機密性の保持についての基本原則は重要である．他殺や自殺がいま現に起こりそうであったり，あるいは現在進行形の虐待が報告されていないという条件で，すべての会話は医師との間だけの秘密であり，青年期の患者から提供された情報は，両親や先生，他の権威ある人々に患者の許可なしに漏らすことはない，ということを確実に保証すべきである．性行為や薬物についての議論は，親からの要求がなければ二人（医師と患者）の間だけで行うべきである．患者が親と一緒に受診した場合には，親の理解を求めて診察室から出て行ってもらい，面接を患者と二人だけで行うべきである．このことは，(もし同伴して来ておれば)患者と医師の会話が機密性のあることであると，親が理解する手助けとなる．

　ほとんどのティーンエージャーは健康情報を受け入れてから個人的な行動について話し合いたいと考えているが，このような話し合いは通常，医師の側から始めなければならない．多くのティーンエージャーは，成人との間でそのような参加型で判断を行わない方法でお互いに会話をすることに慣れていない．ティーンエージャーが喜んで個人的な，あるいは性的な情報を共有するかどうかは，その情報提供者自身が感じる受け入れやすさにかかっている．ティーンエージャーが個人的行動に関連する情報を提供してもよい，と感じる必要がある．例えば，患者や医師にとって，糖尿病や喘息などのよくある慢性疾患について話し合うことは通常，むずかしいことではない．しかし，ティーンエージャーが抱えるこれらの疾患をコントロールするためには，インスリンや吸入器といったことよりも，無分別な食事や喫煙がより関連しているかもしれない．そのような健康を害する行動を，対処可能な間に認識しなければならない．患者が喜んで秘密の行動を明らかにするには，隠れた不満を示唆するような発言や顔の表情，ボディーランゲージに注意する必要がある（表10-1）．

表10-1 面接についての提案

1. 医師と患者の機密性を保障する．親の前で健康関連の行動について質問しない．
2. 面接を構造化するために，HEADSS(本文参照)フォーマットを使用する．
3. 会話の中で，患者の認知・発達のレベルを評価する．
4. 行動についての話し合いを開始し，文化的，発達的に適切な指導を予防的に行う．
5. 患者の意見と考えを積極的に傾聴する．
6. 家庭内暴力や家出，物質乱用などのケースについての地域のリソース(資源)に精通し，必要に応じて紹介を行う．
7. すべての診断や治療に関して話し合いをし，決断する際には，患者を含める．
8. 行動についての発達段階を両親と一緒に見直す．自分の子供に自信を植え付け自尊心をもたせることの重要性を強調する．
9. よい行動を強化する．薬物を使用しておらず，性行為を行っていないティーンエージャーを褒める．
10. すべてのティーンエージャーに対して敬意をもって接し，彼らの行動や特徴について批判を交えない態度をとる．

▶ 法的な問題

多くの臨床医が懸念を抱いていることは，両親の同意なしにティーンエージャーを診察し，治療することの合法性についてである．法律は州によって異なるため，各州の法令に精通しておく必要がある．多くの州が，両親に伝えたり同意を得ることなく性，薬物，飲酒にかかわる問題について診断し，治療することを認めている．しかし，州によっては，10歳代の若者が両親の許可なくこのような医療を受けることのできる年齢は異なっている．同様に，ほとんどの州が，死を脅かす可能性がある場合に医療を行うことを認めている．"死を脅かす"可能性がある場合に，両親の許可なく医療の提供を決断する場合には，決断に至った理由を文章に残しておくことは必須のことである．

▶ 面談の構造化

健康リスクを包括的に評価するためには，"家庭生活，教育水準，活動，薬物使用，性的行為，自殺観念／企画(home life, education level, activities, drug use, sexual activity, suicide ideation/attempts：HEADSS)"を対象として含むべきである．HEADSSフォーマットを用いることは，構造化し標準化するうえで役に立つ．面接の最初の数分間で，お互い会話をしながら認知能力を評価する必要がある．以下に示す面接の目標と質問は，コミュニケーションを円滑にするために役に立つ．

家庭生活

1. **目標**：家族の構成と機能，問題解決のスキル，家庭内暴力の可能性，慢性疾患に罹患している家族の存在を含めた世帯構成などについて確かめる(第8章参照)．
2. **質問**：「誰と一緒に住んでいますか」．もし片方の親と同居しているのであれば，もう一人の親がどこにいるのか，どのくらいの頻度で訪問してくるか，別居の理由(特に家庭内暴力と物質乱用について)，両親の間を行ったり来たりしているかどうかについても尋ねる．両親の間に板挟みになっていたり，おろそかにされていると感じているティーンエージャーは，両親の関心を引き，離婚した両親が元の鞘に戻ることを願い，抑圧されていた"感情を行動に移して"問題を起こすことがある．親が一人しかいない家庭の場合には，「あなたのお母さん，もしくはお父さんは誰かと付き合っていますか？　あなたはその人とどのようにしてうまくやっていっていますか？」などと質問することができる．家庭内暴力について尋ねる場合には，「あなたの家で口論になった場合，どうなりますか？」，「口論の際に誰か，けがをすることがありますか？　あなたはそのような時，けがをしたことがありますか？」，「もし，お酒を飲んだり薬物を使用したりしているときに口論になったら，どうなりますか？」，「あなたの母親が誰かに殴られるのを見たことがありますか？」，「家に銃はありますか？」などの質問を含めるべきである．家に銃がある場合には，鍵がかかる場所に保管してあるか，鍵は誰が持っているかについても尋ねる．患者と両親に対して，故意ではない偶発的に，銃による死亡が起こりうることを教育すべきである．また，兄弟について健康状態やどこに住んでいるかを含めて尋ねる必要がある．患者の身体的な症状は，慢性的な医学的問題のために注目を集めている家族のメンバーの症状を模倣しているのかもしれない．

教育水準

1. **目標**：注意欠陥多動障害(attention deficit hyperactivity disorder：ADHD)やほかの学習障害，学校の成績，認知能力，職業の可能性を認識する．
2. **質問**：「いま何年生ですか？」，「今年の成績はどうですか？」，「昨年の成績と比べるとどうです

か？」．落第した事実がある場合，家族やメンタルヘルス，物質乱用などの問題がある可能性を示唆する．「学習障害があると言われたことはありますか？」，「黒板は見えますか？」．ほとんどのティーンエージャーは，学校生活に問題はないと答えるため，好きな科目，最も成績の悪い科目，将来のキャリアの希望，履修コースやその内容に特化した質問をする必要がある．通常，学校の成績がよいティーンエージャーが複数の健康リスクのある行動に走ることはまれである．また，出席や無断欠席，その他の学校の問題について尋ねるべきである．化学物質に依存しているティーンエージャーは，めったに授業には出席しないものだが，友人に会って薬物を売ったり買ったりするために学校へ行くのを楽しみにしているかもしれない．すべての科目で"優"をとっている生徒には，学校関連のストレスや，よい成績をとらなければどうなるかについて尋ねるべきである．うつ病や自殺でさえもが，自分自身や両親の現実的でない成績への期待と関連しているかもしれない．

活動

1. **目標**：患者の社会との交流や興味，自尊心について評価する．
2. **質問**：「趣味は何ですか？」，「若者の活動グループや学校のクラブ，運動部など，地域の，あるいは宗教的な活動に従事していますか？」．自尊心はしばしばこのような活動への参加と関連している．"生産的"な活動に参加しているティーンエージャーは，めったに非行行動に走ることはない．医師は，暴力団や男子学生／女子学生の社交クラブについて尋ねるべきである．このいずれもが，仲間からの不適切な影響を受ける原因となりうる．一部のティーンエージャーにとって，暴力団はある意味最強の家族であり，コミュニティーとなることがある．

"ジャンク"フードを食べる頻度や量，誰が料理するのか，食後の嘔吐，自励嘔吐を含めた食習慣についても質問すべきである（第20章参照）．また，身体的な活動について質問したり，定期的な運動，ヘルメットやシートベルトの着用について教育したり推奨することは重要である．

薬物使用

1. **目標**：患者の現在の習慣，薬物使用パターン，遺伝的・環境的危険因子（**表10-2**）についての評価を行う．社会，文化，仲間からの影響，遺伝的素因があり飲酒している場合と，精神的な健康問題が併存するために飲酒や刺激的な薬物を使用して

表 10-2　青年期の物質乱用の危険因子
1. 家族の使用歴
2. 自尊心が低く，身体イメージに自信がない
3. 抑うつ状態もしくは思考障害
4. 反社会的人格
5. 仲間や文化による影響

いる場合とを区別する．

2. **質問**：「あなたが通っている学校で，飲酒や薬物を使っている人はいますか？」，「あなたの友達で，飲酒や薬物を使っている人はいますか？」といった質問の後に，「飲酒や薬物を使用したことはありますか？」と尋ねると，威嚇的な雰囲気を和らげることができる．医師は喫煙や飲酒，マリファナや気晴らしのための薬物（例えば，エクスタシーやケタミンなど），コカイン，リセルグ酸ジエチルアミド（lysergic acid diethylamide：LSD），クリスタル・メタンフェタミン，筋力増強剤，ヘロインについて，具体的に質問すべきである．量や頻度，状況や家族の使用パターンは重要である．家族の飲酒について情報を得るために，両親や祖父母の一人ひとりについて，アルコール中毒者更生会〔匿名断酒会（Alcoholics Anonymous：AA）〕や他の自助グループに参加している家族がいるか，具体的に尋ねるべきである．両親が問題を認識していなかったり，もしくは認めない場合には，子供も自分をアルコール依存だと自覚しない可能性がある．ティーンエージャーに対しては，家族の飲酒パターンについて話してもらうべきである．「あなたの父親や母親がお酒を飲むのを見たことはありますか？」．もし該当すれば，「いつ，どのくらいの頻度で飲みますか？」と尋ねてみる．CRAFFT質問表（**表10-3**）は，物質乱用の疑いのあるティーンエージャーにとってその妥当性が検証されている有用で簡単なスクリーニング検査である．CRAFFTで2問以上該当する場合には，かなり問題がある．

基本は，両親の問題を認識することである．ティーンエージャーがどんなに効果的な治療プログラムを受けても，退院して薬物やアルコールを飲んでいる家族のいる家庭に戻れば元の木阿弥である．青少年の治療が成功する最良の予測因子は，両親が自分自身の飲酒や家族の行動パターンを喜んで変えることである．

飲酒や薬物使用の問題をもつティーンエージャーが成人期の物質乱用になるのはわずか5～10％である．（交通）事故を除けば，重篤な身体的障害が人生の後半まで生じないため，飲酒や薬物の負の影響はほとんどない．虐待を受けていたり，無視されていたり，ある

表10-3　CRAFFT質問表
1. （自分自身を含めて）薬物で"興奮"したり，アルコールや薬物を使用していた人の運転する**車**に乗ったことはありますか？
2. **くつろい**だり，とけ込んだり，気分をよくするために，アルコールや薬物を使用したことはありますか？
3. **一人**でアルコールや薬物を使用したことはありますか？
4. 家族や**友人**に，アルコールや薬物の使用を止めたほうがよい，と言われたことはありますか？
5. アルコールや薬物を使用しているときに，**記憶がなくなった**ことはありますか？
6. アルコールや薬物を使用しているときに，**トラブル**に巻き込まれたことはありますか？

いは障害があったり慢性疾患に罹患しているティーンエージャーは，薬物や飲酒が，少なくとも一時的に気分をよくしてくれたり，仲間に受け入れられると感じさせてくれる数少ないものであると考えるかもしれない．法的な問題や学校の問題，家族との衝突がある場合は，アルコールや薬物の影響を評価するのは重要である．たとえ使用量が非常に少なくても，こういった問題をなくしてしまうことが最善の方法であることを指摘すべきである．

物質の乱用が学校や家庭，社会的機能を著しく阻害している場合には，物質乱用の専門家への紹介の必要性について話すべきである．同世代がよく抱えている懸念については，予防的に指導すべきである．ティーンエージャーに対して，将来に肺癌や心臓病になる可能性があるからといって，禁煙するようにアドバイスすることはあまり意味がない．肌のしわが増えたり，息が臭くなったり，歯が黄色くなったりすることについて話すことのほうが，はるかに身体イメージへの心配と関連しており，喫煙を予防したり禁煙させるために役に立つ．同じように，アルコールとデートレイプのほうが，ティーンエージャーの少女にとってほかの将来の健康問題よりももっと切実である．

性的行動

1. **目標**：患者の性的な活動レベルや性に対する認識，避妊，性感染症の予防，虐待の病歴などに関する情報を得る．
2. **質問**：最初の質問としては，「誰かと性行為をしたことはありますか？」といった質問が，「性的に活動的ですか？」といった質問よりも好ましい．**"活動的"**という言葉は誤った解釈をされる可能性がある．自由解答形式の質問をすべきであり，異性愛を前提とした質問をすべきではない．ボーイフレンドやガールフレンドについての質問は，同性愛のパートナーやその感情についての議論や質問の方向性を閉ざしてしまう．ティーンエージャーはしばしばつきあう相手を変えるため，パートナーの人数と年齢を確認すべきである．15歳のティーンエージャーで同年代のパートナーがいる場合は，かなり年上のパートナーがいる場合と比較して性感染症，特にHIVのリスクは低い．性行為を経験している場合，避妊の方法やコンドームについても話し合うべきである．コンドームを使用しない最もよくある理由としては，避妊用ピルを飲むことで性感染症も予防できると信じていることである．性行為を止めたことが適切な場合，医師はその止める行為を褒めてサポートすることにより，行動を強化すべきである．

残念ながら性的な虐待はよくみられる．「望まないのに，性的に触られたことはありますか？」と質問して，そのようなケースについて探索すべきである．こういった病歴聴取が，不特定多数との性行為やうつ，物質乱用，非行や摂食障害，身体化障害など虐待に関連した行動上の問題をもつティーンエージャーを救う重要な役割を果たすかもしれない．

この10年の間に減少してきてはいるが，ティーンエージャーの妊娠は依然として頻度が高い．危険因子は複雑ではあるが，無知や家族計画サービスへのアクセスの欠如，文化として許容されていたり，自尊心が低いことなどがある．

自殺観念／企図

1. **目標**：重篤なメンタルヘルスの問題を認識し，正常な青年期の情動や不機嫌さとを区別する．主な危険因子を表10-4に示す．

   重篤な精神疾患をティーンエージャーの正常な情動の不安定さと区別することはむずかしいことである．一般的に知られていることとは反対に，ほとんどのティーンエージャーは環境に適応していないわけではなく，成人と比較してメンタルヘルスの問題の割合が高いわけでもない．うつ状態であることを感じたり，感情的に混乱していることを主張するティーンエージャーはほとんどいない．不特定多数との性行為や薬物乱用，アルコール依存や暴力行為，非行などといった問題の中にうつ病が存在している可能性がある．生物学的には説明できない頭痛や腹痛，胸痛など慢性的な身体的な訴えは，虐待が原因となったうつ病の存在を示しているのかもしれない．

2. **質問**：医師は，睡眠障害や食欲の低下，希望のなさ，無気力，常に自殺を考えていること，幻覚や論理的でない思考など，うつ病が自律神経に与える徴候を見つけなければならない．また，これら

表10-4 うつ病や自殺の主な危険因子
1. 過去の重篤なうつ病や自殺の病歴
2. 自殺やメンタルヘルスの問題のある家族歴
3. 犠牲者となったエピソード
4. 物質乱用や依存
5. ゲイあるいはレズビアン
6. 拳銃の所持（自殺のリスクを高める）
7. 大切な友人や家族との最近の死別
8. 家族や学校，社会から受ける極度のストレス

の症状の多くは，物質の乱用によって引き起こされる可能性のあることについても注意する必要がある．無気力の評価は，両親の視点も考慮する必要がある．両親の希望や期待と比較すると低くても，ティーンエージャーとしては活力が正常であることもある．しかし，掃除をしたり，家事を手伝ったり，宿題を終わらせるのには十分な活力がないかもしれないが，運動したり，デートしたり，友人とパーティーを開いたり，旅行したり，コンサートのチケットを入手するためになら何時間も待ったりできるエネルギーなどは十分にあるのかもしれない．

症例提示 1

15歳のローレンは外科手術が必要な腕の骨折のために病院に入院した．チアリーディングの練習中に他のチアガールが作ったピラミッドに登ろうとして落下して骨折した．彼女は，登っている間に気が散って集中力がなくなり，地面に落ちたと話した．入院時の病歴をとっている間，患者は多弁で，すぐに気をそらした．入院の担当看護師に薬物を使用していることは話さなかったが，「何か薬を"飲むことになっていないですか"？」と質問すると，注意欠陥多動障害（ADHD．第24章参照）の薬を飲まなくてはならないと話した．この数日間は友人宅に泊まっていて，友人に薬を飲んでいることを知られたくなかったので，飲んでいなかった．

この症例提示は青年期のいくつかの問題を示している．第1に，ティーンエージャーは質問を一般化して解釈しない可能性があるということである．ローレンは看護士からの質問を受けた際に，正直に答えた．ローレンの落ち着きのなさに関連する面接時の一連の臨床判断，ティーンエージャーが質問を一般化して解釈しないこと，行動とその結果生じる健康問題を結びつけて考えないことはすべて，この症例で重要なことである．第2に，ティーンエージャーは周りと同じような行動をとりたがることである．薬物のコンプライアンスの問題は，仲間に薬物を使用していることを知られて"異なる存在の人である"とレッテルを貼られないようにすることと関連している．学校やキャンプ，友人宅で薬を服用することは，ティーンエージャーにとって本当にむずかしく感じているのかもしれない．結局のところ，薬物についての指導は，患者にとって何が重要かという視点から行うべきである．ローレンは学校の成績に薬が必要であることは知っていたかもしれないが，ほかの活動の際にも注意や集中力が必要であり，そのために集中力を改善しなければならないことは認識していなかったかもしれない．

症例提示 2

交通事故で小さなけがをした2日後に，16歳のジェフは左肩の痛みを主訴に外来を受診した．母親が同伴しており，ジェフが飲酒運転で捕まったことも心配していた．医学的，行動医学的な問題の病歴はなかったが，質問すると，この12か月間不機嫌であり，落第したと話した．家庭生活，教育水準，活動，薬物使用，性的行動，自殺観念/企図（HEADSS）評価表を用いて医師はジェフの健康リスクを評価した．

家庭生活：ジェフは実の両親と暮らしている．両親は移民の一世であり，両親ともフルタイムで働いている．家で口論をすることはほとんどなく，ジェフは，両親とも禁欲的で信心深く，理知的であると述べた．

教育水準：昨年までは成績は平均以上だったが，無断欠席と興味の欠如のため，教育に悪影響が出ている．

活動：彼は以前，学校でいくつかのスポーツに取り組んでいたが，現在ではテレビを見ることが最も好む活動である．

薬物使用：ジェフは頻繁に薬物を使用していることを認めた．少なくとも週に2回は飲酒をし，毎日マリファナを吸っている．これらの頻度が友人と比較して多くないため，自分ではやり過ぎであるとは思っていない．

性的行動：ジェフは特定のセックスパートナーはいないが，何人かとは短期的な関係をもっている．

自殺観念/企図：ジェフは希死念慮の存在や抑うつ状態であることは否定している．しかし，大

事な人が亡くなったかどうか尋ねると涙もろくなり，躊躇しながらも兄のことを話した．兄は建設現場で働いていて，2年前に事故で亡くなった．兄の葬式以来，家庭で兄のことが話題にのぼることはなかった．

薬物の使用量の増加と，成績の低下，兄の死との間に関連が存在することは明らかである．薬物の使用が人知れず始まり，大きな問題が兄の死後1年以上起こらなかったため，ジェフと家族はそれらを関連づけなかった．さらに，一見すると感情を共有しなさそうに見える家族であり，ジェフは自分の感情についてどのように話し合ってよいかわからなかった．この症例では，ジェフの薬物使用，家庭の状況，学校の成績と活動についての情報を単純に集めるだけでは十分ではなかった．彼の薬物使用は事実として明らかであったが，その理由が明らかでなかった．過去に重篤な行動上の問題が存在しなかったティーンエージャーについては，行動の変化の裏側にあって変化を促している個人的もしくは家族に起こった出来事について，離別を含めて探索することは必須である．

ジェフとその両親は，薬物使用と兄の死との関係を自覚すべきである．ジェフが自分で薬物を使用していることを認め，青少年の薬物の使用に精通している専門家への紹介について同意することが必要である（第21章参照）．ジェフは彼の悲しみや喪失感に訴えかけるような心理療法に反応するはずであるが，同時に精神に影響を与えるような薬物を使用している場合には，心理療法が効果を示さないかもしれない．

リスクの対象となる特別な集団

ホームレスと家出少年・少女

米国では，50万～200万人のティーンエージャーのホームレスが存在しており，その中にも性質の異なるグループが存在する．家族がホームレスのためにホームレスになっている場合もあれば，短期間だけホームレスになっている場合もあり，そのほか友人や親戚と一緒に住んでいる場合もある．家出して戻らず，経済的もしくは住居について両親に依存しない者がかなりの割合を占めるが，より正確には，**はみ出し者**と呼ぶほうがよいかもしれない．ティーンエージャーが家を出る前に，彼らは通常ソーシャルサービスや公的機関に繰り返し接触していることが多く，両親との激しい衝突歴があり，身体もしくは性的虐待を高い割合で経験している．性的嗜好（性徴）のために家族を放棄することは，まれなことではない．彼らを守るために設計されたソーシャルネットワークがうまく働かなかったのである．ネグレクト（放置）や虐待，放棄されたことで大人を信用できなくなり，結果として施設に入ることになる．

家出をして路上生活をすることは，最初は生命を危うくする経験かもしれない．一度路上生活を始めると，しばしば悲惨な経験から逃避して短期的な快楽を経験しようとして，複数の薬物を使用するのが一般的である．生存できるかどうかは，薬物や食べ物を得るために，また住む場所を確保するための取引として性行為を行うことができるかどうかにかかっている．生きるための他の手段として，薬物を売ったり，盗みを働いたり，暴力や詐欺のリスクを冒したりすることがある．このような集団では，自尊心が低く，うつ病，希死念慮はよくあることである．通常，数週間もしくは数か月のうちに，独立して自由となった経験はやけくそや絶望に変わる．

最初の医学的な評価は大変なことだと感じられるかもしれない．これらの患者の多くは，法的立場として自由を保証されるに値し，Medicaidや他の社会保障を受けることが望ましい．大人に対する不信感をもっていたり，複雑な健康システムをうまく渡っていくことができなかったり，個人的な情報を打ち明けるのに躊躇したりするかもしれないが，そのことにより本来受け取ることのできる利益や適切なヘルスケアを受けることができない可能性もある．このような患者の健康問題を医師が最優先することは重要なことであり，紹介可能な地域のリソースについて熟知しておく必要がある．住居や食べ物，安全やソーシャルサポート，薬物乱用やメンタルヘルスのカウンセリング，さらに医学的な評価が通常必要である．信頼して取り組むことができる関係を築くことが必要であり，そのためには2回以上の受診が必要である．受診の予約日を守ることや，紹介の指示に従うことは，今までの生活のため睡眠のサイクルが昼夜逆転しているためにむずかしいかもしれない．他のティーンエージャーと同様に，性行為や薬物について質問することは，医学的な状況の中に留めておくべきである．健康がかかわっているので，質問内容を明確にしておく必要がある．"売春行為"を経験したことがあるかどうかについて単純にティーンエージャーに質問するよりは，「薬や食べ物，寝る場所を確保するために他人とセックスをしたことはありますか？」と質問するほうが批判しない態度を示すことになり，理解を得やすい．性的嗜好（性徴）に関する質問は，不特定多数との性行為や生き延びるための性行為を経験したことのあるティーンエージャー

表10-5　コンプライアンスを改善するための方法
1. 診断や治療方針を決める際に，両親に参加してもらう．
2. コンプライアンスが悪い結果，生じる可能性のある発達上の問題について話し合う．例えば，糖尿病のコントロールが不良である場合に生じる腎障害や神経障害は，14歳の少年や少女にとってそれほど重要でないかもしれない．その代わり，例えば適切に血糖コントロールを行うことで，スポーツやほかの仲間と行う活動に参加しつづけることができることなど，前向きなことを強調する．
3. ティーンエージャーが自立して決断を行うことの必要性と保護との間のバランスをどのようにとるかについて，両親を指導する．具体的な状況におけるロールプレイングが役に立つかもしれない．
4. 可能であれば，間接的ではなく，親と直接的なコミュニケーションをとる．そして彼らの意見や質問が重要であることを親に理解してもらう．
5. 患者と両親を，糖尿病や喘息，てんかん協会などの地域のサポートグループに紹介する．サポートグループは，ほとんどすべての慢性疾患について組織されており，地域の電話帳や役所などでみつけることができる．

慢性疾患を有するティーンエージャーは，しばしば医学的な治療への"コンプライアンスが悪い"．慢性疾患を有するティーンエージャーにとっての青年期は，他のティーンエージャーや慢性疾患を有するティーンエージャーと同じようにいろんなことを試したり，自己発見したり，限界を試してみる時期である．このことは，他のティーンエージャーのコンプライアンスが悪いことと同様である．コンプライアンスにかかわる問題は，しばしば管理と限界を試すこととしての問題である．独立するめに努力し，両親や医療関係者との関係と同様に，障害そのものの限界との葛藤に悩むことになる．表10-5にコンプライアンスを改善するための方法について提案する．

を混乱させ，不安や羞恥心を引き起こす原因となることもある．このような問題については，生活が安定しサポート体制が確立した後に取り上げるのが望ましい．

慢性疾患と慢性の障害

米国では，少なくとも200万人のティーンエージャーが慢性の障害や慢性疾患に罹患している．そのなかには多種多様な集団が存在するが，いくつかの似通った行動上の問題を共有している．仲間の集団から受け入れられることにより，アイデンティティーや自尊心が形成される他のティーンエージャーと異なり，慢性疾患や慢性の障害を有するティーンエージャーの順応する能力には限界があり，しばしば自尊心も低い．非常に高い頻度でうつ病や家族との衝突，社会からの孤立といった問題の原因となる．

ほかのティーンエージャーの問題と同様に，通常，身体や社交性，性的な発達に伴い解決されていく．彼らの希望や期待をも含めて，医師の側から率直に話し合いを行うべきである．現実的に自尊心を高めることが期待される興味やスキルを認識し，奨励することが重要である．病気に罹ったり障害をもつ仲間と同じように，健康な仲間との友情や，過保護すぎない両親の存在，家族としての活動への参加，家庭において適切な責任的立場などがあれば，上手に対処できる可能性が高い．

ゲイとレズビアンの若者

ゲイやレズビアンであるティーンエージャーは，社会から孤立したり，うつ病，性感染症，薬物乱用，対人間の暴力のリスクが高い．医療関係者と関係を築くことは，社会のほかの部分から受けるステレオタイプで後ろ向きのイメージにうまく対処することに役立つ．医師が，批判しない態度や支持的な態度をとることによって，そのような文化的な後ろ向きの比重を低くすることが可能である．

ティーンエージャーのなかには，自分の同性愛についての懸念や観念について自発的に情報を提供する者もいるが，多くはそのことについて具体的な質問を行ったり，そのことについて話す許可を与えたりしなければ，自発的には情報を提供しない．ティーンエージャーのなかには，同性との性体験に関し，不安や恥，

表10-6　ゲイやレズビアンのニーズに応えるために推奨される取り組み
1. 患者が心地よいと感じるレベルや許容範囲のレベルを評価する．
2. 両親や学校，両親の社会的，宗教的な活動への参加など，外的なストレス要因を評価し，話し合う．ストレス要因が強く，日常生活に悪影響を与える場合には，患者（必要に応じて両親も）をメンタルヘルスの専門家に紹介する．
3. 医学的な観点から，同性愛は左利きと同様に，正常の範囲内であることを患者に話して安心させる．
4. 患者を地域のゲイグループに紹介して仲間のサポートを受けさせる．多くの地域や大学では，レズビアンやゲイの若者のためにリソースを提供しており，電話帳に地域のリソースが掲載されている．両親を地域の親のサポートグループ，特にレズビアンやゲイの親兄弟の会（Parents and Friends of Lesbian and Gays）の支部へ紹介する．

罪の感情を抱いている者もいるかもしれない．同性との性体験という経験は，特に性的なアイデンティティーが確立していない若者では珍しいことではない．そのような経験は必ずしも将来の性的な嗜好とは関連するものではない．HIV 感染症のリスクは，ゲイのティーンエージャーが，より年齢が高くて複数のパートナーと関係のあるパートナーと同性愛関係にある場合に高くなる．**表 10-6** にゲイやレズビアンの若者の問題に取り組むための提案を示す．

（訳：林野泰明）

▶ 推薦図書

Centers for Disease Control and Prevention: Youth Risk Behavior Surveillance—United States, 2005. *Morb Mortal Wkly Rep* 2006; 55(SS-5):1–108.

Elster AB, Kuznets NJ, eds. *AMA Guidelines for Adolescent Preventive Services (GAPS)*. Philadelphia, PA: Williams & Wilkins, 1994.

Knight JR, Sherrit L, Shrier LA, et al. Validity of the CRAFFT substance abuse screening test among general adolescent clinic patients. *Arch Pediatr Adolesc Med* 2002;156:607–614.

Kulig J and the Committee on Substance Abuse. Tobacco, alcohol and other drugs: the role of the pediatrician in prevention, indentification and management. *Pediatrics* 2005;115:816–821.

▶ ウエブサイト

Position Papers on Adolescent Health. American Academy of Pediatrics Web site. www.pediatrics.org. Accessed September, 2007.

Official Position Papers on Multiple Relevant Topics. Society for Adolescent Medicine Web site. www.adolescenthealth.org. Accessed September, 2007.

第11章

高齢患者

Clifford M. Singer, MD, Jay Luxenberg, MD, & Elizabeth Eckstrom, MD

はじめに

我々は高齢化社会にいる．今日，米国人の8人に1人強が65歳以上であるのに対し，2020年までには5人に1人がそうなると予想されている．高齢者のなかの85歳以上の高齢者の割合が増加しており，医療提供者にとって特に困難の原因となっている．高齢者の臨床的ケアのためには，正常な加齢現象と高齢者によくみられる疾患について知る必要がある．本章では精神的な健康と疾患の側面にフォーカスを絞る．

心理的側面の正常な加齢変化

慢性疾患や変性疾患は生活の質（quality of life：QOL）に悪影響を与えるが，ほとんどの高齢者たちは活発で，忙しく，楽しみを追い求めている．高齢者たちは強い好奇心をもって，人生を通して学び続ける．気質（すなわちエネルギー，強さ，反応）は成人期を通して安定しているが，人格（習得した行動パターンなど）は改善されていき，ほとんどの健康な成人では時間をかけて洗練され，変化する．加齢に伴いほとんどの人で知能における予想されうる変化が起こってくる．判断，知識，言語的なスキルは人生を通して発達していくが，記憶に依存している精神（認知）機能や処理スピードは加齢に伴い低下していく．

高齢化に対して適応がどのようにうまくいったかを定義することはむずかしく，さまざまに表現されている．加齢がうまくいっている徴候としては，変化を受け入れること，家族や友人との愛情深い関係を築いていること，自分自身の人生を前向きに捉えていること，などがあげられる．その他の指標としては，子育てやキャリア，身体の強さ・美しさとは独立した，新たな自尊心のリソースを見つける能力があげられるかもしれない．加齢がうまくいくための要素は運（よい遺伝子，けがを避ける）や適度な食事，ほどよい睡眠，十分な身体的活動，ストレスマネジメントなどを含む健康管理である．スピリチュアリティー，友人や親友がいること，社会から価値があるとみなされている感覚とともに，基本的なニーズを満たすために十分な資金，強い親族関係，幅広い家族の絆があれば，病気や絶望からより一層強く守られる．生産的なことを行う機会や，若い世代を手助けする機会があれば，誰かのコミュニティーとつながっているという感覚や達成感を得ることが可能である．

患者と家族はしばしば，元気で活気がある状態を維持するにはどうしたらよいか，医療者にアドバイスを求めてくるかもしれない．多くのコミュニティーにはディスカッショングループや講演，趣味のグループ，読書グループ，成人教育教室，ボランティア活動を組織するシニアセンターや仲介人，あるいはそういったプログラムが存在している．最も小さなコミュニティーにおいてさえ，読書や編み物のグループ，祖父母の介護サービス，同僚支援プログラムなどといったプログラムやグループの創設が可能である．また，地域の高齢者福祉局（Local Area Agency on Aging［訳注：60歳以上の高齢者を支援するため全地域を対象に，1973年の米国高齢者支援法（Older Americans Act）に基づいて設立された］）が，コミュニティーにおける具体的なリソースや，ボランティアの機会に関する情報をもっているかもしれない．

流動的で変化の早い社会や，若さ志向の美学，友人や家族の死，強制退職などの社会状況は，高齢者のやる気を失わせてしまう原因となる．尿失禁，慢性疼痛，歩行や移動の問題，難聴，視力低下といった機能を制限する身体的状況もまた同様である．不衛生，低栄養，転倒，アルコール依存，社会からの引きこもり，無秩序な経済状況，重大な健康問題の否認などは，身体的，感情的，知的な機能が低下してしまい，自宅にいながら衰弱していくことを示す鍵となる．それらの問題を認識するのは困難である場合がある．もし高齢患者が隠遁していたり，外来では自分の最高の状態をみせようとしたり，もしくは彼らが在宅で直面している機能面での問題を話したがらなければ，医療提供者は問題を見つけ出せないかもしれない．高齢者の機能

低下に最初に気づくのは，しばしば家族，友人，近所の人，あるいはその他の人である．彼らの印象は臨床医にとって非常に助けになるが，時に患者のウエルビーイング(安寧)について家族に具体的に尋ねる必要がある．極端な症例では，患者を取り巻く環境における彼らの安全性について成人保護サービス(Adult Protective Service)もしくは高齢者支援委員会(Council on Aging)に調査を依頼してもよいかもしれない．医療保険の相互運用性と説明責任に関する法律(Health Insurance Portability and Accountability Act：HIPAA)[訳注：医療機関において，重要な患者情報の機密性，統合性，および可用性を維持するために定められた法律]の規定が存在する中で，必要とされている情報を得ることは困難であり，患者の信頼を維持しながら情報を得ることも同様である．もし時間が許せば，内科医，看護師，その他の臨床医が在宅訪問することは特に意味があるかもしれない．

高齢者たちは医療ケアを受けることについて，障壁を体験する．医療保険制度では身体疾患に比べ，精神関連に対する適応がより少なく，精神医療における高齢患者の財政的な障壁となっている．高齢患者はまた，特に感情や認知の問題に関して故意に助けを求めることを避けるかもしれない．高齢者のなかには，感情的な苦痛については，医師と話し合う問題ではないとみなしている人もいる．彼らは，身体的な症状や被刺激性，家族，友人，介護者からの引きこもりなどに関する悩みについて，口にすることなく苦しんでいたり隠したりしている．不幸なことであるが，医師や精神科の医療関係者らが高齢者の精神や感情面における問題に偏見のある態度をとっていることは，このような患者が沈黙する原因となり，それらの疾患に対する医療提供者の認識や治療が不十分となってしまうことにつながる．臨床医は，加齢に伴う避けられない部分と考えられる問題に対する治療に気が進まなかったり，単に治療が無益であると考えているかもしれない．

高齢者に対して医療を行うためには，高齢者の精神的，感情的機能に関する生理的な変化を理解し，介入が必要な時期を決めるスキルが必要となる．家族や介護者の懸念に対処し，福祉サービスへ連絡をとり，患者に終末期ケアや長期ケアの選択肢についてアドバイスするには，感受性とスキルが必要である．複数の臨床症候群—精神面と身体面の両方を含む—が重なり合っているために，高齢者の精神疾患を診断することはむずかしい．脆弱な高齢者のケアは困難であるが，臨床医がどうすればこの高齢者たちに効果的な治療ができるか，症例を示して議論する．

▶ 症例

症例提示 1

マーサは87歳の女性で婚姻歴がなく，彼女自身の自宅に一人で48年間住んでいる．彼女のかかりつけ医は家庭医であり，彼女の姪であり自身も現在患者であるジョアンヌからマーサを診るように頼まれている．マーサの姉(ジョアンヌの母)は最近亡くなっており，彼女は近年，マーサが親交を深めていた唯一の人物であった．

ジョアンヌは，最近，叔母に会いに行ったときに彼女の生活状態に驚いたことを医師に伝えた．マーサは20匹以上の猫を飼っていたが，そのうちの多くは病気にかかっていた．自宅は猫の尿で悪臭を放っており，1階全体がゴミや新聞でいっぱいであった．家の中にある食べ物はキャットフード，炭酸飲料，クッキー，スパゲッティの缶，キャンディーバーのみであった．家は，ガス，電気，水道が通っていたが，電話はなかった．支払われていない請求書，預金収支報告書，年金，いくらかの現金が台所のシンクのコーヒー缶に詰められていた．

その翌週に，ジョアンヌは叔母を診療室へ連れて行った．マーサは痩せてだらしなく，不潔で臭う，歯並びの悪い女性である．彼女は医師と握手をして，彼女が診療室のスタッフにいかにすばらしい対応を受けたかについて楽しそうに話した．彼女は30年間医師に診てもらったことがなく，身体的な症状の訴えもなかった．彼女は身体診察に協力し，その結果，身長は約1 m 62 cm(5フィート4インチ)，体重は約36 kg(82ポンド)であった．血圧は180/98 mmHgであり，神経学的所見を含む残りの身体所見は異常がなかった．血液検査ではヘマトクリットが30％であることとアルブミンが3.0 g/dLであること以外は正常所見であった．

医師はマーサに，自宅でどのように健康管理をしているのかを尋ねた．このことは彼女をいらつかせたようで，医師が認知機能検査を勧めようとしたとき，問診は完結していて自分は元気であり，医師の診療を受ける必要がないことを彼女は丁寧に，しかし頑に述べた．彼女は自分で着替え，外の待合室で待つといった．彼女が話の聞こえないところへ行くと，ジョアンヌは「私が言い

たいことわかりますか？　彼女は若いときでさえ周りと距離をおいていたのですが，今は本当にまったく気まぐれです．彼女をナーシングホームへ入所させることを手伝っていただけませんか？」と話した．

医師は現在，マーサが精神疾患を患っているかどうかを決定するために，必要なその他の情報は何かということと，鑑別診断がその状況に対する医師のアプローチにどう影響するかについて検討しなければならない．取り組む必要のある重要なことには，次のことが含まれる．マーサは自身の家に安全でいられるのか？　医師は彼女の認識機能についてほかに何を知る必要があるのか？　ジョアンヌの役割は何か？

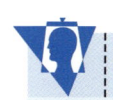

症例提示 2

J夫妻は数年来，この内科診療所の患者であった．J氏は退職した技術者で89歳である．J夫人も89歳で退職した教員であり，最近まで教会秘書としてボランティアをやっていた．退職後も彼らは活動的で，特に教会関連の活動は忙しかった．夫妻にはその地域に住んでいる2人の娘がいたが，1人は病気であり，もう1人はシングルマザーで大変な仕事をしながら子供を育てていた．どちらの娘もAlzheimer病と診断された父親（J氏）の世話をできる状態ではなかった．

3年後の現在，J氏はガレージでグルーガンを燃えたままにしたため火事を起こしかけてしまい，彼の好きな活動であった大工作業をあきらめざるをえなかった．J夫人はまた彼女の夫が何度か家から離れて徘徊しており心配している．あるときには警察に保護され，自宅に連れてこられたこともあった．彼の性格変化は特にむずかしかった．数か月前の教会で，J氏は礼拝中に大声で誓いを述べ始めて，妻は彼を家へ連れて帰らざるをえなかった．J夫人は恥ずかしくて教会へ戻れなかった．夜はまたJ氏が起き出して徘徊するため困っていた．彼は時々，夜になると彼の妻を認識できず，彼女に家から出て行くよう要求した．

今日，J夫人は彼女の夫を評価のために連れて来ることになっている．診察の間に，彼女はこのような状況は長くは続けられないと言いながら，泣き始めていた．彼女は自分が悪い妻であったことに対して神が罰を与えていると感じており，自分が夫に対して怒っていることに罪を感じている．J夫人は約6.8 kg（15ポンド）も痩せており，重症な不眠症に陥っていることに医師は気づいている．

J氏のマネジメントをより容易にするためには，どのような介入があるのだろうか？　夫の世話の重荷からJ夫人が一時的な休みを得るためには，どのようなサービスが役にたつのだろうか？　J夫人は彼女自身も治療を必要としているのだろうか？

症例提示 3

L氏は79歳で彼の45歳の妻は2か月前に突然に亡くなった．結婚生活は簡単なものではなかった．L氏は酒豪で多数の浮気相手がおり，妻に対して言葉による虐待を行っていた．しかし，彼が65歳で退職してから彼らの関係は改善し，L氏は妻をより尊敬と愛情の念をもって接するようになった．

L氏の娘，エレノアは長年，彼女の両親を診ている医師に電話し，父親が「もうろくしている」と伝えた．彼は妻が亡くなってから，完全に途方に暮れているようにみえる．あらゆる請求書に対して未払いで，冷蔵庫に入っている食べ物は近所の人やエレノアが持ってきたものだけであった．彼は服も着替えず，1週間に1回も風呂に入らなかった．近所のある人は先週，エレノアに電話してきて，父親が夜に庭を徘徊していることを伝えた．さらにエレノアに不安を抱かせたのは，彼がまるで妻がそこにいるかのように亡くなった妻へ話しかけているのを見たことである．

エレノアは父親のために予約を行った．彼らが診察室へ入って来たとき，L氏のやつれた姿に医師は驚いた．L氏は認知機能検査では取り乱した様子であり，年や月は問題ないが，日付や週の曜日についての見当識が失われていた．彼の考えや話し方はとてもゆっくりであった．彼への質問はすべて，彼に妻を思い出させてしまい，彼は涙ぐんだ．L氏は不眠症を訴え，眠剤を希望している．

L氏に何が起こっているのか？　彼は認知症や精神疾患を発病しつつあるのか？　これは単に死別による正常範囲の反応だろうか？　医師は評価と介入をどう考えているのか？

臨床現場における出会い

高齢患者とのコミュニケーションにおける配慮

臨床場面

医師はできるだけ高齢患者とコミュニケーションやラポール（rapport）の確立が容易になるように，診療室の環境を調節すべきである．診療室へ移動可能なより大きな車椅子を玄関近くに用意しておけば，ゆっくりとしか移動できない高齢者も容易に診察室へたどり着くことができるであろう．気が散るような騒音は最小限にし，柔らかい照明にすることで高齢患者が医療面接に集中しやすくなる．患者の顔に光源から光があたっているかどうか確認し，さらに移動が快適であったかどうかを確認するために，教育スタッフがデータを集める際に患者の隣に座るように教育することにより，診察中の安全性を高め，不安を和らげることができる．

患者の面接

医師は面接しているとき，患者が聴こえていて理解しているかどうかについて早めに質問して確認すべきである．声をはっきりと出して明瞭に話すことは多くの高齢者にとって役に立つ．しかし彼らがとても年老いているからといって，臨床医はすべての高齢者に対してこのことが必要であると考えて大きな声で話してはならない．ゆっくり話せば，大きな声で話すよりもはるかにコミュニケーションがとれる．補聴器のような補助装置，例えばポケットトーカー（PocketTalker® [訳注：補聴器の商品名]）などは役に立つ情報を得るのに非常に貴重なものである．アイコンタクトをとりながら，うなずいたり，患者の疑問や陳述をわかりやすく言い換えるなどして積極的な傾聴を行うべきである（第1章参照）．照明への配慮が特に大切で，患者はあなたの顔を見ることができるように，あなたは窓や照明を背に座ったり，立ったりしないことである．症状が多く，話すべきことが多い患者については，1回の診察の時間を短くして回数を多くすれば，医師のストレスも軽減でき，コミュニケーションも改善し，医師への接触を必要としている患者の感情的なニーズを満たすことが可能である．高齢患者に対する医療で本当に喜びを感じられることの一つは，彼らの人生経験を聞くことであるが，時間の制約のために，それを行うには複数回の診察が必要となる．

家族と介護者の面接

医師が問題点を完全に理解するためには，ほとんどの高齢患者の場合には，家族や介護者に同行してもらうべきである．認知症患者は自分の記憶力が低下していることに気づかないかもしれず，自分に問題があることを積極的に否定する．また彼らは自分の日常生活動作（activity of daily living：ADL）やうつ病的な症状，妄想的な考えに対して，限られた洞察しかできないかもしれない．家族や介護者に相談するまでは，患者の妄想的な考えは完全に論理的にみえる（もちろん，時には患者が正しいことがある—虐待や搾取に関しては除外すべきである）．家族への相談は患者の気持ちに合わせて続けるべきであり，患者と家族が"よそよそしく"なってしまうのを避けるために，（患者の許可を得て）診察室の外で行う必要があるかもしれない．医師が低下したADLや精神的な症状，記憶障害に関するもっと多くの率直な情報を得ることができるのは，このような個別の問診のときである．

▶ 評 価

病 歴

高齢者を評価する場合，医師は主訴に類似した症状に関する過去のエピソード，最近の機能変化，症状の経過，修飾要因，処方されたすべての市販の内服薬については特に注意すべきである．同様にビタミン剤，食品サプリメント，ホメオパシー療法については高齢者のかなりの割合の人が使用しているので，調べる必要がある．アルコール飲料についても評価すべきである．著者らが老人病学のシステムレビュー（MOMS AND DADS）で用いている役立つ頭文字を表11-1に示す．

身体の評価

全身状態，体重と栄養状態，衛生状態，バイタルサイン，身体的／神経学的診察は，患者が医学的に安定しているか，よくケアされているか，もしくは適切に自分自身のケアをしているかについて判断するために役立つ．打撲や傷のような虐待や医療ネグレクト（医療的な放棄，medical neglect）を示す根拠がある場合には，高齢者福祉局を通して成人保護サービスへ申し出るべきである［訳注：日本では，高齢者虐待防止法（2006年4月施行）に従い，適切に対応すべきである］．

精神認知機能評価

見当識，記銘力，問題解決能力，判断力，洞察，自発

表 11-1 "MOMS AND DADS" 老人病学における精神神経学的症候のレビュー*

M	mobility（移動性）	足取りとバランス，直近の転倒，歩行器の使用
O	output（排泄）	消化管機能，排尿，膀胱の自制
M	memory（記憶）	最近の記憶についての機能を強調
S	sense（感覚）	聴覚，視力における変化
A	ache（痛み）	痛みの調査
N	neuro（神経系）	浮動性めまいや衰弱などの神経徴候
D	delusion（妄想）	精神症状，妄想，錯覚
D	depression（うつ病）	不快感，不安，恐怖，被刺激性，絶望
A	appetite（食欲）	食事，飲み物の摂取
D	dermis（皮膚）	皮膚の色の変化，皮膚の状態，歯の問題
S	sleep（睡眠）	入眠困難や途中覚醒，日中の覚醒状態，異常な夜間活動

*これは標準的なシステムレビューの補助として有用である．

性，気分，感情，疑い深さや妄想，通常でない信念の存在に関する評価は，認知症，うつ病，妄想をきたす疾患（認知能力を評価するために必要な方法については第 27 章参照）を除外するために欠かすことができない．高齢者用うつ病スケール（Geriatric Depression Scale：GDS）のような気分についての標準化された評価尺度を使用すると，プライマリ・ケアにおけるうつ病の発見率が劇的に改善する．GDS は自記式であるが，医師は口頭で"はい，いいえ"式の質問を患者へ行うことが可能である．項目数のもっと少ない，15 の質問からなる短縮版は妥当性が高く，時間的な効率も高い．記憶や認知障害をスクリーニングするために，認知機能評価尺度をルーチンで使用すべきである．Folstein の簡易知能試験（Mini-Mental State Examination：MMSE）が最も幅広く用いられているが，その他多くのものも利用可能である．例えば，3 つの言葉を思い出すのと時計描画検査（clockdraw）からなるミニ・コグ（Mini-Cog）は，認知障害に対する予備的なスクリーニングとして非常に時間的効率が高い検査方法である．以上のような妥当性があり簡便なツールを用いて，うつ病や認知症に対する初めてのスクリーニングを素早く行うことが可能であるが，（必要性に応じて）診断，紹介のためには通常，追加の認知機能評価のための受診，神経学的診察，家族への面接などの追加の受診が必要となる．高次機能，判断，洞察は，評価する精神機能のなかで最も繊細で複雑な領域である（第 27 章参照）が，医療ケア行動や意思決定能力から医師はこれらの機能についての手がかりを得ることができる．しかし，後者については患者の文化や宗教における価値観の面からも解釈しなければならない．

機能評価

高齢者の評価を若年患者の評価と切り離して考える一つの理由として，機能評価を行うことの重要性があげられる．入浴，着替え，身つくろい，食事をとる，移動する，トイレに行くなどの日常生活動作（ADL）を行う能力は，身体疾患や精神疾患による影響を受ける．中等度の認知症の場合でさえ，電話機の使用，お金や内服薬の管理，買い物，料理，運転，交通機関の利用などの，手段的日常生活動作（instrumental activity of daily living：IADL）に影響を与える．在宅での安全性を決定するために，ADL と IADL の機能状態を評価する必要がある．ADL，IADL 状態の改善は治療反応を反映しており，そのことによって患者はできるかぎり長く独立して自宅にいることができる．

社会的システムの評価

脆弱な患者が介護者に依存している場合，介護者の受け入れ能力や対処力（コーピング）が医師の懸念となる．介護業務はしばしばうつ病や健康問題と関連している．医師は機転をきかしてストレスの原因，負担感，介護者のケア能力の破綻を突き止めるべきである〔米国医師会による**介護者自己評価質問表**（Caregiver Self-Assessment Questionnaire）などの介護者のストレスを評価するために利用できるツールがあり，ウエブサイトで利用可能〕．虐待の可能性も評価すべきであり，敵意のある発言や短気であることは身体的な攻撃やネグレクトの危険因子である．医師は虐待が疑われるケースを州政府に報告する義務があり，すべてのコミュニティーには成人保護サービスを提供する高齢者福祉局を設置することが連邦法で義務づけられている．

環境アセスメント

地域介護や高齢者ケアのための機関は，自宅環境の評価や患者自身の環境における安全性を評価することにより，医療提供者を支援している．これらのサービスは，しばしばメディケア（Medicare）でカバーされていて，特に患者が家に引きこもっている場合はそうである．転倒のリスク，火災の予防，内服薬管理，衛生に関する懸念などが，評価されるべき多くのこととして含まれる．ぼろぼろの絨毯を取り除く，トイレへの廊下の照明を夜も付けたままにする，トイレの隣に手すりを付ける，その他の簡単な介入を行うことにより著しく安全性が増し，独立した生活を長く続けることが可能となる．

診断

高齢者の主な精神疾患

うつ病

大うつ病は高齢者において頻度の高い疾患であるが(コミュニティーに住む高齢者の2～4%),慢性疾患における有病率はもっと高い.高齢患者の大うつ病は若年患者とまったく同じように発症するが(第22章参照),非特異的で非典型的な症状がよくみられるために発症が覆い隠されるかもしれない.診断的な価値があるのは,うつ気分や絶望感であるが,非特異的な症状が多いのが特徴で,潜在している疾患を診断するための価値ある手がかりとなるかもしれない.興味と喜びの喪失(anhedonia),不安,恐怖,被刺激性,認知機能の低下,無関心(apathy),依存や多くの身体的な訴えがみられる場合には,患者がうつ感情を否定している場合でもうつ病の可能性を考慮すべきである.GDSのようなツールにより,うつ病症状の検出率が上がり,またプライマリ・ケアのセッティングにおけるうつ病の重症度を決めるためにも役立つ.高齢者のうつ病の予後は少なくとも急性症状ではかなり良好であるので,このことを患者が自覚している絶望と戦うことができるように患者に伝えておく必要がある.しかし,部分的な寛解,再発がよくみられ,特に以前にうつ病のエピソードがある患者ではそうである.その他の予後不良因子としては,機能や満足度を低下させる健康問題や,現在存在する心理社会的なストレスなどがある.抗うつ薬や心理社会的サポートにより,高齢者のアウトカムが改善し,再発のリスクが減ることがわかっている.うつ病と関連した認知障害は,気分障害が寛解すると改善するかもしれないが,背景にある神経変性性認知症の存在を示唆している.そのような患者は早期に認知症を見つけ,自宅での安全性を確実にするために,綿密なフォローアップが必要である.

多くの高齢者はうつ状態にみえたり,そのような振る舞いをするかもしれないが,悲しみは感じておらず,大うつ病の診断基準を満たさない.それらの小うつ病,もしくはいわゆる"仮面うつ病"と呼ばれているものはしばしば慢性身体性疾患,体重減少,機能低下の状況においてみられ,"成長障害(failure to thrive)"という臨床的な症候群の原因となる.無関心は顕著かもしれない.それらの患者のなかには急性の身体疾患から回復するときに経口摂取が十分できず,元気を回復したいという動機づけがほとんどできずに,ゆっくりと回復する者もいる.多くのはっきりしない潜在性の原因が存在する場合,症候群の標準的な治療のターゲットは,衰えゆく患者に自立性と動機づけ,食欲,痛みに対する耐性を改善させることである.メチルフェニデートやD-アンフェタミンのような精神刺激薬は短期間の補助療法として役立つことがある.無感動症候群(apathy syndrome)は一方で,潜在する血管障害,変性疾患が原因の可能性があり,そのような場合には治療にかなり抵抗性を呈する.

双極性感情障害は,高齢者に発症した初めての,もしくは診断されていなかったが以前存在していた原発性躁病あるいは軽躁病として診断されることがある.脳卒中,てんかん,神経変性疾患やその他の医学的な疾患が原因となっている二次性の躁病もみられる.気分の状態はしばしば,不快で被刺激性があるが("激越性うつ病"と誤診される患者もいる),逆に典型的な多幸症である場合もある.衝動的,多弁で神経質,不安定な情動の存在は正しく診断するための手がかりとなる.過活動,睡眠不足,妄想,性欲過剰の存在はうつ病の存在を示唆するが,これらを必ずしもいつも認めるわけではない.早いサイクル—毎年,うつ病と躁状態の複数回のエピソードがある—は高齢者の双極性患者ではよくみられる.治療には抗うつ薬よりはむしろdivalproexのような気分安定薬や非定型抗精神病薬が使われる.

不安障害

高齢者は一人あたりの抗不安薬の使用が最も多い.不安な高齢者の多くは実際には一次性の病気としてのうつ病症状に罹っているため,その使用回数(頻度)はおそらく本当に必要な使用頻度よりも高い.うつ病とは別に,高齢者の不安における鑑別診断には,一過性の憂慮や恐れ,生活変化への不適応,恐怖回避行動,強迫性障害,パニック障害,心的外傷後ストレス,一般的な不安障害などがある(第23章参照).二次性の不安障害の頻度も高く,内服,慢性閉塞性肺疾患,内分泌障害などがしばしば関連している.

妄想性疾患

妄想的な考えが高齢者の多くの障害から生じている.以前から妄想症として知られている,原因がはっきりしていない原発性の妄想障害は,一人暮らしの高齢女性に典型的にみられる.このような患者は,統合失調症を強く疑うような非常に強い被害妄想を表現するが,幻覚や連合弛緩(loose association),支離滅裂な行動,機能低下といったこの疾患特有のその他の症状がない.これらの統合失調症の主な症候を示す高齢者は通常,長期間にわたりこの疾患を患っているが,晩期になって発症することもある.妄想症(paranoia)と妄想(delusion)はまた,認知症,うつ,躁状態,アル

コール依存症でもみられる症状である.

認知症

認知症の有病割合は年齢とともに増加し，80歳までに20%，90歳までに50%に達する．知的障害が独立した機能に影響するほど重症となる場合に，認知症として診断される．Alzheimer病（Alzheimer disease：AD）は高齢者の認知症の原因として最も多く，一定の診断基準を用いた場合にはかなり正確に診断できる（第27章参照）．進行性の記銘力低下，正常な運動機能（筋力低下，運動失調，パーキンソニズムは除く），他の高次皮質機能（言語，練習，空間認識，計算，遂行機能）の中の少なくとも一つが欠失している場合，診断を認知症として支持する．記憶が低下するがほかの認識機能が正常を保っている場合には，軽度認知機能障害（mild cognitive impairment：MCI）と診断する．MCIはほとんどの場合，徐々にADに進行するが，ADの診断は認知症が実際に現れるまで遅れる．すなわち，記憶に加えて，独立した機能も低下するまでである．ADの医学的治療はアセチルコリンエステラーゼ阻害薬とmemantine（症状の緩やかな改善と機能低下の遅延）による長期維持療法と，必要に応じて神経精神症状の治療や，快適さ（特に痛み），抑制，介護者の苦痛への配慮に注意を払う．多量のα-トコフェロール（ビタミンE 800～2,000 IU/日）は，疾患の進行を遅らせるというエビデンスをもとに用いられているが，最近心血管系の死亡が多く報告され，そのためADに対して用いることが困難となっている．認知症がある患者の不穏と精神症状を治療するために非定型抗精神病薬を処方することについては，臨床試験で高い死亡リスク（プラセボと比較して60～70%高い）を認めたこと，米国食品医薬品局（Food and Drug Administration：FDA）がこの集団に対してそれらの薬物の使用に警告を発しているため，複雑な状況になっている．最近出版された米国国立加齢医学研究所（National Institute on Aging：NIA）の多施設共同試験によると，それらの薬物がしばしば副作用のため早期の中断を余儀なくされたことがわかった．それにもかかわらず，その非定型抗精神病薬は臨床現場で広く用いられており，その一部の理由として，これらの薬物が適応されてきたリスクの高い症状のため，またその他の薬物の安全性と効果についてもそれほどエビデンスがない状況であるためである．もしこの集団に用いるのであれば，これらの薬物は非常に慎重に投薬すべきであり，経過観察のため患者を綿密にモニターするべきである．

その他，高齢者によくみられる認知症にLewy小体型認知症（dementia with Lewy bodies：DLB）がある．患者が進行性の認知症，パーキンソニズム（特に動作緩慢，振戦のない強剛），せん妄に似た精神状態の日内変動，幻覚などを呈した場合に診断される．睡眠障害がよくみられ，特に日中の眠気と急速眼球運動（rapid eye movement：REM）睡眠中にみられる過剰な運動活動の頻度が高い．DLBは高齢者認知症の5～10%を占め，ADと併発して生じることもある．DLBの治療はアセチルコリンエステラーゼ阻害薬の試験的な使用と，神経精神症候に対する向精神薬の使用である．ハロペリドールのような古い抗精神病薬は厳重に投与しないようにしなければならない．ほとんどの医師は，アセチルコリンエステラーゼ阻害薬に反応しない妄想や幻覚にはクエチアピン（12.5～100.0 mg/日を分割）の少量投与を行うようである．添付文書に記載された指示量を用いたコリンエステラーゼ阻害薬による治療後も，神経精神症候に対して，より高用量を続けた場合に効果が改善することを示すいくつかのエビデンスがある．L-ドパがパーキンソニズムに緩徐に効くが，神経精神症候を悪化させないために用量の調整を行わなければならない．

血管性認知症は，高齢者の知的，機能的低下によくみられるその他の原因の一つであり，認知症の約5%を占め，ADに併発する疾患として認知症を悪化させる原因となっている．広範囲の皮質の脳卒中により階段的な機能低下が生じ，脳卒中と関連した顕著な変化を認める（多発梗塞性認知症）．皮質下にラクナ梗塞を起こす小血管疾患は，高血圧や糖尿病と関連している．またBinswanger認知症として知られているように，この疾患はADと同じように段階的に進行性の認知症をきたすが，より明らかな歩行障害，尿失禁，パーキンソニズム，気分動揺を認める．通常は遂行機能と認知速度が記憶以上に影響を受ける．脳卒中のない状態での循環器の問題（すなわちうっ血性心不全，過粘稠状態など）も認知障害の原因となりうる．血管性認知症のある患者は，試験的なコリンエステラーゼ阻害薬による治療に潜在的に効果がある可能性がある．

せん妄

せん妄の特徴は，急性（数時間内）もしくは亜急性（数日内）の見当識障害や錯乱である．注意力の持続的な低下や集中力の低下が診断の鍵となる．幻覚，恐怖感や妄想，注意力の変動，睡眠-覚醒サイクルの変化がそれ以外の頻度の高い症状である．軽度のせん妄患者では，注意力の低下レベルが明らかでないかもしれない．患者にはしばしば精神運動の遅延，無関心，無感動を認める．それらの患者は背景に認知症が存在することが多いが，うつ状態や発狂した状態と誤診されるかもしれない．せん妄は，しばしば脆弱な高齢者の身体疾患の最初の症状であることがある．高齢者のせん妄の頻度が高い原因としては，感染症（通常は尿路系

や肺），薬物性，代謝異常，アルコール，鎮静薬による中毒症状，離脱症状，発作，痙攣，心不全などがある．認知症患者では，疼痛，便秘，尿閉などの問題が精神状態や行動を急激に変化させる原因となり，せん妄が重複したような状態となる．

高齢者らは急性疾患や手術などで入院した場合，ほとんどではないが多くの人は少なくとも軽度のせん妄を経験する．このような状況では，せん妄は転倒率，入院日数，予後不良のリスクを増加させる．適度な疼痛コントロールや，代謝に関する問題や感染のコントロールにより，せん妄の罹病期間を短縮することができる．不穏状態，妄想，睡眠障害に対しては，個別の薬物による治療が必要であるかもしれない（第27章参照）．ほとんどのケースでは，低用量のハロペリドール（0.25～1.00 mg 静注，筋注，もしくは内服）を数時間ごとに投与し，必要に応じて1日2～3 mg まで増量することが治療の選択肢となる．もっと若い患者で，アルコールやその他の薬物からの離脱，もしくは原発性の精神疾患患者ではより高用量，もしくはその他の治療が必要となるかもしれない．

薬物乱用と多剤併用

しばしば見逃されるが，高齢者においても薬物乱用をしばしば認める場合がある．アルコール中毒は高齢男性の三番目に多い精神疾患である．説明できない転倒，運動失調，混乱，栄養失調，熱傷，頭部外傷，うつ症状などがある場合には，潜在性のアルコール中毒を疑うべきである．催眠鎮静薬，市販の治療薬（便秘薬，睡眠薬，鎮痛薬），多くのビタミン剤やサプリメントなども乱用されている．複数の医師や開業医にかかっていることや，いくつかの薬局に行き来していることなどは，処方薬の乱用があることに臨床医が気づく手がかりとなる（第21章参照）．

高齢患者は多くの慢性疾患の症状を抱えているため，一般に若年患者よりも多くの処方薬を内服している．しばしば必要ではあるのだが，多剤投与により，錯乱，うつ病，転倒，機能低下の最も多い原因である薬物の有害事象のリスクが増加する．内服しているすべての薬物の必要性に関して，常に評価する努力を行うことが賢明である．

身体化

高齢患者は明らかな身体的な異常が存在しない場合でも，身体症状を自覚しないわけではない．もちろん，高齢者はしばしば曖昧で非特異的な症状の疾患を発症するので，説明のつかない症状について考える場合には偏見がないようにする必要がある．それにもかかわらず，話を聞いて欲しかったり，自分のことを理解して欲しいという患者のニーズを臨床医は継続的に支援

しながら，不必要な介入を避けるべきである．規則的で短時間の診察であるが，"キリスト信者の頭に聖職者が手を置いて祝福する（laying on of the hands）"ことが可能となるフォーカスを絞った診察が最も効果的な介入である．大うつ病，不安障害は背景に心気症が存在することが多い．抗うつ薬と精神療法により，身体的な訴えにフォーカスが絞られている患者の機能やウエルビーイングを改善することが可能である（第25章参照）．

治療

▶ 高齢患者のケア

在宅での高齢者の介護

脆弱な高齢患者の治療計画のフォーカスは，常に患者を快適な状態にし，独立した機能を維持するようにすることである．運転中に危険な状態となりうる高齢者ドライバーのケースのように，明らかに安全性が最重要課題となっている状況もあるが，自立は通常，患者と臨床医が共有する目標である．加齢と進行性の疾患に直面した状況でこのことを達成するためには，コミュニティーケアのリソース（資源），熟練した医療マネジメント，リハビリテーション療法を治療計画に取り入れなければならない．

脆弱な高齢者のためのコミュニティーケアの選択肢

臨床医は，ケースマネジメントや在宅支援，高齢患者や介護者の精神面でのサポートを提供する，コミュニティーでの利用可能なサービスに精通すべきである．高齢者のためのサービスを提供する地方や郡の機関，民間のケースマネジメント会社，Alzheimer 協会の支部，在宅ヘルスケア機関は，患者の安全以外に在宅で長く生活させるためのサービスを準備する際に，医師や患者に利用可能なリソースである．こういった機関のない田舎の地域では，家族，隣人，ヘルパーの組織が時としてその不完全な部分を補い，脆弱な患者の在宅ケアを維持している．家族介護者協会（Family Caregiver Alliance）のウエブサイト（www.caregiver.org）により，州ごとにその地域での介護者をサポートするリソースに関する情報が提供されている．

24時間介護が必要な患者は最終的に，介護者である家族を消耗させることになる．認知症関連の不穏，妄想，誤認のある患者は暴力的であり，介護者にフラストレーションを感じさせ，時に危険な状態に陥らせることがある．介護者，家族，雇われている専門の人

は通常以上に，うつ病と健康面でのリスクに直面する．患者と同様に家族のウエルビーイングのために，長期ケア施設への入所が必要となるときがくる．臨床医，看護師，その他の医療提供者はこの経過を通して患者や家族を支援する重要な役割がある．医師は，自宅を離れて管理の行き届いた施設へ入所する必要性を家族が予測することを支援したり，コミュニティーにおけるさまざまな長期ケアの選択肢について情報を提供したり，患者のために決断をしなければならないときに罪悪感を感じる家族をサポートすることが可能である．この役割を果たすためには，臨床医は患者のケアに必要なことや，どのような施設であれば安全にそのようなニーズを満たすことができるのかについて知っておく必要がある．家事や料理のみに助けが必要な高齢者の場合，退職者ホームや在宅看護施設でよいだろう．在宅看護施設では，内服薬の投与や，追加費用を支払うことによりADLの支援を提供することができるかもしれない．州によっては，一般の人々が自分の自宅で最大5人までの脆弱な高齢者のケアを行うことが可能である．そのような"成人里親制度(adult foster homes)"もしくは"介護施設"により，在宅看護施設の代わりに在宅のような場所を提供する．"自立生活施設(independent living facility)"もしくは介護付き住宅(assisted living facility)により，補助的なケアを提供することができるかもしれない．介護付き施設もしくは"自立生活"施設は何らかの看護的な管理を提供し，時に医師が管理者である場合すらある．しかし，看護や医療内容の関与の程度は，州の規制や，所有者の管理哲学によって大きく変わることがある．これらの施設は患者や家族にとても評判がよく，ナーシングホームよりも"病院のよう"ではなく，費用もかからないので高度看護施設(skilled nursing facility)の代わりとして増加傾向にある．多くの介護付き施設では患者が"その場所で年を取る"ことが可能であり，人生の最終期にも高度看護施設へ移る必要もなく，ホスピスレベルのケアを受けることができる．しかし，それらの施設では通常，高度看護施設で提供するような同じレベルの看護評価やケアはできないことを患者と家族へ伝えることが大切である．複雑なケアが必要な多くの患者はいまだにナーシングホームが必要であるが，脆弱度の低い患者にとっては，今日では他の多くの選択肢がある．

内科的治療計画

英国老年医学会(British Geriatrics Society)のモットーである"歳に命を加えること(adding life to years)"は高齢患者を治療するときに心にとめておくと便利である．治療の目標は，患者を快適にして活動量を増やすことである．適度な疼痛コントロールを行うこと，理学療法，うつ病の治療はすべて包括的な治療計画に含まれている．

高齢者の予防的ケアとして，ワクチン接種，血圧管理，禁煙，体重減少，運動，適度な栄養があり，高齢者に対して継続したフォーカスをあてるべきである．また，患者と介護者双方の治療に対する期待を探索し，終末期の治療方針について話し合うことが重要である．可能であれば，侵襲的で無駄となる可能性のある，希望していない治療を必要とする急変が起こる前に，話し合っておくべきである．それらの"事前指示書"は心肺蘇生以外の患者ケアの目標を含むべきである．介入前にこの決断を行う場合，臨床医は患者の快適さは維持されることを説明し，そして安心させるべきである(第37章参照)．

高齢者における精神疾患の高い有病率を考えると，高齢者が若年者よりも高頻度に向精神薬を処方されていることは驚くにあたらない．高齢患者では，ほとんどの処方薬を低用量で開始し，特別な注意を払わなければならない(一般に65～80歳の老年前期は通常半分量から開始，80歳以上の老年後期は1/3の量から開始する)．ベンゾジアゼピン系薬物，抗精神病薬，気分安定薬などの場合，有効投与量についても通常は，若年者で使用される量の1/2から1/3であるようである．しかし抗うつ薬の場合にはしばしば，最終的な有効投与量が若年者と同様のレベルとなることがある．

機能的リハビリテーション

脳卒中や骨折後，身体疾患後の精神疾患のある高齢患者の機能的リハビリテーションには，多くの専門分野にわたるチームアプローチが必要である．うつ病のような精神疾患はそれらの病気そのものによりベッドでの臥床期間が長くなり，かなりの身体能力低下の原因となる．拘縮や失禁のような二次性の身体能力低下，皮膚創傷や感染の合併症を予防する一方で，精神疾患や原発性の身体能力低下を治療することが目標である．チームの構成は幅広く変動し，理学療法士，作業療法士，言語療法士のようなリハビリテーションの専門家が含まれる可能性がある．医療計画と同様に，リハビリテーション計画には患者個人に合わせた現実的な目標がなければならない．患者の目標への進行具合が再評価される際に，この計画も頻回に再評価して見直されなければならない．入院して臥床状態となると，高齢患者は数日で急速に機能低下をきたすが，自力で移動したり歩き回ったりする能力が入院中に低下した患者には，短期間の筋力強化リハビリテーションが必要かもしれない．

ケース・ディスカッション

症例提示 1（つづき）

姪の心配にもかかわらず，マーサは神経変性性疾患や精神疾患ではなくて，ただ風変わりな人かもしれない．いわゆる"老年性隠遁症候群（senior squalor syndrome）"もしくは Diogenes 症候群は一方で，潜在性している認知症，うつ病，妄想性疾患，統合失調症，アルコール依存症などがしばしば原因となっている．時に，自立性の喪失や家から強制的に離されることへの恐怖から，高齢者は家で生活が続けられるように身体的な能力低下を隠そうとする．これが人格変化によるものか，過去の習慣と矛盾する最近の機能低下によるものなのかが見極められれば，健康ではあるがただの風変わりな生活スタイルなのか，それとも高齢者特有の疾患によるものなのかを臨床医が判断することができる．認知機能検査と機能評価が役に立つであろう．彼女が妄想癖があることや記憶障害，自己管理能力に欠けていることを知れば，臨床医は彼女に協力を求めるようなアプローチに変更することが可能になる．在宅での患者の能力や危機管理（火事，食物の安全性，転倒リスク，緊急サービスへの連絡能力）について低下している日常生活動作（ADL），手段的日常生活動作（IADL）項目を具体的に記録することには，介入が必要かどうかを判断する鍵となる．マーサは電気料金，水道料金を払い続けていることは明らかであり，そのことは認知機能がいくらか保たれていることを示している．もし家事，買い物，栄養面で支援を受ければ，自宅での生活を安全に続けられるであろう．もし彼女が電話代を負担する余裕があり，電話を使うことが可能で使いたいのであれば，電話サービスも役立つであろう．

臨床医の努力が成功するかどうかは，いくつかの要因により決まる．第1にマーサは感受性が強く防御的にみえるので，医師は思慮深く彼女にアプローチする必要があり，彼女が健康であり続けることと，自立することの目標を共有することを強調すべきである．第2にマーサの財政状況により，彼女の選択肢が制限されるかもしれない．自分の財産を整理したり，必要なコミュニティーサービスを手配することを支援してもらうために，ソーシャルワーカーやケースマネジャーを必要とするかもしれない．認知症，うつ病，精神疾患の治療は，機能面において多大な効果があるかもしれない．

地域の動物愛護協会や動物保護同盟は，彼女の猫を何匹か保護する必要がある．残りの猫については，獣医のケアや去勢が必要である．マーサにとって猫たちは大切な存在であるので，もし彼女が家から去らなければならない場合は，彼女が1匹か2匹の猫が飼えるような場所に移れるように便宜をはかることが彼女のウエルビーイングにとって重要である．

ジョアンナはマーサにとって生存している唯一の関係者であり，もしマーサの意志決定能力が欠けていることが明らかになれば，ジョアンナは法定代理人，保護者，管理者のように正式な役割を考える必要があるだろう．マーサの関心事を代弁するための彼女の能力について，臨床医や委員による引き続きの評価が必要になるであろう．

症例提示 2（つづき）

多くの介護者のように，J夫人は彼女の直面した問題に圧倒され，さらに支援サービスを必要とした．ほとんどの地域で利用できる選択肢には介護者支援グループ，介護者休息提供サービス（respite care），デイケア，家事・在宅介護サービス（housekeeping and home health services）などがある．夫の認知症の行動による症状をいかに管理するかについて習得できれば，彼女の絶望的な気持ちは和らぐであろう．Alzheimer 病協会の地域支部への参加を強く推薦すべきである．もし不穏や妄想が重症となる場合は，新世代の抗精神病薬の処方が非常に効果的である．抗うつ薬と抗けいれん薬もまた不穏に対して効果的である．J氏への催眠薬投与は，患者と介護者の両者へ多少の休息を与えることとなるであろう．

J夫人はうつ状態であるかもしれない．彼女はまた介護者のその他のストレス関連性の健康問題のリスクがある．うつ状態の治療や，深い悲しみと怒りの管理にフォーカスを絞ったカウンセリングは非常に有用である．うつ病の治療を受けても，J夫人はもはや家では夫の効果的なケアはできないかもしれないが，J氏を認知症ケア施設へ移すかどうか家族で話し合うことにより，今後，必要となることについて準備することができる．

症例提示 3（つづき）

L氏の症例において診断的に考慮すべき主なことは，家族を亡くしていること，大うつ病，認知症，アルコール依存である―それらはすべて共存している．彼の症状は家族に死なれた事実と矛盾しない．つまり無秩序，身だしなみに無関心であること，故人に話しかけること，不眠などである．睡眠を助ける投薬は役立つかもしれないが，過去のアルコール依存症，高齢，認知障害があるとすれば，ベンゾジアゼピン系薬物を処方するにはリスクがある．もし重度の不快気分が続くのであれば，抗うつ薬が適応するかもしれない．深い悲しみに対するカウンセリングや在宅での支援サービスはどちらも役立つであろう．急に生じた悲嘆にくれている場合は，大きな人生の選択をするのは避けたほうがいいが，在宅看護や介護付き住宅への移動により，プライバシー，社会化，自律性と日々の活動への支援の間のバランスをうまくとることができるかもしれない．

（訳：仲地佐和子）

継続的教育のためのリソース

The American Geriatric Society (770 Lexington Avenue, Suite 300, New York, NY 10021), The Gerontological Society of America (1275 K Street NW, Suite 350, Washington, DC 20005-4006), the American Association of Geriatric Psychiatry (PO Box 376A, Greenbelt, MD 20768), and the American Medical Director's Association (10480 Patuyent Parkway, Suite 760, Columbia, MD 21094) publish outstanding journals, have useful web sites, and sponsor educational conferences for physicians and other health care providers.

推薦図書

Blazer DG, Steffens DC, Busse EW, et al., eds. *Textbook of Geriatric Psychiatry*, 2nd ed. Washington, DC: American Psychiatric Publishing, Inc., 2004.

D'Ath P, Katona P, Mullan E, et al. Screening, detection and management of depression in elderly primary care attenders. I: The acceptability and performance of the 15 item Geriatric Depression Scale (GDS15) and the development of short versions. *Fam Pract* 1994;11:260–266.

Folstein MF, Folstein SE, McHugh PR, et al. "Mini-Mental State": a practical method for grading the cognitive state of patients for the clinician. *J Psychiatr Res* 1975;12:189–198.

Jacobson SA, Pies RW, Katz IR. *Clinical Manual of Geriatric Psychopharmacology*, 2nd ed. Washington, DC: American Psychiatric Publishing, Inc., 2007.

Niven D. *The 100 Simple Secrets of the Best Half of Life*. San Francisco, CA: Harper, 2005.

ウエブサイト

American Association of Geriatric Psychiatry Web site. www.aagponline.org. Accessed October, 2007.

American Geriatric Society Web site. www.americangeriatrics.org. Accessed October, 2007.

American Medical Director's Association Web site. www.amda.com. Accessed October, 2007.

British Society of Gerontology Web site. www.britishgerontology.org. Accessed October, 2007.

Canadian Geriatric Society Web site. www.canadiangeriatrics.com. Accessed October, 2007.

Family Caregiver Alliance Web site. www.caregiver.org. Accessed October, 2007.

Gerontology Society of America Web site. www.geron.org. Accessed October, 2007.

International Psychogeriatric Association Web site. www.ipa-online.org. Accessed October, 2007.

National Institute of Aging Web site. www.nia.nih.gov. Accessed October, 2007.

第12章

異文化コミュニケーション

Thomas Denberg, MD, PhD & Mitchell D. Feldman, MD, MPhil

はじめに

効果的に医師–患者間コミュニケーションを行うためには，文化・言語上の境界を横断した言語的，非言語的に情報を共有する必要がある．医療という舞台におけるこの領域の一方の側には生物医学の深遠な世界を代表する医師，もう一方の側には生物医学的な概念や手続きがよくわからないうえに，病気に関して自分の病気が何を意味しているのか，どのように診断されて治療されるべきかについて強い信念を抱いている患者家族がいる．"文化的な能力"でもある，効果的な異文化コミュニケーションには3つの目標がある．(1)**患者**の視点から，病気を理解する，(2)**生物医学**の視点から，患者が病気や治療法を理解することを支援する，(3)大規模かつ複雑で人間味のない医療組織の中で，患者とその家族が進むべき道を決め，自分の考えを述べ，快適に過ごすことができるように手助けすることである．このような活動を行うには，患者の生活についての，より広い文脈や，生物医学の世界と専門家でない一般人がどのように影響し合い，時に衝突してお互いが誤解してしまうのかについて多少なりとも理解しておく必要がある．

異文化コミュニケーションのスキルは，実践や反省を通じて，あるいは多様な患者についての情報を書籍から得たり，そのような患者と交流することによって最も効果的に身につけることができる．移民の集団や少数民族の病気に対する信念について多少の事実を知るだけでは，十分ではない．これまでの病気の経験，社会において自分がおかれている位置，特定の民族や宗教のコミュニティーについての属性といった文脈の中で，**個々**の患者の発言や行為を受け止めて解釈する方法を確立することは重要である．文化を本当に理解するということには，生物医学それ自体がどのような文化システムであるのか，そしてそれが患者にどのように受け止められ理解（誤解）される可能性が高いのか，などが含まれる．

米国における医療の主な形として，生物医学は高度に分化した専門家によって実践されており，それはヒトの身体についての詳細で科学的な情報，疾病とそれに関連する解剖学的，生理学的な症状を予防したり治療するための薬物学的，外科的介入に依存している．そこには，確実な知識体系，数々の実践，強み，あるいは根拠に基づかない偏り，内在する限界が存在している．その多くの専門領域と亜専門領域ではそれぞれが，独自の慣習，知識体系，人々や出来事を理解する方法を備えている．どのような背景をもつ患者にとっても生物医学の大半は曖昧なものであり，医師の説明や勧めに同意したり，それらを受け入れることが困難なことはよくあることである．そのため，特に移民や少数民族の患者にとって，異文化コミュニケーションはむずかしいことではあるが，取り組まなくてはならない課題であり，**すべて**の患者にとって重要なことであるという視点から，本章の議論の方向性を決めている．

文化的・社会的位置

▶ 文 化

文化とは，ある特定のグループ間で共有される信念，価値観，儀式，習慣，施設，社会的役割と関係を示す．通常は，自分の文化をあたり前のものと考えている．世界を"こうあるべき形"にしている前提や慣習的行為によって構成されており，まったく当然のものとして感じられるものである．無意識に行われる学習やモデリングが，文化の前提と慣習的行為の確立に重要な役割を果たしている．最も影響力のある文化のシステムの一つである家庭では通常，食事や労働時間などの規則的な慣習的行為，家族の起源についての説明（あるいは神話），共通の目標を果たすこと，共通の価値観を伝える方法について明確な分担がある．病気の原因，症状を容認できる方法，そして病気の診断や健康回復のための戦略などについての信念が最初に形成されるのも家庭内である．個人ももちろん，仕事，学校，

信仰，政治団体への所属，社交クラブなどに関連した文化によって形作られ，そしてそこに参加している．個々の文化は重要な—時には反駁したり矛盾した—影響を，病気への対応について抱いている信念に及ぼす．

　文化とは純粋でも静止しているものでもなく，常に混ざりあい進化しているものである．流動性が高く，多様であり，メディアが飽和状態にある米国の社会では特に，何百万人もの人が，ほかの集団の考え方や習慣を借りたりあるいは適応したりしながら，複数の分野や領域に出入りしている．文化は時間や世代を超えてきており，その変化は相当なものであるので，姓名，身体的特徴，出身国のみを基準として，ある特定の患者はある種の信念をもっているとか，ある特定の行動をとるなどといった**推測**をすべきではない．推論は—常に修正されるものであるが—，単なる人種や民族を超えた患者の属性についての詳細な知識に基づいて行うべきである．

文化と人種，民族，出身国との関係

文化的な問題に対処する能力にコンピテンシーを養うためのいくつかのトレーニングでは，さまざまな民族，人種，国のグループは独特の文化的な特徴をもつことが示唆されており，より効果的なケアを行うために，医師はその特徴に関して熟知しておくべきである．よく取り上げられる例としては，北部の米国人の"個人主義"や，アジアにおける"家族中心主義"などの価値観と並んで，ラテン系米国人における"泉門の落下(fallen fontanelle)"［訳注：ラテン系米国人の間で，泉門がくぼんでいることの治療の一部として，赤ん坊を逆さまにしたり足を叩いたりするような民族的な治療が行われる］や"邪視(evil eye)"，アフリカ系米国人における"高い血／低い血(high blood/low blood)"［訳注：アフリカ系米国人の病気は血の状態が変わることによって起こるという信念．high blood は血液が増えた状態，low blood は血液が不足した状態］などについての信念などがある．このように一般化することは，病気と癒しに対する文化的影響の広いスペクトルを表しているかもしれないが，このアプローチは極端に単純化しすぎている．このことは出身国，人種，民族が，個人の病気への理解と反応を規定する最も重要な因子であることを意味する一方で，それぞれの集団**内における**個々人の非常に大きな異質性を無視している．

　主な人種／民族の分類として米国のケースを考えてみるとアフリカ系米国人，白人，アジア人，アメリカインディアン，太平洋諸島系，ラテン系などである．これらの用語を使用して自分を認識する人もいて，そのラベリングはしばしば政治的に重要だが，それぞれのカテゴリーの人々の間には，年齢，出生場所，宗教，社会階級，教育レベルなどの点で著しい違いがみられる．人種と民族性が何よりも重視されるレベルでは，ヘルスビリーフ(health belief)と行動の違いを概念化することは，ステレオタイプ化を進める可能性があり，より効果的な治療を進めるためにはまったく寄与しない．一般に，文化的な信念と実践についての仮定を行う際には，例えば最近の移民，ホームレス，南部アフリカ系米国人または特定の都市近郊の住民といった特定の米国の部分的な母集団など，集団構成員の属性についての，より具体的な識別情報に基づいて行うべきである．

▶ 社会的位置

単に人種と民族だけで決定している文化の考え方を越え，患者の"**社会的位置**(social location)"を認識することによって，患者についてより深く知ることができる．"社会的位置"というのは，その人の社会における他人との相対的な位置を指し，人種と民族だけではなく，性別，年齢，移民状態，話す言語，居住地の近隣の状況，米国に来てからの時間と世代数，教育程度，収入，職業，宗教，そして人種主義についてのこれまでの経験などを含む，特徴の組み合わせ(amalgam)に基づいている．性別と年齢は，患者が病気に意義を与え，それに関連づけて自己を表現する方法に影響する2つの基本的な要因である．同じ都市または地域の出身でも，男性と女性，50歳以上と20歳未満の人は一般的に，明確に区別できるサブカルチャーに属している．彼らは，あるコアとなる信念，価値観，習慣を共有するかもしれないが，ほかのことは共有しないであろう．文化への適応度は病気のリスク，健康行動，生物医学への精通の程度に影響を与える重要な要因である．居住地や学校の質，人口密度，それと関連する犯罪のレベル，公共輸送機関へのアクセスとともに，居住地とその近隣の状況も，その人の世界観や，逆境に対処する方法が形成される過程に強い影響を与える．宗教，スピリチュアリティー，同志信者のコミュニティーの会員であることも，健康と病気に対する態度に重要な意味をもつ．人種差別についての経験は，無力感，怒り，疑念の感情を生じさせる原因となることがあり，医療提供者に対する態度や病気の解釈に著しい影響を与えることがある．最後に，社会的階層の要素—教育，収入，職業など—は，病気についての信念や，健康を回復させるための機会と方法の選択について多大な影響を及ぼす．

　社会的位置における属性は人種と民族のみの場合と比較し，より完全で具体的で，臨床的に重要である．このような方法を用いると，患者がラテン系米国人であるか，またはメキシコ系米国人であるか，そしてこ

のグループのメンバーに適用されるような"典型的"文化的性質といったものを思い浮かべるような単純な記述を医師が行うことはなくなるであろう．その代わりに，米国生まれの20歳の患者で，高卒で失業中であり，ほとんどスペイン語を話せないということ，あるいはメキシコ生まれで，主にスペイン語を話す田舎育ちの両親とともに，人種の混ざり合った労働者階級居住区に住んでいるといったことを医師は認識するようになるであろう．これらの個々の特徴は，単独の場合でも，組み合わせて利用した場合でも，**この患者についての重要な手がかりを提供する**—すなわち，患者の話や症状を解釈することに役立ち，患者教育やテーラーメイド医療を楽に行うことができる手がかりとなる．

明らかに，特定の狭い範囲の集団やコミュニティーからの患者について，より多くの医師が経験すればするほど，そのグループ全体にとって重要な健康問題と課題によりたくさん気づくようになるであろう．そのようなグループの患者と効果的に情報交換する能力は，地元コミュニティー—高齢者市民センター，文化スポーツイベント，教会，学校など—で時間を過ごすことや，関連した近所の会報，民族誌，社会史，国勢調査報告，小説や伝記などを読むことによって強化される．このような活動は正規の医療業務ではなく，これらの資料は医学的な参考文献ではないが，患者にとって重要な問題を，患者自身の言葉や観点から医師に気づかせることができる．特定の集団に関する詳細な知識を得ることにより，患者の言葉における文字どおりの意味だけでなく，処方された治療へのアドヒアランスなどの，患者が言った（もしくは言わないことを選択した）こと，患者が行った（もしくは行わないことを選択した）ことに含まれるその他の種類の意味について，臨床医が理解するのに役立つ．

移民と少数民族

最近の移民により，医療における異文化コミュニケーションに多くの独特な問題と課題が生じている．新しい国への移住によりしばしば，社会的地位，職業，日々の日常生活などに劇的な変化が生じ，これまでの友人関係や社会的支援ネットワークから孤立することになる．また，家族を養ったり，住宅を確保したり，近所の出来事を処理するため，年上の者がより若い者に頼り，伝統的な役割が逆転する．アノミー（anomie. 無意味な感覚）と疎外（帰属感の欠如）は，不安，うつ病の原因となり，新しい日常生活のストレスに対処する能力を弱める．戦争や自然大災害の難民経験により，これらの問題がさらに悪化する．洞察力のある医師は，多くの個人がこの苦悩を身体化させていることを認識するであろう．

最近の移民は，"西洋的"トレーニングを受けた医師にとって多様，もしくは奇妙にみえるような信念をもっていたり実践したりしている可能性が高い．病気に関するこれらの信念や行動は，文化的能力（コンピテンシー）に関する議論の際しばしば引用されるが，一般的に最もあてはまるのは，年配の人もしくは最近移住した移民に対してである．観光事業の成長，市場解放，米国とヨーロッパからの大衆文化の広がりを含むグローバル化により，多くの第三世界からの移民が，産業的に進歩した資本主義的社会の生活に慣れ親しむようになった．それに加えて，第一，第二世代の移民の多くは，しばしば"調和したい"，あるいは"アメリカ人になりたい"といった強い願望をもって，短期間で米国の社会に同化する．英語を上手に話せないか，十分に同化していないか，または同化に積極的に抵抗する人々でさえ，かなりの割合の人が自分の出身国において生物医学に接した経験をしているような状況になるであろう．彼らはこれまでに，米国での生物医学の特徴である技術的，組織的な複雑さを経験しなかったかもしれないが，生物医学のもつ還元的，科学的な基盤，専門家としての地位，そして病気を診断し治療するための慣例をよく知っているかもしれない．不可能ではないとしても，患者の人種と民族のみの視覚的な確認と知識に基づいて，生物医学と"西洋的"病気の分類に関する患者の素養のレベルを推し量ることはむずかしい．臨床医は思い込みを避け，その代わりに患者へ質問し，患者を観察することから学ぶべきである．

文化システムとしての生物医学

移民やマイノリティーの患者に対して，"文化"というものに主にフォーカスをあてると，「生物医学は，それ自体文化をもたない」という考え方を伝えてしまうかもしれない．実際に生物医学は，（それ自体固有の価値と信念を伴う"文化"であるものの）科学的な知識によって伝えられる．しかしまた一方では，競合するイデオロギーである利潤主義と利他主義，変化する流行やトレンド，最善の推測（best guess），地域の偏りといったものと同様に，資金配分に関する政府の方針，保険償還，専門家間の競争などによって形成されている．生物医学は，多くの文化的な世界と言語によって構成されている—プライマリ・ケア，心臓病学，手術，病院，診療所，看護，医者，薬剤師など—．これらは，多くの患者にとって奇妙で，脅威となる可能性があり，理解するのがむずかしい事柄である．さま

表 12-1 生物医学とその実践者の特徴

(A) 治療するシステムとしての生物医学は以下の項目に準拠しており，これらを尊重している
- 経験科学
- 口伝ではなく記載された知識
- 厳格で長いトレーニング
- 技術的洗練と革新
- 行動指向と介入（"何もしないよりむしろ，何かする"）
- 物質主義（家族，社会グループ，心，魂の病いではなく，むしろ個々の身体的な病気）
- 急性疾患，慢性疾患，予防を区別
- 還元主義（病態生理は分子的，解剖学的であり，症状は疾患そのものというより，根底にある疾患の表れであるとする）
- 高いレベルの官僚的組織と専門分化
- 効率
- 費用抑制
- "防御的"，あるいは過誤を避ける
- 延命

(B) 多くの臨床医が重視する特性
- 激務
- 自己犠牲
- 自力本願と自律性
- 強いキャリア指向
- 地位意識
- 権威と階級を尊重
- 衛生
- 几帳面さ
- エキスパートとしての医師
- 熟慮
- 歯ぎれのよさ
- 個人の人生と仕事との明確な区別
- 服装や感情表現に関する保守性
- 同僚によって判断される才能

(C) 患者が生物医学とその開業医についてもつ一般的な属性

否定的な面	肯定的な面
・尊大	・有能である
・エリート	・正直
・批判する態度	・注意深い
・よそよそしくて寄りつきがたい	・完璧
・心が狭い	・秩序立っている
・理解しがたい	・思いやり
・金に飢えている	・正確
・性急	・信頼できる
・教条主義的	・責任感がある
・融通性がない	・公平
・人間としての患者に関心がない	・患者の幸せを第一とする

ざまな患者がどのように生物医学を経験し，それを解釈する可能性があるのかについて認識することは，異文化コミュニケーションを向上させるために欠かせないことである．生物医学の文化を継承していくことに関する自分自身の役割を医師が認識していること，そして自分たちがこの文化システムの産物か実践者であることをある程度実感することは同じく重要である．表 12-1 に，生物医学とその実践者との関係について，いくつかの特徴を示す．

医師と患者の間の対立と誤解はしばしば，表 12-1 (A)に示している多くの属性が大きな原因となっている．患者の視点から最も問題があるとしてしばしば取

り上げられるのは，生物医学が身体を心からはっきりと分けてしまう傾向のあることや，病気の社会心理的な結果や原因よりも臓器の病態生理学を強調したりする傾向のあることである．それにもかかわらず，生物医学上の主な成功の多くは，そのような傾向があるにもかかわらず―むしろ，そのような傾向のおかげで―達成されてきている．このことは，治癒のための他のシステムと生物医学を区別している特徴である．生物医学はまた，頑固に変化しないものである．医師の目標は，生物医学のこのような特徴について患者がより身近に理解できるようにし，同時に患者の視点から病気の社会心理的次元を探索してそれに寄り添いながら，文化的な仲介者としての役割を果たすことである．

表12-1(B)に示すプロフェッショナリズムの属性に個々の医師が従っている程度は，さまざまである（第39章参照）．このことは一般的なことであるが，いずれの特性も，表12-1(A)に示している特徴と同じように**予測できる**わけではない．しかし問題の中心は，いずれの分類の属性についても多くの患者は理解したり共感することがむずかしいと感じており，そのために元々困難なコミュニケーションが一層困難になり，表12-1(C)の否定的な印象の多くを感じるようになる患者もいる．患者が医師との間で，より個人的で専門的でない関係を望むとき，または社会的距離のために患者が一層無力感を感じるようなときに，このことは特にあてはまる．文化的な能力（コンピテンシー）のある医師は，それらの問題点がどのような場合に患者に誤解を生じさせ，患者自身が安心してコミュニケーションを行ったにもかかわらず生物医学からの恩恵を受ける能力を損なうのか認識し，これらの共通した特徴や生物医学への否定的な患者の認識を，理解することができるようになる．

コミュニケーション

コミュニケーションとは―言語および非言語的な―情報をやりとりし，それを処理し，メッセージの解釈を含む．この複雑なプロセスでは，誤ったコミュニケーションをする可能性のある無数の機会が存在する．メッセージは不完全で，混乱させたり反駁したものになりうる．言語の壁は，感情的，身体的混乱と同じく，情報の受け入れとその中継の妨げとなり，また言葉にされていない仮説は，ある人が別の発言，もしくは行動に対して与える意味づけに影響することがある．これらの行動の多くは無意識になされている．このことを心に留めて，本セクションでは，医師が特に注意を払うべきコミュニケーションの基本的な側面の3つについて概説する．(1)**患者の視点から病気を理解**しようとする，(2)患者が病気とその治療に関する**生物医学的な**説明を，できるだけ適切なレベルで理解できるようにする，(3)**儀式化した**臨床現場での出会いや官僚主義的な医療であっても，それに対してより親しみを覚え，安心できるような方法で患者を導く．

▶ 患　者

移民，例えば，保険や財政的なリソース（資源）の欠乏や，物理的な距離や，読み書き能力が低いなどの恵まれない状況など，少数民族グループに影響を及ぼしているような，健康管理に対する障害というものが存在する場合，生物医学的な治療は，しばしば最後の手段になる．そのような患者のための医療相談はしばしば，さらに多くの時間がかかるものであり，医師に強い忍耐が必要となる．そのような患者に対して，自分の意見を主張し，質問をし，心配事を話すように教育するためには，時に特別な努力が必要となる可能性がある．そういった患者を多数治療する医師は，関連する書籍を読んだり，医療以外のセッティングで彼らと個人的に親しくなることで，最も多くの利益を得ることができる．

説明モデル

説明モデルとは，病気の因果関係，予測，典型的な症状，適切な治療についての理論を意味している．患者の病気についての説明モデルを引き出すことで，自意識（sense of self）や大切な人との関係について比類のないほどの洞察が得られる一方で，生物医学的な説明や処置を患者がどのように解釈，また抵抗して受け入れようとするかについての手がかりを得ることができる．患者の視点について知ることで，患者のもつ恐れや不安といった感情を和らげる能力が高まる．患者の病気についての**説明モデル**を理解することは，衰弱する可能性のある慢性疾患の患者を治療している場合，アドヒアランスの低さが懸念される場合，あるいは疾病の社会心理面が大きく浮き出てくる場合において，特に重要となる．

一般的に，病気について患者がもつ説明モデルで最も重要な構成要素は，病気の**因果関係**に関する概念である（**表12-2**）．この信念を引き出すために，医師は，「あなたは，何が自分の問題を引き起こしたと思いますか？」と質問することが可能である．このことにより，道徳的な失敗，大切な人との不和，日常生活における経済的，実際的な困難などに関連するつらい感情や，将来への希望がもてているかについて患者が述べやすくなるため，その答えに注意深く耳を傾けるべきである．医師は，患者が因果関係について単純で機械

> **表 12-2 病気についての患者の説明モデルを引き出すための質問**
>
> - 何が自分の問題を引き起こしたと思いますか？
> - 自分に何か問題があると思いますか？
> - あなたはこの状態を言葉で表現しますか？
> - ある人はこの病気になったのに，なぜほかの人はそうならないのでしょうか？
> - この問題を軽減するため，何かなされる必要があると思いますか？

的な説明を用いて回答することを期待すべきではない．さらに深く探ってみることも必要であるかもしれないが，例えば，医師は，以下のような質問を用いてフォローすることができる．「自分に何か問題があると思いますか？ あなたは，この状態を言葉で表現しますか？」，「ある人はこの病気になったのに，なぜほかの人はそうならないのでしょうか？」，「誰が，または何がこの問題の原因でしょうか（あるいは責任がありますか）？」，「あなたはこれまでに，自分が何かをした（あるいはしなかった）ために，あるいは別の人が何かをした（あるいはしなかった）ために，このような状態になったと考えたことはありますか？」．次のような質問を追加することにより，患者が説明モデルについて，より詳しく話してくれるようになる．「あなたを治療するためには，何がなされなければならないと思いますか？」，「完治することが可能であると思いますか？」，「この問題はどのくらいの期間，続くと思いますか？」，「この問題を軽減するため，何がなされる必要があると思いますか？」．このような質問の利点は，自由回答式の質問であり，あらゆる患者に使うことができ，最初もっていた臨床上の仮定や先入観を訂正したり改善させるために役立つことである．**生物医学的**な用語を用いて病気を説明する場合に，理解したり受け入れたりすることに患者が困難を感じるような事柄についての手がかりを得ることが可能となる点について，これらは強力な手段である．

一部の患者，特に最近の移民は，自分たちの信念が無知であるとか迷信であるとみられることを懸念して，病気についての説明モデルを医師に話したがらないかもしれない．そのような患者はその代わりに，自分は医師の専門家としての意見を聞きに来たのであり，自身の視点というものはあまり重要でないと感じている可能性がある．数回の診察を通して丁寧に探索することにより，患者が説明モデルをゆっくりと表に出すことを促すのは賢明である．直接的な質問と組み合わせて推察することや（例えば，「他の患者さんは，Xを信じていますが，あなたはこれについてどう思いますか？」など），患者の社会的位置に関する背景に関する知識は，一貫性のある全体像にまとめ上げるためにしばしば必要となる．

宿命論

多くの移民を含む，いくつかのグループに属する人々は，病気に対して宿命論的であるようにみえるかもしれない．彼らは，治療を求めることに受け身であったり，健康に悪い行動に固執したり，それが定めだと考えて不幸を受け入れたりするかもしれない．病気に対しての説明や対処のスタイルが，患者の属する人種・民族グループの文化，宗教に非常に深く根づいていると仮定しないことが重要である．実際には，宿命論的態度は広く認められ，自分の人生を取り巻く状況をほとんど制御しようとしない人々によくみられる態度である．「重い病気は，悪習をせず，"きれいで"，"高潔な"人生を送る人にさえふりかかるのだ」というある種の妥当な論理から出てくることもある．宿命論自体は通常，病気の予防，治療に対する関心の薄さを意味するものではない．むしろ，ある人が感じる世界の中での無力感，希望のなさ，さらに不信感さえをも示す慣用句であるとみなすことも可能である．医師は，患者が直面している本当の問題を認め，患者自身が病気に取り組み，病気の解決やマネジメントのために患者が行うことができる具体的なステップをわかりやすくつなぎ合わせることにより，この問題にアプローチすることができる．

症例提示 1

教育歴は中学校卒業である56歳のアフリカ系米国人女性が，大腸癌のスクリーニング検査を希望しなかった．質問すると，癌は"死刑宣告"であって，治癒できないものだと彼女は信じていた．彼女は癌におびえているため，自分が癌にかかる可能性があることを知ることから目を背けていた．医師は，医学的見地から癌が大きくなるには何年もかかること，そして50歳以上は100人のうち数人が癌にかかることがあることを説明した．次に，大腸癌スクリーニング検査—毎年何千回も行われる比較的安全な手技である—の目的は，（非常にまれな）大きな癌を見つけることではなく，癌が生じる可能性のあるいくつかの領域（ポリープ）を見つけて取り除くことにより，あなたの命を救うことにあるのだ，と医師は患者に話した．医師は患者に図入りのパンフレットを渡し，これ

を見ながら考えてもらうことにした．

癌についての患者の信念に加えて，自分自身が要求もしていないことや，これまで考えもしなかったことを自分に対して行っている医師の考え方に対して，患者が不信感を抱いているのではないか，と医師は疑った．医師は，その後の数回の診察の機会に，穏やかにその問題点について丁寧に振り返った．1年後に，患者は検査に同意した．信頼感—継続的な関係を維持したこと，医師の側の懸念を示したこと，検査の目的を説明する際に医師が示した率直な態度によって確立された—が患者の最終決定における鍵となる要素であった．仮にその患者がスクリーニング検査を拒否し続けたとしても，医師はあからさまに否定的な判断をすることなく，彼女の決定を十分に尊重していたであろう．

受け身な患者

移民と高齢患者のなかにはまれに，臨床的なやりとりに控えめでうやうやしい態度をとり，しばしば直接的なアイコンタクトを避ける人がいるかもしれない．単に彼らがアイコンタクトを避けたり，医師が言うことのすべてに同意したり，指示に対して非常に曖昧に反応したり，進んで情報を提供しないという理由のみで，医師はそのような患者が内気，無関心，教養がない，教育を受けていないなどと仮定してはいけない．こういった状況において医師は，態度を翻して過度に素気なく，威圧的で，フラストレーションがたまっていて，恩着せがましい声の調子で話すのではなく，わかりやすく話すべきである．患者がより率直に医師とのやりとりを始めるまでには，さらに外来を受診してもらい，質問や懸念を丁寧に引き出すことが必要である場合がある．患者の振る舞いというものは，権威ある人に対する文化的なしきたりだけでなく，不確実性・恐れ・受動性によって"信用していること"を表したり，個人的な詳細を医師に伝える前に，医師のよりよい印象を得たいという願望など，を反映していると思われる．

症例提示 2

フィリピンから来た元学校教師で，高齢の患者が市中肺炎のために入院していた．入院中は特に問題なく過ぎ，退院日に退院時の指示を見直すために，医療チームが彼の部屋に入った．彼の希望するフォローアップの方法と，継続中の治療について彼の理解度を評価するために質問すると，彼は目をそむけて静かに話し，退院後の計画を理解できていないようにみえた．医師は，さまざまな書類に関する指示について繰り返し質問した．チームは，患者の理解度についてはっきりしないまま部屋を後にした．その日の朝の遅い時間に，チームの薬剤師の女性が彼の退院処方を見直すために部屋に戻り，座って穏やかに，そして丁寧に彼を尊重しながら話をした．その結果彼は心を開き話し始め，先ほどの会話も完全に理解していることが明らかになった．アイコンタクトを避け続けたが，自分の懸念について歯ぎれよく話したのである．

通 訳

トレーニングを受けた医療通訳者は，患者-医師間のコミュニケーションを容易にし，医療の質を改善することができる．残念ながら，おそらく経済的制約と，単純に"自分でなんとかなる"という医師自身の信念のために，医療通訳は多くの医療現場では活用されていないため，患者ケアによくない結果をもたらしている．例えば，スペイン語の会話が少しできる医師は，自分ではプエルトリコ系の患者が使用する"ataque de nervios（文字どおりには"神経系の発作"）"を理解していると思っていたが，実際にはいわゆる"神経衰弱"とはほとんど関係がなく，認識可能な前兆と明確な症状を呈する，ある文化的に特異的な症候群について患者は述べていた．家族がしばしば事実上の通訳の役割を担うが，これは時に問題ともなる可能性がある．例えば，患者のどこが悪いか"すでに知っている"という親戚は，患者の愁訴についての詳しい話で医師をわずらわすことを望まず，結果として，重要な徴候を省略してしまうかもしれない．子供や若者は，さまざまな理由で，不完全な通訳者である．つまり，しばしば英語を完全にマスターしていないとか，言葉を訳す際の微妙なところについての知識が不足しているし，患者との関係性や彼らのおかれた地位における問題という点において，不完全となる．トレーニングを受けた医療通訳者は，文字どおりの言葉の言い換え以上のことを提供することができる．彼らは，患者の抱いている病気のレッテルや慣用語句を医師のために解釈することができ，生物医学的な概念と指示を患者の自国語などに翻訳できる．医療通訳者は，健康管理チームの正式なメンバーとして扱われなければならない．患者との

やりとりの前に，医師は話し合いについての目標（例えば，ある薬物についての患者の理解とコンプライアンスについて言及するなど）を見直すために短い時間，通訳に会いたいと考えるかもしれない．それに加えて，医師は通訳に説明を求めて意味をはっきりさせるために，時々，面接を中断すべきである．例えば，「患者は数回"神経"と言いました．私は，彼女が自分のことを神経質と言っているのだと思っていましたが，今は確信がもてません．彼女が何を言おうとしていたのかを説明してもらえませんか？」といった形によって行う．

通訳を利用する場合，参加者の物理的な位置を考慮しておくことは重要である．医師は常に患者と直接向き合い話すべきである．通訳者は医師の隣に座ってもよく（患者のなかには脅されていると感じる者もいる），患者と通訳者が横に並んで座ってもよい．すべての人に等しいスペースがありそれぞれが象徴的な力（symbolic power）をもてるように伝統的な三角形の配置を好む医師もいるが，患者と医師がお互いに向き合う代わりに，通訳者に注意を向ける衝動に抵抗できず通訳者のほうを向いてしまい，医師と患者間の会話のスムーズな流れが妨げられるかもしれない．

ミュニケーションの主要な目的の一つとみなすべきである．もちろん，この点まで到達できるかどうかについては，最初に行う検査と観察の期間に依存しているかもしれない．

症例提示 3

65歳の移民である元医師が癌と診断された．医師は，癌が「抑制された個性をもった」人々にしばしば起こるというその患者の信念を引き出すことができた．そのような自分の性格上の欠陥のためにこの病気が生じたのだと信じて，彼は希望をなくし，病気を治療したいとはあまり考えなかった．しかし，「制御できない細胞増殖に至ると考えられるダメージ受けた細胞内のDNA」ということ，そして，「異常な細胞を破壊するということに目的をおいた治療」ということに焦点をあてた，癌というものの個人的感情を挟まない生物医学的な解釈が，彼にとって有益だった．

臨床医

伝統的に文化的な能力の本質と考えられている，「患者の視点から病気を理解する」ということは，同じくらい重要な仕事である「患者に対して，病気とその治療について，**生物医学的な**説明を伝える方法を知る」ということと釣り合いをとらなければいけない（すなわち，患者のための生物医学的な文化の通訳者として働くということである）．そのような生物医学的な説明に関する情報を求めることは通常，医師を受診する患者の主な動機の一つである．医師は，患者が理解できる語句で説明をしなければならず，そして患者がどれくらい理解しているかを丁寧に確かめなければならない．

中立的言葉を用いて病名を告げ，説明する

病名をつけることは，最初の頃にみられる患者の恐れを，直接受け止めて対処できる形に変えるための手助けとなる．中立的で機械的に病気について話すことにより，羞恥心や，個人的弱さと社会的失敗が病気の原因かもしれないという考えを患者に起こさせない．患者は自分の不幸に対する個人的責任から自分を適切に解放してくれるような説明にしばしば飛びついて，そこから利益を得ることがある．病気に具体的な名前をつけて，中立的な言葉でそれを説明することは，コ

医療的方法の適応

還元論的に病気に名前をつけて説明することはしばしば有用であるが，それ以外にも健康を害する環境（例えば，大気汚染や水質汚染など），社会環境（例えば，人種差別主義，親密なパートナーによる暴力行為，性的虐待と仕事関連ストレスなど）などが病因となっている病態を医学的に扱うことに貢献するかもしれない．言い換えると，それがどのように身体に悪影響を与えるかという観点から病気を全体として定義することにより，ほかのより基礎的な原因から注意をそらすことができる．病気を引き起こす，より幅広い文脈について注意を向け続け，そのことを時に認知することは重要である．しかし，一つには医師がこのような関連を認めるように訓練されておらず，貧困，失業，粗末な住宅，教育と機会の欠如などの問題を解決する能力に限界があるため，このことを医師が行うのはしばしば非常にむずかしい．例えば，患者が工場の近くに住んでいるために気管支喘息が悪化しているが，経済的な理由のためにそこから簡単に引っ越すことができないことが明らかになることは，その問題に対して何もできないことを意味するかもしれない．それにもかかわらず，そのような制約について認識することは，医師が患者をよりよく理解して共感し，現実的で適切なテーラーメイドの治療を行うことの助けとなる．さらに加えて，いかなる背景の患者の場合でも，道徳的

違反，社会的争い，自分自身や大切な人が期待された役割を果たすことができなかったために病気になったのであると信じることは，極めて普通なことである．純粋に機械的な生物医学的な説明では，この種の根深く，頑固に変化しない傾向のある考え方を簡単に変えることはできない．病気に関する用語や病態生理について患者教育を行うことは，患者の説明モデルのほかの側面を理解し認めていくことの重要性を補完するかもしれないが，それに取って代わることはない．

"犠牲者を非難すること"

"危険な"セックス，喫煙，アルコール中毒，薬物乱用などの破滅的になる可能性がある個人の行動を病気の原因として考えることが可能であったり，または医学的なアドヒアランスがないことが病気の悪化の原因と考えることが可能な場合，2つのピットホールは避けておくべきである．第一のピットホールは，患者が病気そのものの性質を理解させる手助けをすることを犠牲にして，個人的な過失を強調することである．適切な教育を受けていない場合，患者は自分の行動とそれが生み出す結果との関係を受け入れることはむずかしい可能性があり，その行動を変えるための理由をあまり見出そうとしない．特定の習慣が有害であり，それを変えたりやめるべきであることを強調することは重要であるが，率直で批判しない態度で行うべきである．第二のピットホールは，このような行動の原因となり，これを続けさせている個人的な状況や社会的文脈を認識できていないことである．自尊心の低さ，うつ病，慢性的な痛み，社会的な隔離，"合法的な"仕事の不足や社会への帰属感を経験したいという強い願望は，多くの有害で危険な行動の要因となっている．可能なかぎり，医師は有害な行動を続けさせている要因を見つけようとすべきであり，これらの要因について患者と開放的にざっくばらんに話し合うべきである．そうすることで共感と懸念を患者に示すことができ，(理解できない理由のために起こるかもしれないが)自分の行動をどのように修正すべきなのか，そのことをどのようにして達成できるか，患者が理解できるように助けることができる(第16章参照)．

悪い知らせを伝える

病名をつけることは，生物医学的モデルにおけるコミュニケーションの基礎である．しかし，特に診断が癌または末期の病気である場合，患者に診断を知らせるにあたり，もっと柔軟なアプローチがしばしば必要になる．患者と家族に関する徹底的な質問と同様に，患者の社会的位置と患者の病気(癌を含む)の説明モデルを知ることにより，文化的な違いと好みについて最大限に理解することが可能となる．第3章では，この話題に関する，より完全な記述があるので参照してほしい．

精神医学的診断

多くの背景をもつ患者にとって，行動医学的な問題の診断や精神医学的診断が行われた場合，患者はしばしば深い恥辱感を抱く．"うつ病"のようなレッテル貼りや，精神科医への紹介，または「精神を変容させる」薬物の処方は，強い抵抗を受けるかもしれず，誰かに侮辱されているかのように解釈されたり，医師−患者関係がひどく妨げられる可能性がある．そのような患者にとって，身体化はしばしば苦悩を表明するための最も"正当な"方法となる．もし，精神医学的なレッテルを貼ることや精神科への紹介についての患者の受け取り方に懸念がある場合，医師は，患者と家族がそのことについて考えている意味を慎重に探索すべきである．

症例提示 4

メキシコ移民で労働者階級である母親は，小児科医が自分の子供に"注意欠陥障害"という診断を下し，同時に小児精神科医へ紹介したことや，興奮性薬物を処方したことにかなり驚いた．このような医師の勧め自体が，自分の子供が"狂人"であることを意味し，その延長として，何よりも彼女や家族全体がともかくも失敗したことを意味する，と彼女は信じている．自分の役割の属性として極めて重要であると考えている，母として主婦としての役割を考えると彼女の苦悩はさらに増した．さらに，ほかのすべての子供たちと同様に"敏感で傷つきやすい"自分の子供にとって精神医学は"あまりに強力である"と彼女は考えている．医師が彼女の恐れを認め，あらかじめこれらの信念を引き出すような話し合いを行った後に，彼女の母としての技量と懸念について再確認し，丁寧に彼女の信念と価値観に言及するアプローチが有用であった．

急性疾患，慢性疾患，予防医学についての患者の解釈

多くの患者は，急性疾患と慢性疾患の違いについて明確に区別しておらず，病気についての治療，マネジメント，予防を区別していない．一般に，彼らは症状や病気について自然治癒するか，1回の治療で治癒することが可能であると思っている．このことにより教育

を提供する医師の能力が妨げられ，アドヒアランスの低下の原因となる．疑わしい場合には，治癒が可能である（通常，慢性の病気では**そうでないが**）と患者が信じていたり，あるいは現在症状がないことが将来も病気がないことを意味すると信じていること（予防医学の知識に乏しいことを示唆するが）について，医師は明らかにすべきである．丁寧に患者の誤解を訂正していくことは，時間のかかることであり，繰り返しが必要な進展中のプロセスだと考えるべきである．

英語の読み書きの能力が低い患者

最大21%の米国の成人が基本的に読み書きできず，さらに多くの人がわずかに読み書きが可能な程度であるため，医学情報を理解したり，医療提供者と意義のある議論を行う能力は限定されている．決まり悪さを感じて，この問題を隠そうとするかもしれない．そのような患者をマネジメントするための戦略には，ゆっくりしゃべる，単純な単語を使用する，少なくとも小学校5年生の読解レベルをターゲットにして書かれた資料を使用し，可能な場合はいつでも，わかりやすい絵や図表を使うことが含まれる．成人機能健康知力検査（Test of Functional Health Literacy in Adults：TOFHLA）のようなツールは，一般的な医学用語や一般語の読解能力を速やかに推定するために役立つ．このようなツールを用いれば，医師が書いたり話したりする情報を患者に合わせることに役立ち，患者の読解力，数字計算のスキル，そして医療ケアの場面において効果的に機能する能力を評価する目的において，医師の主観的印象のみの場合と比較してより正確であると思われる．

薬物の見直し

薬物について話し合うことができないことは，医師-患者間のコミュニケーションで最も頻繁に認める欠落の一つである．薬物に対する誤解と恐れを抱くことは極めて一般的で，アドヒアランスが低いことの大きな原因となっている．しかし，薬物は一般的に臨床の場面から生み出される最も具体的で，治療にとって重要な成果である．したがって，その目的や作用メカニズム，頻度の高い副作用の説明に特に注意しなければならない．誤った信念を明らかにするために，患者の懸念や疑問を引き出すことも重要である．特に，控えめであったり自分から懸念について言い出せない患者にとって有用である．

医師が患者を教育し，治療に取り組む際に直面するよくある問題について知ることには，医師が情報を個々の患者に当てはめるための助けになる．

症例提示 5

患者は，高血圧と診断されている．医師は薬物で高血圧を治療する際の利益とリスクについて説明した後，患者自身の視点からみた臨床的な困難について患者が理解できるように手助けした．医師は，「不快な症状がない場合でもなぜ薬を飲まなければならないかについて，患者さんに理解してもらうように手助けしますが，むずかしさを感じています．無理もないことですが，特に自分がまったく元気であると感じているときは，薬を飲みたがりません．しかし，将来の非常に深刻な問題を防ぐために，薬は重要なのです」と説明した．

このようなアプローチは，医師が直面している困難を患者が理解し，それに共感するための手助けとなり，共通の目標を協力して達成している感覚を2人が抱きやすくなる．

議論の余地がある治療と代替治療

医学的な検査や介入の価値について，不確実性が存在する場合がある（例えば，前立腺特異抗原［prostate-specific antigen（PSA）］スクリーニングなど）．時に，複数の治療の選択肢があり，そして予防，治癒，症状のコントロールの点で明らかに優れているものはないが，費用や，生活の質に影響を与えるさまざまな副作用（例えば，PSA値が5であることを心配するなど）が生じる確率の点で各々が異なることがある．このような例では，医師は方針を決定する前に，患者の意志決定についての好みや情報に対する要望を正確に推し量らなければならない．研究によれば，大部分の患者が医学的治療や評価と同様に自分の病気について，「最大限に」情報提供を受けることを望んでいる．しかし患者は，実際の治療の決断を行うことに対する責任を引き受けたり，共有する点に関する希望についてはかなり多様性があることが明らかになっている．患者自身が安心感を得るためにどの程度の情報を望んでいるか，また彼らが意思決定プロセスを共有したいとどのくらい考えているかについては，そのことを探索することによってのみ可能となる．あまりに多くの情報を提供したり，患者に医学的な決断の責任を受け入れさせることは逆効果になることがある一方，そうでなければあまりにもパターナリスティックなアプローチになる可能性もある．一つの戦略は，ある選択肢は医学的に不確実性がありその有効性については議論の的になっていることを話し，個々の選択肢についての利益と不利益について手短に述べ，アウトカムについての

患者の好みを引き出し，患者が詳細についてさらに質問や懸念を口にしたり，究極的な決断をするために医療提供者にどうしてほしいかはっきりと述べるまで待つことである．

患者の理解度の評価

患者が生物医学的な説明を正しく理解したか否かを確かめるためには，医師は病気のプロセスについて回答選択式の質問を自由回答式の質問で行い，教えた知識を繰り返してもらうようにすべきである．例えば，「あなた自身の糖尿病の原因について何を理解されたか，私に話してください．そして，血糖を十分にコントロールできない場合には，どのようなことが起こると考えているのか教えてください．どれくらいの頻度で，血糖をチェックしなければなりませんか？ 頭がフラフラすると感じて汗をかくようなときは，しなければならないことは何ですか？」と言う．そのような確認を行うことにより，知識と理解が強化され，さらにカウンセリングを行うことによって利益を得ることができる領域について認識することができる．

▶ 文化の仲介者と組織のガイドとしての臨床医

先に述べたように，患者の社会的位置に対して注意を払うことによって，患者がどのように**個人として**自身の病気を解釈し，それに対応しやすくなるのかについて暫定的な推察を行うことができるため，そのことにより異文化コミュニケーションが強化される．臨床現場での最初の印象はその後，病気についての患者の説明モデルを引き出すことによって修正される．その情報は，**生物医学的**な視点に関するコミュニケーションを調節するために役立つ．最後に，コミュニケーションは，臨床プロセスの鍵となる特徴を患者がどのように受け止めるかを理解したり，またその儀式的，官僚的な側面を患者にガイドすることにより，さらに強化される．

臨床的な儀式

反復的で予想できるパターンと規則により，患者-医師関係のやりとりの範囲が決まる．例えば，救急外来では看護師が患者の血圧を測り，それから患者を連れて行き医師に診せる．患者を迎え，決められた順序で質問をし，診察し，説明を行い，推奨されることを提供するための事前に決められた形式に従い，医師はその進行を指揮する．患者は座るための特定の場所があり，通常ある一定の時間，診察が続くことを知っている．病院では，医療チームが午前中に回診を行い，型どおりの主観的，客観的情報を得る．これらの儀式の基本的な形式は極めて単純であり，患者や新米の医療専門職は容易に理解できる．

医療におけるこのような儀式的側面により，効果的にコミュニケーションすることが容易になることもあれば，妨げになることもある．例えば，一貫性のあるプロセスにより，許容できること，できないこと，今後生じることについての混乱を最小限に抑えることができる．患者が服を脱いだり，個人的な情報を共有したりするときに，それが儀式的であると安心感を抱く．儀式の基本原則と台本は，ある場面から別の場面に翻訳可能であり，たとえ臨床医と患者が初めて会う場合でも機能する．それらの儀式的側面により，儀式を演じている俳優が自分たちのやりとりの**内容**に対してより注意を向けることが可能となり，このような儀式により内面的にも心地よくなることができ，治療的でさえある．

一方，自分たちがどのように働くべきかについて，患者と臨床医の期待が異なるとき，儀式に柔軟性がなく盲目的なルーチンになり，脱線や多様性の余地，あるいは患者が自分自身を自由で十分に感情的な方法で表現するための余地がほとんど残されていない場合には，儀式がコミュニケーションを損なう原因となることがある．医師が時間に追われており，患者ができるだけ簡潔に"事実"を提供してくれることを望むとき，あるいは患者が医師の博識や権威のために自発的に自己表現しないような場合には，このようなことがしばしば生じる．儀式が固定されすぎたために，参加者が柔軟性を失うようなことはあってはならない．これらのピットホールについて認識し，儀式について語られていない側面を即時に調整する能力は，患者とのコミュニケーションを強化するのに大いに役立つ．短時間の予期しない，あるいは驚きともとれる儀式の中断―例えばジョークのようなものによる―により，患者が涙を流したり，身体診察の間にその所見を病歴の断片と関係づけたりすることができるようになる．あるいは，医師やその家族についての患者の個人的な質問に簡潔かつ丁寧に答えることが，思慮深くそして面接の全体構造を壊すことなく行われた場合，より効果的なコミュニケーションが促進され，治療的な関係を強化することができる．

ほとんどすべての患者にとって，病気は単に個人的な病弊であるだけではなく，大切な人との関係に影響を及ぼしたり，その協力を必要とする社会的混乱の一つである．系列的，個人的で2つの成分から構成されているという生物医学の医師-患者関係の性質のために，家族の関与が非常に重要である患者に取り組む場合には，コミュニケーションが損なわれることがある．患者から希望があり，可能なかぎりは，診断と治療の計画に家族を参加させるように許可し，その手は

ずを整えるべきである（第8章参照）．

組織の案内

医療提供者は，健康管理システムがどのように機能しているかについて十分理解できていない移民やその他の社会的弱者に対しては十分に気を配らなければならない．検査結果が報告される場所，結果が返される時期，そしてその結果に基づいて行われること，さまざまな外来スタッフの役割，開業している時間帯，小児が同伴していることに関連した規則などについて患者教育を行うことにより，効率が改善し，患者による医療資源の利用率が高まり，複雑で脅威的な官僚機構的な組織の謎を解く手助けをすると，患者の信頼感が増す．強制送還などについての恐れから，書式に記入することを希望しない患者もいるかもしれないため，医学上得た情報の目的と守秘性について明確に説明することは重要である．

"補完"・"代替"治療者

知識体系の深さと多くの分野における申し分のない有効性にもかかわらず，多くの患者にとって生物医学は他の多くの選択肢のなかの，一つの治療選択肢にすぎず，そのいくつかは，矛盾もなく同時に使用されている．患者が別の治療法に関して話し合ったり，医療提供者の意見を聞くことを希望する場合には，医師は―具体的な反対理由がないかぎり―非生物医学的アプローチが患者にもたらしうるよい役割として前向きに認めるべきである．もし"代替"治療に好ましくない相互作用または副作用が存在する可能性があったり，有効である可能性のある生物医学的な治療が，ほかのタイプの治療によって妨げられるという心配があれば，医師はこのような懸念を伝えるべきであるが，しかし患者自身が自分に最も適した治療手段を選ぶ最終的な決定者であるという事実を常に尊重しなければならない（第30章参照）．

人種/民族性と遺伝学

患者の人種，民族により，患者は時に特定の病気の"リスクがある"といわれる．例として，アメリカ先住民の糖尿病，アシュケナージ系ユダヤ人における乳癌，アフリカ系米国人の前立腺癌などがある．特定の種類の治療法もまた，ほかと比較して特定の人種，民族でさらに効果的である（またはさらに効果的でない）と信じられている．例えばアフリカ系米国人は，白人と比較して血管拡張薬である硝酸イソソルビドとヒドララジンの組み合わせが心不全に対してより有効で，本態性高血圧の治療のためのアンジオテンシン変換酵素（angiotensin-converting enzyme：ACE）阻害薬は相対的に有効ではなく，抗うつ薬である選択的セロトニン再取り込み阻害薬（selective serotonin reuptake inhibitor：SSRI）への治療的反応がもっと低用量で得られるといわれている．これらの個々の例は非常に異論のあるところであり，人種と民族が主要な社会的構成概念であるのか，そうではなく生物学差異についての意味ある確かな代用物であるのかといった，長年にわたり繰り広げられてきて，そしてしばしば熱い論争を反映している．この論議の要素をまとめることは，本章の扱う範囲を越えている．しかし筆者らは，患者とコミュニケーションする際に，医師が人種，民族と遺伝学の関係を単純化しすぎることを避けることが重要であると考えている．人種または民族の知識により，ある特定の状況では遺伝子検査や詳細な家族歴の聴取を促されるかもしれないが，この問題は単にあまりにも複雑であり，比較的少数の疾患に関するのみで，根拠があまりにも不明確であるため，医師は患者の人種的，民族的背景のみに基づいて，患者が特定の病気の"リスクがある"のか，治療に反応しなさそうということを無条件に断定することはできない．非常に現実的には，ある人が"リスクがある"と考えることで，ストレス，恐れ，恥辱や不安定さ，価値観の喪失感を不必要に増加させる．人種，民族についての可能性のある関連性について患者と話し合う場合，専門家は常に同じ意見に至るわけではないため，可能なかぎり多くの関与する因子について考慮しながら個人ごとのリスクを見積もり，伝えるべきであることを，医師は率直に認めるべきである．

結論

異なる文化からのさまざまな患者についての実践と振り返りを通して，異文化コミュニケーションを学び強化することが可能である．生物医学にはそれ自体，明瞭な文化と実践を備えているが，多くの患者にとってそれは理解しがたく近寄りがたいものである．文化的な固定観念は，臨床現場ではほとんど役に立たない．その代わりに，医師は，人種，民族，性別，年齢，移民状態，読み書きの能力レベル，職業とその他の特徴で反映されている，患者の社会的位置を理解しようと試みなければならない．彼らの技量が上達するに伴い，医師は自分自身とどこか異なる患者を診ることに大きな喜びを見出すはずである．

（訳：加藤善一郎）

▶ 推薦図書

Doak CC, Doak LG, Root JH. *Teaching Patients With Low Literacy Skills.* Philadelphia, PA: J.B. Lippincott, 1985.

Fadiman A. *The Spirit Catches You and You Fall Down.* New York, NY: Farrar, Strauss & Giroux, 1998.

Helman C. *Culture, Health, and Illness*, 2nd ed. Oxford: Butterworth-Heinemann, 1992.

Kaiser Permanente National Diversity Council. *A Provider's Handbook on Culturally Competent Care.* (Available for Latino, African American, Asian/Pacific-Islander, and Eastern European populations.)

Kleinman A. *Patients and Healers in the Context of Culture.* Berkeley, CA: University of California Press, 1980.

Weigmann K. Racial medicine: here to stay? The success of the International HapMap Project and other initiatives may help to overcome racial profiling in medicine, but old habits die hard. *EMBO Rep* 2006;7(3):246–249.

▶ ウエブサイト

Cross-cultural Resources in Clinical Practice Web site. http://medicine.ucsf.edu/resources/guidelines/culture.html.

第13章

女　性

Diane S. Morse, MD, Judith Walsh, MD, MPH & Martina Jelley, MD

はじめに

成人にいたる発達段階の過渡期は家族ライフサイクルのステージと考えられている．本章では，青年期，成人期，中年期から老年期の女性における行動科学的な事柄について，この枠組みの中で述べていく．そして，医学的な監視や介入が必要な問題だけでなく，ライフサイクルの一部として通常起こりうる行動学的な問題も扱うこととする．

青年期：不安定であるが力強い時期

青年期の課題は，身体や人間関係について子供時代から大人へと移行していくなかで，自らの信念を見つけることである．この時期に起こる出来事で，プライマリ・ケア医が繊細な注意を払う必要のある出来事はたくさんあるが，多くの研究から，思春期の著者に信頼されて彼らの助けになるために，医師は秘密保持に努める必要があることが指摘されている．

▶ 婦人科的診察へのアプローチ

多くの女性は婦人科の内診を恐れており，特に初めての場合はそうである．内診を行うにあたり，どのような方法を用いるのがよいのかという研究はほとんど行われていないが，臨床ではいくつかのテクニックが有用とされている．

診察前に医師は，女性患者に内診を受けたことがあるかどうかを尋ねるべきである．また，性に関する詳細な病歴，さらに性的虐待，性交疼痛症や腟痙といった性機能不全，性欲の障害についても聴取すべきである．性欲の問題は時にその背後に存在する甲状腺機能低下症やうつ病が関連していることがある．内診により，性交疼痛症や腟痙の原因となりうる腟びらんや腟感染，腟の乾燥や萎縮を否定することができる．

診察前および診察中に，医師が行っていることについて正確に説明すること，また生殖器についての知識を提供することは有用である．医師が男性である場合，看護師や付き添いの女性に同席してもらうのが適切である．

その他のテクニックとしては，適切に被布を使うこと，診察用具は暖めておくこと，子宮頸部の適度の視野が最低限られるできるだけ小さい器具を使うこと，できるかぎり優しい態度で，深呼吸や心的イメージなどのリラクセーションのテクニックを使いながら患者を励ますこと，などがある．患者が不快感を覚えている場合には深呼吸するように指示し，心的イメージ（患者に心的イメージを作ってもらい，それを話してもらう）を利用して骨盤内筋肉をより弛緩させることができる．これは，患者が若年者であったり，性的虐待の被害者であったりする場合には特に有用である．さらに，頭部を起こしてアイコンタクトがとれるようにするとリラックスできる女性もいる．患者が特に過酷な虐待にあっている場合には，不安や心的外傷後ストレス障害（posttraumatic stress disorder：PTSD），時に解離までもが起こる場合があり，一時的にベンゾジアゼピン系薬物が必要になることもある．

研究によると，初めての内診の経験が，それ以降の内診への態度に強い影響を及ぼすことが明らかになっている．そのため医師は，初めての内診はできるだけポジティブな経験になるようにすることが重要である．ある研究では，初回の内診に対するネガティブな評価と関連していたのは，痛み，恥ずかしさ，診察や医師が発する言葉についての知識不足であった．初回の内診で知識を提供し，診察について現実的な期待を抱くことができるように促すための時間をとることは，その後の内診への態度を形づくる意味で有用である．

米国では，青年期の患者に生殖器検診あるいは性感染症のスクリーニングのための内診を行う場合，個人情報の秘密保持について注意を払う必要がある．詳細については州ごとに異なるが，最新の情報がアラン・ガットマッチャー研究所（Alan Guttmacher Institute）のウエブサイト（http://www.guttmacher.org.）から利

青年期の患者に対する医学的決定に際しては，できるかぎり両親または医療提供者がその決定に関与するように勧告されており，また医師は，同意のない性行為，年長の成人との性行為，その他の性的虐待については届け出る義務があることを認識しておくべきである．医師が，両親あるいは青年期の患者自身から，嘘をついたり，秘密に荷担するように求められた場合には，双方がお互いに話し合うように促し，個人情報の秘密保持を尊守するという原則に従い，拒否すべきである．

▶ 慢性骨盤痛と外陰部痛

十代から成人早期にかけて女性に影響を与えるもう一つの病態は，慢性骨盤痛（chronic pelvic pain：CPP）である．CPP は骨盤，腹壁，腰部あるいは殿部の 6 か月以上持続する非周期的な痛みで，生活上の障害になるか，治療を求めるほど重度なものと定義される．CPP は時に重篤で患者を衰弱させることもあり，米国で行われる子宮摘出術の原因の 20％ を占める．CPP と診断された女性は，うつ病，不安，身体表現性障害，性機能不全，物質（薬物）乱用の経験割合がそうでない場合と比較して多い．しかし，これらは CPP の原因であることもあれば，結果であることもある．CPP 患者の 50％ 以上がしばしば小児期のものであるが，親密なパートナーからの暴力を含む性的あるいは身体的虐待歴を認める．医学的に説明困難な症状（medically unexplained symptom：MUS）やその他の機能障害，特に過敏性腸症候群（IBS）および線維筋痛症はしばしば CPP と関連する（第 26 章参照）．

子宮内膜症，骨盤内炎症性疾患，間質性膀胱炎を含む多くの疾患が CPP の原因としてあげられているが，半数以上の患者では，身体的な原因を認めない．明らかな身体的原因疾患のない患者の治療指針について，科学的なエビデンスは限られている．三環系抗うつ薬はほかの慢性疼痛症候群で効果がみられることから，その使用を支持するデータは不足しているものの，一般的に使用されている．メドロキシプロゲステロンは，特に骨盤うっ血症候群の痛みを軽減する可能性がある．認知行動療法（cognitive behavioral therapy：CBT）とカウンセリングは痛みを軽減し，気分を改善するために効果的である．その他の慢性疼痛症候群に対して有効なテクニックを用いた多面的なアプローチは，CPP でも有効かもしれない．プライマリ・ケア医は，過去のあるいは現在進行形の虐待や性的なトラウマが存在する可能性がないかどうかを考慮すること，また，必要に応じて面接方法を調節することが大切である．

外陰部痛は，明らかな感染，炎症，腫瘍性変化，神経学的異常を認めないにもかかわらず生じる外陰部の不快感であり，通常は産婦人科医の関与を必要とする．その痛みは，焼けるような痛みと表現されることが多く，性的接触あるいは性的でない接触により引き起こされることもあるし，そうでないこともある．痛みは 30 歳以上，更年期，ヒスパニック系の女性でより頻度が高い．外陰部痛のある女性は，それは生活の質（quality of life：QOL）にかなりネガティブな影響があることを訴えている．外陰部痛と関連する合併症は，腰痛，IBS，片頭痛，線維筋痛症がある．外陰部痛は神経痛と考えられており，薬物療法はこの前提に基づいている．比較対照試験は行われていないが，三環系抗うつ薬やガバペンチンが用いられてきた．プライマリ・ケア医には，患者と疾患およびその経過について話し合って感情面を支援し，適切な専門家の関与が得られるようにすることが勧められる．

摂食障害のスクリーニングと検出

▶ 食べ物と摂食障害を巡る問題

摂食障害は若い女性では頻度の高い困難な疾患であり，プライマリ・ケア医はその検出に重要な役割を果たしている（第 21 章参照）．プライマリ・ケア医はまた，医学的な合併症を管理し，入院治療の要否を判断し，治療のコーディネートを行う．それに加え，摂食障害の程度が軽いために，メンタルヘルスの専門家に定期的な診察を受けていない患者に対して，プライマリ・ケア医は，メンタルヘルスや栄養についての支援を調整する必要のある悪化状態を含めて，現在進行中のケアの責任を負わなければならない．摂食障害のリスクが高いのは，女性の運動選手と女性の糖尿病患者の 2 つの集団である．

過食症は，ほかとはっきり区別される時間の間に，普通の人が同じような環境で食べるであろう量より遙かに多い量を 6 か月以上にわたり少なくとも週 2 日以上食べること，と定義される．それには，少なくとも次のうち 3 つの基準を満たす必要がある．(1) 普通よりずっと早いスピードで食べること，(2) 満腹で気持ち悪くなるまで食べること，(3) 身体的な空腹を感じていないときに大量に食べること，(4) 羞恥心のために一人で食べること，(5) 過食後に自己嫌悪感や罪悪感をもったり，抑うつ的になったりすること．一般人口での有病率は 2〜3％ と考えられており，女性の頻度が高い．過食症は肥満と強い関連があるとされてお

り，自己報告による研究ではあるが，ある研究では減量の治療のために訪れた成人の25～30％が過食症であった．肥満患者の多くが，自分は過食していると述べているが，全員が過食症であるわけではない．予想されるように，過食症では肥満関連の合併症をもつ可能性が高く，過食症は体重の増減を繰り返す患者でより頻度が高い．治療におけるエビデンスは限られているが，予備的な研究では選択的セロトニン再取り込み阻害薬（selective serotonin reuptake inhibitor：SSRI），抗けいれん薬，食欲抑制薬などが治療として有効な可能性がある．

▶ 摂食障害のスクリーニング

多くの女性は摂食障害ということで治療を求めたりしないため，医師は，無月経，家族からの体重減少に関する心配，腹部膨満，耐寒能低下といった手がかりに注意する必要がある．「体重を減らそうとしていますか？」，「昨日は何を食べましたか？」，「やけ食いしたり（食べたい以上のものを食べる），下剤あるいは利尿薬，ダイエット薬を使ったことがありますか？」といった食習慣に関する質問は有用である．プライマリ・ケアの現場における神経性過食症のスクリーニングには，「隠れ食いをしたことがありますか？」，「自分の食習慣にどの程度満足していますか？」，の2つの質問が有効である．その他の摂食障害のスクリーニングツールとしては，次に示すようなSCOFF質問票が有用であることが明らかになっている．それに含まれるのは，以下の質問項目である．(1)「不快になるまでお腹いっぱい食べたために，具合が悪くなった（Sick）ことはありますか？」，(2)「食べる量についてのコントロール感（Control）を失ったことについて，心配になることがありますか？」，(3)「最近の3か月間で，石1個（One stone）分〔約6.3 kg（14ポンド）〕以上の体重の減少がありましたか？」，(4)「人からやせすぎているといわれても，自分は太って（Fat）いると思いますか？」，(5)「食べ物（Food）によって，生活が支配されているように感じますか？」．いずれの質問に対しても"はい"と回答した場合は1点とし，上記の質問に2つ以上"はい"と回答したとき，神経性無食欲症あるいは神経性過食症の可能性が高くなる．しかし，このテストはより広範囲の人々に対して前向き（プロスペクティブ）に妥当性が検証されたものではない．

臨床医は，肥満患者に対しては常に過食症の可能性について注意を向けておくべきである．「過食したことがありますか？」「よく一人で食事をしますか？」「過食後，罪悪感を感じたり，気分が落ち込むことがありますか？」といった質問は，この疾患を検出するために有用である．

▶ 摂食障害の治療：枠組み

摂食障害の多様な治療法については第20章で詳述する．摂食障害患者の治療における理論的枠組み，自己決定に基づいた行動変容理論について以下に述べる（第16章参照）．患者本人は，内在的に動機づけされてその気にならないかぎり，"摂食障害"の治療のための多面的で十分な治療を積極的に受けないかもしれない．この過程に応える最初のステップは，プライマリ・ケア医による患者の知識評価と患者教育である．患者は摂食障害の程度が重篤であることは認めないが，治療チームの一人，例えば栄養士と一緒に治療に取り組むことに同意するかもしれない．同様に，摂食障害の存在を認めていない場合，また行動を変容することに明らかに興味がなくても，発達上の問題や家族問題のカウンセリング，うつ病の治療は受け入れが可能であろう．家族からのプレッシャーを制限するために，家族カウンセリングも有用であろう．患者にとって家族は外部要因であるので，家族からのプレッシャーは行動変容を促すよりも，逆に患者の抵抗を引き起こすことになることが多い．青年期の患者を治療すべくトレーニングを受けたカウンセラーは，その患者の食行動に含まれている望ましくない友人関係について，患者が折り合いをつけられるように支援できる可能性がある．栄養士や臨床心理士への紹介を患者が受け入れられるかどうかは別にして，無月経や徐脈，体重減少といった症状をフォローするための定期的な受診の間に，プライマリ・ケア医は患者の医学的リスクについて穏やかに情報提供しながら，症状の重篤さ（特に心機能や入院に関する他の適応）をモニターすることが可能になる．骨密度低下，（神経性）過食症における虫歯，妊孕性（特に低体重やエストロゲン欠乏があるとき）などの医学的リスクに関するエビデンスにより，患者が診断について納得し，十分な治療を受けることを促すことができるかもしれない．徐脈や電解質異常は危険な徴候であり，強制的な入院が必要になったとき，プライマリ・ケア医はしばしば，こういった一連のことを開始しなければならない．

要約すると，プライマリ・ケア医は摂食障害をみつけられるように準備しておくべきであり，メンタルヘルスの専門家や栄養士を含む多くの専門治療チームの一員として動き，患者の体重が適切に増え，その食習慣が修正され，適切な心理的，医学的治療を受けていることを確認しなければならない．

成人初期：実家を出て生活する

人生のこの時期，人は経済的にも感情（情動）的にも自分で責任を負うようになり，実家の家族から離れ，周囲の仲間との親密な関係を育むようになる．

健康的な行動と健康管理

性行動，物質（薬物）乱用，避妊，自動車やバイク，および予防医療と関連した安全などについては，最終的には本人の責任であるが，生涯にわたる健康的な習慣を確立し，これらの問題にどのように対処していくかについて，医師は大きな役割を果たすことができる．ジェンダーに中立で批判的でない態度をとって病歴聴取を行い，患者の発する手がかりに気を配っている医師は，性同一性の問題や薬物乱用，危険なセックス，親密なパートナーからの暴力，摂食障害やうつ病など長期にわたるが修正可能な問題について，患者から相談される可能性がさらに高くなるであろう．患者に自分の選択のよい点と悪い点をあげさせ，必要なら彼ら自身が変わることができる力を強化することで，患者とパートナーとして問題に対処することが最もうまくいく方法である．患者自身の変化への内的な動機づけ，自分は変われるという患者の信念と，望ましい行動変容およびその維持との間には正の関連がある．

文化の役割

アイデンティティーには，患者が決める自分の文化的役割も含まれる．例えば，女性患者がアフリカ系米国人の場合や，南アジアからの移民一世，あるいはキリスト原理主義者の子供である場合，彼女は家族という単位のなかで自己を確立する必要があり，このことは彼女の健康あるいは疾病行動(illness behavior)に大きな影響を与える（第12章参照）．例えば，本人は芸術家になりたいのに，エンジニアとして成功するように大きなプレッシャーをかけられると，ストレス関連症状を引き起こし，結果，医療機関を受診することになるかもしれない．心気的な行動および医学的に説明困難な症状(MUS)はどの文化でもしばしばみられるが，一部の家族では感情表現を自由にすることがそれほど許されていないために，これらのことが強化されて，精神疾患が隠蔽されてしまうことがある．

女性では，そのうえ外見や行動についての文化という固有の問題もある．例えば，アフリカ系米国人の女性には細身の体型が望ましいという文化的プレッシャーが存在するが，もし本人やパートナー，家族が太めの体型が望ましいと考えていれば，その間に葛藤が生じる．アジア系女性は男性に対して従順であるようにいわれたり，慣習としてそのように奨励されたりしているが，その程度にはばらつきがあり，葛藤を生じさせることもあればそうでないこともある．彼らが米国の文化に順応するに伴い，社会的支援は不足してくるかもしれない．文化的に変容しつつある移民は，新しい文化を吸収しているとき年長のつきあいのある親戚からは批判され，一方，これまでの自分の文化とのつながりを維持しようとすれば若い世代の親戚からは非難を受けるかもしれない．移民や有色人種は，学業や職業上で，前の世代よりも上のレベルで成功することにプレッシャーを経験するかもしれない．あるいは自分自身のことは放っておいて，成功しつつある人を支援するようにプレッシャーをかけられるかもしれない．伝統的な文化はまた，年長者を敬い，伝統的な性別の役割に従って，家族のつながりを強化するような行動をとるように促す一方で，家庭内の暴力や虐待については固く秘密を守るよう求める．これらすべての問題は，その家庭の女性に伝統的な役割としての固有の影響を与えるため，医師は問題が起こっているその手がかりに気を配る必要がある．例えば，エチオピアからの移民の家族で英語を話さない女性の多くが，米国では一般に知られていない手術である陰核切除術を受けている．

妊娠と不妊：心理社会的問題

不妊

不妊に悩んでいる人にとって心理社会的ストレスはごく普通のことであるが，不妊治療の結果に影響したり，そのカップルが治療を継続するかどうかの意志に影響する可能性がある．いくつかの研究によると，不妊患者では，精神医学的障害の有病率が通常のプライマリ・ケアの場面におけるよりも多いことが示されている．また，不妊患者のパートナーは，そうでないパートナーと比較して心理社会的ストレスが大きい．

不妊患者にストレスについて質問する場合，不妊であることが，パートナーとの関係や彼らの性的健康および社会生活に対してどの程度影響があるか評価することが大切である．「排卵期にだけ愛し合っていることがありますか？」，「あなたやパートナーは，あなたが不妊治療を受けることに同意していますか？」，「不妊であることで，失敗を責められているように感じますか？」，「妊婦や小さい子供が周囲にいると落ち着かないですか？」などの質問が役に立つ．

一般的に，治療が複雑になるほどストレスのレベルは増大する傾向にある．加えて，不妊治療による心理社会的ストレスは，患者が不妊治療を中止する主な要因である．ストレスの増大は，その後の妊娠と負の関連がある可能性を示唆する研究もある．

心理社会的ストレスが不妊に対し負の影響を及ぼすとして，心理的介入は意味があるだろうか？　心理療法は，関連する不安や抑うつの改善に有効であることが示されており，妊娠率の上昇と関連するかもしれない．認知行動療法（CBT）は通常，不妊患者に用いられており，症状の改善に有効なことが示されている．多くの認知行動プログラムは複数回のセッションによって行われ，しばしばパートナーも参加する．

以前から不安や抑うつのある患者は，不妊治療中に症状が悪化する可能性がある．不妊治療中に不安やうつ病を起こすリスクが高いのは，精神医学的疾患の既往，流産の既往，不妊治療を長期間受けていること，妊孕性の治療を受けているが予後不良という医学的診断をされていることなどの要因がある場合である．さらに，多くの患者は妊娠に備えて向精神薬を中断するので症状が悪化するかもしれない．不安や抑うつの症状が著しい場合，選択的セロトニン再取り込み阻害薬（SSRI）は胎児の心奇形と関連するという最近のエビデンスを考慮し，抗精神病薬の害と利益について話し合う必要がある．

妊娠中のうつ病

妊娠中の大うつ病の有病率は3〜5%と推定されている．うつ病の既往のある女性は最もリスクが高い．その他の危険因子は，うつ病の家族歴，抗うつ薬の中断あるいは減量である．妊娠中のうつ病の症状は一般人口の場合と変わりがない．妊娠女性に対しては，PHQ（Patient Health Questionnaire）-9のような標準化されたツールを用いてうつ病のスクリーニングを行うことが勧められる．

妊娠中のうつ病の治療

自殺傾向のない軽症のうつ病の場合，精神療法から治療を開始することが勧められる．うつ病に対する精神療法は，抗うつ薬による治療と同程度に効果がある．このような場合には，治療のフォーカスはしばしば，母親になることと，そのための必要なスキルの習得に絞られる．

向精神薬を処方するか否かの判断は簡単ではなく，胎児が薬物に曝露されるリスクと，うつ病を治療しなかった場合に母親自身，すでに家庭にいるその他の子供や幼児の被るリスクとのバランスを考慮しなければならない．うつ病の程度，過去のうつ病のエピソードの回数，以前の薬物療法への反応などの要因を考慮して薬物療法に関する判断を行う．妊娠中に薬物療法を中断した大うつ病の女性は再発のリスクが高いが，うつ病の程度が軽い場合には薬物療法を中断しても，再発のリスクはそれと比較すると低い．

最近まで，SSRIとセロトニン・ノルエピネフリン再取り込み阻害薬（serotonin norepinephrine reuptake inhibitor：SNRI）は妊娠中のうつ病の治療に非常に有効であるとされており，観察研究でもおおむね安全であることが示唆されてきた．最近の研究で，妊娠中にパロキセチンに曝露された女性では胎児の心血管奇形のリスクが高くなることが示唆された．その他にもSSRIとSNRIを服用していた女性で，新生児期における問題行動のリスクが高くなるという研究もある．これらの研究結果に基づいて，SSRIおよびSNRIを処方をする際には，より慎重に決めるようになってきている．bupropionはうつ病や禁煙のためによく処方されるが，胎児への影響に関するエビデンスはさらに少なく，一般的に妊娠中には第一選択薬とは考えられていない．全般的に，fluoxetine，セルトラリンについてはさらによく研究されており，比較的安全であることが示されている．妊娠女性のうつ病治療には望ましい薬物であろう．

要約すると，軽度から中等度のうつ病の全妊娠女性に対しては，初期治療として精神療法が勧められる．中等度から重度のうつ病の女性に対しては，胎児への影響と治療しなかった場合のうつ病のリスクとのバランスをみながら向精神薬の検討を行う必要がある．

▶ 産後うつ病

産後の女性は，産後ブルー，産後うつ病，パニック障害や産後精神病を含む気分の変調を経験することがある．彼女らはしばしば産科医を受診するが，プライマリ・ケア医を受診することもあるため，このような気分障害を示唆する症状について常に注意を払う必要がある．

産後ブルーは頻度が高く，40〜80%の女性が出産後数日以内に経験し，しばしば気分の変調や易刺激性，悲しみや涙もろさなどがみられる．症状はおおむね一過性であり，約10日で最高潮に達し，その後10日以内に改善する．産後ブルーの女性は産後うつ病を発症するリスクが高い．

産後うつ病はおよそ6%の女性でみられると推定されている．診断基準は大うつ病のそれと変わらないが，症状は出産後1か月以内に起こる．産後うつ病の最大の危険因子はうつ病の既往である．その他の危険因子として，社会的支援の欠如，流産あるいは死産の既往，人工乳育児，精神疾患の家族歴があげられる．

疲労や睡眠の問題，性欲の減退といった産後うつ病の症状は，出産直後によくみられる症状であり，産後うつ病の発見を困難にしている．困惑や罪の意識を感じる，子供の世話ができない，子供と絆が結べない，子供が寝ているときでも睡眠がとれない，などに該当する場合には，医師は産後うつ病の可能性について注意を払っておく必要がある．

Edinburgh産後うつ病尺度（Edinburgh Postnatal Depression Scale）は妥当性に関する検証も行われており，産後うつ病のスクリーニングとして多くの場面で利用されている．Beck抑うつ評価尺度（Beck Depression Inventory）などその他の尺度もまた有用である．産後の診察時に医師は，気分や食欲，睡眠，挫折していないかどうかについて質問すべきである．子供に危害を与えそうだと言っている女性は，直ちにメンタルヘルス（精神保健）の専門家による評価を受ける必要がある．小児科医もまた子供の母親によく接するため，産後うつ病については注意しておく必要がある．産後うつ病の可能性のある女性を評価する際には，産後にしばしばみられる甲状腺機能低下症と甲状腺機能亢進症を除外すべきである．

産後精神病はまれではあるが，嬰児殺しと自殺のリスクと関連している．一般的な症状としては，滅裂思考，奇妙な行動，妄想，幻覚がある．産後精神病はしばしば双極性障害と似ていることがある．産後精神病の疑いのある女性は緊急に精神科医による評価と治療を受けるべきである．

▶ 産後うつ病の治療

軽症から中等度の産後うつ病は，非薬物的な方法でまず治療すべきである．十分な睡眠は非常に効果があるし，精神療法も同様に効果がある．認知行動療法（CBT）やグループ療法，対人療法も有用である．家族療法も有用である可能性がある．

産後うつ病における薬物療法の役割にフォーカスした研究は少ない．抗うつ薬は通常，大うつ病の治療と同じ方法で開始する．産後うつ病の治療を考えるうえで，女性が授乳を行っているかどうかが重要になる．

SSRIはその安全性と副作用の少なさから，大うつ病の第一選択薬である．授乳中の使用に関するデータは限られているが，副作用の報告はほとんどない．特に，セルトラリンとパロキセチンは母乳中に非常にわずかしか分泌されず，SSRIのなかではよい選択肢であるようである．

大うつ病と同様に，治療は完全寛解後少なくとも6か月は継続するように推奨されている．離脱症状を防ぎ，症状が再発した場合の介入を容易にするために，薬物の減量は徐々に行うことが勧められる．

▶ 過敏性腸症候群

過敏性腸症候群（irritable bowel syndrome：IBS）はプライマリ・ケアでみられる最も頻度の高い胃腸障害であり，若い成人女性はIBSの症状のために医師を受診することがよくある．IBSでは慢性的な腹痛と便通習慣の変化を認めるが，原因となるような器質的疾患は認めないという特徴がある．IBSは一般人口の有病率は10～15%と推定されており，男女比は1：2と女性に多い．そのうち医療機関を受診するのはわずか15%であるが，もともとの患者数が多く，そのための医療費および欠勤による社会の負担は著しく大きい．

IBSの病態生理は依然として不明なままである．胃腸運動の障害，神経系の調節障害，腸の過敏性亢進などが考えられている．心理社会的ストレスが関与していることは明らかになっているが，それが原因であるとは考えられていない．身体的，性的虐待の既往のある女性では，そうでない場合に比べてIBSあるいはその他の機能性胃腸障害に罹りやすい．虐待の既往のある患者はそうでない患者に比べ，痛みの増強，頻回の受診，外科的処置が多くなるなど，予後が悪い．IBSの治療を求める女性は，うつ病，不安，パニック障害，心気症またはその他の精神病に罹患しやすいが，一方，IBSの治療を求めない女性のこれらの疾患の罹患率は一般人口と変わらない．そのために，精神医学的なストレッサーが疾患を悪化させるのか，あるいは背景に存在する病因に影響するのか明確ではなく，おそらく個人個人によって異なっている．IBSに関連するその他の状態には，睡眠障害，うつ病，線維筋痛症などがある．興味深いことにIBS患者では，古典的なIBSの腸管症状よりも腸管外の症状が健康関連のQOLに関連している．

IBSの効果的な治療には，個々の患者の主な症状に合わせた行動療法と薬物療法とを統合した段階的なアプローチによるものがある．疾患が軽度の場合は，教育と下剤，鎮痙薬の投与のみでもよいようである．三環系抗うつ薬は患者によっては有効なこともあるが，便秘を増悪させることもある．SSRI，特にパロキセチンとfluoxetineには穏やかな効果があることを示す研究もある．新しい治療法としては，tegaserodとalosetronがある．いくつかの研究はCBTが有用であることを示しているが，その結果については一貫しておらず，効果のあった期間も研究によっては短期間であった．女性でのCBTに関する最も大きい研究では，CBTは患者教育のみよりも有意に効果があった．あるサブグループの解析では特にIBS患者はCBTに反

応しやすいようである．患者が自分の身体とIBSについて学べるように設計された簡単な教育的介入は，不安を軽減し，健康関連QOLを改善するのに役立つかもしれない．しかし，その他の疾患と同様に，子供時代や大人になってからの虐待や性的トラウマの既往，精神医学的疾患の合併，心気症の場合には，注意深いコミュニケーション戦略が重要である．

月経前症候群と月経前不快気分障害

月経のある若い女性にしばしばみられるもう一つの疾患が月経前症候群（premenstrual syndrome：PMS）であり，その特徴はさまざまな身体症状，気分や行動の変化が周期的に起こることである．150もの症状がPMSに起因するが，最もよくみられるのは，疲労，易刺激性，腹部膨満，不安または緊張，乳房の痛み，情緒不安定性，抑うつ，食欲亢進である．典型的な症状は月経の7〜10日前に現れ，月経開始後2〜3日中には収まる．PMSの女性は多く，有病率は80%と見積もられているが，このなかには月経前に気分や身体症状に何らかの変化のある女性がすべて含まれている．PMSの重篤な型が月経前不快気分障害〔premenstrual dysphoric disorder（PMDD），後期黄体期不快気分障害（late luteal phase dysphoric disorder）としても知られている〕であるが，これは3〜8%にしか認めない．このような女性は，仕事や学業，人間関係や日常生活を妨げるような症状を経験する．『精神疾患の診断・統計マニュアル（Diagnostic and Statistical Manual of Mental Disorders, Fourth edition, Text Revision：DSM−Ⅳ−TR)』によるPMDDの診断基準では明確に，以前から存在する精神疾患の月経前の増悪を除外している．したがって，これらの患者が精神疾患をもっている場合には，その評価と治療を行うことが重要である．DSM−Ⅳ−TRのPMDDの診断基準では，現在あるいはその前年のほとんどの期間において，身体症状および行動症状を認めたことが（日記を用いて）文書の記録として残っていることが必要である．月経前の1週間に，5つ以上の症状を認め，月経開始後2, 3日で症状は消失しなければならない．この場合の5つの症状には，(1)悲しみ，悲観，自虐的，(2)緊張，不安，(3)涙もろく情緒不安定，(4)持続する易刺激性，怒り，(5)人間関係における衝突の増加，のうち1つ以上が含まれる．その他の精神症状には，日常の活動性の低下，社会的引きこもり，集中困難，疲労，傾眠，過食や特定の食物への渇望と関係することもある食欲の変化，過眠あるいは不眠，圧倒される感覚などが含まれる．身体症状としては，乳房の張りや圧痛，頭痛，筋骨格系の痛み，腹部膨満感，体重増加などがみられる．

さまざまな症状がみられ，かつ他の疾患と重複するため，PMSの診断に際してはプロスペクティブ（前向き）の毎日の症状スケールが診断ツールとして重要になる．月経前期体験カレンダー（calendar of premenstrual experience：COPE）を含むいくつかのカレンダーが用いられ，妥当性が検証されている．COPEは頻度の高い10の身体症状と12の行動障害の各々に対し4段階（1〜4点）で，月経周期を通して毎日記録するようになっている．月経周期の第3〜9日目の間の合計が40点未満で，最後の7日間の得点が42点以上であることがPMDDの優れた予測因子であり，その女性がPMDDの診断基準を満たす可能性が高いことが明らかになっている．診断には，症状の発現時期が排卵期前後に起こること，症状がない時期があることが重要である．このようなカレンダーはまた，患者にとっての治療手段ともなりうる．

PMSの治療は段階的なアプローチで行われる．あまり重篤でない場合には，薬物療法を始める前に，行動変容を勧める．PMSの危険因子を検討したレトロスペクティブ（後ろ向き）研究から明らかになったことであるが，日常的な運動を促し，塩分とカフェインの摂取を制限し，普段の定期的な睡眠の計画を維持することは有用である．カルシウム1,200 mgとビタミンDのサプリメントを毎日摂取することにより，PMS症状の発現が抑えられることがわかっており，他の有用性のためにもすべての女性に勧めるべきである．前述したように，前向きに記録する症状スケール日誌は，患者自身が症状と月経周期との関連を理解することができるため，治療にも役立つ．これによって患者自身が症状に対し前もって行動したり，症状を管理したり，症状を避けたりすることができるようになる．ストレスは症状を悪化させることがわかっているので，リラクセーションや運動，カウンセリング，コーピング戦略や精神療法も有用である．PMSをもつ女性を対象とした比較試験から，個人を対象とした認知療法やコーピングスキル・トレーニングは有用であることが示されている．

多くのPMDD患者では，著明な改善を得るためには薬物療法を必要とすることが多い．第一選択薬としてはSSRIを用いるが，複数の研究において身体症状にも行動障害にも有用なことが示されている．fluoxetineについては最もよく研究されており，米国食品医薬品局（Food and Drug Administration：FDA）によるこの疾患への適応も承認されて，有効率は60〜75%である．20〜60 mgが用いられているが，それ以上の用量を用いても効果は変わらず，副作用が増えるだけである．そのほかに効果のあるSSRIはセルトラリン，パロキセチン，citalopramがある．最近の研

究によるSSRIの投与は，1か月通して連続投与，排卵期から月経開始までの間だけの投与，あるいは黄体期後期に投与量を増やしての投与，のいずれのやり方でもよい．ベンゾジアゼピン系薬物のアルプラゾラム（0.25 mg，1日3回［訳注：日本では1回0.4 mgを3回］）は黄体期の症状緩和に用いられるが，その効果はSSRIよりは小さい．SSRIや抗不安薬に反応しない患者は，ゴナドトロピン放出ホルモン（gonadotropine-releasing hormone：GnRH）アナログ（誘導体）など排卵抑制薬を考慮してもよいかもしれない．これらの薬物は"化学的閉経"を引き起こすため，ステロイドを"再追加（add-back）"するレジメンが何種類か開発されている．GnRHアナログ（例えば，leuprolideなど）のメタアナリシスでは，この薬物は月経前症候群の治療に有効で，ステロイドの再追加レジメンを用いることで，効果を減弱させることなく副作用を軽減できることが示されている．

経口避妊薬は排卵を妨げることにより，理論的には月経前症候群（PMS）症状を緩和するが，多くの研究では有意な症状の改善は示されていない．しかし最近行われた2つの研究では，低用量エストロゲンとプロゲスチン，drospirenoneを24日間用いた後に4日間の休薬期間を設けた場合，プラセボに比して精神症状，身体症状，行動障害ともに有意な改善を認めた．経口避妊薬の連続投与は，ホルモンの変動をなくすことで，PMS症状を改善すると提唱されてきたが，これに関する臨床試験の結果は発表されていない．その他の治療法，ビタミンB_6の追加投与やスピロノラクトンの投与は効果を示すこともある．

中年期：家族と変化

子供のいる女性は，自分自身，子供たち，実家，およびそのほかの人間関係における無数の変化に折り合いをつけていかなければならない．子育て期間中は，女性は子供を第一とした関係を組まなければならない．これは，女性の情緒的および身体的自我，キャリア，他の家族など，あらゆる面に変化を記す．おそらくこれは，マルチタスク［訳注：一度に複数の仕事をこなすこと］の最も顕著な例である．子供が成長するにしたがい，親は子供の人生におけるさまざまなタスクに対応し，子供の成長を支援しなければならない．そして時に逆説的ではあるが，親自身も成長しなければならない．同時に，自分の親や義理の親，そのほか年長の親類が年老いていくのに伴い，女性はこれらの親類の面倒をみることになる可能性が高い．予想される生理的な変化，あるいは予想しなかった病気はこの年代の女性にさらに大きな影響を与える．プライマリ・ケア医はこれらの発達過程を予想し，そのことを患者へのアプローチにも組み込まなければならない．子供がいない女性も，成熟に対処しなければならないため，多くの同じような発達過程を経験する．

閉経：症状のマネジメント

閉経に対する個人的あるいは文化的，または家族の態度は，閉経症状の感情および機能に与える影響を大きく左右する．このような発達上の問題について質問したり，薬物療法なしに症状を管理できるかどうかについて質問することを含む，生物心理社会的（biopsychosocial）アプローチは非常に重要である．女性の健康イニシアチブ（Women's Health Initiative）の結果より，エストロゲン／プロゲスチン療法は乳癌と心血管系疾患を増加させることが示唆されたことから，多くの女性と医師らは閉経期の症状の治療のためにホルモン補充療法を行うことを躊躇するようになった．エストロゲンの全身投与や，子宮がある場合にプロゲステロンを使用することについては，その他の治療法を試してみてリスクと利益を評価した後に個人が選択することが多い．プライマリ・ケア医は，女性患者が複数の選択肢の中から自分にとって最もよい選択をすることを手助けできるであろう．乳癌の家族歴や喫煙，心血管の危険因子，血栓塞栓症の既往や家族歴などはこの選択に影響を与える．

米国での閉経年齢は平均51歳である．閉経後の女性の50％以上がエストロゲンの急激な減少に伴う血管運動不安性の徴候である"ホットフラッシュ（以下，のぼせ）"を経験する．のぼせ（hotflash, hotflushと記載されることもある）は，暖かくなる感覚であり，しばしば発汗，動悸，不安を伴う．これらが夜間に起こると，盗汗（寝汗）と間違われたり，しばしば目が覚めて睡眠障害を引き起こしたりする．

尿生殖器の萎縮も閉経期の重要な症状である．エストロゲンの喪失は腟上皮の薄皮化をもたらし，腟の過敏性亢進，性交疼痛症や腟感染症を引き起こす．尿道にも影響が出た場合には，頻尿や失禁，膀胱刺激症状や尿路感染も引き起こされることがある．

血管運動の不安定性の治療

約30％の女性がプラセボに反応するため，血管運動の不安定性に対する治療効果を判定するのはむずかしい（表13-1）．しかしエストロゲンは今までのところ，のぼせの頻度を減らすのに最も効果があることが示されており，頻度を80％減少させている．

表 13-1 のぼせの治療選択肢

治療法	のぼせの頻度減少(%)
エストロゲン	80%
SSRI/SNRI	60%
Megace®	0〜50%
クロニジン	40%
フィトエストロゲン 　［訳注：植物エストロゲン］	30〜40%
プラセボ	20〜30%

血管運動性症状に使用される非エストロゲン療法として，SSRI，SNRI，高用量プロゲスチン，クロニジン，ガバペンチン，それにいくつかの代替療法が用いられている．

閉経後ののぼせに対する抗うつ薬(SSRIとSNRI)の効果は，少なくとも10の研究で評価が行われている．初期のいくつかの研究では乳癌女性で行われていたが，最近の研究では乳癌のない女性も含まれている．有効であることが明らかになった薬物は，venlafaxine(SNRI)とパロキセチン(SSRI)であり，のぼせの頻度はおよそ60%減少した．

高用量プロゲスチン(megestrol)は，長期の研究では体重増加がみられたものの，のぼせが50〜60%減少することが明らかになっている．

クロニジンは少なくとも10の研究で評価が行われているが，のぼせの頻度が約40%減少したことが示されている．この適応においては通常，クロニジンは経皮的に投与されるが，経口投与されることもある．経口投与は口の乾きやめまいなどの副作用があるために用いられないことも多い．ガバペンチンものぼせの頻度を減らす効果があるとされている．ある研究では600 mg/日の投与で，のぼせの頻度が30〜45%減少した．

いくつかの補完代替療法がのぼせの治療として用いられているが，これらを扱った研究はしばしば対象者が少数で観察期間も短く，プラセボ群を欠いている．加えて，研究によって投与量にばらつきがみられる．大豆やムラサキツメクサ(red clover)に含まれるイソフラボンは，しばしば閉経症状の治療に用いられるが，研究の結果は一貫していない．最近のメタアナリシスでは，大豆やムラサキツメクサ，いずれのイソフラボンも有意な効果を認めていない．いくつかの薬用ハーブはのぼせを減少させることがわかっている．エビデンスは限られているものの，ブラックコホッシュ(black cohosh)はのぼせを減少させる可能性がある．別の研究ではビタミンEとのぼせ減少との間に統計学的には有意な関連を認めたが，それは臨床的に重要な関連ではなかった．有効であると証明されてはいないが，これまでに用いられてきた薬用ハーブにはワイルドヤム(wild yam)，天然プロゲステロンクリーム，チョウセンニンジン(ginseng)，ドンクアイ〔dong quai(当帰)〕，マツヨイグサオイル(evening primrose oil)がある．

閉経を薬物療法を用いることなく乗り切る多くの女性にとって，運動や水分の補給，ゆったりした服を着ること，のぼせによって妨げられた睡眠を補うための短時間の昼寝などの行動療法は有効である．プライマリ・ケア医は患者と協力的な関係を築き，患者が自分自身の閉経症状を悪化させる事柄について話せるようにすることが重要である．ストレスの多いこの変わり目の時期を時に正常化することは，注意深く経過観察する試みを受け入れ，あるいはこれらの変化によるストレスに対する精神療法さえも受け入れられるといった手助けとなる．閉経症状について話し合う場合には，必ずしも薬物療法に関する要望だけではなく，さまざまな利用可能なマネジメント方法について検討するように促すべきである．

▶ 尿生殖器萎縮症の治療

経口エストロゲン療法は尿生殖器萎縮症の治療としてかなり有効であるが，前述した理由により，現在では使用頻度は減っている．現在の治療の主流は腟の保湿剤と経腟エストロゲン療法である．

腟の保湿剤の継続的な利用と性交時の潤滑剤の利用は効果的である．エストロゲンの局所療法はかなり有効であるが，全身投与の場合に比べて高濃度になり，一方で血清エストラジオール値への影響は最小限に抑えられる．エストロゲンクリーム(結合型または合成)は低用量(結合型エストロゲン 0.3 mg，または合成エストロゲン 0.5 mg を最初の3週間は毎晩，それ以降は週2回でも用いることができる［訳注：日本では未承認であり，エストリオール腟錠を1日1回，0.5〜1.0 mg 用いる］)．その他の投与法としては，エストロゲンリング(Estring®)を腟に挿入し，少量のエストロゲンを毎日腟に分泌させる方法もある［訳注：日本では未承認］．

▶ 性機能の維持

18〜59歳の1,749人の女性と1,410人の男性を対象にした米国の全国調査では，女性における性機能障害の罹患率は43%であった．したがって，患者に性機能について質問することは重要である．女性における性機能は感情面と身体的な面と両方が影響する．加齢

とともに，年少の子供に対する責任や人間関係，経済的心配から解放され，それまでよりもセックスを楽しめるようになる女性もいる．これは一部にはエストロゲンの減少によってテストステロンが相対的に増加し，そのため一部の女性では性機能が改善することによるのかもしれない．前述の尿生殖器萎縮症やのぼせによる不眠など，性機能を低下させる生理的変化を経験する女性もいる．カップルでも男性と女性とでは，特に男性が勃起障害を医学的に治療できるか否かについて異なる期待を抱いていることがある．女性は，潤滑剤を用いること以外に性活動のペースをゆっくりするように勧められるが，それは男性でも女性でも年齢とともに反応時間が短くなるのが普通であるからである．エストロゲンが閉経の血管運動性の症状に用いられる場合，テストステロンが相対的に低下し，性欲および性機能を低下させることがある．このような患者では，小量のテストステロンの投与が有用かもしれない．内科医や家庭医はこれらの処方を婦人科医や内分泌医に委ねるかもしれないが，病態生理に精通し助言を与えることができるようにしておくべきである．

老年期の女性：役割と機会の変化

老齢期の女性は，役割の世代交代と，夫婦や家族機能における変化についてのタスクを達成していく．そして配偶者や家族または友人の死，生理的な加齢，経済的不安などが困難なタスクとしてあげられる．しかし，新しい友情や活動のための時間とともに，人生を振り返って集約する機会もある．さらに，若いときのようなさまざまな責任や負担がなくなり，自分の知恵について感謝されることを楽しめることができるかもしれない．プライマリ・ケア医はこれらの困難なタスクに対して手助けができるように準備しておく必要があり，また，こういった機会に関して支持的であるべきである．

▶ 骨粗鬆症と転倒

骨粗鬆症と転倒のいずれも，老齢男性よりは老齢女性で頻度が高い．80歳までに女性の半数以上が骨粗鬆症になる．65歳以上の場合，女性の骨折は男性の2.2倍である．女性は男性よりもこの障害からの回復が遅いようである．このことが男性よりは女性のほうが転倒による医療コストがかかることの原因となっている．したがって，高齢女性は転倒予防が重要であり，転倒の予防には行動科学的な要素が含まれる．転倒を減らすことがはっきりしている介入には，筋力増強，バランス維持，多面的な健康リスクおよび環境リスクのスクリーニングと介入プログラム，太極拳グループ体操，自宅の危険度評価，向精神薬の中止がある．

転倒への恐れは活動を制限し高齢女性の生活に大きな影響を与え，その結果，自立性を失うにいたることがある．ある調査では，股関節骨折をし，その後のナーシングホーム（介護施設）への入所による自立性の喪失，生活の質（QOL）の低下を経験するくらいなら死んだ方がましだと女性の80％が回答している．高齢女性を診察する医師は，このような不安に取り組み，介入について考慮すべきである．例えば，太極拳や筋力維持トレーニングのような転倒を予防する運動により，転倒への恐れが減ることがある．

▶ 尿失禁

尿失禁は男性にみられるが，年齢とともに女性での罹患率が増え，高齢女性の50％以上に何らかの尿失禁を認める．地域における85歳以上の脆弱な高齢女性の21％が日常的に尿失禁を経験する．女性の多くは，その状況を医療提供者に告げることはなく，尿失禁があるままで生活している．この"隠れた"問題による心理的な悪影響は少なくない．これによる問題として社会的引きこもり，うつ病，性機能障害などがある．尿失禁は高齢女性のQOLに大きな影響を及ぼすことがあるが，個人差が大きい．医師は詳細な病歴聴取を通じて，これらの隠れた問題を明らかにすることができる．

いくつかの行動療法が尿失禁に効果があることがわかっている．腹圧性失禁に対しては，膀胱の過充満を避けることや骨盤底筋運動（Kegel体操）が有効である．切迫尿失禁については，認知機能に問題のない女性の場合，膀胱訓練により尿失禁のエピソードを50％減らすことができる．バイオフィードバック法もまた有効であることが証明され，従来の薬物療法よりも効果的だとする研究もある．認知機能に問題のある女性の場合は，介護者が速やかに排尿を促すことで失禁のエピソードを減らすことができる．

尿失禁に対する薬物療法はさまざまある．プライマリ・ケア医はこれらの治療法に精通しておくだけでなく，これらは行動療法とともに利用可能であることを理解しておくべきである．

▶ 認知機能障害

認知障害は，軽度の認知機能障害から認知症まで，高齢女性が遭遇する大きな問題であり，65歳以上の10％，85歳以上のAlzheimer病患者の50％に認める．

女性は認知症になるリスクがより高いようである．また女性のほうが長寿なために，認知症の女性の数は男性よりも多い．認知症による負担を減らす意味でもその予防は理想的なことであり，そこには行動科学的アプローチを含む多くの予防法がある．認知症の危険因子として，高脂血症，糖尿病，高血圧，低い身体活動レベル，低い精神活動レベル，社会的ネットワークの不足などが指摘されている．高齢女性には"脳に健康的な"食生活，つまり総脂肪を減らし，一価不飽和脂肪酸を多く含む食品や抗酸化物（果物，野菜，ナッツ，冷水魚）を増やすように勧めるべきである．また，健康的な体重を維持し，定期的に運動を行い，社会活動に参加し，クロスワードなどを解いて頭を使う（新しいことを習う，読書やゲーム，クロスワード・パズルなど）ようにすべきである．

ここ数年，女性の認知障害におけるエストロゲンの役割はホットな話題であった．認知機能とエストロゲンの関係には生物学的根拠があるため，閉経後のホルモン補充療法（hormone replacement therapy：HRT）は，認知機能障害および認知症のリスクを減らせるのではないかとの仮説が生まれた．一般人口におけるいくつかのプロスペクティブ（前向き）コホート研究では，HRT を受けている女性では認知機能の低下は小さかった．初期の少人数での臨床試験では，HRT を受けている女性で認知機能のいくらかの改善がみられたが，最近のもっと大規模な研究である"女性の健康イニシアチブ（Women's Health Initiative）"では HRT を受けているいくつかのグループ（エストロゲン単独療法およびエストロゲン／プロゲスチン療法）で，実際には認知機能の低下が大きいことが示された．この研究では，多くの参加者が閉経後数年してから治療を開始しており，閉経後早期の HRT についての結論は得られていない．これまでのエビデンスからみると，HRT は認知機能の維持のみの目的のために行うべきではない．

まとめ

プライマリ・ケア医が女性のケアを行うにあたっては，多くの行動科学的問題があり，これらは生物心理社会的見地からも，予防医療や医学的問題のマネジメントに組み入れるべきである．女性が経験する発達段階には困難も存在するが，患者およびその治療者の双方にとって充足感の得られる機会も存在する．

（訳：小﨑真規子）

推薦図書

Alan Guttmacher Institute: *Sex and America's Teenagers.* New York, NY: Alan Guttmacher Institute, 1994.

American College of Obstetrics and Gynecology: ACOG Practice Bulletin No. 51. Chronic pelvic pain. *Obstet Gynecol* 2004; 103:589–605.

American Psychiatric Association. *Diagnostic and Statistical Manual of Mental Disorders*, 4th ed. Washington, DC: American Psychiatric Association, 1994.

Basson R. Women's sexual dysfunction: revised and expanded definitions. *CMAJ* 2005;172:1327–1333.

Carter B, McGoldrick M. *The Changing Life Cycle: A Framework for Family Therapy.* Needham Heights, MA: Allyn and Bacon, 1989.

Chatzisarantis NLD, Hagger MS, Biddle SJH, et al. The cognitive processes by which perceived locus of causality predicts participation in physical activity. *J Health Psychol* 2002;7: 685–699.

Domar AD, Broome A, Zuttermeister PC, et al. The prevalence and predictability of depression in infertile women. *Fertil Steril* 1992;58(6):1158–1163.

Grady D. Postmenopausal hormones-therapy for symptoms only. *N Engl J Med* 2003;348(19):1835–1837.

Grady-Weliky TA. Premenstrual dysphoric disorder. *N Engl J Med* 2003;348:433–438.

Hendrick V, Altshuler L. Management of major depression during pregnancy. *Am J Psychiatry* 2002;159(10):1667–1673.

Holroyd-Leduc JM, Straus SM. Management of urinary incontinence in women: scientific review. *JAMA* 2004;291: 986–995.

Leserman J, Zolnoun D, Meltzer-Brody S, et al. Identification of diagnostic subtypes of chronic pelvic pain and how subtypes differ in health status and trauma history. *Am J Obstet Gynecol* 2006;195:554–560.

Morgan JF, Reid F, Lacey JH. The SCOFF questionnaire: assessment of a new screening tool for eating disorders. *BMJ* 1999;319(7223):1467–1468.

Murray L, Carothers AD. The validation of the Edinburgh Postnatal Depression Scale on a community sample. *Br J Psychiatry* 1990;157:288–290.

Nelson HD, Vesco KK, Haney E, et al. Nonhormonal therapies for menopausal hot flashes: systematic review and meta-analysis. *JAMA* 2006;295(17):2057–2071.

Steiner M, Pearlstein T, Cohen LS, et al. Expert guidelines for the treatment of severe PMS, PMDD, and comorbidities: the role of SSRIs. *J Womens Health* (Larchmt) 2006;15: 57–69.

Walsh JME, Wheat ME, Freund K. Detection, evaluation and treatment of eating disorders: the role of the primary care physician. *J Gen Intern Med* 2000;15(8): 577–590.

Wisner WL, Parry BL, Piontek CM. Clinical practice. Postpartum depression. *N Engl J Med* 2002;347(3):194–199.

第14章

レズビアン，ゲイ，バイセクシャル，トランスジェンダー（LGBT）の患者

Donald W. Brady, MD FAACH, Jason Schneider, MD, & Jocelyn C. White, MD, FACP

はじめに

レズビアン，ゲイ，バイセクシャル，およびトランスジェンダー（lesbian, gay, bisexual, transgender：LGBT）の患者は，以前よりもオープンに社会の枠組みに受け入れられるようになってきた．同様に，厳密にいうと性行動の視点から問題を取り上げることが多いのだが，LGBTの人たちの健康ニーズについての話題も医学的な雑誌に掲載されるようになってきた〔例えば，"男性と性的な関係のある男性(men who have sex with men：MSM)" など〕．医療の提供者が患者の性的な嗜好を明らかにするためには，専門的な知識やスキルが必要である．LGBT患者の健康問題を受容し理解していることを伝え，行動医学によって解決されやすい健康状態をスクリーニングし，LGBT患者のニーズに合わせた情報やリソースを提供することがそれにあたる．医療提供者はこれらのスキルを用いてLGBT患者を支援し，適切な医療を行っている施設へのアクセスを提供することが可能である．

どの地域でも，レズビアンやゲイの男性は一般人口の1～10%を構成しているが，その数値は引用する情報源や研究に用いられたサンプリングの方法によって異なる．ほとんどの研究によると，自分でバイセクシャルであると認識しているのはレズビアンもしくはゲイの集団のごく一部である．正確な割合がどのようであれ，絶対的な意味においてLGBT患者はほかに類をみない医学的，心理学的，社会的なニーズをもつ重要な集団によって構成されている．多くのプライマリ・ケア医はLGBT患者に対して，患者の性的な嗜好や性のアイデンティティーを意識しないままに医療を提供しており，彼らに特異的なニーズを認識したり認めたりすることができないでいる．

定義と概念

性的嗜好，性行動とアイデンティティー

性的嗜好とは，性行為や好意，愛することについての空想や欲求を含めて，他人に対して感じる性的な魅力を意味する．性的嗜好は，性的な行動や活動とは区別されるべきことであり，必ずしもそれらの行動を予見できるものではない．ゲイやレズビアン，バイセクシャルであることは，同性の人や両性の個々に対して性的な魅力を感じていることを自覚し，このような自覚に基づいてアイデンティティーを確立していることを前提にしている．アイデンティティーは，感情や心理的な反応，社会からの期待，個人的な選択，および文化的な影響から形成される．ほとんどのレズビアンやゲイの男性は，**レズビアン**や**ゲイ**といった用語を好むが，それはそのような用語が性的な嗜好とともに，感情や行動，文化のシステムを含んだ語感があるからである．しばしば臨床的で時に軽蔑的な意味をもつ**ホモセクシャル**という言葉と比較すると，**ゲイやレズビアン**は差別的な用語ではないとみなされている．

性的嗜好，性行動やアイデンティティーは，お互いに関連はあるものの，独立して機能している．自分をレズビアンやゲイであると自覚している人のほとんどは，同性のパートナーと性的に活発な関係をもっている．しかし，このようなアイデンティティーをもっているにもかかわらず，独身主義であったり，異性のパートナーをもつレズビアンやゲイも存在する．実際に，ほとんどのレズビアンは少なくとも1回以上は男性との性的な経験があるが，自分をバイセクシャルであるとは認識していない．一方で，自分をバイセクシャルであると認識している男女のなかには，同性のパートナーとの性的な関係を維持しながら，異性のパートナーと長期間にわたる関係をもち始め，既成事実化する男女も存在する．嗜好や行動，アイデンティティーの間にさまざまな関係が存在するため，医師は

常にアンテナを張り心を開いて，そして批判しない態度を示し続けなければならない（後述の「医師-患者の相互関係」参照）．

人種や民族性は，性的なアイデンティティーや行動に強い影響を与える．アフリカ系米国人のヒップホップ・カルチャーの中で生み出されたよく使われる用語である"ダウンロー（down low）"は，自分を異性愛者であると認識している男性の間の，同性間の性的な行動についての秘密を暴かないことを意味している．性的なアイデンティティーと相容れない性行動は，アフリカ系米国人の男性に特有なものではない．マイノリティーの人種や民族の出身である男女は，同性愛に対する嫌悪（後述の「ホモフォービアとトランスフォービア」参照），宗教的な慣例や影響，文化的な規範などの複雑な関係のために，自分をゲイやレズビアン，もしくはバイセクシャルであると認識することはあまりない．ひとつの例として，ラテン文化では**男らしさ**や力強さが高く評価されることがあげられる．ラテン系のゲイの男性のアイデンティティーは，この規範に背くものである．

▶ ジェンダー・アイデンティティー，性別の表現形，ジェンダー・ロール

ジェンダー・アイデンティティー（性同一性）は，男性もしくは女性であることについての自己認知を形成する，深く根ざした信念，感情や考え方を意味する．ジェンダー・アイデンティティーが身体的な性の特徴や表現形と異なる場合，トランスジェンダーと考えられる．性別の表現形は，ジェンダー・アイデンティティーの行動的発現である．幼児や学齢期の子供はしばしば，性的に一致しない性別の表現形を示すことがあるが，それは正常の範囲内である．トランスジェンダーの人の中では，ジェンダー・アイデンティティーと実際の性別の間の衝突が優勢となり長く続く．「精神疾患の診断・統計マニュアル」(Diagnostic and Statistical Manual of Mental Disorders：DSM)の最新版では，トランスジェンダーは"性同一性障害"として定義されているが，ほとんどのトランスジェンダーの人は，自分自身が病的な状態にあるとは認識していない．

トランスジェンダーの人々が示す性別の表現形やジェンダー・ロール（性的役割）は，非常に広範にわたり，個人的な好みやヘルスケアリソースへのアクセスによって影響を受ける．トランスジェンダーの男性や女性の中には，ジェンダー・アイデンティティーと一致した，外見上の身体的表現（例えば，ヘアスタイル，化粧，服装など）のみを望む人もいる．化粧とともに，完全な性転換手術を望む人も存在する．トランスジェンダーの多くは，性転換のために積極的に医療機関と連絡を取り合っている．

ジェンダー・アイデンティティーのスペクトルは，性的な嗜好やアイデンティティーとはっきりと区別される．トランスジェンダーは同性に対して性的な魅力を感じることもあれば，異性に対して性的な魅力を感じることもあり，また両方であることもある．性的なパートナーの性別にかかわらず，トランスジェンダーは自分がゲイやレズビアン，もしくはバイセクシャルであるとは必ずしも考えていない．

▶ ホモフォービアとトランスフォービア

ホモフォービア（homophobia）はゲイの男性やレズビアン，バイセクシャルに対する理不尽な嫌悪感や偏見，として定義される．トランスフォービア（transphobia）は比較的新しい用語であるが，トランスジェンダーに対する同様の嫌悪感や偏見を意味している．日常生活では，LGBTの人々はホモフォービアやトランスフォービアを個人関係や職場，社会や政治的なゆがみとして経験する．言い換えると，ホモフォービアやトランスフォービアは性的な嗜好やジェンダー・アイデンティティーの視点のみによる偏見や嫌悪感を反映している．LGBTの人々は，偏った嫌悪や差別，暴力のために，自分の性別のアイデンティティーと一致した行動をとることがむずかしい，としばしば感じている．

ホモフォービアやトランスフォービアに伴う汚名は，LGBTの人々の慢性的なストレスや，不健康なアウトカムをもたらす原因となる．社会的差別は，不公平な社会的サポートやリソースを生じさせる原因となり，適切な医療資源へのアクセスを制限する原因ともなる．内在化されたホモフォービア（つまり，自己嫌悪）や自己隠蔽は，望ましくないメンタルヘルスのアウトカムを生じる原因となる．逆に，LGBTの人々がアイデンティティーを打ち明けることで，心理的により望ましい状態で適応できることがある．しかし，LGBTの人々が自分で打ち明けることに対するサポートがなければ，それ自体がストレスや危険行動の原因となる（後述の「カミングアウト」参照）．

▶ 医療提供者の偏見

LGBT患者は，しばしば医療提供者との間で好ましくない経験をしている．ゲイとレズビアンに関する医師会（Gay and Lesbian Medical Association）が行ったある調査では，回答者の50%以上が患者の性的な嗜好のために，標準以下のケアを提供していると，自覚し

ていることが明らかになった．1998年の看護学生を対象とした調査では，回答者の8〜12%がゲイやレズビアンを"軽蔑"したことがあると回答した．いくつかの研究では，患者が自分のアイデンティティーを医療提供者に自己開示したところ，その後に否定的な反応を医療提供者に示されたことが報告されている．

医療提供者とのネガティブな経験により，LGBT患者が医療機関への受診を続ける可能性が低くなる．医療提供者は批判的な態度やLGBT患者に対する偏見を克服しなければならない．米国医師会（American Medical Association）の**倫理綱領**にある職業的な義務の項では，患者との関係をもつか否かを選択する医師の特権を制限しており，"医師は患者の人種，性別，性的嗜好によって患者のケアを拒否してはならない"と記載されている．日々の医療の現場において，医療提供者はあらゆる嗜好やアイデンティティーをもつ患者に遭遇する可能性があることを認識しておかなければならない（次項の「医師-患者の相互関係」参照）．

医師-患者の相互関係

医師と患者の相互関係は，医療提供者が適切で丁寧なケアをLGBT患者に提供できるかどうかの鍵となる．医療提供者と患者との間に良好な関係がなければ，LGBT患者をケアすることをよく感じていなかったり，患者の性的な嗜好を認識することをせずに質の高い医療を提供しない医療機関や医療提供者を，患者は避けるであろう．健康リスクのスクリーニングや，心理社会的なカウンセリングを含めた適切なプライマリ・ケアを受けることができない患者は，異性のパートナーをもつ人と比較すると健康状態が悪い可能性が高くなる．医療提供者は，LGBT患者の健康へのニーズについて理解を示し，LGBT患者であることを批判しない態度を示してコミュニケーションをとることで，LGBT患者らと良好な関係を結ぶことが可能である．

症例提示 1

中年の高校教師であるロバートが，医師の診察を受けるために受診した．これが最初の受診であり，内服薬の履歴用紙への記載を終えていなかった．最初の自己紹介の後，医師は履歴用紙を見て，社会歴の聴取の準備を始めた．

▶ コミュニケーションの障壁を克服する

多くのLGBTの人々は，ネガティブな反応やホモフォビア的な反応を恐れ，医療提供者に自分の性的な嗜好を明かすことを躊躇する．直接的な質問をLGBTの人々に尋ねても，この情報を明かさない場合もある．医療提供者との不愉快な経験によって，LBGTの人々は医療やルーチンのスクリーニングをより避けるようになっている．共感的な医療提供者でさえ，しばしば彼らとのやりとりを不愉快に感じている．おそらく，LGBTの人々の健康問題についての経験が不足しているか，そのような患者から丁寧に情報を引き出すためにどのような言葉を使ったらいいのかわからない，と感じているのであろう．患者と医療提供者双方が不愉快に感じている場合，重要な情報を共有することはできない．

性的活動についての病歴

患者の性的嗜好や性的活動に関する情報を集めることは，医療提供者にとってむずかしいことである．性的な活動についての病歴をとっているとき以外にも性的な嗜好に関する質問をしなければ，患者についての重要な情報を詳細に得る機会を制限してしまうことになる．同性のパートナーをもつ人の多くは，自分をゲイやレズビアンであるとは認識していないため，最初の質問のフォーカスはアイデンティティーではなく，性的な行動にあてるべきである．加えて，医療提供者と患者の間に障壁を作ってしまい，不正確で不完全な情報しかとれない結果になる可能性が非常に高い質問には，以下のような質問が含まれる．「避妊のためにどのような方法を使っていますか」，「結婚していますか？ 独身ですか？ 未亡人ですか？ 離婚したことはありますか？」，「最後に性交渉をもったのはいつですか」など．このような質問は異性愛者であることを前提としているため，LGBTの人々がこれらの質問を聞いても，何と答えてよいのかわからないことがある．与えられた選択肢が彼らには該当しないため，患者は誤った情報を提供するか，ばつが悪くなり答えるのをやめて説明を始めるであろう．そのような説明をする必要性が生じることにより，そうでなくても得ることがむずかしい性的な活動の病歴をさらにむずかしくすることになる．このようなばつの悪さを避けるために，患者は異性愛者であるという前提に合わせて演技をするかもしれないが，そのことはLGBT患者らへ提供される医療に悪影響を与えるかもしれない．

社会歴

社会歴を聴取する際に性的な嗜好の問題を取り上げる

ことは，比較的不快でないかもしれない．異性愛者であることの前提を必要としない質問を行うことにより，医療提供者はこれらの問題について不快に感じることなく話し合うことができる機会を増やすことができる．医療提供者は，患者の家族の構成やストレスの原因，患者が利用したいと考えている人的あるいはコミュニティーのリソースについて情報を得ることができる．

感度の高いコミュニケーション

感度の高い質問は，性的な嗜好についての前提を必要とせず，簡単に口にすることができる．例えば，「独身ですか？ パートナーがいますか？ 結婚していますか？ 未亡人ですか？ それとも離婚歴がありますか？」，「あなたに一番近い家族は誰ですか」，「あなたのこれまでの人生の中で，性行為のパートナーが男性や女性，あるいは両方であったことはありますか？」，「あなたが病気になった場合，あなたの治療にかかわってもらうことができるような大切な人はいますか？」，「あなたの性的な嗜好を診療録に記載することについて，どのように感じますか？」，「安全な性行為のために，自分の時間の何％を使っていますか？」など．別の性別に移行する非常に早い段階にいるトランスジェンダーの人々の外見は，本人が意図する性別とはかけ離れているかもしれない．一方で，先天的な性別あるいは名前が法的な書類，診療録に記録として書き換えられていない人もいるかもしれない．どのような人称代名詞を使って呼ばれることを希望するかについて質問することは，完全に許容範囲内である．例えば，「どのように呼ばれたいですか？ 彼と呼ばれたいですか？ それとも彼女？」のように．

いかなる外見や背格好，年齢や肌の色の人もLGBTである可能性があるため，医療提供者はこのような質問を，LGBTが疑われる人だけでなく，すべての男女に対して行う必要がある．

患者との最初の診察の際に，診療録に記載する性的な嗜好についてはっきりと話し合うことは重要である．多くのLGBTの人々は，法的，雇用，児童保護の観点から自分の性的な嗜好を隠したがる．LGBTの人々が自分の性的な嗜好を診療録に記録しないように希望する場合には，符号化して記載することが可能である．符号は，医学的な目的のために，患者の性的な嗜好を医療提供者に思い出させるために役立ち，不用意に秘密を漏らすことを防ぐことも可能である．

症例提示 1（つづき）

医師が社会歴を取り始める．
医師：独身ですか？ パートナーはいますか？ 結婚していますか？ 未亡人ですか？ 離婚歴はありますか？
ロバート：離婚歴があり，20歳の息子がいます．ティムという男性のパートナーがいます．
医師：いつから付き合っていますか？ どのような関係ですか？
ロバート：6年間です．現在は2人の関係はやや緊張状態です．

さらに質問すると，ティムはロバートよりも若く，ゲイであることを隠していなかった．ロバートはそのことについて快く思っていなかった．彼は学校でスキャンダルになり，職を失うことを恐れていた．病歴聴取が進むに伴い，彼がゲイであることを診療録に記載することについて，ロバートがどのように感じるか医師は尋ねた．少し話し合った後に，2人はその情報を符号化して記載することに決めた．診察の終わりに，ロバートは医師が非常に理解を示してくれたことに対して感謝した．医師も，自分が適切に患者のスクリーニングをこなし，彼が6年ぶりに身体診察を受けたことに満足していた．

▶ 関係を強化する

批判しない態度を示す医療提供者は，ゲイやレズビアンとの信頼関係を築きやすい．医療提供者はいくつかの簡単な方法によって関係を改善することができる．話し合いにパートナーを含めたり，LGBT患者のパートナーを診療所や病院では配偶者として扱うことを確約したり，近親者の意見が必要であったり，事前指示の話し合いにパートナーを含めたり，さらに異性愛者であることを前提としない問診票を診療所や病院で用いることである．

LGBTの医療提供者

LGBTの患者は，しばしばLGBTである医療提供者に医療を受けることを好むが，それはホモフォービアがないであろうと考えるからである．しかし，LGBTの医療提供者は，異性の同僚と同じセッティングでトレーニングを受けるため，異性に対する偏見を認識しないでコミュニケーションのスキルを習得するかもしれない．徐々に，レズビアンやゲイ（バイセクシャル

やトランスジェンダーについての情報はまだそれほど多くないが）の健康問題に関するより多くの情報が流されるようになってきており，偏見のないコミュニケーションを行うための新たな言語習慣が浸透してきている．

レズビアンやゲイである医療提供者は，自分の性的な嗜好を患者に明かすべきかどうかといったことについて疑問を感じている状況があることを認めている．医療提供者が自問すべきことは，性的な嗜好を明かすことが患者の最大の関心事であるかどうかということである．多くの場合，そのように明かすことには利点がある．ケアを受けることを受け入れる前に，あからさまなホモフォービアがないことについて，はっきりと患者が理解する必要がある場合には，医療提供者がLGBTであることを知って安心するであろう．患者と医療提供者の関係が深まるに伴い，患者はしばしば，医療提供者についての個人的な情報をより知りたいと思うようになる．LGBTである医療提供者は自分自身で，患者にとっての治療としての利益，情報を得ることに関する患者のニーズ，自己開示について自分が不快に思うレベルを天秤にかけなければならない．多くのLGBTである医療提供者は，村八分やハラスメント，同僚や教師，管理者や保険会社からの職業的差別を受けたことがあると告白しているが，不利益を経験することなく自分の性的な嗜好を明かすことが可能であった，と述べる者もいる．

カミングアウト

自分自身の性的な嗜好やジェンダー・アイデンティティーを明らかにしたり，他人に明かすプロセスのことを**カミングアウト**と言い，いかなる年齢でも行えることである．カミングアウトについてのステージ理論についてはすでに成書に書かれており，以下の4つのステージからなるプロセスとして要約されている．

1. ホモセクシャルやトランスジェンダーの感覚をもっていることを自覚
2. 思考と探索
3. アイデンティティーの芽生え
4. アイデンティティーの完成と自己開示

最近の研究では，若い人や高齢者については，カミングアウトのプロセスが異なることがあると示唆されており，思春期にカミングアウトする人は，しばしば合法的に性的な経験をする前に自分をホモセクシャルであると認識し，自己開示する．カミングアウトのプロセスには核となるアイデンティティーの転換が含まれているが，そのことは感情的に多くの苦痛を生じさせ，家族や友人がそのことについてネガティブな反応を示した際，その苦痛は特に大きくなる．一般的な社会の意識も経験に影響を与える．カミングアウトを行うのはしばしば本人であり，最初にインターネットなどの仮想世界をカミングアウトの場として選択する人もいるが，その場合はプライバシーや他人への意図しない曝露など，事がややこしくなる可能性がある．社会的，内在的なホモフォービアのために，カミングアウトを行おうと考えているさまざまな状況について，しばしばレズビアンやゲイの男性，バイセクシャルの人々が疲労困憊するような"費用効果"分析を行うことになる．トランスジェンダーの人々の場合，カミングアウトを行う状況に性的な嗜好やジェンダー・アイデンティティーの問題が含まれるため，そのようなプロセスはさらに負担となる．データによると，カミングアウトの前に子供を産んだ女性は，子供のいない女性やカミングアウトの後に子供を産んだ女性と比較すると，カミングアウトのプロセスの各ステージに到達するのが遅いことが示されている．もし，自己開示のコストに再三費用が高くなるようだと，社会から孤立するか，LGBTのアイデンティティーを否定する結果となる．一方で，職場で自己開示したり，より積極的にゲイを支援する組織で働くことにより，仕事への満足度が高まり，仕事への不安が低くなる．

青少年期

LGBTの青少年は，カミングアウトに伴う感情的な苦痛に傷つきやすく，このような苦痛により青少年の発達がさらに困難になることがある（第10章参照）．性的な経験が合法である（成人と認める）年齢に達する前に，自分自身をホモセクシャルであると認識している青少年は，カミングアウトの段階をより早い速度で進み，異性間の性的な関係はほとんどもたないか，まったくもつことなく，結果，危険な性的経験にほとんどかかわらない可能性がある．人種や民族などの文化的な要因は，アイデンティティーの形成の足かせとはならないようであるが，アイデンティティーの確立を遅らせる可能性がある．カミングアウトのプロセスの間に，親が青少年を受け止めることは，健康的な自尊心を育むための最も重要な要因であるかもしれない．プライマリ・ケア医は，思春期の患者の性的な嗜好についての混乱をスクリーニングする必要がある．抑うつ状態，成績の低下，アルコールや薬物乱用，無意識の行動や希死念慮がその徴候かもしれない．医療提供者は，これらの徴候を見つけた場合には，性的な嗜好の混乱をうつや薬物乱用とともに鑑別診断として考慮する必要がある．また，同性に対して感じている魅力やホモセクシャルの性的な嗜好について話し合うことは，感情を明かす最初の機会であるかもしれないため，青少年と積極的に性的な嗜好について話し合う必

要がある．もし，医療提供者が控えめに，狼狽しながら，軽蔑してそのようなことを行えば，青少年が自分の感情を明かす可能性は低くなり，逆に感情を否定したり，より人目につかない危険な行動に走ることになる可能性がある．

高齢者

カミングアウトはいかなる年齢の人でも行うことができる．自分を明かすことの程度は人によってさまざまに異なるため，高齢者は自分自身やパートナー，親しい友人には"カミングアウト"するけれども，信頼している人間関係を超えてでもカミングアウトすることはしない可能性がある．高齢のゲイやレズビアン，バイセクシャルは社会的孤立に傷つきやすいので，プライマリ・ケア医はしばしば高齢者をサポートするリソースとして機能する．高齢のホモセクシャルは，青少年と比較して自分自身をゲイやレズビアンと認識する以前に同性と性的なことを経験しやすく，したがって危険な性的行動によって健康被害を受けるリスクが高い．高齢患者の社会的な支援ネットワークを探すために，プライマリ・ケア医はレズビアンやゲイのアイデンティティーの存在やそのために生じるニーズに対して注意を払う必要がある．

関係性

▶ コミュニティー

多くのLGBTの人々はカミングアウト後，血縁の家族から支援や慈愛を受ける．しかし，家族の性的な嗜好やジェンダー・アイデンティティーを受け入れることができない家族も多く存在するため，LGBTの支援ネットワークには血縁の家族が含まれないケースも存在する．いずれの状況においても，パートナーや友人，コミュニティーの組織が家族の延長として機能しうる．プライマリ・ケア医は，患者を割り振ることができる有用なリソースについての知識を2〜3もっておく必要がある（本章の終わりにいくつかのリソースを示す）．地方や郊外のLGBTの人々は，都会では利用できるコミュニティーベースの支援ネットワークにアクセスすることはむずかしいかもしれない．男性と性的な関係のある男性（MSM）にフォーカスをあてた研究では，人口が集中した都会以外に住んでいる人が自分をゲイであると認識したり，関係を長く保ったり，ゲイのコミュニティーと接触する可能性は低くなり，より少ない人に対してのみカミングアウトする可能性が高くなる．地方では，LGBTの人々にとっては，気遣いのある，心を開いた医師が特に重要な支援のリソースであるかもしれない．

▶ パートナー

ほとんどの異性愛者と同様に，LGBTの大多数はパートナーを見つけて関係をもちたいという欲求を表現する．そして，異性愛者と同様に，LGBTの人々は長期間持続する関係を形成することが可能である．LGBTのカップルは，結婚式を挙げて結婚し（いくつかの地方では），ともに自分の家をもち，財産を共有し，子供を育てる．医師は，LGBTの人々が，パートナーや子供との関係を結び，ヘルスケアや定年後のサービスを受け，事前指示の書類を作成し，安全な相続の権利をもつことを合法的に許可している地方の条例や州法，連邦法についての知識をもたなければならない．

家族や同僚，宗教的な組織と孤立する可能性があるため，LGBTの人々にとってパートナーとの関係をもつことは特に重要である．その結果，関係のもつれにより，異性愛のカップルと比較してより多くのストレスを感じるかもしれない．そして関係性によるストレスが生じたときに，その状況に対処するために援助してくれるリソースが限られているかもしれない．プライマリ・ケア医は，そのようなストレス源をスクリーニングし，個人あるいはカップルの治療を行っている施設に適切に紹介できなければならない．

▶ 親子関係

親子関係は，多くのLGBTの人々の人生において役割の一つとして機能しており，親になる決断は通常，じっくり考えたうえでかつ慎重になされる．LGBTの人々やカップルには，以前の異性間の関係で設けた子供や養子縁組，人工授精や体外受精，代理出産，異性間の関係をもったり，里親となることを通じて得た子供がいるかもしれない．両方がゲイであったり，レズビアンであったりするカップルが一緒に子供を育てるのは珍しいことではない．

ゲイやレズビアンのカップルの子育てに対する態度を対象とした研究では，異性愛のカップルと比較し，相違点よりはむしろ類似点が多いことが明らかになっている．ゲイやレズビアンが親である子供は，一般人口と比較してゲイやレズビアンになったり，ジェンダー・アイデンティティーについて混乱する可能性は同程度である．最新のエビデンスでは，ゲイやレズビアンの子供は，両親が対等な関係にあり，対人間の衝突が少ない関係にある場合には，正常かむしろ良好に

喪失

深い悲しみ

サポートシステムの利用が不可能な場合，レズビアンやゲイの男性にとって，パートナーを失ったことを深く悲しむことは，よりむずかしいであろう．ゲイの男性やレズビアンは，パートナーや多くの友人をエイズのために亡くしてしまうことに対して，特に感情を動かされやすい．パートナーが亡くなったことは，残された者にとって事実上，配偶者を失うようなものである．この事実は，残された人々と関係している社会ネットワークではしばしば認識されていない．亡くなったパートナーの家族が残った生存者を排除したり，葬式に配偶者として参加させなかったりすることがしばしばある．深く悲しんでいる家族が葬式の計画を立てる際には，残された友人との結びつきの強いネットワークはしばしば顧みられない．

ショックが強く，また困惑が強すぎて，死亡した人のパートナーや家族が故人の性的な嗜好やジェンダー・アイデンティティーを理解することができないことがある．このような場合，その家族は，強い罪悪感を感じたり，あるいは人前で悲しむことを遠慮したり，困惑のために支援ネットワークの人とともに故人の気持ちを共有できない可能性がある．ゲイやレズビアンの家族は，全国的な組織で地方支部をもつレズビアンやゲイの親兄弟の会(Parents and Friends of Lesbians and Gays)に連絡することで，このような問題やその他の問題についての情報やサポートを得ることができる(本章終わりのリスト参照)．

プライマリ・ケア医は，生き残って，さまざまな形で深い悲しみに陥っているパートナーや友人を支援することができる．医療提供者は，残された人々が喪失感について語り，自分自身の感情，アイデンティティーを表出することを援助し，行動やこれまでのことについての深い悲しみについて理解を示し，このプロセスを通じて継続的なサポートを提供することができる．また，新たな関係を築いたり支援内容を充実させるために生き残った者を励まし，日常生活での新しい役割・パターンが適応するように手助けをすることが可能である．残された者が信頼できる唯一の人物が，医療提供者である場合もある．

事前指示

ヘルスケアについての永続性のある委任状は，レズビアンやゲイの男性にとって特に重要である．多くは合法的に結婚することができないため，LGBTの人々は健康についての代理の意志決定者としてパートナーを指名するために，このような書類を作成する必要がある．そのような書類がない場合には，最も近い親類が代理の意志決定者とみなされる．重篤な病気に罹っている患者が危機的な状況にある場合，今まで疎遠にしてきた家族とパートナー間の決断を巡る悲劇的な衝突を避けるためのベストな方法は，このような書類を作成しておくことである．すべての患者に該当するが，事前指示についての話し合いを予防医学的な診察を行う際に行っておくべきである(第37章参照)．

臨床的な問題

米国精神医学会(American Psychiatric Association)は1973年に精神疾患のリストからホモセクシャルを除外した．患者のホモセクシャルな性を"治癒"させるために用いる転換療法のような精神・行動学的な介入は，効果もなく必要もないことが証明されている．それでもなお，プライマリ・ケア医は多くのLGBTの人々が直面している特異的な心理社会的問題について認識しなくてはならない．

抑うつ状態と自殺

複数の研究によると，ゲイやレズビアンのうつ病の有病率は高いことが示唆されている．一般人口と比較すると，自殺企図の割合が高いことも明らかであるが，ゲイとレズビアンの間に差はない．レズビアンは異性愛の女性と比較して4倍も自殺企図のリスクが高く，ゲイの男性は異性愛の男性と比較して自殺企図のリスクが6倍も高い．

青少年は特に抑うつ状態と自殺のリスクが高い．ある報告では，青少年のゲイやレズビアンの1/3が自殺を試みるとしている．しかし，この種の話題に関する論文の多くは，報告バイアスのかかっている自己報告による行動調査によるものである．自殺の正確な発生率がどのようであれ，ゲイ，レズビアン，トランスジェンダーの若者は，早い時期にカミングアウトを行うことや，家族のメンバーからの拒否，宗教団体から

の拒否，対人暴力，さらに細分化された状態(例えば，ホームレス，人種，民族的なマイノリティーの状態など)に関連した自殺のリスクに直面している．

喫　煙

LGBTの人々の喫煙率は，異性愛の集団と比較すると1.6倍である．Women's Health Initiative surveyでは，レズビアンの回答者の喫煙率は10〜14.4%であり，異性愛者の女性の7.2%と比較すると高い．Urban Men's Health Studyでは，男性と性的な関係のある男性(MSM)の喫煙率は31.4%であった．これらの集団の喫煙率が高いことについての理論的な説明としては，ホモフォービアや差別に曝されるという高いレベルのストレス，社交場として訪れる頻度の高い酒場の影響，関連する薬物やアルコールの高い使用頻度，タバコ会社の広告のターゲットになっている，ことなどが含まれる．ほかの患者集団と同じように，LGBTの人々に喫煙歴について尋ねることは，社会歴をとるうえで必須の事項である．

薬物乱用

LGBTの患者に対して，薬物やアルコールについて質問することは重要である(第21章参照)．医療提供者は，特に薬物の種類や使用頻度，量，性行為の前やその間に使用しているかどうかについて調べるべきである．多くの薬物は，薬物使用者の抑制(制御すること)を取り除いてしまうため，安全でない(つまり危険な)性行為を行うリスクが高くなるかもしれない．男性と性行為を行う男性を対象にした薬物の使用に関する多変量解析では，亜硝酸アミル("ポッパー")，メタンフェタミン結晶("クリスタル・メス")，コカインと多量のアルコール摂取のすべての要因が，パートナーに関連した要因と独立して，避妊をしない性行為と関連していた．多くの他の集団と同様に，高い依存性のあるクリスタル・メスは，多くのゲイの男性に深い影響を与えていた．クリスタル・メスの使用と長期間にわたる避妊をしない性行為の間には強い関連がある．薬物やアルコールの使用はLGBTの集団全体にとって重要な問題ではあるが，その程度については議論の余地がある．最新の論文では，ゲイの男性の飲酒率は，おそらく異性愛の男性と比較して同程度か，わずかに多いだけである．薬物の使用頻度は，異性愛の男性と比較して高い．サンフランシスコ・ベイエリアの一般人口のサンプルを対照群として比較すると，レズビアンの飲酒率は異性愛の女性と比較して高くはなかった．レズビアンの薬物使用率と一般人口の異性愛の女性と比較した研究は行われていない．

家庭内暴力

一般に信じられていることと異なり，LGBTの人々がパートナーから暴力を受けることはある．同性間の暴力に関する正確な割合は不明であるが，最近の論文では，同性間の家庭内暴力(same-sex domestic violence：SSDV)は少なくとも異性間の家庭内暴力(opposite-sex domestic violence：OSDV)の頻度と同等なことが示されている．残念ながら，傷害(女性よりも男性が犯しやすい)を犯す可能性や暴力の程度(女性はより重傷の怪我をしやすい)の双方について，性別の役割が果たすステレオタイプが存在し，そのことはSSDVの認識や加害者に生じる結末，被害者に対する同情に影響を与えがちである．レズビアンは対人間の力関係の不釣り合いが暴力に影響していると感じている．また，レズビアンは女性のための多くの避難施設が，彼女らの特別なニーズに対する責任を果たしていない，と述べている．ゲイの男性は，暴力に関連した社会的なサービスを受けるのが，よりむずかしいと感じているようである．

マイノリティーのストレス(例えば，内在的なホモフォービアや差別など)は，LGBTの人々の間のSSDVの加害者や被害者に悪い影響を与えている．おそらくそれよりも大きくはないかもしれないが，ティーンエージャーについても同じような影響がある可能性がある．プライマリ・ケア医は，ゲイやレズビアンを含めたすべての患者に対し，家庭内暴力の可能性についてスクリーニングを行い，避難施設やカウンセラーなど，レズビアンやゲイの人々を受け入れている紹介可能なリソースについて熟知しておくべきである(第35章参照)．

差別に基づく犯罪

偏見に基づく犯罪としても知られているが，マイノリティーの集団に属しているというだけの理由で，その個人に向けられる言葉や行動が特別に存在する．米国司法省は，LGBTの人々は米国の中で最も被害を受けやすい集団であり，LGBTの人々に対する差別に基づいた犯罪は増加していると報告している．多くの研究では，言葉による虐待や暴力による脅しから，財産の被害や身体的暴力，殺人に至るまでのさまざまな犯罪が報告されている．LGBTの人々が報告している差別に基づく犯罪の数は，年々増加している．例えば大学

において，性的な暴力の被害を受けたと報告するレズビアンの数は，異性愛の女性と比較して2倍である．同性もしくは双方の性に恋愛的な魅力を感じたと述べる若者は，暴力の犠牲者や目撃者になる可能性がより高い．

家族やコミュニティーの権力者がしばしば，差別に基づく犯罪を犯すこともある．多くのゲイやレズビアンの青少年は，家族のメンバーによる虐待のために家出をし，ホームレスになってしまったLGBTの若者に関する社会的懸念が深刻化している．差別に基づく犯罪の被害者となったLGBTは，ほかの犯罪者による被害者よりも，うつや怒り，不安，心的外傷後のストレスを感じやすい．患者がうつや不安の症状を訴えた場合には，医療提供者は差別に基づく犯罪を含めた暴力が関連する可能性について考慮すべきである．

教育，紹介，リソース

患者教育

患者教育は，プライマリ・ケアの基礎である．LGBTのケアを担う医療提供者は，診察時に健康問題についてどのように助言を行うか，また適切な教育やコミュニティーのリソースの紹介方法について熟知し，適切な参考文献の配布資料を提供しなければならない．

指 示

ヒト免疫不全ウイルス（human immunodeficiency virus：HIV）やその他の性感染症を防ぐための指示は，明確で個人の実際の性生活に即したものでなければならない．医師はLGBT患者に対し，癌のリスクやスクリーニングについて教育すべきである．また，患者に対して安全な性行為，子育て，カミングアウト，暴力，薬物乱用，うつ病といった問題についてカウンセリングを行うことができるか，あるいはカウンセラーに紹介することが可能な状態にしておくべきである．

紹 介

紹介先として，その他の医療提供者と，LGBTの人々のニーズに合ったコミュニティーベースのリソースが含まれるべきである．適切で多面的なケアを提供するために特別に重要な専門家としては，産婦人科医，泌尿器科医，一般外科医もしくは消化器外科医，形成外科医，内分泌内科医などがあげられる．親しみやすい地域のリソースとしては，書店，若者のグループ，高齢者のグループ，退職者福祉センター，公民館，支持的な宗教組織，薬物乱用治療プログラム，支援組織などがあげられる．近隣の都市部で発行されるLGBT向けの定期刊行物には，周辺の郊外や地域のリソースが掲載されていることがある．

医療提供者の教育

医療提供者は，本屋，レビュー記事，教育的なビデオ，学会の総会や地方会などを通じ，LGBT患者の特別な健康問題やLGBT患者に対するコミュニケーションについての追加的な情報を取得することが可能である．個々のリソースについては，以下を参照．

（訳：林野泰明）

一般的な基本情報

- Gay and Lesbian Medical Association<<www.glma.org>>
  - Resources for providers and patients
  - Provider referral network
- The GLBT Health Access Project <<www.glbthealth.org>>
  - Community standards of practice for provision of quality health care services for LGBT clients
  - Educational posters
- National Coalition for LGBT Health<<www.lgbthealth.net>>
- National Association of Gay and Lesbian Community Centers <<www.lgbtcenters.org>>
  - Directory (for centers throughout the United States which will have additional referrals for local LGBT-sensitive services – e.g., counseling services, support groups, health educators, and legal resources)
- GLBT National Help Center <<www.glnh.org>>
  - National nonprofit organization offering toll-free peer counseling, information, and local resources, including local switchboard numbers and gay-related links: 888-THE-GNLH (843-4564)
  - GLBT National Youth Talkline
  - Youth peer counseling, information, and local resources, through age 25: 800-246-PRIDE

(7743)
- Substance Abuse Mental Health Services Administration/National Clearinghouse for Alcohol and Drug Information <<ncadistore.samhsa.gov/catalog/results.aspx?h=audiences&topic=31>>
    - Substance abuse resource guide: lesbian, gay, bisexual, and transgender populations
    - Guidelines for care of LGBT patients

1. General lesbian health
    - The Lesbian Health Research Center at UCSF <<www.lesbianhealthinfo.org>>
    - Mautner Project, the National Lesbian Health Organization <<www.mautnerproject.org>>
    - Lesbian Health Fact Sheet <<www.4woman.gov/owh/pub/factsheets/Lesbian.htm>>
2. General gay men's health
    - GayHealth.com <<www.gayhealth.com>>
    - The Institute for Gay Men's Health
        - A project of Gay Men's Health Crisis and AIDS Project Los Angeles <<www.gmhc.org/programs/institute.html>>
3. General bisexual health
    - Bisexual Resource Center Health Resources <<www.biresource.org/health>>
4. General information: National LGBT Rights
    - Human Rights Campaign <<www.hrc.org>>
        - National organization working for LGBT equal rights on federal government level
    - Lambda Legal <<www.lambdalegal.org>>
        - National LGBT legal and policy organization protecting civil rights of LGBT and people living with HIV
        - Legal helpdesk: 212-809-8585
    - National Center for Lesbian Rights <<www.nclrights.org>>
        - Hotline: 415-392-6257
    - National Gay and Lesbian Task Force <<www.ngltf.org>>
        - National organization supporting LGBT advocacy efforts at state and federal levels
5. PFLAG (Parents, Families, and Friends of Lesbians and Gays) <<www.pflag.org>>
    - Promotes the health and well-being of gay, lesbian, bisexual, and transgender persons, their families and friends
6. Media/brochures (for waiting room)
    - American Cancer Society
        - Cancer facts for gay and bisexual men
        - Cancer facts for lesbians and bisexual women
        - Tobacco and the LGBT community
        - Place order for free brochures by phone: 800-ACS-2345
    - American College Health Association <<http://www.acha.org/info_resources/his_brochures.cfm>>
        - Man to man: three steps to health for gay, bisexual, or any men who have sex with men
        - Woman to woman: three steps to health for lesbian, bisexual, or any women who have sex with women
7. Transgender health
    - International Foundation for Gender Education <<www.ifge.org>>
    - Transgender Forum's Community Center <<www.transgender.org>>
    - Transgender Law Center
        - Recommendations for Transgender Health Care <<www.transgenderlaw.org/resources/tlchealth.htm>>
8. Youth
    - National gay, lesbian, bisexual, transgender youth hotline: 800-347-TEEN
    - Youth Guardian Services: on-line support <<www.youth-guard.org>>
    - Youth Resource: a project of Advocates for Youth <<www.youthresource.com>>
    - National Youth Advocacy Coalition <<www.nyacyouth.org>>
9. Elders
    - SAGE: Services and Advocacy for Gay, Lesbian, Bisexual, and Transgender Elders <<www.sageusa.org>>
10. Intimate partner violence
    - Community United Against Violence <<www.cuav.org>>
    - National domestic violence hotline
        - Local referrals, including LGBT-sensitive: 800-799-SAFE (7233) (24 hours in English and Spanish)
        - TDD: 800-787-3224
    - Network for battered lesbians and bisexual women hotline
        - *info@thenetworklared.org*
        - 617-742-4911

▶ 推薦図書

Floyd FJ, Bakeman R. Coming-out across the life course: implications of age and historical context. Arch Sex Behav 2006;35(3): 287–296.

Mills TC, Stall R, Pollack L, et al. Health-related characteristics of men who have sex with men: a comparison of those living in "gay ghettos" with those living elsewhere. *Am J Public Health* 2001;91(6):980–983.

O'Hanlan K, Cabaj RP, Schotz B, et al. A review of the medical consequences of homophobia with suggestions for resolution. *J Gay Lesbian Med Assoc* 1997;1:25–39.

Ryan H, Wortley PM, Easton A, et al. Smoking among lesbians, gays, and bisexuals. *Am J Prev Med* 2001;21(2):142–149.

Solarz AL, ed. *Lesbian Health: Current Assessment and Directions for the Future*. Washington, DC: National Academy Press, 1999.

Stall R, Mills TC, Williamson J, et al. Association of co-occurring psychosocial health problems and increased vulnerability to HIV/AIDS among urban men who have sex with men. *Am J Public Health* 2003;93(6): 939–942.

第15章

脆弱な患者

Dean Schillinger, MD, Teresa Villela, MD, & George Saba, PhD

目 的

- 治療同盟を築き，患者のナラティブ（語り）を引き出し，患者のもつ脆弱性と強さを評価するための基本要素について説明する．
- 信頼を構築する，共感を示す，協調といった治療同盟に不可欠な要素を探索する．
- 脆弱な患者への効果的なケアと治療同盟との関連について説明する．
- 患者のナラティブを引き出すことの利点を列挙する．
- 頻度の高い心理社会的な脆弱性を見直し，それを明らかにすることが患者中心の診療にどのように役立つか，例をあげて説明する．

はじめに

症例提示 1

スピリドフさんは，慢性の関節痛，高血圧，脳卒中の既往，心臓の拡張機能障害，糖尿病のある67歳の女性である．ガイドラインに基づく大量の処方薬と，プライマリ・ケア医，循環器専門医両者への頻回の受診にもかかわらず，何回も入院治療を要するような治療抵抗性の心不全を患っている．循環器系の精密検査でも，原因は同定されていない．

新しいプライマリ・ケア担当医は，スピリドフさんに生活について尋ねた．彼女は，過去に歌手として活躍した経歴，裕福であった家庭生活，自身の通う教会の大切さについて語った．スピリドフさんは，薬物中毒の息子の暮らし向きを深く憂い，心配しており，それが今では自分自身の治療を妨げていることを認めた．

担当医は，往診を提案した．スピリドフさんが当初これを拒否した理由を探るうち，彼女の住まいを拠点として息子が薬物を売りさばいていることが明らかになった．最終的には，担当医や成人保護サービスの援助により，スピリドフさんは息子に家を出て行くよう要求することができた．現在は，在宅介護サービスと，通っている教会のグループからの支援と助力を受けている．状態は安定し，再入院はしていない．

貧困や教育レベルの低さ，読み書きの能力が低い，少数民族出身である，健康保険がない（加入していない），英語をほとんど話せないなどの社会的な特徴は，人々を病気に罹りやすくし，病気を治療するうえでの圧倒的な障壁に直面させることになる．脆弱な集団は，このような健康リスクを重複して経験する傾向があり，そのために個人，地域社会の双方の健康状態が低下して，その影響を受けやすくなる．例えば，貧困層の人々は，読み書き能力が低いこと，健康保険がないこと，糖尿病や心臓病，またはうつ病を同時に抱えている，喫煙している，良質な食料品店へのアクセスや，運動するために家以外の安全な場所へのアクセスに限界がある地域に住んでいる，などはありふれたことである．

臨床医は，このように問題が集積し，リスクが高くなっている集団に対してうまく対処できるようにならなければならない．残念なことに，脆弱な患者はヘルスケアの問題になると，三重の危機を経験する．つまり，より病気に罹りやすく，治療へのアクセスがよりむずかしく，医療にアクセスしても受ける治療が最適でない可能性が高い，の3つである．これは，患者が臨床の場に持ち込んでくる心理社会的な脆弱性と，ケアを受けている医療システムの優先事項や方針，治療を行っている臨床医の知識，態度，技術，信念などとの間に存在するミスマッチを反映している．本章では，脆弱な患者の健康を増進するためのあらゆる努力

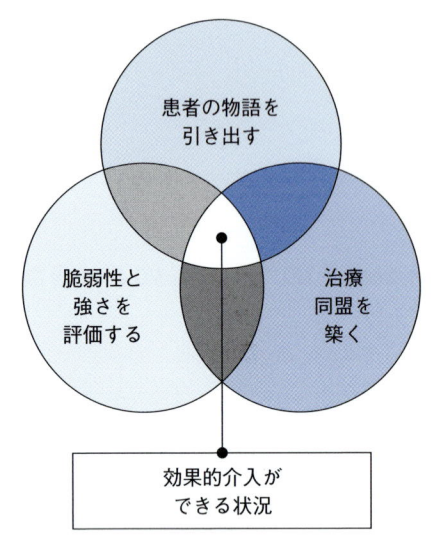

図15-1 脆弱な患者の臨床的ケアにおいて，効果的な介入ができる状況をつくる

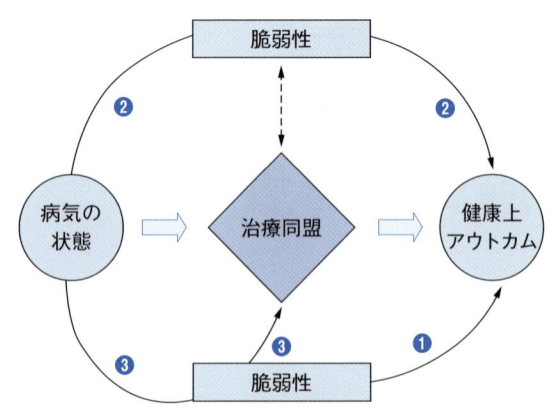

図15-2 臨床の場において心理社会的脆弱性が健康とヘルスケアに影響を及ぼす経路（詳細は本文参照）

に対して，強力な医療者-患者関係が担っている中心となる役割にフォーカスを絞る．脆弱な患者に対して効果的ケアを推し進めるために，3つの基本的戦略が推奨されている．それは，治療同盟を築くこと，患者の物語または"ナラティブ"を引き出すこと，患者の心理社会的脆弱性と強さを評価することである．臨床医は，脆弱な患者と，より実りが多く効果的なやりとりや関係を築くために，これらのアプローチを組み合わせて用いるべきである（図15-1）．

脆弱性と治療同盟

心理社会的脆弱性は，健康状態とヘルスケアのどちらか一方，もしくは両方に影響を与える（図15-2）．一番目の経路は直接的影響で，脆弱性そのものが不健康を招く状態である．このメカニズムの具体例は，経静脈投与薬の乱用と皮下膿瘍，親密な関係にあるパートナーの暴力と頭部外傷である．二番目の経路は間接的影響で，併存する病気の治療効果を脆弱性が弱めている状態である．すなわち，脆弱性は，急性，慢性の最適な予防的ケアの障壁となり，疾患の経過を速めることになる．例えば，心疾患患者がうつ病の影響で薬物治療を遵守しないことや，薬代が払えず糖尿病のコントロールが悪いことなどである．三番目のメカニズムも間接的であるが，もっぱら治療同盟による影響である．この経路では，脆弱性が，医療提供者との関係あるいは治療同盟の構成要素（率直に打ち明けること，お互いに信頼すること，気をつかうこと，約束）に影響を及ぼし，ケアとの協力関係から得られる利益が制限されてしまう．例えば，指示された治療計画とは矛盾する疾患の存在を隠している患者，薬物依存に関する信念から，薬物乱用患者に，真摯に関与することができない医師，うつ病のために指示された治療計画を遂行できない患者などであり，結果としてフラストレーションを感じたり，お互いを非難することになる（Sabaら，2006）．

治療同盟とは何か？

医学の分野における治療同盟は，患者と医療提供者が協力してケアと治療を行うことができる相互的な信頼，配慮，尊重し合える関係を確立したときに実現する（Balint, 1957；Bordin, 1979；Bordin, 1994）．"患者中心"，"関係性中心"のケアモデルは，治療同盟という概念を基礎としており，臨床医とより強い信頼や，大きな満足感，協力的関係にあると答えた患者は薬物療法や治療計画に対するアドヒアランスが高く，健康アウトカムもよいことが研究によって明らかになっている（Kaplan, 1989；Kaplan, 1995；Stewart, 2000）．

治療同盟の鍵となる要素には，以下のことが含まれる．

- **相互的な信頼**：患者は臨床医の誠実さと能力を信用することが必要で，一方，臨床医は患者が最善を尽くすための関係を築く意志があることを信じる必要がある．
- **共感**：共感を表すこと，あるいは先入観をもたずに他者の信念や感情を認めて理解することにより，臨床医が哀れみを示したり，過剰に認めすぎることなく，患者と感情面で結びつくことが可能となる．
- **敬意**：患者に敬意を示し，尊厳をもって治療することが重要であり，そのためには平等な立場でコミュニケーションを行うことができる状況をつくることが必要である．

- 協調：協調するためには，臨床医と患者が共通の目標に共同で取り組み，治療目標について必然的に持ち上がる意見の対立の解決に向けて取り組んでいると感じることができるような，有意義なパートナーシップが必要である．
- 同盟を広げる：治療同盟は，臨床医と患者間の1対1の関係を超えて，ほかの重要な人たち（例えば，家族，コンサルト医師など）も含めた関係にまで拡大するようにする（McDaniel, 1990；Pinsof, 1994）．ヘルスケアシステムはその背景となる政策に基づいており，治療同盟を育てることもあれば，衰退させることもある（Wagner, 1998；Schillinger, 2004）．

治療同盟と脆弱な患者

症例提示 2

ジャクソン氏は52歳の男性で，2型糖尿病，高血圧，末期腎疾患に罹患している．公立診療所で，間欠的に治療を受けている．最近，透析のために紹介されたが，そのための検査予約をすっぽかした．彼は建設作業員であったが，現在は無職．一人暮らしで，時にホームレスとなることもある．アフリカ系米国人で，同じ地域に住む2人の息子がいる．

彼は郡立病院の家庭医療サービス部門（Family Medicine Service）に入院し，糖尿病性ケトアシドーシスの状態にあることがわかった．入院中，入院担当チームは透析の必要性について再検討した．腎疾患担当チームとの最初の面接の際，ジャクソン氏は怒ってしまい，透析拒否という結果に終わった．彼の担当のレジデントが考え直すようにとせかせたが，ジャクソン氏は引きこもりがちになった．レジデントは再度透析の手配を試みたが，腎疾患チームは，氏のアルコールの問題や，間欠的なホームレスの状態，予約を守らないことを引き合いに出し，透析の"適応に乏しい"と断言した．

レジデントは，ジャクソン氏の考えをよく理解しようと面談を行った．はじめのうちは距離をおいたままであった彼が，レジデントが最適の治療を受けられるように援助したいと話すと，何年にもわたる医療システムに対する怒りを表すようになった．ジャクソン氏は自分が理解できるような方法で，自分の病気に関する情報が提供されず，自分の生活の状況では提案された多くのセルフケアを実行することができなかったと感じており，さらに医師はジャクソン氏から"医学的な治験"を得ることができる場合以外は，自分に興味を示さないと感じていた．レジデントはジャクソン氏のこれまでの扱われ方について関心を示し，残念なことであると伝え，そして今援助できることにベストを尽くしたいと申し出た．ジャクソン氏は，糖尿病に関して経験してきたことや，死にゆくことへの恐怖，改めたいと強く願っていることなどについて話せるようになった．レジデントは，彼が包み隠さず話してくれたことに感謝し，彼のプライマリ・ケア医になることを申し出た．この臨床医は彼を腎疾患チームとともに擁護し，入院させ，外来の両方で透析を始めさせたい，と申し出た．

徐々に増えつつある一連のエビデンスから，治療同盟がその最大の利点を発揮するのは，正に脆弱な患者を対象とした場合であることが示唆されている．臨床医は治療同盟を通じ，最高のケアを受けていると患者が感じられるように，また患者に心地よく感じてもらい，できるだけ率直で正直でいられるように支援することを目的に，専門的な医療関係の構築を提示する．少数の人にしか許されていないことであるが，臨床医は患者の内面へのアクセスが許されている．この特権的な立場を用いて患者をエンパワーし，ケアに対する障壁を低くするための同盟関係を築くことができる．

エンパワーメント．脆弱な患者は人間関係を，壊れたもの，あるいは崩壊したものとして経験していることが多い（例えば，暴力，移民，精神疾患，ホームレス，病気など）．治療同盟を通して，臨床医は自分自身が，信頼でき，頼りになり，継続して患者のそばに存在していることを示すことができる．それは，支持的，受容的，そして批判的ではない態度をとることである．医師が安心感を与えれば，患者は自分の生活や病気のことを自然に話し，自分の脆弱性を明らかにすることができる．患者の長所やリソースを検証することで，臨床医は尊厳や希望を示すことが可能となる．患者の経験を認めれば，患者が社会に無視されているという思いを臨床医は和らげることができる．患者を有能で強力な存在として支持することで，患者が積極的に治療に参加できるように，臨床医は患者をエンパワーする（自信をもたせる）ことができる．

医療へのアクセスと関連するリソース．脆弱な患者は，ヘルスケアや社会サービスへのアクセスが限られていることが多い．その理由の一部として，何が利用できるかを理解しておらず，また複雑で官僚的なシス

テムと交渉する術を知らない可能性がある．臨床医には，こういった障壁を取り払う役割がある．治療同盟を通して，患者の主訴以外の心配事やその他の問題について安心して話すことができるように支援するが，今まではそうでもしなければ決して話すことはなかったかもしれない．例えば，糖尿病のケアを求めている女性患者が，患者を虐待するパートナーと暮らしていることや，アルコールを常飲していること，あるいは定住できる場所がないなどの問題を打ち明けることがある．臨床医は，治療計画を協力して立案し，保健や社会システムに患者が登録しやすくする能力をもっており，それは脆弱性に取り組むための患者への助けとなる．治療同盟は患者が保証されていると確信できるように手助けすることであり，それには，臨床医は打ち明けられた情報を悪用（例えば，拒絶，法的措置をとるなど）せず，健康にとって不可欠なリソースへアクセスできるように援助することである．

▶ 治療同盟が欠落している場合，何が起こるか？

治療同盟が欠落している場合，脆弱な患者の健康に重大な結果を招く可能性がある．

信頼．臨床医は，患者が同じ目標をもち，その目標を達成するためにお互いがベストを尽くすと信頼し合うことを想定し，患者と治療同盟という関係を結ぶことが多い．しかし，多くの患者は少しばかり不信感を抱きながら関係を結んでいる．それは，患者が社会制度の中で裏切られたり，歓迎されていないと感じた個人的体験や，患者が所属する社会の幅広い歴史的な習慣に根ざしている可能性がある．臨床医は，患者から全幅の信頼をすぐに得られると機械的に思うべきではない．むしろ，信頼に値することを示すことで，勝ち取る必要がある．

臨床医は自らが信頼に足ることを以下のように示すことができる．

- **透明性を示す**．脆弱な患者は，自分の生活に他人から干渉を受けたり，プライバシーがほとんどない経験をしていることが多い．彼らは，臨床医がどうして個人的な情報を尋ねるのか理解していない可能性がある．患者の関心事とは直接関係していないような質問の背景について説明すれば，何か裏にあるのではないかという彼らの不安を払拭することができる（例えば，「詮索しているのではなく，手術後に，誰があなたの世話をしてくれるのか知りたくて，一緒に暮らしている人について質問しているのです」など）．同様に脆弱な患者は，医師が患者の負担を利用して勉強したり，あるいは財源（金もうけ）を増やすために特殊な血液検査，画像検査，処置などを依頼するのだ，と信じているかもしれない．一方では患者は，ヘルスケアシステムの費用の節約のために，特殊な治療をしてもらっていないと心配している可能性がある．特殊な診断や治療法をなぜ勧めているか，その理由を説明すると，信頼を築くことができる（例えば，「あなたに，トレッドミル検査を受けてほしいと考えています．なぜなら，あなたが最もよい援助を受け，また治療を決めるためにも，私たちが選択できる最良の方法だと考えているからです」など）．

- **約束を果たすこと**．脆弱な患者は，これから何が行われるか耳にしたり（例えば，すでに予約されている外来，すでにオーダーされている処方，決定済みの社会サービスへの紹介など），また理由のいかんを問わず，それが実現しなかったことを知らされることに慣れている．約束を果たすために特別の時間を割くことで，臨床医は最良のケアを確実にするために頼りになる存在であることを患者に示すことができる（例えば，「あなたの住居をみつけるために，私にできることがわかったら電話するとお話してありましたね．これが，私が調べたことです」，「前回の診察の後，私の宿題は糖尿病患者のためのスペイン語支援グループをみつけることでした．これがその一つです．あなたの家から遠くないところにありますよ」など）．

- **心配事に言及する**．脆弱な患者は，臨床医は忙しすぎて自分自身の計画には関心はあるが，患者の立てた計画には興味を示さないことを経験しているかもしれない．したがって，臨床医は時間を割いて質問したり，患者の質問に答えたりして，患者の必要なことにフォーカスをあてることで，臨床医は患者を手助けすることに関心をもっており，最良のケアを行ううえで信頼できることを示すことができる（「あなたのことについて話したいことはたくさんありますが，あなたが最も心配していることは何ですか？」，「あなたの高血圧をあなたより私の方が心配していることはわかっています．また，あなたはそれよりも，肘の痛みのために仕事ができないことのほうを心配していることはわかっています．今日は，両方の問題に取り組んでみましょう」）．

配慮．貧しくて少数民族出身の患者は，担当者（医療提供者）の交代が多い教育病院や地域の保健所でケアを受ける機会が多い．患者は，医療提供者の動機づけやかかわりかたに疑問をもち，自分たちは将来特権階級の人々のケアを行うであろう実習生のための教材にされていると，不安に思っている可能性がある．医療提供者がある治療を提供しない場合には，患者はその医療提供者が医療資源を積極的に使うことに疑念を抱くかもしれない．患者が希望しない治療を臨床医が

説き伏せて使おうとする場合には，自分たちを"モルモット"にしようとしていると不安を抱くかもしれない．患者は，危険が起こりうると心配したり，動機が怪しいと疑っている臨床医に対して懸念を示したり言い争うリスクを冒すより，勧められた治療に従わなかったり，あるいは単純に治療を中断するほうを選ぶ可能性がある．

尊重．患者が人種や社会経済的地位による軽蔑や差別を感じていることは，ヘルスケアシステムへの満足感の低下や，慢性疾患患者の健康面のアウトカム悪化と関連があるとされている（Piette ら，2006）．アフリカ系米国人，ラテン系，アジア系の相当数と，学力到達度の低い人は，その社会的地位のために軽蔑されたり，不公平な扱いを受けたり，さらによくないケアを受けていることが報告されている（Blanchard と Lurie，2004）．このように認識していることは，患者が勧められたアドバイスに従うかどうか，あるいは慢性疾患に必要なケアが間に合うかどうかを左右する．尊重していることを伝えることは，平等と尊厳を基本とする関係を結ぶことに臨床医が乗り気であることを，脆弱な患者に確信させるために不可欠である．

相互の合意と協力．信頼関係が確立していなければ，真の協力を得ることは困難である．罰を受けたり，正直に話して不公平な扱いを受けるかもしれないといった不安を感じている場合には，結果として，患者は勧められた治療に対する考えや評価を差し控えたり，提案されたことの実行を拒む可能性がある．臨床医もまた，フラストレーションや不信感を感じるときがあるが，それは自分が誤解されているのではとか，患者が本当に自分の病気のケアを行っているのかどうか疑問を抱いたときである．

ともに意思決定を行うには，お互いが合意したり協力するモデルが，よく推奨されている．しかし，さまざまな集団における研究で，表面的には意思決定を一緒に行うという非常に大切な行為で結ばれているようにみえる医師と患者が，自分達の間には協力的な関係が存在しているとは依然として感じていない可能性があることが示されている（Saba ら，2006）．実際には，尊重と尊厳をもって治療されることは，意思決定を一緒に行うことよりも重要であるはずである—そして，そのこと自体がよい結果を生む可能性がある（例えば，最高の満足感，アドヒアランス，最適な予防的ケアを受けることなど）（Beach，2005）．

脆弱な患者と治療同盟を築くこと

我々は，自分以外の人に，自分は気遣われている，あるいは尊重されていると感じさせることができるような，簡単な治験のプロトコルに似た指示書や行動はもちあわせていない．しかし，我々が信頼していることや配慮し，尊重していることを伝えようと意識して努力すれば，真のパートナーシップを結ぶ強い意志とともに，生産的な関係を患者と結ぶことができる可能性は高くなる．このプロセスにおいて考慮すべきいくつかの指針には，以下のことが含まれている．

- **関係に対してかかわる意志を示す**．我々は，診療の範囲内で患者に対応したいと考えていることを明確に話をし（例えば，「私があなたの担当医になります．これが，留守番電話付きの私の電話番号です．毎日チェックしているので，質問があればできるだけ早く返事をするようにします」など），次の予約までに患者のために何をする予定でいるかを明らかにし（例えば，「支援グループのことを調べて，次の予約時にお話します」など），約束したことは守る．

- **患者と臨床医の人間性が現われるようにする**．ヘルスケア従事者と患者の人間性は，表出され，引き出されるべきである．これには，臨床上の問題に対する信念，価値観，思いを共有することが含まれる（例えば，苦しんでいることについての懸念を表現する．「あなたが，この痛みと付き合わなければならないことは，遺憾なことです」，共有している経験や，共通の関心を特定するために，打ち明け話をする．「親として，あなたがお子さんたちと避難するために，いかに強くなければならなかったか，想像もできません」など）．

- **患者の話や健康についての"ナラティブ"を引き出す**．このインタビュー式のアプローチは，患者の疾患モデルを見抜く洞察力を医師に与え，一方では患者が自分の人間性を表現できるようになり，重要な精神的脆弱性を明らかにできる（後述の「患者の物語，あるいは"ナラティブ"を引き出す」参照）．

- **患者の強さやリソースを探す**．我々は通常，患者の生活で何が間違っていて，何がうまく機能していないのかにフォーカスをあてている．足りないことを調べることと同じように極めて重要なことは，患者自身がもつ強さや回復力を確認し，それを認めることである（例えば，「**人生で多くの苦労を経験されてきましたね．どうやって乗り越えてきたのですか？**」，「**どなたが，困難に対処する強さをあなたに与えてくれたのですか？**」など）．患者が過去の困難なときに，これらのリソースをどのように使ったのかを振り返ることは，治癒に向けた前向きな出発点にすることができる（例えば，「**人生の大きな危機に瀕したとき，神に救いを求めたと話してくれたことがありましたね．今回のこの危機でも，そうしようと考えておられますか？**」など）．治癒力を高めるためには，臨床医一人だけがかかわるのではなく，エ

ンパワーされた患者とその家族もかかわるべきである（例えば，「お姉さんがあなたに，虐待から逃れる強さをくれましたね．今度は，糖尿病治療でも助けてくれるでしょうか？」など）．

- **ケアすることを明言する**．我々は，患者を人間としてケアする，とはっきり話しておく必要があり，また患者がそのことについて知っている，と決めつけてはいけない．患者の困難で，苦難に満ちた経験を聞く際に，彼らの視点を認めることが可能である（例えば，「あなたの人生がどれだけ困難なものだったか，私には想像もつきません」，「あなたが切り抜けてこられたことは，とても恐ろしいことに聴こえます」，「あなたが，これらの検査や治療を受けることを怖がっていることはわかります．その怖さを和らげるために，私に何かできることはありますか？」など）．多くの非言語的行為や言語的表現を用いて，我々のケアを明確に表現することが可能である．(a) ボディー・ランゲージ（例えば，**近くに座る，集中した慌しくない態度**），(b) 積極的傾聴と反映（例えば，「**あなたが一番信用していた人に裏切られたと感じているように私には思えるのですが，その通りですか？**」など），(c) 支援（例えば，「**今，あなたが誰にも頼らず生きていこうと一生懸命なのは知っています．立派にやっておられると思いますよ．私が力になれることは何でもします**」など），(d) 妥当性確認（例えば，「**虐待される理由はないと思うのは正当なことです**」など）．ケアを行う意志は，危機的状況にある患者をフォローアップするために不意の電話をかけるような多くの間接的な方法で伝えることが可能である．（例えば，「**昨日，大腸内視鏡検査を受けたと思いますが，どんな具合か確認したいのです**」など）すべての患者（または臨床医も）が，身体に触れることを心地よいと思っているわけではない．臨床医が患者に触れることを嫌がっているとさえ信じている患者もいるかもしれない．疼痛時や精神的に高揚しているときに行う丁寧な身体的接触は，相互の人間関係を強固にするために役立つ．
- **葛藤を表現してそれに言及することができるような環境をつくる**．患者が我々とは異なった信念や意見，考えをもっている場合，私たちが話し合いをしたがっていることを患者に信じてもらう必要がある．意見の違いを声に出して言ったら，医療提供者を不愉快にさせたり，ひどい仕打ちを受けるかもしれないという患者の恐れを，医療提供者らは和らげなければならない．さらに，医療提供者らは，患者に治療計画の考えや決定をいつでも変えることができることを理解してもらう必要がある．意見の違いがあっても，医療提供者の患者に対する関心やケアは変わらないことを，繰り返し説明して安心させ，わかってもらう必要がある（例えば，「**あなたが私に同意しなくても，私は怒ったり，落胆したりしません．むしろ，あなたの本心を知るためにとても役に立ちます．なすべき最善のことを一緒にみつけることができるのですから**」など）．治療同盟を築くために必要なことは，我々が受けた教育に基づいた視点を否定するのではなく，意見の相違を患者と話し合うという，脅迫的ではない手段を用いることである．
- **境界を明確にする**．脆弱な患者は，行政や社会サービス機関によって個人生活への干渉をかなり受けていることが多い．彼らは，ほかの患者よりも多くの情報を他人に明らかにする必要があり，さらに自分の知らないうちに，しかも許可もしていないのに，行政や社会サービス機関が情報を共有していることに気づく．我々は，ある情報について質問するときには，その理由を明らかにすべきである（例えば，「**あなたの治療では，家族の関与が重要と思われるので，家族について具体的に伺いたいのです．また，どうやってご家族があなたを助けてくれるのか，知りたいと考えています**」など）．秘密にしておくことや共有する必要のあることについても明確にしておく必要がある（例えば，「**私は，あなたが話してくれたことは何であれ，他人には漏らしません．ただし，あなたが，あなた自身や他人を傷つけているかもしれないと思われる場合は例外です．そのときには，あなたを危害から守るために，私はこのことをほかの人に伝えなければなりません**」など）．

我々は，自分たちの境界についても明確にしておかなければならない．臨床医と患者の関係が，次第に不健全な依存や，非現実的な期待に変化していくことは珍しいことではない．例えば，患者が直面している困難や，システムの中を通り抜けることに対して感じている困難さを知れば知るほど，我々は脆弱ではない患者に対するとは違う方法で，手を差し延べようとする誘惑にかられる可能性がある．連絡を取りやすくするために，ポケベルの番号や，自宅の電話番号さえも教えたいと思うかもしれない．お金を貸したり，車に乗せることがあるかもしれない．これらの行為は，それ自体では問題にならないかもしれないが，通常は患者との間に一般的に引かれている境界線を越えていることを示唆し，将来起こりうる結末についてよく考えてみることを促す合図である．治療関係の中における自分の役割に注意し，常に患者との相互的な影響を振り返ってみることで，問題が生じることを回避できる．治療関係を築くなかで，適切な決定を下そうと努力しているとき，同僚と自分の患者の問題（限界も含まれる）を話し合うことで，批判的かつ支持的視点が得られる．

- 治療同盟について，直接言及する．臨床的なセルフケアは十分に行えていないが，最適な"医学的"治療を受けている患者のケアを行う場合，治療同盟に関して注意する必要があるか考えてみるべきである．我々は，強固な関係と本当の意味での協力を望んでいることを，直接言明することができる．我々との関係に何らかの変化を望んでいるかどうかを患者に尋ね，正直に話すことは許されるだけでなく患者の権利であり，一緒に協力していくためにも不可欠であると説明して，患者に安心を与えることができる．

患者の物語，あるいは"ナラティブ"を引き出す

患者の視点は何か？

多くの要素〔個人，家族，社会，スピリチュアル（精神性），文化〕が，健康や疾患に対する個人の考えや経験を形づくる．これらは，患者としての責任感，医療提供者や家族への期待，治癒や回復の意味を特徴づけている．個人の健康に対する概念は，どのような予防やセルフケア行為が適切か，どんな症状が心配か，いつヘルスケアの専門家に助けを求めるか，などを規定している．これらの説明モデルには，病気の意味や推定される原因，提案された経過，治癒可能性の程度，治療をどのように管理すべきか，などが含まれる（Kleinman, 1988）．

健康や病気に対する個人としての考え方に影響を与えているのと同じ要素が，人生のほかの面においても明らかに影響を及ぼしている．そして，これらに影響している情報を引き出すことで，ヘルスケアにとって重要な患者の考え方を明らかにすることができる．例えば，ヘルスケアに関する決断をどうやって下すかは，子育てや仕事に下す決断の方法と似ているようである．ある家族が米国へ移民する決心をしたプロセスは，どうやってむずかしい治療を決心するに至るかというプロセスと非常によく似ている．ある人が，人生の困難について説明するときや，どのようにしてそれらに打ち勝ってきたかというナラティブは，健康上の難題にどのように向き合うかについての実例ともなるであろう．病気は，希望をもって形づくられるかもしれないし，あるいは悲観的に形づくられるかもしれない．患者は自分自身を，治療が効果的な人間だと認識するかもしれないし，犠牲者だと捉えるかもしれない．他人に頼らず一人でやっていくことを好むかもしれないし，他人から支援を受けることで力を見出すかもしれない．

患者の視点を引き出すことの重要性

患者の視点は，非常に個人的な信念や価値観，憶測などが複雑に混ざり合ったものであり，これには多くの影響が反映している．臨床医とどう関係を発展させていくか，自分は理解され尊重されていると感じるか，またはその反対であると感じるかを規定している．臨床医もまた，独自の健康や病気に対する視点をもっており，治療者としての自分の役割に特別な意味を感じている．理解し合っていると決めつけて，違いを探索しない場合には，実際に患者との間に大きな隔たりが生じたり，誤解が生じてしまう．患者の視点を引き出すことで，的確に共感することが可能になり，患者と臨床医に共通の関心や経験を発見することが可能になる．それによって，しばしば治療同盟の発展を妨げる原因となっている社会的距離を縮めることができる．

患者の物語を引き出すことにより，患者の信頼や満足感，アドヒアランスも向上させることができる．Stewartは，健康に関する医師とのコミュニケーション効果についてメタアナリシスを行い，来院時の病歴聴取の時間内においてコミュニケーションを効果的にとったところ，心の健康，症状の改善，身体機能，生理学的測定値（血圧や血糖値），疼痛コントロールを含む健康上のアウトカムが一貫して改善していることを明らかにした（Stewart, 2000）．Thomは患者の信頼に関する自分の研究の中で，"すべてのことを話すことができる"ような医師の受容的なコミュニケーション態度は，患者の信頼や満足感，アドヒアランスと関連があることを見出した（Thom, 2004）．臨床医が患者の話を理解することはさらに役に立つ．患者とのやりとりを豊かで有意義なものとし，医師がより効果的に取り組むことが可能になる．

さらに，自分の病気を型にはめてしまうと，苦しみをかえって増やすことになる．強力な治療同盟の中では，治癒過程の一部分として物語の配役を変えることが可能である．例えば，自分は無能であると思っている患者が，病気を自分でコントロールすることを学び，医療を超えた領域の中で有能にかつエンパワーされたと感じることができるかもしれない．

心理的な脆弱性を評価し，認める

臨床研修やガイドライン開発の大部分は，病態生理学，疾患，診断，治療に重点がおかれている．しかし，熟練した臨床医は，期待された結果（例えば，教科書を読んで得られることや，ガイドラインに従うことなど）と，臨床的に得られた結果との間にはギャップの

表 15-1　心理・社会的脆弱性（VULNERABILITIES）の鑑別診断

暴力（Violence）	移民（Immigrant）
無保険（Uninsured）	法的状態（Legal status）
文盲，言語の障壁（Literacy and/or language barriers）	孤立，ケアの負担（Isolation/Informal caregiving burden）
ネグレクト（Neglect）	交通の問題（Transportation problems）
経済的困難（Economic hardship）	疾患モデル（Illness model）
人種／民族の違いによる不協和，差別（Race/ethnic discordance, discrimination）	視力，聴力障害（Eyes and Ears）
薬物依存（Addiction）	シェルター（Shelter）
脳疾患（うつ，痴呆，人格障害など）（Brain disorders）	

あることを強く認識している．医療の質や健康アウトカムに違いがみられる理由は数多く存在するが，最も重要で，しばしば認識されていない要素の一つが，患者の社会的状況である．広い範囲にわたる心理社会的脆弱性により，治療計画を実行するための患者の能力が侵害され，治療同盟が妨げられる（表15-1）．

臨床的観点からみて治療行為がうまくできていない患者に向き合う際，多くの臨床医は患者の経過に影響を与えている可能性のある心理的要因を考慮していない．単純にさじを投げ，患者の臨床的悪化を彼らの社会的環境のせいにする．時に，けなすようなやり方で，深く問題を掘り下げることもせずに，このような患者を"アドヒアランスがない"，"むずかしい患者"，"社会的悪夢"と呼んだりする．このような臨床医は，心理的問題を取り扱うことは"私の仕事ではない"と信じ，"私には患者の社会的問題を直すことはできない"と断言することが多い．隠されている心理社会的問題を掘り起こし，その問題に取り組んで，その知見を治療計画に生かし，正真正銘の，積極的に関与がなされている治療同盟を推進していくコミュニケーションスキルを身につけていない医師が依然として多いのかもしれない．

どんな状況下でも，また治療過程の多くの局面でもそうであるが，特に治療が失敗していると思われる場合で，心理社会的脆弱性をスクリーニングすることは患者のケアの中心となる．脆弱性のなかには，患者との最初の出会いの時点から明らかになるものもあれば，隠されているものもある．問題によっては，協力関係ができ上がるまで，微妙な情報は安心して打ち明けることができない，と患者が考える可能性がある．同様に患者は，心理社会的問題は自分の健康には関係ないと考え，この問題について話し合うことを軽視するかもしれない．脆弱性の領域を評価する際に，臨床医は批判的にならないようにし，患者が自分のペースで答えられるようにすべきである．自由回答式の質問をし，患者の出す手がかりに反応することで，前進を妨げている可能性がある臨床的ではないが重要な要因を，患者自らが明らかにすることが可能となる（表15-2）．

心理社会的脆弱性を評価するうえで，4つの大切な警告を鳴らすことが重要である．第1に，脆弱性を同定する際に，患者の**強さ**，**回復力**，信仰心や宗教団体からのサポート，配偶者，友人，ペットが与えてくれる愛情やサポートなどの**資源**を同定し，認めることの重要性を心にとどめておくべきである．患者が脆弱性に直面しているときに，困難を乗り越えた経験を見直したり振り返ったりして，成功したときのパターンを認識するように手助けすることが，自己効力感を構築したり，治療同盟を発展させていくうえで不可欠である．

第2に，脆弱性は**置かれている状況に左右される**．例をあげると，国民皆保険制度の国において医療保険がないことは，単純に脆弱性の一因にはならない．反対に，通訳サービスが利用できない場合には，利用可能な場合と比較し，英語能力が限られていることによる影響が大きく出てしまう可能性がある．また，病院や診療所などに，methadone 治療プログラムや移動治療車があると，ヘロイン中毒や居住不安定による厄介な影響を軽減できる．このように，脆弱性がヘルスケアに及ぼす影響は，ケアが行われている状況の変化に左右されるが，これは多くの場合，臨床現場の状況を適応させたことを意味している．脆弱な患者を治療する場合，臨床医や制度（システム）は**自己評価**を行い，脆弱性の及ぼす健康への影響を最も弱く（あるいは消し去ることさえ）できるように，ケアを提供する状況に適応させる方法を注意深く探索すべきである．

表 15-2　脆弱性を評価する際に陥りがちなピットホール

- 心理社会的脆弱性が，患者の疾患に影響を与えることを認めることができない．
- 脆弱性を認めず，脆弱性がどのように治療に影響しているかについて探索しない．
- 具体的な脆弱性に取り組まない．
- 脆弱性についての知識を治療計画に利用しない．
- 脆弱性に関連する羞恥心や汚名に気づかない．
- 患者のもつ強さや回復力，リソースを特定したり認めることをしない．

第3に，評価する過程では，臨床医は患者の羞恥心や汚名に関係する彼らの心配に対して敏感であるべきである(Lazare, 1987)．表15-1に列挙された多くの要素によって，読み書き能力が乏しい，ちゃんとした住居がない，精神疾患を有している，麻薬常習者であるなどの恥しいという感情が引き出される可能性があることは明らかである．

第4に，臨床医は脆弱性を確認した後，支持的でかつ批判しない態度で，脆弱性がどのように健康とケアの両面に影響しているか，そしてどのように脆弱性を和らげるか，患者と協力して探す重要なステップを忘れてはならない．そうすることでのみ，臨床医は治療同盟を強めることができ，同時により効果的な治療計画を立てることができる．

脆弱な患者と治療同盟を築くことの独特な側面

社会的に脆弱な患者と治療同盟を維持し，発展させていくうえで特に有用と思われる戦略が，さらにいくつかある．これには，あなたが治療していることを患者に具体的な方法で**示すこと**(例えば，"一層の努力をする"など)．患者が苦労している多くの官僚主義から，患者を**擁護する**．患者を適切な地域社会のリソース(例えば，移民問題専門の弁護士，家庭内暴力相談員，運動のサークルなど)に**つなげる**．家族，友人，公衆衛生，地域社会資源を含む他者と**連絡を取り合い**，患者が健康になるための努力を支援してくれるように促す．社会的距離を縮めるために**自己開示し**，個人的な物語を共有するように促す，ことなどが含まれる．

脆弱な患者と治療同盟を築くことは，特別な利益と困難の両方を伴う．行政サービスが行き届いていない人々との仕事は，臨床医が最も援助を必要としている人々にそのスキルを適応できることであり，医療の基本的な人道的理念の一つを実現することを意味する．"典型的な患者"ではない患者，あるいは多くの人が管理はむずかしいと考える患者と治療上の絆を発展させることは，それ自体が利益であり，多くの場合，発見と内省を共有するプロセスが含まれる．

しかし，脆弱な患者のケアに伴う，特有の多くの困難に経験の少ない臨床医が圧倒されることはまれなことではない．例えば，患者自身がコントロールしている決断から，患者を繰り返し"救出"するといった共依存のパターンを展開することは，臨床医の"燃え尽き"の前ぶれとなる可能性がある．そこで臨床医は，患者やスタッフに怒りやいらだちをぶつけたり，患者に対する姿勢が極端に消極的になるなど，"燃え尽き"の徴候に気づく必要がある．

脆弱な患者と治療同盟を持続させ，彼らをケアするキャリアを果たしている臨床医が実践しているのは以下のようなことである．(a)患者の期待をしっかりと理解できるように，患者が話したいことを引き出す．(b)実現可能な現実的な目標を設定し，その目標を患者と共有する．(c)診察のたびに患者の目標を定め，患者と一緒に行っている作業が長期間にわたって進展していくものであることを認識する．(d)常に境界をはっきりさせる．(e)患者の臨床的，個人的プロファイルに対する好奇心や探求心を持ち続ける．(f)脆弱な患者が経験する問題の多くは，本当は構造的・社会的問題であって，必ずしも患者がそのことを選択したことによる結果ではないことを認める．(g)健康状態を決定している構造的要素に影響を及ぼす目的で，公衆衛生関連，あるいは社会支援活動に取り組む．(h)共通の理念をもって実践を行っている同僚に，助言や支援を求める．

結　論

強力な治療同盟は，患者ケアにおける信頼のおける状況を創造する．治療同盟を築くこと，患者のナラティブを引き出して脆弱性と強さを評価することなどは，この状況をつくるために不可欠なことである．治療同盟を進展させるためには，信頼を深め，共感を伝え，そして治療目標に向かって協力することが必要である．臨床医のスキル，態度，方向性，仕事を行っているシステムによっては患者との社会的距離をより大きくしたり，患者のもつ脆弱性が健康面に及ぼす影響を悪化させうる．したがって，その影響を軽減または消去することができるような生産的関係へ導いていく必要がある．社会的に脆弱な患者と治療同盟を発展・維持させることは，特に困難なことであるかもしれないが，そこから得る利益は患者や臨床医にとって深まるはずである．

鍵となるコンセプト

脆弱な患者は，人生やヘルスケアにおいて分断や断絶を経験していることが多い．
- 治療同盟は，脆弱性が健康面のアウトカムに及ぼす影響を軽減させるために，重要な手段である．
- 患者の物語や考え方を引き出すことは，健康に対する信念を明らかにし，意義を共有し，共感を可能とし，治療同盟を強化するために有効な手段である．このことはまた，患者の脆弱性を明らかにし，回復力を表に出すために役に立つ．
- 脆弱性を同定し，これら脆弱性の要因がどれほど治

療効果に影響を及ぼす可能性があるかを，患者やケアに携わっているほかの臨床医に知ってもらえれば，効果的な治療計画を発展させるためによりよい備えをすることができる．

コア・コンピテンシー

患者の考え方を引き出す

- 患者の考え方を聞くことは，医師にとって重要なことである，と患者に知ってもらう．
- 医師が家族，対処のしかた，患者の個人的な物語について話し合うことは，個々の患者の健康にとって重要である，と考えていることを，患者に説明する．
- 必要な時間をとって，その時間を上手に使う．
  - 関心がある，心配している，穏やか，といった雰囲気にする．
- より少なくではなく，より多くの情報を引き出すような質問形式を利用する．
  - 強い好奇心をもち続け，患者の言葉や感情による手がかりに気づくこと．
  - その手がかりをフォローアップすること．例えば，「このことについて話し合うと，あなたに何か感情がわき上がってくるようにみえるのです．どうしてですか？」
- 自由回答式の質問をして，振り返りの発言をしてもらう．
- 患者の説明モデルを見つけること．
  - Kleinman の質問をする．
  「その問題を何といっていますか？ 何がその問題の原因だと思いますか？ それが始まったとき，なぜ始まったと思いましたか？ その病気はどんなものだと思いますか？ それは，どんなことをしますか？ その病気はどれぐらい悪いですか？ その経過は短いものになりそうですか？ それとも長くなりそうですか？ どのような治療をあなたは受ける必要があると考えていますか？ この治療によって得られると期待している最も大事な結果は何ですか？ この病気がもたらしている主な問題は何ですか？ あなたがこの病気で最も恐れていることは何ですか？」(Kleinman, 1988)
- 患者の全般的なヘルスケアの枠組みの中で，どのような対人関係にあるかを考慮する．
- 患者が何を話しているか，その意味にフォーカスをあてる．
- 技術的，医学的な専門用語を用いないようにする．
- 1回の診察で患者のすべての視点を知ろうとせずに，何回に分けて診察することで何らかの洞察を得るようにする．

ディスカッションのための質問

1. 治療同盟を築く，患者のナラティブを引き出す，ヘルスケアのプロセスや，もしかするとアウトカムにも影響を与えた可能性のある脆弱性や強さを評価するといった戦略を用いた場合と，用いなかった場合の，脆弱な患者について得られた臨床経験の違いについて議論しなさい．
2. 治療同盟を築く，患者のナラティブを引き出す，脆弱性と強さを評価するための戦略を，脆弱な患者の日々のケア中によりうまく取り入れるために，どのような構造的，公衆衛生学的政策を改革する必要があるか考えなさい．
3. あなたが最初に診た患者から学んだ医学以外の情報で，最も驚いたこと，非常に面白かったことは何ですか？ そしてそれは，治療計画，患者やその家族との関係にどのような影響を及ぼしましたか？
4. 治療同盟を築く，患者のナラティブを引き出す，脆弱性や強さを評価するといった戦略を用い，効果的なケアのための状況をつくりあげる能力に，あなたの個人的信念，価値観，想定していることがどのように影響しているかについて議論しなさい．

（訳：山城小百合）

推薦図書

Balint M. *The Doctor, His Patient and the Illness*. New York, NY: International University Press, 1957.

Beach MC, Sugarman J, Johnson RL, et al. Do patients treated with dignity report higher satisfaction, adherence, and receipt of preventive care? *Ann Fam Med* 2005;3:331–338.

Blanchard J, Lurie N. R-E-S-P-E-C-T: patient reports of disrespect in the health care setting and its impact on care. *J Fam Pract* 2004;53:721–730.

Bordin ES. The generalizability of the psychoanalytic concept of the working alliance. *Psychotherapy theory, research and practice* 1979;16:252–260.

Bordin ES. Theory and research on the therapeutic working alliance: new directions. In: Horvath AO, Greenberg LS, eds. *The Working Alliance: Theory, Research and Practice*. New York, NY: Wiley, 1994, p. 1337.

Freedheim DK. *History of Psychotherapy: A Century of Change*. Washington, DC: American Psychological Association, 1992.

Kaplan SH, Gandek B, Greenfield S, et al. Patient and visit characteristics related to physicians' participatory decision-making style. Results from the Medical Outcomes Study. *Med Care* 1995;33:1176–1187.

Kaplan SH, Greenfield S, Ware JE Jr. Assessing the effects of physician-patient interactions on the outcomes of chronic disease. *Med Care* 1989;27(Suppl):S110–S127.

Kleinman A. *The Illness Narratives: Suffering, Healing and the Human Condition.* New York, NY: Basic Books, 1988.

Lazare A. Shame and humiliation in the medical encounter. *Arch Intern Med* 1987;147:1653–1658.

McDaniel S, Campbell T, Seaburn DB. *Family-Oriented Primary Care.* New York, NY: Springer-Verlag, 1990.

Piette JD, Bibbins-Domingo K, Schillinger D. Health care discrimination, processes of care, and diabetes patients' health status. *Patient Educ Couns* 2006;60:41–48.

Pinsof W. An integrative systems perspective on the therapeutic alliance: theoretical, clinical and research implications. In: Horvath AO, Greenberg LS, eds. *The Working Alliance: Theory, Research and Practice.* New York, NY: Wiley, 1994, pp. 173–195.

Saba GW, Wong S, Schillinger D, et al. Shared decision-making and perceived collaboration in primary care. *Ann Fam Med* 2006;4:54–62.

Schillinger D. Improving chronic disease care for populations with limited health literacy. In: Nielsen-Bohlman LEA, ed. *Health Literacy: A Prescription to End Confusion.* Washington, DC: Institute of Medicine, National Academy Press, 2004, pp. 267–284.

Stewart M, Brown JB, Donner A, et al. The impact of patient-centered care on outcomes. *J Fam Pract* 2000;49:796–804.

Thom DH, Hall MA, Pawlson LG. Measuring patients' trust in physicians when assessing quality of care. *Health Aff (Millwood)* 2004;23:124–132.

Wagner EH. Chronic disease management: what will it take to improve care for chronic illness? *Eff Clin Pract* 1998;1:2–4.

▶ 資料

American Academy on Communication in Healthcare. Web site. http://www.aachonline.org. Accessed September, 2007.

Lipkin M Jr, Putnam SM, Lazare A, eds. *The Medical Interview: Clinical Care, Education, and Research.* New York, NY: Springer, 1995.

Young RK, ed. *A Piece of My Mind: A New Collection of Essays from JAMA, the Journal of the American Medical Association.* Chicago, IL: AMA Press, 2000.

III

健康関連行動

第 16 章

行動変容

Daniel O'Connell, PhD

はじめに

医療技術が進歩し，エビデンスに基づいたガイドラインが整備されたにもかかわらず，健康増進の取り組みの多くは患者側の何らかの行動変容を必要としている．ここでの行動変容とは，健康に有害な行動（例えば，喫煙やアルコール依存など）を減らす，あるいはやめる，健康的なライフスタイル（例えば，運動習慣，安全なセックスなど）を促す，急性疾患や慢性疾患の治療レジメン（例えば，服薬，食事制限，血糖値のチェックなど）を守ること，などである．しかし多くの臨床医は，患者にライフスタイルを変えさせたり治療を続けさせたりすることよりも，診断や治療のスキルの方に自信がある．

本章では，最も研究されている行動変容の3つのアプローチ〔James Prochaska と Carlo DiClemente の変化のステージモデル（Stages of Change Model of James Prochaska and Carlo DiClemente），William Miller と Stephen Rollnick の動機づけ面接法モデル（Motivational Interviewing Model of William Miller and Stephen Rollnick），Albert Bandura の自己効力感モデル（Self-efficacy Model of Albert Bandura）〕について説明・要約する．本章の目標は，人間の行動の複雑さを尊重しながら患者に影響を与えるアプローチを概説し，臨床医が介入しやすい方法に分解することである．

行動変容モデルの概要

変化のステージ

変化のステージモデルでは，人の行動変容のプロセスには6つの異なるステージがあるという概念を取り入れている．
1. **前熟考期**：問題について考えたり，解決する気持ちがない．
2. **熟考期**：取り組もうと思っている問題やその解決方法の利益，不利益を探索して評価する．
3. **準備期／決断期**：行動変容のためにエネルギーを傾ける行動と計画を選択して決断する．
4. **行動**：新たな行動が始まり，問題行動と置き替わる（例えば，食事療法の継続，運動プログラムの実践など）．
5. **維持期**：行動期で始めた行動が生活の中で"新しい習慣（標準）"になる．
6. **再発期**：行動変容に成功した後で，従前のステージに戻る．

変容のプロセスは，問題のあることには気づいているが，自分には関係ないと思っている前熟考期から始まる．問題に気づくことは，たいていある種の"悪い知らせ"（例えば，自覚症状に気づく，服が着れなくなる，職場が禁煙になる，医師から血圧や検査値が異常なことを知らされるなど，さまざまである）への反応で始まる．これらの悪い知らせを受けて心配になると，問題について考えるようになり，解決することの利益と不利益を天秤にかけはじめる，いわゆる熟考期に移る．そしてしぶしぶ行動を変えようとするが，それほど積極的でもない．準備期／決断期では行動を始める準備ができているため，具体的な計画に基づいて関与するようになる．行動期では新たな行動〔例えば，週5回，約1,600 m（1マイル）歩く，食事療法にできるだけ従うなど〕を日常的に"実行"している．日々の行動変容の努力は，維持することがむずかしい．行動を変えようとする人は，常に具体的な決意を意識し，これまでの行動や習慣に逆戻りさせようとする誘惑に打ち勝つ強い意志を奮い起こさなければならないことを学ぶ．行動変容を長期間にわたって成功させるためには，その頻度や強さが減少〔例えば，匿名断酒会（Alcoholics Anonymous：AA）への参加が減る，以前の食事習慣へ逆戻りするなど〕したとしても，行動期で始めた新たな行動を生活の中に取り入れた維持期に移行しなければならない．維持期に移行した人は長期間にわたる成功を考えるようになる（例えば，お酒を

表 16-1 変化のステージと患者の特性	
ステージ	患者の特性
前熟考期	問題はあるのであるが，患者は小さい問題であると考えるか否定する
熟考期	患者は問題について考え，問題をこのまま続けることと，変えてみることの利益と不利益を考える
準備期/決断期	患者は問題解決のための時間や計画に関与する
行動期	患者は問題を乗り越えるために日々努力する
維持期	患者は問題を乗り越え，後戻りしないように目を光らせている
再発期	患者が解決に成功した後，これまでの問題行動に日常的に戻る

飲まないでいる，減量した体重を維持するなど）．この時点では，行動変容は並大抵なことではないが幸いにも一時的なことであると考える（例えば，ダイエット中の人が目標体重に到達するまでの間，一時的に過酷な食事制限をすれば，その後は食事に気を使わなくてもよく，体重も増えないと誤って考える）行動期とは異なっている．すべての行動変容において，次のステージに進む確率と前のステージに戻る確率は五分五分である．例えば準備期にある行動を宣言した人が，熱意がなくなり，実際に行動を始める前に立ち往生することがある．あるいは行動期に入って日常的に行動を始めても，何らかの障害のために継続できなくなることもある．そのうち一度は成功するかもしれないが，ちょっとした逸脱（slip）を何回かそのままにしてしまい，新たな行動を継続できなくなり，以前の問題のある行動パターンへ逆戻り（relapse）してしまうのである．逆戻りした人のなかには落胆してふさぎ込んでしまう人がいる一方で，がんばり続ける人もいれば，気を取り直して新たな挑戦をする人もいる（表16-1の各ステージの概要参照）．

り出している．本当は自分自身の問題について懸念を認めていた場合でも，批判されるとその反動として否定せずにはおられなくなるかもしれない．Millerと Rollnick は，行動変容の最も効果的な方法は患者自身が自己動機づけを行うことである，とはっきりと述べている．これは，共感，好奇心，自己決定，それに臨床医側の受容的態度を強調した面接によって実現する．臨床医は患者のアンビバレンスを予想して探り出し，議論するよりも患者の変化と抵抗に巻き込まれながら一緒に進んでいくべきである．臨床医は質問をしたり，価値観を引き出したり，患者の自立性を明確に支援するといった"引く"態度で患者を勇気づける．「もちろんあなたが決めていいのです」と，関心は示すがコントロールはしない，命令するのではなく興味をもつ，これが動機づけ面接法の特徴である．

医師：以前から話し合っているように，今の危険な状態を変えなければ，あなたがこれからも心臓発作におびえ続けることになるのが心配です．あなた自身はどうお考えですか？

▶ 動機づけ面接法

Millerと Rollnickの動機づけ面接法モデル（motivational interviewing model）は，人は主として外的圧力によって行動を変えるという既存の仮定に異論を唱えた．その後，Deciと Ryan の内発的動機づけ（Deci and Ryan's Intrinsic Motivation）の研究がこれを支持した．彼らは，患者に影響を与えようとする試みは，臨床医が「行動を変えなければ悲惨な結果になりますよ」と教える，説明する，熱心に勧める，非難する，元気づける，脅すなどを組み合わせた"押す"タイプに限定されていることを明らかにした．さらに上記のような高圧的，強制的，あるいは激励するようなアプローチの有効性を支持する研究はほとんどないことが明らかになった．リアクタンス理論では，個人は自立性を維持することに強く動機づけられ，他人からの強制には抵抗するという仮定に基づく独自の論理をつく

▶ 社会的学習理論

Albert Bandura は，人がどのように社会的な行動を学習し，その望ましさをどのように評価するのか，行動と信念を身につけるためにどのように他人に影響し，また他人から影響されるのか，ということを説明する社会的学習理論の発展の立役者である．広範囲にわたる研究によって，多くの社会的影響のタイプが調査されてきた．例えば，モデル化（事例による動機づけ），講義/説明，社会的強化（例えば，褒める）などである．このような研究はこれらの相互作用が，変化の重要性や望ましさに関する情動について自己評価し，また今までとは違う行動をとることができるという信念へ影響すると同様に，個人の行動原理にどのように影響するかを説明するのに役立つ．彼らは，新たな行動をやってみようとする動機づけには2つの力が相互作用することを示した．2つの力とは，その行動

を行うことは必要で価値があるという**確信**と，自分はやり遂げられると思う**自己効力感／自信**である．

確信や自信は，二値的なものではなく連続的なものである（あるかないかではなく，多いか少ないか）．面接では次のような質問で確信や自信を評価する．

- 医師：喫煙が本当に健康によくないと，どの程度確信していますか？
- 医師：本当に禁煙したいのであれば，どの程度禁煙できる自信がありますか？ 禁煙できるという自信をもつには何が必要ですか？

臨床医は，患者が十分確信をもてないときに背中を押してあげたり，行動変容を非常に大変だと感じている人の自信を高めたりするものを探るべきである．動機づけ面接法が臨床医に推奨しているのは，講義やアドバイスよりも，親身になって会話するというアプローチである．変化のステージモデルは，患者の現在のステージと臨床医からのメッセージや提案とをどのようにして一致させるかについて示している．

▶ 影響とコントロール

研究では，臨床医は患者に影響を与えることはできるが，コントロールすることはできないことが示されている．これから30日以内に行動を変える（禁煙や減量プログラムを始める）準備をします，と報告する患者はわずかに20％未満である．したがって，臨床医がやるべきことは，患者のやる気を高め，患者が一つひとつの計画に対してよく考え，選択することを支援し，新しい行動への準備状態を高めることである．

臨床医は患者の健康行動に対する責任を一人で負うわけではない．友人，家族，メディア，雇用者，法律や法執行機関，営利事業，自助グループなどすべてが患者のやる気を引き出し，行動を変えるためのリソースを提供する．これらの人々と連携することによってはじめて，臨床医の影響力を高め，負担を軽減できるのである．

▶ 臨床医の理想的な態度：共感と好奇心

親身で献身的な支援者の存在は，成長と変化を促進させることが複数の研究で一貫して示されてきた（第2章参照）．しかし，健康にとってよいことがはっきりしているのに患者がアドバイスや治療計画に従わない，なかなかやりたがらない，と不満をもつ臨床医が，その患者に共感や好奇心を抱くのはむずかしいことで

ある．臨床医は，患者が防御的になったり自分自身の行動を正当化するような反応を引き起こすことによって臨床医の影響力が無効にならないように注意をしながら，患者の行動の問題点を指摘しなくてはならない．臨床医が患者の問題について，敬意をもって興味を示し，患者に臨床医自身の動機を明確にして，何が変化の障壁になっているか患者に集中させることが最も効果的である．

以下に例を示す．

- 医師：前回の面接では運動を始める準備ができているようにみえたのですが，何があったのでしょうか？（3つ数えるくらい間（ま）をとり，患者の答えが大切なのだというシグナルを送る）
- 医師：あなたは以前，食事制限は効果がなかったとおっしゃっていましたね．そのとき，どんなことをしたのかを詳しく教えていただければ，なぜ体重があまり減らなかったのかがわかると思います．

行動を変えるためには，患者が受診時以外の時間に積極的にならなければならないので，臨床医との話し合いの中でも同じように積極的になってもらう必要がある．行動変容についての会話の中で共感や興味を示す"引く"タイプのアプローチを有効にするために，フォローアップに効果的な質問を次にいくつか示す．

- 医師：運動を始めるために，克服しなくてはならない一番大事なことは何ですか？（間をとって）あなたは今，減量の重要性をどの程度信じていますか？
- 医師：やってみるかどうかを，どうやって決めましょうか？
- 医師：なぜ最初は行動を変えることがよいことだと思ったのか，もう一度教えてくれますか？
- 医師：今すぐやらなければならないことがたくさんあるようですね．しかし私は，あなたが体重の増加と，ヘモグロビン A_{1C} 値が上昇しつづけていることに動揺しているのを知っています．
- 医師：2〜3年後にあなたが禁煙に成功したと仮定し，そのときあなたは，最終的に禁煙できると確信できた理由をどのように私に話すと思いますか？

多くの臨床医は，"押す"ことが自分の職責で戦略であるという思い違いから開放されると，上のような会話が楽しくなる，と述べている．臨床医が患者をコントロールしようとせずに，ストレスの少ないアプローチをすることが行動変容に有効であるという研究がある．臨床医はよいアドバイスをするという責任感から開放され，患者の内面にあるやる気や，切羽詰まっていることを探るのに時間を費やせるようになる．

医師：研究によると，禁煙するのがあなたの健康にとって一番よいようです．でも，あなた自身は禁煙についてどう考えていますか？

臨床医はリアクタンス理論や強制・圧力に対する抵抗，臨床医自身の切迫感から変化を強要すべきではないということは受け入れている．妊娠しているティーンエージャーの喫煙や飲酒を心配をしている臨床医にとって，患者–臨床医間の強い結びつきや，真の自己評価を促す能力以上に行動上の問題に強い影響を与えるものはない．患者が恥ずかしいと感じたり気後れしているときには，行動を促されそうな話題や臨床医に対して，身構えたり避けるようになる．臨床医は，妊娠しているティーンエージャーには，「自分が妊娠したことを知ることは，それ自体が大きな出来事だと思う．おまけに私はお酒を飲むとかタバコを吸うことが，赤ちゃんの発育によくないと話しているよね．これらの話を，あなたはどう思うかな？」というように話すのがよいかもしれない．患者の責任の範囲内である決断をコントロールするよりも，患者の自己決定を尊重するような質問をすると，患者の関与を高めることができる．例えば，臨床医は次のような話ができる．「出産前の診察で，私からお話することはたくさんありますが，まずはあなたに質問してもらうことから始めましょう．よろしいですか？」．3秒間の間をとりながらアイコンタクトを行えば，あらゆる場面で患者の積極的な参加が必要だという臨床医の意図を伝えるよいシグナルになる．

▶ アンビバレンス

動機づけ面接法の重要な貢献は，アンビバレンス（ambivalence［訳注：両価性．同一の対象に対して矛盾する感情や評価を同時に抱いている精神状態］）を理解し，探索することを強調した点である．人はたいてい行動変容に対して2通りの感情をもつ．そして日常生活における短期的な不快感や混乱と，長期的に望ましい結果に対する期待とのバランスをとっている．体重の減量がまさにこのモデルに該当する．「医師の前では減量したいと思っているのです．でも食事制限や，定期的に運動に行く時間をつくるのは気が進まないのです」．習慣的な行動では，短期的な快楽と長期的な利益に対する期待とのバランスの取り方のむずかしさがより明白になる．喫煙者は，タバコを吸うとすぐに満足感が得られるが，吸わないとすぐに不快になる．喫煙者が真剣に禁煙を考えるのは通常，喫煙には最終的にさまざまなコストがかかる，ということを認識したときである．

有能な臨床医は，結果的に生じた膠着状態とその影響について患者に話してもらうようにしむけ，このアンビバレンスについて質問し，それに共感する．この方法は，単なるうわべの言葉による質問（例えば，「……だとは思いませんか？」など）を用いるよりも，患者の変化に対する複雑な感情を明らかにしたり，あるいは振り返ったりしながら行うことが望ましい．以下に，アンビバレンスを聞き出す例を示す．

医師：あなたは，定期的な運動にかける時間や努力と，心臓発作のリスクを減らすためにこれ以上何もしたくないと思っているいらいら感を天秤にかけているようですね．あなたは，ご自分が最終的にどうするだろうとイメージしますか．

臨床医は，アンビバレンスの膠着状態が解決されない限り患者は目標を達成できないという心配を表現して，臨床医自身の切迫した気持ちを込めることができる．「本当に心配しています」といった言葉をかけることで，人を判断するような，あるいは人が不快に感じやすい口調よりも，"助けたい"という気持ちを強調できる．

医師：私はただ，あなたが毎日自宅外に出て何らかの活動をしなければ，次第にまいってしまうのではないかと考えて心配しています．でも，あなたはどう思いますか．

医師：自宅でストレッチや準備運動などをせずにいると，腰痛で行動が制限されている感じがして，あなたが以前避けたいとおっしゃっていた手術をすることになるのが心配なのです．（反応を待つ間）

▶ 自分がまずモデルに合わせる

多くの臨床医は，自分自身もいくつかの行動変容（例えば，定期的な運動，十分な睡眠など）について熟考したり，数年もの間，着実な成果もないのに約束さえしてきたことに気づいているかもしれない．この認識は，行動変容にはある期間が必要であり，またスタートしてもやり直したり，前進しては後退するといったことが，変化していくプロセスにとっては当たり前であるのを理解するのに役立つ．臨床医は自分の生活のいくつかの部分を強く管理することができたため，アンビバレンスに対して無力なことに気づいて驚いてしまう（「私はそうしたいのです……でも私にはむずかしいのです，なぜなら……」）．この結果，臨床医はさらに的確に患者に共感できるようになり，次の面会で何を話し，提案したらよいかというきめ細かい配慮が

患者との面接を成功させるには何をすべきか？

臨床医は，健康に害のある行動をすぐに変えるように患者に強要しないと，アドバイスをすべき自分の責務から逃げだしているのではないか，あるいは放任しすぎているのではないか，と心配になることがある．そしてそのことに抵抗している患者に落胆し，絶望的になるかもしれない．その結果，臨床医はもっと強く指導しようとするか，その反対に患者や問題によっては行動変容はむずかしいと考えて消極的になってしまう．批判や衝突を避けることと，健康行動の変容プロセスに注意深いフォーカスを当てないこととは同じではない．これらのモデルの最も価値ある貢献の一つは，行動変容の自然な経過と，それぞれのステージにおける最も効果的なアプローチをどのように用いるかを理解できることである．

変化はプロセスであって，結果ではない．臨床医の職務はいつでも，患者が一貫した行動をとり，再発しにくいように新しい行動が生活の一部として溶け込むまでステージの改善を促すことである．患者が自分をコントロールし，臨床医は必要に応じて注意深く手助けする．

3つのアプローチの統合

現在の変化のステージを決めることが臨床医のアプローチを決める

変化のステージを評価する場合，そもそもなぜ行動変容を必要と思うのかについて臨床医が話すことから始めるのが最も自然である．例として，慢性閉塞性肺疾患（chronic obstructive pulmonary disease：COPD）の入院患者の禁煙指導について述べる．

医師：COPDを悪化させたり，あなたが入院するきっかけとなったいくつかの行動について質問させてください．例えば，喫煙はどう関係していると思いますか？

医師：呼吸ができないととても怖いでしょうね．今回のような呼吸の発作が起こらないようにするために，今の時点でどの程度の努力ならしてもよいと思いますか．（反応を待つ間をとる）

医師：私たちがどのようにあなたの禁煙をお手伝いできるかについて話し合うことに，気持ちの準備はできていますか？

自己効力感というコンストラクトは，臨床医にとって診断や治療を計画するうえで有用な目安となる．臨床医は，どの程度喫煙が問題であると思っているか（または，すぐに禁煙できるという自信がどの程度あるか），患者に1～10までの数字で示してもらうことができる．患者が，現時点では行動変容にはそれほど価値がないと思っている（例えば，「（禁煙には）それほど意味があると思えません」といっているなど）場合には，喫煙がCOPDに与える影響を患者がどの程度理解しているかについて質問することから始める．逆に，患者がすでに行動変容の価値を認めている（例えば，「喫煙は私の命にかかわることだとわかっていますが，これまでタバコをやめられたことはありません」といっているなど）場合には，臨床医は，行動を変えられる患者の自信を高めることに時間をかける．

医師：禁煙で何が一番むずかしかったか，もう少し話してください．何かよい方法があるかもしれません．

患者の現時点でのステージを把握し，ほかに何をするのが一番よいかを面接で決めるために，次のような質問で患者の確信や自信を確認する．

医師：タバコを吸うことが，健康にダメージを与えるということをどの程度信じていますか？

医師：近いうちに禁煙できる自信がどのくらいありますか？（間をとる）あなたの自信に影響を与えている一番の要因は何ですか？

医師：もっと禁煙に自信がもてるように，まずどうしたらタバコを吸いたいという気持ちを抑えられるかを考えなければなりません．タバコを吸いたいという気持ちを抑えるために，何かご存知の方法があったら教えてください．後で私が補足しますので．

広い範囲の健康問題や行動変容に応用できる質問の形式を次にあげる．

医師：あなたは，ストレッチや筋肉を強化する運動が腰痛を改善すると，どのくらい信じていますか？

医師：体重を管理するために，現在何をしていますか？

医師：これは，近いうちに始めようとして考えていることですか？

医師：以前，減量がうまくいったことがありますか？ そのときどのように減量できたか，そして今はまた体重が増えていることについて，どう思っているかを話してください．

医師：入院中には，回復に向けてライフスタイルを変える計画を立てる時間があります．退院後にライフスタイルを変えるためのアイディアをすでにお持ちですか？（"押す"前に"引く"，"話す"前に"質問する"）

研究によると，一般的な目標よりも特定の目標に集中するのが最もよいことが示唆されている．心臓発作後に入院した患者に勧める行動変容の事柄を見てみよう．運動，ダイエット，服薬のアドヒアランス，心臓病のリハビリテーションとそのフォローアップ，禁煙，アルコールを控える，ストレスを減らす，などがある．これらは患者にとっては別々の行動である．患者は以前，禁煙はしたかもしれないが，ダイエットや運動はほとんどやらなかったかもしれない．新しく病気を診断された人のなかには，いろいろな面でライフスタイルをすぐに変えたいと思う人もいる．しかし，こういったやる気が急に高まったとしても，それぞれのステージで継続可能な方法でやる気を高め，患者の意図する戦略に合わせるようにしないとうまくいかない．

臨床医が特定の行動に関して患者の現在のステージを確認したならば，次のステップは患者が次のステージに移るための障壁を特定し，それを目標にした短い介入にフォーカスをあてることである（表16-2）．それぞれ交わされる会話はこの目標に近づくためのものであるが，どのステージにおいても，どの程度できるかを決めるのは患者自身である．

ここでは，各ステージを観察して，次のステージに進めるための重要な特性や戦略を認識する．

▶ 前熟考期から熟考期へのスタートを支援する

前熟考期の患者は通常，問題行動の重大さを過小評価したり否定したりするものである．患者の話し合いの議題の中には，問題はリストされていない．患者が，批判されていると思っている，きまりが悪い，プレッシャーを感じているといった反応をみせる場合，話し合いへの抵抗の多くはリアクタンス理論［訳注：リアクタンス理論によると，何かを禁止されたり，押しつけられたりすると，ついつい抵抗を示し，それとは逆の行動をとってしまうと考えられている］で理解できる．

臨床医にとって，患者が本当に無意識な前熟考期にいるのか，それとも熟考期の患者が不信感をもち，恥ずかしい，意気消沈している，臨床医を信用していない，などの理由によって，その不愉快な問題について話し合う気がないのかどうか区別することは重要である（例えば，常に自分の体重を心配している肥満患者が，受診時や外来でふたたび問題にされることを恐れているなど）．一部の患者は，問題とそのコストについては十分わかっているのだが，解決するのはむずかしく力不足と感じている．臨床医の面接スタイルは，こうした患者が問題について話し合おうという意欲に大きく影響する．例えば，薬物乱用者やアルコール依存症者は，しばしばそんな疾患には罹っていないと否認する．これらの行動が引き起こしているダメージを気にしない人がいるだろうか？　よく調べてみると，乱用者や依存症者は，その依存行動の管理にかなりの労力を割いているが，うまくいっていないことがしばしば明らかになる．親身になって質問すれば，前熟考期の患者が問題について熟考し，その解決方法について考えようとする可能性は高くなる．前熟考期の患者に情報を"押し付け"ようとする衝動を抑えて，その代わりに患者から考えを"引き出し"てやり，やる気を高めるべきである．

医師：体重のことでここに来ていることについて，あなたはどのように考えておられるか，少し話していただけますか？

医師：私の患者さんの多くが，体重について絶望的な気分だと話してくれます．今，あなたは体重についてどう考えていますか？

医師：研究によると，体重を10％減らすと糖尿病や高血圧，関節痛にとてもよいことがわかっています．あなたはご存知ですか？（反応のための間をとる）

臨床医は前熟考期の患者に対して，受診の間や受診が終わった後に，問題やその解決方法について自分自身で熟考してほしいと思っている．例えば，いったん患者が減量について熟考期や準備期のステージに移ると，おそらく無数の書籍や飲食物，さらに専門家が医師よりもずっと多くの進歩している情報源になるはずである．そうなると医師は自分の影響力が最も大きい部分に時間をかけることができるようになる．すなわち患者の現時点での理解や障壁，動機づけ，変化の道筋を一緒に確認するといったことに集中することができるのである．

医師：行動を変えることについての利益と不利益について考えてみましょう．そうするとあなた自身のニーズに最も合ったやり方，食事療法，プログラムを調べることができます．準備ができたら始めましょう．よろしいですか？

医師：幸いなことに，食事療法や効果的な体重減量計画についてきちんと書かれている本がたくさんあります．もうお気に入りの本はお持ちですか，それともいくつか紹介しましょうか？

表 16-2 変化のステージと臨床医の戦略

変化のステージ	患者の特性	臨床医の戦略
前熟考期	問題点とその重要性の否定 問題を話し合うことを躊躇する 問題は他人が決めたものである プレッシャーをかけられたときにリアクタンスを示す 議論にリスクを伴う	問題点について話し合ってよいか許可を求める 患者の考えを聞く 食い違っている部分を徐々に指摘する 心配していることを表現する 次の面会までに現状について考える，話す，調べるように促す
熟考期	問題について話す，聞く，考えることにオープンな態度を示す 利益と不利益を比較する 少し行動してみる 問題にとりつかれてステージが長引くことがある	患者の見通しをまずは引き出す 変化による利益と不利益を確認する手助けをする 行動への取りかかりのきっかけとなりそうなことについて質問する 行動してみるように示唆する
準備期／決断期	変化が必要だということは理解している 具体的な目標，方法，計画表に関与しはじめる 障壁を乗り越える方法を思い描くことができる 行動変容を始める日を決めるのを先延ばしにすることがある	患者にとって変化する必要がある理由を要約する 行動変容の一部またはすべてについて，スタートする日を決める 患者に公言するように勧める スタート直後にフォローアップする
行動期	問題解決のための日常的な活動計画に従って実行する 熟考期のように生半可でなく，計画を詳細に説明できる 障壁に立ち向かうことに専念する 逸脱に抵抗する 衝動的に努力を投げ出してしまうことがある	計画の細かいところにまで関心を示す 逸脱と再発の違いを話し合う 逸脱への対処を支援する 変化することのよい点を，改めて強調する 計画がうまくいっていない様子ならば変更を手助けする 支援のためにフォローアップの予約日を決める
維持期	フォーカスをあてた行動により，変化や改善を認めている 長期的に考える重要性について，さまざまなレベルの気づきがみられる 逸脱や取り組む気持ちに波があるために行動しないでいることもある 変化でどのくらい生活が改善したかを実感している 以前の問題に戻らないように，ライフスタイルを改善していることもある	支援や称賛の気持ちを表現する 患者の気持ち，期待，どのようにうまく立ち向かったかについて聞く 逸脱や波，むらがないか聞く 逸脱が起こってしまう行動を強化する計画を支援する 再発リスクを減らすためのライフスタイルや個人的な再定義を支援する 最初の成功への短期的な満足とは対照的に，このステージの長期的な，あるいは恒久的な性質を振り返ってもらう
再発期	問題を解消した後，継続して問題行動に戻っている うまく抵抗できない逸脱のような感じで始まる 前熟考期，熟考期，決断期に周期的に戻る このステージを長引かせないことが，長期にわたる完全な成功に大きく近づく	再発は，次の行動期に向けて学ぶ機会だと捉えてもらう 変化と再発について細かく質問する 熟考期に行ったことはまだ効果があることを患者に思い出してもらう（変化する理由） 次の変化について話すとき，"もし"ではなく"いつ"という言葉を用いる 長期にわたる成功をしても，再発はよくあることである，と話す

症例提示 1

ジャックは50歳の男性で，内科医にかかっている．面接は，表向きは頑固な高血圧の治療のフォローアップということで妻のクララが予約した．しかしクララが話した本当の理由は，看護師には内緒にしているが夫は飲酒しており，最近高血圧の治療もちゃんとしていないという心配からだった．医師と1対1で話しているとき，ジャックは飲酒にも医師が勧めた治療がむずかしいことにもふれなかった．しかし医師が飲酒量について細かく話すようにプレッシャーをかけると，ジャックは歯切れが悪くなり，そして怒り始めた．医師は，高血圧治療について少し変更しただけで，ジャックにいろいろと言うのをやめて面接を終わりにした──フラストレーションを感じながら．

臨床医が前熟考期の患者に対して，問題になっていることについて話すことやその話題へ移ることに同意を求めると，患者の保身的な姿勢が和らぐ．次に例を示す．

医師：血圧が上がったり，他の問題の原因になることについて，もう少しお話してもよいですか？　まずあなたが今日おっしゃったいくつかの症状には，どんなことが関係していると考えているか，教えて頂けますか？

臨床医は会話をさらに深め，熟考期の話題に移る手段として，患者の自覚の程度を探る．例えば，手短に言葉を交わした後で次のように尋ねるとよい．

医師：飲酒について心配なことはありますか？（間をとる）何か悩んでいることはありませんか？（間をとる）あなたの奥様が一番心配しておられることは何でしょうか？　なぜそんなに心配しているのでしょうか？（間をとる）奥様が心配してくれているということは，あなたにとってどのくらい重要ですか？

問題によっては一連のスクリーニング的な質問が効果のあることもあるが，ここではこの方法が非常に適している〔例：飲酒にはCAGE（cut, annoyed, guilty, eye opener）またはMAST（Michigan Alcoholism Screening Test）質問票，抑うつや不安に関する簡便な質問票，麻薬性鎮痛薬を処方されている患者の乱用や依存症にSOAPES〔訳注：SOAP（Screener for Opioid Addiction Potential）のことと思われる〕スクリーニング質問票）．

医師：この問題にうつ病や不安がどの程度影響しているかを調べるために有用な簡便な質問票があります．今，これに回答して，点数を出して一緒に結果をみてみませんか？

出てきた結果について臨床医の見解を伝えたり，提供したりするときに，**提供と引き出し**（Provide – Elicit – Provide – Elicit）のアプローチは，患者を継続して積極的に関与させるのに有効である．臨床医は，多くの講義や説明の代わりに情報を少し与え，そして患者の反応を引き出すのである．その例について次に示す．

医師：高血圧にはいろいろなリスクがあります．高血圧のそのリスクについて，どのくらいご存知ですか？

患者の身体症状や病態と，それに関係する行動との結びつきについて熟考させるような質問は，前熟考期の患者に最も有効である．

医師は，できるかぎり患者がすでに関心を示していることに話題を合わせるべきである．もし女性患者が避妊について質問したら，臨床医は患者の妊娠についての関心を利用して，今までどうやって避妊してきたかを聞くことができる．このように当初の予定にはなかった話題である，新しいパートナーとの間でコンドームを使うことについて自然に話し合うことができる．

ほとんどの患者は，感情と身体的健康との相互作用について気づいていない．抑うつや不安患者の60〜80％は感情面での心配事よりも，むしろ身体症状を訴える．臨床医は患者の感情にかかわる質問をする前に，"論理的に"医学的原因を積み重ねていくことが多い．別の方法としては，診察のはじめに身体症状の原因になる心理社会的要因について質問してみるとよい．それは，これら心理社会的要因が，症状の緩和に必要な行動変容または治療のヒントとなるからである．その例を次に示す．

医師：あなたの生活の中で，頭痛の回数や強さに関係していると思うことを何でもあげてみてください．（反応のための間をとる）

反対に，患者が生活の中でのストレスについて話し始めたときには，臨床医は身体症状との関連や，複雑な治療ができるかどうか聞き出すことができる．

医師：あなたの生活の中で，糖尿病のセルフケアを優先させることが一番むずかしいのではないかと思っています．何か気づいたことはありますか？

患者の今の行動と，患者自身が決めた目標との食い違いについて，共感しながら指摘することは可能である．また医師は，目標と食い違っている行動に対処しなければ目標を達成できないのではないか，と心配していることを患者に伝えることもある．

医師：心臓発作のリスクを減らすようなライフスタイルに変えないかぎり，あなたがいつも発作におびえなければならないことを心配しています．

医師：刺激物の多い食事をしているうちは，どんな薬を飲んでもお腹の不快感が治らないのではないかと心配しています．

患者が実際にいろいろと考えるのは，診察と診察の間である．臨床医は患者に，次の診察までの間に問題についてよく考え，認識し，何かを読んだりし，そしてその解決方法について誰かと話すように勧める．臨床医は患者の反応に注意し，次の面接でその重要性について言及する．

医師：多くの患者さんが，自分はほとんど食べていないのに体重が増え続けていると感じています．あなたが実際に何を何カロリー食べているかを，栄養士と一緒に細かくみていくと，何かあなたの役に立てるのではないかと思っていますがいかがですか？

医師：あなたと奥様では，あなたの飲酒の量と頻度について意見が違うようですね．飲んだお酒の量をカレンダーに毎日書くのもひとつのよい方法です．そうすれば，あなた方お二人にとって実際にはどの程度問題があるかがよくわかると思います．いかがですか？

医師：飲酒があなたの生活に問題を起こしているのかどうかについて，何か思い当たることはありますか？

医師：気になっていることがあります．なぜ私が背中の痛みに麻薬以外の薬を使うように強調するのかわかりますか？（間をとる）時間がありましたらこの資料を見てください．これを読むと，どんなときに麻薬を使うべきで，どんな場合なら安全で，そしてどうしたら合法的に長期間処方できるか，といったことがよくわかると思います．

前熟考期では，患者の行動を変えるという発言の動機の大部分は他人から言われたことであり，患者は強制や批判を受けているように感じている．患者には，他人からのプレッシャーを感じることなく，現状をよく考えてほしい，と我々は考えている．

医師：もしあなたの言うとおり麻薬で背中の状態がよくなっているのならば，麻薬がなければどう変わってしまうと考えていますか？

前熟考期では，患者は自主的にではなくまず誰かに強制されて考えることがある．妻が飲酒や薬物乱用を続けるなら別れると言ったり，上司が解雇すると脅したりすることなどがあげられる．おそらく臨床医は予想以上に悪いコレステロール値やヘモグロビン A_{1C}，血圧値，検査結果を見せることになる．感覚の鋭い面接者はこの時を逃さず，熟考期に"誘導"する機会として利用する．

医師：このデータを見てどう思いますか？（間をとる）ヘモグロビン A_{1C} 値が上がると，糖尿病の合併症が出る確率が高くなることについて，どのくらいご存知ですか？（間をとる）糖尿病を上手に管理するためには何が必要か，知っていることをお話して下さい．（間をとる）これらについてあなたはどう評価していますか？

患者が自分の問題とその解決方法についてよく考えるようになったら，その患者は熟考期に入っている．臨床医の仕事は患者にきちんと行動計画を実行させることに移っていく．

熟考期の患者が行動期へ移行する準備を支援する

熟考期の患者の特性には次のようなものがある．

- 患者は，ほんの少しの刺激で自分の問題について考えたり話し合うようになり，患者自身からも問題提起がある．
- 患者は興味を示してさらに情報をほしがり，問題行動を変えることと，変えないことの利益と不利益を検討する．
- 患者が他人からやらされていると感じないかぎり，抵抗にあうリスクは低い．
- 患者がもっと信頼できるデータを探したり，行動変容にとって理想的な時間や状況を模索していると，熟考期が長引いたり強迫的になることもある．
- 特にはっきりと意思表示をしなくても，行動をちょっと変えてみることがある．例えば，デザートを断ったり，週末に散歩に出かけたりする．熟考期

にいる人は，将来の変化を曖昧に約束したり，断続的な行動変容を過大評価したりすることで，差し当たっての罪悪感や不安が減少することを知っているのかもしれない．

- 熟考期にいる人は，変化に対する障壁を非常に限定して捉えることがある．例えば，自分の自制心を疑ったり遺伝的に太りやすいのだと考え，そのためにカロリーを減らしたり，カロリーを燃焼させる現実的な方法を見落としていることもある．

熟考期は，後に問題解決を成功させるための基礎をつくる時期である．患者はそのコストと障壁を予測し，動機を確認し，行動変容がどの程度困難かを見直し，情報をきちんと受け取り，他人に強要されたのではなく自分自身が決心したのだ，と感じなければならない．もし衝動的に禁煙したとか，突然禁酒して二度と飲まなかった，という人がいたとしても，そういう人たちでさえも何年あるいは何か月もの間，一見衝動的な行動につながる作業を熟考期で行っていることがある，という研究結果がある．

症例提示 2

ジョアンナは44歳で，17歳のときからタバコを1日1箱吸っている．プライマリ・ケア医に禁煙の利益と不利益について話すように促されたとき，積極的に話したいと感じた．彼女の子供たちはタバコの煙を吸いたくないと言っており，ジョアンナは子供たちの立場も理解している．彼女は，喫煙はお金もかかるうえにばかげたことだと考えている．その一方で，喫煙は職場や家庭でリラックスさせてくれる，貴重な時間だとも思っている．彼女の友達の一人が，禁煙した後に約12kg（25ポンド）も体重が増えているのをみて，もともと体重を気にしているジョアンナは怖くなっている．医師は彼女に，タバコを吸いたいときの対処方法や，太らないためにどうすればよいかその方法を知っているか質問した．ジョアンナはニコチンガムを一度試したことはあるが，ほかの方法や治療についてもっと知りたいと言った．面接の最後にジョアンナは，もっと真剣に禁煙のことを考えると約束したが，いつ何をやるかは具体的には言わなかった．ジョアンナは禁煙に関して熟考期にいる．

熟考期における臨床医の目標は，患者のアンビバレンスを十分に解決し，患者が行動変容の計画やそのスケジュールに専念できるようにすることである．そのためには，アドバイスをする前に患者の考えを引き出し，自分で振り返ったり動機づけを行うことができるような質問を行う．これは外来患者と同様に入院患者にも有効である．例えば，入院患者をみている医師は患者の変化のステージをすぐに評価し，禁煙と退院の目標を関連づけて2分間の集中的な会話をする．

入院中の担当医：退院日が近づいてきていますが，あなたはタバコを吸うことについてどう思っていますか？ なぜ，今，禁煙するとあなたのためになるのでしょうか？

入院中の担当医：入院は，病気から回復したり，健康でいるために生活を変えることを考えたり，あるいはあなたの大切な人たちと話し合うよい機会です．あなたにとって最もよいと思われる行動の変化を2つか3つ書き出してみましょう．

患者が行動変容の利益と不利益を認識し，問題となっている行動がもたらす現在の楽しみと，その行動がもたらす最終的な結末を吟味することは有用である．患者が不健康な（つまり問題となっている）行動をとるのは，それがもたらす楽しみを望んでいるからである．多くの患者は，今までよりも違う食生活をする，運動をする，お酒を控える，薬物乱用を減らすかやめる，減量する，ストレスを減らす，などもっとよい方向に向かうことを信じている．熟考期ではしばしば，アンビバレンスから抜け出せないことがある．それは変化のプロセスが心理的にも身体的にも不快なものであり，コストもかかり，失敗するかもしれないという恐れがあるからである．このようなことは，不幸なことであるが，臨床医が課題を"とにかくやりなさい"と単純化しすぎて励ますという誘惑にかられた結果として起こることがある．励ましは，医師‐患者関係の中でもすばらしい部分であるが，一般化したり，よく考えずに行うと効果がなくなってしまう．より丁寧に時間をかけ，熟考期の患者への励ましを，どうしたら成功するかに重点をおくことである．

医師：背筋の筋力や柔軟性を増すことにより，再発のリスクを減らしたり，これ以上動けなくなるのを防ぐことができることに疑いの余地はありません．自宅で背筋を強くするための運動をすることについての，最も大きな障壁にはどのようなことがありますか？ （間をとる） その問題にどのようにして取り組んだらよいか，何か考えていることはありますか？ （間をとる） 私たちが今以上に援助できることはありますか？

禁煙する，薬物乱用をやめる，アルコール乱用から抜け出すといった行動変容は，自制心が非常に強くなければ無理なのではないか，と患者が主張することがある．臨床医は会話が"自制心"に移ると，行き詰まりを感じてしまう．変化することにどのくらい価値があると患者が信じているか，あるいはやるべきかどうかを自問自答しているステップの大きさ次第で，自制心というエネルギーは大きくにも小さくにもなるという枠組みで捉え直すべきである．

医師：もしあなたが3か月間，死に物狂いで禁煙して自信がもてたとしたら，タバコを吸いたいという誘惑に勝てると思いますか？（間をとる）その自制心はどこからくるのでしょうか？

医師：あなたは，これは一度に実行するには大変すぎると自問自答していると思います．1週間でできる運動の量と内容について，今考えてみましょう．

医師：自制心はお金のようなものだと考えることができます．上手に使えば長持ちします．もう少し小さなステップを考えましょう．

同様に，徐々に行動変容の意欲を高めるにはどうしたらよいと思うか，患者に質問してもよい．

医師：もしあなたと何年か後に会って，マリファナを完全に断ったとわかったら，あなたは私にどうやって止めたと説明しますか．（反応のための間をとる）どうやってそれができたと想像しますか？

ある行動計画に対して熟考期が長引いた場合，近い将来のいつごろなら行動を起こしたり，問題の解決や改善ができそうか，患者に考えさせると，すんなりとうまくいく．

医師：今は，時期が悪いようですね．でもいつごろからなら始められますか？

自己効力感の大きさは，やらなければならない行動の大きさに関係しているので，小さい行動を試してみることで患者の自信を高め，もっとやろうという気持ちにさせることができる．「……したいと思いませんか？」といった形式の質問は，次の面会までの間に患者に考えさせることと，実用的な提案であるという点の両面から患者の気持ちを変化させていく．

医師：タバコを1日20本から15本に減らして，そのときに大変だったことや，簡単だったことを記録してみようと思いませんか？ そうすれば，タバコを完全に止めるにはどうするのが一番よいかわかるはずです．

熟考期にいる患者には，問題自体の利益や不利益のみならず，問題を克服するためのいろいろな方法の長所と短所の評価も必要である．臨床医が目的を達成するためにさまざまな方法を一緒に考えることで，患者の行動への準備状態を高め，最も力を発揮する場合がある．

医師：初めての禁煙でニコチンが欲しくなったときのために，いろいろな市販薬や処方薬があります．こういう薬について知っていることを教えてもらえれば，あなたに何が一番合っているか一緒に考えるお手伝いができると思います．

熟考期にいる患者が将来行動変容を起こしやすいように，臨床医は今，すぐできる小さな行動から始めるように提案することがある．

医師：次回セックスするときに使えるように，いつもコンドームを持ち歩くのはどうですか？

医師：今ここで健康の計画を見直して，夜のアルコール治療を受けるという選択肢について考えてみませんか？ そうすれば，いざ治療を始める決心をしたときに仕事を休む必要はないですし，誰にも知られずにすみますよ．

臨床医はアンビバレンスの解決に弾みをつけるために，熟考期には手短に問題を要約することができる．

医師：長期的に減量することがベストだということは，おわかりのようなので，次はいつ何をするのがベストかということを考えましょう．

臨床医はまた，ほかのリソースに熟考期の行動を紹介することも可能である．

医師：糖尿病や体重コントロールのために食生活を変えることについて，とても有用な情報がたくさんありますので，栄養士と一緒に話し合って考えることをお勧めします．栄養士との面談の予約を入れますか？

医師：あなたのうつ病には，ご自宅でのストレスが大いに関係しているようですが，ここではゆっくりお聞きする時間がとれないのが気がかりです．カウンセラーと一緒にご自身の状態をもっと理解し，何をするのがよいか考えてみるのはいかがですか？

ある行動について長引くことになってしまった熟考期から，意欲的な参加へステージが移るための動機づけは，さまざまな角度から行われるかもしれない．絶好のタイミングで舞い込む重要な情報，周囲からの脅しやプレッシャー（例えば，アルコール依存症の夫に妻が離婚すると脅す，喫煙者が自分の妊娠を知るなど），元気づけてくれるようなモデルとなる人，同じようなことをやっている人からの社会的支援（例えば，減量プログラムに一緒に参加してくれる同僚など），転職や引っ越し，行動医学的な医療をさらにカバーする新しい健康保険への加入などである．ショックや外部からの圧力で"動揺"すると，何かが急速に変わっていくことがよくあるように，新たに心臓疾患と診断された患者は熟考期からすぐに抜け出して，以前は無視したり抵抗していた行動についてのアドバイスを求めるようになる．このような変化によって準備期／決断期に進んでいく．

▶ 準備期／決断期の患者が行動に移すように働きかける

準備期／決断期では，患者は切迫感を覚えて変化に対して積極的になる．

- 熟考期では"変えたい"と希望を話すのと対照的に，"変えると決心した"と話す．
- 「完全に禁煙するつもりです」，「1週間に3回運動をします」，「血糖値を△△未満に下げたいと思います」といった具体的な目標を選ぶ．
- 「来月…」，「手術の後で…」，「9月に子供の学校が始まったら」というように，行動を始める日に言及する．
- 患者は具体的な行動を選ぶ．商業的な減量トレーニングプログラムや匿名断酒会（AA），麻薬中毒者自助グループ（Narcotics Anonymous：NA）に参加する．米国では，行動療法が健康保険でカバーされるよう，医師に承認を依頼する．
- 金銭的な自己負担や，行動に必要な時間的負担，身体的不快感，自意識，失敗のリスクなどに伴う変化に必要なコストを予測し，心構えをする．
- 患者は，自分にとって重要な関係者が，変化に抵抗したり脅迫したりすることを引き起こしうる反応について考えるかもしれない．配偶者やパートナーが喫煙や飲酒をしていたり過体重であると，彼ら自身が患者と同じ問題を直視しなくてはならなくなるというプレッシャーから，患者の問題を解決する計画に否定的な反応を示すかもしれない．また，配偶者やパートナー，友人たちは自由が奪われる（例えば，妻がエアロビクスや支援グループに会いに行く間，子供の面倒をみなければならない，配偶者に合わせ

て健康志向的な食事をしなければならないなど）ために，患者の決心に反対するかもしれない．準備期／決断期は，積極的に行動するための確信や自信を確立する時期でもある．次に示すのは，変容しようと意欲を示しはじめた少年の例である．

症例提示 3

マイクは15歳の少年で，ここ数年間学校の成績がよくない．マイクは以前，注意欠陥多動障害（attention deficit hyperactivity disorder：ADHD）と診断されたが，当時彼の両親，教師，小児科医はマイクに薬物療法を受けるように説得することができなかった．現在の状況について話し合うために，マイクは小児科医の受診の予約を希望していた．彼はいずれ大学へ進学したいと考え始めており，この症状と成績の悪さにますますいら立っていることを告白した．さらに医師が尋ねると，マイクは友人からADHDの治療を受けていることを打ち明けられていた．彼は友人の治療がうまくいっていることをうらやんでいて，「症状がよくなるなら何でも」処方してほしいと頼んだ．マイクの両親は診察室に呼ばれ，試験的に刺激薬を処方するという治療計画に全面的に同意した．この治療の効果は1か月後にマイクと両親，教師が回答する質問票で再度評価されることになっている．マイクは行動を起こす準備ができている準備期／決断期にいる．

このステージでは，臨床医は問題に対する具体的な計画に患者が強く関与するように促し，スタートする日を決めるように励ますとよい．これまでに何を話してきたかを要約することにより，ステージを移行しやすくなる．

医師：年内に約16 kg（35ポンド）の減量を目標に，来月からWeight Watchers［訳注：Weight Watchers社が提供するダイエット法］を始めることになっていますね？
医師：あなた自身が，週4回，30分のエアロビック運動をやると約束しましたね？
医師：まずは一人でやってみて，うまくいかなかったら支援グループに参加してみますか？

臨床医はこうした会話を患者の目の前で記録し，患者に「次の面接で，お話を聞くのが楽しみですね」と話

すとよい．

患者は，問題解決のために何かをすることは，いつだって正しいことである，ということを再確認することで自分の気持ちを支えている．試みが完全には成功しなかったとしても，その経験が最終的に成功するための情報となるのである．臨床医があまりに熱心で大きな期待を患者に示してしまい，失敗した患者が臨床医を避けるようなことにならないようにすべきである．公にした約束は個人的な約束よりも守られるようであるので，誰かに計画を話すことは励みになるにちがいない．

たとえ予定どおりの受診であっても，スタート予定日のすぐ後に手紙や電話のメッセージがほしいと患者から頼まれていたとしても，それとは関係なくフォローアップすることは有効である．行動期に入る前に準備期／決断期と熟考期を何回も行き来する人もいる．例えば，飛び込む準備ができたと信じながら水際に立っているのだが，飛び込まないように自分自身に言い聞かせているようなものである．臨床医の役割は，患者の行動計画への意欲を高めるように手助けすることである．このことは限られた面接時間の中で，行動計画をなかなか始められない原因となっている障壁があれば，それに患者の意識を集中させることが可能となる．

▶ 行動期

このステージでは，患者はこれまでのステージで設定した目標を達成するために，一貫して行動する．臨床医は，患者の最初の行動計画に必ずしも賛成していないこともある．例えば，患者の立てた食事や運動の計画では望ましい減量レベルに到達しないかもしれない．それでも，最初に新しい行動を始めるのが面倒だと感じる気持ちを克服するよりも，行動期の計画を修正するほうが容易である．臨床医は患者に新しい情報を提供するためにどんな計画に対しても心の底からサポートし，変化を促すことが可能である．行動期の特徴としては次のようなものがある．

- 患者は減量グループの活動に出席している，匿名断酒会（AA）に行き始めた，最近では禁煙またはタバコの量を減らしニコチンパッチを貼っている，定期的な運動を始めた，血糖値を毎日記録している．
- 患者は"毎日少しずつ着実にやる"ことに専念し，長期的な効果に期待することに集中することで，最初に感じた不快感については考えないようにしている．
- 全体の計画を守るために，患者は障壁のあることを認識し，必要に応じて微調整している．

熟考期では，変化がどのようなものかを経験するため，試しに首をつっこむような行動であったが，行動期における行動はそれ以上である．そこには成功しようという大きな決意がある．もちろん行動計画が長続きするか，患者のやる気が継続するような満足できる結果が出るかどうか見守らなくてはならない．患者に変化したいのだという意欲を思い出させることで，患者は不快感あるいはやる気をそぐような障壁が存在しても持ちこたえることができる．

行動期は患者が最も集中し，そして力を注ぎ込む時期である．患者は変化に伴ういろいろな不快感もほとんど経験しているが，まだ自分の望んでいる結果を手にしていない．最大の危険は，患者が弱気になっているときに，考え直したり，やる気がなくなってしまうことである．そうなると，行動計画をすぐに中止したり，当初のやる気を弱めたり"無"にしてしまうような例外（逸脱）を自分に許してしまうようになる．行動変容に成功した人は，いつもこれらの危険を予測し対策がとれるようにしている．

症例提示 4

マーサは45歳の糖尿病患者である．何年もの間，医師は彼女に減量と定期的な運動を勧めていたがうまくいかなかった．マーサは今日受診して，職場での減量グループに入ったと誇らしげに報告した．減量グループには2人の同僚が参加していて，3週間きちんと活動に参加し，食事指導にも従っていた．医師はマーサに対して，彼女の努力について話すように勧めた．彼女は意欲的に話し，自尊心や満足感を感じていると言った．彼女は，以前は体重が増え続けることで自分に嫌悪感を抱いていたにもかかわらず，問題を解決できるとは思っていなかった，と認めた．友だちから一緒に減量グループに参加しようと誘われたとき，これで困難な変化に支援が受けられる，ずっと自分が望んでいたことだと思ったのだった．

マーサはその他の不安も打ち明けた．大勢の人がマーサの減量計画を知っているので，その人たちの前で失敗したくなかった．食事をごまかそうかと思うこともあったが，その衝動を我慢した．彼女は，先週は思ったほど体重が減らないとがっかりし，何が原因か自問自答したと話した．

マーサの減量プログラムでの指導内容をチェックしながら，医師は変化への努力を暖かく支援した．医師はさらに再発のリスクを減らし，この行動が長期間持続するように，いくつかの提案をす

ることが可能である．医師のこうした暖かくて積極的な態度は面接後も患者の中に残り，影響を与えている．マーサは医師との面接を心地よく思い出し，変化に必要な努力の価値をさらに理解する．マーサの減量を直接コントロールしているわけではないが，医師は自分の影響力を効果的に利用し，マーサの努力を促すことができたことについて満足している．マーサは，大切な人が減量を応援してくれていると感じている．

▶ 行動期のための戦略

このステージでは，臨床医と患者は最初の行動変容が長続きするには何が必要かを予測する．これにはすでに表面化している障壁の問題解決や，本格的な再発になる前に，逸脱をどのようにしてチェックするかをあらかじめ計画することも含まれている．

症例提示 4 の例のようにプログラムの具体的な内容について暖かく質問する瞬間を経験することにより，臨床医の興味がかきたてられ，患者にとっての励みがさらに増える．

臨床医は，患者が直面しているいかなる障壁（障壁や患者が考え直してしまうことは予想されることである）についても質問し，可能な解決方法について考えを巡らし，援助することが可能である．例えばある臨床医は，変化による利益を書き出して目立つところに貼るという，モチベーションを維持させるための提案をしたことがある．

プログラムに関係しているほかの専門家に相談するかどうか，患者と相談することも可能である．麻薬依存カウンセラーや糖尿病療養指導士，禁煙グループの指導者，心理療法の専門家などと速やかに連絡をとることなどは，行動期の最も不安定な時期に，臨床医が患者の努力を認めて支援していることを示すことであり，患者がさまざまな方面から受け取るメッセージを解きほぐすのを援助することができるのである．

このステージでは，起こってしまった逸脱〔例えば，タバコを 1 本吸った，お酒を飲んだり，運動や匿名断酒会（AA）を欠席した，現在行っている食事について考え直したなど〕や，患者のやり直しの計画について質問することは有用である．患者が逸脱の可能性を予想し，いったん逸脱を認識した場合の逸脱に対する対処法（例えば，残りのタバコを捨てる，ボトルに残っている酒を捨てる，他の運動や AA に参加する，次の食事を少なめにする，この問題を乗り越えるための意欲を再確認するなど）を準備しておけば，必ずしも完全な再発につながるわけではない．

いくつかの種類のフォローアップ（例えば，手紙や電話，面会など）が進捗を見守り，患者へのサポートを示すのに有効である．診療録へ記録をしておくと，医師やスタッフは次の面接時に，患者の変化の努力について質問しなければならないことを思い出すことができる．入院患者が外来に移るときに生じる問題は，退院後に通常のケアに戻ると，これまでの変化が続かなくなるという不連続性である．入院中の患者は健康に対する"危機感"から行動変容（生活の変更や，外来で処方された薬を飲むこと）を受け入れやすくなっているので，退院時に医師は，入院中に行動変容に関して話し合い，実際に行ってきたことを要約したフォローアップ計画の書類を患者に渡し，退院サマリーにその計画の詳細を記載して外来の担当医に渡すことが望ましい．

> 医師：スミスさん，禁煙と入院中に始めたニコチンパッチを続ける準備ができているようですね．私はあなたの成功を応援しますし，私たちが立てた計画をあなたのかかりつけ医にお知らせしますね．

行動期は今までの行動を変えるために，懸命に努力するステージである．新しい行動は気分を一新させたり，慣れない気分にしたりするのでいくぶん不安定である．そして長期間の努力，監視，そして目標（例えば，減量，一貫した禁酒，ヘモグロビン A_{1C} 値の低下など）に近づくために絶えず前進し，再発を防止するための行動が必要である．このように継続的に監視し行動することは，維持期の特徴である．例えば，体重をコントロールしなければならない人では，このステージは一生涯続くかもしれない．ある研究では，禁煙 18 か月後にタバコの誘惑に負けてタバコを吸ったという人の報告がある．飲酒に問題のある人は自分が禁酒できたと安心できるまで AA に参加する．臨床医は，最初によい変化がみられても長続きしない患者に注意を払うべきである．次項で述べるように，長期間にわたる成功には，患者がもつ疑問を予測し，満足できる回答をみつけられるように支援することが重要である．

▶ 維持期

維持期とは，行動期におけるはじめての成功が，患者のライフスタイルの中で新しい"普通の習慣"として取り入れられる時期である．

● 患者は障壁を乗り越え，自分なりの成功に到達して

いる．例えば，患者は飲酒を減らすか止めているかもしれない，目標体重まで減量しているかもしれない，あるいは何か月も喫煙していないかもしれない．このころになると患者は自分自身を管理できており，ストレスや一時の誘惑に負けるようなことはなく，ほかにも望ましい変化を遂げていることもある．

● 患者のなかには問題を克服し，人生を新しい方向に走らせている人間として，前向きなアイデンティティーを確立している人もいる．例えば，減量のための運動や食事プログラムを始めた人は，余暇は厳しいアウトドアの冒険を楽しみ，それらに没頭するために体調を整える熱烈なハイキング同好者になることもある．このような人は以前の座りっぱなしの生活など，どこかにいってしまったように，アイデンティティーを変化させている．

行動の改善を維持するために，患者は，予測可能な試練に対処する（例えば，食事療法や麻薬中毒からの回復時にしばしば起こる，"ひもじい感じ"の克服など）ことと，予測不可能な試練に対処する（例えば，予想しない個人的なストレスで，喫煙行動に戻らないようにするなど）こととの両方ができなければならない．維持期を成功させるには，何か月，何年と経過していく間に必ず生じてくる誘惑やフラストレーションに適切に対処する必要がある．

患者のなかには，一つの問題にうまく対処できても，ほかの部分では期待したような成果が得られないことに失望する人もいる．例えば，10％の減量が血糖値やコレステロール値の改善につながったとしても，期待したほど痩せたり魅力的にならないこともある．クラックコカインを止めても，それだけではすべての人間関係や仕事，経済的問題を解決することはできない．慢性疾患の治療をきちんと行うことで，障害が増えていくことを先延ばしにはできるが，なくすことはできない．仕事中毒の人が仕事のスケジュールを減らして家族と過ごす時間を増やしても，それは仕事で尊敬されることと引き換えに家庭で尊敬されるだけであると気づく．精神科の治療を続けると，病気はよくなるが厄介な副作用が現れる．

維持期では，行動期にみられた努力の強度を徐々に減らすこともしばしばある．例えば，支援グループに参加する頻度が減るかもしれない．ある患者はグループを抜けたり，治療をやめたり，特定の食事をとるのをやめたりしても，もう大丈夫だろうか考えるかもしれない．いつ"森から外へ"抜け出して，問題が解決したのかを見極めるのはむずかしい．維持期を成功させるためには正確に自己評価を行うことと，問題行動の再発を用心して監視を続けることが必要である．持続的な成功のためには，"友人と外食するときには，ワインを1杯だけ飲もう"，"すごく緊張したときには，タバコを1本だけ吸ってもいいだろう"といった魅力的な考えに抵抗しなければならない．（場合によっては）行動期よりもさらに一生懸命努力しなければならない（例えば，Weight Watchers に再度参加する，12ステップの支援グループ［訳注：12 Step Support Group．アルコール乱用など問題行動からの回復支援プログラムの一種］に再度参加する，心理療法や精神科での治療に戻るなど）．

症例提示5

55歳のとき，ビルは概して健康で，健康維持のために定期的に内科医に通っていた．ビルは20年以上もの間，非常な大酒飲みだった．5年前に酒気帯び運転で出頭命令を受けて2人目の妻から離婚されそうになり，アルコールの治療プログラムを受けることにした．彼は，裁判所の指示による2年間の外来通院プログラムを受けていた間は，禁酒できていた．そのときから彼は匿名断酒会（AA）に少なくとも週2回のミーティングと隔週のカンファレンスやワークショップに参加していた．また，ビルはAAにいる若い男性の身元保証人にもなっている．ビルは医師に対して，自分はアルコール依存症から回復していると話している．前回の医師との面接で，ビルは自分の息子が直面している大きな苦悩―ビルにもその責任の一端があった―について話した．医師はビルがそのことで睡眠障害を起こし頭が一杯である様子をみて，抗うつ薬の処方が必要ではないかと考えた．ビルは内科医に，依存症のリスクについて熱心に質問し，気分をコントロールするのに"別の支え"が必要であることに落胆していると話した．

医師は，ビルはアルコールの問題については維持期にいると認識しているので，禁酒を脅かす可能性のあるあらゆることに対して目を光らせている．医師は，ビルが，抗うつ薬は禁酒を台なしにし，新たな依存症の原因になると信じていることについて丁寧に聴取した．ビルは，要するに自分が薬物依存症になるのを恐れているのだと話した．そして抗うつ薬は依存性を引き起こすものではなく，また心理療法は有効な治療法であるという話をした．ほかのAAメンバーや親しい友人と2つの選択肢について話をし，よく考えてみて，もっとよく知りたいと思ったら電話するようにと，ビルにアドバイスした．

維持期の戦略

維持期を支援するための重要な最初のステップは，患者が変化した行動をどのくらい上手に続けているか，改善点やがっかりした点で何か気になることがあるかどうかについて尋ねることである．

> 医師：減量した体重を維持するのにどんなことをしていますか？（間をとる）その結果，あなたのライフスタイルはどのように変わったと感じておられますか？
>
> 医師：支援グループの会合はいかがですか？（間をとる）必要があればもう一度定期的に参加してみようと思いますか？
>
> 医師：運動プログラムはいかがですか？ 今のあなたの目標は何ですか？
>
> 医師：しばらく気分がよくなると，患者さんは薬を飲まなくてもよいのではないかと考えることがあります．不快な副作用がある場合は特にそうです．そのことについて自分で気づいていることはありますか？
>
> 医師：慢性疾患とうまく付き合っていくのはすごいことです．あなたが関節リウマチを上手に管理して非常に活動的な生活をしていることに感心させられました．

すでに経験した逸脱や，そのとき，どのように対処したかについて質問することも可能である．患者は，逸脱する可能性と，その場合にすぐに対処できるように準備しておかなければならない．患者は，臨床医が悲観的すぎると異議を唱えるかもしれない．しかし逸脱への準備について説明することは，患者が目標達成のためにこれまでに行ってきたすべての投資を守り，逸脱を予想してうまく対処できる方法を計画し，肯定的な理由づけをできるようにする一つの方法である．

変化がどの程度有用であると信じているか，この変化の進歩を今後どのくらい継続できると確信しているかを患者に質問すべきである．逸脱や再発が起こりやすい状況—例えば，パーティーに行くとき，怒り，悲しみ，あふれる歓びなどの感情を抱いたとき—，患者が逸脱することなく高リスクな状況に対処するためにどの程度準備しているか患者に質問し，継続を脅かすことを予測すべきである．

このようなことを推奨するのは，臨床医が関心や支援，好奇心をもっていることを示しており，予測して目を光らせることが重要であることを示唆している．多忙な臨床医は，行動変容の指導者的役割を果たせないこともある（カウンセラーや糖尿病療養指導士，支援グループのメンバーなどが深くかかわることがある）が，臨床医の共感的な好奇心や，適切なアドバイスは有用である．

臨床医は，患者の熱意が弱まることを示すあらゆる徴候に警戒し，その原因に対して共感的かつ好奇心を示すべきである．彼らはやる気がなくなったのか，失望したのか，それともあまりにも時間が経ったので以前経験したリスクや問題を忘れてしまっているのだろうか？ 行動の変容のための努力を誰もわかってくれないし，褒めてもくれないと患者は思っているかもしれない．やる気をなくしたときに，臨床医の"応援していますよ"という心からの言葉を思い出す．

再発期

残念ながら，臨床医は研究結果や自分の経験から，減量，禁酒，薬物乱用からの離脱，ストレス低減，食事の改善，そして毎日の歯間清掃にいたるまで再発が存在することを知っている．スタートしてはやり直す，守られなかった約束，あっという間に再び増えた体重などは，粘り強く努力すれば問題解決をさらに成功に導くという事実を覆い隠してしまうことがある．患者が長期にわたる維持期を成功に導く前に1回くらい失敗してしまっても，繰り返し努力することで最後には目標に到達できるものである．現在禁煙している4,500万人の米国人の多くが，3回目か4回目の挑戦で成功したということは注目に値する．再発はよくあることなので，臨床医は過去の経験から学び，もう一度挑戦する意欲をかき立てるための十分な支援方法を身につける必要がある．

再発は"逸脱"から始まる．患者が自分なりに定義した問題解決への成功の後，短期的に問題行動を起こしてしまうことがある．逸脱は，喫煙のような望ましくない行動をとることもあれば，運動のような望ましい行動をとらないこともある．再発期の患者は，問題行動である"古い正常"な習慣に首尾一貫して戻る．

- 患者はまるで変化のステージの初期にいるかのように話し，そして行動するかもしれない．例えば，前熟考期の特徴である抵抗や回避の時期に入ってしまったようにみえる．「無理です．あきらめます」と，あるいは患者はもう一度変わろうと考えており，おそらく近いうちにまた行動を始めようとして準備をしている．「春になったら，もう一度やってみます」．
- 再発の理由は，患者が将来成功するために取り組まなければならない問題のヒントになる．

多くの健康行動上の問題において，最終的な成功まで遅々として進まない期間の大部分が，患者が次の行動期に移る前に再発期にとどまっている期間である．行動変容のいかなる時期においても成功するためには，問題について熟考すること，自分の行動について積極的に関与すること，そして最初の成功をまず経験できることが必要であり，そういったすべてのことが次の変化への有効なきっかけとなるのである．

症例提示 6

バーバラは 2 か月前に 2 人目の子供を出産し，避妊のための薬物処方を再開してもらうために訪れた 28 歳の女性である．彼女の主治医はバーバラに再会できて喜んだ．面接が進むと，バーバラは実はまた 1 日にタバコを 1 箱くらい吸っていると決まり悪そうに明かした．バーバラは妊娠中に禁煙したことに誇りをもっていたので，医師は失望すると同時に驚き，深呼吸をしてから穏やかな口調で，なぜそんなに早くこうなってしまったのかとバーバラに尋ねた．バーバラは，夫が仕事でほとんどいない環境で，赤ん坊と 3 歳の息子の世話をすることに疲れきってしまったと話した．最初は子供たちをベッドに入れた後，夕食後の 1，2 本のタバコでとてもリラックスした．彼女はタバコを 1 日に 1 箱吸うようになるとは思っていなかったが，それからすぐに，家に来た友人とタバコを吸ってしまっていた．彼女は，家族の急な要求に応えた後の休憩で，いつもタバコを吸うのを楽しみにするようになっていた．彼女は医師に，赤ん坊が成長したときに禁煙しようとしても，すでにコントロールできなくなりつつあると話した．

バーバラは再発した．医師の最初の課題は，自分自身のフラストレーションを抑え，バーバラに非難されたとか恥ずかしいと感じさせないことである．医師はバーバラに，以前は（当時）2 歳の子供の世話をしながらでも，妊娠期の不安定な感情や身体的不快感をタバコを吸わずに対処できたということを思い出させた．そして赤ん坊のまわりでタバコを吸わないという約束を守るように支援した．次に，バーバラがタバコを吸い続けるつもりなのか，止めようと思っているのかについて質問した．このことにより，医師はバーバラの現在の変化のステージ（再発すると，早期のステージのどこかに戻る）を理解し，もう一度バーバラが禁煙に向けた行動ができるように励ますために，以前話し合った戦略を当てはめることが可能となる．

共感的に対応する場合，再発期の患者は，通常，否認や議論することなしに問題行動について話し合いたいと思っている．彼らは，すでに一度は変化が必要だと結論を出し，問題行動を続けることのコストを再度計算している．自己効力感理論により，再発は確信よりも自信を弱めてしまうことを私たちは認識している．再発から，何か特別で有用なものを分析し学びとることができなければ，患者は，例えば「私には自制心がないのだろう」という誤った判断をする可能性がある．変化のための次の試みについては，当然「もし」ではなく「いつ」について話し合う．

医師：麻薬を決して使わないという気持ちは十分あるようですね．問題は，麻薬をコントロールしながら使おうかと考え始めたときに起こります．コントロールしようとすると，いろいろなことを考えなければならなくなるので，きっぱりと止めると決めるほうがはるかに簡単です．あなたはどう思いますか？

医師：あなたが変わろうとしたそもそもの理由は，今も変わっていないようです．あなたは，YMCA［訳注：キリスト教青年会（Young Men's Christian Association：YMCA）］のクラスに予約を入れれば，ご自身に運動の計画を続ける自制心があるということをすでにご存知です．今回の再発から学んだことは，重要な仕事などで最初の計画を変更する必要がある場合のために，バックアップとなる運動の計画が必要だということですね．どう思いますか？

結 論

これらの行動変容モデルを用いる一つの側面は，臨床医と患者に希望を与える．臨床医は，行動変容を有用だと確信している一方で，短い面接時間の中で患者の行動に影響を与えることには自信がない．本章の目的は，短時間でも患者の行動にポジティブな影響を与えられるような，実用的なアプローチを考えることである．患者の変化のステージを評価することにより，診察室や病室における会話を行動変容を促進することにフォーカスする．動機づけ面接法を利用することにより，すべての困難な選択肢が示すアンビバレンスを探る一方で，患者の自立性を受け入れる，共感的で敬意のある好奇心に満ちた態度とは何かを理解することができる．臨床医は説教，脅し，激励によって患者を押す（push）よりも，自己動機づけ的な考えや感情を引

き出す（pull）ようになる．最後に社会的学習理論は，患者の確信や自信が行動に向かう境界上で交差したときに，行動変容が起こることを教えてくれる．問題に注意を向ける必要があることを確信し，成功することが可能であることに自信をもてることに何が影響しているのかについて，臨床医は個々のステージにおいて理解しなければならない．そうすることにより，臨床医は自分が最も行動変容に影響を与えることができる可能性の高い領域にフォーカスをあてることが可能となる．

（訳：佐藤恵子）

▶ 推薦図書

Miller WR, Rollnick S, eds. *Motivational Interviewing: Preparing People for Change*. New York, NY: Guilford Press, 2002.

Prochaska JO, Norcross JC, DiClemente CC. *Changing for Good*. New York, NY: Guilford Press, 1994.

Rollnick S, Mason P, Butler C. *Health Behavior Change: A Guide for Practitioners*. London: Churchill Livingstone, 1999.

Rollnick S. Readiness, importance and confidence: critical conditions of change in treatment. In: Miller WR, Heather N, eds. *Treating Addictive Behavior*, 2nd ed. New York, NY: Plenum Press, 1998.

▶ ウエブサイト

The Motivational Interviewing Page Web site. http://www.motivationalinterview.org/. Accessed October, 2007.

第17章

患者のアドヒアランス

Summer L. Williams, MA, Kelly B. Haskard, PhD, & M. Robin DiMatteo, PhD

はじめに

患者が医師から勧められた治療に従うことができない場合，臨床的なケアに問題が生じる場合がある．ノン・アドヒアランス〔nonadherence（ノン・コンプライアンスとも呼ばれる）〕には，患者が正しく薬物を服用しない，まったく飲まない，忘れる，治療のための行動変容を拒む，喫煙や高リスクな性行動などの，健康を危険に曝すような行動などが主に含まれる．患者がきちんと治療をしない結果，より重篤な疾患に罹患することにより，抵抗性のある病原体が発現するかもしれない．医師が患者のノン・アドヒアランスに気づかない場合，医師は治療薬の用量を調整しようとしたり，診断を誤ったりする可能性がある．治療者側も患者側もノン・アドヒアランスによってフラストレーションがたまり，通院にかかる時間や費用を浪費してしまう．

ノン・アドヒアランスに関する非常に多くの研究によれば，処方レジメンの種類によって幅はあるが，平均すると少なくとも患者の1/4は治療を守ることができないことが明らかになっている．長期間にわたる慢性疾患の薬物治療（40〜50％），運動や禁煙といったライフスタイルの変更（75％以上）に関係するノン・アドヒアランスの割合は非常に高い．治療のアドヒアランスは，心血管系の疾患や末期腎不全などの重篤な病状の場合に最も問題となり，患者の予後はその複雑な治療を続けられるかどうかにかかっている．それらの疾患の治療レジメンは効果の異なる多くの薬物により構成されていて，許容できない副作用のある薬物が含まれていたり，服用時間が複雑でむずかしかったり，食事や日常生活に制限を加えるものもある．深刻な患者の病状，フラストレーション，悲観，うつ病，認知障害，社会的支援（ソーシャルサポート）の利用の制限などの要因が重なり合って，計画された治療が続けられなくなってしまうこともある．

プライマリ・ケア医と専門家の双方が，すべての患者にノン・アドヒアランスが起こりうるということを認識し，患者に対して批判的にならないようにすることが重要である．正確に治療の指示を守ることにより，患者の生活の質（quality of life：QOL）が低下したり，患者が常に病気のことをわずらわしく思い出してしまうかもしれない．治療をきちんと行うためには，患者への感情面と実践についてのサポート，情報，ガイダンスが必要である．患者は，自分自身が理解でき，信じ，できることしかやらないものである．患者がアドヒアランスを達成するために最も重要な要素は，患者と医師が効果的なコミュニケーションをとり，患者に十分な情報を提供して医師と協力させることである．

ノン・アドヒアランスを認識する

ノン・アドヒアランスに気づくことは困難であることが多い（**表17-1**）．しかし，患者が治療に反応しない場合や，臨床像が複雑で不明瞭なときにはノン・アドヒアランスの存在を疑ってみるべきである．患者が治療をきちんと行うのがむずかしいと自分から認めるのはまれであるし，医師の指示に従うつもりがないと告白することもまずない．患者は医師の勧めと自分の信念やほかから得た情報を秤にかけて，QOLを犠牲にしてまで医師の勧めに従うことに価値があると思えないときには，治療を拒否するかもしれない．

受動的で治療を決めることにかかわりをもちたがらず，疑うことをしない従順な患者が最も治療に従わないことが多い．受動的な患者は，質問や反対意見を述べたり，もっと実行しやすい治療レジメンにしてほしいと交渉してくる患者よりも治療の指示を軽視しがちである．うつ病の存在を示すいかなる徴候についても，アドヒアランスに関する"危険信号"であるとみなすべきである．医師は，患者を会話に参加させて患者のアドヒアランスについての課題や健康に関する信念を特定することができるため，アドヒアランスを向上させるために不可欠な役割を果たす．ラポールを形成することによって，アドヒアランスを向上させたり，患者に自分で治療を選択していると感じさせることができるようになる．

症例提示

マットは，都市部の証券会社に勤務する54歳独身の証券ブローカーである．彼は最近，高血圧症のコントロール不良とアテローム性動脈硬化症による心筋梗塞を経験した．心臓発作を起こす前には，多くのストレス要因がマットの健康行動に影響していた．彼は，週80時間以上働き，十分な睡眠もとっておらず，運動もほとんどしなかった．彼の食事は高脂肪で食塩の多いファストフードというパターンが多く，20歳のころから喫煙していた．仕事で，高度な緊張を強いられていて，ストレスが多いと自覚していたが，成功するためには仕方ないと思っていた．

心臓発作の後，マットは冠動脈バイパス手術を受けた．マットが病院で回復に向かっているとき，医師は次のような目標を示した．(1)マットの健康行動に影響しているストレスの要因について話し合う，(2)過体重と高血圧のリスクについて勉強する，(3)効果的であると信じることができて，自分の生活に取り入れることが可能な治療レジメンを作成する．医師は，マットの信頼を維持し，健康改善への努力を続けさせながら，これらのことを実行しなければならない．治療同盟を結んだ後は，医師はマットの情動的な経験を理解し，ノン・アドヒアランスが次の心臓発作を引き起こすかもしれないことを理解できるようにサポートすべきである．

医師はマットと話し合いながら，薬の数や徹底的な運動を含め，マットが受け入れることができる治療レジメンを一緒に作成することができる．マットは過体重ではなかったが，運動する時間がほとんどなく，座って過ごしがちな生活が心血管系の健康状態を悪化させる一因となっていた．医師はさらに，マットの現在の職業上のストレスについて言及し，仕事の一部を在宅で行うということも含めいくつかの提案をした．これによりマットは食生活を改善し，質のよい睡眠がとれてストレス管理もできるようになると期待された．医師はマットに禁煙プログラムにも参加するように勧めた．効果的に医師-患者間のコミュニケーションをとることは，これらの主要なライフスタイルの変化を遵守するために役立つはずである．

表17-1 ノン・アドヒアランスについての典型的な手がかり

- 患者の受け身で消極的な態度
- 疑うことなく服従している様子
- 患者のうつ病
- 治療への無反応または一貫性のない反応
- 複雑で不明瞭な臨床像

アドヒアランスの問題を理解する

アドヒアランスの問題を取り扱ううえで最も重要なステップは，患者の信念を尊重しながら疾患や治療について率直に話し合うことである．心臓発作と関連する心理社会的な要因についてマットの医師が言及したことにより，マットの生活の中にある課題が明らかになった．次のステップはマットに，ライフスタイルと不健康な状態との関連について教育することである．マットが直面している心理社会的な課題に一緒に取り組んで理解することにより，医師とマットは何がアドヒアランスの障壁となっているかを認識できる．マットは心疾患について思い違いをしているかもしれず，座って過ごしがちなライフスタイルや睡眠不足と心疾患との関連を理解していない可能性もある．

▶ 心理的メカニズム

アドヒアランスの問題は，患者の性格や性別，人種，社会階層，学歴に関係なく生じる．裕福で高学歴の人でも，貧しくて学歴の低い人と同様にノン・アドヒアランスの状態にある可能性がある．ノン・アドヒアランスの主な原因(図17-1)は，医療提供者-患者間のコミュニケーション不足，治療そのものや治療の重要性への理解不足，治療上の信頼関係やお互いに思いやる気持ちの欠如，医療提供者のパターナリズムである．ノン・アドヒアランスが生じるのは，患者が治療レジメンの利益や不利益および効果を理解していない場合，患者が治療を有用で従うに値すると信じていない場合，医療提供者がアドヒアランスへの障害(絶望感やうつ状態などの感情，高額な薬剤を処方できない，社会的支援の欠如，時間に追われている，不規則なスケジュール，健康保険の喪失，医療へのアクセスの悪さなど)を予想できないために，患者がこれらの障壁を克服しようとしていることを手助けできない場合などである．

ノン・アドヒアランスは，患者が直面している疾患や困難な治療レジメンに対して，感情のコントロール

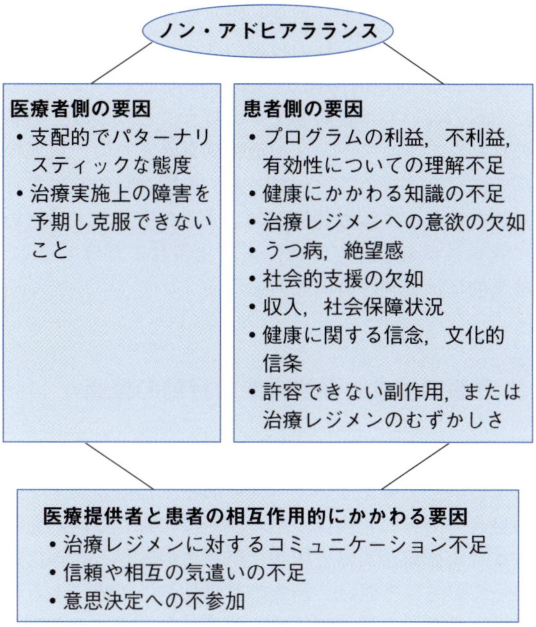

```
                    ノン・アドヒアランス
        ┌──────────────┴──────────────┐
   医療者側の要因                  患者側の要因
  • 支配的でパターナリ          • プログラムの利益，不利益，
    スティックな態度              有効性についての理解不足
  • 治療実施上の障害を          • 健康にかかわる知識の不足
    予期し克服できない          • 治療レジメンへの意欲の欠如
    こと                        • うつ病，絶望感
                                • 社会的支援の欠如
                                • 収入，社会保障状況
                                • 健康に関する信念，文化的
                                  信条
                                • 許容できない副作用，または
                                  治療レジメンのむずかしさ
        └──────────────┬──────────────┘
         医療提供者と患者の相互作用的にかかわる要因
          • 治療レジメンに対するコミュニケーション不足
          • 信頼や相互の気遣いの不足
          • 意思決定への不参加
```

図 17-1　ノン・アドヒアランスの原因

ができなくなってしまったことから回復するための手段であることもある．

診療におけるアドヒアランス評価

医師のアドヒアランスの問題への認識が不足していることを複数の研究結果が一貫して示している．患者のアドヒアランスを実際よりも高いと推測し，患者が抱えているアドヒアランスに関する問題を特定できない医師も存在する．患者が消極的に治療を了承したようにみえるとき，医師はそれを治療への参加意欲と解釈するが，それはむしろノン・アドヒアランスへの警告なのである．患者が言葉では同意したとしても，患者の腕組み，こわばった態度，目を合わせない，元気がないといった様子は，言葉と反対の意味を示している可能性がある．もし医師がノン・アドヒアランスを合理的な選択ではなく，異常な行動であると捉えていれば，ノン・アドヒアランスを看破することはとりわけ困難となる．どんな患者にでも，しばしばもっともらしい理由のためにノン・アドヒアランスになる可能性があることを予測しておくべきである．医療提供者は，ノン・アドヒアランスという選択がいかに道理にかなってみえるかという視点を養うために，自身のノン・アドヒアランスについての個人的な経験を例に振り返ってみるべきである．患者は，特にノン・アドヒアランスによって医師から非難を受けるかもしれないと考える場合や，治療を選択する権利を否定されるか

もしれないと考えている場合に，"よい患者"でなければならないという社会規範的重圧から，アドヒアランスの問題を隠すことがある．反対に，医療提供者はノン・アドヒアランスの実態を知ることで，気まずくなってしまったり，そのためにさらに時間が必要となることを嫌い，ノン・アドヒアランスについての質問をしないこともある．アドヒアランスについて患者に質問する目的は，医師の職権を主張することでも，アドヒアランスの低さを非難することでもなく，患者の健康と QOL を向上させることである．

患者は自立した存在であり，**患者側からみた** QOL を最大化させるために個人的な選択を行うことを医師は認識し受け入れるべきである．医師が診断や治療の専門家であるように，患者も自分自身の価値観や選好，能力の専門家なのである．医師の仕事は思いやりをもって協力的に患者をサポートすることであって，権威を振りかざして敵対することではない．患者はQOL に関する独自の価値観やライフスタイルと信念をもつ，心理的かつ社会的に複雑な個人であるので治療について意思決定する際には，これらすべての要素を考慮しなければならない．

アドヒアランスに関する患者側の責任は，効果的に医療提供者-患者間のコミュニケーションを行い，目標に到達するために自己管理をし協力することである．医療提供者と患者の協力の形としては，避けることができない医療提供者-患者間の衝突を引き起こさせて，それにお互いに対処することで相互関係を築く方法もある．医師から情報を得て治療の選択にかかわった患者は，より正確に病歴を語り，重要な症状や治療への反応について医師に話をし，自分自身のアドヒアランスに責任をもつようになる．

ノン・アドヒアランスのマネジメント

効果的で正確な情報のコミュニケーション

医療提供者は，まず最初に医療提供者-患者間のコミュニケーションにおいて最も重要な2つの要素を確立する必要がある．医師-患者間の正確な情報伝達，および患者を個人として精神的にサポートすることである（第1章参照）．残念ながら，このようなコミュニケーションは医療の診療現場ではあまり行われていない．患者の 50% 近くが，医師と何を話したか，また自分の健康管理について何をしなければならないのかを理解しないまま診察が終わる．医師は患者が理解できない医学用語を日常的に使い，一方患者は自分の疑問を明確に質問したがらず，またどう聞いたらよいの

かもわからない．大多数の患者は自分の健康状態について，さまざまな治療選択肢も含め，多くの情報を得ることは非常に重要であると考えているが，そのような情報は患者に提供されないままである．医師は，患者がどの程度知りたがっているのかについて過小評価し，患者をせき立てる態度を示し，患者の話を遮り，結局，知らず知らずのうちに患者が自分の心配を声に出して質問する気持ちを失わせてしまう．患者が医師の話す専門用語や医療用語に混乱した場合でも，質問して意味を明らかにすることができないことがしばしばある．文書を用いて患者へ情報提供したり説明をすれば，アドヒアランス向上のために必須である医師-患者間の適切な情報伝達が促されるかもしれない．患者を教育したり，患者からの質問に答えることは，最初のうちは余分な時間がかかるかもしれないが，長い目でみれば非常に効率的である．

▶ ヘルスケアの情動的な側面

医療提供者-患者間のコミュニケーションの2つ目の要素は，医師-患者間の共感や信頼関係である（第2章参照）．患者との伝統的なラポールの形成には非常に時間がかかり，医師は自分がそのための適切なトレーニングを受けていないと感じている．しかし，医療提供者が疾患のみに関心を向け，患者の苦しみを無視すると，必ず患者の治療や治癒に失敗する．

診療中の医師の態度やコミュニケーションスタイルは，医師に対する患者の信頼や満足度，医学的な情報の想起，治療レジメンへのアドヒアランスに直接影響する．患者への感情面でのサポートは，患者の治癒への前向きな期待やそういった期待への満足度を高めるようである．思いやりをもち，言葉以外のコミュニケーションで豊かな表現をする医療提供者は，患者をより満足させ，勧められた治療のアドヒアランスをさらに向上させる．最近の研究では，情緒的で暖かく有能な医師の声のトーンは，患者の自己報告による治療アドヒアランスと正の相関があると報告されている．医師が患者に対する関心を全力で示し，心から患者の不安に耳を傾けるだけで，大きくアドヒアランスは向上する．一方，医師から急がされているとか無視されていると患者に感じさせたり，患者の考えを低く評価して患者を尊重せずに話を聞かなかったり，あるいは患者の視点を理解しない医師は，患者が不満足に感じたりノン・アドヒアランスになるリスクを高める．患者が治療効果に不満を感じている場合には，医療過誤の訴訟さえ引き起こしかねない．患者の感情を受け止める能力を向上させる際に，技術的スキルや治療結果が犠牲になるわけではないことを示す経験的なエビデンスが存在することに留意しなくてはならない．いくつかの研究では，医師の技術的スキルと心理社会的スキルには正の相関関係があると報告している．さらに，質の高い心理社会的ケアを行うことにより，患者の良好なアドヒアランスや治療効果とともに，患者は高い満足度も得ることができる．心理社会的ケアを行うことによって治療効果が向上するので，ケアのために費やされる余分な時間は正当化されるだけでなく，結果的には究極の時間節約になる．

▶ 患者の信念と受容可能な行動の経過

医師は，治療レジメンに対する患者の信念を評価し，必要に応じて変えていくべきである．治療レジメンへの患者の関与の程度は，患者が治療に対して次にあげるような価値があると明確に信じているかどうかにかかっている．それは，治療の有効性と，治療による利益が，時間，金銭，不快感，起こりうる困難，などの不利益を上回ることである．患者の関与を高めるには，ほかの治療法との比較や治療の潜在的リスク，起こりうる問題点など細かな話し合いが必要となる．治療による不利益の可能性については，副作用のために治療をあきらめることがないように，事前に話し合うべきである．治療に対する患者の文化的信念や考え方は，治療初期にアドヒアランスに影響することが証明されている（第12章参照）．医療提供者は，患者の文化的な背景が疾患としてどのような表現形をとるか常に理解しているわけではない．言葉の壁と，医療提供者とは異なる視点が組み合わされて，医療提供者と患者間のコミュニケーションが困難となり，その結果アドヒアランスに問題が生じる．健康信念モデル（Health Belief Model）によると，患者の健康行動へのアドヒアランスは，自分が罹るかもしれない病気の重症度や，予防をしなかったり治療を受けなかった場合の結末をどのように受け止めるかに関連している．しかも，疾患の重症度はアドヒアランスに関係しており，重篤な疾患の患者ほど治療レジメンへのアドヒアランスが不良である．これは驚くべきことであるが，非常に重篤な疾患の患者は，アドヒアランスに関して身体面および精神面の両面にかかわる問題に直面しており，治療の効果に対する信頼を失っている可能性がある．医師は重篤な疾患の患者の，健康に関する信念がどのように治療のアドヒアランスに影響しているかを注意深く観察すべきである．そして，患者が極めて重篤な状態であっても，患者と協力して治療に取り組み続けることが必要である．

患者の生活の質を向上させる

治療の選択やより強い治療への変更にあたっては，患者の包括的な生活の質(QOL)に重点をおくことが必要である．治療の目標を医療提供者側が決めてはならない．むしろ，治療によってQOLに影響を受けるのは患者側であること，患者にとっての利益は治療が成功することであり，たとえ治療が失敗したとしても患者は生き続けなければならないということを認識することが重要である．医療者と患者は，共通の目標を達成する見込み，多くの代替案の中から治療の選択を一緒に検討すべきである．

治療レジメンについて話し合う

医療提供者は，患者との意見の相違は不可避でかつ重要であることを受け入れなければならない．例えば，患者は医療提供者よりもリスクを回避する傾向があり，通常は保存的治療を好む．患者のQOLを高め，医学的問題を解決するために最良の選択をする努力が必要である．お互いに選択肢を検討することにより，医師と患者は臨床的な状況についての認識の違いを超えて，一緒に作業することを学んでいく．治療の意思決定に患者がかかわることにより，より満足感のある結果を得ることができる．医師は患者と話し合い，意思決定を一緒に行って，医師と患者がお互いの目的や優先することを十分に理解した場合に，最も効果的な決断が可能であることを認識すべきである．

医師は自分が勧めた健康行動を患者がどのように評価し，感じているかを確認し，治療について問題があれば話し合いをして解決できることを，患者に対して明確に示すべきである．医師は双方が合意した治療の重要な点と目標をはっきりと提示し，代替案に対する患者の感情や不安を引き(聞き)出して，医師と患者の間の意見の相違に敬意を払い，可能なかぎり認めるようにすべきである．

アドヒアランスの障壁を克服するための患者への援助

患者が治療の価値を本当に理解し，信じて治療に従う行動を起こしたならば，医師は治療計画を患者の生活に組み込んでいく行動を起こさなければならない．医師と患者は，アドヒアランスの障壁となるような現実的な問題への対処方法(例えば，1日4回の服薬を，1日2回に変更するなど)を確認しなければならない．日常生活と関連づけて治療レジメンを作成する．腕時計のアラームをセットして思い出す．また冷蔵庫のドアに治療スケジュールを貼るといったことにより，アドヒアランスを向上させることができる．この段階では，アドヒアランスを高めるには，最大の治療効果を得るためにどのように服用したらよいかを患者と一緒に決めることが必要となる．服薬と歯磨きを関連づけて覚えたり，朝や就寝前の服薬を忘れないように薬を枕元に置いておいたり，冷蔵庫にメモを貼ったりというような，服薬を思い出させるための実用的な方法を教えてあげることも有用である．また，診療を予定どおりに受けられなくなるような交通事情についての問題を話し合ったり解決することで，アドヒアランスが向上することもある．さらに，適切な食生活や運動を行ったら，素敵な洋服を買ったり，旅行に出かけて魚釣りをするといった報償の仕組みを作ることも，患者を援助することにつながる．報償の種類を患者自身で考えることにより，心理的満足感が増加し，治療に対してより"主体的"になることができる．

必要に応じて患者へ定期的に電話をかける，受診時の進捗チェック，避けられない問題の解決，必要に応じた治療レジメンの変更といった，フォローアップや継続的に健康行動を維持するための方法を患者と一緒に考えることは重要である．受診を継続させるためには，受診を促す手紙も効果的である．(治療レジメンの細部で)患者がすべきこと，その一方で医師がすべきこと(例えば，定期的に電話連絡をして励ますなど)を決めて，簡単な契約書を患者と交わす医師もいる．患者の同意を得て，励ましや支えとなってくれる患者が選ぶ家族を治療へ参加させることも，治療に対するアドヒアランスを向上させるために役立つ可能性がある．

治療レジメンの選択と決定に関与した患者は，関与しなかった患者と比較して，治療に対してより一層関与し，よく質問し，深い満足感を感じるようになる．そのような患者は，症状がさらに緩和され，慢性疾患のコントロールもよく，悩みや心配も少ないうえに手術や侵襲的な検査への反応もよくなる．彼らは自分の健康や疾患をコントロールしているという実感があり，自身が選択した治療に対するアドヒアランスもよい．良好なアドヒアランスは，QOLや自己効力感(self efficacy)，患者満足度などのアウトカムを向上させることができる．治療を守るプロセスは，患者が自分の健康に関する活動を計画するのに役立ち，疾患を効果的かつ積極的に管理している気持ちになれるという点で，患者にとってもよいことである．

看護師や薬剤師，医療アシスタント，健康教育の専門家で構成される医療チームは，患者に有益なケアを提供する．さらに食生活改善のための栄養士，フィットネス教育やトレーニングを行う運動カウンセラーへの紹介は，非常に有用である．患者のアドヒアランス

表17-2 患者のアドヒアランスを向上させるために必要な要素

- 患者と医療提供者との間の適切な情報伝達
- 患者への心理的な支援と理解
- 患者の信念の認識と修正
- 関与可能で許容可能な行動の選択
- アドヒアランスの障壁を克服するための支援(例えば,思い出すヒントなど)
- 医療提供者と患者の話し合いの重要性の理解
- 患者の全般的なQOLへのフォーカス
- 治療レジメンを実行できるような個別の計画の作成
- 患者のうつ病や絶望感の認識と治療

がもたらすアウトカムの効果を高めるためには,専門家同士またはプライマリ・ケア医との間の連携を密にする必要がある.患者のアドヒアランスの向上にかかわる要素を表17-2に示す.

合併症への配慮

最近の研究によれば,患者アドヒアランスと,軽度から中等度のうつ病には強い負の関連があることが明らかになっている.重度なうつ病の場合には,明らかに紹介を行うべきであることは容易に認識されるであろうが,悲しみや絶望感,社会的支援からの離脱,建設的な思考の障害などを含めたより軽度なうつ病のために,アドヒアランスが著しく低下することがあるので,そこにも疑いをもつべきである.抗うつ薬の投与の有無にかかわらず,必要に応じて,患者を認知行動的治療に紹介することも可能である(第22章参照).なお医師は,ノン・アドヒアランスを行動障害や精神障害として拡大解釈してはならないが,ノン・アドヒアランスが致命的な結果を招くと予測される場合には,一見不合理にみえるノン・アドヒアランスの患者を,精神医学の専門家に診察してもらう必要がある.最後に,慢性疾患を抱える患者の多くは,同じ疾患の経験をもつ人から実用的な支援を受けられる支援グループに参加している場合,治療がうまくいくことが多い.

(訳:佐藤恵子)

文献

Atreja A, Bellam N, Levy SR. Strategies to enhance patient adherence: making it simple. *Med Gen Med* 2005;7(1):4.

DiMatteo MR. Social support and patient adherence to medical treatment: a meta-analysis. *Health Psychol* 2004;23(2):207–218.

DiMatteo MR. Variations in patients' adherence to medical recommendations: a quantitative review of 50 years of research. *Med Care* 2004;42(3):200–208.

Martin LR, Williams SL, Haskard KB, et al. The challenge of patient adherence. *Ther Clin Risk Manag* 2005;1(3):189–199.

Osterberg L, Blaschke T. Adherence to medication. *N Engl J Med* 2005;353(5):487–497.

Roter DL, Hall JA. *Doctors Talking with Patients/Patients Talking with Doctors*. New York, NY: Auburn House, 1992.

第18章

喫　煙

Nancy A. Rigotti, MD

はじめに

　喫煙は，米国において予防可能な死因の第1位であり，年間438,000人の死亡（5人に1人の死亡）原因であると推定されている．医師はしばしば，患者の喫煙のために生じた健康問題に対して医療を行っている．患者の喫煙習慣を治療し，喫煙関連疾患を予防することも同様に重要である．

　米国での喫煙率は20世紀の前半に急激に上昇し，1965年（成人アメリカ人の40％が喫煙）がピークであった．その後，喫煙による健康リスクについての一般の認知が進んだことと禁煙に対する公衆衛生上の取り組みにより，喫煙率は低下した．2006年までには，成人の喫煙率は20.9％まで低下した．喫煙は小児期や青少年期から始まり，喫煙者のおよそ90％は20歳以前に吸い始めている．男女における喫煙率は一時期非常に異なっていたが，その差は縮まってきている．2006年には，成人女性の18.1％，成人男性の23.9％が喫煙している．米国における喫煙は，年齢や人種，職業，もしくはその他のどんな社会的背景要因よりも教育と関連している．教育は社会経済的状況（地位）の標識の一つであり，このデータから，喫煙は社会経済的地位の低い集団に集中した問題であることが示されている．

タバコにより生じる健康の問題

　喫煙は総死亡率と合併症罹患率を上昇させ，心血管疾患（心筋梗塞や突然死を含む），脳血管疾患，末梢動脈疾患，慢性閉塞性肺疾患（COPD），および肺，喉頭，口腔，食道，膀胱，腎臓，膵臓，子宮頸部を含む多くの部位の癌の原因となる．以前はまれな疾患であった肺癌は急激に増加し，男性では1955年以降，女性では1986年以降の癌による死因の第1位である．

　喫煙は多くの妊娠合併症，特に低体重（< 2,500 g）と関連する．これは，主に子宮内発育遅延（intrauterine growth retardation：IUGR）によるものであるが，妊娠中の喫煙はまた，早産のリスクも上昇させる．喫煙による妊娠へのその他の悪影響は，流産（自然流産）と死産である．妊娠中の喫煙は，出生後の子供にさえ影響を与える．乳児突然死症候群は，妊娠中に喫煙していた母親から生まれた場合には2〜4倍も多くみられる．小児期の認知障害や発達に関する問題も妊娠中の喫煙と関連している．

　喫煙はまた，閉経後女性の骨粗鬆症と骨折のリスクも上昇させる．喫煙者は非喫煙者に比べ，上気道および下気道感染症，消化性潰瘍，白内障，黄斑変性症，感音難聴の罹患率が高い．喫煙者は非喫煙者に比べ，日光への曝露の影響を調整しても皮膚のしわが多い．住居の火事による死亡の多くは喫煙が原因である．

　喫煙には安全な閾値というものはない．1日1〜4本しか吸わなくても心筋梗塞や心血管疾患による死亡率を上昇させる可能性がある．低タールや低ニコチンのタバコでも喫煙による健康被害を防ぐことはできない．

　喫煙による健康被害は喫煙者のみにとどまらない．非喫煙者も慢性的な環境タバコ煙（environmental tobacco smoke：ETS）への曝露によって被害を受ける．両親が喫煙する子供では，両親が喫煙しない子供より，乳児期から小児期にかけてより重篤な呼吸器感染症や，より多くの呼吸器症状を経験し，慢性中耳炎や喘息の罹患率が高い．二次喫煙（受動喫煙）は非喫煙者の肺癌や冠動脈性心疾患のリスクを上昇させる．2005年，カリフォルニア環境保護局（California Environmental Protection Agency）の研究は，ETSが1年あたりで米国における非喫煙者の肺癌死3,400人，心疾患69,000人の原因になっていることを明らかにした．

禁煙による健康への利益

　たとえ65歳を過ぎてからでも，あるいは喫煙関連疾患を発症した後でも，禁煙は年齢や男女の別を問わず利益をもたらす．禁煙すると肺およびその他の癌のリ

スク，心臓発作，脳卒中，慢性肺疾患および消化性潰瘍のリスクが低減する．禁煙後10〜15年で，禁煙したその喫煙者の総死亡率は生涯非喫煙者のそれに近づく．心血管疾患のリスク低下は，肺癌のリスク低下や総死亡率の低下よりも速くなる．禁煙1年目で心血管疾患のリスクは半減するが，肺癌のリスクは禁煙10年後でも30〜50％程度高く，15年後でも幾分かは高い．

禁煙による利益は，過去喫煙者の余命が現在喫煙者よりも長くなることで現れる．禁煙によって最も恩恵を受ける喫煙者は，より若く，喫煙本数が少なく，喫煙関連の疾患がない人である．禁煙による健康への利益は，禁煙によって多少体重が増えてしまうリスクよりもはるかに勝る．

喫煙行動

タバコおよびその他のタバコ製品には依存性がある．ニコチンは習慣として用いている人においては，耐性，身体的依存，離脱症状の原因となる．ニコチンの離脱症状には，(1)タバコへの渇望，(2)易刺激性，(3)落ち着きのなさ，(4)怒りや短気，(5)集中困難，(6)不安，(7)抑うつ気分，(8)強い空腹，(9)睡眠障害，が含まれる．これらの症状は，最後の喫煙から数時間以内に現れ，禁煙後の最初の2〜3日に症状が最も強く，その後1か月かそれ以上の期間で徐々に軽減する．タバコへの渇望以外の症状は非特異的であるため，多くの喫煙者はこれらの症状をニコチンの離脱症状としては認識しない．ニコチンの離脱症状の程度はさまざまであり，どの程度ニコチンを摂取していたかによる．1日25本以上吸っていたり，その日の最初のタバコを起床後30分以内に吸っていたり，数時間の禁煙を強いられると不快になったりする喫煙者では，禁煙を試みた場合にニコチン離脱症状を起こす可能性が高い．

ニコチン離脱症状の不快さは，喫煙者が禁煙に失敗する原因の一つである．しかし，喫煙の魅力となっている要因には，ニコチン依存性以上のものがある．喫煙はまた，習慣つまり毎日のルーチンの一部となっている絶対に必要な行動でもある．喫煙者はタバコを，食事を終えた後やコーヒーを一緒に飲むといった楽しみな活動と関連させている．これらの行為は禁煙を試みている喫煙者にとって，タバコへの渇望を引き起こすきっかけとなる．喫煙者はまた，ストレスや，怒り，不安，孤独，欲求不満といったネガティブな感情にうまく対処するためにもタバコを用いている．多くの喫煙者にとって禁煙は，物事を上手く対処するための貴重な道具を失うことを意味する．

禁煙

かつて喫煙していた米国人のおよそ半数はすでに禁煙している．調査によれば，残っている喫煙者の大部分は禁煙したいと思っており，今までに1回は真剣に禁煙を試みたことがある．喫煙者の41％は毎年，禁煙を試すが，そのうち，禁煙に利用でき，かつ有効な治療法を用いている人はほとんどおらず，長期の禁煙に成功する人もほとんどいない．

過去に喫煙していた人の調査から，彼らがどのようになぜ禁煙したのか知ることができる．疾患への恐怖が最もよくあげられる理由である．しかし，健康リスクを意識するだけでは，禁煙の動機としては十分でない．現在喫煙している人の90％以上は，喫煙は自分の健康に有害だと知っているにもかかわらず，喫煙を続けている．多くの喫煙者が，喫煙の健康リスクが自分の病気として現れてくるまでは，自分はリスクに対して免疫があるなどと，もっともらしく考えている．現在の症状（例えば，咳や息切れ，胸痛など）は，たとえそれが喫煙に関連した疾患としての発症ではないもっと小さな病気であったとしても，将来に病気になるという恐怖よりは強力に喫煙行動を変化させうる．家族の病気もまた禁煙の動機となる．その他，しばしばみられる禁煙の理由としては，喫煙が社会的に容認されないことである．

過去に禁煙に成功した人の多くは，最初の禁煙では失敗している．最先端の治療を受けた約30％の喫煙者は1年後も禁煙しているが，多くは3か月以内に喫煙を再開している．一方，何の支援もなく禁煙に挑戦した喫煙者のうちわずか5％が，1年後も禁煙している．行動科学者たちは，禁煙の達成は意思の力によって達成された個別のエピソードというよりも，学習プロセスと関連づけている．喫煙者は，以前禁煙に挑戦したときに犯した過ちを学習しており，それゆえ次の挑戦が成功する可能性は高くなる．心理学者は，喫煙者が禁煙に至るまでに通過する一連の認知ステージを同定している．(1)当初の禁煙についての無関心，(2)健康リスクを考えて禁煙を熟考する，(3)近い将来禁煙しようと準備する，(4)禁煙の行動を起こす，(5)禁煙の維持（第16章参照），である．

禁煙方法

2006年，米国公衆衛生総局（www.surgeongeneral.gov/tobacco）からエビデンスに基づいた禁煙ガイドラインが発表された．ガイドラインでは，心理社会的カウンセリングと薬物療法という有効性のはっきりした2つ

表 18-1　禁煙のための薬物療法[*1]

薬物名	1日の使用量	推奨される使用期間
ニコチン代替薬		
経皮的ニコチンパッチ		
24 時間[注1]	21 mg/24 時間	8 週間
	14 mg/24 時間	
	7 mg/24 時間	
16 時間[注2]	15 mg/16 時間	8 週間
ニコチンガム		
2 mg[注3]	9〜12 個/日[*2]（最大 30）	2〜3 か月（最大 6 か月）
4 mg[注2]	9〜12 個/日[*2]（最大 20）	2〜3 か月（最大 6 か月）
ニコチン経鼻スプレー[注2]	1〜2 回/時（最大 8 回/日）	3 か月
ニコチン吸入器[注2]	6 カートリッジ/日	3〜6 か月
非ニコチン製剤		
bupropion SR[注2]	150〜300 mg/日[*3]	3 か月

[*1] 禁煙補助薬として FDA が認可している製剤．
[*2] 必要に応じて使用するか，起きている間 1〜2 時間ごとに使用．
[*3] 禁煙開始予定日の 1 週間前から開始．3〜5 日間は 150 mg/日使用し，その後 150 mg/2 日とする．
訳注 1：日本では，30 mg/24 時間を 4 週間，20 mg/24 時間を 2 週間，10 mg/24 時間を 2 週間の合計 8 週間使用．
訳注 2：日本では未承認．
訳注 3：日本では禁煙前の喫煙本数に応じて 4〜12 個/日（最大 24 個）にて開始し，徐々に減量しながら 2〜3 か月間使用．

の方法を明らかにしている．これらの治療法は，お互いの効果を強め合う働きがある．催眠療法を有効とするエビデンスはほとんどなく，鍼治療は有効ではない．

心理社会的カウンセリング

認知行動療法は，習慣に根ざす禁煙という障壁に対応しており，禁煙を支援する方法として効果がある．カウンセリングは個人，グループ，または電話で行うことが可能である．典型的なプログラムでは，喫煙者は自分のタバコ摂取をモニターし，喫煙のきっかけを同定し，そのきっかけと喫煙の間のつながりを断ち切るように自分の習慣を変え，きっかけが生じるときにタバコを吸いたくなることを見越して対応することを学習する．カウンセラーはまた，喫煙者が禁煙できるという自信を強めるための社会的支援を提供する．認知行動療法の技術は，家庭で利用できるようにパンフレットにしたり，ビデオに撮ることもできる．

薬物療法

米国食品医薬品局（Food and Drug Administration：FDA）は現在までに，7 種類の製剤を禁煙補助薬として認可している．うち 6 種類が，米国公衆衛生総局の禁煙ガイドラインでは，第一選択薬とされており（**表 18-1**），うち 5 種類がニコチン代替薬である．6 種類目の bupropion は，最初は抗うつ薬として認可された．7 種類目のバレニクリンは 2006 年に使用可能となったが［訳注：日本では 2008 年に認可］，臨床ガイドラインの専門家パネルによる正式な議論はなされていない．そのほか 2 種類の薬物，ノルトリプチリンとクロニジンは臨床試験では効果があると示されているが，FDA では禁煙の適応では認可されておらず，第二選択薬と考えられる．

ニコチン代替療法

ニコチン代替療法の理論的根拠は，ニコチンをタバコ以外の手段で補うことで，ニコチンの離脱症状を抑えることである．ニコチン代替療法により，喫煙者が最初に喫煙習慣を止め，その後徐々にニコチンを減らすことが可能となる．今のところ FDA が認可したニコチン代替療法には 5 種類ある．ニコチンを含有するガム，経皮的パッチ，経口ドロップは処方箋なしで手に入る．ニコチン経鼻スプレー，経口吸入薬は処方箋が必要である．これらの製剤のなかでニコチンパッチは最も安定した血中ニコチン濃度を維持できるが，実際に喫煙でもたらされる，変動するパターンのニコチン濃度とはかなり異なる．ガムやドロップ，吸入薬，経

鼻スプレーでは，パッチと比較するとニコチン濃度はより変動するが，喫煙ほどではない．これらは，ニコチン濃度をよりコントロールすることが可能である．ガム，パッチ，経鼻スプレーによるニコチン投与は離脱症状を減らすには十分だが，ニコチン依存を起こさせるほどの急激な血中ニコチン濃度の上昇は起こさない．

無作為化比較試験によりニコチンガム，パッチ，ドロップ，吸入薬，経鼻スプレーのいずれも，プラセボと比較して禁煙によるニコチン離脱症状をおよそ2倍減らすことが示されている．多くの研究で，パッチとほかのニコチン代替療法の併用は，安全でかつ単剤よりも禁煙成功率が高いことを示している．すべての製剤の効果の大きさは，同時に行われる指導とカウンセリングに左右される．特にガム，経鼻スプレー，吸入薬については，適切に使用するためには注意深い指導が必要である．ニコチンパッチではコンプライアンスはあまり問題にならない．しかし，どの製剤であっても効果が出るように用いるには，医師が喫煙者に喫煙習慣の断ち切り方について行動科学的カウンセリングを同時に行うことが必要である．

ニコチン代替療法は安定した冠動脈疾患をもつ喫煙者でも安全に使用できる．不安定な心血管疾患（2週間以内の心筋梗塞，不安定狭心症，致死的な心室性不整脈）における安全性に関するデータはないが，喫煙を続けるよりは安全であるのは明らかである．タバコの煙は一酸化炭素（CO）やその他のオキシダントを含んでおり，冠動脈心疾患患者に対して明らかに有害である．

経皮的ニコチンパッチ

ニコチンパッチには決まった量のニコチンを放出するリザーバーが含まれており，ニコチンを経皮的に吸収する．最もよくみられる副作用は局所の痒みであるが，局所のステロイドで対応できるので，このために使用を続けられなくなることはほとんどない．生々しい夢，不眠，被刺激性などの副作用も報告されているが，これらは就寝前にパッチをはがすか，より低用量のパッチを使用することで対応できる．

喫煙者は禁煙を始める日の朝に新しいパッチを貼り，その後は毎朝パッチを貼る部位を順次変えていく．研究によると，2か月間パッチを使用すべきであるとされている．体重が約45.4kg（100ポンド）以下，あるいは1日10本未満の喫煙者には低用量のパッチから始めることが勧められている．ニコチンパッチへの長期依存はまれである．

ニコチンガム

ニコチンガムは処方箋が不要で，2mgと4mgの製剤[訳注：日本では2mgのみ]がある．副作用を避けるため，このガムは普通のガムと同じように噛んではならない．ニコチンを飲み込まないように口腔粘膜から吸収されるように，噛み方について注意深く指導することが不可欠である．最初は，ニコチンが放出されるようにピリッとした味になるまで十分噛むだけにし，その後はニコチンが口腔粘膜から吸収されるように歯と頬粘膜の間にガムを置く．味がなくなったら再度味がするまで噛んで，またしばらく"休めて"おく．30分経ったら捨てるようにする．ガムが口の中にある間は水分を摂取してはいけない．ガムを噛む1～2時間前は，酸性の飲み物（例えば，コーヒーなど）は避ける．副作用の頻度は高いが，その程度は軽い．副作用はニコチンに関連したもの（悪心，消化不良，しゃっくり，浮動性めまい）と，噛むこと（あごの痛み，口腔潰瘍）に関するものである．ガムはタバコが吸いたくなったときに必要に応じて使用する使い方が承認されているが，効果の発現には喫煙よりも時間がかかる．多くの患者は推奨される9～12個/日よりも少ない個数を使用している．その結果，専門家は，離脱症状を回避できるだけの十分な血中濃度を維持するために，固定した量を用いたスケジュール（例えば，毎時間最初の30分はガムを噛むなど）を用いている．

ニコチンガムへの長期依存はまれである．

ニコチンドロップ

ニコチンガムと同様，ニコチンドロップ（日本では未承認）も処方箋が不要で，2mgと4mgがある．無作為化比較試験において，プラセボドロップに比べ禁煙率が2倍であった．ニコチンガムと同様に口の中に入れる．ドロップ中のニコチンは30～40分かけて徐々に口腔粘膜から吸収される．錠剤が口の中にある間は，飲んだり食べたりはできない．ニコチンドロップは噛む必要がなく適切に使用しやすいという点でニコチンガムと異なる．ドロップはガムが噛めないような義歯使用者や歯が少ない人でも使うことができる．製造者は，喫煙への渇望をコントロールするために必要に応じて1日7～9個使用し，3か月間は使用することを勧めている．

ニコチン吸入薬

ニコチン吸入薬（日本では未承認）は処方箋が必要であり，手で持てる大きさでプラグの中にニコチンが含まれており，喫煙者が息を吸うとニコチンが気化されるようになっている．ニコチンは肺というよりは口腔粘膜から吸収される．そのため，この吸入薬の生物学的活性はニコチンガムに似ており，使用開始から20分でニコチン濃度はピークに達する．ニコチン吸入薬は，喫煙時に手にタバコを持って口に持っていくという動作に似ており，この特徴に魅力を感じる喫煙者も

いる．無作為化比較試験では，プラセボと比較した場合のニコチン吸入薬の禁煙率は2倍であった．副作用は限定的でよくみられるのは喉の刺激や咳である．

ニコチン経鼻スプレー

ニコチン経鼻スプレー（日本では未承認）を購入するには処方箋が必要である．ニコチンは口腔粘膜よりも鼻粘膜から速く吸収されるが，喫煙時の肺からの吸収よりはゆっくりである．無作為化比較試験では，プラセボスプレーと比較すると，ニコチン経鼻スプレーの禁煙率は2倍であったが，副作用（鼻および喉の違和感，涙目，くしゃみ，咳）の発現も多かった．適切に使用するには注意深い指導が必要である．両方の鼻孔に1スプレーずつが必要で，ニコチン1 mgの投与量になる．

▶ bupropion

bupropionは，ドパミンおよびノルアドレナリン活性をもつ抗うつ薬である．プラセボと比較すると，bupropionの徐放剤（Zyban®，Wellbutrin SR®）では禁煙率が2倍であったため，FDAは禁煙としての適応を承認した．最も重篤な副作用は痙攣の閾値を下げることである．痙攣のリスクは1,000人に1人かそれ以下であるが，痙攣疾患があるかその素因のある患者には禁忌である．頻度の多い副作用は不眠，興奮状態，頭痛および口渇である．禁煙には150〜300 mg/日を7〜12週間用いるのが有効である．禁煙を開始する前に血中濃度が安定するように，禁煙を始める日の1週間前から服用を開始する．

▶ バレニクリン

バレニクリンは，脳内のニコチン受容体のサブタイプで，ニコチン依存に関連していると考えられている$\alpha_4\beta_2$ニコチン受容体の選択的な部分アゴニスト（作動薬）である．二重の作用機序があると考えられている．部分アゴニストとして，バレニクリンはニコチン離脱症状を緩和する．一方で，バレニクリンを使用している喫煙者が喫煙しても，タバコ中ニコチンのニコチン受容体への結合を妨げるため，通常の喫煙時に得られる満足感が得られない．プラセボおよびbupropionと比較した2つの無作為化比較試験から，バレニクリンはそのいずれよりも長期の高い禁煙率を示した．プラセボと比べると禁煙率はおよそ3倍であった．悪心は最も頻度の多い副作用であり，臨床試験では約30％に認めた．バレニクリンは医師の処方

が必要な薬物として2006年にFDAに承認された．使用法は，12週間にわたり1 mgを1日2回用いる［訳注：日本では，第1〜3日目は0.5 mgを1日1回食後に，第4〜7日目は0.5 mgを1日2回朝夕食後に，第8日目以降12週までは1 mgを1日2回朝夕に経口投与する］．最初の週の投与量は悪心がみられない程度にし，徐々に増量する．禁煙を開始する前に血中濃度が安定するように，禁煙を始める日の1週間前から服用を開始する．

▶ クロニジンとノルトリプチリン

クロニジンは中枢性のαアドレナリン作動薬で，ニコチンよりも向精神薬に対する渇望を治療するために使われてきた．プラセボを用いた無作為化比較試験では，経口もしくは経皮クロニジン投与はニコチン離脱症状を軽減し，禁煙率を上昇させた．クロニジンは禁煙薬としてはFDAに承認されておらず，副作用（鎮静，浮動性めまい，口渇）のため一般的に使用は制限されている．

三環系抗うつ薬のノルトリプチリンは2つの無作為化比較試験で禁煙に対する有効性が示されている．これも禁煙に対してはFDAの承認を得ていない．副作用としては低血圧，口渇が最もよくみられる．

その他の抗うつ薬や抗不安薬が，禁煙に対して有効であるとするエビデンスはない．

禁煙への障壁

▶ 体重と禁煙

喫煙者は年齢と身長が同程度の非喫煙者に比べ，約2.3〜4.6 kg（5〜10ポンド）体重が少ない．禁煙すると80％の患者で体重が増える．平均的な体重増加は約4.6〜6.8 kg（10〜15ポンド）で，禁煙による健康利益に比べると体重増加による健康リスクはごくわずかである．女性やヘビースモーカー（25本/日以上）は，男性や喫煙本数が少ない喫煙者よりも体重が増える．このメカニズムは完全にはわかっていないが，ニコチンによって低下していた代謝と食物摂取量の増加が大きな原因と考えられている．体重増加が喫煙再開のきっかけの一つになると考えられており，禁煙に成功した人は再喫煙者よりも体重増加が多いという研究がある．この問題に対する最良のアプローチは，喫煙者が多少の体重増加を受け入れやすくし，予想される体重の増加量は彼らが恐れているよりも少ないことを

説明し，安心させることである．積極的な運動は，禁煙後の体重増加を抑制し，禁煙をさらに増進させる効果がある．ニコチンガムや bupropion を使用した喫煙者は，プラセボ使用者よりも体重増加が少なかったが，薬物使用中止後に体重が増えた．しかし，これらは体重を気にする喫煙者が禁煙するための手助けとなるかもしれない．

▶ 社会的支援

非喫煙者の配偶者をもつ喫煙者は，喫煙する配偶者をもつ喫煙者よりも禁煙しやすい．パートナーや家族，友人が喫煙者の禁煙の努力を支援する場合，支援のない場合と比較して禁煙に成功しやすい．喫煙者と暮らしている人は，家の中のタバコの煙をなくすためには家の外で喫煙するように頼むこともできる．正式な禁煙プログラムでは，さらに社会的支援が提供される．

▶ 抑うつ

喫煙を止めることは多くの喫煙者にとって喪失を意味する．タバコは必須のツールであり，信頼できる"友人"である．禁煙でしばしば一時的に悲しい感情を抱くが，特に治療は必要なく，これは正常で対処可能なことだと認めてあげることが必要である．しかし，喫煙と感情障害の間には強い関連がある．喫煙者は非喫煙者に比べ，抑うつ症状を認めることが多く，大うつ病の既往がある可能性が高い．抑うつ的な喫煙者は抑うつ的でない喫煙者に比べ，タバコを止めにくい．医師は，喫煙者がうつ病を抱えている可能性に注意を払う必要がある．もしうつ病があれば，禁煙を試みる前にうつ病を治療すべきである．うつ病の既往のある喫煙者では，禁煙時に症状の再燃がないか注意深く経過をみるべきである．

▶ 物質（薬物）の使用

アルコール，コカインあるいはヘロインの使用者の間では喫煙率が高い．抑うつと同様に物質乱用は，繰り返し禁煙を試みて失敗している喫煙者における併存症と考えるべきである．アルコールを乱用しない喫煙者においてさえ，しばしば飲酒は喫煙を再開する際の要因となっている．禁煙を試みている人には，一般的に禁煙開始後の飲酒を一時的に止めるように助言する．

医師の役割

喫煙は人生の早い時期に始まるため，小児や青少年期の人をケアする医師は，若年者が喫煙を始めるのを防ぐことに取り組むべきである．成人をケアする医師にとって取り組むべきことは禁煙である．医師は毎年，米国の喫煙者の 70％を診察しているので，医師には喫煙者に介入する機会がある．医師はまた，喫煙による症状のために喫煙者が自分の健康を心配し，そのために喫煙習慣を積極的に変えることを考慮している時期の喫煙者を診ることがある．例えば，喫煙者の 1/3 は心筋梗塞後に禁煙するが，医師あるいは看護師による短時間のカウンセリングでこの割合を増やすことができる．女性の場合，妊娠により禁煙が促される．およそ 25％の女性喫煙者では妊娠中は禁煙しているが，多くは出産後に喫煙を再開してしまう．その他の喫煙に関連する症状がみられるときは，喫煙者は通常よりも禁煙についてのアドバイスを受け入れやすくなっている"教え時"である．

診察するすべての患者に短時間でも禁煙アドバイスをすれば，禁煙率をあげることができる．アドバイスだけでも効果があるが，一般内科と家庭医療の場面で行われた無作為化比較試験では，短時間のカウンセリングを併用したほうがより効果的である．外来での禁煙カウンセリングは，ほかに受け入れられている医療行為と比較しても，同程度かそれ以上に費用効果が高い．

外来における禁煙カウンセリング戦略

プライマリ・ケア医によるエビデンスに基づく禁煙ガイドラインでは，成人のプライマリ・ケアにおいてはすべての患者の喫煙状態の評価をルーチンで行い，喫煙者に対しては禁煙を強くアドバイスすること，喫煙者の禁煙への準備状況を評価・支援し，すべての喫煙者のフォローアップをすることを推奨している．ガイドラインは，外来用に 5 段階のプロトコルを作成している（表 18-2）．

1. **質問**．医師はルーチンですべての患者に対して，受診のたびに喫煙しているかどうかを質問すべきである．
2. **アドバイス（助言）**．喫煙者の禁煙への興味の程度にかかわらず，すべての喫煙者に禁煙の重要性についてわかりやすくアドバイスすることは医師の責務である．力強く明確なメッセージを伝えるべきである．例えば，「私があなたにできる最も重要なアドバイスは，直ちに禁煙することです」などである．もし適切であれば，アドバイスは現在の

表18-2 医師のための禁煙プロトコル

1. **質問する**—診察のたびに「タバコを吸いますか？」と尋ねる．
2. **アドバイス**—すべての喫煙者に禁煙するようアドバイスする．
   a. アドバイスは明確に行う．「健康でいるためにあなたができる最も重要なことは，今すぐ禁煙することです」
   b. 患者の臨床状況に合わせて，アドバイスを個別化する（症状や家族歴）．
3. **評価**—禁煙に対する準備状況．「禁煙に興味がありますか？」
4. **支援**—喫煙者が禁煙するように支援する．
   a. 禁煙準備のできている喫煙者
      (1) "禁煙開始日"を決める．
      (2) 自分でできる対処法についての教材を渡す．
      (3) 薬物療法を提供する．
      (4) その他の物質乱用やうつ病のある喫煙者，社会的支援が十分ではなく，禁煙する自信が低い喫煙者については，正式な禁煙プログラムへの紹介を行う，もしくは考慮する．
   b. 禁煙の準備ができていない喫煙者
      (1) 喫煙者の視点で，禁煙による利益や障壁について話し合う．
      (2) 禁煙動機づけのための教材を渡す．
      (3) 家族を受動喫煙に曝さないようにアドバイスする．
      (4) 準備ができた場合には，前向きに支援することを伝える．
      (5) 次回の診察時にも，喫煙について質問する．
5. **計画**—フォローアップのための受診
   a. 禁煙開始日から1週間後に予約を入れる．
   b. 診察時には，喫煙状況について尋ねる．
   c. 禁煙している患者には，
      (1) 「おめでとう！」と言う．
      (2) 今後，喫煙を再開するリスクの高い状況について質問する．
      (3) その場合の対処方法について繰り返し復習する．
   d. 禁煙できなかった患者には，
      (1) 「最初のタバコを吸ったときには，何をしていましたか？」と質問する．
      (2) 「この経験から何を学びましたか？」と質問する．
      (3) 新たに"禁煙開始日"を設定するよう質問する．

The U. S. Public Health Service Guideline Treating Tobacco Use and Dependence（www.surgeongeneral.gov/tobacco）から許可を得て引用．

症状や家族歴といった状況に合わせて変更しても構わない．例えば，禁煙すれば風邪をひく頻度も喘息の程度も改善すると助言してもよい．アドバイスは，喫煙を続けることによる不利益を強調するより，禁煙によって得られることを強調したポジティブな表現のほうが効果的である．

3. **評価**．禁煙に対する興味を評価する．喫煙者をこれに沿って分類することで，医師はカウンセリング戦略が適切かどうかを判断し，達成可能な目標を設定しやすくなるため，分類することは臨床的に有用なアプローチである．医師の最終的な目標は喫煙者が永続的に禁煙することを支援することであるが，受診1回あたりの現実的な目標は，喫煙者が禁煙の次の準備段階に移ることである．

4. **支援**：喫煙者が禁煙するのを手助けする．医師は個々の喫煙者の準備段階に基づいてアプローチを変えるべきである．

- **喫煙者が禁煙に興味がある場合**，医師は喫煙者に，今から4週間以内に喫煙を止める日である"禁煙開始日"を設定する準備ができているかを尋ねる．もし準備ができているなら，診療録にその日付と，患者に渡した教材について記録すべきである．その患者のニコチン依存度と過去の禁煙の試みを考慮したうえで，最も成功する可能性の高いのはどのようなアプローチであるか，医師は患者と話し合うべきである．患者には，行動療法と薬物療法の両方を提供すべきである．禁煙に対する標準的な行動療法を記載したパンフレットを渡して家に持ち帰ってもらうか，禁煙者のための集団もしくは個人単位，あるいは電話でのカウンセリングへ紹介することにより，行動療法を行うことが可能である．喫煙者は全国展開している無料電話での禁煙カウンセリングに，次の番号からアクセスできる（800-QUIT-NOW）．医師は，患者に質問された際に話し合うことができるように，禁煙への障壁にどのように対処するか準備をしておくべきである．過去の禁煙の試みが不成功に終わった患者では，より集中的な治療が必要である．選択肢としては，正式な禁煙プログラムへの紹介や薬物療法がある．禁煙プログラムでは，行動科学的な禁煙スキルの集中的なトレーニングを受けると同時に，カウンセラーやほかのグループメンバーからの社会的支援を得ることができる．薬物療法と行動に関するカウンセリングは，組み合わせた場合にはどちらか一方だけの場合と比較してより効果的である．

- **禁煙に興味のない患者，または禁煙開始日の設定する準備のできていない患者の場合**，医師は患者が自分の喫煙について感じている利益と害について聞き出すべきである．この観点から，医師は健康リスクについて患者に欠けている情報を提供したり，禁煙プロセスについての勘違いを修正したりできる．患者と話し合う際には，医師は長期のリスクよりも短期の利益にフォーカスを絞り，頻度の高い禁煙の障壁に関して話

し合う準備をしておくべきである．医師は，喫煙者に家族を受動喫煙に曝さないようにアドバイスし，禁煙する準備ができたならば，手助けできることを伝えておくべきである．

5. **計画**．無作為化比較試験の結果によると，喫煙について話し合うためにフォローアップ受診を予約することで，医師のカウンセリングが成功しやすくなることが示されている．喫煙者には経過観察のため，禁煙開始後すぐに再受診するように促すべきである．このことは，副作用やニコチン離脱症状のモニターを行うために必要であり，特に薬物療法を行っている患者では重要である．

- **再診時まで禁煙している場合**，お祝いの言葉を述べると同時に，禁煙を維持するために用心すべきことがあることを注意する．ニコチン離脱症状の程度を評価し，必要であれば薬物療法を開始したり，あるいは薬物を増量したりすべきである．喫煙の再燃を防ぐため，今後禁煙を継続するのをむずかしくする可能性のある状況を特定するように患者に求める．医師は，このような状況における対処戦略について患者が計画を立て，そのことを何度も復習する手助けをすることができる．今後の再診あるいは電話再診についても提案すべきである．

- **患者が禁煙を維持できなかった場合**，医師の役割は，その失敗を部分的な成功であった，と再定義することである．禁煙がたった1日でもそれは最初の一歩であり，喫煙習慣を身につけるのに時間がかかったのと同様に，禁煙を学習するには時間がかかると患者に念を押すこともできる．この経験を患者が学習できるように医師は，禁煙開始日以降に最初にタバコを吸った状況，この経験から次回禁煙を試みる際に活かせることは何か，新しい禁煙開始日を設定するかどうかについて質問すべきである．

▶ ヘルスケア組織

禁煙カウンセリングは，医師のみが行うべきではない．少なくとも体系的なアプローチは有効であり，医師個人の負担を減らすことができる．医師の診察前に，患者の喫煙状況を診療所や病院のほかの職員が評価し，診療録に記録することにより，医師が喫煙について話し合うのを忘れないようにすることが可能である．医師の最も重要な役割は，アドバイスを与え，禁煙に対する準備状況を評価し，喫煙者を有用なリソースに導き，薬物療法の提案をし，電話での禁煙支援や正式な禁煙プログラムなど地域のリソースを紹介することである．その他の職員は医師を支援し，カウンセリングや服薬指導を提供することができる．

(訳：小﨑真規子)

▶ 推薦図書

Cigarette smoking among adults—United States, 2004. *MMWR Morb Mortal Wkly Rep* 2005;54:1121–1124.

Critchley JA, Capewell S. Mortality risk reduction associated with smoking cessation in patients with coronary heart disease: a systematic review. *JAMA* 2003;290:86–97.

Curry SJ, Grothaus LC, McAfee T, et al. Use and cost-effectiveness of smoking cessation services under four insurance plans in a health maintenance organization. *N Engl J Med* 1998;339: 673–679.

Gonzales D, Rennard SI, Nides M, et al. Varenicline, an α4β2 nicotinic acetylcholine receptor partial agonist, vs sustained-release bupropion and placebo for smoking cessation: a randomized controlled trial. *JAMA* 2006;296;47–55.

Hajek P, West R, Foulds J, et al. Randomized comparative trial of nicotine polacrilex, a transdermal patch, nasal spray, and an inhaler. *Arch Intern Med* 1999;159:2033–2038.

Jarvis M. Why people smoke. *Brit Med J* 2004;328:277–279.

Jorenby DE, Hays JT, Rigotti NA, et al. Efficacy of varenicline, an α4β2 nicotininc acetylcholine receptor partial agonist, vs placebo or sustained-release bupropion for smoking cessation: a randomized controlled trial. *JAMA* 2006;296;56–63.

Jorenby DE, Leischow SJ, Nides MA, et al. A controlled trial of sustained-release bupropion, a nicotine patch, or both for smoking cessation. *N Engl J Med* 1999;340:685–691.

Rigotti NA. Clinical practice: treatment of tobacco use and dependence. *N Engl J Med* 2002;346:506–512.

Schroeder SA. What do to with a patient who smokes. *JAMA* 2005; 294:482–487.

Tobacco Use and Dependence Clinical Practice Guideline Panel: A clinical practice guideline for treating tobacco use and dependence. *JAMA* 2000;283:3244–3254. (Full text of guidelines available at www.surgeongeneral.gov/tobacco.)

Tonstad S, Tonnesen P, Hajek P, et al. Effect of maintenance therapy with varenicline on smoking cessation: a randomized controlled trial. *JAMA* 2006;296:64–71.

Zhu A, Anderson CM, Tedescko GJ, et al. Evidence of real-world effectiveness of a telephone quitline for smokers. *N Engl J Med* 2002;347:1087–1093.

▶ ウエブサイト

Centers for Disease Control Web site. http://www.cdc.gov/tobacco (comprehensive web site of information about tobacco use, prevention, and cessation). Accessed September, 2007.

Society for Research in Nicotine and Tobacco Web site. http://www.treattobacco.net/home/home.efm (evidence based information on treatment). Accessed September, 2007.

U.S. National Cancer Institute Web site. http://www.smokefree.gov (tips for preparation, quitting and staying quit). Accessed September, 2007.

U.S. Public Health Service Tobacco Cessation Guideline Web site. http://www.surgeongeneral.gov/tobacco/ (U.S. clinical guidelines). Accessed September, 2007.

第19章

肥 満

Robert B. Baron, MD, MS

はじめに

肥満は臨床現場で最も頻繁に遭遇する問題の一つである．肥満指数(body mass index：BMI)30 kg/m² 以上を肥満と定義すると，米国人の 30％以上は肥満であり，35％は BMI が 25～30 kg/m² の過体重である．肥満は数百万人の米国人にとっての慢性疾患や心理社会的障害の中心的なリスクであるため，その予防と治療によって，かけがえのないケアと公衆衛生学的な機会を患者へ提供することができる．仮にすべての米国人が正常な体重を達成できたとすれば，糖尿病の有病率は 57％，高血圧は 17％，冠動脈疾患は 17％，各種の癌は 11％減少すると予測されている．

プライマリ・ケアにおいて肥満は，医師と患者の双方にとって最も困難でフラストレーションを感じることの多い問題の一つである．医療提供者および患者の双方がかなりの労力を費やしても得られることはほとんどない．例えば，最も優れた治療センターであっても，減量のための食事療法では平均すると 8％しか減量できない．このような臨床的に不十分な結果のために，新しい減量法へのニーズが絶え間なく生まれる．およそ女性の 45％，男性の 25％が少なくとも一度は"ダイエット"に励み，ダイエット本やダイエット食，減量教室，やせ薬，運動プログラム，"減量道場"，およびその他のダイエットのための補助的な方法に毎年莫大なお金を費やしている．医療提供者が取り組むべきことは，肥満者の中で治療によって医学的なメリットを得る可能性が高い患者や，減量を維持できる可能性が高い患者を特定し，しっかりしたアドバイス，長期にわたる生活習慣改善のためのスキルと支援を提供しなければならない．減量プログラムへの動機づけがなされていない患者に対して，医療提供者は引き続きその患者を尊重し，共感を示しつつ，その他の健康上の懸念についてフォーカスをあてなければならない．可能な場合にはいつでも，肥満や将来の体重増加の予防，身体のサイズにかかわらず身体的活動を行うことの重要性を強調すべきである．

定 義

肥満は体脂肪の過剰な状態と定義される．体内総水分量，総カリウム量，生体電気インピーダンス法，二重エネルギーX線吸収測定法などいくつかの方法によって体脂肪を測定することができる．一方で，臨床的には肥満は kg/m²〔BMI＝体重(kg)÷身長(m)²〕によって定義される．BMI は体脂肪および肥満関連疾患と密接に相関している．米国国立衛生研究所(National Institutes of Health：NIH)によると，BMI が 18.5 kg/m² 未満は低体重，18.5～24.9 kg/m² が正常，25.0～29.9 kg/m² は過体重，30 kg/m² 以上が肥満と分類される．肥満はさらにクラスⅠ(BMI が 30～34.9 kg/m²)とクラスⅡ(BMI が 35.0～39.9 kg/m²)，クラスⅢ(BMI が 40 kg/m² 以上)に分類できる[訳注：日本肥満学会の定義では，18.5 kg/m² 未満が低体重，18.5～24.9 kg/m² が正常，25.0～29.9 kg/m² は肥満1度，30～34.9 kg/m² が肥満2度，35～39.9 kg/m² が肥満3度，40 kg/m² 以上が肥満4度]．肥満に関連した疾患はどのレベルの肥満でも起こりうるため，クラスⅢの肥満者を"病的肥満(morbid obesity)"と呼ぶのは避けるべきである．

肥満による健康への影響

肥満と死亡率の関連はその他の心血管危険因子と同様に曲線的である．多くの研究によると，この関連はJ字曲線で示され，最もやせ型の人もまた死亡率が高いことが明らかになっている．このことは主に，喫煙とは関係なく低栄養と低体重が死亡率増加の予測因子である高齢者を除いて，やせ型のグループでは喫煙率が高いことによる．最近の米国国民健康栄養調査(National Health and Nutrition Examination Survey：NHANES)では，過体重者の死亡率は今まで考えられていたよりも低く，全死亡率に対する肥満の影響は時間が経つに伴い減少していることが示唆された．人種

や民族もまた，肥満と死亡との関連に影響を与える可能性がある．アフリカ系米国人で最も死亡率が低い体重は白人のそれより重く，逆にアジア系米国人でのそれは白人よりも軽い．

肥満に関連した死亡率の上昇は，主に冠動脈性心疾患によるものである．肥満が冠動脈性心疾患に関する"独立した"危険因子であるかどうかは十分には確立されていないが，肥満は明らかにその他の冠動脈性心疾患の危険因子の発現に対する危険因子として重要である．例えば，20～44歳の肥満者は，2型糖尿病のリスクが3～4倍高く，高血圧のリスクが5～6倍高い．そして高コレステロール血症のリスクは2倍となる．肥満はまた，特定の癌（大腸癌，卵巣癌，乳癌）のリスクを増加させる．

このような肥満に関連した疾患のために，クラスⅠ肥満（BMIが30.0～34.9 kg/m^2）の全死亡率は，正常体重の場合と比較すると20％高い．クラスⅡ肥満（BMIが35.0～39.9 kg/m^2）では全死亡のリスクが80％増加する．著しい肥満による死亡率については，それほど研究が行われていないが，少なくとも正常体重者の倍以上であると推定されている．

肥満は，荷重関節の変形性関節症，消化器疾患（胆嚢疾患や胃食道逆流疾患），血栓塞栓症，脳血管疾患，心不全（収縮不全，拡張不全の両方），睡眠時無呼吸などの呼吸器疾患および皮膚疾患など，ほかにもさまざまな医学的問題とも関連している．肥満者はまた，外科的，産科的合併症の発生頻度が高く，事故にも遭遇しやすく，社会的に差別されるリスクが高い．いくつかの研究では，肥満者は正常体重者よりもうつ病の頻度が高く，むちゃ食いの頻度が（約30％）高いことが示されている．

過剰な体脂肪の総量に加えて，体脂肪の過剰部位（部分的な脂肪の分布）は肥満による死亡率と罹患率を規定する主な要因である．上半身（腹部，側腹部）の脂肪の増加は，心血管関連死および全死亡の増加と独立して関連している．体脂肪の分布はいくつかの方法で評価することができる．皮膚のひだの数は（肩甲骨下または上腕三頭筋）は，皮下脂肪を反映している．（ウエストや殿部）周囲径は，腹部と内臓の脂肪を反映している．コンピュータ断層撮影（computed tomography：CT）や磁気共鳴画像法（magnetic resonance imaging：MRI）検査では，皮下脂肪と内臓脂肪の評価ができる．臨床的には，BMIが25～35 kg/m^{2}の場合には特に，ウエストあるいは殿部周囲径の計測が最も役に立つ．男性で腹囲が約102 cm（40インチ）以上，女性で約88 cm（35インチ）以上の基準を用いると［訳注：日本では男性が85 cm以上，女性が90 cm以上］，肥満に関連した健康問題を合併するリスクが高い人を同定できる．

肥満の病因

養子と双生児に関する疫学的研究から動物実験までを含む多くの研究に基づくエビデンスでは，肥満には遺伝的影響が関与することが明らかになっている．例えば，養子800人を対象としたデンマークの研究では，対象者とその養父母の体重の間には関連がなかったが，生物学的な両親の体重との間には強い関連があった．約4,000人の双子を対象とした別の研究では，両者の体重の関連は二卵性双生児よりも一卵性双生児で強かった．この研究では，体重の多様性のおよそ2/3が遺伝的要因により説明可能であった．別々に育てられた双生児や，過食に対する双生児の反応についての研究でも，同様の結果が示されている．双生児において体脂肪の分布をみた研究でも，遺伝的要因の有意な（しかし完全ではない）影響が明らかになっている．

動物とヒトの両方において，遺伝子研究によって遺伝と肥満の関連性が確認されている．ヒトでは，Prader-Willi症候群のような少なくとも24の遺伝子疾患が肥満と関連している．研究では，遺伝子のエネルギー摂取（食欲と摂食行動のコントロール）とエネルギー消費の両方に影響を及ぼしていることが示唆されている．

例えば，安静時エネルギー代謝消費量（resting metabolic expenditure：RME）は総エネルギー消費量の60～75％を占めることから，RMEの違いにより体重にかなりの差が生じることは容易に考えられる．RMEは同じ性別，年齢，体格であっても20％も差がつくことがあり，これは1日あたり約400 kcalのエネルギー消費量の差に相当する．最近のエビデンスでは，同じ家族のメンバーの代謝率は類似しており，予想どおり代謝率の低い人は体重が増えやすいことが明らかになっている．食事による産熱効果（thermic effect of food）の差異，つまり食後のエネルギー消費量も肥満と関連がある可能性がある．一部の研究者は，肥満者で食事による産熱が低いことを明らかにしているが，そうではないことを主張する研究者もいる．

肥満の発現において，環境要因は明らかに重要である．低い身体活動レベルやエネルギー摂取が増えるような食品を選ぶことは，明らかに肥満の発現に寄与している．医学的な疾患も肥満の原因になることもあるが，そのようなケースは1％未満である．甲状腺機能低下症やCushing症候群は最も頻度が高い．視床下部疾患も肥満を起こすが，まれである．大うつ病は典型的には体重減少の原因となるが，体重増加をきたすこともある．最近生じた説明できない体重増加を評価する際には，大うつ病にかかわる原因を考慮することは特に重要である．クロザピン，オランザピン，リス

ペリドンなどの抗精神病薬，アミトリプチリン，シプロヘプタジンなどの抗うつ薬，バルプロ酸，カルバマゼピン，ガバペンチンなどの抗てんかん薬，インスリンやチアゾリジンジオン系薬物などの糖尿病治療薬など非常に多くの薬物が肥満の原因となる可能性がある．個々の薬物の分類の中でも，肥満を生じない薬物があることに注意すべきである．体重増加はまた，禁煙後にもしばしば生じることがある．禁煙後6か月の間に，平均すると4～5 kg体重が増加するが，一部の患者はそれ以上に体重が増加する．

減量すべき患者の選別

肥満（BMIが30 kg/m^{2}以上）の全患者について，特に高血圧，2型糖尿病および脂質異常症など肥満に関連する疾患を管理する際には減量を支援することが必要である．BMIが25～30 kg/m^{2}で，上記疾患（特に高血圧，糖尿病，脂質異常症，著しい心理社会的障害）に罹患している多くの患者についても，減量によって劇的な効果を望むことができる．

　肥満による医学的，代謝的，行動的な問題のない患者について，肥満による合併症を予防するために減量が必要か否かについては，議論の余地がさらにある．若年～中年者では，特に肥満関連疾患の家族歴がある場合，肥満の程度と体脂肪の分布を元に治療を行うべきである．上半身の肥満（ウエスト周囲径の増大）のある者には治療を考慮すべきであるが，下半身の肥満で肥満による合併症のない者については，経過観察も可能である．しかしこのような患者の多くは心理的，社会的，美容的な理由のために，減量を望んでいる．このような場合には，減量によるリスクと利益について注意深く話し合うことにより，患者がさまざまな減量法について説明を聞いて選択する際に支援することができる．

　治療を開始するためには，減量の医学的あるいは心理社会的な適応が必要になるが，それだけでは不十分である．治療は患者の減量に対する準備状況に応じて計画すべきである．一般的には変化ステージモデルとしても知られている，行動変容の多理論統合モデル（汎理論的モデル，transtheoretical model）は，患者の行動変容を支援するための枠組みとして有用である．もともとは禁煙のために開発され使用されてきたモデルではあるが，摂食行動や運動行動を変容させるためにも用いられる．このモデルでは，行動変容を前熟考期，熟考期，準備期/決断期，行動期，維持期，再発期という特定可能なステージのプロセスとして定義している．患者の変化に対する準備状況を理解することにより，臨床家は患者が次のステージに進めるように個別の働きかけを行うことができる（患者の行動変容の準備段階の評価に関する詳細な議論は第16章参照）．

　臨床的評価では，減量の量やスピードについて患者が抱いている目標についての現実的な評価，減量の試みを阻害するかもしれない外部のストレッサー，気分障害あるいは物質（薬物）乱用，他の人から得ることができる支援の程度などについて，現在の試みが過去の試みとどのように対照されるのかにも注目すべきである．患者の準備状況について詳細に評価を行うには，治療開始前に特定の課題を実行してもらうよう求めることもある．例えば，患者に3日分の食事記録をつけてもらい，自分が始めようと計画している有酸素運動の種類と，どのように日々のスケジュールに組み入れていくかを含めた運動計画を提出させる．肥満が，うつ病やむちゃ食い障害，薬物乱用などの他の精神疾患を合併する場合には，併存疾患の治療を優先して行うべきである．

食事療法

減量のための食事療法の目標は，日々のエネルギー摂取がエネルギー消費量を下回るようにすることである．1日あたりのエネルギー消費量は，年齢，性別，活動レベルから推定することができる．2,000 kcal/日が参考基準としてしばしば用いられているが，その必要量は人によって数百kcal/日の単位で異なっている．減量のための食事療法の目標は多くの場合，エネルギーの不足量を500 kcal/日程度に維持することである．約453 g（1ポンド）の脂肪は3,500 kcalに相当するため，1週間で約453 gの減量になる．

　減量のための食事療法についての無作為化比較試験のメタアナリシスによると，3か月から1年フォローされた患者では，平均して開始時から8%の減量が得られたことが示されている．約5年間の追跡調査では，平均して当初の体重から2～4%の長期的な減量効果が認められた．これについて注意すべきことは，研究によりその結果にかなりのばらつきを認めたことである．約20%の患者は，より長い期間にわたってこれよりかなり多い減量を維持することができた．商業的な減量プログラムに関する研究によると，軽度の減量効果が認められたが，プログラムによりかなりばらつきが存在した．例えば，Weight Watchers®は2年間で3.2%の減量が可能であると報告している．

　多くの研究や，いうまでもないが，数千の評判のよい減量に関する書籍が，減量のための食事療法の理想的な内容を主題として扱ってきた．多くの臨床家や，食事指針（Dietary Guideline）のような米国の栄養ガイドラインでは，低脂肪で食物繊維の豊富な"バランス

のとれた"食事を勧めている．この方法では，栄養素の割合を"適切な"範囲に収めることを示唆している．すなわち，摂取総カロリーに対して，脂質20〜35%，炭水化物45〜65%，蛋白質10〜35%とすべきである，としている．これらの範囲は以前の米国のガイドラインに比べるとかなり広くなっており，食事療法を計画する際に融通がききやすくなっている．もともと高血圧の治療のために開発されたDASH(Dietary Approaches to Stop Hypertension)療法は，このマクロ栄養素の範囲を満たすバランスのとれた食事療法であり，ガイドラインでも支持されている一例である．地中海式ダイエットもまた，エネルギー減量が達成できて，栄養素の配分も適切である．

最近の臨床研究は，このようなバランスのとれた食事療法と，Atkinsダイエットのようなより炭水化物を制限する厳しい食事療法との比較を行ってきた．これらの研究は一貫して，マクロ栄養素の配分と関係なく，同等の減量効果があることを示している．減量が成功するかについては，栄養素の配分より，食事療法をどの程度遵守できるかによって規定される．OrnishダイエットやZoneダイエットなどの超低脂肪食との比較検討についても，同じような結果が示されている．

肥満の食事療法における他の重要な選択肢として，安全で効果的な超低カロリー食(very-low-calorie diet：VLCD)がある．以前は蛋白質保持調整食(protein-sparing modified fast)や蛋白流動食として知られていたこれらの食事療法により，カロリー摂取を800 kcal/日以下に制限できる．患者は十分な蛋白質，ビタミン，ミネラルが含まれた，あらかじめ分包されて液体であることが多い食品を摂取するだけである．それ以外に摂取できるのは，カロリーのない飲料約1.8〜2.8 L(2〜3クォート)/日だけに制限されている．この方法の主な利点は，"患者から食物の環境を完全に取り除き"，短期間に食事療法へのアドヒアランスを促進することである．それに加え，著しいエネルギー不足により，通常1週間に約0.9 kg(2ポンド)の急激な減量効果を得ることができ，そのことにより患者の継続意欲が高まる．これらの食事療法に伴う費用，副作用や長期の影響についての懸念はまだ解決されていない．臨床試験では，800 kcalのVLCDは費用が安く，400〜600 kcalのVLCDに関連する胆石や体液・電解質異常などの副作用もなく，長期的な効果はこれらと同程度であることが示唆されている．

標準的な食事療法と同様に，VLCDについても減量維持のためには食事療法へのアドヒアランスと長期的な栄養と行動の変容が必要である．栄養についての教育，行動療法，運動および社会的支援を計画的に組み合わせてVLCDを用いることにより，長期的な結果を改善することができる．例えば，平均で約24.9 kg(55ポンド)減量し，1年で体重減少分の75%，2年半で52%が維持され，2〜3年後のフォローアップ時には平均で約10.9 kg(24ポンド)の減量が維持されていた．VLCDのメタアナリシスでは，研究開始直後の体重減少効果は，標準的な食事療法と比較するとVLCDのほうが大きいが，長期的には同程度の効果であることが明らかになっている．しかし，その他のアプローチと同様に，VLCDへの反応は個人によってかなり異なり，長期的な減量を達成する患者もいる．VLCDを用いると急速に大幅な減量が得られるため，迅速な減量が必要な患者，(関節手術，移植手術，肥満手術などの)術前患者や重篤な医学的状態(重度の睡眠時無呼吸，コントロール不良の糖尿病，心不全，冠動脈性心疾患)の初期マネジメントには特に有用である．

最近の研究では，減量のための食事療法後の長期にわたる体重管理の予測因子が明らかになってきている．最も重要なのは，米国国立減量レジストリー(National Weight Control Registry)から得られた情報である．平均33kgの減量を5年間維持した患者のコホート研究では，低カロリーで低脂肪な食事(平均1日1,400 kcal)，高い身体活動レベル(平均1日60分)，患者自身による定期的な体重モニター，毎日朝食を食べること，休日も平日と同じ食事パターンを保つことが予測因子として明らかになった．

食事療法と減量による健康への影響

驚くべきことに，減量が罹患率や死亡率へ及ぼす影響について検討した研究はほとんど行われていない．減量の心血管リスクに対する影響を検討した研究では，おおむね減量による利益が示されている．しかし，死亡率に関する記述的研究の結果は必ずしも一致していない．記述的研究では，死亡率の変化が減量によるものか，疾患やその疾患に影響を与える要因(喫煙や減量をもたらすその他の原因)か，あるいはこの2つが第三の因子に関連しているのか否かについて明らかにすることはできない．意図的な体重減量が死亡率に与える長期の影響について検討した無作為化比較試験は今のところ発表されていない．

非常に多くの米国人がいずれかの時期にダイエットを実行し，長期的にはほとんど成功していないため，体重の増減を繰り返すこと("ヨーヨー"ダイエット)によって起こりうる副作用がフォーカスされている．体重増減を繰り返すことによる副作用については，主に動物実験の結果から次のような多くの仮説が立てられている．つまり，さらなる減量をより困難にする，体脂肪が増え中心性肥満になる，その後のカロリー摂取

の増加，食品効率の増加，エネルギー消費量が減る，脂肪細胞の脂肪分解酵素および肝脂肪合成酵素のレベル上昇，インスリン抵抗性の増大，血圧上昇，血清コレステロール値や中性脂肪の上昇，などといった仮説が立てられている．多くの専門家は，このような現象が存在したとしても，結果が一貫していないと感じている．体重の増減が冠動脈性心疾患の発症率に与える影響を検討した記述的研究によりこの疑問を検討した研究では，冠動脈性心疾患による死亡率と総死亡率のいずれの結果も一貫していない．

　減量のための食事療法が，摂食障害やむちゃ食いの原因になるかどうかについては議論されている．ダイエットの病歴が摂食障害に先行していることはしばしばあるが，因果関係を明らかにしたエビデンスはない．さらに，むちゃ食い障害の約50％で，むちゃ食いがダイエットに先行していたことを報告している．また，減量がうまくいくと肥満者の過食が減ることを示すエビデンスもある（第20章参照）．

　このように，健康に対してダイエットが及ぼす悪影響については間接的なエビデンスしか存在しない．しかし，このことは重要な問題が未解決であることを示しており，急激な減量を気軽に行うことは避けるべきであることをさらに強調している．しかし，現在のところは，健康への悪影響やリバウンドを懸念して，長期にわたる減量を思いとどまらせるべきではない．

　食事療法は，治療中と治療後の両方の期間において，エネルギーバランスに対して影響を及ぼす．食事療法に成功したすべての患者で観察されるように，減量の速度は食事療法中に減速する．これは，このことを予測していなかった患者にとって（不慣れな医療提供者にとっても）落胆の原因となることであり，減量のための食事療法を始める前に，このようなことが起こりうることを伝えておくことは重要である．低カロリー食を開始した初期には，（いずれも水分を含有する）グリコーゲンと蛋白が早期に減少し，またカロリー欠乏の程度と食事療法の種類によっては，ナトリウムと水分のバランスが変化してケトン尿症を発症しナトリウムが喪失するため，最も急激な減量がみられる．これらの初期の段階の後は，減量の程度はカロリー欠乏の程度に依存する．時間とともに，代謝率が減少してエネルギー欠乏が小さくなると，減量の速度は緩やかになる．代謝率のこのような変化は，体重の変化から予測される，その2～3倍になることもある．食事療法中のエネルギー量が少なくなればなるほど，代謝率も低くなる．当初，低カロリー食の間に運動を行えば，この代謝率の低下は起こらないと考えられていたが，最近の研究では直接的な影響はみられていない（しかし，運動は除脂肪体重を維持することにより，食事療法後の代謝率を増加させる）．

　低カロリー食の後には（通常のエネルギー摂取の再開により）基礎代謝は増加するが，食事療法を始める前のレベル以上にはならない．これは一部には除脂肪体重の減少のためであり，それ以外にも十分解明されていないエネルギー代謝への追加の効果を反映している．総エネルギー消費量は，食事による産熱効果の減少（食べる量が減る），および運動における変化（同じ運動量でも小柄なほうが必要なエネルギーは少ない）のためさらに減少する．このため減量を維持するためには，食事療法前よりも摂取エネルギー量を減らし，運動量を多くしてエネルギー消費量を増やす必要がある．

運　動

　長期の減量を達成しようとする患者は，運動から多くの利益を得ることができる．とりわけ，運動はエネルギー消費量を増やし，減量に必要なエネルギー欠乏を生み出す．不幸にも，多くの有酸素運動（ウオーキング，ジョギング，水泳）の典型的な実施時間（週に4，5回．1回30分）で消費されるエネルギー量は少なく，週あたりおよそ500～1,000 kcalである．そのために，運動が短期的な減量にはほとんど効果がないことは予想できることである．臨床試験の結果にはこの緩やかな効果が反映されており，運動単独による減量や食事療法のみによる減量よりも，食事療法に運動を追加したほうがより減量できたことを示す研究もあるが，一方でこのような効果を認めなかった研究も存在する．最近の43の研究を対象としたメタアナリシスでは，運動と食事療法を組み合わせた場合には，食事療法のみの場合と比較して，1.1 kg体重減少量が多かった．強度の高い運動とそれほど強度の高くない運動を比較した研究では，強度の高い運動のほうが，1.5 kg体重減少量が多かった．

　減量を維持させることに関する運動の重要性は，より明らかに確立している．前述のように，米国国立減量レジストリーにおいて，毎日1時間の運動は，長期にわたって減量を維持する予測因子であった．エネルギー消費量の増大による累積効果に加え，運動は，減量中に減った体密度の組成にも影響を与える．運動を食事療法と直接比較する，あるいは運動と食事療法を食事療法のみと比較すると，運動を行うことにより，除脂肪体重をより維持することができる．つまり，減量プログラム中に運動を行わない場合には，約453 g（1ポンド）の体重減少について，脂肪の減少の割合が少ない一方で筋肉の減少の程度のほうが大きい．安静時エネルギー代謝消費量（RME）（1日のエネルギー消費量の大部分）は除脂肪体重とよく相関するため，このことは特に重要である．

運動の長期的な影響の多くが除脂肪体重の維持を通じて及ぼされることから，筋力トレーニング（ウエートリフティングや陸上トレーニング）の役割についての興味が沸いてくる．食事療法中に筋力トレーニングを行うことにより，食事療法のみの場合と比較して除脂肪体重を維持できることが示唆されているため，動機づけの高い患者には有酸素運動に加え筋力トレーニングを追加するように指示してもよい．

定期的に有酸素運動を行うことにより，肥満患者は心血管トレーニング効果の改善（運動耐性の増加），食欲の減退（カロリー消費あたりの），全般的な健康感，血圧低下（血圧高値の場合），糖代謝とインスリン作用の改善（糖尿病患者の場合），脂質の改善（脂質異常症の場合），そして長期的には，心血管疾患による死亡率および全死亡率の低下など，その他の多くの利益を甘受することができる．

若くて軽度から中等度の肥満患者は，通常の有酸素運動プログラムから開始することが可能である．一般的には，患者は2種類の運動を選び，いずれかの運動を1日30～60分間，週6回行うように指導される．患者は自分で脈拍を測り，予測最高心拍数の70～80％となる運動強度を維持するように指導を受ける．座りがちな生活の患者，高齢者，重度の肥満患者は，最初は脈拍の目標値のことは気にせずにウオーキングを開始するように指導する．これらの患者では，運動の強度よりも頻度と運動時間にフォーカスを絞る．体重が減り，患者が定期的な運動に慣れてきたら，有酸素運動プログラムに進むことが可能である．

行動療法と社会的支援

減量の維持には，食行動と運動行動の長期にわたる変化が必要である．患者はカロリー摂取量を減らしエネルギー消費量を増やすような具体的なスキルを学ばなければならない．行動療法は，食事療法および運動とともに，体重管理のための"ライフスタイルの修正"のためのアプローチの中核をなす．行動療法は，グループ療法としても個人的療法としても適用することができる．トレーニングを受けた臨床心理士や栄養士がしばしばその役割を果たすが，診療所ベースの医師は同じ技術の多くを学習することが可能である．患者との間の相互のやりとりの強さは，成功のための要因の一つである．例えば高い成功を収めた糖尿病予防プロジェクト（Diabetes Prevention Project）では，24週間の間に16回のライフスタイル修正についての個人指導があった．

減量のための行動療法を検討した36の研究を対象としたメタアナリシスでは，行動療法のみの場合でも，プラセボと比較すると2.5 kg余分に体重が減少していた．行動療法と食事療法，運動を組み合わせた場合，食事療法と運動のみの場合と比較すると，6つの研究のうち5つの研究において行動療法との組み合わせのほうがより多く減量していた．認知行動療法（cognitive-behavioral therapy：CBT）に食事療法，運動を加えた場合と，食事療法と運動のみの場合を比較した2つの研究では，CBTとの組み合わせのほうが4.9 kgも多くの減量効果を認めた．

標準的な行動療法は，問題の行動を修正するために必要なスキルを教えるための特別なテクニックに基づいている．(1)目標の設定．具体的に定量可能で，現実的な目標を行動療法の開始時，およびその後の治療中には毎週，設定するように患者に指導する．現実的な目標を達成することによって自己効力感が生じ，変化をさらに強化することができる．(2)セルフ・モニター．食べ物および飲み物摂取，および身体的活動について，自分でモニターするように患者に指導する．患者は摂取量を50％も低く見積もることがあるため，どのようにすれば食物摂取量（portion size）を正しく見積もることができるか，特に注意して指導する必要がある．毎食時，食事の状況，空腹の程度とそのときの感情についても記録する．これによって，摂食に関連した要因が修正の対象となることがある．予定された身体活動についてもすべて記録するよう指導する．身体活動のモニターは万歩計で行ってもよい．(3)刺激のコントロール．望ましい行動や望ましくない行動の確率を増すような刺激を特定するように患者に指導する．特に，摂食と関連した食品以外のきっかけを修正するように強調する．同様に，問題のある食品を家に持ち込まないという単純なテクニックも有用である．(4)認知スキル．問題解決および認知的再構成のためのスキルを患者に教育する．問題を同定し，可能性のある解決策を考え，その利点と欠点を列挙し，実現可能な解決法を選択し，その結果を評価するように患者に要求する．認知的再構成には，目標の障壁となっている非適応的な思考（dysfunctional thought）を特定し，それらをより合理的なものと置き換えることが含まれる．正式なCBTは体重管理にも用いることができる．CBTは治療の主要なフォーカスとして，行動の変化よりも認知面での変化をより強調している．

社会的支援は，すべての減量に成功するためのプログラムにおける付加的な必須の要素である．成功率が高いプログラムでは，仲間による支援（peer group support）を利用していることが多い．協力して食事療法を行うことが効果的な患者もいる．家族に参加してもらうこともまた重要である．減量プログラム研究を詳細に検討した総説では，医療提供者と患者の間で親密な接触を行うことは，ある特定の減量介入プログラ

ムよりも，減量成功のよりよい予測因子であることが強く示唆されている．

肥満の薬物療法

肥満に対する薬物療法は薬局，インターネット，あるいは医師の処方により広く利用可能である．最近の米国疾病管理センター（Centers for Disease Control）の調査では，米国人の7%が処方箋が不要なやせ薬を使用していた．若い女性の肥満患者，および減量のための薬物を処方されている患者では，処方箋不要のやせ薬の利用はそれぞれ28.4%と33.8%であった．

米国においては，現在のところさまざまな減量薬が医師の処方によって利用可能である．このなかには種々のアンフェタミン〔米国麻薬取締局 スケジュールⅡ（Drug Enforcement Administration schedule Ⅱ）〕，benzphetamine, phendimetrazine（スケジュールⅢ）やphentermine, diethylpropion, マジンドール, sibutramineとorlistatがある．肥満のほとんどの専門家は，スケジュールⅡおよびⅢの薬物が果たす役割は現在のところないという点で一致している．長期の使用についてはsibutramineとorlistatのみが米国食品医薬品局（Food and Drug Administration：FDA）に承認されている．orlistatは通常処方で出す量の半分の量であれば，米国では市販での販売が認められている．

これらの薬物による効果および適応については，いまだかなり議論の対象となっている．膨大な臨床研究が行われ，一部では約2年間の追跡を行っており，プラセボと比較すると肥満に対する薬物を投与された群では有意な減量を認めたことが明らかになっている．総体重減少量はそれほど大きな値ではなく，プラセボよりも約4 kg多いという結果であった．これらの薬物の中で，特にある薬物の減量効果が高いことを示す確かなエビデンスはない．肥満に関連した代謝異常（血糖，血圧，脂質の異常）の改善を示した研究も存在するが，これらの効果は血糖降下薬，降圧薬，高脂血症薬の効果よりも劣る．さらに，薬物療法による減量が，肥満に関連した死亡率や心血管疾患によるアウトカムを改善することを示した研究はない．

カンナビノイド-1受容体の選択的拮抗薬であるrimonabantは，減量のための薬物として現在米国で開発中である．rimonabant 20 mg/日投与をプラセボと比較した4つの研究があり，1年後の時点で，rimonabant投与群ではプラセボに比し，4.9 kg多くの減量効果が認められた．最も頻度の高い副作用は，悪心，嘔吐などの胃腸障害，抑うつ，不安といった精神障害である．1年後の時点で40%が自然に消失する．

米国国立衛生研究所（NIH）のガイドラインでは，FDAが承認した減量薬はBMIが27 kg/m^{2}以上で肥満に関連した危険因子や疾患のある患者の場合，またはBMIが30kg/m^{2}以上の肥満患者において，食事療法，運動療法の補助として使用する場合には有用である可能性があると述べている．前述したように効果はそれほど大きくないため，ガイドラインは臨床医に広く実施されているわけではない．減量薬の処方は，食事療法，運動療法を遵守している患者に限定されるべきである．また，使用開始後最初の1か月に減量する量は，12か月後に減量する量と高い相関を示すため，最初の1か月で体重の減らない患者に対しては，減量薬の投与を中止すべきである．

減量のための外科手術

減量のための手術は，典型的には高度肥満に対する最後の手段と考えられている．NIHのガイドラインにおいて外科手術は，注意深く選択されたBMIが40 kg/m^{2}以上の患者，または35 kg/m^{2}以上で合併症のある患者に対する治療選択肢の一つとして位置づけられている．対象となる患者は，肥満に関連した合併症および死亡率のリスクが高く，内科的治療が奏功せず，精神状態は安定しており，生涯にわたるライフスタイルの修正に十分かかわることができる患者でなければならない．

近年，減量手術が行われる例がかなり増えてきた．新しい技術の導入やより侵襲の少ないアプローチの利用などにより，減量手術は今や米国において最も増えている手術の一つである．現在では，手術の多くは腹腔鏡下で行われ，外来手術で行われる場合もある．

現在利用可能な外科手術には，十二指腸スイッチ術や胆膵路転換手術など消化吸収能力を低下させる手技，垂直帯胃形成術や調節性胃バンディング術など胃の容量を小さくする手技，Roux-en-Y胃バイパス術などを組み合わせた手技が含まれる．減量効果は大きいものの，過去の空腸回腸バイパス術において経験された代謝や栄養面での問題の経験から，多くの施設では栄養吸収を阻害する手術を避けてきた．胃の容量を制限する手術，特に腹腔鏡下調節性胃バンディング術（laparoscopic adjustable gastric banding）はかなり普及してきた．周術期の合併症，死亡率が他の術式に比べ低いという利点はあるが，体重減少は他の術式よりも少なく，中長期の合併症の頻度はより高い．合併症は，バンドからの胃の逸脱，リザーバー部の感染，胸やけや逆流，重度の食道炎などがある．バンディング術のおよそ1/3の症例で，Roux-en-Y胃バイパス術への変更が必要になる．Roux-en-Y胃バイパス術は米国では最もよく行われる肥満手術である．最初の体

重からおよそ1/3減少するが，これは胃容量を縮小させる手術よりも効果が大きい．しかし，出血や胃空腸吻合漏など重篤な周術期の合併症はより頻度が高い．周術期の死亡率は，最も成績のよい施設でも 0.5% であり，高齢者や重症な患者ではもっと高くなる．栄養的な合併症には，脂溶性ビタミンの不足（特にビタミン D），鉄，ビタミン B_{12}，葉酸，カルシウムの不足がある．長期間観察した唯一の研究では，長期にわたる有意な体重減少が報告されている．術後 1 年目では減量率は 38% であるが，10 年目では 25% になる．

病院における肥満患者管理

肥満の有病率の増加や，肥満関連の合併症の高い割合，肥満治療のための手術の普及に伴い，病棟や救急治療の場面において医療を受ける肥満患者が増えてきた．ほとんどの点において，医療の内容は肥満ではない患者と同様であるが，高度肥満患者の場合にはケアのいくつかの側面について，特別な注意が必要になる．挿管，気管切開，静脈確保など技術的な処置は肥満患者であるとむずかしくなる．血圧モニターのカフは上腕周囲長の 80% はあるものが必要になる．小さいカフは血圧を著しく過大評価してしまう可能性がある．脂溶性の薬物の場合，肥満患者では分布する容積が非常に大きいため，薬物によっては投与量の調整が必要になる場合がある．ジゴキシン，β遮断薬，ペニシリンなど，実際の体重ではなく標準体重をもとに投与量を決めなければならない薬物もある．また，ヘパリン，スキサメトニウムなどの別の薬物については，実際の体重をもとに投与量を決める．アミノグリコシドやバンコマイシンなどの三番目のグループの薬物では，実際の体重と標準体重の中間の体重をもとに投与量を決めるとよい．投与量算出の基準となる体重は，標準体重＋0.4 ×（実際の体重－標準体重）である．肥満患者の栄養学的支援についても，同じような問題に遭遇する．Harris-Benedict 式のような一般的なエネルギー予測式に実際の体重を用いた場合，エネルギー必要量を過剰に評価する可能性が高い．エネルギー消費量の測定のために間接的カロリー測定法が利用できない場合には，標準体重かまたは前述の薬物投与量を決める際に計算した体重を用いると，過剰摂取による合併症が起こりにくくなる．

まとめ

肥満の有病率の急激な増大により，公衆衛生上の大きな問題が引き起こされている．現在利用可能な食事療法，運動療法，行動療法による治療は，多くの患者にとって限定的な効果しか示さない．しかし，一部には長期的な減量を達成できる患者もいる．現在認められている薬物療法の効果もまた限定的である．肥満の手術療法は最も効果があるが，かなりのリスクと長期的な合併症と関連している．有効な治療法がない以上，予防が最も重要である．肥満の蔓延を押しとどめるためには，広範囲に及ぶ積極的な公衆衛生学的アプローチが必要である．多くの患者の場合には，食事の摂取量を少なくし，植物性の食品を多く摂取し，高カロリーの飲料は控え，ファストフードの摂取頻度を減らすことにより，カロリー摂取量を減らすことを強調した食習慣の修正が，最低限，現在の体重を維持するために必要である．同様に，体重管理と健康維持のために，身体活動量を著しく増やす必要がある．

（訳：小崎真規子）

▶ 推薦図書

Dansinger ML, Gleason JA, Griffith JL, et al. Comparison of the Atkins, Ornish, Weight Watchers, and Zone diets for weight loss and heart disease risk reduction: a randomized trial. *JAMA* 2005;293(1):43–53.

Fabricatore AN. Behavior therapy and cognitive-behavioral therapy of obesity: is there a difference? *J Am Diet Assoc* 2007;107(1):92–99.

Flegal KM, Graubard BI, Williamson DF, et al. Excess deaths associated with underweight, overweight, and obesity. *JAMA* 2005;293(15):1861–1867. PMID: 15840860.

Gilden Tsai A, Wadden TA. The evolution of very-low-calorie diets: an update and meta-analysis. *Obesity (Silver Spring)* 2006;14(8):1283–1293. PMID: 16988070.

Howard BV, Manson JE, Stefanick ML, et al. Low-fat dietary pattern and weight change over 7 years: the Women's Health Initiative Dietary Modification Trial. *JAMA* 2006;295:39–49.

Kendrick ML, Dakin GF. Surgical approaches to obesity. *Mayo Clin Proc* 2006;81(10 Suppl):S18–S24. PMID: 17036575.

Shaw K, O'Rourke P, Del Mar C, et al. Psychological interventions for overweight or obesity. *Cochrane Database Syst Rev* 2005;(2):CD003818.

Shaw K, Gennat H, O'Rourke P, et al. Exercise for overweight or obesity. *Cochrane Database Syst Rev* 2006;(4):CD003817. PMID: 17054187.

Tsai AG, Wadden TA. Systematic review: an evaluation of major commercial weight loss programs in the United States. *Ann Intern Med* 2005;142(1):56–66.

Wadden TA, Berkowitz RI, Womble LG, et al. Randomized trial of lifestyle modification and pharmacotherapy for obesity. *N Engl J Med* 2005;353(20):2111–2120.

Wing RR, Phelan S. Long-term weight loss maintenance. *Am J Clin Nutr* 2005;82(1 Suppl):222S–225S. Review. PMID: 16002825.

第20章

摂食障害

Steven J.Romano, MD

はじめに

神経性食思不振症(anorexia nervosa),神経性過食症(bulimia nervosa)を含む摂食障害はここ数十年間に罹患率が増加しており,それと平行して以前よりも臨床的にも,研究の対象としても注目を集めている.もちろん,食行動におけるそのような障害は今に始まったわけではなく,神経性食思不振症が歴史的な文書に記録されているのは,初期キリスト教徒の歴史的文書の時代にまでさかのぼる.現在の過食症の概念とは異なるが,一気に食べて吐く行動は古代ローマの生活でも認められ,観察されていた.

摂食障害は一つの原因や過程で起こるのではなく,特定の疾患というよりはむしろ臨床的な症候群として考えられている.精神医学的症候群として,以前からある一定の期間以上持続し,身体的および心理社会的機能不全に影響を及ぼす特徴的な合併症を有する一群の行動や態度に大きく定義される.併存する精神病理の程度とともに,影響する要因が複雑で多岐にわたるため,摂食障害の行動的特徴を知ることにより,認識を改善したり,効果的な治療戦略を実行することができるようになる.精神的,心理社会的,医学的な要因が複雑に関連しているので,内科的状態が安定すれば専門医への紹介が必要である.

多面的多次元モデル

包括的多面的多次元モデル(comprehensive multidimensional model)は,臨床的に重要な摂食障害の発症とのかかわりについて,さまざまな要因が果たす役割を最もよく説明している.また別名,素因ストレスモデル(stress-diathesis model)とも呼ばれることがあるこの理論体系では,心理的,生物学的,社会文化的なストレッサーが症候群の発症の原因とされている.

心理的要因としては,食思不振の強迫性障害としての性質,抑圧された感情や無力感,過食の衝動などの性格的特徴があげられる.また,発達段階におけるストレッサーや家族力学なども含まれる.

生物的要因として非常に頻度が高いのは,断食療法の副作用,栄養失調,嘔吐を伴う排出行為,下剤,利尿薬の誤用などである.過度のダイエットとその結果生じる栄養失調は,不安やうつ病などの精神疾患をきたす誘因となる場合がある.さらに,神経生理学の研究者が明らかにしているセロトニン,ドパミン,ノルエピネフリンの神経伝達物質の機能異常は,素因としての生物学的な脆弱性を支持している.食思不振症患者の中には,少数であるが著明な体重減少に続いて無月経を経験する者もいる.

社会文化的要因は,摂食障害の原因の中で特に重要であると考えられている.食行動に影響を与えるやせに対する理想化が,思春期早期に始まることが多い.重要なことは,ダイエットがたいてい摂食障害の誘因となっていることである.ほかの誘因としては,摂食障害になりやすい素因の人が病気で体重が減ったことをきっかけに,その後,意図的なダイエットを始めることがある.

理論的考察

概念モデルは,摂食障害行動の発症や持続に関連する病因とその慢性化に関係している要因を理解する手助けとなる.この重要なモデルには,学習理論から派生したモデルや,神経生理学的異常や機能障害が含まれる.

学習理論から派生した認知行動療法では,予測可能な形で認知が行動に影響しているとされている.内的および外的なきっかけが,認知的な構え(cognitive set)を活性化することにより,その結果として行動が生じる.そのために,否定的な認識が変化することにより,機能不全の状態から変化して健康的な行動をとれるようになる.体重,食事,ダイエット,特にやせていることに価値をおくことによって,ダイエットのために大胆な手段をとることや,体重を減らす効果があるとされる物質を乱用するようなリスクのある行動

に没頭することにつながる．そのような認識と行動が結びつくと自尊心に影響を与え，個人の心理状態を著しく損なう場合がある．認知行動療法は身体的および心理的状態を改善させ，症状を軽減させる効果があることが明らかになっている．

摂食障害患者の特定に役立つ可能性をもつ特異的な生物学的マーカの探索については，神経伝達物質やほかの神経調節物質に注目がよせられている．研究結果では，セロトニン，ドパミン，ノルエピネフリン，さらにオピオイド，コレシストキニン（cholecystokinin：CCK）を含むさまざまな神経伝達物質システムにおける機能障害が，摂食障害の発症および持続に何らかの役割を果たしている可能性を示唆している．これらのホルモンやほかの物質を研究する理論的根拠は，視床下部における調節や消化管と中枢神経系のつながりなど，摂食行動を調節している経路についてすでに得られている理解に基づいている．しかし，食行動異常が生理機能に及ぼすストレスなどを含んだこの病態の複雑さのために，神経生理学的仮説だけではこの複合症候群の病因や持続を説明することはできない．

神経性食思不振症

症例提示 1

15歳のエイミーは高校2年生で，食後に生じるはっきりしない腹痛と腹部膨満感を主訴に，母の強い勧めで小児科を受診した．彼女は訊かれた質問にすべて答えたが，むしろよそよそしくあまり話したくなさそうであった．レビュー・オブ・システムズにより，便秘が時々あることと，13歳で初潮をむかえてからこの6か月間に2回不連続の無月経があったことが明らかになった．バイタルサインで注目すべき点は，脈拍が54回で，坐位での血圧が85/60であることであった．身長は約162 cm（5フィート4インチ）で，約46 kg（102ポンド），8か月前の定期健診時から体重が約4 kg（9ポンド）減少していた．身体診察では，明らかな異常所見を認めなかった．特に，局所的な腹部の異常を示唆する所見はなかった．

エイミーの母親は，最近数か月の間，エイミーの社会的な活動が減っており，勉強したり友だちや家族と出かけたりといった個人的な活動を好むようになった，とこっそり小児科医に話した．また，エイミーが地下にあるトレッドミルをこれまでより長い時間使用するようになり，最近"約0.9〜1.4 kg（2〜3ポンド）"体重が減ったことが心配だ，と母親は話した．普通ならば母親はそれほど心配することではないのだが，エイミーは家族との食事を抜いたり，食べ物を選ぶ際に"とても神経質"になっていた．エイミーが不健康な食事や運動習慣を身につけつつあることを，母親は心配していた．

小児科医は，母親が心配していることや臨床的情報をエイミーに伝えたが，彼女は何も心配することはなく，意図的に体重を減らそうとしているわけではない，と主張した．しかし，母が作る夕食の量を気にしていること，"太りやすい"食品やデザートは避けるようにしていることを認め，それは健康的な理由からであると話した．彼女はさらに，お尻が自分の体型に比べて"大きすぎる"ので，この欠点を改善するために運動を続けたいと思っている，としぶしぶ話した．小児科医は，月経不順の原因は最近の体重変化や運動，食生活が原因になっていること，そしてそれは健康によくないと説明したが，彼女はそれについては心配していないようであった．小児科医はエイミーと母親との面談後，エイミーが食思不振症ではないかと心配して，摂食障害の診断・治療を専門としている精神科医を受診するように丁寧に話した．

解説

神経性食思不振症（anorexia nervosa）は若年女性における有病率が1%以下の比較的まれな疾患であり，若年男性ではさらに有病率が低い．最も印象的で特徴的な行動は，太ることに対する説明のつかない恐怖や，やせすぎていても過体重であると考える著しくゆがんだ自己イメージのために行われる意図的なカロリー摂取の制限である．患者は特に，脂肪やカロリーの多い食品に恐怖症反応を示すことが多い．また，食べ物，食べること，ダイエット，体重，体型について強迫的な先入観を抱くようになり，食事の選択，準備，摂取について儀式的な行動をとることがしばしばある（例えば，食べ物をとても細かく切る，1回物を口に入れるたびに特定の回数だけ噛むなど）．

病初期の患者は，ダイエットをする人がとる典型的な行動と同じように，多くの食品を制限しはじめる．しかし病気が進行するに伴い，食思不振症患者はさらに食事を制限し，より厳格に実行しようとする．食事内容が少し変化しただけでも，大きな不安を感じるこ

とがある．普通にダイエットをする人と異なり，食思不振症の患者は極端なまでのやせに執着し，毎日の体重減少を記録する行為に依存するようになる．この行為は，さらに食事を制限しようとするための"燃料"となる．極端なダイエットは，体重を減らすために行われるその他の行動をさらに複雑化する．運動はしばしば強迫的であり，低体重であるのに活動過多を認めることは奇異ではあるが，両者が混在することはしばしばみられることである．そのほかによくみられる身体症状として，脱力，筋肉痛，睡眠障害，便秘や食後の腹部膨満感を含む消化管症状がある．無月経は栄養不良状態に続発する内分泌機能障害によって生じ，一般的に認められる．

食思不振症患者の中には，むちゃ食いと嘔吐を含む過食症行動をとる人もいる．神経性食思不振症における過食-嘔吐のタイプは，先に述べた単に食事を制限するタイプとは対称的である．しばしば，自己誘発性嘔吐，下剤や利尿薬を乱用する排出行動が，むちゃ食いを伴わずに認められる場合もある．自律的な飢餓状態と排出行動が重なると，疾患の医学的予後は非常に悪くなる．さらに，特に思春期の食思不振症の患者の場合，疾患の症状やよくないアウトカムを過小評価しているため，治療への動機づけを行うことがむずかしい．医学的および精神的な疾患の特徴が体重減少によって強化され，大切な治療に患者を参加させることがむずかしくなる．家族や友人はますます心配や怒りを抱くようになり，時に最愛の人が悪い状態に陥るに伴い，疎遠になる場合もある．表面的なコンプライアンスの裏に，時に強い抵抗が隠されていることがある．食思不振症患者が自分の信念や行動に執着すればするほど，治療がむずかしくなる場合がある．

食思不振症患者は，心理社会的な問題を抱えていることが多い．思春期の患者では，学校の成績には影響を与えないかもしれないが，社会的関係は徐々に稀薄になり，性に関する関心は一般的に低くなるか，まったくなくなる．

▶ 鑑別診断

神経性食思不振症に特徴的な症状はすなわち，やせに対する執拗なまでの追求に，太ることへの強い恐怖心が伴うことであり，このことは一般的にはほかの内科的および精神的な疾患に認められることはない．**食思不振**(anorexia)という用語それ自体は食欲のないことを示しており，神経性食思不振症の症候について用いられるのは誤った使い方である．多くの医学的疾患（消化管疾患や多くの悪性疾患）に伴う真の食思不振では，原因疾患に伴うほかの症状を認める．

体重減少の有無にかかわらず，食欲や摂取量の低下は多くの精神疾患に認められる．うつ病やヒステリー，統合失調症や一部の妄想性障害などの精神医学的疾患に認められるが，個々の疾患は一群のほかの具体的な症状と関連がある．強迫性障害(obsessive compulsive disorder：OCD)の患者の中には，食べ物，食事，食事の準備について奇妙な行動をとる場合があるが，詳しく調べると，例えば雑菌混入に対する恐怖などといった強迫観念に捉われて行動していることが明らかになる場合がある．神経性食思不振症の患者と異なり，強迫性障害の患者は一般的に，やむにやまれない行動や，過剰すぎたり無意味な行動をとる必要性について不快感を抱いていることを認める．

要約すると，神経性食思不振症患者にうつ病やOCDなどの精神疾患が併存している場合があるが，神経性食思不振症（極端な肥満恐怖と強いやせ願望）の特徴は，ほかの精神医学的症候群を認めないことである．これらの症候群では，体重減少を目的として行動が駆り立てられることはない．

▶ 内科的合併症と治療

神経性食思不振症の治療はまず急性合併症に対して行い，続いて支持的な栄養リハビリテーションを行う．ほとんどの場合，医学的なアウトカムは栄養リハビリテーションと排出行為の中止によって改善する．例外としては，思春期の重症の神経性食思不振症患者で栄養不良と成長抑制の期間が長く続けば，持続的な骨密度の低下が起こることである．

著明な体重減少（理想体重の15〜20％以上）を認める神経性食思不振症のほとんどのケースでは，医学的監視と一定の体重増加を維持するために，入院施設における組織的な治療が必要である．入院後すぐに，血液検査として電解質，肝機能，アミラーゼ（嘔吐する患者では上昇），甲状腺機能，分画を含む全血算，そして尿検査を行うべきである．検査所見として頻度の高いものは，相対的なリンパ球増加を伴う白血球減少症，低カリウム血症を伴う代謝性アルカローシス，低クロール血症，血漿重炭酸値の上昇などがある．時に，刺激性の下剤を大量に乱用している患者では，代謝性アシドーシスを認める場合がある．また，排出行為のある患者では低栄養や電解質異常によって心電図異常を呈することがあるため，心電図検査を実施すべきである．低カリウム血症は，不整脈や心停止を引き起こすことがある．

電解質異常や脱水などは緊急処置が必要であるが，いずれも容易に改善可能である．たいていの場合，飲水や経口摂取を開始すると軽度の電解質異常は改善

し，十分な脱水の補正が行われる．著明な低カリウム血症を呈する重症患者では，患者の状態が安定するまで毎日電解質のチェックをしながら輸液を行い，減少している電解質を補正する必要がある．脆弱な患者では，水分の過剰投与や水分貯留をきたさないように注意しなければならない．排出行為を行う患者では，排出行為が続けば電解質や体液バランスが改善しないため，治療として確実に排出行動を防止することが重要である．

極端な低体重の患者では，必要なカロリー摂取を確保するために固形物の代わりに液体の栄養補助食品を利用することが有効である．一日の食事を数回に分けて摂取する場合には，過度のカロリー制限や半飢餓状態が原因となって，しばしば生じる食後の不快感や満腹感が軽減されるかもしれない．また，この栄養補給の方法により，避けることができなかった恣意的な食べ物の選択を行う機会が減る．固形物を液体の栄養補助食品に置き換えることにより，患者の食べ物に対する恐怖心が減り，その後の食べ物の選択に関する不安を軽減させることが可能である．

▶ 心理療法による介入

多くの神経性食思不振症の患者では，治療に対する動機づけの欠如や，治療に対する強い抵抗が認められることを考えると，急性期の状態が安定したらすぐに行動学的な治療を開始することが有用である．最初の行動学的介入は，毎日約 0.1 kg（0.25 ポンド）以上の体重増加を目標として，家族や友だちに訪室してもらったり，身体的な制限を減らしたり，病棟内や室外での活動を増やしていくことである．体重は議論の余地がない定量的な観測値であるため，すべての随伴行為は毎朝，同じ時間に，同じ方法で測定する体重の増加と関連していることを気づかせることが重要である．このような介入による環境的サポートは，患者の動機づけを促し，肯定的変化へのプレッシャーとして機能する．

患者が目標体重を達成し，ある程度治療への関与が強くなれば，液状の食べ物を固形物に変えることが可能である．摂取量の正常化に伴って，患者は体重を維持できるようになり，部分的な入院プログラムや外来でのフォローアップといった組織的な治療を減らしていく移行期に入る．

個別の心理療法や家族介入などの治療は，入院患者や外来患者のどちらにも適応できる．家族治療の最初のフォーカスとしては，心理教育や家族が行う支援に絞るべきである．患者の摂食障害の原因となっている可能性があるダイナミクスを特定し，可能であれば解決すべきである．このような治療には，あらゆる急性期の介入よりもさらに密度の高い接触がしばしば必要となる．

個々の心理療法では，治療の初期における価値は限定的である．神経性食思不振症の患者は一般的に，自己飢餓による二次的な認知障害のために，動機づけがなされておらず，意味のある治療効果を得ることができない．急性期の支持療法はしばしば不安を和らげ，コンプライアンスを高めるための手助けにはなる．よりフォーカスを絞った認知行動療法や対人関係療法（interpersonal therapy）は一般的に，患者が急性期の状態を脱し，体重増加がみられ始めた時期に行った場合，より効果的である．認知行動療法は，不適応な患者の行動の一因となる特定の，厄介でゆがんだ考えにフォーカスをあて，より効果的な行動変化を確立するための手助けとなる．また身体イメージの障害としての，神経性食思不振症の主要な心理的特徴に対処するためにも効果的である．また，対人関係療法が有効である場合もある．この治療法は，特定の食行動異常よりもむしろ対人間の葛藤にフォーカスを絞っている．体重の回復を含め，急性期の状態が改善し安定したならば，長期的な心理療法的介入がしばしば必要となる．

▶ 薬物療法

薬物療法は，初期の食行動や併存する不安やうつ病など精神症状の治療において，補助的な役割を果たす可能性がある．このような治療は，特定のターゲットとなる症状や行動にフォーカスを絞って行うべきである．神経性食思不振症の初期の精神医学的障害の治療に，一貫して効果的である単独の薬物は存在しない．抗うつ薬の中で，特に選択的セロトニン再取り込み阻害薬（selective serotonin reuptake inhibitor：SSRI）は，抑うつ症状を軽減し，強迫的な症候を調節する働きにより，食思不振症の多くの患者に認められる先入観や儀礼的行動を減らすために有用である可能性がある．少量の抗精神病薬は時に，重度の強迫的な，もしくは興奮した患者に用いられることがある．一般的に食思不振症患者は，抗不安薬，特にベンゾジアゼピン系薬物に依存しやすいため，使用すべきではない．

神経性過食症

症例提示 2

シンシアは28歳の女性で，独身の弁護士である．これまで内科的および外科的疾患の既往はないが，胃食道逆流の愁訴を訴えてプライマリ・ケア医を受診した．特にたくさん食べた後，胸骨下の灼熱感や逆流の症状を週に数回自覚していた．彼女はまた，刺し込むような胸部の痛みを2～3秒間感じることが時々あると述べた．息切れなどの症状や心臓由来であることを示唆するような症状は認めなかった．レビュー・オブ・システムに記載されたその他の症状には，全身の筋肉痛と倦怠感があり，いずれも週に2, 3日自覚していた．彼女は経口避妊薬を内服していること，さらに週に1, 2回，便秘に対して市販薬の下剤を指示量で服用している，と述べた．バイタルサインは正常で，発熱を認めなかった．身体所見における唯一の陽性所見は，両側性無痛性耳下腺腫大であった．心電図は正常心拍数で，リズム異常もなく，T波の非特異的な変化のみを認めた．一般血液検査が行われた後に，胃食道逆流の症状に対してプロトンポンプ阻害薬が処方された．

翌日に出されたシンシアの血液検査の結果を見直すと，アミラーゼの上昇と血清カリウム値が2.7であることが明らかになった．この血液検査異常と耳下腺腫大，現在の主訴を考え合わせ，自己誘発性嘔吐症が疑われた．その日医師はシンシアに，気になることがあると言って，確認の電話を入れた．シンシアはためらいがちに，5年前から過食と嘔吐が続いていることを認め，後者については自己誘発性嘔吐と産婦人科からもらっている利尿薬のフロセミドを使用している，と述べた．彼女は電解質の再検査をするために受診することと，近くの摂食障害専門医院を受診することにしぶしぶ同意した．

▶ 解 説

神経性過食症（bulimia nervosa）の有病率は，若年女性の場合では約2～3％，若年男性の場合0.2％であるが，過食行動はさらに多くの患者に認められる可能性がある．神経性過食症は一般的に，ある期間食事を制限したことが誘因となっている．神経性過食症の患者は，定期的に過食をするエピソードがあり，カロリー摂取による体重増加を防ぐために代償的な行為を繰り返す．むちゃ食いは通常，1～2時間の短い間に大量の食事を一気に摂取することが特徴的である．また，コントロールを失った感覚を伴い，その後にしばしば罪悪感や羞恥心，またうつ病や不安などの不快な気分状態に陥る．患者の中には，そのエピソードの間やその直後に，不快感が緩和されたり，感情的な麻痺さえ感じると述べる場合があるが，それも長くは続かない．むちゃ食いの間は，2,000～3,000 kcalから15,000 kcal，場合によってはそれ以上摂取する場合もある．しばしばチョコレートのような脂肪を多く含んだお菓子など，引金となる食べ物が誘因になってむちゃ食いが始まるが，食品の内容に関するマクロ分析によると，摂取された食品の種類はさまざまである．過食症の患者は著しい過食は恥ずかしいと考えているため，一般に隠れてむちゃ食いをする．この後ろめたさのため，程度の差はあるが社会的回避や孤立の原因となる．

さらに回避行動に関係する要因は，しばしば頻回の排出行為によって過食の代償をしようとすることである．過食症の患者はむちゃ食いをしている間やその後に排出行動をとることが多く，なかには下剤や利尿薬を使用する場合もある．ごく少数であるが，下剤あるいは利尿薬のみを使用する患者もいる．一方，排出行為を伴わない代償行動には，強迫的な運動や，むちゃ食い後の食事の制限や断食などがある．

過食症のほかの特徴には，体型や体重に対する不満がある．そのために，かなりの程度に強迫的な先入観を抱いており，身体的な懸念が自己評価に過度に影響を及ぼしている．このことは，自尊心に強い影響を及ぼすことがあり，その一つの根拠として多くの患者にうつ病の症状を認めることがあげられる．神経性過食症の多くの患者に衝動的な行動が認められ，時に物質（薬物）乱用や性的混乱，窃盗などの原因となることがある．

▶ 鑑別診断

内科的疾患や精神医学的疾患を過食症と混同するケースはほとんどない．頻度が多いのは，むちゃ食いや排出行動を隠そうとする若い女性において，自己誘発性嘔吐や利尿薬や下剤の使用の結果生じる徴候のために，プライマリ・ケア医がそれらの原因として存在する可能性のあるほかの内科的診断を探索するようになることである．精神科医との相談を先延ばしにすると，胃炎，食道炎，脱水，電解質異常などの徴候や症

状のために，結果としてプライマリ・ケアや救急外来を訪れることになる．患者に低体重，無月経，むちゃ食い，排出行為などの症状があれば，神経性過食症よりもむしろ，むちゃ食い-排出型の神経性食思不振症である．

内科的合併症と治療

神経性過食症による内科的合併症の大部分は，排出行動によるものである．自己誘発性嘔吐は，胃炎，食道炎，歯周病，虫歯の原因となる．胃拡張，胃や食道破裂はまれではあるが，緊急の対応が必要となる．著明な低カリウム血症を伴う代謝性アルカローシスは，嘔吐する患者では珍しいことではなく，血清電解質は典型的な数値を示す．その場合には，心電図異常が重要な意味をもつ．低カリウム血症やそれに伴う異常を補正しなければ，不整脈のために心停止にいたる場合もある．利尿薬の使用により，同様の障害が生じる．刺激性の下剤を多量に使用している患者で，代謝性アシドーシスをきたす場合がある．経静脈的に水分補給が必要となるような脱水状態が存在する場合，前述した排出行動を伴っている可能性がある．過食症患者でさらに頻度が高いのは，倦怠感や筋肉痛のような全身の身体症状に関する訴えである．催吐剤（吐根剤）の長期使用のために，心筋症を含むミオパチーをきたす場合があり，後者はまれに過食症患者の死因となる場合がある．

神経性過食症患者の治療は通常，外来や構造的なプログラムを取り入れた部分的な入院という形で行われる．しかし，脱水や心電図異常を伴うような症候性の低カリウム血症などで緊急処置が必要な患者は，症状の安定のために入院治療が必要となる．また外来治療を中断する患者や頻回に過食と嘔吐を繰り返す患者，明らかなうつ病の症状や自殺念慮がある患者においても入院治療を要する．

心理療法による介入

患者に自分たちの行動によるマイナス効果を認識させ，ダイエット方法に関する迷信を一掃することは（特に下剤や利尿薬乱用，自己誘発性嘔吐），過食行動の回数を減らす動機づけをするために必要である．同様に，食事記録を利用して摂取量をセルフモニタリングすることや，食事パターンを正常化することにより，過食症の症状を短期的にコントロールすることが可能である．特に食行動異常にフォーカスを絞り，時間枠を決めて行う心理療法は，個人あるいはグループ形式で行われるが，非常に有効である．一般的に時間制限を設けない，より伝統的な探索的心理療法はよい結果を生まないかもしれないが，過食症が改善したり，あるいは解決後に生じる根本的あるいは持続する困難な問題の治療において，何らかの役割を果たす場合がある．

認知行動療法は神経性過食症の確立された治療法であり，むちゃ食い，排出行為の症状を速やかに改善し，長期的な継続効果を得ることが可能である．この治療は行動的発現を対象としており，患者によくみられる認知のゆがみに対して取り組むものである．行動の結果はあるきっかけによって生じるため，認知行動療法では，問題行動を特定することが有効な介入のための第一歩である．介入するためにさまざまなきっかけを認識する必要があり，無意識的ではなく意識的に対応しなければならない．食行動異常に関係するきっかけは，内的なものと外的なものの両方がある．内的なきっかけは空腹感といった身体的な要因だけでなく，感情や思考も含まれる．外的なきっかけは，視覚や嗅覚などの感覚的なものから状況的なものまで，広範囲の経験を包含している．これらの要因はプラスに作用する場合もマイナスに作用する場合もあり，双方が強化的に働く場合もある．

きっかけを特定した後に，それらに関連した反応に対してさらに具体的に細かく言及することが可能である．反応には思考，感情，行動的なものがある．思考や感情は認知行動療法によって変えることができるため，思考や感情が，あるきっかけに対する行動的反応に影響を及ぼすことを患者に理解してもらうために支援することは重要である．特定された個々のきっかけについて，さまざまな反応の要素を描写し，それぞれの反応の妥当性を評価するように指示する．概念的には単純であるが，多くの食行動に関する反応は無意識に行われており，きっかけや多様な反応を特定するためには多くの訓練が必要である．

認知行動療法を行っている間，行動はきっかけに続いて起こり，きっかけに対する反応は，思考，感情，行動に分けられることを患者が理解するように教育する．患者がきっかけについて考え，感じることにより，それに対する反応が適切であるか否かが決まる．感じることは思考の影響を受けるため，思考を再構築することは最も重要である．食行動異常の患者はある種のゆがんだ考えを示す．これらの考えは感情にマイナスの影響を及ぼし，不適切な行動に油を注ぐ．これら多様な思考を特定し，認知のゆがみに取り組み，最終的に変化させるための計画を立てる．

認知行動療法の適用可能性を説明するために，簡単な例を一つあげる．過食反応を引き起こすきっかけとして頻度が高いのは，正常な満腹感である．満腹感を

正常な生理的反応として認識するのではなく，摂食障害の患者はむしろこのきっかけを"太ったように感じる"と捉える．このゆがんだ考えは，それに対する対処が行われない場合，否定的な感情を生じさせ，機能不全の行動の原因となる．一時的で自然に生じると理解するような，満腹に対する適切な反応を示すよりむしろ，患者は"太る"ことの埋め合わせをしないといけないと考え，排出行為によって食事を自分の中から取り除こうとしたり，運動することでカロリー摂取を代償しようと考える．このような反応は再び悪循環を引き起こす原因となる．

▶ 薬物療法

薬物療法がより重要な役割を果たす場合があり，食思不振症の場合と異なり，より効果を予測することができる．SSRI，モノアミンオキシターゼ阻害薬（monoamine oxidase inhibitor：MAOI），三環系抗うつ薬（tricyclic antidepressant：TCA）などの多くの抗うつ薬は，過食症の治療に効果がある（食事を禁止している場合にはMAOIの有効性は限定的であり，過量投与における致死率のためにTCAによる治療は制限される）．これらの薬物により，過食・嘔吐の頻度とともに，抑うつや不安の症状が減る．bupropionは，嘔吐によって生じる代謝不均衡が痙攣を引き起こす場合があるため，禁忌である唯一の抗うつ薬である．

▶ まとめ

食行動異常は，幅広いスペクトルの精神病理学的特徴を示す．この病態の理解は，臨床症候群の発現に影響を及ぼしている多くの病因の観点から行うのが最もよい．この疾患の複雑性，疾患に関連した行動，併存する精神医学的特徴を理解することは，疾患の理解と治療のための手助けとなる．最初に主要な摂食行動異常のコントロールにフォーカスを絞ることは，心理的病状の併存症の可能性を減らすために役立つ．さらに，この疾患にしばしば併存する内科的な合併症を予防することにもなる．行動に対する介入は（特殊な病棟の入院患者に対しての）反応妨害（response prevention）から，より動機づけられた患者に対する認知行動療法まで幅がある．行動のコントロールは，その他の心理療法（心理教育療法あるいは対人関係療法）と同様に，薬物療法によってもその効果が高まる場合があり，この疾患の慢性化に関する持続要因を減らすために有用である．

(訳：古家美幸)

▶ 推薦図書

Fairburn CG, Wilson GT, eds. *Binge Eating: Nature, Assessment, Treatment.* New York, NY: Guilford Press, 1996.

Goldstein DJ, ed. *The Management of Eating Disorders and Obesity,* 2nd ed. Totowa, NJ: Humana Press Inc., 2005.

Halmi KA, ed. *Psychobiology and Treatment of Anorexia Nervosa and Bulimia Nervosa.* Washington, DC: American Psychiatric Association Press, 1992.

Halmi KA. Eating disorders. In: Hales KE, Yudofsky SC, Talbott J, eds. *American Psychiatric Press Textbook of Psychiatry,* 2nd ed. Washington, DC: American Psychiatric Association Press, 1994, pp. 857–875.

Hsu LKG. *Eating Disorders.* New York, NY: Guilford Press, 1990.

Mitchell JE. *Bulimia Nervosa.* Minneapolis, MN: University of Minnesota Press, 1990.

Walsh BT, Devlin MJ. Psychopharmacology of anorexia nervosa, bulimia nervosa, and binge eating. In: Bloom FE, Kuffer DJ, eds. *Psychopharmacology: The Fourth Generation of Progress.* New York, NY: Raven Press, 1995, pp. 1581–1589.

▶ ウエブサイト

Academy for Eating Disorders Web site. http://www.aedweb.org/. Accessed October, 2007.

American Psychiatric Association, Psychiatric Practice Web site. http://www.psych.org/psych-pract. Accessed October, 2007.

第21章

アルコールと物質（薬物）の乱用

William D. Clark, MD

はじめに

症例提示

ジムは高血圧のある50歳男性で，工場で働いていた．彼は10年来通院していたプライマリ・ケア医を受診した．彼は，最近2回目の"飲酒運転違反(driving under the influence: DUI)"を犯したことを述べ，そのことを不当であると考えていた．ジムの保護観察官が，地域の断酒治療センターでカウンセリングを受けるように命じた．ジムはカウンセリングには興味がなかったが，職を得るために必要な運転免許を守るためには参加しなくてはならないと思った．

医師は，薬物やアルコールを使用すれば患者・家族に危害が及ぶことをよく知っている．外来診療における薬物・アルコール関連の疾患の罹患率は20％を超え，入院患者ではさらに高く，患者の中には青少年，教師，造船所労働者，医師らも含めたあらゆる人が含まれている．医師は，患者と飲酒について話すことに非常にストレスを感じており，その葛藤のために苦しみ，患者は行動変容のための動機づけができていないと口にする．医師が抱いているマイナスのイメージは，家族による体験や，酔って非協力的で暴力的な患者との臨床現場での体験に基づいている．薬物・アルコール乱用の波に飲み込まれてしまった人は無責任な行動をとる確率が高い—法や道徳，家族からの制裁を受けたにもかかわらず，飲酒運転したり，自殺しようとしたり，リスクの高い性行動に走ったり，違法薬物を共有したり売ったり盗んだりする．薬物・アルコール乱用が"医学的"問題ではないという考えと相まって，上記のような力学のために，医師は患者に強く指摘しないようになり，患者を助けることから手を引きがちである．

しかし，多くの情報源からのエビデンスによると，楽観視できる理由があり，患者と一緒にいくらか時間をかけて，思慮深く介入を検討している医師は，害を減らすことができることを示している．そうすることにより，医師は患者や家族の医療コストを減らし，病的状態を改善するだけではなく，家族，社会的関係，自尊心，精神の安定を強める．実際に，薬物・アルコール乱用からの回復率は治療患者の30〜40％であり，ほかの多くの慢性疾患からの回復率をほとんど超えている．よくなった患者は，その一番の功労者であり，かつ命の恩人である主治医を信頼する．医師は，薬物・アルコール乱用を改善させることで，白血病や肺炎を治療するために手助けするのと同じぐらいの満足感を得ることができる．もちろん，このような患者を助けることは，手術すれば改善する救急患者をケアするよりも，うつ病や不安，高脂血症，関節炎の患者をケアするのと似ている．本章では，薬物・アルコール乱用の問題の診断とマネジメントに加えて，ジムの主治医の対応が，ジムの問題解決にどのように影響したかについて論じる．

病因と病態生理

アルコールや薬物に対して，神経組織に免疫のある人はいない．また，薬物・アルコール乱用による問題が生じることを求める人はいない．恥ずかしさ，二日酔いなどの内的状態，非難，批評，制裁などといった外的なきっかけからのフィードバックによって，それらの使用量は変化する．遺伝的，生理的，心理的，社会的／文化的要素などが相まって，使用量をどのくらいにするかが決まる．

症例提示(つづき)

ジムは自分の父親のことを思い出せなかったが，父親がお酒の問題を抱えていたこと，ジムが4歳のときに家族から離れていってしまったことは覚えていた．

薬物やアルコールを制限なく使用すれば，乱用により生じる予測可能で多種多様な脳への影響がもとで，使用頻度が増えてきて問題が生じ，そして薬物の効き目が続かなくなってしまうという悪循環に陥りやすくなる．知らない間に生じるアルコールへの耐性，過量飲酒による認知障害，飲酒に関連する不快な症状(二日酔いなど)により，不健康な社会的力学が生じる．(明らかに)自発的に"楽しんで，無責任な"態度で気ままに振る舞っていることに対して友人や家族が憤慨するため，このようなことにかかわる問題はさらに大きくなる．患者は現実を無視し，ネガティブな感情を抑制するのが上手くなる．いわゆる脳が変わってしまった(brain-altered)状態が長く続いた結果，依存や禁断症状といった劇的な神経生理学的変化が生じてくる．さらに，自分の振る舞いの言いわけをし，他人を面と向かって非難し，節度のある飲酒についての議論になるといつでも敵意を示して，感情的になり孤立するようになる．彼らは，乱用を認めてくれて，黙って結果を見逃してくれる友人やパートナーを選ぶことになる．

症例提示(つづき)

ジムは10歳代のときに1日約12杯の飲酒をするようになった．20歳代になると"これではどうしようもない"という理由から一度お酒を減らしたが，それでも1日4～6杯のビールを飲んでいた．週末にクラブに行くときや仲間とビリヤードやカードに興じるときは，1日に約12杯程飲んでいた(ジム自身が報告していることと国の調査データによると，ジムより多く飲んでいる米国人は3%にすぎない)．

患者と一緒に効果的に取り組む

化学物質依存(タバコ関連以外の中毒症)は，米国人の10～15%(生涯有病率)が一生涯のいずれかの時期に罹患し，5～7%の米国人が常に抱えている慢性・進行性の病気である．依存性のある薬物が脳に及ぼす影響は，神経化学的な機序，使用のタイミング，強さ，潜在的な毒性によって異なる．薬物使用者，その家族，その社会関係へ生じる重大な医学的，社会的な結果として表れる薬物依存の病態は，さまざまな薬物の種類，特別な薬物にかかわらず似ている．アルコール，ヘロイン，コカイン，ベンゾジアゼピン系薬物やその他の薬物による依存は，薬物依存の背景にある疾患の亜型であり，明確に区別された病態ではない．医療におけるコミュニケーションに違いがあるのは，特定の薬物を所持したり，使用したりすることの法的かつ社会的な結果から生じる相互力学であり，その薬物の潜在的な医学的合併症に関連している．したがって，薬物依存のスクリーニングや評価，対応はアルコール依存に対する戦略と変わらない．この一般原則について注意すべき点は，処方薬に対する依存にも関連し，これは医師の対人間性，そして医師個人の脆弱性や信念，処方薬の選択の好みや習慣が関係している可能性がある．

▶ 行動変容の促進

研究によると，薬物・アルコール乱用の問題を抱えた患者の行動変容を促すには，いくつかのアプローチが有効であることが明らかになってきており，**短期的介入，動機づけ面接法，意思決定の共有，関係性中心のケア，自立支援**などがこれに含まれる(第16章「行動変容」についての議論を参照)．この研究から得られた原則は次のとおりである．

- 一般的に，患者の現在の生活状態と，患者が支持する治療目標や価値観の間の違いを明らかにしたり強調したりする情報や意見を患者が得られるように，介入の微調整を行う責任が医師にはある．共感的で思いやりある態度をとることにより，もしも患者が薬物使用パターンを変えることができるようになれば，現実と将来との間の違いを最小限にできるということを，医師が示すことができる．
- 患者は，準備ができるまでは変化することはなく，変化に対するためらいや抵抗感を抱くことは珍しいことではない．
- 共感と関係性中心の態度をとることにより，医師は最も上手に変化を促すことができる．強く説得するような態度をとっても，通常は患者に変化を促すことはできない．
- 変容についての責任をもち，実際に変化できるのは患者だけである．情報(患者の健康や問題について

のフィードバックと，リソースについての情報）を提供したり，患者に気を配り，起こりうる変化に対する賛否両方の考えに注意深く耳を傾け，変化についての自信を強める手助けすることで，医師は変化を促すことができる．

医師が面接の内容に含めなければならない**基本的なメッセージ**は次のとおりである．

- 私は，あなたが薬物を使用することで自分自身やあなたが気にかけている周囲の人たちを傷つける（またはその可能性がある）ことを心配している．
- 大抵の人たちは，あなたが使用している量よりももっと少ない量を使用しているか，まったく使用していないかのいずれかである．
- よりよい健康のためには，薬物の使用を制限する（ないしはやめる）べきだ．
- 大事な選択はあなた次第であり，何をすべきかを決めるのもあなたである．
- 私は，自分の専門家としての考えと，同じような問題を抱えるほかの患者との経験に基づいて，最良のアドバイスをしたい．
- 薬物使用の習慣を変えることは，困難で恐ろしいことであるとわかるかもしれない．
- たとえ進歩が遅く，断続的であっても，あなたと協力して取り組みたい．

医師が従うべき基本的な**プロセスの戦略**は次のとおりである．

- 情報を与えて忠告を行う場合には，会話を続ける．"話す，聞く，話す"の戦略を用いる．
- わかりやすく忠告を行う．ただし，患者を説得しようとしない．
- 医師はアドバイスをするが，決めるのは患者であることを明確に述べる．
- 医師が同意したいかなるプランに対しても，患者に責任があることをはっきりさせる．
- 患者と決して言い争わず，患者の抵抗や気乗りがしない態度，反抗，もっともらしい解釈を無理に否定しないこと．このようなアンビバレンスの症状に対応するために，反映（reflection）の手法を用いる．
- 患者の自信を支援する．

薬物・アルコール乱用患者に医師がよりよく対処するために役に立つ，2つの鍵となるステップがある．第1は，薬物乱用の問題が存在する可能性があればどのような手がかりであろうと，そのとき，すぐに介入することである——"よりよいデータ"を待ってはいけない．医師は，依存や乱用の問題を検出するだけではなく，その使用やリスクを察知することにフォーカスを広げることで，薬物使用による重大な結果をうまく減らすことが可能である．

表21-1　薬物やアルコール摂取についての一連の用語[*1]

"有害な使用（hazardous use）"は"リスクがある（at-risk）"使用[*2]とほぼ同じ意味をもつ．
アルコールないしは薬物の"乱用（abuse）"は，障害や苦痛の原因となる不適切な使用パターンである．
アルコールや他の薬物の"依存（dependence）"は，障害や苦痛の原因となる不適切な使用パターンであり，"乱用（abuse）"よりも広範囲で持続的である．しばしば（必ずしも必須ではないが）身体依存と離脱症状が含まれる．

[*1] Fiellin ら参照（2000）
[*2] **表21-4**のアルコール量参照．いかなる量の違法薬物も"リスクがある（at-risk）"．後述を参照

第2の鍵となるステップは，行動変容を促すために特化して構成したテクニックを使って介入することである．例えば，症状を隠したり，恥ずかしい行為について嘘をついたり，または医師に敵意のある攻撃的な行動を仕方なく行っている患者に対処するために，効果のあることが証明されているいくつかのスキルがある．これらのスキルは，多くの医師が用いている支持的な方法や説得を行う方法よりも効果的である．まずどの患者が介入を必要としているかを決めるプロセスについて，次に介入の原則，内容，戦略について述べる．

診断の分類

薬物やアルコールの問題は一つの連続線上で繋がっている（**表21-1**）．個々のケースでは，情報が少なく不正確なため，診断がつきにくいかもしれない．それにもかかわらず，専門家が合意し，医師の行動の指針として有用なエビデンスに基づいた分類システムが存在する．連続線上で言えばひどくつらい最果てにいる患者は，**アルコール，薬物依存**（しばしば，**アルコール中毒，薬物中毒**と言われる）の原型的な症候群に罹っており，コントロールが効かないほど使用しており，結果的に医学的・社会的に苦しんでいる．驚くべきことに，成人の5〜10％がこの症候群に罹っている．典型的な医学的・社会的な合併症と並行し，独特の防御的で双方向性のスタイルのために，依存者は性別・文化・国籍にかかわりなく存在している．患者は重要な事実を隠し，使用する"権利"を守るとともに，飲酒や薬物について話し合おうとする試みに敵意を示し，参加しようとしない．**身体依存と離脱症候群**は，実に100％のケースで**薬物依存**を意味する．

連続線上でいえば真ん中付近の，つまり問題として中程度の重大さを抱えた人々は**薬物乱用**であり，障害

や苦しみを生じる原因となるような不適切な薬物使用のパターンをとっている．薬物依存の患者と薬物乱用の患者を区別することは**本質的**な問題ではないが，**頻度や持続性，普及性**の問題であることに注意する必要がある．したがって，**薬物乱用，薬物依存**は，健康の問題（例えば，コカイン使用による脳卒中，アルコールによる高血圧，ベンゾジアゼピン系薬物による過鎮静），法的な問題（例えば，飲酒運転や暴力による逮捕など），家庭の機能不全，学校や仕事の成績の問題を含んでいる．

　連続線上でいえば緩やかな端にいるのは，"リスクがある"，"危険な"薬物の使用者である．このような人たちは，薬物を多量に使用するが，重大な悪影響にまでは発展しない．彼らに対して医師は，摂取量に応じて介入すべきである―対照的に，"乱用"あるいは"依存"患者については，悪い結末になる可能性やその使用量が多すぎるために，介入が行われる．すべての人が深刻な事態に陥るわけではないが，大多数の人々は非常に多くの量を使用しており，どの程度積極的に介入するかについては，摂取量ではなく問題の深刻さに応じて決めるべきである．患者が緩やかな端にいるかどうかを決めるための摂取量を知る必要性と，患者が連続線上の重症を示す端にいるかどうかを決めるための因果関係を知る必要性について，医師は混乱してしまう．摂取量とその結末に関するデータは調べるべきではあるが，摂取量を減らしたことで逆の結果になったり，悪い結末がなくなったという明確な図式を医師が得ることができなければ，摂取量についての十分な意義を確立することはできない．

　アルコールに関する専門家のコンセンサスに基づいて，**中等量飲酒**は，飲酒量（男性の場合は14杯／週以下，女性の場合は7杯／週以下），飲酒についての社会的場面としての酩酊状態（男性の場合は一機会あたり4杯まで，女性の場合は3杯まで）により定義される．これらの臨界点を超えた飲酒は"リスクがある"，"危険な"とされ，長期的な研究によれば弊害を起こす可能性が高い．

　"リスクがある"処方薬の乱用の例としては，向精神薬や鎮痛薬を3か月以上処方されている患者がある．不眠，不安，うつ，その他の障害などのために長期に鎮静薬を使用している患者の大多数は，慢性疼痛の治療目的に麻薬性鎮痛薬を使用している患者と同様に，問題や依存を生じることはない．しかし，飲酒者や違法薬物使用者と同様に，実に10〜20％が転倒，過鎮静，相互作用，薬物の過量使用，もしくは処方された以上の薬物を服用するような依存状態の問題を経験している．

物質（薬物）使用にかかわる問題の特定

いくつかの研究によると，"リスクがある"使用者や"乱用している"人だけでなく，"依存"している人に対して体系的に，"簡単な介入"を行うことが可能であると示唆している．問題の重症度に合わせて介入の内容を調整することは有用であり，健康な使用者と潜在的に問題を起こしうる使用者を分けるだけではなく，重症度を評価するための簡単な戦略について次に提唱する．この後のセクションでは，個々のケースで何を行うべきか，医師に対するアドバイスについて述べる．

▶ 病　歴

飲酒や薬物の使用は，社会的に誤っている印象を与え，汚名を着せられる行為である．医療面接の場面であっても，そのことについて話すときに注意すべき問題である．問診する医師のテクニックは，患者がその後の治療活動に参加しようとする意欲に強い影響を及ぼす．患者がもし自由回答式の質問に対して曖昧に回答した際に，医師が患者に"はっきり答える"ように強要した場合，患者は自分が非難されたと感じ，身構えてしまう可能性がある．したがって，ここでは自由回答式の質問よりも選択回答式の質問のほうが役に立つ．

第1段階

第1段階は，アルコールや薬物についての"事前スクリーニング"である．次の2つの質問を用いて，事前選別を行う．「時々アルコールを飲むことはありますか？」と「マリファナないしは他の薬物を最後に使ったのはいつですか？」．もしこれらの答えが「いいえ」，「飲んだり使ったりしたことはない」，あるいは「1年前」であれば，このトピックスから話題を変える．患者が過去の問題のために禁酒会などに参加していたのであれば，患者はしばしば自分から明かしてくれる．

第2段階

第2段階は，より注意を払う必要のある患者を同定する方法である．高血圧や子宮頸癌スクリーニングと同様に，スクリーニングによって生命を救うことができる．依存者や乱用者の典型的な防御スタイルは，曝露するよりも，最小化したり隠蔽する方向に進む．したがって，体系化されたスクリーニング戦略を利用しない場合には，60〜80％のケースを見逃してしまう．筆者は第2段階として**依存についての短いスクリーニング法**を用いることを好むが，多くの専門家が，第2段階では使用量と使用頻度を評価すべきであると示唆

第 21 章　アルコールと物質(薬物)の乱用　227

> **表 21-2　依存症状に対する CAGE スクリーニングテスト**
>
> - **C**（Cut down）——飲酒量を**減らさ**なければいけないと感じたことがありますか？
> - **A**（Annoyed）——他人があなたの飲酒を非難するので**気にさわった**ことがありますか？
> - **G**（Guilty）——自分の飲酒について悪いとか**申し訳な**いと感じたことがありますか？
> - **E**（Eye-opener）——神経を落ち着かせたり，二日酔いを治すために，"**迎え酒**"をしたことがありますか？

> **表 21-3　飲酒量と頻度についての NIAAA のスクリーニングのための質問**
>
> 「1 日 5 杯以上（男性の場合．女性は 1 日 4 杯以上）飲んだ日は，ここ 1 年で何日ありますか？」

> **表 21-4　"危険な"あるいは"リスクのある"アルコール摂取の上限**
>
> 男性：1 週間に 14 杯[*]以上，1 回で 4 杯以上
> 女性：1 週間に 7 杯[*]以上，1 回に 3 杯以上
>
> [*] 飲み物は，約 350 mL（12 オンス）のビール，約 150 mL（5 オンス）のワイン，あるいは約 45 mL（1.5 オンス）の強いお酒．

している（第 3 段階参照）．しかし専門家は，"どのような戦略であれ一貫して用いること"が臨床効果に関する最も強い決定要素であることも認めている．

依存のスクリーニングについては，筆者は TICS〔"二質問法"（two-item screen）〕という質問の簡便さを好んでいる．「過去 1 年間で，自分が意図していたよりも多い量のお酒や薬物を摂取したことがありますか？」と「ここ 1 年間で，飲酒や薬物使用を減らす必要があったり，それを求めたりしましたか？」である．臨床医にとって，これらは効率的で簡単な質問であるが，妥当性を検証した研究は限られている．

CAGE テスト（表 21-2）は詳細に研究されているスクリーニングツールである．女性とアフリカ系米国人に対してはそれほど正確ではない．スクリーニング時に"アルコール"の代わりに"アルコールと薬物"として用いると有用であることが，研究で示されている．**TICS** や **CAGE** テストで陽性反応が出れば，さらに詳細な評価が必要となる．CAGE テストで 2 つ陽性であれば依存の可能性が高いことを示す．

医師は「あなたはどのくらいの量を飲みますか / 使用しますか？」という"ありのまま"の質問をすることを避けるべきである．「どのくらいの量を？」という質問が患者に恥ずかしい自分の気ままな振る舞いを思い出させるだけでなく，曖昧な返事やその後の防御的な態度の誘因となる（前述「患者と一緒に効果的に取り組む」の項参照）し，また「どのくらいの量を？」という質問によって，その後の質問に対する患者の反応を制限してしまうことがいくつかの研究で示されている．

特定の違法薬物依存についてのスクリーニング法は，プライマリ・ケア領域ではいまだ広く検証されていない．可能性のある戦略として，「人生の中で 5 回以上マリファナを使用したことがありますか？」〔米国国立精神衛生研究所の診断問診手順（National Institute of Mental Health's diagnostic interview schedule）から引用〕という質問は，鎮静薬やアンフェタミン，その他の関心のある薬物について繰り返し使用してもよいかもしれない．

第 3 段階

もし第 2 段階が陰性であれば，米国国立アルコール乱用・依存症研究所（National Institute on Alcohol and Alcoholism：NIAAA）が推奨する"**使用量に関する質問（表 21-3）**"を質問する．もし陽性であれば（男性なら 1 日 5 杯以上，女性なら 4 杯以上），飲酒量を定量化してみる．「平均して，1 週間に何日飲みますか？」「普通の日に，何杯くらい飲みますか？」のように質問して，1 週間の平均飲酒量を決める．"**安全域（表 21-4）**"を超えていれば，少なくとも"リスクのある"人であることを意味するので，第 4 段階に進む．

もし安全域を超えておらず，かつ第 2 段階に陽性所見がなく，かつアルコールに起因する問題を抱えるような兆しがなければ，緊急な介入は必要ない．

離脱症状が明らかな場合，アルコールに付随した肝障害がある場合，静脈注射薬の使用の徴候がある場合，配偶者がこれらの問題を打ち明けてくれた場合には，"スクリーニング"は必要ないが，多くの医師はデータ収集を体系的に行うために，スクリーニング戦略を用いる．

第 4 段階

もし依存のスクリーニング（例えば，**CAGE** テストなど）が陽性で，摂取量が安全域を超えていて，診察や家族の情報から飲酒・薬物問題の手がかりが得られれば，問題の程度を明らかにするためにさらなる詳細を知る必要がある．思慮深く体系的に行われたのであれば，特徴的な悪影響を聞き出すことは妥当であり，それほど時間はかからない．医師は，現在の臨床状況の優先事項に基づいて，この質問を行う時期を決める．しかし，飲酒や薬物はさまざまな症状を生み出し，さまざまなほかの病態に影響を及ぼすため，少なくとも問題が最初に表面化したときには簡単な質問表を用いるべきである．表 21-5 の質問をすることにより，初

表21-5 アルコール乱用・依存の症状

- 身体症状：胃炎，外傷，高血圧，肝障害，新規発症の痙攣など
- 心理社会的症状：不安・抑うつ・不眠・過量使用などの症状，向精神薬の処方を求めるなど
- アルコール特異的症状：飲酒行為に関する自発的な言及，例えば"パーティをすること"や二日酔い，家族歴，匿名断酒会への登録，飲酒運転による逮捕歴，禁断(離脱)症状，耐性，失神など

期評価として十分なデータが得られ，またNIAAAの『臨床医のための指針』ではこの質問を体系化している．この指針にはAUDIT質問表があり，その使い方および臨床診療のスコアリングが記載されている．薬物使用の評価のためのプロトコルは，飲酒と比較すると十分には開発されていない．薬物に週あたりどのくらいお金をつぎ込むか，使用頻度はどの程度か，過去12か月の間にどのくらい節制したかについて，さらに評価すべきである．

患者から十分な情報が得られなければ，ほかの人(家族，看護師，ソーシャルワーカー)に対する面接時に質問項目数が多くなる．ほかの医師や病院の診療録には，診断を導くような予想もしないような情報があるかもしれない．徹底的に評価することにより，医師は思いやりのある態度で自分が感じた印象について話し合うことができる．事実，思慮深い診断的会話そのものが治療的効果を生み出すことを実験データは示している．

症例提示(つづき)

以前，医師は，ジムに対してCAGEテストを行っており，そのときに彼はずいぶん若いころには断酒する必要を感じていて，やはりかなり以前に朝，目覚めたときから飲酒したことがあると述べた．彼は飲酒で非難されることによって悩むことはなかったし，飲酒の後に罪悪感や後悔の念をもつことはなかったと言っていた．質問すればするほど，彼はいらいらしているようにみえた．

▶ 挑戦，抵抗，アンビバレンスに対して効果的に対応する

ここでは，"反映(reflection)"のスキル—患者の訴えや意味をほかの言葉に言い換えること(表21-6)—を紹介する．なぜなら，患者がかなり頻繁に抵抗や異議を

表21-6 反　映

説明：患者から聞いた(ないしは非言語的に受け取った)メッセージを患者に伝える．それは常に意見であるべきで，質問や賛成／反対，判断などであってはならない．また，常に簡潔でなければならず，反映を行う人はいくつかのメッセージの中から短いものを選択する．
例：「わかりました，あなたはこの問題が薬物使用と関係がないと思っているのですね」
「アルコールは確かにあなたの睡眠の助けになりますね」
「アルコールからくる肝機能検査異常が混乱を招いていると思うのです．なぜならあなたは少ししか飲酒していないからです」
「あなたは薬物使用について話を続けると，いらいらしているようにみえますね」

訴えるのは，医師がスクリーニングをするときや，疑問点をはっきりさせるときであるからである．臨床医は，"反映"を用いて苛立ちや抵抗に対応することで，緊張感を最小限にするだけでなく，データの質を向上させることができる．

患者から受ける抵抗やアンビバレンス，挑戦を穏やかに反映することができる医師は，同盟やパートナーシップの雰囲気を生み出す．反映は患者を完全に理解したいという願いを表し，その人を受容してさらに傾聴したいという前向きの姿勢を示す．反映は攻撃的でも防御的でもなく，口論や敵意，否定の気持ちを最小限にする．簡単な反映により，患者は次に言うべき事柄について十分に選択することが可能となる(一方で，賛成／反対，価値観の主張などと同様に，質問は答えを導き，アドバイスによって態度が明確になる)．事実，研究によると，否定的，抵抗的で気乗りしないといった主張に対し反映すると，患者を対話に引き込みやすいことが証明されている(第1章参照)．

特に患者が否定的な態度や敵意を抱いている場合には，反映するということはでしゃばった対応ではない．医師は通常，質問したり，アドバイスしたり，説得したり，問題について議論したり，面接のフォーカスをずらしたりして対応していることが，研究によって明らかになっている．実践と注意深さをもって，医師は患者が表現したアンビバレンス，抵抗，挑戦といったことを反映のスキルを用いて患者に返すことができる．

患者：私は神経障害があって足が痛むので，たくさんお酒を飲むのです．そうすればよく眠れます．
医師：そうであれば，アルコールはあなたを助けてくれているのですね．
患者：そうです．肝臓には多分あまりよくないかもしれないのですが．

医師：あなたは肝臓を犠牲にして睡眠をとることに何らかの葛藤があるのですね．
患者：お酒は，問題以外に何も生み出さない気がしています．

　医師は感情，思考，属性，選択肢，活動，行動についての患者の主張に対し，同様に反映を行うことができる．反映を行えば，医師が患者の視点や感情，思考をさらに共有するように促す手助けになり，それゆえ振り返りによってお互いに信頼感や安心感が生まれる．最初は無関心で敵意をもち，不機嫌な振る舞いを示したり，錯乱していた患者が自分自身をさらけ出すようになると，医師は断定的あるいは批判的でなくなり，患者に対してより親近感を抱き，彼らを強く支援するようになる．そして医師に親近感を感じた患者は，医師の話により一層耳を傾けるようになり，最初は想像もつかなかったような変化を遂げ，責任をもつための力をさらに得ることができる．薬物使用とその結末についての詳しい情報や，さらなる心理・社会的な情報を必要としているか，あるいは患者についての賢明な管理戦略を立てたいと考えているかどうかなどにかかわらず，反映はすべての医療面接の場面において有用である．

症例提示（つづき）

　医師は，もう一度 CAGE テストを行い，ジムの現在の評価を始めることに決めた．医師は，断酒について質問した．
ジム：ほら先生，父はアルコール中毒患者だったかもしれないし，僕の友人の多くは僕より多く飲んでいる．けど，僕はアルコール中毒患者じゃないし，嫌なら止められるんだ．
　彼の今の状況は少なくともアルコール乱用で，恐らくアルコール依存であることを示唆しているので，すでに利用可能な多くのエビデンスを用いて彼と真っ向から対決するよりは，共感的な態度で，彼が話した内容だけでなく感情の状態についても反映するように決めた．
医師：ジム，このことが，ほかの人にとっての問題と同様に敏感な問題であることは理解できます．そして，あなたが自分にとって飲酒が問題ではないと確信していることも理解しました．
ジム：妻に言われて何回か止めた，問題はない．けど2年前に彼女は，「お酒をやめなければ一緒には暮らせない」といって，子供を連れて出て行った．女性の考えていることは理解できないよ！
　医師は，ジムの飲酒と私生活について新たな情報を得たが，ジムは尋問されるというより理解されているように感じた．

身体診察と臨床検査

　身体診察や臨床検査は，構造化された問診の補助として有用である．**アルコールの臭い**は警告の例であり，医療現場では明らかに異常である．アルコール臭を容易に感じることができれば，血中アルコール濃度（blood alcohol level：BAL）は 0.125 mg/dL 以上であり，そこまで強い臭いでない場合には，BAL は 0.075〜0.125 mg/dL 程度である．鼻はいわゆる高機能を備えた呼気アルコール検出器である．呼気中アルコールは説得力のある徴候であり，常に重大なアルコール障害の存在を警鐘している．

　酩酊状態（ろれつの回らない会話，協調運動障害，情緒不安定）は，どのような状況であれ厄介であり，薬物ないしはアルコール障害の可能性が高いことを意味しており，救急部門でさえもこのことは同じである．この重要なポイントを強調するために，人口の10％を占めるアルコールないしは薬物依存者が1週間に1回（しばしば1回以上であるが），酩酊状態を呈すると仮定する．また，人口の60％を占める非乱用者／非依存者が1年に1回（しばしば1回以下であるが），酩酊状態を呈すると仮定する．このような仮定では，100人のうち30人は禁酒家であり酩酊状態とはならず，（問題のない）60人が年60回酩酊状態となるが，残り10人の依存者は年520回！酩酊状態となる計算になる．さらに，中等度の飲酒者はめったに酩酊状態にならず，コントロールされた状況（例えば，ほかの誰かが運転できるなど）で飲酒する．救急の現場での酩酊患者は，"たまたま1回だけ飲みすぎた"健康的な飲酒者ではない．

　さらにアルコールに関して，アルコールの臭いが明らかであっても患者が酩酊状態をまったく呈していないならば，アルコールに**耐性**がある．耐性とは，中毒を起こすアルコール濃度に対して脳が適応することで，それは深酒に起因し，必然的に有毒で，その患者が**アルコール依存**であることを示す．禁断（離脱）症状〔後述の「離脱症状のマネジメント」参照〕は，さらなる脳障害を示し，耐性があることから簡単に判別できる．同じ推論はアルコール以外の薬物でも成り立つが，使用量や血中濃度を測定したり，中毒（鎮静薬や麻薬を除く）を検出する我々の能力には限界があるた

め，あまり直接的な方法ではないが，病歴から耐性を推察しなければならない．

ほかの身体所見や検査所見（多くの所見の確率については総合内科教科書を参照）は，感度や特異度，またはその両方が低いため，スクリーニング検査として不十分である．この場合も，アルコールに関しては他の薬物と比べて多くの有用なデータが存在する．アルコールには広範囲にわたる毒性があり，状況に応じて異常所見が有用だとわかる場合もある．第1に，不可解な所見を得ることは，調査プロセスを開始する有益なきっかけとなるかもしれない．例えば，CAGEテストが陰性であったとしても，若い女性に手掌紅斑があることに気づいて評価を続ければ，患者がアルコールの問題を明かすようになるかもしれない．第2に，手がかりがあれば，身体所見や検査所見によって検査後確率は大幅に上昇し，医師は平均赤血球容量（mean corpuscular volume：MCV）や肝酵素〔γ-グルタミルトランスフェラーゼ（γ-glutamyltransferase：γ-GTP），アルコール摂取に対し最も感度が高い〕など，適切な検査を依頼するに違いない．例えば，慢性肺疾患をもつ55歳男性が心房細動で入院したとする．彼の飲酒行動に関する妻の不満と，MCV値，アスパラギン酸アミノトランスフェラーゼ（aspartate aminotransferase：AST）の上昇，心電図（electrocardiogram：ECG）の異常により，アルコール中毒だけでなく"休日症候群（holiday-heart．多量飲酒に伴うアルコール起因性不整脈）"が確認された．手がかりがほとんど存在しない，鎮静状態の患者にナロキソンが効けば，麻薬中毒であることの証明である．

違法薬物は尿検査によって簡単に検出することができるが，検出力は使用する技術によって異なる．ルーチンの検査に含まれていない薬物には，オキシコドン，methadone，蛋白同化ステロイド，短期作動型デザイナーズドラッグ〔訳注：違法な物質や規制されている物質の分子構造の一部を差し換える手法でつくられた麻薬に類似した効果を発現する薬物の総称〕がある．マリファナは，毎日吸っている人であれば，約30日間（たまにしか吸わない場合には1～3日間）の間検出することができるが，その他のすべての違法薬物は，72時間以内に排泄される．例えば，検査でコカインの反応が陽性であった場合，過去2～3日間の使用を示唆する．単にマリファナを吸っていた人の近くにいたとしても，尿の反応は決して陽性になることはない（質量分析では検出可能だが，濃度はルーチンの尿検査のカットオフ値よりもかなり低い）．

症例提示（つづき）

過去2～3年間繰り返されたジムの採血結果ではMCV上昇を認めたものの，その他の全血算（complete blood count：CBC）所見，代謝系，肝機能系の検査は正常であった．彼は，出頭を命じられたときの血中アルコール濃度が0.22%（220 mg/dL，0.08%がほとんどの州での"法的上限"）であったことを教えてくれた．

離脱症状のマネジメント

アルコールや薬物の離脱症状の治療は医師にとって特別に懸念すべきことである．不整脈，アルコール肝炎，ウイルス性肝炎，出血，胃炎，膵炎，皮膚膿瘍，敗血症，薬物の過量摂取など，離脱以外の緊急合併症は医学教科書で適切に網羅されている．アルコールと麻薬の離脱症状は最も頻度が高く，重症度が軽ければ多くの患者は外来診療で管理可能である．外来診療で十分な治療を受けるために患者が満たすべき重要な条件は，離脱症状の時期に向精神薬を使用しない（離脱症状に対して処方されている場合を除いて）ことを約束すること，および治療を続ける明白な意欲があることである．ホームレスの人や，有害事象が起こるときのことを考えて内服や症状を監視してくれる人が同居していない人，かなり多くの種類の薬物を使用している人，重篤で不安定な医学的，精神医学的疾患を併存している人は，外来で治療すべきではない．

アルコールに関しては，身体依存が存在する場合，不安，睡眠障害，振戦などの初期の離脱症状は軽度であり，アルコールが原因ではない場合もあり，飲酒することで容易に治まる．時間が経過するに伴い，アルコールでは症状のコントロールがつかなくなり，酩酊状態は血中アルコール濃度（BAL）が高い（250 mg/dL以上）ときのみ起こり，短時間しか持続しない．離脱症状はあるかないかによってはっきりと区別できる状態ではなく，中毒患者であればBALが低いときはいつでも症状が出現する．脳の変容した神経生理により，BALの低下は中毒という新たな定常状態を破壊するものであると"認識"され，離脱症状という形でその破壊状態が表現される．しばらくすると，離脱を軽くするために絶えず飲酒するようになるが，治まる時間は短い．"病気でない"と認識されているBALの範囲は狭くなり，BALが300 mg/dL以上の場合でも，重症の離脱症状や振戦・せん妄すら起こる可能性がある．

軽い離脱症状であれば，外来治療が可能である．感

表 21-7　重症な離脱症状を引き起こす危険因子

- 一日中飲酒している．
- 1/5 以上のリキュール，1 ケース（6 本）のビール，約 1.9L（0.5 ガロン）以上のワインを毎日飲酒している．
- 5 年間以上，多量に飲酒をしている（ほとんど毎日）．
- 低栄養状態である．
- 鎮静薬，コカイン，麻薬性鎮痛薬などを多量に使用している．
- 過去 2 年以内に重篤な禁断症状の既往がある．

表 21-8　外来におけるアルコールの離脱に対する薬物療法*

1 日目：最初にクロルジアゼポキシドを毎日 25～75 mg 投与，必要に応じて 25～50 mg を 4～6 時間ごとに投与
2 日目：クロルジアゼポキシド 25 mg を 4～6 時間ごとに投与
3 日目：クロルジアゼポキシド 25 mg を 6～8 時間ごとに投与
重症のケースには 400 mg の投与を想定する（25 mg × 16 錠）：1 日目に 200 mg，2 日目に 125 mg，3 日目に 75 mg．もし患者が飲酒をしていたり，ほかの薬物を使用していれば，入院して禁断の治療を受けさせる．

*訳注：日本では静注薬や坐薬製剤が利用可能であるために，ジアゼパムが用いられることもある．

表 21-9　外来における麻薬性鎮痛薬の離脱症状に対する薬物療法

1 日目：クロニジン 0.1 mg を，浮動性めまいが生じるか，累積量が最大 0.6 mg になるまでは 1～2 時間ごとに投与．5～10 mg のジアゼパムを眠前を含め最大 1 日 4 回まで投与する．
2 日目：クロニジン 0.1 か 0.2 mg を 1 日 3 回投与，ジアゼパムの治療法を繰り返す．
3～5 日目：2 日目の治療を繰り返す．
外来治療の場合には，上記以上の治療は行わない．悪心／嘔吐が強い場合にはプロクロルペラジンか同等薬の坐薬が有用であり，下痢がひどい場合には Lomotil®［訳注：diphenoxylate とアトロピンの合剤］かその同等薬を用いる．

覚鈍麻，発熱，過呼吸，併存する医学的問題（例えば，肝不全や膵炎など）がある場合，または重症な離脱症状の危険因子のうち 3 つを有する患者の場合には，入院させるべきである（表 21-7）．振戦，不安，頻脈，胃の症状などがあれば，入院加療が必要なことを示す予後不良因子である．外来での加療が可能な場合には，薬物療法を行うと症状が改善しやすくなるが（表 21-8），この場合は患者教育や，患者に害を及ぼす原因となった行動を変容させるための手助けを目的とした紹介を考慮しながら行わなければならない．

麻薬性鎮痛薬の離脱症状に関しては，医師が手助けできる可能性がある．麻薬性鎮痛薬を高用量摂取する患者，特にヘロインを注射する患者は，離脱症状に耐えられないほど強い渇望を経験し，外来治療で成功するのはわずかである．ブプレノルフィンを処方する特別な資格をもった医師を除いて，離脱症状に対する処置のために麻薬性鎮痛薬を処方してはならない．医師による善意の麻薬性鎮痛薬処方がうまくいくことは決してなく，米国の連邦法では治療のための麻薬性鎮痛薬処方が禁止されている．経口の麻薬性鎮痛薬（特に鎮痛薬として処方されている）の乱用をやめようと思っている患者なら，クロニジン，ベンゾジアゼピン系薬物，制吐薬で数日から 1～2 週間の治療を受けることにより，入院を避けることができる場合がある（表 21-9 に推奨されている治療法を示す）．症状が落ち着くまでは，患者は 2～3 日ごとに医師の直接診療を受けるべきであり，離脱プロセスの期間中に，専門家の治療プログラムに連絡してみるべきである．依存パターンが年余にわたって深く染みついており，またほかの麻薬使用者や供給源との相当なつながりが常に存在するため，依存に対する心理社会的側面への支援が受けられない患者は再燃する．重要な点を強調するが，離脱症状の治療は薬物依存の治療ではない，ということである．

1 日 60 mg 以上のジアゼパム当量を内服している強い耐性のある患者は，外来治療の対象ではない．その他のベンゾジアゼピン系薬物の相当量は，クロルジアゼポキシド 300 mg，ロラゼパム 12 mg，アルプラゾラム 5 mg となる．鎮静薬／トランキライザ依存の管理は，依存症の専門家に行ってもらうのが最良であり，薬物療法は個別化し，入院患者として厳密にモニターしなければならない．

介入戦略

早期の介入は，診断を確実にすることや"すべての事実"を得ることよりもはるかに重要である．飲酒や薬物に関する潜在問題に気づいた場合には，患者の懸念を常に共有するようにすべきである．正確な診断がつくのを待つよりはむしろ，これまで論じたような治療態度やスキルを用いて早期に介入することが結果を左右する．習慣と依存のサイクルは複雑で根深いため，診断を待つよりも効果的な短期的介入を早く始める方がよい．

変化についての患者のかかわりを評価する

データ収集から情報の共有，計画の作成へと移行する際に，関心についての評価の話から始める．

症例提示（つづき）

身体診察からジムの血圧はコントロールされていることがわかり，新たな医学的問題もなく，アルコールの禁断症状もないことが明らかになる．リシノプリルの投与を続けることにした．

医師：今日はアルコールについてかなり話しましたね，ジム．"0"は全く興味がないということを意味し，"10"は断酒が最優先事項であることを意味するとした場合，今の段階でお酒を止めることにどのくらい興味があるかについて0〜10の尺度で評価してくれますか？

ジム：免許が戻ってくるまでは止めるよ．問題ない．

医師：あなたは飲酒を完全にコントロールしていると感じているのですね．

ジム：そうだね，先生．チェックしてくれてありがとう．

医師：あなたが今，断酒する意思があるのはとてもうれしいです．そして，以前にも成功していたことを私は知っていますよ．ただちょっと心配しているのは，あなたには，アルコール摂取障害があるかもしれなくて，それはたとえ免許が戻ってきてからも注意が必要じゃないかと思っていて……，それについてはどう思いますか？

他のケースでは，関心についての評価はこのようになる．

医師：この時点で，マリファナを吸う行動を変えることについて，0〜10の尺度で評価するとして，どの程度関心がありますか？

医師：医学的な見解からいうと，オキシコドンの量を減らさなければいけません．私と協力して減量に取り組むことについて，0〜10の尺度で評価するとして，どの程度関心がありますか？

自律性の支援

事実と感情の両方に関するアンビバレンスや抵抗，不確実性を許容し尊重する雰囲気の中で，患者は自分の責任を明確にして判断しなければならない．医師が患者の考えを批判することなく傾聴するときに，前述のような雰囲気を生み出すためには，自分が聞いたことを単純に反映し，かつ患者には，すべての重要決定事項に責任があり，いかなる行動を起こす（起こさない）にしても，それを選択する自由があることを認識させるとよい．つまり，医師は患者の自律性を認めると同時に，自分の専門的知識を用いて明確な忠告や支援を行うのである．より明確な自律性の支援（ジムに対しては上述のとおり）については，以下のように述べることができる．

ジム：免許が戻ってくるまでは止めるよ．問題ない．

医師：飲酒の習慣を変えるか否かについては，あなたが選択することです．私は最大限のアドバイスをし，あなたが最終決定をするのです．

対話を行う

実のある対話を行うことは，見解，専門知識，あるいは力関係において大きな差がある場合には困難である．患者は自分の考え方について防御的になったり，あるいは話の受け手に回ったり，発言しなくなったりする傾向がある．医師は，"伝える，質問する，伝える，質問する"といった対話を円滑にするような会話形式を意識的に用いることで，対話を盛り上げることができる．手短に（例えば，"伝える"場合など）アドバイスや情報を提供し，それについて何を考えるか，それを聞いてどのように感じたか，あるいはそのことについて何をしたいかなど患者に"質問する"．"伝える"時間を短くすることは，わかりやすく話をするために役立ち，"質問する"ことにより，患者は"変化を促す"か"変化を阻害する"かの対応を選択することができるようになる．"質問"に対する患者の答え方により，次のどのステップへ進むのが有効である可能性が高いかが示唆される．通常，"変化を促す"反応としては，同意，責任，楽観などを主張し，そしてこのような場合には事実の探求をするのが有用であると示唆されている．通常，意見の相違，意見の差し控え，悲観，防御，言質を与えない主張，あるいは意味を明確にすることを求めていないすべての質問に対して，"変化を阻害する"反応がある場合には，医師は会話の次のステップとして反映のスキルを用いるべきである．反映により，患者は自分自身を客観視することができ，動機づけを促して意見の相違を明確化することができる．"質問する"ことと反映をすることにより，探索したり選択することを促すことができる．

情報についての対話

薬物の問題に関する情報を，人間味のない"客観的"で"科学的"な方法を用いて**伝えなさい**．
　例をあげると，

- 「研究によると，治療が有効であることが示されている」
- 「定期的な薬物の使用が脳の機能を変化させる」
- 「アルコールに対して強い耐性があることは，アルコール濃度が危険なほど高い状態になる前に飲酒を止めさせるような早期警戒システムが，奪われていることを意味する」
- 「男性の95％は，週あたり35杯以内の飲酒をしている」
- 「多くの人が薬物を止めることを考えるのを恐れている」
- 「お酒を飲んだ次の朝に具合が悪いことは，脳がすでにアルコールの虜になっていることを意味する」
- 「アルコール問題を抱えている近い親族を持つ男性のほぼ50％は，自分自身が深刻な問題を抱える可能性がある」
- 「多くの研究から導かれたガイドラインでは，週14杯以上飲酒するのは危険だとされている」

次に，患者がこの情報についてどのように考えるか，また自分の状況にどれほど当てはまるかについて**質問しなさい**．
結論よりむしろ，患者の状況における事実，数字，スコアなどについての情報を**伝えなさい**．

- 「アルコールがあなたの肝臓にダメージを与えている」と言うより，「あなたの肝機能について，3種類の検査が異常値を示している」と言う．
- 「救急室に来るまでにお酒をたくさん飲んでいましたね」と言うより，「救急室でのあなたの血中アルコール濃度は0.160％でした」と言う．
- 「静脈注射していることが原因でこの感染症に罹った」と言うより，「あなたの腕には重症感染症がある」と言う．
- 「アルコールはあなたの結婚生活や経歴，そしてあなたの身体を壊しています」と言うより，「あなたは3つの重要なことを言いましたね．妻との関係がうまくいってないこと，胃の問題をたくさん抱えていること，免許を失ったこと」と言う．
- 「あなたはトランキライザ中毒だ」と言うより，「あなたは，次の錠剤を飲むまではとても不安定で，胃の具合も悪いのですね」と言う．

- 「再発したことであなたの中毒が明らかになった」と言うより，「あなたは今まで何回もお酒をやめてきた」と言う．

次に，この情報について患者がどのような考えを抱いているのかについて**質問しなさい**．"質問"に対する患者の反応が，"変化を阻害する"ものであるか"変化を促す"ものであるかについて考えなさい．

推奨についての対話；わかりやすくアドバイスをするが，厳しくはしない

そして，関連する情報について話し合った後に，次回外来までに行う，適切で達成可能な行動の選択肢を模索する一環として，試験的にアドバイスを**伝える**べきである．"指を振ること［訳注：鼻先で指を振る非難のしぐさ］"により，実際に，あるいは象徴的に患者は窮地に追い込まれやすくなり，その行為は患者が感じている恥や汚名をさらに強調し，話し合いの妨げとなる．科学に基づいた警告を考慮せずに，"あなたにとって正しいことを私は知っている"という態度をとる医師は（今日の真実は明日のフィクションであり，すべてのケースは唯一無二である），患者を防御的にしてしまい，かつ口論を助長してしまう．

アドバイスを有効に伝えるには，ほかに2つの特徴的な方法がある．第1は，目の前のケースから得られるよりも広いデータベースから得られる客観的な論拠を示すことである．第2は，アドバイスを受けようとする患者の意欲と，あなたの評価とが矛盾しないようにアドバイスすることである．次に示す具体的な例は，この考え方を例証している．

- 「医学文献のデータと，私に同じような患者についてのアドバイスをしてくれた専門家との経験に基づいて私が勧める選択肢は，すべてのアルコールを止めることです．もちろん，これがあなたにとって正しいか，あるいはあなたにとって効果的かについては誰も確証はできないですが」
- 「多くの人は匿名断酒会（Alcoholics Anonymous：AA）に参加することは役に立っていると感じています．AAはあなたにとって適切かもしれないし，そうでないかもしれません．私はAAに参加することをお勧めします」
- 「トランキライザにとりつかれて夢中になりたいと願う人はいないし，それは常に人々にこっそりと忍び寄るものです．通常，このような状況にある人々は専門家と話し合うことが役に立つと感じていることが多いようです．ところで，こういった問題で私がよく相談しているマック医師と話し合うことをお

勧めします」

患者がアドバイスについてどのように考えているか質問する．アドバイスした結果を確認せずに命令すると，アドヒアランスは低下する．患者は，自分が選んでいないことをやろうとはしないからである．もし患者の抵抗にもかかわらず強要したり説得したりすると，アンビバレンスの状態が続いて，変容しようとしていることに抵抗感が生まれ，双方がやる気を失くして落胆してしまい，気力が失せてらせん階段をころげ落ち始める．

医師：ジム，あなたとよく似た患者について私にアドバイスしてきた専門家の経験に基づいて，私がお勧めする一つの意見は，この機会にすべてのアルコールを止めて，活発にカウンセリングに参加することです．もちろん，これがあなたにとって正しいことだとか，あなたにとって効果的だとか誰も確証はできないですが．

ジム：心配してくれてありがとう，先生．だけど大丈夫だと思うよ．取りあえず今はお酒を止めて，変なカウンセリングとやらにさっさと参加して，免許を取り戻すよ．

医師：違う見方がありますよ，ジム．あなたのフォーカスは免許に絞られているが，私は，長年にわたるアルコールの影響についてもっと広い視点から考えています．

ジム：先生，あなたは僕のことをすごくよく知っているから，あなたが言うことにも一理あるんだろうね．

医師：アルコールは血圧に重大な影響を与えるから，アルコールを止めているときの血圧を測りましょう．それから免許の話と飲酒の話を続けましょう．

以下は，この話し合いの進め方についてのほかの例である．

ジム：心配してくれてありがとう，先生．だけど大丈夫だと思うよ．取りあえず今はお酒を止めて，変なカウンセリングとやらにさっさと参加して，免許を取り戻すよ．

医師：ジム，あなたはこの問題についてよく考えているが，今，現在のことよりも長い約束をしたくないことは理解できます．6週間後の次回の外来の前に，飲酒していてよかったこと，あまりよくなかったことについて注意深く記録することを前向きに考えてみませんか？　また，禁酒のよい点，あまりよくない点についても少し考えてください．それから私は，全体像の理解を深めるための機会を大切にして，あなたが徐々に自分のために最良の決定ができるように手助けしたいのです．

（ジムの反応は，あなたを驚かせるかもしれない）

ジム：あのね，仕事場の人が僕をAAに無理やり連れていこうとしたことがあって，酒気帯び運転（operating under the influence：OUI）をした後，彼と一緒にほとんど行きかけていたんだ（今ジムは断言していたが，実際はもっと心配している，あるいは心配していたことを示唆している）．

（この仮説に基づいて行動するのがいいかもしれない）

医師：今とは違うことを早速やってみるのもいいかもしれません．心を開いて何回かAAに参加するだけで，多くの人が自分自身についていろんなことを学ぶのです．次に私と会う1か月後までに，週1回のAAのミーティングに参加してみますか？

▶ **対話の結果を確認する**

最後に医師は，特定の計画について合意したことを明確にしておく必要がある．患者が実際にその計画に専念しているか，それを実行できる自信があるかについて確認する．

医師：それでは，免許が戻ってくるまでは禁酒し，この1か月の間は血圧をチェックし，お酒について話し合うというのでよかったですね？

医師：あなたは，来月の間に6回のAAのミーティングに参加する計画を立てました．次の外来では学んできたことについて話し合いましょう．

医師：あなたは，市中病院でブプレノルフィンの治療を受けることを決めました．あなたに糖尿病や貧血に関する手帳を差し上げます．そして，それらをスタートした後に，またお会いしましょう．

維持期の治療

多くの患者は，すでに飲酒や薬物の使用についての行動の変化を起こしてから医師を受診する．医師が思慮深くこれらの変化についてフォローアップをすることは患者の手助けとなる．変化することはむずかしいと認めることから始め，どのような前向きな変化でも，変化しようとする努力でも支持する．患者自身の置かれている状況について抱いている考え方を傾聴し，目標と戦略について振り返る（反映する）ことを促すべきである．医師が前向きに支援して話をすること，共存するいかなる精神医学的障害にも対処し，適切なとき

に目標や計画を再度確認する．

薬物療法の考慮

ジスルフィラムとnaltrexoneはアルコール乱用や依存のための治療選択肢となりうる．無作為化治療試験では大部分が否定的であるが，これらの研究では通常，一部の母集団のみを対象としている．多くの中毒専門家は，禁酒に関心はあるが，酔っていない状態を維持できない患者には，いずれの薬物も効果がある，としている．患者はこれらの薬物によって奇跡的な治療効果が得られると想像するかもしれないため，医師は薬物療法以外のステップをまず勧めることを促し，患者をよりよい回復計画に導くべきである．プライマリ・ケア医は，例えば中毒専門家や自助グループとかかわるなど，患者が別の活動に取り組むまでは処方することを拒否すべきである．

ジスルフィラムはアルコール摂取の後にアセトアルデヒドを蓄積させ，悪心，頭痛，顔面潮紅，呼吸苦などの中毒症状を生じさせる．重症度はアルコール量と血中ジスルフィラム濃度による．適切な血中濃度を保つにはジスルフィラムを複数回，内服する必要があり，アルコール反応を避けるために禁酒後の4～7日から始めなければならない．250 mg 2錠を4日間毎日内服した後，1錠を連日内服することを推奨する．naltrexoneは飲酒への渇望を減らし，飲酒に対する治療を受けている患者は，通常は飲酒回数が減る．悪心やほかの副作用が起こりやすいことから，naltrexoneを半分量，すなわち1日25 mgの内服を4日間から開始し，その後50 mgに増量する．そのとき肝機能のモニタリングが推奨されている．"もう十分長く使ったから，今，止めようか？"と何回も自問自答し，禁酒の約束が台なしにならないようにするために，患者に3か月間単位で使用することを約束させるべきである．

どのような患者を紹介すべきか

治療プログラムに基づいて患者は専門的ケアが受けられるため，薬物の使用パターンがよい方向に変化しない患者はすべて，紹介すべきである．見た目のレベルの問題や，リスクのある使用，乱用，依存に関する特別な診断よりも，患者が進歩しているか否かが，紹介する必要性があるかどうかの判断にとっては重要である．薬物依存患者にとっては，依存治療サービスや多面的なカウンセリングにアクセスすることが手助けとなる可能性がある．治療プログラムでは，地域密着型自助組織や社会復帰訓練所，時には入院の場における集中的なカウンセリングなどを受けるようにする手助けを含んでいる．診断と治療の両方が可能なプログラムは，精神医学的問題を抱えた患者（大部分のプログラムから紹介された全患者のうち40～60％）を扱う際，どのような医師の現場よりも包括的に診療できる．治療プログラムに携わっている医師は，特定の有用な薬物（例えば，ブプレノルフィン，ジスルフィラム，naltrexone，クロニジンなど）を処方して経過観察した経験を十分にもっている．

患者は，専門治療に紹介されることにしばしば反対する．この際，患者のやり遂げる意図や約束を確認する戦略が役に立ち，前述したようにまず患者に選択させ，自律性を支援し，アドバイスするなど，これまでに述べてきたとおりである．補助的な戦略としては，専門家からのセカンドオピニオンの必要性を，循環器専門医に紹介するようなケースと同じように強調することである．患者が診察室から出る前に予約を取る．自分の意見を要約して専門家からのアドバイスを受けるための紹介状を送る旨を，患者に伝えるべきである．そして，受診後に医師自身が専門家と話し合うこと，またすべての関係者が同意すれば，治療計画に参加し，自分の外来で診療を継続したいことを患者に伝える．

多くのコミュニティーには，若年者，女性，特別な薬物乱用患者（例：麻薬性鎮痛薬の乱用に対するmethadone治療がよく知られている），重篤な精神医学的問題を抱えた患者，特有の問題を抱えた患者のためのプログラムが存在する．AAに代わる自助グループが各地域に存在する．『理性による回復』(Rational Recovery)はその一例であり，『女性のためのアルコール依存のサポートグループ』(Women for Sobriety)もその一例である．

（訳：佐田竜一）

推薦図書

Clark W, Parish S. Alcohol: interviewing and advising. In: Clark W, Daetwyler C, Novack, D, et al., eds. *Doc. Com. An Interactive Learning Resource for Healthcare Communication.* (www.web-campus.drexelmed.edu/doccom; Accessed September, 2007.)

Fiellin D, Reid C, O'Connor P. Outpatient management of patients with alcohol problems. *Ann Intern Med* 2000;133: 815–827.

Friedmann P, Rose J, Hayaki J, et al. Training primary care clinicians in maintenance care for moderated alcohol use. *J Gen Intern Med* 2006;21:1269–1275.

NIAAA. *Helping Patients who Drink Too Much: A Clinician's Guide.* Washington, DC: Government Printing Office, January 2005. (NIH;(301):443–3860; www.niaaa.nih.gov).

Reiff-Hekking S, Ockene JK, Hurley MS, et al. Brief physician and nurse practitioner-delivered counseling for high-risk drinking. Results at 12-month follow-up. *J Gen Intern Med* 2005;20(1):7–13.

Saitz R. Unhealthy alcohol use. *N Engl J Med* 2005;352:596–607.

UKATT Research Team. Cost effectiveness of treatment for alcohol problems: findings of the randomized UK alcohol treatment trial (UKATT). *Brit Med J.* 2005;331(7516):544–548.

U.S. Preventive Services Task Force. Screening and behavioral counseling interventions in primary care to reduce alcohol misuse: recommendation statement. *Ann Intern Med* 2004; 140: 554–556 (and more detail in pages 557–568).

Williams E, Kivlahan D, Saitz R, et al. Readiness to change in primary care patients who screened positive for alcohol misuse *Ann Fam Med* 2006;4:213–220.

▶ ウエブサイト

American Academy on Communication in Healthcare Web site. www.aachonline.org. Accessed September, 2007.

American Society of Addiction Medicine Web site. www.asam.org. Accessed September, 2007.

National Institute on Alcohol Abuse and Alcoholism Web site. www.niaaa.nih.gov. Accessed September, 2007.

National Institute on Drug Abuse Web site. www.drugabuse.gov. Accessed September, 2007.

IV

精神障害と行動障害

第 22 章

うつ病

Steven A. Cole, MD, John F. Christensen, PhD, Mary Raju Cole, RN, MS, APRN, BC, Henry Cohen, MS, Pharm D, FCCM, & Mitchell D. Feldman, MD, MPhil

はじめに

うつ病は頻度の高い疾患であり，人間の機能低下の原因となるが，一般臨床ではしばしば認識されていない場合がある．たとえ認識されていたとしても，医師はしばしば，系統的でエビデンスに基づいた長期的なマネジメントを行っていない場合が多い．そして患者の視点からは，うつ病のために着せられる汚名や，その他の心理社会的な障壁のために，治療のアドヒアランスがしばしば非常に低くなる．うつ病は治療可能な疾患であると明確に記載されており，エビデンスに基づいたガイドラインが広く普及しているにもかかわらず，全般的なアウトカムは不良のままである．

本章では，一般臨床医が大うつ病（MDD）を効率的に診断，管理するために必要な基本的知識や技能にフォーカスを絞る．また，気分変調性障害，抑うつ気分を伴う適応障害，一般身体疾患に続発するうつ病，双極性障害/双極性うつ病，メランコリーなど，気分障害に関連するいくつかの疾患について簡単に述べる．最も重要なこととして，うつ病の診断と継続的な管理のために，簡便な患者自己評価ツールである，9項目のこころとからだの質問票（nine-item Patient Health Questionnaire：PHQ-9）を日常的に用いることを強く勧める．この診療上のイノベーション（革新）が広く導入されれば，極めて重大な影響力をもたらし，うつ病のアウトカムを改善する可能性がある．

気分障害：大うつ病と関連疾患

大うつ病（major depressive disorder：MDD）は，身体障害や併存症の割合，死亡率がかなり高い．疫学研究では，うつ病は，糖尿病，関節炎，高血圧，冠動脈疾患などの慢性疾患と同等，あるいはしばしば高い割合で身体的障害，社会的障害，役割障害の原因となることが明らかになっている．世界保健機関（Word Health Organization：WHO）は，大うつ病は世界的にみて健全な生活を障害する第4位の疾患であり，2020年までに第2位になるとしている．また，大うつ病はほかの多くの慢性疾患，例えば，心疾患，脳卒中，糖尿病，癌，Parkinson病，関節炎，呼吸器疾患などに併存する頻度が高い．さらに，これらの疾患にうつ病を合併している場合には，身体障害，併存症や死亡率が有意に増加する．

うつ病とこれらの疾患にかかわる病因的，相互的な関係は双方向性であるようである．例えば，先行するうつ病は冠動脈硬化性疾患や脳血管疾患，糖尿病や骨粗鬆症の発症の予測因子として確立されており，逆に重大な身体疾患がある場合には，ない場合と比較して明らかに大うつ病の有病率が高くなる．心疾患（冠動脈疾患，うっ血性心不全）にうつ病を合併した患者は，（心筋梗塞後）再梗塞のリスクを含めて医学的なアウトカムが悪く，特に（心筋梗塞後の）総死亡率はほかのすべての測定可能な心疾患のリスク要因（過食，運動不足，喫煙，悪いアウトカムに影響するその他の因子）を補正しても約3倍である．糖尿病とうつ病を合併している患者では，血糖コントロールや微小血管障害や大血管障害が悪化しやすく，さらに総死亡率が高い．

大うつ病は，喫煙，悪い食習慣，過食，運動不足など，健康に悪い生活習慣と関連があり，それらすべてが一般的な疾病や病気のアウトカムに寄与している．逆に，このような慢性疾患に起因する機能障害は，新たなうつ病の誘因となる．疫学的な観点からは，肥満や運動不足，喫煙などのライフスタイルそのものが慢性疾患を発症しやすいのと同様に，遺伝的な要因，小児期の不幸な出来事（放置，虐待），ストレスの多いライフイベントなどすべての変化が，うつ病の発症に関与している．

慢性ケアでは，治療を最適化するために自己管理が必要となる．例えば，特別な食事療法，運動療法，薬物の変更，日々の血糖測定，血圧測定，喫煙や過度の飲酒など害を及ぼす可能性のある行動を制限することなどである．いくつかの研究では，うつ病患者はうつ病でない患者と比較して約3倍，ノンアドヒアランスになるという事実により，少なくとも部分的に説明可

能であるが，うつ病は自己管理行動に悪影響を与えることが明らかになっている．うつ病を合併した糖尿病患者は，食事療法のアドヒアランスが低下し，経口血糖降下剤の内服を中断することが多くなる．心疾患や脳卒中を合併したうつ病患者では，毎日のアスピリンの内服や運動リハビリテーションプログラムへの参加などといった治療のアドヒアランスが低下することが明らかになっている．心筋梗塞後の患者のこのようなノンアドヒアランスは，再入院率や死亡率を増加させる要因である．ヒト免疫不全ウイルス（human immunodeficiency virus：HIV）を合併したうつ病患者では，抗ウイルス薬治療のアドヒアランスが低下している．

大うつ病は，内科疾患の併存の有無にかかわらず慢性的に再発するパターンの経過をたどり，増悪と寛解のサイクルを繰り返しやすい．さらに，うつ病の増悪や新たなエピソードは，増齢とともに頻度がより高くなり，重症度が増す傾向にある．

気分変調性障害（dysthymic disorder）は，うつ病と比較すると重症な疾患ではないが，うつ病の慢性的なタイプで，重大な機能障害を生じることもあり，大うつ病よりも見逃されている場合が多い．この疾患は，抑うつ気分があり，うつ病のほかの症状が少なくとも2つ以上あり，その症状が2年間"一日の半分以上"続いている場合に診断される．気分変調性障害は，抗うつ薬に反応することが明らかになっている．気分変調性障害の患者は大うつ病エピソードを併発するリスクが高く，その時点で"重複うつ病"としばしば診断される．本章の筆者の一人（Steven A. Cole）が気分変調性障害の有効なスクリーニング質問表を作成したが，まだその妥当性は評価されていない．例えば，「過去2年間，時々は気分がよいと感じていたとしても，ほとんどの日で憂うつな気分や悲しみを感じていることがありますか？　はい／いいえ」など．気分変調性障害をスクリーニングするために，この質問をPHQ-9の最後に付け加えてもよい．

抑うつ気分を伴う適応障害は，離婚や失業など特定可能なストレッサーへの反応を含んでいる．それは悲しみや抑うつ気分を伴っており，特定のストレッサーに直面したときほとんどの人に予想されるレベル以上の機能障害を伴い，ストレッサーが生じた後，6か月以内に初めて診断される．悲惨なライフイベントに対する"正常な"反応を適応障害と診断すべきではない．ストレッサーが，大うつ病の重症度や症状の基準に該当し，そのうつ状態の誘因となれば，特定可能なストレッサーとの因果関係にかかわらず，大うつ病と診断される．

一般的な身体疾患〔あるいは物質（薬物）〕による気分障害は，一般的な内科疾患（例えば，甲状腺機能低下症など），物質（薬物）使用（例えば，アンフェタミンの禁断症状など），あるいは治療薬（例えば，インターフェロンなど）などの直接的な生理的反応によって生じたと判断される精神医学的症候群を示す．治療は原因となる一般的な内科疾患の精査や原因薬物の中止などにフォーカスを合わせるが，特定の精神医学的治療が有効な場合もある．

双極性障害は頻度の高い重症の精神疾患で，有病率は一般人口の約3～4％である．重大な機能障害の原因となり，80～85％は遺伝性である．双極Ⅰ型障害は，大うつ病の基準をすべて満たすエピソードを少なくとも一度は経験しており，かつ躁病の基準を満たすエピソードを少なくとも一度は経験している患者のことをいう．双極Ⅱ型障害（数回の大うつ病のエピソードと，少なくとも1回の躁病ではない軽躁病を伴うことを特徴とする）のようなほかの双極性領域の障害や，気分循環性障害（大うつ病や躁病／軽躁病のいずれについても十分な基準を満たすエピソードがないもの）はおそらくさらに頻度が高く，有病率は一般人口の約4～6％であると考えられている．

双極性うつ病は，躁病あるいは軽躁病の既往患者において，大うつ病の基準を満たすエピソードを示す．大うつ病と双極性うつ病は同じ徴候や症状を示し，表現型として同一であるため，医師にとって両者を鑑別することは非常にむずかしい．しかし，大うつ病と双極性うつ病は症状は同じであるが治療法は異なるため，両者を鑑別することは非常に重要である．プライマリ・ケアにおける研究によると，大うつ病の診断を示唆する症状のある患者の約25％は，実際には双極性うつ病であったことが示されている．

しかし，双極性うつ病に対する最善の治療としてのエビデンスは少なく，議論の余地がある．クエチアピンとその合剤（オランザピンとfluoxetine）の2つの薬物が，双極性うつ病の治療薬として米国食品医薬品局（Food and Drug Administration：FDA）に承認されている．lamotrigineは双極性うつ病の維持期の治療薬としてFDAに承認されているが，急性の双極性うつ病に対する使用についてはまだ承認されていない．専門家の多くは，双極性うつ病の治療薬として抗うつ薬と気分安定化薬（例えば，リチウム，バルプロ酸，カルバマゼピンなど）の併用を勧めている．しかし最近，方法論的に厳格に行われた大規模無作為化試験（Saches et al., 2007）では，双極性うつ病の治療としての併用療法（抗うつ薬と気分安定化薬）は，プラセボに気分安定化薬を加えた群と同等であったと結論づけている（両群ともに約25％は持続的な改善を示した）．

しかし，双極性うつ病は抗うつ薬単独で治療すべきでは**ない**ことで，専門家の意見は一致している．そのような"対立しない"治療（すなわち，気分安定化薬を用いない抗うつ薬治療）により，うつ病から躁病への

移行を早める可能性が高くなる．そのために，医師が躁病や軽躁病の病歴を引き出すことができない場合に，その病態を抗うつ薬のみで（誤って）治療することにより，潜在的に重篤な結果をもたらす場合がある．そのために躁病や軽躁病へ"スイッチする"可能性が高まり，社会的，職業的，経済的，また対人関係において不安定で理性を失った行動，間違った判断，さらには精神病や自殺のリスクを高めることになる．「鑑別診断」（p.247 参照）に関するセクションでは，大うつ病の症状を呈する患者に対する双極性うつ病の診断に役立つガイドラインを提示している．

メランコリーは大うつ病の重症型であり，しばしば精神症状を認めるが必須ではない（"精神病性うつ病"）．メランコリーの症状の特性は，通常は楽しいはずの刺激に対する気分の反応欠如，すべて（ほとんど）の活動における喜びの欠如，明確なうつ気分，気分の日内変動（朝に悪い），早朝覚醒，精神運動遅滞や興奮，顕著な体重減少，過度あるいは不適切な罪悪感などである．この大うつ病のサブタイプは，いわゆるうつ病の"生物学的マーカ"と最も密接な関係がある．つまり，外因性のデキサメタゾンを投与した後の内因性のコルチゾールは抑制されず，経静脈的に投与した外因性の甲状腺刺激ホルモン放出ホルモン（thyrotropin-releasing hormone（TRH））に対する甲状腺刺激ホルモン（thyroid-stimulating hormone：TSH）反応は鈍くなっており，特徴的な睡眠生理機能の異常を認める〔睡眠潜時の延長，急速眼球運動（rapid eye movement：REM）の早い発現，総 REM 時間の増加，REM 密度の増加〕．メランコリーに特徴的な症状の存在は，選択的セロトニン再取り込み阻害薬（SSRI）と比較して，三環系抗うつ薬より良好な反応の予測因子である可能性があるようである．またメランコリー特性が存在する場合，電撃痙攣療法（ECT）に対してよい反応を示す可能性が高い．

疫　学

疫学研究によると，大うつ病の生涯有病率は男性の場合 7～12%，女性の場合 20～25% である．コミュニティーのサンプルにおける大うつ病の時点有病率は男性の場合 2.3～3.2%，女性の場合 4.5～9.3% である．この性差による違いは十分に解明されていないが，生物学的，社会文化的要因が関係している．多くの研究によると，外来の場面における有病率は 10～15% であり，医学的な問題を抱えている場合，特に生物学的，あるいは心理学的にうつ病になりやすい傾向にある疾患（例えば，脳卒中，Parkinson 病，外傷性脳障害，糖尿病，冠動脈硬化性疾患，膵臓癌やその他の終末期疾患など）をもつ患者ではさらに高い（20～40%）ことが報告されている．

うつ病の有病率は年齢によって異なる．最近のデータはコホート効果の存在を示しており，それにより"ベビーブーム時代の人々"が先のどの世代よりも有病率が最も高くなっている．直近の疫学研究による知見では，高齢者における大うつ病の 1 年有病率は低い（1～2%）ことが示されているが，プライマリ・ケアに治療を求める高齢者の大うつ病および軽症うつ病の有病率は 5% であり，施設療養所に入所している場合の有病率は 15% から 25% の幅がある．プライマリ・ケアにおける高齢患者では，大うつ病はしばしば加齢による症状と誤解され，認知障害が存在する場合にはさらに診断がむずかしくなる．高齢者に対して一般的に処方される薬物の中には，うつ病の発症や，うつ症状によく似た倦怠感や集中力の低下などをきたすものがある．

うつ病の発症年齢は通常，40 歳以下であるため，高齢者でうつ病エピソードが明らかに初めてであれば，ほかの基礎疾患や薬物の影響を除外するために徹底的な評価を行うべきである．

病　因

大うつ病という障害は異質な疾患群の現れである．今後行われるであろう研究によって，最終的にこの疾患に対する診断特異性が高まり，より効果的な治療が可能となるはずである．しかし現時点では，病因の決定要素として複数の候補の中で，大うつ病のエピソードの臨床症状を最終的な精神生物学的経路と考えるべきである．しかし，遺伝学，解剖学，生理学，免疫学的研究が劇的に進歩し，この頻度の高い機能障害をより生物学的に正確に理解するための道筋を示している．

解明が進むうつ病の生物学：遺伝学，解剖学，生理学，免疫学の進歩

再発性大うつ病の 35～40% に遺伝性があることが示されており，遺伝連鎖研究によると，うつ病になりやすいことと関連が示唆されている候補遺伝子の具体的な位置が同定され始めた．特に興味深い候補遺伝子はセロトニン輸送遺伝子（5-HTT）であり，多くの抗うつ薬が 5-HTT 蛋白への結合により作用するため，機能的にも道理にかなっている．最近の環境と遺伝子に関する研究では，この遺伝子の短い対立遺伝子をホモあるいはヘテロでもっている場合には，2 つの長い対立遺伝子の場合よりも，ネガティブなライフイベントに対して，よりうつ病になりやすいことが明らかに

なっている．

　女性の双生児を対象としたうつ病の研究では，遺伝的要因がうつ病の病因に最も強い役割を果たしていて，その次が最近の（早期の環境要因に対して）ネガティブなライフイベントであることが示唆されている．一方，動物における研究では，早期の環境要因が，成人期までに発現しないかもしれないが，うつ病に関連した生物学的異常の素因となっていることを示唆している．

　機能的，構造的な画像研究に加え，剖検による病理学的研究は，海馬や前頭前野側背部，前帯状回におけるうつ病の解剖学的部位を同定することに集約されている．動物と人間の研究から，うつ病では海馬の容積が小さくなること，さらに注目されることとして，抗うつ薬治療にはBDNF〔脳由来神経栄養因子（brain-derived neurotrophic factor）〕を増加させることにより，海馬の神経発生（容量の増大）を誘導する可能性があることが確認されている．

　生理学的な見地から，現在，多くのエビデンスが明らかになりつつあり，再発性気分障害における根本的な神経生物学的異常として，神経シグナルの調節不全やセカンドメッセンジャーに異常のあることが，概念的，経験的に指摘されている．これは，直接的なモノアミン神経伝達物質の不足（例えば，ノルアドレナリン，セロトニン，ドパミンの減少など）がうつ病の生物学的な基質として作用していると仮定していた，早期のやや簡略化しすぎた理論とは対照的である．最後に，免疫学的研究は，うつ病に関連したサイトカインの異常の存在を一貫して明らかにしている．うつ病に関連するこれらすべての生物学的要因の研究が進歩し，より特異的で効果的なうつ病の治療法が近い将来開発されることが確約されている．

社会的・心理的な要因

強いストレスと低調な支援

社会的な観点からは，重大なライフストレスであったり，社会的支援が欠如している場合，大うつ病（MDD）が発症しやすい．例えば，両親や配偶者の死，対人関係が絶たれること，失職による自尊心の喪失を伴うイベントなどのさまざまな生活上のストレスにより，うつ病になりやすい状況が作り出される．また，社会的支援が乏しく，一人で大きなストレスを抱えているとさらにうつ病になりやすい．重大なストレスに直面した場合も，社会的支援が欠如していることはうつ病の誘因となる．社会的支援が低いと**自覚している**，すなわち自分には支援してくれる社会的ネットワークがないと**信じている**ことは，絶対的，客観的などんな指標よりも高いリスクと関連している（強いストレスと低調な支援という危険因子が，精神医学的疾患や内科的疾患に関係なく，あらゆる病気に対するリスクを高めることは，注目に値すべきことである）．

　自然災害によるストレスによっても，生存者はうつ病になりやすくなる．災害による精神的影響のために，心的外傷後ストレス障害（posttraumatic stress disorder：PTSD）では，物質（薬物）依存，その他の疾患の有病率が増加するが，うつ病そのものの有病率も無視することができないほど有意に増加する．例えば，津波の被害を受けたタイ南西部地域の大人と子供では，明らかにうつ病の有病率が増加し，その傾向は持続した．有病率は，被害の程度や生活の破綻の程度に応じて6～30％の幅があった．同様に，戦争は常にメンタルヘルスに大きな影響を及ぼすストレッサーとなる．例えば，イラクの米軍陸上部隊では，部隊への配置前後でうつ病の有病率が11.4％から15.2％へ増加したことが明らかになっている．

　米国では，平均寿命の延びと人口の高齢化に伴い，認知症を含む機能障害の患者を配偶者が介護するケースが増加している．慢性的な神経変性疾患（Alzheimer病など）患者の介護者である配偶者（ほとんどの場合，女性）は極度の身体的および精神的な負担感を抱いている．介護者の役割のために，（介護者が患者との意味のある情動的な関係性が徐々に失われていくに伴い）強いストレスと低調な支援の状況が生じる．進行性の認知症患者を介護している人の約40％が，うつ症状および大うつ病に悩まされている．

　産後の"ブルーズ（抑うつ）"は一般的に，産後1～5日以内に女性の50～80％が経験し，1週間持続する．これは"正常"な反応であり，0.5～2.0/1,000人に発症し，一般的に産後2，3日から始まる産後精神病とは区別すべきである．また，出産後最初の3～6か月後に女性の10～15％が経験する非精神病性うつ病とも異なる．

診　　断

「精神疾患の診断・統計マニュアル」第4版（Diagnostic and Statistical Manual of Mental Disorders, 4th edition, Text Revision：DSM-IV-TR）の大うつ病の診断基準によると，9つの症状のうち5つが2週間続いていることが診断のために必要である（表22-1）．9つのうち少なくとも1つは抑うつ気分（depressive mood）（ほとんど1日中，ほとんど毎日），**あるいは**全般的な興味または喜びの喪失（anhedonia）でなけれ

> **表 22-1　大うつ病の診断**
>
> 1. 抑うつ気分
> 2. 快感喪失(興味または喜びの喪失)
> 3. 睡眠障害(不眠あるいは睡眠過多)
> 4. 食欲減退，体重減少，食欲増加あるいは体重増加
> 5. 疲労感，意欲の減退
> 6. 精神運動性の遅滞あるいは激越
> 7. 集中力の減退，決断困難
> 8. 自尊心の低さ，もしくは罪悪感
> 9. 死についての反復思考あるいは希死念慮
>
> 以上の症状のうち5つ(またはそれ以上)がうつ病の診断には必要であり，そのうち抑うつ気分，あるいは快感喪失(興味または喜びの喪失)が含まれていなければならない．症状が2週間続き，ほとんど一日中，ほとんど毎日存在していることが必要である．

ばならない．

抑うつ気分が大うつ病と同義ではなく，大うつ病の診断に必要な条件でも十分な条件でもないことを臨床医は認識すべきである．悲しみ(もしくは涙もろさ)は大うつ病のなかの症状の構成要因ではなく(次の段落で書かれているその他の4つの症状は必要)，逆に，(興味または喜びの喪失が存在すれば)大うつ病は抑うつ気分がなくても診断することが可能である．

これら9つの症状を4つの特徴に分類して系統的にみれば，臨床的評価がしやすくなる．(1)抑うつ気分，(2)快感喪失，(3)身体症状(睡眠障害，食欲異常，疲労感，精神運動性変化)，(4)心理症状(集中困難や決断困難，罪悪感，自尊心の低さ，希死念慮)．身体症状が存在する場合には，生物学的な介入への反応がよい可能性が高い．例えば，中途覚醒(夜中の3時か4時に目が覚めて，その後眠れない)や気分の日内変動(午前中により抑うつ気分が強い)がある患者では，生物学的介入が有効である可能性が高い．

▶ "正当な理由"の誤謬

うつ病は，ストレスの多いライフイベントの結果生じる"予想された"結果である，としばしば誤解されている．ストレスを受けている人(例えば，末期癌，自然災害など)に関する研究では，大うつ病の有病率は一般人口の比率よりも高いが，50%を超えることはないことが示されている．悲しみや抑うつ気分はストレスの多いイベントに伴って起こると予想されるが，大うつ病にみられるすべての症候がすべての人に生じないことは確実である．したがって，生活上のストレッサーは悲しみの"正当な理由"であるかもしれないが，ストレスの多いイベントはそれだけで，その後の大うつ病を十分に説明することができるわけではない．ス

トレスの多い生活状況に続いてそのような症候群が生じる場合，医師は大うつ病の診断を考慮し，適切に治療するべきである．

反応性うつ病という言葉は，歴史的には生物学的な素因がなく，心理社会的な誘因があり，心理療法のみで治療できる軽度の症候群を示していた．しかし，これらの仮定はいずれも正しくない．ストレスの多いイベントは，重症のうつ病の原因となりうる．生物学的にうつ病になりやすい人は，小さなライフイベントに反応して大うつ病になる場合がある．生活のストレッサーによって起こるうつ病のために，生物学的な反応が生じる場合がある．そして，ライフストレスによる大うつ病は，心理療法と同程度あるいはそれ以上に生物学的治療によく反応するかもしれない．**このように，特定可能な誘因の有無は大うつ病の診断には無関係であり**，それが心理的なストレッサーの結果として起こっているか否かにかかわらず，薬物による治療が可能である．本章を担当する筆者の一人(Steven A. Cole)は，うつ病が明らかな環境要因がきっかけとなって生じたと"うまく解釈"しようとする傾向がある患者や医師のことを表現するために，"正当な理由の誤謬(fallacy of good reasons)"という概念を提唱した．うつ病は，ストレスの多いライフイベントの結果として生じることが多いが，必ず生じるとはかぎらない．大うつ病が存在する場合には，積極的に治療すべきである．

▶ 重複する病因の混乱

併存する一般的な内科疾患(癌やParkinson病など)が，疲労感，食欲低下，精神運動性遅滞など大うつ病でみられる多くの身体症状の"原因"であるようにみえる．これらの症状により，医師がその重要性を軽視する場合があり，そのため治療可能なうつ病であるのに目を向けないかもしれない．しかし身体症状は，身体疾患(例えば，癌など)や大うつ病，あるいは両方が"原因"であるかもしれない．**DSM-IV-TR**では，内科疾患を有する場合，うつ病診断のための最初のアプローチにこのような症状を**含め，その他の身体疾患に基づいて，はっきりと十分に説明がつく場合にのみ除外する**ことの重要性を強調している．このような"包括的"なアプローチを行った場合には，大うつ病として過剰診断してしまうように思われるかもしれないが，脳卒中，Parkinson病，入院中の高齢者，外傷性脳障害の患者を対象とした研究では，過剰診断の問題があったとしても，極めて低い(約2%)ことが示されている．

医療面接

苦痛に対応することで信頼関係を築く

医療面接は大うつ病のアセスメント（評価）の鍵を握っている．効果的な評価には，ラポールの形成とともに，データ収集に注意を向けることが含まれる．医師は，うつ病の非言語的な徴候に対して常に注意する必要がある．例えば，悲しみの気分は，うつむいた視線，ゆっくりした話し方，歪んだ眉毛，涙ぐんだ表情などがそれを伝えているかもしれない．抑うつ気分に気づいたり，感情的な苦痛が疑われた場合には，気遣う態度を示したり，静かに注意深い態度をとったり，例えば「困っていることがあるようにみえますが……」，「最近，多くのストレスに曝されているようですね」，「かなり気分が沈んでいるようですが……」などと，直接的に反応したり共感する言葉を述べたりすることにより，このような苦痛に対してまず共感的に対応することである．このように患者の苦痛に直接的に対応することで信頼関係が築かれ，うつ病の背景に存在する感情を患者がより率直に明かすように促すことができる．

直接的で自由回答式の質問を用いる

自由回答式の質問や促しのテクニックを用いることで，患者が困っている問題について話し合う機会を得ることができる（第1章参照）．評価のためのデータを収集する際には，**快感喪失**（anhedonia，興味または喜びの喪失）（例えば，「最近，何をすることを楽しいと感じますか？」など）と，**抑うつ気分**（depressive mood）（例えば，「過去2，3週間，あなたの気分はどうでしたか？」や「悲しい，元気がない，気分が沈んだと感じることがありますか？」など）について聞く．一般的な内科のセッティングにおいて，うつ病患者のほとんどが主訴として最初は身体症状（頭痛，疲労感，不眠など）を訴えるが，このような簡単な質問をすることで，ほとんどの患者の背景に存在するうつ病を効果的に見つけることができるようになる．

家族を巻き込む

うつ病患者に対する評価やマネジメントは，患者にとって大切な人を一人以上巻き込むことで，より最適なものとなる．配偶者，パートナー，親やその他の人から，患者の気分や活動，行動，病歴などについて有益な情報を集めることができる．実際，患者には汚名，拒絶，その他の心理社会的障壁があるので，患者からの報告よりも他人からのものが，患者のうつ状態に関してしばしばより多くの情報を得ることができる．

心と身体の質問票（PHQ）：スクリーニング，評価，取り組み，モニタリング

米国予防医療専門委員会（U.S. Preventive Services Task Force：USPSTF）は，"正確な診断，効果的な治療，フォローアップを確実に行うための適切なシステムをもつ診療現場において"，うつ病のスクリーニングを実施することを支持している．うつ病のスクリーニングには多くのツールが利用可能であるが，USPSTFは大うつ病のスクリーニング方法に関しては簡単な2質問法（"はい／いいえ"）の使用を推奨しており，2項目のより長いスクリーニングツールと同等の効果がある．口頭で用いる場合には，医師は次のように質問する．

1. 「この2週間，気持ちが落ち込んだり，憂うつな気分や，絶望的な気分を感じましたか？」
2. 「この2週間，何をしても楽しくないと感じたことはありますか？」

これら2項目のうち1項目でも陽性（"はい"）であれば，大うつ病の詳細な診断評価が必要になる．このスクリーニングツールの感度は90％以上であるが，一方，特異度は低い（多くの疑陽性）．したがって，実施上の観点からは，この相対的に高い"信号対雑音比（signal-to-noise ratio）"は時間を浪費し，非効率的である可能性がある．

スクリーニングのプロセスにおける特異度を上げるために，スクリーニングとしてPHQ-2の使用へ変更したケースもある．PHQ-2はPHQ-9（章末の「補遺22-A」）の最初の2つの質問である．PHQ-2によって測定したスコアが3以上（0～6までの範囲）の場合，大うつ病の診断についての感度／特異度は70～90％である．PHQ-2スコアが陽性（"はい"）の場合，続いてPHQ-9自体を実施することが可能である．

別の方法として，多くの専門家が"要注意（red flag）"の患者，つまり大うつ病のリスクが高そうな患者に対してPHQ-9を実施することを主張している．"要注意"患者は一般的に，慢性疾患（例えば，糖尿病など）をもつ患者や，説明のつかない持続する身体的愁訴のある患者である．このワンステップのアプローチは，スクリーニングと評価の両方を合わせたものであり，実際的な戦略を単純化することが可能である．

PHQ-9は，精神医学専門の場面と同様に，一般臨床の場面でも妥当性が担保されている，評価と重症度評価のためのツールである．10点以上のスコアの場合，大うつ病の診断について感度と特異度が88％で

ある．さらにこのツールは，経時的に患者の症状の重症度や改善具合の追跡にも有効に利用できる（質問票と採点の方法については章末の「補遺22-A，22-B」参照．ツールの著作権はファイザーにあるが，臨床や研究で公に用いる場合は誰でも利用可能である．読者はまた，この質問票の使用に関する資料としてマッカーサー財団によるプライマリ・ケアにおけるうつ病診療イニシアチブ（MacArthur Foundation Initiative on Depression in Primary Care）のウエブサイトを参照することが可能である（www.depression-primarycare.org.）．PHQ-9の使用は現在，ロバート・ウッド・ジョンソン財団（Robert Wood Johnson Foundation），マッカーサー財団（MacArthur Foundation），米国医療改善研究所（Institute for Healthcare Improvement）とプライマリヘルスヘア局（Bureau of Primary Healthcare）によって支持されている．

診断の障壁

▶ 患者の障壁：身体症状と汚名

一般的な内科診療において，大うつ病患者は通常，疼痛（頭痛，背部痛），疲労感，不眠，浮動性めまい，消化器症状などの身体的愁訴を訴える．これら患者の多くは，抑うつ気分の感情を認め，抑うつ症状が生物学的な身体症状の原因になったり，身体症状を悪化させている可能性を考慮することをいとわない．しかし，身体症状について先入観を抱いているが，実際はまったく抑うつの影響を経験していない患者が多く，悲観に関する自己評価が欠けている場合には，患者はうつ状態が身体問題に影響している可能性について考慮することを躊躇している．このような患者では，一般的な身体問題と精神医学的な問題を同時に評価することで，患者と医師にかかわる時間と費用を節約し，フラストレーションを軽減することができる．さらに，（特にいくつかの文化的な背景を有する場合では）多くの患者や家族は，社会的な汚名を着せられるとして，うつ病と診断されることを躊躇する．ほかの内科疾患と同じように，うつ病は頻度の高い疾患であり，治療できることを医師が患者や家族に説明して理解させることで，この壁を乗り越えられるように支援することができる．うつ病は糖尿病やほかの疾患のように化学的な不均衡の出現であり，適切に治療すれば是正や管理できることを説明する．

▶ 医師の障壁

うつ病は内科の場面においてしばしば見逃されたり，適切に治療されていない病態である．多くのうつ病患者が考えているのと同じように，うつ病の診断をすることは患者に汚名を着せるような感じを抱いているため，うつ病と診断することを避ける医師もいる．さらに，不適切な知識，スキル，時間の不足，感情的な苦痛といった新しい領域にまで"診療を広げる"ことに対して躊躇していること，不適切な経済的な誘因などはすべて，医師がうつ病を認識したり，治療することの障壁となっている．しかし，早期に行動学的あるいは精神医学的疾患を見分けることができれば，長期的にみて時間や効率の面から有効であり，一方，非特異的な身体的愁訴に対して広範で不必要な精査のための費用やリスクを最小限にすることができる．

自 殺

自殺のリスクは，抑うつ症状のある患者すべてにおいて評価しなければならない．すべての年代において上位10位以内の死因の一つとなっており，若年成人やティーンエージャーでは上位3位以内に入っている．自殺完遂の危険因子として，性別（高齢の白人男性は最もリスクが高い），アルコール依存症，精神病，慢性身体疾患，社会的支援の欠如，致命的な方法の利用（例えば，薬物の過量摂取よりも拳銃の使用など）があげられる．思春期やゲイ，レズビアンも自殺のリスクが高い．明白な自殺企図や絶望，綿密な計画は比較的リスクが高いことを示唆している．最終的に自殺した患者の多くは，命を絶つ数週間前にプライマリ・ケア医を受診している．

時に，自殺について質問することが自殺のリスクを増加させるのではないかという誤った考えのために，医師は希死念慮を探ることを躊躇する場合がある．逆に，自殺をしたがっているか質問することで患者は安心し，患者と医療提供者両方の不安が減り，自殺を予防するというパートナーシップを強めることができる．

希死念慮の評価はゆっくりと行うことが最適であり，その際に"あなたは生きている価値がないと感じることがありますか？"などの一般的な質問をした後に，自殺企図の病歴やより具体的な現在の計画，絶望，ほかに意図しているあらゆることについて質問する．本章の筆頭執筆者（Steven A. Cole）は，エビデンスとコンセンサスに基づいた簡単な5つの質問アルゴリズム（表22-2）を開発したが，プライマリ・ケアにおけるうつ病のソフトウエアツールの一部として

表22-2 自殺リスク評価（PHQ-9 フォローアップ）；5つの質問

PHQ-9の9番目の質問に対して1以上のスコアをつけた患者に対して，以下の5つのフォローアップの質問を行う．「過去2週間，死んでしまったほうがよいと思ったことがありますか（受動的な念慮）？　あるいは何らかの方法で自分を傷つけたいと思ったことはありますか（能動的な希死念慮）？」

1. 能動的であるか受動的であるかを特定する
   「実際に自分を傷つけようと考えたことはありますか？」（○をつけてください）
   　　はい　　　いいえ
   考えたことを記載してください．＿＿＿＿＿＿＿＿＿＿＿＿＿＿＿＿＿＿＿＿＿＿＿

2. 計画の存在を確認する
   「実際に自分を傷つける方法について考えたことはありますか？」（○をつけてください）
   　　はい　　　いいえ
   その計画について記載してください＿＿＿＿＿＿＿＿＿＿＿＿＿＿＿＿＿＿＿＿＿＿

3. 既往歴
   「自分を傷つけようとしたことはありましたか？」（○をつけてください）
   　　はい　　　いいえ
   「それはいつですか？　何が起こりましたか？」

4. 考えと行動
   「考えることと，実際に考えを行動に移すこととは大きな違いがあります．近い将来，実際に自らを傷つけようと考えていますか？」（○をつけてください）
   　　はい　　　いいえ
   そのことについての具体的な説明を記載してください＿＿＿＿＿＿＿＿＿＿＿＿＿＿

5. 安全のための計画（"契約"）*
   「自分をコントロールできないと感じたときに，私に連絡してくれますか？（あるいは救急外来など）」（○をつけてください）
   　　はい　　　いいえ
   そのことについての具体的な説明を記載してください＿＿＿＿＿＿＿＿＿＿＿＿＿＿

リスクの評価
　<u>質問4に対して「はい」と回答した場合：深刻な自殺リスク</u>
　　質問4に対して「はい」と回答した場合，自殺のリスクが高いと考えるべきである．詳細な評価および対策を至急実施するべきである．
　<u>質問1，2，3に対して「はい」と回答した場合：中等度の自殺リスク</u>
　　質問1，2，3に対して「はい」と回答した場合，自殺のリスクは中等度である
　　質問1～4に対して「いいえ」と回答した場合，自殺のリスクは低い

*"自殺しないことについての契約"を利用している場合には，注意しなければならない．多くの専門家は臨床的に有用であると考えているが，その有効性を立証するデータは十分ではない．
Cole SA, 未出版文書, 2003年10月．

MacArthur財団で利用可能である（www.depression-primarycare.org）．患者が希死念慮を示した場合，医師は精神科医へのコンサルテーションと入院を考慮すべきである．外来におけるマネジメントを考慮する場合，一部の専門家は，"自殺しないことについての契約（no suicide contract）"を医師が利用するよう示唆している．この自殺しないことについての契約は，自殺の衝動を患者が抑制できない場合に，医師（あるいはその他の適当な保護者）に連絡をとることを約束させることが含まれる．しかし，そのような"契約"の妥当性を支持する高い信頼性や経験的なエビデンスが存在しないことを，医師は認識しておく必要がある．実際そのほかの専門家は，"契約"を得るという機械的な方法は医師に誤った安心感を与え，オープンな関係を駄目にしてしまうことがあるために，その利用について明確に反対している．

すべてのケースにおいて，うつ病を治療する場合，医師は治療開始時と治療プログラムの経過中に自殺の可能性について評価しなければならない．

こころとからだの質問票（PHQ-9）をルーチンで使用することは，治療開始時に自殺のリスクを評価するための手助けとなり，同時に重要なことは，その後や治療後に起こる自殺リスクを認識する手助けになることである．自殺リスクは治療開始後数週間すると増加し，その後は治療経過のいずれの時点でも起こりうるため，定期的にPHQ-9を用いることは，効率的で効果的な再評価のツールとして機能する．

身体所見

うつ病に特異的な所見はない．いかなる年齢においても注意して病歴や身体所見をとることが必要であるが，特に高齢のうつ病患者ではそれが当てはまる．いくつかのうつ病"類似"疾患（例えば，甲状腺機能低下症や Cushing 症候群など）では，古典的な身体所見を認める．

検査所見

現在のところ，大うつ病の診断において信頼性と特異性のある検査は存在しない．しかし，うつ病類似疾患やうつ病を悪化させる，その他の状態を除外するために，一部の患者を選択してスクリーニングのための一般検査〔全血算，生化学検査，尿検査，甲状腺刺激ホルモン（TSH），ビタミン〕を行うことは有用である可能性がある．治療に抵抗する場合や適応がある場合には，脳画像診断，脳波（electroencephalogram：EEG），腰椎穿刺を行うことが可能であるが，これらの検査は標準的な精密検査の一部ではない．40歳以上の患者において三環系抗うつ薬による治療を考慮する場合には，伝導障害や徐脈を除外するために心電図（electrocardiogram：ECG）を行う必要がある．

鑑別診断

精神疾患

ほかの精神疾患がうつ病と同じような症状を示す場合がしばしばある．さらに，うつ病はその他の精神疾患に併存することが多い．したがって，一般臨床において頻度の高い精神疾患についての知識は，適切にうつ病を評価しマネジメントするために不可欠である．精神医学的疾患が併存している場合，効果的にうつ病を治療することは，ほかの病態を改善することにもつながる可能性がある．しかし，併存する特異的な疾患によっては治療の修正が必要になる場合がある．

大うつ病障害と双極性うつ病

医師が直面する問題の中で最も重要であるがむずかしいことの一つは，（前に話題としてあげたが）大うつ病と双極性うつ病を鑑別することである．この2つの疾

表22-3　躁病エピソードの診断基準（DSM-IV-TRによる）

A. 気分が異常かつ持続的に高揚し，開放的で，またはいらだたしい，いつもとは異なった期間が，少なくとも1週間持続する（入院治療が必要な場合はいかなる期間でもよい）．
B. 気分の障害の期間中，以下の症状のうち3つ（またはそれ以上）が持続しており（気分が単にいらだたしい場合は4つ），はっきりと認められる程度に存在している．
  1. 自尊心の肥大，または誇大
  2. 睡眠欲求の減少（例：3時間眠っただけでよく休めたと感じる）
  3. 普段よりも多弁であるか，喋り続けようとする心迫
  4. 観念奔逸，またはいくつもの考えが競い合っているという主観的な体験
  5. 注意散漫（すなわち，注意があまりにも容易に，重要でないかまたは関係のない外的刺激によって他に転じる）
  6. 目標志向性の活動（社会的，職場または学校内，性的のいずれか）の増加，または精神運動性の焦燥
  7. まずい結果になる可能性が高い快楽的活動に熱中すること（例：制御のきかない買いあさり，性的無分別，またはばかげた商売への投資などに専念すること）
C. 気分障害は，職業的機能や日常の社会活動または他者との人間関係に著しい障害を起こすほど，または自己または他者を傷つけるのを防ぐため入院が必要であるほど重篤であるか，または精神病性の特徴が存在する．

患の臨床症状と徴候はまったく同じである．鑑別は一つの，基本的には唯一の病歴に関する決定的な質問をすることで決まる．**"患者はこれまで，臨床的に躁病あるいは軽躁病を経験したことがあるか？"** 躁病のエピソードの症状を**表22-3**に示すが，最も頻度の高い症状には，高揚した気分やいらいらした気分，観念奔走や，対人関係，性的関係，経済的な状況における判断の鈍化，過剰なエネルギーなどがある．軽躁病の診断基準も同じであるが，それほど激しくなく，正常な機能は妨げられない．躁病や軽躁病に生じる可能性のある病歴を明らかにするために，医師は本人および家族に躁病・軽躁病・双極性障害の治療の既往，患者が観念奔走や睡眠欲求の著明な減少，特に高いエネルギー状態や通常ではない誤った判断，患者の通常のパターンから逸脱した行動が存在した明確な時期を経験したことがあるかについて，質問すべきである．MDQ（気分障害質問表．Mood Disorders Questionnaire）は単独で用いるツールとしては，感度と特異度が十分な信頼に足るほど高くはないが，医師の診断手順の指針として追加することが可能である（**表22-4**）．

表22-4 気分障害質問票（MDQ）とスコアリングの指針

気分障害質問票（Mood Disorder Questionnaire）
説明：可能なかぎり，すべての質問に回答してください．

	はい	いいえ
1. あなたはこれまで，いつもの自分でないような時期を経験したことがありますか……		
…周囲の人がいつものあなたでないと思うほど気分がよかったり，気分が高揚したことがありますか？　あるいは問題を起こすほど気分が高揚したことがありますか？	○	○
…とてもいらいらしていたために，他人に叫んだり，けんかや口論を始めたことがありますか？	○	○
…いつもよりもかなり自信過剰であると感じていますか？	○	○
…いつもより睡眠時間がかなり短かったのに，そのことについてまったく悩んでいないことに気づいたことはありますか？	○	○
…いつもより多弁であったり，早口になったりしましたか？	○	○
…次々と考えが頭に浮かんできたり，心を落ち着けることができなかったことがありますか？	○	○
…周囲のことに気をそらされやすいために，集中したり作業を続けたりすることがむずかしくなることはありますか？	○	○
…いつもよりエネルギーに満ちあふれていますか？	○	○
…いつもより活動的であったり，いつもよりたくさんのことを行いましたか？	○	○
…例えば，夜中に友人に電話をかけたりするように，いつもより社交的であったり，外出することが多いことはありましたか？	○	○
…いつもより，よりセックスへの興味をもっていましたか？	○	○
…自分にとって非日常的なことを行ったり，過剰であったり，おろかであったり，危険であると他人が思うことを行ったことはありますか？	○	○
…お金を使いすぎて自分がトラブルに遭ったり，家族に迷惑をかけたことがありますか？	○	○
2. 上記の質問について1項目以上に当てはまる場合，同時期に複数の項目を経験したことはありますか？	○	○
3. これらの項目のために，どの程度の問題があなたに生じましたか？　―例えば，仕事ができなくなる，家族，金銭，法律的な問題が生じる，口論やけんかになる．　一つだけ選んで○をつけてください．　　　まったく問題ない　　　些細な問題　　　まあまあの問題　　　重大な問題		
4. 血縁者（例：子供，兄弟姉妹，親，祖父母，叔父，叔母）に躁うつ病や双極性障害の人はいますか？	○	○
5. これまで，医療提供者に躁うつ病あるいは双極性うつ病といわれたことがありますか？	○	○

陽性診断（次の条件の3つすべてを満たす必要がある）質問1：13項目のうち7つが（はい）と回答，質問2：（はい）と回答，質問3：「まあまあ」あるいは「重大」と回答

(Hirschfeld RM, Williams JB, Spitzer RL, et al, Development and validation of a screening instrument for bipolar spectrum disorder : The Mood Disorder Questionnaire. Am J Psychiatry 2000;157(11):1873-1875 から転載．)
(Copyright 2000 by The University of Texas Medical Branch. All rights reserved. このツールはスクリーニングのみの目的のために作成されており，診断のツールとして使用すべきではない．)

不安障害

一般的な内科疾患の患者において，不安と抑うつが同時に認められることは多い．うつ病患者のほとんどは不安症状，あるいは診断基準を満たす不安障害（anxiety disorder）に罹かっており，不安障害の患者のほとんどはうつ症状，あるいは診断基準を満たす大うつ病に罹かっている．一般的な内科疾患の患者に最も頻度の高い不安障害は，心的外傷後ストレス疾患（PTSD）や全般性不安障害（generalized anxiety disorder：GAD）やパニック障害（panic disorder：PD）や強迫性障害（obsessive-compulsive disorder：OCD）である．これらの疾患の主な特徴には，広範囲で機能に障害を及ぼす不安（GAD），個々のパニック発作（PD），不合理でコントロールできない繰り返す行動（例えば，手洗いや，レンジの火元のチェックなどの強迫行動など），侵入的でコントロールできない当惑するような思考（例えば，病歴や行動リスクのない人に生じる性的，あるいは暴力的な強迫観念などが含まれるなど）．大うつ病の治療自体が，併存するその他の疾患の問題を解決したり改善したりするための手助けになることがしばしばあり（第23章参照），このことは，抗うつ薬が不安障害の治療に安全かつ有効であることが証明されて以後は，特に当てはまる．

医学的に説明できない症状と身体表現性障害

うつ病患者はしばしば，説明のつかない身体症状を訴

える場合があるため，うつ病と身体的に説明できない症状の示す疾患，例として身体表現性障害(somatoform disorder)との間の鑑別がむずかしい場合がある(第25章参照)．うつ病はかなりの部分が治療できるが，身体表現性障害はより慢性的であり，治療に抵抗を示す場合がある．身体表現性障害は通常，機能を改善することにフォーカスを絞って保存的に治療するのが最良の方法であるが，一方，うつ病は完全復帰を目指して積極的に治療する．すべての身体表現性障害(転換性障害，身体化障害，心気症，身体醜形障害，身体表現性疼痛障害)は，大うつ病に合併する場合がある．継続する説明のつかない身体症状を有する患者の約50％がうつ病のために苦しんでいる．大うつ病を効果的に治療することにより，合併する身体表現性障害の重症度や強度，機能障害は通常，改善する．

▶ 物質(薬物)乱用

アルコール依存やその他の物質(薬物)乱用(substance abuse．以下，薬物乱用とする)の患者は一般的に，大うつ病の症状を呈していることが多い．同様に，うつ病と診断されたすべての患者に対して，特にアルコールについて，依存症が併存していないかどうかスクリーニングすべきである．薬物乱用が続いている状況では，医師は大うつ病を治療することに注意を向けるべきである．一方，薬物依存の状況においても，継続的な薬物乱用のために生じる可能性がある合併症に対して治療計画が向けられているかぎり，大うつ病それ自体を治療する価値がある．さらに，効果的にうつ病を治療することにより，アルコールの問題そのものが改善する可能性があり，一般的には合併症が増えることはない．患者によっては，専門のメンタルヘルスや薬物依存患者を治療する"薬物乱用治療施設"に紹介することが手助けとなり，一部の重症患者で"重複診断"されている患者の治療に対応できる場面での治療が必要となる．

▶ 人格(パーソナリティ)障害

人格(パーソナリティ)障害(personality disorder)は深く根づいていて永続する性格のパターンの表れであり，一般に変えることができないものである(第26章参照)．このために，気分障害の診断と管理がしばしば困難になることがある．人格障害の患者への対応はむずかしく，多くのことを患者が要求することがあるため，医師はあまり接触しないようにしようとする．不幸なことに，このことは感情的な問題を避け，うつ病の診断を見逃すことにつながる．うつ病が人格障害に合併している場合，大うつ病を効果的に治療することにより，背景に存在する人格障害は根本的に変化しないとしても，機能的に改善する場合がある．

▶ 認知症

初期の段階では時に，認知症(dementia)とうつ病との鑑別がむずかしいことがある．うつ病は，集中力の減退，記憶障害，決断力の障害，物事を計画したり調整したりできなくなる，仕事を始めることがむずかしいなどの可逆的な認知障害をきたすことがある．これらはまた，潜在性で不可逆的な神経変性プロセスの結果として生じる障害でもある．同様に，認知症が人間のほかの機能に及ぼす影響のために，抑うつ気分が生じることもある．診断が不確実な場合には，医師は(薬物およびカウンセリングにより)うつ病の要素に対して治療を行い，患者の認知に関する一群の症状変化を観察すべきである．

微小脳血管性虚血(例：MRIにおける脳室周囲白質病変)や，軽度から中等度の認知障害を含む症状のプロファイル，特に努力して記憶する作業(注意と集中力が必要とされる作業)と高次機能障害(思考と抽象的な論理)に関連しているらしいと考えられている遅発性のうつ症状を特徴づけるために，近年"脳血管性うつ病"の概念が出現してきた．遅発性の血管性うつ病は，早発性うつ病と同じようには第一選択薬の抗うつ薬に反応しないため，医師はこのような患者に対して精神刺激薬の使用や新しい治療(例：プラミペキソール)には注意して使用することを考慮するべきである．

"偽認知症"という言葉は，ある程度の認知障害が存在する状況の，治療可能なうつ病に用いられている．この言葉は，うつ病が認知障害に関連していることを医師が理解する手助けとはなるが，この用語の使用は避けるべきである．実際の臨床では，"偽認知症"の概念が考慮される患者のほとんどが，実際にはその両方の状況に苦しんでいるからである．さらに，遅発性のうつ病(可逆性の遅発性うつ病であるとしても)はそれ自体が，将来の認知症を予測する要因である．

▶ 一般的な内科疾患および薬物によるうつ病

うつ病全体の約10～15％は一般的な内科疾患が原因であり，甲状腺機能低下症や甲状腺機能亢進症，膵癌，Parkinson病，脳卒中などの内科疾患による直接的な身体症状の結果と考えられている(表22-5)．これらの疾患を医師が評価する際に役立つ明確な指針は存在

しないので，内科疾患に関連してうつ病の時期を考慮しながら，最終的には臨床的な推論により診断が行われる．限られたデータではあるが，これらの症例において，標準的な大うつ病の治療が有効であることが示唆されている．

同様に，うつ病は外因性の薬物によっても起こりうる（表22-6）．インターフェロンで治療を受けている患者のおよそ50%は大うつ病のエピソードを経験し，これまでのうつ病の既往や，現在も軽いうつ症状が存在することは，インターフェロンの治療中にうつ病発症が予測可能な信頼できる因子である．現在，特にうつ病の既往がある患者では，インターフェロン治療の開始前に予防的に抗うつ薬を投与することが，エビデンスによって支持されている．すべての患者にうつ病を生じさせる"原因"として注意書きされている薬物は存在しないため，患者の既往歴を注意深く評価し，この診断を考慮する前に，うつ症状の発症と，新しい薬物の開始や現在の治療内容の変更とを関連づけることが非常に重要である．

表22-5 うつ病の有病率の高い一般的な内科疾患

病気／状態

Lewy小体疾患
末期腎不全
Parkinson病
脳卒中
癌またはAIDS
慢性疲労
糖尿病
慢性疼痛
心疾患
慢性呼吸器疾患
冠動脈バイパス移植（coronary artery bypass graft：CABG）術後

表22-6 うつ病の原因となりうる薬物

- インターフェロン
- 降圧薬
- ホルモン剤
- 抗痙攣薬
- ステロイド
- ジギタリス
- 抗Parkinson病薬
- 抗癌剤

治療

▶ かかわりのためのコミュニケーションスキル，PHQ-9スコアと家族の利用

患者が協力的に治療にかかわるためには，医師は患者の信頼，作業同盟，医師-患者関係を構築し，うつ病の診断を明確に示す際に，患者の症状や生活状況についての医師自身が理解していることを述べるべきである．

さらに，医師とうつ病患者との間のコミュニケーションをとる過程では，患者が認知する速度が比較的ゆっくりしていることを認識して行うべきである．患者が理解し，そして反応するには沈黙の時間を十分取るように配慮し，情報は少しずつ得られるように配慮すべきである．さらに，患者にコミュニケーションの内容を要約してもらうことにより，医師は情報が適切に理解されたか確認すべきである．次のような言い方が適切である．

「医師は時に，患者ときちんとしたコミュニケーションをとることがむずかしいと感じています．私の考えをあなたが明確に理解してもらえたか確認するために，これまで説明したことを手短かにまとめていただけますか？」

こころとからだの質問票（PHQ-9）を使用することにより，患者をかかわらせるプロセスに医療提供者がその結果を取り込むことが可能である．最初の段階は，特異的な反応の妥当性を確認するために，患者の症状をいくつかチェックすることである．PHQ-9のスコアが患者の症状を実際に正確に捉えているかを確認した後に，診断について話し合い，協力的な治療計画にかかわってもらう．一部の患者はうつ病の診断を不名誉なことと考えているので，大うつ病は生物学的に頻度の高い障害であると説明することがしばしば有効である．一部の患者には，シナプスと神経伝達物質の関係を図に描いて説明するとよく理解してもらえるかもしれない．また，自分がうつ病であることを公表したり，治療して復帰したことを公表している多くの現代人の名前をあげたり，歴史的な人物（エイブラハム・リンカーン，ウィンストン・チャーチル）の名前をあげるのも役立つかもしれない．

患者にかかわらせる過程で非常に重要な部分は，この苦しい病いは治療可能であることを患者に理解させることである．治療には，患者のリソース〔医師による外来個別カウンセリング（『Individual Office Counseling by the Physician』）や，患者自己管理の支援：超短期行動計画の利用（『Support Patient Self-management: Use Ultrabrief Personal Action Planning』）〕や，薬物など外部のリソースを最大限利用する．苦しいう

つ症状は緩和することができることを示し，「あなたが自分の変化に気づく前に，あなた以外の人がよくなったことに気がつくかもしれません」と述べる．大うつ病の原因が逆境の生活環境である場合，医師はストレッサーが果たしている役割を認めることができるので，うつ病の治療は患者の生活における不幸な出来事に対して，自分でうまく対処できるようにすることが重要であることを，患者が理解できるように支援しなければならない．

家族（定義は問わない）を治療計画にかかわらせることに成功した医師は，より効率よく効果的な援助を行うことができる．うつ病患者を治療計画にかかわらせることでうつ病を完全に寛解することができる．例えば，家族は患者を治療計画にかかわらせて，協同的な計画へのアドヒアランスを上げることができる．一方，家族や友人は治療を簡単に妨害したり，回復を邪魔することがある．うつ病患者の約40％は，人間関係が病気の発症の原因となったり，あるいは回復の障害になったりする軋轢に苦しんでいる．この軋轢が明らかになった場合には，このことを認めたうえで，全体の治療に取り入れるようにする．

症例提示

次の症例は，先に述べた多くの原則を示す実例である．

グラッドストン夫人は45歳の独身女性で，腹痛と疲労感を訴えている．腹痛は以前の過敏性腸症候群のときと同じような症状であり，医師は非常に短い病歴聴取の後に，食物繊維を摂取するようにして鎮痙薬を処方する保存的療法が適切であると確信した．

しかし，医師は最初の5分の面接のなかで，感情が平坦で，間を長くあけて話すことに気づいた．彼女はまた，睡眠に問題があり，眠りについてから4時間後に頻回に目が覚めてしまい，その後，新しい経営上の役職がむいていないのではないかと心配になって眠れないことも訴えた．家庭にも問題があった．彼女が仕事のために，思春期の子供たちにとっての母親，あるいは，主婦としての役割，さらには，夫に対する責任を逃れようとしていると，夫が不満を述べていた．

そこで医師はPHQ-9に記入してもらうことにした（診察室にコピーが置いてある）．医師は電話に出るために2, 3分間部屋を出た後，戻ってきて，患者のPHQ-9スコアが16であり，睡眠障害，活力の減退，自尊心の低下，興味の喪失，悲しみについて明らかな症状のあることに気づいた．自殺企図はなかった．このスコアは中等度から重度の大うつ病の可能性が高いことを示しているため，次に示す会話では，診断を提示して患者を治療計画にかかわらせるために取りうる一つの方法を示した．

医師：この票の多くの質問に点数を高くつけていますね．あなたが質問について，何か考えていることがあるのではないかと私は思っています

グラッドストン：私は自分でもちょっと驚きました．私はその質問票のほとんどすべてのことに悩んでいます．

医師：多くのストレスに曝されているのですね．

グラッドストン：（涙ながらに）そうです．寝るときに，次の日が来るのがこわくなって……私は十分に休むことができず，気分が沈んでしまい，そうすることができないことはわかっています．何もかもがうまくいきません―仕事，家庭，結婚．そして胃の痛みもよくなりません．

医師：胃の痛みに関しては私に考えがありますが，胃の治療について話し合う前にいくつか，この質問票の回答について確認させてください．あなたはほとんど常に，非常に悲しい気持ちをもっており，人生において楽しみがないと感じているようです．

グラッドストン：（そうであるとうなずき，また涙を流しながら）私は一人でよく泣いています．子供たちや夫にはそんなところは見せたくありません．

医師：あなたはものすごく悩んでいるようですね．あなたに何か起こっていることを私が知ることができたのはよいニュースです．私はお手伝いできると思います．この質問票のあなたのスコアは16点でした―このことは何よりも，あなたがうつ病に苦しんでいる可能性を示しています．

グラッドストン：そうですね，仕事のストレス，不眠，子供たちの絶え間ないぐずり，夫の批判です．これで，うつ病にならない人がいますか？

医師：おっしゃるとおりです．多くの人はこのようなストレスがあると，うつ病になると思います．しかし，今回はあなたの脳が化学的なバランスを崩したことでうつ病になっているだけなのです．そしてよいニュースは，よくなるためにお手伝いできることがたくさんあることです．もし納得されたのであれば，この問題に対する治療を始め，元気になるようにお手伝いするために，あなたと私で別の方法について話し合うことができます．

治療目標：臨床的に有意な改善，反応，寛解の定義

さまざまな生物学的・心理学的治療がうつ病の治療に有効であることが無作為化比較試験によって明らかになっている．しかし，"有効"の定義は，治療に"反応"して"症状が50％改善"することに基づいている．50％の改善は臨床的には確かに重要であるが，この基準は非常におおまかであるため，臨床的に意味のある残りの症状が改善しないまま残っている場合もある．そのために，うつ病患者の機能が完全に回復し，すべてのうつ症状が相対的に存在しない状態を達成し，うつ病患者を支援することの重要性を強調するために，"寛解"の概念が取り入れられた．寛解の目標を達成することはむずかしい．多くの，おそらくほとんどのうつ病は完全寛解には至らない．

次のセクションでは，広範な治療ガイドライン，心理療法，生物学的治療，自己管理支援（self management support：SMS），患者が完全な寛解状態を達成するために必要な症状の客観的モニタリングについて概説している．グラッドストン夫人の症例では，PHQ-9スコアが16点から11に5点下がると，**臨床的に有意な改善**（"最小限の臨床的に有意な差"）とみなされる．16点から8点に50％減少することは，治療が"奏功"したとみなされるが，残りの8点は残存するうつ症状が持続していることを示している．PHQ-9スコアが5点以下にならなければ，グラッドストン夫人が**寛解**の状態であるとはいえない．

一般的な治療ガイドライン：綿密なモニタリング，治療の継続，長期にわたる再評価

最近の研究では，うつ病の治療として医師が実施した最初の抗うつ薬の治療に反応するのが全体の50％，寛解にいたるのが33％であるという，期待外れの結果が示されている．最初の治療が効かなかった場合に抗うつ薬を変更するか，他剤と併用するという論理的な戦略を用いると，全体の70％は最終的に治療に反応する．筆者らは，うつ病が慢性疾患であることも理解している．大うつ病の患者の少なくとも50％は，2回目のエピソードを経験し，さらに大うつ病のエピソードを2回以上経験した患者のうち75～90％の確率で再発する．

これらの結果から，綿密なモニタリング，治療の継続，大うつ病患者の長期的なケアを促進するために次の7項目の治療プログラムを実施するように示唆している．これらの項目はすべて，エビデンスに基づいたガイドラインと連携している．

1. 診断および開始時の病期を確認する手助けとして，PHQ-9を利用する．
2. 薬物治療を行っている患者には，治療へのアドヒアランス，副作用，症状の変化（緊急を要する自殺企図）などをチェックし，"早めのフォローアップ"のための連絡，診察，電話連絡を行うべきである（1～3週間）．
3. 最初の治療目標は，臨床的に有意な改善であると考えられているPHQ-9の5点改善の達成にすべきである．一般的な到達目標（達成するのは非常に困難ではある）は，PHQ-9の総スコアが5点未満になるまで，毎月5点以下の改善にすべきである．
4. 患者は寛解に至る（PHQ-9スコアが5未満）まで，月に1回繰り返しPHQ-9を行うとよい．一般的に，患者のPHQ-9スコアが継続して改善しなければ，治療方法を変更すべきである（変更には，例えば心理療法に薬物療法を追加する，またはその逆の場合や，薬物の投与量を増やす，あるいは変更すること，薬物の種類を増やすこと，併用療法を考慮すること，診断について再評価を行うこと，などが含まれる）．
5. いったん患者が寛解に入っても，少なくとも6～12か月間は治療（その時点における維持量，頻度を減らした心理療法）を継続すべきである．
6. 薬物療法によって寛解した患者における継続的治療には，回復のために必要であったのと同じ量の薬物が維持療法に必要であることが，エビデンスによって明らかになっている．心理療法によって寛解した患者のエビデンスは，それほど明確ではないが，断続的な"リフレッシュ"のための維持心理療法のセッションは，再発を予防するために有用である可能性がある．
7. うつ病の既往のある患者は生涯にわたり，6～12か月ごとにPHQ-9による"定期検査"を受けるべきである．

初期治療の選択：患者の好みを尊重する

エビデンスに基づいたうつ病の治療には，抗うつ薬，複数のタイプの心理療法，薬物療法と心理療法の併用療法があり，難治性の場合には電撃痙攣療法（ECT）が用いられる．ECTは現在でも重症のうつ病に対する唯一最も有効な治療法であり，患者を救命することが可能である．

ほかの慢性疾患と同じように，うつ病の治療は協力関係のなかで行われるべきである．基本的な教育を行った後に，医師は実際的な治療選択を提示したうえで，患者の好みを尊重すべきである．患者自身がよくなるのが当然であることを思い出す必要がある．治療

をしない場合には，おそらく長い間，同じ症状に苦しむことになるであろうことを患者に伝えるべきである．

患者の自己管理支援：超短期行動計画の利用

自分の慢性疾患を自己管理できるようになった患者では，最善のアウトカムを達成できるエビデンスがますます確実なものとなっている．医師の自己管理支援(SMS)は一般的に，治療の最も重要な要素の一つとなっている．SMS には一般的に，患者を中心として協同的に目標設定を行ったり，共同で問題解決を行うことが含まれる．医師は，本章の筆頭執筆者(Steven A. Cole)が作成したより単刀直入な形式の SMS である，超短期行動計画(Ultrabrief Personal Action Planning：UB-PAP)を利用することができる．これには，3 つの基本的なステップが含まれている．

1. 自分の健康についてどのようにしたいと考えているのか，もしくはこのケースでは，うつ病を改善するための手助けとして希望することについて，なるべく具体的に患者に質問する．(治療法についての教育を行った後に，この質問を行うことが可能である) SMS ツール(章末「補遺 22-C」参照)を使用することは，目標設定や問題解決のための手助けとなる．

   (うつ病の改善に役立てるために患者が選んだ具体的な行動には，定期的に治療について話すこと，定期的にカウンセリングのセッションに参加すること，予定を守ること，楽しいイベントに参加すること，家族と計画を立てること，などがある)．

2. 作成したばかりの計画に関する自信の程度を，1(自信がない)から 10(とても自信がある)のスケールで患者自身に評価させる．自信の程度が 7 点以下の患者には，協力しながら問題解決に努力することで，より高いレベルの自信，あるいは少なくとも 7 点以上の自信のレベルを達成することができるが，それらは行動のアウトカムとして許容範囲であると考えられている．

3. 個人の行動計画の達成レベルを評価し，次の期間における新しい個人的な行動計画を作成するために，フォローアップのための次回の予約を入れる．

症例提示：グラッドストン夫人のつづき

医師とグラッドストン夫人が協力して治療法や自己管理計画を立てていく方法について考えてみる．
医師：それでは，治療の選択肢を見直しましょう．あなたが苦しんでいる種類のうつ病に対しては，抗うつ薬，カウンセリング，もしくはそれらの併用療法がよく効きます．併用療法がしばしば最も効果が高いのですが，もし薬物療法あるいはカウンセリングだけがよければ，それもきっと効果があるはずです．何か希望はありますか？
グラッドストン：そうですね．あまり薬は飲みたくありませんね．でも，心理療法に割ける時間もなく，よくわからない心理学用語には興味もありません．あなたが薬が効くと思われているのであれば，薬を試してみてもよいです．
医師：わかりました．それで構いません．それでは，後から薬物療法についてお話しますが，まず私が考えていることは，あなたの病気を治療するための手助けとなるような，あなたが自分自身でやりたいと考えていることがありましたら，それについて話すことができないかということです．
グラッドストン：構いませんが，おっしゃっていることの意味がよくわかりません．
医師：わかりました，それでは説明します．うつ病の患者さんが自分の状態をよくするために利用できることがたくさんあることを私たちは知っています．自分のうつ状態をよくするために，具体的に何かすることに興味があるのではないですか？
グラッドストン：もちろん，興味はあります．私は失う物は何もありませんが，これ以上何かをする時間もありません．
医師：そうですね．では，うつ病患者さんでうまくいっていることについて少し話をして，その中で，自分でやってみてもよいと考えることがあれば教えてもらえますか？
グラッドストン：いいですよ．
医師：もちろん，定期的に薬を飲むことには効果があります．また，運動することもいいでしょう．予定を立てて，あなたが楽しめることをそこに含めることも有用です．友人や家族と集うのもよいでしょう．これらは，ほかの患者さんにとっても有効なことの一部です．これらのなかで何か計画したいと思うことはありますか？あるいは何かほかによさそうなことが浮かびましたか？
グラッドストン：ええ，私が薬を始めようと思っていることはすでにお話しました．それ以外のことはすばらしいと思いますが，そのようなこ

とをする準備ができているとは思いません……私には時間もないし，それらをする元気もないのです．まず，薬を始めてもらっていいですか？　後から，ほかにできることを思いつくかもしれません．

医師：もちろん，それで構いません．あなたに薬がどれほど効くかみてみましょう．毎日1回服用する必要があります．多くの人が処方どおりに服用することがむずかしいと感じています．1～10のスケールで，10が毎日飲める，1がまったく飲めないとすると，実際に，毎日薬を服用できる自信はどれくらいありますか？

グラッドストン：私はよくなりたいです．きっと飲めると思います．少なくとも8か9です．

▶ 医師による個別外来カウンセリング

無作為化比較試験が行われていないにもかかわらず，多くの専門家は，一般開業医が軽度のうつ症状を有する患者に対し，外来において行うカウンセリングが有用であると認めている．少なくとも，医師は患者の問題に傾聴して共感を示し，うつ病を対象として患者の自己管理を援助するための（先に述べた）超短期行動計画（UB-PAP）を頼りにしながら，意味のある治療を進めていくことが可能である．

一部の医師は，より特殊なカウンセリングを行いたいと考えるかもしれない．しかし，医療提供者が十分なトレーニングを受けていない場合には，このやりとりが正式な心理療法ではないと患者に伝えておくべきである．心理療法的な状況では，患者と医師の双方に強い感情が常に沸き起こる．外来のカウンセリングの間に，複雑な対人関係の問題や強い感情が表れてきた場合には，トレーニングを受けた治療者（専門家）に指導を求めたり，同僚にコンサルテーションを行うべきである．

頭文字で表現するところのSPEAKは本章の筆者の一人（John F. Christensen）が作成したものであるが，医師が診療でうつ病患者のためにカウンセリングする際の手助けとなる（表22-7）．SPEAKの5つの要素〔予定（Schedule），楽しい活動（Pleasurable activity），運動（Exercise），自己主張（Assertiveness），自分に対して優しく考えること（Kind thought about oneself）〕は，行動学的，対人的な認知アプローチを含む，エビデンスに基づいたうつ病の心理療法の中心的要素を含んでいる．これらは，患者教育と医師による現在進行中の支持的なカウンセリングの両方の枠組みとして機能する．**予定**に従うことで，うつ病に伴う動機の欠如や無力感を防ぐことができる．医師は事前に計画を立て，1週間の予定を埋めるように患者に助言することができる．"あなたが好ましいと感じるか否かに関係なく"この予定に従うように指示するが，このことによって患者の行動は気分に依存することなく，より時間に従って行動できるようになる．うつ病患者が興味を失ったり，これらの活動を止めてしまう傾向があるときには，**楽しい活動**を予定に入れるべきである．**運動**することで，全身状態や患者の身体能力にもよるが，短期的には気分が高まり，長期的にはうつ病を予防できることが明らかになっている．運動を週に数回行うように，患者を指導すべきである．うつ病患者は自尊心が低く，自分自身の判断や意見に疑念を抱く傾向があるため，**自己主張**を行うことがしばしば困難ではあるが，自己主張はうつ病を回復させるための行動の鍵となりうる．自己主張を"自分の感情や意見，意図を他人に率直に伝えること"と言い直すことは有用である．医師は，（大切な人，友人，他人に対して）患者が自己主張のための小さな行動を起こし，気分や対人間の結果について振り返るように激励する．**自分に対して優しく考えること**はおそらく，SPEAKアプローチの中でうつ病患者に最も意欲を生じさせる要素である．患者は自分の考え方の中に，自分自身を責めてしまう性質のあることをより認識できるようになり，抑うつ気分の原因を探り，繰り返される特定の考え方をたどる方法について教育を受けることで，自分自身を責めてしまう考え方をやめて，より前向きに考えることができるようになる．

▶ 外来カップルカウンセリング

互いの信頼関係を享受している（あるいはそのような関係を築くことができる）医療提供者は，以下に示す介入の一部を利用することが可能であり，現在ではそのエビデンスがすべて明らかになりつつある．繰り返すことになるが，これらの介入は，メンタルヘルスの専門家による治療の代替ではないということを患者とパートナーにわかりやすく説明すべきである．

1. 患者とパートナーの話に**注意深く耳を傾け**，現在の生活におけるストレスや感情的にむずかしいと考えていることについて話し合う．率直に"風通しをよくする"こと自体に治療効果がある場合があり，対人関係における不一致がうつ病の要因としてどの程度であったか理解することができる．さらに，各々のパートナーに共感を示すことで，医師は仲違いしているカップルにとって，対人関係の適切な行動モデルとなり，お互いに支援と信

表22-7 医師によるうつ病カウンセリングのための SPEAK アプローチ

- S　schedule（予定）
- P　pleasurable activity（楽しい活動）
- E　exercise（運動）
- A　assertiveness（自己主張）
- K　kind thought about oneself（自分に対して優しく考えること）

S　schedule（予定）

1週間の各曜日を縦軸，1日の時間を横軸にとり，自分自身の1週間の予定を立てる．（変更できるように）鉛筆を使い，行う活動について1時間ごとに計画を立てる．時間の一部はすでに，例えば仕事などで決められているかもしれない．現在予定の入っていない時間帯に特にフォーカスを絞る．あなたが普段行っていると考えていること，例えば食事をとる，食事の支度をするなどから始める．予定表には家事や雑用なども含めるが，楽しいことや運動も入れてもらう．しばらくはこれらのことを行うための動機をもてなかったり，したくないと感じるかもしれないが，**それをしたいか否かにかかわらず**，予定に従う．時に，形式的に行動しているだけだと感じるかもしれない．次の活動へ移る時間がきたら，**その前のタスクが終了しているか否かにかかわらず**，次に移ってください．"作業予定(to do)"リストをやり過ごすのではなく，これらすべての活動を遅れずに進めることにより，進歩していく．この方法で進むことは，1日を通して自分自身を活動させ，うつ状態から抜け出すための手助けになるであろう．

P　pleasurable activity（楽しい活動）

予定項目の一部に，以前あなたがうつ病になる前に楽しんでいた活動を含めるべきである．当分の間は，これらの活動について形式的に行動しているだけだと感じるかもしれない．うつ病の状態では，喜びを感じる脳の部分は円滑に機能していないため，"押しがけ(jump start)"を行うことが重要である．通常であれば楽しむことができて，その気になることを毎日予定に入れるべきである．

E　exercise（運動）

有酸素運動は脳への酸素を増加させて循環をよくし，うつ病によるホルモン変化を改善させる．うつ病から抜け出すために有用な治療のその他の部分とともに作用する，脳における自然の薬物を活性化させるための手助けとなる．日々の運動の時間を予定に入れるべきである．ランニング，水泳，自転車，有酸素ダンス，散歩はいずれも有用な運動である．

A　assertiveness（自己主張）

このことには，コミュニュケーションにおいてほかの人に対して**率直な態度をとること**が含まれる．自分の感情，要求，希望，意見，選択を他人に理解してもらう練習をする．うつ病のときには自分の判断を疑う傾向があるため，上述のように振る舞うことはより困難である．あるいは他人が自分のことをよく思わないかもしれないと心配し，本心を打ち明けないかもしれない．このような考え方はうつ病の結果であるので，内面ではそのように感じていなくても，自信があるかのように行動する必要がある．感情を内に秘めていることのほうが，それらを表現する以上にエネルギーを必要とする．必要なことをはっきりと述べること，あるいはしたくないことに対して"いいえ"と言うことは，エネルギーや自信が増すための手助けとなることに気づくかもしれない．AlbertiとEmmonsによる『完全なる権利』(Your perfect right)を読むことを勧める．

K　kind thought about oneself（自分に対して優しく考えること）

うつ病のために，自分を罰する考え方をするようになるため，このことがいつ起こっているかについて自分の意識を高め，否定的な考え方を止めて前向きの考え方をすることが非常に重要である．ほとんどの場合，これらの考えには根拠はないが，しかし強く抱いている考え方である．外出する際にいつも，否定的で頑固な親戚を連れて行くようなものである．この思考のパターンに気づいたならば，それらについて検討してもらう．最も長く続いている否定的な考えを約 7.5×12.5 cm（3×5インチ）大のカード（暗記カード）に書き留めてもよい．その後，カードを裏返してそれに変わる3つの肯定的な考えを書く．このカードを持ち歩いて，何回も見るようにする．一つの否定的な事柄の影響を打ち消すためには，肯定的なことを3つ述べる必要がある．

John F. Christensen, PhD.

頼を築くことが可能である.

2. **うつ病の生物学的な特徴についてわかりやすく教育する**ことは,あらゆる治療において重要な要素であるが,カップル間に不一致が存在する状況では,このことがパートナー同士でうつ病に対し"寛大な"視点をもつための手助けとなる場合がある.通常の,いわゆる痛みを伴う不適切な"交流"では,仲が悪いパートナーはうつ病のパートナーに対して一般的に批判的な態度をとるが,自分自身が認識している非常に否定的な自己評価に共感しているので,患者はこれを真剣に受け止めてしまう.この病気を不随意の生物学的な状態であると捉えなおすことにより,医療提供者は対人関係の構築を支援し,(抗うつ薬が治療計画の一部として含まれていれば)服薬のアドヒアランスを高める援助をすることが可能となる.

3. **問題解決を協力して行うように勧めたり促したりする**.患者とパートナーが直面している生活上のやっかいな問題を2〜3つ特定できるように支援して共有し,具体的な行動上の解決策を立てる手助けをすることは,治療同盟を築き,回復へ向かわせるために有用である.一方,仲違いの状況が続いて,治療や回復が見込めない場合には,正式なカップルカウンセリングを紹介すべきである.

うつ病の診察や治療にパートナーを参加させる場合には,まず説明をして同意を得ることが不可欠である.カップルの間に家庭内暴力や力関係の不均衡が疑われる場合には,カップルカウンセリングは一般的に思いとどまるべきである(第35章参照)*.

▶ 正式な心理療法の役割

認知行動療法(cognitive-behavioral therapy:CBT)と対人関係心理療法(interpersonal psychotherapy:ITP)は,うつ病の治療効果について最も幅広いエビデンスが存在する治療である.問題解決法,行動療法,力学的制御療法と同様に,マインドフルネスに基づく認知療法(mindfulness-based cognitive therapy:MBCT)や認知行動分析的システム精神療法(cognitive-behavioral analysis system of psychotherapy:CBASP)などの,CBTから派生したいくつかの治療が,うつ病の治療に有効である可能性を示すエビデンスが存在する.CBTでは,うつ病の原因および慢性化に長年にわたって深く根づいた悲観的,自己批判的な考え〔"シェーマ(schemata)"〕を特定し,それに対

処することを試みる.このような後天的な認知パターンが特定できれば,患者が否定的考えと直接"戦う"方法を学び,より適応可能で現実的な認知構造を築くために役立つ行動戦略をとることができる.一方,ITPでは,うつ病の発症および持続に関係している一つあるいはそれ以上の対人関係にフォーカスを絞る.すなわち,対人間の葛藤,役割の変化,悲嘆,社会的スキルの欠如である.MBCTでは,考えや感情の経過やその構造を客観的に観察する"メタ認知(metacognitive awareness)"を強化することで,反芻している思考を認識させ,それを取り除くように教育する.このアプローチを行っている患者は,否定的な考えや感情を自分自身というよりも,精神的な出来事として捉えることができるようになる(第7章参照).問題解決療法では,大きな生活の問題を小さな要素に分類し,これらの要素に取り組むために必要なステップを特定することができるような教育を行う.力動的心理療法(dynamic psychotherapy)には,不適応な防御メカニズムが形成されてうつ病に影響を及ぼしている過程を理解するために治療同盟を利用し,その後に,より適応性が高く懲罰性の少ない防御メカニズムを構築して完成させることが含まれる.

多くの無作為化比較試験から得られたエビデンスでは,これらの心理療法は,(軽症から中等症の大うつ病において)治療後10〜16週後に症状の改善を認める点において(50%以上の奏効率),抗うつ薬と効果が同等であることが明らかになっている.抗うつ薬に対する反応は一般に最初の4週間で高いが,心理療法の効果はそれに追いつき,12週間までに薬物と心理療法の効果はほぼ同じになる.抗うつ薬療法と心理療法はそれぞれ異なる神経生物学的なメカニズムによって効果を発揮すると信じるに足るある程度のエビデンスが存在するため,一般的に併用療法(薬物療法と心理療法)が単独よりも効果が高いのは驚くべきことではない.

小児や思春期のうつ病に対しては,1剤(fluoxetine)しかFDAによって承認されていないため,CBTは一般的に小児と思春期のうつ病の治療選択として考慮される.心理療法の臨床的な効果は通常8〜12週で認められ,治療期間は一般的に6〜16セッションである.

冠動脈性心疾患とうつ病との間には強い関係が存在し,うつ病が将来の冠動脈性心疾患の罹患率や死亡率を予測する重要なリスクであることを考えると,うつ病の心理療法が心疾患に関連した(罹病率や死亡率を含めた)生理的なアウトカムに影響を及ぼす可能性はある.しかし,心臓発作後の心理療法に関するENRICHD(Enhancing Recovery in Coronary Heart Disease)研究では(これまで行われた最大の心理療法

---

*この議論を文章化する際のShiri CohenとDan O'Learyの作業に感謝する.

表22-8 心理療法単独によるうつ病急性期治療を考慮する状態

- 重症でないうつ病
- 以前に心理療法に反応したことがある
- 薬物療法単独の治療では効果不十分
- 慢性的な心理社会的問題
- 訓練された有能な療法士が用いることが可能
- 患者の好み

についての比較対照研究），心臓発作後のうつ病に対するCBTと支援強化治療は有効であったが，治療は生理的アウトカムには影響を及ぼさず，死亡率にも影響しなかった．

急性期に心理療法の選択を考慮すべき状態を**表22-8**に示す．うつ病の治療としての治療薬の補助的な役割以外に，心理療法は再発しやすい患者の抑うつのエピソードを予防したり遅らせたりする，予防的な維持療法としての役割も担う．心理療法は妊娠希望の女性や，薬物を使用しない状態で出産を希望する大うつ病の女性に有用であり，薬物を一定期間使用してはならない大うつ病患者にも有用である．軽症から中等症のうつ病では，心理療法単独でも，抗うつ薬と心理療法の併用療法と同等の効果を示す可能性がある．

正式な夫婦療法

これまで述べてきたように，特に夫婦間の問題がうつ病に絡んでいる場合には，夫婦療法およびカップル療法は適切な心理療法の選択肢である場合がある．夫婦関係の問題も抱えているうつ病女性に対する夫婦療法は，夫婦間の意見の食い違いを減らすだけでなく，うつ病の症状を軽減させる効果もある．

うつ病が夫婦間の悩みに関連している場合であっても，夫婦療法が個人療法と比較し，優れても劣ってもいないことが系統的レビューによって明らかになっている．うつ病に対する個人療法は，たとえ夫婦間の仲違いがある場合にもうつ病の症状を改善させるかもしれないが，その仲違いに対処しなければ，うつ病の再発の可能性はより高くなる．さらに，患者が考えるうつ病の原因について，医師が何らかの情報を得ることは有用である．夫婦間の仲違いがうつ病の原因である，と患者が信じている場合には，その仲違いに対処することは再発防止のためにより一層重要なことである．

運動と身体活動

うつ病の治療では適度な運動が有効である，と無作為化比較試験によるエビデンスが支持している．SMILE研究によると，16週間の有酸素運動によるトレーニングが，セルトラリンを用いた標準的な薬物療法と，運動と薬物療法を併用した治療と同等であった．10か月間治療を継続した研究では，運動併用群では薬物療法群と比較し，有意に再発率が低かった．

自己啓発本

動機があり読み書きができる患者には，うつ病の理解を深め，セルフマネジメント戦略に関する手引きとなる自己啓発本は，有用な治療の補助となる．心理療法を利用できない患者にとって，自己啓発の教材を利用することは有用な代替手段となりうる．英国において自己啓発本の利用を評価した研究のメタアナリシスでは，『Feeling Good』という1冊の本による治療効果が，治療が遅れたケースと比較して大きかったことが明らかになった．

光療法

光療法は，春夏の時期に症状がなく，秋冬にうつ病のエピソードが再発を交互に繰り返す病態である季節性感情障害（seasonal affective disorder：SAD）の治療に有効である．光線療法は冬季に自然の太陽の光に類似した強度の人工光をあてることで，冬の間にSADに介在している生物学的な変化を防ぐという原理に基づいている．

抗うつ薬による薬物療法

大うつ病と気分変調障害の治療に抗うつ薬治療が有効なことが，エビデンスによって示されている．しかし，適応障害やほかの軽症の抑うつ障害に対して抗うつ薬の使用を支持する有力なデータは存在しない．適応障害やほかの軽症うつ病エピソードの患者に対する最初の治療の選択肢は"注意深く見守ること"であり，それには改善，寛解，無効，もしくは潜在的な大うつ病への移行を繰り返し評価して記録しながら，医師が支援や外来カウンセリング，綿密な観察を行うことが含まれている．医師はまた，（先述した）UB-PAPを用いて，患者が自己管理の目標を設定したり，問題を解

決することを支援できる．3〜6か月の観察後に改善を認めない軽症のうつ病患者には，経験に沿った抗うつ薬を試してみるか，心理療法の紹介を行うことも可能である．

▶ 薬物療法について患者とコミュニケーションをとる

抗うつ薬による治療を初めて開始する患者が，抗うつ薬の使用は不名誉なことであると心配することが時折ある．一部の患者は，薬物に"釘づけ"になるのではないか，何らかの形で性格が変わってしまうのではないかということを恐れる．そこで，抗うつ薬に常習性はなく，脳における神経伝達物質のバランスを回復させる働きがあることを説明することは重要である．抗うつ薬を服用すると既知の副作用を経験する可能性のあることを患者に前もって伝え，そのような副作用は，望ましい効果を得るために薬物が効力を発揮している証拠である，と説明することは服用の手助けとなる場合がある．最後に，抗うつ薬開始後も1〜2週間はうつ病の症状が持続するかもしれないが，すでに治癒過程が始まっていることを患者に伝えて，治療効果の速さについて現実的な見込みを立てることが重要である．

医師–患者の治療同盟が最適な場合，治療に対する患者の姿勢や経験が十分に考慮されている場合，そして治療の決断に関して患者の意見がはっきりと尊重されている場合にはそれぞれ，治療へのアドヒアランスが高まることが明らかになっている．

▶ 薬物治療の選択肢

環状抗うつ薬には三環系抗うつ薬(TCA)，選択的セロトニン再取り込み阻害薬(SSRI)，セロトニン・ノルエピネフリン再取り込み阻害薬(serotonin norepinephrine reuptake inhibitor：SNRI)，とノルアドレナリン・特異的セロトニン作動性抗うつ薬(noradrenaline and specific serotonin antagonist：NaSSa)が含まれる．環状抗うつ薬は一般的に有効性は同じであるが，TCAの副作用のために，SSRI，SNRI，NaSSaが代わりに使用されるようになっている．それにもかかわらず，第一選択の薬物に反応しなかった患者や追加薬物として，依然としてTCAが利用される頻度が高い．

抗うつ薬はカテコールアミンの再取り込みシステムに対する即効性の作用を有するが，これらの薬物によって何らかの症状の改善を確認できるのは治療の1〜2週後からである．抗うつ薬を適切に用いるためには，少なくとも4〜6週間，適切な投与量で続ける必要がある．環状抗うつ薬の有効率は約50〜70%であるため，患者の半分が最初の治療に反応しない可能性のあることを予測しておくべきである．治療が無効，あるいは効果が乏しい患者では別の薬物に変更すべきである．部分的に効果を認める患者では，増量することで治療可能である．最初のSSRIが効果がなかった場合には，その他のSSRI(例えば，bupropion，venlafaxine，ミルタザピン，TCAなど)の変更がよい場合もある．注目すべきことに，最初のSSRIの治療に反応しない患者の25〜50%は，別のSSRIに反応する．抗うつ薬の副作用，作用機序，投与量については表22-9に示す．

▶ 三環系抗うつ薬

三環系抗うつ薬(tricyclic antidepressant：TCA)は過量投与の状態の際に生じる有害作用や中毒のプロファイルのために，圧倒的に使用頻度が低下している．頻度の高い抗ムスカリン作用には，口渇，霧視，便秘，尿閉，洞性頻脈がある．ヒスタミン受容体阻害作用には，鎮静，傾眠，体重増加がある．α_1受容体阻害作用には，起立低血圧や鎮静がある．TCAはまた，QRSやQTc延長のようなキニジン様作用を有しており，特に過量投与や心疾患の既往がある患者において心室性不整脈やtorsades de pointes(多形性心室頻拍)の誘因となる場合がある．TCAの過量投与は医学的な緊急事態であり，有意な致死的リスクが存在する．TCAは痙攣の閾値を下げ，過量投与した場合難治性の痙攣を引き起こす可能性がある．希死念慮がある患者で致死量服用のリスクを最小限にするための慎重な治療の原則として，1回ごとのTCAの処方は必要最小限にとどめておくべきである(例：特に高用量では，7〜10日分の処方とする)．desipramine，ノルトリプチリンなどの二級アミンは抗ムスカリン作用の有害作用が生じる傾向が少なく，起立性低血圧や鎮静作用が少ないため，アミトリプチリンやイミプラミンなどの三級アミンよりも好んで用いられている．TCAの有害作用は用量依存性であるため，低用量で開始し，ゆっくりと増量することで有害作用を最小限にすることができる．新世代の抗うつ薬の効果は通常，幅広い分類の大うつ病に対してはTCAと同等であるが，古い世代の抗うつ薬は難治性のうつ病，特にメランコリー気質を伴ったうつ状態に対してより有効である可能性がある．

表22-9 抗うつ薬：副作用，作用機序，用量[*1]

抗うつ薬[注1]	鎮静作用	ACH遮断薬	起立性	SRI	NRI	その他の活性	投与量(mg)
三環系三級アミン							
アミトリプチリン（トリプタノール，ノーマルン，アミプリン）	+++	+++	+++	++	+	0	75〜300[注2]
doxepin	+++	+++	+++	++	+	0	75〜300
イミプラミン（トフラニール，イミドール）	++	+++	++	+	++	0	75〜300[注3]
三環系二級アミン							
desipramine	+	+	+	0	+++	0	75〜250
ノルトリプチリン（ノリトレン）	++	++	++	+	++	0	50〜150[注4]
SSRI							
citalopram	0	0	0	+++	0	0	20〜60
escitalopram	0	0	0	+++	0	0	10〜20
fluoxetine	0	0	0	+++	0	0	20〜80
パロキセチン（パキシル）	+	+	0	+++	0	0	20〜50[注5]
セルトラリン（ジェイゾロフト）	0	0	0	+++	0	0	50〜200[注6]
その他の新薬							
bupropion	0	0	0	0	+	DA/NE	150〜450
duloxetine	0	0	0	+++	++	0	40〜60
ミルタザピン（レメロン，リフレックス）	+++	0	0	0	0	−[*2]	15〜45[注7]
Venlafaxine XR	0	0	0	+++	++	0	75〜225

Ach：アセチルコリン（acetylcholine），SRI：セロトニン再取り込み阻害作用（serotonin reuptake inhibition），NRI：ノルエピネフリン再取り込み阻害作用（norepinephrine reuptake inhibition），DA/NE：ドパミン/ノルアドレナリン作用（dopaminergic/noradrenergic activity）

[*1] 0：なし，＋：わずか，＋＋：中程度，＋＋＋：著明
[*2] α_2-NE，5-HT$_{2A}$，5-HT$_{2C}$，5-HT$_3$ 受容体の阻害

［訳注（日本での使用量）］
[注1] 商品名は日本でのもの．
[注2] 1日30〜75 mgを初期用量とし，1日150 mgまで漸増し，分割経口投与する．まれに300 mgまで増量することもある．
[注3] 1日25〜75 mgを初期用量とし，1日200 mgまで漸増し，分割経口投与する．まれに300 mgまで増量することもある．
[注4] はじめ1回量として10〜25 mgを1日3回経口投与するか，またはその1日量を2回に分けて経口投与する．その後，症状および副作用を観察しつつ，必要ある場合は漸次増量する．通常，最大量は1日量として150 mg相当量以内であり，これを2〜3回に分けて経口投与する．
[注5] 1日1回夕食後に20〜40 mgを経口投与する．投与は1回10〜20 mgより開始し，原則として1週ごとに10 mg/日ずつ増量する．なお，症状により1日40 mgを超えない範囲で適宜増減する．
[注6] 1日25 mgを初期用量とし，1日100 mgまで漸増し，1日1回経口投与する．なお，年齢，症状によって1日100 mgを超えない範囲で適宜増減する．
[注7] 1日15 mgを初期用量とし，15〜30 mgを1日1回就寝前に経口投与する．なお，年齢，症状によって1日45 mgを超えない範囲で適宜増減するが，増量は1週間以上の間隔をあけて1日用量として15 mgずつ行う．

選択的セロトニン再取り込み阻害薬

米国では大うつ病に対して5種類の選択的セロトニン再取り込み阻害薬(selective serotonin reuptake inhibitor：SSRI)が承認されている——fluoxetine, パロキセチン, セルトラリン, citalopram, escitalopram. SSRIは一般に耐性が高く，過量投与でも致死性がないために，大うつ病の第一選択薬としてTCAに置き換わった．また，抗ムスカリン作用，抗ヒスタミン，抗アドレナリン作用の副作用が事実上存在しない．すべてのSSRIの効果は同等であるため，SSRIの選択は，副作用，薬物動態，薬物相互作用，剤形，費用，薬物の利用可能性などを元に決められる．表22-10にSSRIの副作用の比較を示す．この薬物のクラスとして，多くのSSRIはパニック障害(PD)，全般性不安障害(GAD)，強迫性障害(OCD)，社会不安障害，心的外傷後ストレス障害(PTSD)，月経前不快気分障害，過食症にも有効であることが明らかになっている．fluoxetineは小児や思春期のうつ病の治療としてFDAにより承認・適応されている唯一の薬物である［訳注：日本では小児へのSSRIの投与は慎重投与となっている］．fluoxetine, パロキセチンとセルトラリンは小児と思春期のOCDに対してFDAの承認を得ている．fluoxetineとパロキセチンを除いて，SSRIは肝アイソザイム系をほとんど阻害しない．胃腸管(GI)や自律神経症状などを特徴とする一般的なSSRI退薬症候群のために，これらの薬物の減量は緩徐に行うべきである．パロキセチンからの離脱は，ほかのSSRIよりも問題が多い．長時間作用型のSSRIであるfluoxetineの短期の使用(数日間)は，ほかのSSRIを中止する際の禁断症状を"カバー"するために役立つ．過量投与の状況では，SSRIは用量依存性に中毒症状を惹き起こし，悪心・嘔吐，振戦，ミオクローヌス，律動異常，痙攣など，すべてのセロトニン症候群の症状が起こりうる．

消化管への有害作用

SSRIはセロトニン再取り込みを阻害する．そのために5-HT₃受容体を刺激し，10～15%の患者に悪心・嘔吐が生じる．5-HT₃の脱感作により，悪心・嘔吐は通常1～2週間以内に起こる．シプロヘプタジン(5-HT₃受容体拮抗薬)を短期的に用いることにより，不快な悪心・嘔吐を減らすことができる場合がある．胃腸刺激症状や悪心・嘔吐などの有害作用を最小限に抑えるためには，食事と一緒に服用することが有用である．用量依存性の下痢は，SSRIに関する頻度の高い副作用であるが，軽度から中等度の抗コリン作用をもつパロキセチンは便秘の原因となる場合があり，その例外である．

体重増加と体重減少

SSRIについては，体重増加と体重減少の両方が報告されている．SSRIによる体重の5～10%以上の体重増加の発症率は約25%であり，特に女性やパロキセチンを服用している患者に多い(おそらく，抗コリン作用によるものである)．bupropionを併用することにより，SSRIによる体重増加を減らすことができる可能性がある．食欲不振と体重減少は治療初期に認められ，特に炭水化物を渇望したりする過体重の患者や，低体重のうつ病患者，過食症患者，fluoxetineを服用している患者に多い．

抗利尿ホルモン不適合分泌症候群

臨床的には重要であるが，過小評価されている環状抗うつ薬の有害作用に抗利尿ホルモン不適合分泌症候群(syndrome of inappropriate secretion of antidiuretic hormone：SIADH)がある．SIADHでは，低ナトリウム血症，低浸透圧，尿中ナトリウム排泄の増加，尿

表22-10　SSRIの副作用の比較*

薬物	悪心/胃腸障害	不眠	傾眠	体重増加	性機能障害	抗コリン作用
fluoxetine	+++	++++	+	+	+++	0
セルトラリン	+++	++	+	+	+++	0
パロキセチン	+++	++	++	+++	++++	+
citalopram	+++	++	+	不明	+++	0
escitalopram	+++	++	+	不明	+++	0

*0：なし，+：わずか，++：軽度，+++：中等度，++++：重度

浸透圧高値などを認める．この症候群は抗利尿ホルモンの過剰分泌が原因であり，悪心，嘔吐，脱力，疲労感，錯乱，痙攣などの症状を呈する．SIADHはすべての抗うつ薬に関連して報告されており，減量および中止によって改善する．治療には，水分制限やデメクロサイクリンが用いられることもある．喫煙者では，SIADHの頻度がより高い．

出血性素因

精神科医を含めた多くの医師は，SSRIが消化管出血，鼻出血，点状出血，紫斑，斑状出血など易出血性と関連したことを示す最近の報告（ほとんどは後ろ向き対照試験）をまだ知らない．セロトニンの約95%は血小板に貯蔵されており，セロトニンは血小板の凝集に必要な走化性因子の一つである．SSRIにはアスピリン様効果があり，血小板凝集を抑制するが，その効果や持続時間についてはまだ十分に解明されていない．SSRIが非ステロイド性抗炎薬（nonsteroidal antiinflammatory drug：NSAID）とともにに投与された場合，NSAIDによる胃疾患のリスクは有意に増加しうる．消化管出血の既往がある患者や，すでに別の抗血小板薬を使用している患者に対して，SSRIを処方する際には，医師は注意すべきである．NSAID，アスピリン，その他の抗血小板薬治療を併用する際には，胃疾患の予防にプロトンポンプ阻害薬を加えることを医師は考慮すべきである．

性機能障害

リビドーの低下，オルガスムス障害，無オルガスム症，陰茎感覚麻痺，勃起障害（インポテンス）は，SSRIに関連して男女ともに頻度が高い有害作用である．性機能に関連した副作用は患者の25〜75%に生じるが，過少報告のために，添付文書の報告よりもこの数値は高い発生率である．性機能障害をきたしにくい唯一利用できる環状抗うつ薬は，bupropionとミルタザピンである．男性の性機能障害，特に勃起障害は，シルデナフィル，タダラフィル，バルデナフィルなどのホスホジエステラーゼ5阻害薬で効果的に治療することが可能である．bupropion，yohimbine，アマンタジン，ブスピロン，ベタネコール，ネオスチグミン，イチョウエキスなどほかの薬物が利用されているが，効果はさまざまであり，無作為化盲検比較試験による明確なエビデンスは存在しない．一部の医師は**休薬**を試みる場合があり，その場合には性行為の24時間前にSSRIを服用しないようにする（ただし，fluoxetineは半減期が長いため，休薬は効果的ではない）．性機能障害はこのように，生活の質（quality of life：QOL）に強い影響を及ぼすため，この問題はSSRIの使用を制限する最も頻度の高い問題である場合がある．

セロトニン症候群

中毒事故管理センター（Poison Control Center）は毎年，SSRIに関する27,000件以上の中毒的な曝露を報告しており，この15%はセロトニン症候群の報告である．セロトニン症候群は，過量投与，もしくは2つ以上のセロトニン作動薬の併用によって生じうる．**表22-10**に使用頻度の高いセロトニン作動薬を示す．セロトニン症候群は，自律神経障害（例えば，体温上昇，不安定な血圧変動など），神経筋障害（例えば，クローヌス，反射亢進など），精神状態変化（例えば，興奮，錯乱など）の3つの徴候を示す．臨床所見は軽度で一時的な場合もあり，アカシジア（静座不能），振戦，精神状態の変化などが含まれる．しかし，持続するクローヌスや筋過緊張や40℃まで上昇する高体温など，致死的な症状にまで進行する場合もありうる．重症のセロトニン症候群は医学的に緊急な状態である．医師がセロトニン症候群の徴候や症状，危険因子を認識することが重要であり，またうつ病を治療する医師が，薬物を組み合わせる際や，投薬量の増量の際には，セロトニン作用を有する2剤以上の薬物を注意して処方することが重要である．bupropionにはセロトニン作用がない．

venlafaxine

venlafaxineは二環系抗うつ薬であり，1994年にノルエピネフリンとセロトニン両方の再取り込みを阻害する**2つの作用**を有する最初の抗うつ薬として承認された．この薬物はしばしば，SNRIと呼ばれている．venlafaxineは，少量で比較的強いセロトニン活性を示すが，1日の投与量が150mg以上の場合にはアドレナリンとセロトニン効果はより安定する．venlafaxineはまた，全般性および社会不安障害やPDの治療適応の承認をFDAから得ている．製品の徐放剤（XR）は1日1回投与が可能であり，悪心，嘔吐，血圧の上昇（375mgの用量で3%の患者が血圧の持続的な上昇を経験している）などの副作用が少ないため，好んで使用されている．venlafaxineは肝酵素系への阻害作用が極めて低く，ほとんどの抗うつ薬が高度に蛋白と結合することと比較し，蛋白結合能が極めて低い（約30%）．venlafaxineの使用を中止した場合には，SSRI様の中

止症候群が生じる場合もあるため，緩徐に減量する必要がある（もしくは fluoxetine で禁断症状を"カバーする"）．

▶ duloxetine

duloxetine は，2004 年に FDA に承認された二環系 SNRI 抗うつ薬であり，大うつ病（MDD），全般性不安障害（GAD）や糖尿病末梢神経障害に適応がある．duloxetine は venlafaxine と同様に，血圧の軽度上昇，悪心，発汗，不眠症，浮動性めまい，性機能障害などの副作用が生じる場合がある．duloxetine は CYP-1A2 と CYP-2D6 により代謝され，CYP-2D6 の阻害薬である．臨床的に重要なこととして，フルボキサミンやシプロフロキサシンなどの CYP-1A2 阻害薬，あるいはパロキセチンなどの CYP-2D6 阻害薬と併用する場合には duloxetine の血中濃度がかなり上昇する可能性があることを医師は認識しておくべきである．duloxetine は，クレアチニンクリアランスが 30 mL/分以下の患者では，代謝前の duloxetine（2 倍）や多くの代謝産物（9 倍）がかなりの程度蓄積されるため，使用すべきではない．duloxetine では肝障害が生じる場合がある．比較対照試験では，1％の患者が正常上限の 3 倍を超える肝酵素の上昇を経験した．アルコール中毒の既往や肝疾患のある患者，肝毒性のある薬物を併用している患者に対しては，duloxetine は避けたておいたほうがよい．

▶ ミルタザピン

ミルタザピンは四環系ノルアドレナリン作動性・特異的セロトニン作動性抗うつ薬（NaSSa 薬）であり，強いセロトニン 2（5-HT$_2$），セロトニン 3（5-HT$_3$）と中枢性 α$_2$ アドレナリン受容体拮抗薬である．ミルタザピンの利点には，性機能障害の副作用を起こしにくい，睡眠潜時を短縮して睡眠時間を伸ばす可能性があること，抗不安薬効果をもつ可能性があること，起立性低血圧などの α$_1$ 阻害作用を比較的回避することができること，SSRI よりも消化器症状の副作用が少ない可能性があることなどが含まれる．ミルタザピンには強い食欲刺激作用があり，多くの患者で体重が増加する原因となる．このことは，悪液質の患者や，衰弱した高齢者，悪性疾患，HIV 患者などの栄養不良状態の患者に対しては有効である．しかし，肥満者や糖尿病患者，冠動脈疾患患者では，ミルタザピンによる体重増加は望ましいことではなく，リポ蛋白質の検査値に悪い影響を与える場合がある（コレステロールや中性脂肪の増加）．この副作用については患者に警告すべきであり，この理由のために服用を拒否する場合がしばしばある．ミルタザピンには強い抗ヒスタミン作用とわずかな抗ムスカリン作用があり，かなりの程度の眠気，口渇，便秘が生じる可能性がある．ミルタザピンは，肝酵素の一過性の上昇（2％），重度の好中球減少や可逆性の無顆粒症（0.1％発症）の頻度は極めて低い．治療開始時と半年ごとに，また感染症にかかった場合に，医師が白血球の検査を行うことは賢明なことである．ミルタザピンは肝酵素系を介し，その他の薬物の代謝に臨床的に重要な影響を及ぼす可能性は低い．

▶ bupropion

単環系抗うつ薬である bupropion は，ノルアドレナリンとドパミンの前シナプスニューロンへの再取り込みを阻害するため，ノルエピネフリンおよびドパミン再取り込み阻害薬（norepinephrine dopamine reuptake inhibitor：NDRI）と呼ばれている．bupropion はセロトニンの再取り込みは阻害しないため，セロトニン症候群の原因にはならない．bupropion はまた，Zyban という商標で禁煙補助剤に対しても適応が認められている．bupropion はノルエピネフリンとドパミンを活性化させることにより，活力や意欲を高めている可能性がある．しかし，bupropion はその活性作用のために，興奮，被刺激性，攻撃性，鮮明な夢，悪夢，不眠なども起こしうる．このプロノルエピネフリンおよびプロドパミン作用にもかかわらず，血圧の上昇が認められるのは服用している患者のわずか 2％にすぎない．bupropion は性機能障害にも用いられる場合があり，体重減少を促進する場合もある．また，双極性素因のある患者には，躁状態を誘発する傾向は低い．

bupropion は痙攣性疾患や過食症，拒食症，アルコール離脱の患者に対しては禁忌である．bupropion 誘発性の痙攣性疾患の発症は用量依存性であり，1 日の総投与量が 450 mg 以上，もしくは短時間作用型での 1 回投与量が 150 mg 以上か，徐放剤で 200 mg の場合に発作のリスクが増加するため，避けるべきである．XL 製剤は 450 mg までは 1 日 1 回の処方が可能であり，アドヒアランスを向上させることができる大きな利点がある．bupropion は選択的に肝酵素系を阻害することが示されている．

▶ 小児および思春期における抗うつ薬による希死念慮の黒枠警告

FDA は 2004 年に，小児および思春期の患者における

抗うつ薬の使用が希死念慮や自殺企図の増加に関与している可能性があることを示す"黒枠"警告（Black Box Warning）〔訳注：添付文書において太字の黒枠内に表示される警告〕を発表した．2007年には，"黒枠"警告の範囲は拡大し，24歳の若年成人まで含まれるようになった．この警告を要約すると，小児および思春期の患者を対象として，うつ病もしくは強迫性障害（OCD）治療のための9つの異なる抗うつ薬に関する24の盲検比較治験に参加した，4,400人のデータを統合して分析した結果が元になっている．この研究では，治療中に発生した希死念慮，自殺企図の割合がプラセボ群で2％であったのに対し，服薬群では全患者の4％であった（統計学的に有意）．**いかなる研究においても，自殺既遂は観察されなかった．**成人を対象とした同様の統合分析では，総計50,000人以上の患者で，服薬群とプラセボ群の間の違いは認められなかった．黒枠警告による勧告は，小児や思春期，青年期の患者に抗うつ薬を処方する際には，興奮の程度が強くなったり希死念慮が認められた場合にはすぐに報告するように，医師は患者や家族に注意し，定期的で頻回なフォローアップの受診により患者をモニターすべきである，としている．

医師はまた，いくつかの重要な疫学的な知見についても認識すべきである．この警告が出される10年前には，小児や思春期における自殺企図や自殺既遂は有意に減少しており，それにやや平行して一般人口における抗うつ薬の使用は増加していた．しかし2004年以降は，小児および思春期における薬物の使用は25％減少したが，興味深くかつ懸念すべきことに，小児および思春期における自殺企図や自殺既遂の発症率はこの10年以上で初めて増加した．さらに，大規模観察研究によると，自殺企図のリスクは患者が服薬を開始した後は実際に減少し，抗うつ薬の使用率が高いコミュニティーでは平均して自殺率の低いことが報告されている．

▶ 薬物の相互作用

新しい薬物を処方する際にはいつでも，医師は薬物間の相互作用の可能性を考慮しなければならない．さらに，患者がすでに服用しているほかの薬物に併用して新しい薬物を用いることにより，潜在的リスクに加え新しい状況が生じる場合がある（例えば，相加的な鎮静リスクや潜在的セロトニン症候群など）．抗うつ薬は使用される頻度が高いため，潜在的な抗うつ薬の相互作用の問題は，特に内科疾患が存在したり，高齢者の場合には，ほとんどの医師にとって日常的に重要な問題である．

新しい薬物を処方する際にはいつでも，医師はルーチンに電子データベースを利用して潜在的な薬物の相互作用を確認すべきである．薬物相互作用に関する電子データベースをチェックして得られた結果をよりよく理解するために，酵素基質や酵素阻害に関する基本原理を理解すべきである．

すべての抗うつ薬は，チトクロムP450肝酵素の下位システムによって代謝される．つまり，それらは一つ以上のP450のアイソエンザイム・システムである1A2，2C9，2C19，2D6，3A4の**基質**である．すべての抗うつ薬は肝臓で代謝されるが，一部のSSRIのみが2C19（fluoxetineとセルトラリン）あるいは2D6（fluoxetineとパロキセチン）のいずれかに対して中等度の阻害作用を有する．例えば，fluoxetineとパロキセチンは中等度の2D6の阻害薬である．そのような作用のために，これらの薬物は2D6サブシステムによって代謝される薬物，例えば，複数のβ遮断薬，一部の抗精神病薬，大部分の三環系抗うつ薬（TCA），ベンゾジアゼピン系薬物，市販の咳止め薬であるデキストロメトルファンなどの代謝を阻害する．デキストロメトルファンは，fluoxetineやパロキセチンと併用した場合に血中濃度が上昇することがあり，理論的にセロトニン症候群が生じる確率が増加する．また，一部のSSRIはコデインからモルヒネ，オキシコドンからオキシモルホン，ヒドロコドンからヒドロモルホンのように，肝酵素である2D6を介したオピオイドのようなプロドラッグから活性化された鎮痛作用を有する代謝産物への変換を阻害する場合がある．臨床的には，この阻害作用のために理論的には上記の麻薬性鎮痛薬の鎮痛効果は減少する．SSRIの中で，セルトラリン，citalopram，escitalopramにはわずかな2D6の阻害作用があり，ミルタザピンとvenlafaxineは2D6に対してほとんど影響を及ぼさない．

抗うつ薬を処方する前に，医師は薬物間の相互作用の可能性，生じうる結果とリスクを評価すべきである．ほとんどの状況では，影響を及ぼさない代替薬を処方することが可能である．患者が相互作用のある薬物を服用している場合には，毒性の徴候や症状についてのカウンセリングを行うべきであり，医師はモニタリングの技術を高めるべきである．また，薬剤師が完全かつ包括的で正確な患者の投薬プロファイルを維持したり，潜在的に問題のある薬物間の相互作用を見つけたりする可能性を増やせるように，医師は患者に利用する薬局を一つにするように助言すべきである．

▶ 薬理ゲノミクス

薬理ゲノミクスは，薬物の反応性を決定している複数

の遺伝子の相互作用に言及している．例えば，セロトニンのトランスポーター遺伝子の遺伝子多型は，SSRIへの反応の違いに関連しているとされてきた．2C19と2D6アイソザイムの活動レベルが異なる場合があることが明らかにされてきた——一部の患者は"高"代謝群（高酵素活性）であり，また別の患者は"低"代謝群である（低酵素活性）．研究者にとって興味深いことは，"低代謝率"の割合が人種によって異なることである．アジア人の30％，アフリカ系米国人の10％，白人の5％が低代謝群である．臨床的な観点からは，薬物の量が同じであれば，低代謝群の場合には高代謝群よりも薬物の血中レベルがはるかに高くなりやすい．一部の人がより低用量の薬物に対して感受性が高いこと，またより低い用量によく反応することは，この遺伝的に決定されている代謝率の違いによるものかもしれないが，この情報を応用する方法については臨床的に明確に確立されていない．

FDAは，複数の検査機関にCYP-2C9, -2C19, -2D6, -1A2の遺伝子型を同定する血液検査だけでなく，DNA検査を行うことについてライセンスを与え認可した．現在これらの検査は利用可能であるが，まだ広く受け入れるまでにはなっていない．次の10年でおそらく薬理ゲノミクスは大きな進展を遂げ，このような検査や遺伝子に基づく薬物アルゴリズムがルーチンの診療の一部となるであろう．

▶ 抗うつ薬の離脱症状

SSRIを突然中断することにより，通常24～48時間以内に身体的，神経的，心理的な症状からなる一群の**離脱症候群**が生じる場合がある．これらの症状には，消化器症状，頭痛，発熱，倦怠感，鮮明な夢，筋痛，異常感覚，"電気ショック様"感覚，気分の悪さ，被刺激性，不安，錯乱，忘れっぽさが含まれる．これらの症状は極めて不快である場合があり，救急外来を受診することさえあるが，生命を脅かすものではない．SSRIの**離脱症候群**の発症率は約40％と高く，最も頻度が高く最も重症の離脱（禁断）症候群は，ほとんどの場合パロキセチンに関連しているが，それはおそらく，パロキセチンの半減期が短く（21時間），活性のある代謝産物を生じないためである．fluoxetineを除いたすべてのSSRIはこの症候群の原因となりうる．fluoxetineは半減期が長い（4～14日，活性化代謝産物のnorfluoxetineの産生）ため，中断症候群の原因とはならないが，そのために自己減量して中断する場合がある．venlafaxine, duloxetine, トラゾドン, ミルタザピンもまた，中断症候群が生じる場合のあることが明らかになっている．中断症候群の治療は，SSRIの治療を再開し，さらにゆっくりと減量すること，あるいはSSRIを1～2錠（10～20 mg）のfluoxetineで置き換えることである．要約すると，fluoxetineとbupropionを除くすべての抗うつ薬については，中断症候群を防ぐために非常にゆっくりと中止すべきである．

▶ 抗うつ薬の"耐性"

明確なエビデンスは存在しないが，医師はしばしば，耐性現象，もしくは十分に治療に反応してコンプライアンスの高い患者の10～20％が経験する**poop-out**（薬が効かなくなる）症候群を観察する．このようなタキフィラキシー［訳注：薬物の反復適用でみられる耐性のうち比較的短時間のうちに生じる耐性］の機序の可能性としては，アップレギュレーションによる中枢神経系システム受容体の順応，および受容体密度の減少，疾患の重症度もしくは増悪，プラセボ効果の消失，認識されていない速い循環，作用の弱いあるいは競合的に拮抗する代謝産物の蓄積などが含まれる．セイヨウオトギリソウ（St. John's wort），フェニトイン，バルビツレート，カルバマゼピン，oxcarbazepine，リファンピシン，リファブチンなどの酵素を誘導する薬物は，非CYP-2D6基質の抗うつ薬の肝代謝を増加させ，血中濃度を減少させる場合がある．例えば，フェノバルビタールはパロキセチンの濃度曲線下面積を25％減少させるとされている．セイヨウオトギリソウはアミトリプチリンおよびその代謝産物であるノルトリプチリンの濃度曲線下面積を各々22％，41％減少させるとされている．フェノバルビタールはミルタザピンの血中濃度を60％低下させうる．さらに，poop-out症候群の患者すべてについて，医師はコンプライアンスの欠如を疑うべきである．poop-out症候群の治療は，抗うつ薬の増量，その他の薬物への変更，あるいは併用療法である．

▶ 併用療法

抗うつ薬の最大量を使用後も，部分寛解しただけで症状が残っているようであれば，専門家は通常，現在使用中の抗うつ薬に加え，その他の薬物を追加する併用療法を考慮することを推奨している．PHQ-9による定量的な評価は，医師が併用療法を開始する際の決断の手助けとなる．医師は次のようなガイドラインを使用することも可能である．

うつ病患者が有意な臨床的改善（PHQ-9で5点以上の改善がみられたとき）を認めた場合でも，初期投与量から最高量にまで増量後，少なくとも1か月以

内に寛解しなければ(PHQ＜5)，併用療法を考慮すべきである．

十分なエビデンスが存在する併用薬は，炭酸リチウム(300～1,200 mg)〔訳注：日本では，躁病および躁うつ病の躁状態にのみ適応がある．適応に対して用いる場合の用量は200～800 mg〕とトリヨードチロニン(triiodothyronine：T_3)(25～50 μg)の2種類しか存在しない．しかし，より一般的に使用されている薬物には，異なるクラスの第二選択の抗うつ薬(例えば，bupropion, venlafaxine, ミルタザピンなど)，buspirone(GADに対して承認された$5-HT_{1A}$ 受容体作動薬)，ピンドロール(β遮断薬)，非定型抗精神病薬，精神刺激薬(例えば，メチルフェニデート，dextroamphetamine, モダフィニルなど)を含んでいる．

高齢者，内科疾患の患者に対する抗うつ薬：安全性，効果，罹患率・死亡率や費用への影響

抗うつ薬は内科疾患や高齢者に対して有効であるのだろうか？ 驚くべきことに，内科疾患の患者や高齢者に対する抗うつ薬の安全性や効果を支持する無作為化比較試験はほとんど存在しない．しかし，心筋梗塞後，脳卒中後，癌，糖尿病，Alzheimer病などの特定の疾患における最近の研究の系統的レビューは，一般的な内科疾患を有する患者集団や内科疾患を有する高齢患者を対象とした最近の研究と同様に，これらの集団における抗うつ薬が安全で効果のあることを示唆している．しかし，ほとんどの研究では内科疾患が存在しない場合と比較すると，存在する場合の効果や治癒率が全体的にやや低いことについて，医師は認識しておくべきである．

特に重要なことは，SADHART(Sertraline Antidepressant Heart Attack Trial)研究により重度の心疾患やほかに多剤併用している患者に対しても，心臓発作直後にSSRI(セルトラリン)を使用することの安全性が示されたことである．別の最近の研究によっても，心臓発作後のcitalopramとミルタゼピンの安全性と効果が報告されている．

先に述べた多くの理由により，SSRIやその他の新薬は高齢者や内科疾患のある患者の選択肢となってきた．一方で，三環系抗うつ薬(TCA)を使用する場合，より安全な薬物はノルトリプチリンとdesipramineであり，抗コリンの副作用や抗アドレナリンの副作用が比較的少ないために好まれている．しかし，すべてのTCAにはキニジン様効果があるため，不安定な心疾患や亜急性心筋梗塞の患者には相対禁忌である．糖尿病を併存しているうつ病患者は，TCAを服用した際にSSRIと比較すると耐糖能が悪化しやすい．ほかの自律神経の副作用(便秘，起立性低血圧など)と同様に，この知見のために，アミトリプチリンのような三環系抗うつ薬は糖尿病患者に対しては，神経障害性疼痛の治療を含め，非常に注意して使用すべきである．疼痛性糖尿病神経障害の治療としては，ノルトリプチリン(アミトリプチリンの代謝産物)を優先して使用したり，SNRI(duloxetine, venlafaxine)の使用を考慮することが可能である．

高齢者および内科疾患の患者に対する用量は，一般的によく知られているガイドラインである"少量から始め，ゆっくり増量"することを遵守すべきである．薬剤動態的に，これらの薬物はより緩徐に代謝されるので，その結果蓄積して中毒の原因となる．高齢者ではアルブミン濃度が低いために，薬力学的な作用が増強され，非結合薬物の濃度が高くなる可能性がある．

うつ病は，内科疾患を併存している患者の罹患率，死亡率，コストの上昇に関連しているため，内科疾患患者のうつ病が改善することにより，このようなこれらに関連したほかの問題も改善するか否かについて疑問をもつことは当然のことである．この疑問に対するデータは限られていて矛盾するものもあるが，最近の注目すべき研究の一部は，罹患率や死亡率が減少する可能性や，適切なうつ病治療のために必要な総医療費が減少する可能性を指摘している．SADHART研究では，セルトラリン群ではプラセボ群と比較して重症な心疾患イベントや心臓死の発症率が(統計学的に有意ではないが)低い傾向にあることが明らかになった．ENRICHD心理療法研究による自然経過についての報告では，(プロトコル以外に医師/患者の判断で)SSRIの治療を受けているうつ病患者は，受けていないうつ病患者と比較すると，心疾患の罹患率と死亡率が統計学的に有意に低いことが示された．また，うつ病と糖尿病を併存している患者を対象に共同ケア(collaborative care)を2年間行った研究では，うつ病の治療が奏効した患者において，総医療費(内科および精神科)が低下することが明らかになっている．

▶ 電気痙攣療法

電気痙攣療法(electroconvulsive therapy：ECT)は，難治性のうつ病に対して，現在利用可能な依然として最も効果的な治療である．心因性うつ病や薬物療法に難治性のうつ病の患者，また実際に自殺したい衝動に駆られている患者に対する治療の選択肢である．ECTに対する偏見や恐れにもかかわらず，新しい方法は安全で，効果的であることが証明されている．実際，高齢者のECTは薬物療法よりも安全である場合が多い．何らかの短期記憶障害が生じる頻度が高い

が，ほとんどの患者の場合には可逆的であることが研究によって示されている．一部のケースでは，ECTにより救命できることがあり，理解不足や非現実的な恐れのために患者への使用を否定すべきではない．再発しやすい患者のうつ病は，ECTにより寛解しない．そのためECTを受けた再発性うつ病患者は（外来患者としての）治療コース後，あるいは維持的なECTの後に予防的な薬物療法を受けるべきである．

うつ病の共同ケアモデル

ある医療サービスに関する無作為化比較試験の結果によると，内科外来患者におけるうつ病の"共同ケアモデル（collaborative care model）"や"慢性疾病ケアモデル（chronic care model）"（あるいは"慢性疾患管理（chronic disease management）"モデル）を組織的に実行することにより，うつ病の検出，うつ病治療の適切性，治療に対する患者のアドヒアランスなどの，ケアの鍵となるプロセスやアウトカム，PHQ-9 によって評価した臨床アウトカム，患者満足度などが改善することが明らかになっている．この新しいモデルのほとんどに含まれる鍵となる要素としては一般的に，評価と治療のための構造化されたツールの使用，患者に対する教育を手助けし，自己管理を支援し，ケアを調整してフォローアップを確実に行うためのケアマネジャーの利用，正式なエビデンスに基づいたガイドラインや意思決定支援ツールの利用，最後にコンサルテーションや継続的な支援のために行動科学の専門家を医療チームに加えることである．

紹介の時期

メンタルヘルスの専門家に紹介する基準は，主に治療を行っている医師の経験や技量に大きく左右される．うつ病が寛解しなければ，メンタルヘルスの専門家へのコンサルテーションについて患者に情報を提供すべきである．こうすることにより，遅い時期に紹介を行うことが受け入れられやすくなる．部分寛解の頻度は高いため，医師は患者がうつ病にかかる前の機能の明確な指標をあらゆる努力をして確立すべきであり，ベースラインの機能レベルにまで完全に回復しなければ，専門家へ紹介すべきである．ベースラインとして治療前のPHQ-9スコアを測定すべきであり，治療に適切に反応しているかを評価するために，定期的に繰り返して測定すべきである．PHQ-9スコアが持続的に上昇（20以上）している患者や，スコアが治療前の値の少なくとも50％のレベルにまで低下しない場合には，メンタルヘルスの専門家に評価を依頼すべきである．その他の紹介の適応には，積極的な自殺衝動のある患者，双極性障害や精神病，診断が疑わしい患者の評価，治療に抵抗するうつ病患者の薬物治療に関する助言を得ることが含まれる．プライマリ・ケア医はメンタルヘルスの専門家とコミュニケーションをとり，次の情報を提供すべきである．うつ病の症状の性質，発病前のベースラインの機能，ベースラインとフォローアップ時のPHQ-9スコア，以前試したことがある，もしくは現在行っている服用中の内服薬を含むその他の治療内容，心理療法に関する患者の理解や期待度．紹介後のフォローが継続しないことや，心理療法が不十分な段階で中断することは，薬物療法の中断よりもさらに頻度が高いため，治療が終了したかどうかについてメンタルヘルスの専門家との間でコミュニケーションをとることを継続して行うべきである．

結論

一般医に関係があるすべての精神医学的疾患の中で，大うつ病は最も頻度が高く，最も重要な疾患であることはほぼ議論の余地がないところである．大うつ病は頻度の高い疾患で，深刻であり，しばしば機能障害の原因となり，一般内科疾患の罹患率や死亡率の増加と関連している．うつ病はしばしば見逃されており，時に適切に治療されていない．認識して適切に治療を行うことは，治療に対する反応や寛解と関連しており，一般内科部門において適切に提供されることがしばしば可能である．大うつ病の生物・心理・社会的な病因，発現型，治療に対する理解を深めることにより，この消耗性疾患のアウトカムを改善することが大いに有望になる．

（訳：古家美幸）

▶ 推薦図書

Bihme Z, Akiskal H. Do antidepressants threaten depressives? Toward a clinically judicious formulation of the antidepressant-sucid FDA advisory in light of declining national sucide statistics from many countries. *J Affect Discord*. 2006 Aug;94(1–3): 5–13.

Ebmeir KP, Donaghey C, Steele JD. Recent developments and current controversies in depression. *Lancet* 2006;367:153–167.

Hollon SD, Javrett RB, Nierenberg AA, Thase ME, Trivedi M, Rush AJ. Psychotherapy and medication in the treatment of adult and geriatric depression; which monotherapy or combined treatment? *J Clin Psychiatry* 2005 April; 66(4):455–468.

Mann JJ. The medical management of depression. *N Engl J Med* 2005;353(17):1819–1834.

Rush AJ. STAR*D: What have we learned? *Am J Psychiatry* 2007;164: 201–204.

▶ 患者のための参考図書

Alberti RE, Emmons ML. *Your Perfect Right: Assertiveness and Equality in Your Life and Relationships*, 8th ed. Atascadero, CA: Impact Publishers, 2001.
Burns DD. *Feeling Good—The New Mood Therapy*. New York, NY: Avon Books, 1999.
Lewinsohn PM, Mufioz RF, Youngren MA, et al. *Control Your Depression*. Englewood Cliffs, NJ: Prentice-Hall, 1978.
Seligman MEP. *Learned Optimism*. New York, NY: Knopf, 1991.

▶ ウエブサイト

National Institute of Mental Health Depression Information Web site. http://www.nimh.nih.gov/publicat/depressionmenu.cfm. Accessed October, 2007.
The MacArthur Initiative on Depression and Primary Care Web site. http://www.depression-primarycare.org/. Accessed October, 2007.

補遺 22-A　こころとからだの質問票（Patient Health Questionnaire）— PHQ-9[注1]

氏名＿＿＿＿＿＿＿＿　医師＿＿＿＿＿＿＿　日付＿＿＿＿＿＿

この2週間，次のような問題にどのくらい頻繁に悩まされていますか？

	全くない(0)	数日(1)	半分以上(2)	ほとんど毎日(3)
1. 気分が落ち込む，憂うつになる，または絶望的な気持ちになりますか？	□	□	□	□
2. 物事に対してほとんど興味がない，または楽しめないですか？	□	□	□	□
3. 寝つきが悪い，途中で目がさめる，または逆に眠り過ぎますか？	□	□	□	□
4. 疲れた感じがする，または気力がないですか？	□	□	□	□
5. あまり食欲がない，または食べ過ぎますか？	□	□	□	□
6. 自分はダメな人間だ，人生の敗北者だと気に病む—または，自分自身あるいは家族に申し訳がないと感じますか？	□	□	□	□
7. 新聞を読む，またはテレビを見ることなどに集中することがむずかしいですか？	□	□	□	□
8. 他人が気づくくらいに動きや話し方が遅くなる，あるいはこれと反対に，そわそわしたり，落ち着かず，ふだんよりも動き回ることがありますか？	□	□	□	□
9. 死んだ方がました，あるいは自分を何らかの方法で傷つけようと思ったことがありますか？*	□	□	□	□

10. 上の1〜9の問題によって，仕事をしたり，家事をしたり，他の人と仲良くやっていくことがどのくらい**困難**になっていますか？
　□まったく困難ではない，□やや困難，□困難，□極端に困難

以下は病院スタッフが記載します
症状の数＿＿＿＿＿＿＿＿　重症度スコア＿＿＿＿＿＿＿

*死んだほうがました，あるいは自分を何らかの方法で傷つけようと思ったことがある場合には，医師に相談してください．病院の救急外来を受診するか，911に電話してください．
PHQ-9 は Spitzer, Williams, Kroenke とその同僚によって開発された PRIME-MD Today から改変したものである．Copyright 1999, by Pfizer, Inc. All rights reserved. 複製は診療および臨床研究目的においてのみその使用が許可されている．
[注1] 訳注：日本語版は次のウエブサイトにて利用可能．http://www.cocoro-h.jp/depression/checksheet/index.html

補遺 22-B　PHQ-9 のスコアリング

こころとからだの質問票（PHQ-9）のスコアリング方法

PHQ-9 はうつ病治療の計画やモニタリングだけでなく，うつ病の診断の補助として利用することができる．PHQ-9 のスコアリングは 3 段階で行われる．すなわち，うつ症状の数，重症度スコア，機能評価である．うつ症状の数は，うつ病の診断を行う際の補助として用いられる．PHQ-9 の重症度スコアと機能評価は，最初の評価や治療開始後の定期的な評価として，うつ病の重症度を決定し，患者の経過を評価するために用いられる．

うつ症状の数（診断）

1. 質問 1～8 について，患者が"半日以上"もしくは"ほとんど毎日"にチェックした症状の数を数える．質問 9 については，患者が"数日"，"半日以上"もしくは"ほとんど毎日"にチェックした場合に数に含める．
2. うつ病のサブタイプを診断するために，以下の解釈を用いる．
   PHQ の症状が 0～2 個　　　臨床的にうつ病ではない
   PHQ の症状が 3～4 個*　　その他のうつ病症候群
   PHQ の症状が 5 個以上*　　大うつ病

重症度スコア

1. 回答の見出しの下に記載されている数字により，回答にスコアをつける（まったくない＝ 0，数日 ＝ 1，半日以上＝ 2，ほとんど毎日＝ 3）．
2. 重症度スコアを計算するために，個々の回答の値を合計する．
3. 以下の解釈を用いる．
   0～4　　　　　臨床的にうつ病ではない
   5～9　　　　　軽症うつ病
   10～14　　　　中等症うつ病
   15 以上　　　 重症うつ病

機能評価

PHQ-9 の最後の質問は，情動的な困難や問題が，どのように仕事や家事，他人との関係に影響を及ぼしているか，困難な状態が 2 年以上続いているかについて質問している．患者の回答は，次の 4 つのいずれかである．"まったく困難ではない"，"やや困難"，"困難"，"極端に困難"．
- もし，患者が最後の 2 つの回答の"困難"，"極端に困難"を選択すれば，職場，家庭，他人との関係における機能は有意に障害されている．
- もし，患者が 2 年以上にわたりこのような問題について困難を感じていれば，気分変調（慢性うつ病）の診断を考慮する．

* PHQ-9 の 1 番目，もしくは 2 番目の項目が症状としてチェックされていなければならない．
（Steven A.Cole, MD, Stony Brook University Medical Center）

補遺 22-C　うつ病の自己管理のための行動計画*

身体活動量を増やし維持する

例えば，毎日一定の時間を散歩するなど，自分の基本的な活動の必要性を満たすために確実に時間を割くようにしましょう．
私は，次の週に毎日少なくとも_____分を（気軽に行い無理のないように）_____に費やします．

楽しい活動のための時間をつくる

やる気を感じないかもしれないし，以前と同じ程度楽しんでいるかもしれないが，例えば趣味に時間を割いたり，音楽を聴いたり，テレビを見たりなど，毎日何らかの楽しい活動を予定に入れることを約束しましょう．
私は，次の週に毎日少なくとも_____分を（気軽に行い無理のないように）_____に費やします．

あなたを支援してくれる人と過ごす時間をつくる

うつ状態のときには，他人との接触を避けやすくなりますが，あなたには友人や愛する人からの支援が必要です．可能であれば，そのような人に自分がどのように感じているかを伝えましょう．話すことができないのであれば，それはそれでかまいません．自分と一緒にいてくれるようにお願いするだけで，多分あなたの活動に同行してくれるでしょう．
私は，次の週に少なくとも_____分
_____（名前）と_____について（気軽に行い無理のない）行います／話します．
_____（名前）と_____について（気軽に行い無理のない）行います／話します．
_____（名前）と_____について（気軽に行い無理のない）行います／話します．

リラクセーションの練習

多くの人には，うつ病のために生じた変化―通常の活動に伴う責任に，もはやついていけない，ますます悲しみや絶望感を感じる―のために，不安を感じるようになります．身体的なリラックス状態は，精神的なリラックス状態につながるため，リラクセーションの練習はあなたの役に立つもう一つの方法です．深呼吸をしたり，暖かいお風呂に入ったり，単に静かで快適で平穏な場所で（"問題ない"などの）心地よい言葉をつぶやくことなどを試してみましょう．
私は，次の週に身体的なリラクセーションの練習を少なくとも_____回行い，（気軽に無理のないように）個々の回に少なくとも_____分を費やします．

簡単な目標と小さなステップ

うつ病のときには，打ちのめされたと感じやすいものです．一部の問題や決断は後回しにできますが，そうはいかないものもあります．悲しみを感じているときに，そのようなことに取り組むことは困難で，そのための元気もなく，はっきりと考えることができないかもしれません．物事を小さなステップに分けて考えてみましょう．個々のステップを達成するたびに，自分を褒めてあげましょう．
私の問題は_____です．
私の目標は_____です．
ステップ1：_____
ステップ2：_____
ステップ3：_____
次回の受診までに，3つのステップをやり遂げることができる可能性はどのくらいですか？
出来そうにない　1　2　3　4　5　6　7　8　9　10　できる可能性が高い

*Kershnir Land Amann T：未出版文書．CoreSouth Carolina and Care Oregon．

第 23 章

不　安

Jason M. Satterfield, PhD & Bruce L. Rollman, MD, MPH

はじめに

　不安はありふれた正常な感情の一つである．ほとんどの人が時に，恐怖や不安を感じ，神経質になり，"いらいら"し，狼狽する．不確実性や多くのプレッシャーによる軽度の不安は，精神を鮮明にするのに役立つかもしれない．しかし，不安が継続的に著しく生活を阻害する不安障害として発症する人もいる．米国の一般人口のうち，約25％が生涯に一度は不安障害を経験するため，不安障害はうつ病性障害よりも頻度が高い．米国では，年間500億ドル以上の費用が，直接または間接的に不安障害にかかっているが，その額は気分障害にかかる経済的負担と同等かそれ以上である．

　主な不安障害を**表23-1**に示す．これらはしばしばうつ病や他の不安障害と並存する〔例えば，パニック障害（PD）と広場恐怖症など〕．うつ病と同様に，認識されていない不安障害をもつ患者は一般に，感情症状よりも顕著に身体症状を主訴とするため，メンタルヘルス分野の専門科を受診するよりも，むしろ一般内科や専門診療科を受診する傾向にある．

　治療，合併症，予後が異なるため，複数ある不安障害の中から並存する可能性のある疾患を鑑別し，明らかにすることは重要である．異文化間の疫学研究によると，あらゆる文化，民族，年齢において不安障害が発症するとされているが，医療提供者は，不安障害に似た症状を呈する一般的な疾患や，薬物の副作用にも注意しなければならない（**表23-2**）．

診　断

　診察室においてスクリーニングツールを使用することにより，不安やその他の精神障害を見つける効率が改善し，またツールは治療への反応を評価するのにも使用できる．不安障害を発見する手助けとなるいくつかのツールが開発されている．二質問法（two-question screener），GAD-7〔訳注：Generalized Anxiety Disorder Assessment〕の中の下位尺度であるGAD-2などが，最も頻度の高い不安障害に対して，迅速なスクリーニング尺度として診断性能が高いと評価されている．GAD-2の質問項目は次のとおりである．**過去2週間，どれくらい頻繁に次のような症状に悩まされましたか？　（1）神経質**（nervous），**不安，またはいらいら**（on edge），**（2）心配な気持ちを鎮めたり，コントロールすることができない**．"プライマリ・ケアでの精神障害の評価"〔Primary Care Evaluation of Mental Disorder（PRIME-MD）〕では，不安障害の一般的な並存疾患であるうつ病，摂食障害，アルコール症もスクリーニングできるように，2段階の迅速スクリーニングと面接を実施している．患者は第一段階で，医師と会う前に自己記入式の"患者質問紙（Patient Questionnaire：PQ）"に記入する．3つの不安スクリーニングの質問のいずれか一つに"はい"と回答した場合，メンタルヘルスの専門家の評価と比較し，感度は94％，特異度は53％であった．スクリーニング陽性者はPRIME-MDの第二段階"不安のモジュール（anxiety module）"で，パニック障害（PD）や全般性不安障害（GAD）の経験の有無についての評価を受ける．総合的に，2段階のPRIME-MDはPDとGADの両方について，感度が57％，特異度が97～99％である．"プライマリ・ケアの場面における心的外傷後ストレス障害のスクリーニング（Primary Care Posttraumatic Stress Disorder Screen：PC-PTSD）"は4項目の自己記入式質問紙であり，カットオフ値として3項目以上が該当したとき，さらにスクリーニングの必要性のための要請基準として用いると感度および特異度が最大となりうる．その他の臨床上有用なスクリーニングのための質問を**表23-3**に示した．

　患者の不安障害を早期に見つけることで，治療可能な問題で苦しんでいる患者を同定でき，また患者と医師が正確な診断名を知ることで患者の症状をよりよく説明することができる．そして，説明のむずかしい心身症状であるからといって，不必要な検査をしたり，専門医へ紹介したりすることを減らすことで，患者の医療費や医原性の合併症のリスクや，またさまざまな

表23-1 DSM-Ⅳによる不安障害

不安障害	プライマリ・ケアにおける有病率
急性ストレス障害(ASD)	3～5%
広場恐怖	1～3%
全般性不安障害(GAD)	4～9%
強迫性障害(OCD)	1～2%
パニック障害(PD)	1～6%
心的外傷後ストレス障害(PTSD)	2～12%
社会不安障害(社会恐怖)	3～7%
特定の恐怖症	8～13%
不安を伴う適応障害	4.5～9.2%
一般身体疾患による不安障害	14～66%
物質誘発性の不安障害	不明
特定不能の不安障害(NOS)	不明

DSM-Ⅳ: Diagnostic and Statistical Manual of Mental Disorders, Fourth Edition(精神疾患の診断・統計マニュアル,第4版)
ASD: acute stress disorder, GAD: generalized anxiety disorder, NOS: not otherwise specified, OCD: obsessive-compulsive disorder, PD: panic disorder, PTSD: posttraumatic stress disorder.
(American Psychiatric Association. Diagnostic and Statistical Manual of Mental Disorders, 4th ed. Washington, DC: American Psychiatric Association, 1994 から引用)

表23-2 不安障害を起こしうる疾患

- 心疾患
  虚血性心疾患,僧帽弁逸脱症,不整脈
- 内分泌/代謝疾患
  甲状腺機能亢進症,低血糖症,褐色細胞腫,カルチノイド
- 婦人科疾患
  閉経または月経前症候群
- 神経疾患
  一過性虚血発作,痙攣性疾患
- 薬物
  カフェイン,アルコール,交感神経作用薬物,アンフェタミン,コルチコステロイド,テオフィリン,違法薬物
- 呼吸器疾患
  喘息,慢性閉塞性肺疾患(COPD)

薬物による「治療の試み」を減らすこともできる可能性がある.

▶ 症状と徴候

医師がさまざまな不安障害の症状や徴候,疫学的特徴を知っておくことは,侵襲的または不必要な検査を避けられるだけでなく,正確な診断や適切な治療実施の助けになる.

不安障害は典型的な場合,**感情症状**(例えば,恐れ,いらいら,など),**認知症状**(例えば,心配,悲感,現実感の喪失など),**身体症状**(例えば,筋緊張,頻脈,浮動性めまい,不眠など)とともに現れる.したがってプライマリ・ケア医は,ほかの重要な非精神医学的疾患を除外診断するために,どの程度の診断的検査が必要で,かつ実施可能であるか決断しなければならない.例えば,動悸を訴える患者に対して,心電図モニタリング,甲状腺機能検査,褐色細胞腫に対する検査,または心臓カテーテル検査のための紹介など,いつ行うべきかについての判断である.一時的な悪心と腹痛を訴える患者に対し,上部や下部内視鏡検査を行う時機の決定もしなければならない.

症例提示 1

グエンは28歳の女性で,息ぎれ,頻脈,徐々に気が遠くなっていくような感じのため,救急外来を受診後,失神発作の"除外"と精査のために入院した.このエピソードは夫が突然仕事を解雇されて間もないころの,約4か月前から始まり,活動性とは特に関係なかった.その後,症状発現の頻度が高くなり,現在では約5～10分間続く症状を1週間に4回の割合で自覚していた.運転中や子供と外出中に気を失わないか,グエンは不安になった.また,彼女の母親が50歳代前半で心疾患を患っており,彼女は自分の心臓に異常がないかどうかについても心配している.

グエンは一晩モニターされ,甲状腺機能検査,Holter心電図などのいくつかの検査も受けた.検査結果はすべて"正常"であり,プライマリ・ケア医によるフォローアップを受けるように告げられた.プライマリ・ケア医は彼女の病歴と検査結果をみて,彼女の症状がパニック障害(PD)と矛盾しないと認識した.さらに詳しい病歴聴取で,ほかの疾病や物質(薬物)による症状や,カフェイン,市販薬の薬用ハーブやその他の薬物による症状の可能性を除外した.医師は,彼女の症状は珍しいものではなく,2～4%の人がこのような症状のPDを経験しているとグエンに話をして安心させた.グエンが心因の性診断名に困惑したかもしれないと医師は感じたので,生物学上の根拠に基づくPDの自然経過を説明し,症状が発症したのは,家族の経済的不安定についての心配と関連しているかどうか,彼女に質問した.そしてグエンがPDについてより理解を深められるよう,医

表 23-3 提案されている不安のスクリーニングのための質問

障害	質問
全般性不安障害（GAD）	自分自身は全体として神経質な人間だと思いますか？ 心配性だと思いますか？ いらいらや緊張を感じることはありますか？
パニック障害（PD）	これまでに，突然の動悸や激しい恐怖，不安，心配に襲われたことはありますか？ 何かそうなるきっかけはありましたか？
広場恐怖	これまでに，私が今，質問したような急な発作を起こしそうな不安のために，重要な活動を避けるようなことはありましたか？
社会不安障害（社会恐怖）	知らない人たちに，見られたり評価されたりすることに強い恐怖を感じる人たちもいます．例えば，恥ずかしい思いをするかもしれないという恐怖のために，人前で食べたり，話したり，書いたりすることができない人がいます．あなたにもこのような問題がありますか？
特定の恐怖症	特定の物事，例えば，高い所，飛行機，昆虫，ヘビなどに強い不安や恐怖を感じる人がいます．あなたは何かに強い不安や恐怖を感じることはありますか？
強迫観念	繰り返し現れる侵入的な，愚かな，不愉快な，もしくは恐ろしい思考に悩まされる人もいます．例えば，自分の意思とは関係なく，愛する人を傷つけてしまう，愛する人が重症になる，公衆でわいせつなことを叫んでしまう，細菌に汚染されている，というような思考が反復するのです．あなたにはそのような問題がありますか？
強迫行為	自分では抵抗することができない行為を繰り返し行うことに悩まされる人もいます．例えば，数分ごとに繰り返し手を洗う，ストーブの火が消えているか，もしくはドアの鍵がかかっているかを繰り返し見に行く，度を越えて何度も数を数える，などです．あなたにはそのような問題がありますか？
急性ストレス障害（ASD）とPTSD	これまでに，生命に危険が及ぶような，心的外傷の原因となるようなことを見たり体験したりしたことがありますか？ 誰かが死ぬような危険に会うのを見たことがありますか？ そのとき何が起こりましたか？

GAD：generalized anxiety disorder，PD：panic disorder，PTSD：心的外傷後ストレス障害（posttraumatic stress disorder）．

師は症状の自己管理について記述したパンフレットとウエブサイトのアドレス（章末の「推薦図書」参照）を渡して，この情報について見直しをするためと，彼女の状態のフォローアップのための再診を2週間後に予定した．

フォローアップ外来のとき，グエンは新たに発作の起こることを恐れていたので，パニック症状に対する薬物治療について医師に質問した．医師は選択的セロトニン再取り込み阻害薬（selective serotonin reuptake inhibitor：SSRI）の内服を勧めた．最初の1週間は1錠の半分を服用し，その後徐々に増量しながら7～10日かけて1錠を服用するように説明した．また，医師はグエンに，薬物による治療効果が現れるまで4～6週間かかることを説明した．そして，グエンの状態を確認し，自助のために推奨されたことなどを見直し，また彼女の新たな疑問点に答えるために2週間後の再受診を勧めた．薬物治療を開始して1か月後，グエンの症状は軽快し，生活機能も完全に回復した．

鑑別診断

不安障害と類似する症状は，市販の感冒薬，カフェイン，コカイン，テオフィリン製剤，アンフェタミン，大麻などの使用やその中毒，またはアルコール，ベンゾジアゼピン系薬物，バルビツレート，鎮静薬，その他の中枢神経系（central nervous system：CNS）抑制薬などからの離脱にも似たような症状が起こりうる．これらの症状は一般に"薬物誘発性の不安障害"とよばれる（表23-3）．したがって，賢明な医師は患者の服薬リストを見直し，"薬用ハーブ"などを含む市販薬，競技能力を高める薬物（蛋白同化ステロイド），合法的な物質（アルコール，タバコ，カフェイン），違法な薬

物(コカイン)の使用について，患者に問診しておく必要がある．

多くの病気で不安障害に似た症状が現れることがある(表23-2)．そのうちのいくつかは比較的頻度が高く，医療提供者がはっきりと診断できるものであるが(不整脈や喘息)，一方違いが明白でないものもある(膵島細胞腺腫，褐色細胞腫，カルチノイド)．不安症状は病気の結果として生じることもある．例えば，心筋梗塞や肺塞栓症の後に不安症状を呈する患者がいる．診断的な検査の参考とするために，内科的な症状を精神疾患患者の症状と区別するための手がかりは，患者の年齢と性別，過去の病歴，精神病の既往歴，家族歴，社会歴などがあり，実際に，25歳以下で過去に複数の医師のもとを受診し，多くの説明のつかない身体症状のために詳細な医学的検査を受けた人と比較すると，もともと極めて健康で50歳を過ぎて初めて不安症状を呈した人は，その原因が内科的な病因である可能性がより高い．

▶ 病　因

不安障害の発症には，生物学的異常，過去または現在の心理的ストレッサー，不適応な認識，環境に条件づけられた行動など多くの要因が関係する．不安障害と関連のあるCNSの異常には，青斑核とγ-アミノ酪酸(γ-aminobutyric acid：GABA)受容体が関係している．動物実験では，青斑核の刺激によって，不安患者にみられるのに似た過剰な神経興奮状態が引き起こされることが示されている．GABAはほとんどのCNSに存在する抑制系の神経伝達物質である．青斑核の活動を抑制し，また警戒や恐れに関係していると考えられている脳幹の別の領域である網様体賦活系を調整することで，不安を軽減する可能性がある．不安の治療薬としてよく用いられるベンゾジアゼピン系薬物は，GABA受容体の特定の部位に結合する．ベンゾジアゼピン分子がGABA受容体に結合するとき，GABA受容体におけるGABAの働きが増強され，不安を軽減する．そのほかにセロトニンとノルエピネフリンという2つの神経伝達物質が，これらの系に作用する薬物〔例：SSRI，セロトニン・ノルエピネフリン再取り込み阻害薬(serotonin norepinephrine reuptake inhibitor：SNRI)〕として治療的反応を基に，現在研究の対象となっている．β-アドレナリン受容体作動薬がパニック症状を誘発したり，一方，α-アドレナリン受容体作動薬が不安症状を軽減させたりすることから，アドレナリン系の調節異常も不安障害の病因として疑われている．

遺伝学的要因も不安障害の発症に関与しているとみなされている．双子の研究では，二卵性双子よりも一卵性双子のほうがパニック障害(PD)と強迫性障害(OCD)の発症の一致度が高い，と報告されている．

認知行動療法は，潜在する信念や**認知**によって行動が駆り立てられるという考えに基づいている．不安のある患者は，典型的には危険や脅威を過剰評価し，自らの対処能力を過少評価する傾向がある．そして"ストレスを受けた"と感じたり，不安を感じたりしたら，それらから回避しようとしたり，逆に不適応な対処方法を選択してしまう．

また条件づけ学習は，不安障害の発症や，その結果しばしば患者の機能障害をひどく悪化させる原因となる回避行動を生じさせることにより，中心的な役割を果たす．例えば，患者は自動車の運転中に異常な自律神経の興奮状態，あるいは身体の異常感覚に気づいたとする．患者はこの偶然生じた正しい感覚を，生命を脅かす病気として誤解してしまい(例："私に心臓発作が起こっている！")，その誤解がさらに自律神経の反応を増強し，誤解という火に油を注ぐことになり，やがて雪だるま式に本格的なパニック発作に陥る．患者は，身体の異常感覚とそれに続いて起こるパニック発作が運転という行動と関係していると考えてしまい，運転中や運転前に一破滅的な考え方が燃料として油をそそぎ一不安が高まってくる．最初は運転とパニックの関係は偶然であった(運転は身体の異常感覚やパニック発作を直接誘発するイベントではない)．しかし結局は，患者はまたパニック発作が起こるかもしれないという恐れから運転することを完全に止めてしまうかもしれない．運転とパニックという関係が条件づけ学習として徐々に強化され，運転がパニック発作の直接の引き金になる．このようにして運転する人が運転を恐れてしまうように誤って条件づけられる．

心的外傷の原因となるような，ストレスが非常に強く破滅的なライフイベントもまた，不安障害，特にPTSDを起こす鍵となる要因である．PTSDや不安を伴う適応障害は，このようなイベントが発症の原因となる不安障害の一例である．別の研究によると，小児期の心的外傷，性的暴行，暴力，テロリズムなどは，その個人が日常のストレッサーに過剰な生理反応を起こしやすくする素因となり，不安障害やそのほかの気分障害を発症するリスクを増大させる．

特定の障害

▶ パニック発作

パニック発作は，いくつかの認知および身体症状を

伴った激しい恐怖に襲われる不連続の期間として特徴づけられる．認知症状は，競争的な思考，健康に関する心配事，身体症状についての破滅的な誤解，自分が正気でなくなることに関する信念を含んでいるが，これに限定されない．身体症状には，窒息感，頻脈，発汗，足が"ゼリー"のようになる感覚，悪心，ふるえ，胸痛，感覚麻痺，離人症状または現実消失を伴うことがある．一般に怯えさせられるような身体症状が顕著で，患者は救急診療を受診することになる．プライマリ・ケア医は，パニック発作は珍しい症状ではなく，自然軽快し，重篤な精神および身体症状によるものでもないと説明し，患者を安心させることが可能である．パニック発作は次のように分類されている．

- 予期しない発作（引き金やきっかけがない）
- 特定の状況と結びついている（常に環境または心理的なきっかけがある）
- ある状況が発作の要因となっている（いつもではないが，時々ある状況下で引き起こされる）

パニック発作は社会恐怖や特定の恐怖症，強迫性障害（OCD），PTSDなど，他の多くの不安障害と並存することがある．パニックを起こす引き金の存在やそのタイプは正確な診断の助けになる．きっかけのないパニック発作はパニック障害（PD）の特徴であり，それに対してきっかけのある発作は，次のようなほかの精神医学的疾患を示唆する．

- 社会恐怖（社会的状況で恥をかかされることへの恐怖によって引き起こされる発作）
- 特定の恐怖症（場所や物への恐怖）
- OCD（強迫観念の対象，例えば汚染物への曝露によって引き起こされる）
- PTSD（起源となった心的外傷と類似した出来事によって引き起こされる）

パニック発作は珍しいことではない．多くの人が不顕性の発作やごく限られた症状の発作を起こす．一般人口の約9%が病的なパニック発作を経験したことがある．

パニック障害

診　断

パニック障害（panic disorder：PD）は，予期しないパニック発作が繰り返し起こり，1か月間やそれ以上の期間発作が起こるのではないかという恐怖が続いたり，または発作の恐怖のために特定の状況を避け続けるときに，パニック障害と診断される．一般人口の2〜4%が一生のうちにPDに罹患する．そしてプライマリ・ケア医を受診する患者の約3〜8%が現在のパニック障害の診断基準を満たしている．あるコミュニティーにおける研究では，大うつ病の患者よりもPDの患者に自殺企図がより多くみられることが明らかになっている．

PDは，重大な合併症を伴う消耗性の疾患である．30〜50%の症例で，多くは最初のパニック発作の6か月以内に，発作を回避することがむずかしいと思われる特定の場所や状況に対し，恐怖を感じる広場恐怖を伴うことがある．広場恐怖は，患者の日常生活の重要な活動，例えば買い物や公共交通機関の利用を回避する原因になる．

マネジメント

不安障害に対するいくつかの治療方法が開発されており，臨床試験によって不安症状を軽減させたり，生活の質（quality of life：QOL）や就職状況を改善させる効果が証明されている．また適切な治療を行うことで，アルコールやベンゾジアゼピン系などの薬物で症状改善のために自己治療している患者が，物質乱用に陥るのを防ぐことができる．

不安障害の初期のマネジメントは，患者に問題をよく理解させることから始まる．それによって不安は軽減され，治療同盟を強化し，後に患者の治療計画への順守率が高まる傾向にある．PDの生物学的性質をはっきりさせておくことは治療上重要である．それを知ることで多くの患者は，自分の問題がすでに認識されている生物学的な症状であり，一般に予後が良好なものであることを知ると，安心して恥ずかしいことではないと感じる．また，患者に広く利用されている自助書籍，支援グループ，認知行動療法のリソースを紹介してもよいかもしれない（章末の「推薦図書」参照）．

患者に合わせてPDの治療を調整するうえでいくつかの重要な点があり，それには忌避の程度や，身体症状の重症度，その他の並存する精神医学的疾患などが含まれる．医師は患者に対する教育と，PD症状の原因に関する患者の信念に対する支持的なカウンセリングとのバランスをとらなければならない．例えば，もし身体症状が心臓の問題によるものであれば，誤解を訂正し，PDの生物学的な原因を説明することにより，患者が診断を受け入れやすくなり，治療へのアドヒアランスも高まる．プライマリ・ケア医は治療上の多くの点について中心的な役割を担っている．例えば，カフェインや感冒薬などの，発作を誘発しやすい薬物を回避するように助言したり，それについて教育したり，支持的カウンセリング，あるいは通常の外来診療でも取り入れることができる薬物療法を開始する，などである．

PDの患者はしばしば障害の身体症状にフォーカスを絞っているため，医療機関を受診する際に，胸痛や，浮動性めまい，腹部の異常，その他の不定愁訴を訴えることが多い．不必要な検査や治療によって医原性の疾患や無駄な医療費が生じる可能性があり，しばしば実際に生じている．したがって，医療提供者のジレンマは，患者の症状に対してどの程度の検査を実施すべきか決定することである．

臨床的な評価のための戦略の一つは，破滅的になる可能性のある，他覚的（ほかの人が見てもわかる）な所見を含む，古典的な行動条件群として現れる症状を控えめにあるいは慎重に評価することである．一方，治療についての研究が進み，患者はPDとして治療を受けることが可能になり，症状の再評価が定期的になされている．薬物療法はパニックの症状を効果的に軽減することができ，パニック症状の原因が医学的に解明されていないという患者の考えを変えることができる．

PDの薬物療法には，抗うつ薬，特にSSRIやSNRIが用いられるが，三環系抗うつ薬（tricyclic antidepressant：TCA）やモノアミンオキシダーゼ阻害薬（monoamine oxidase inhibitor：MAOI）も使用される．ベンゾジアゼピン系薬物（アルプラゾラム，クロナゼパム）は通常，治療開始後1週間以内に症状を速やかに緩和し，比較的幅広い治療指数を示す．ベンゾジアゼピン系薬物の主な副作用は，誤用や依存の可能性，あるいは服薬中断によって高率に発症するパニック発作のリバウンド，パニックの原因の曝露に基づいた認知行動療法への干渉作用などである．一方，SSRI，SNRI，TCAは依存とは関連がなく，認知行動療法との相乗作用もあるとされる．しかし通常，効果を発揮するまでには治療開始から3～4週間以上かかる．また，いくつかの抗うつ薬は，投与開始から1～2週間は不安症状を悪化させることがある．

ベンゾジアゼピン系薬物はSSRIやSNRIのいずれかと組み合わせて使用することもできる（"セロトニン症候群"の発症を避けるため，SSRIとSNRIは組み合わせて使用すべきではない）．もし第一選択薬となりうる同様の効果が期待される薬物（表23-4）の複数使用が可能な場合，医師は処方前に，薬物療法についての患者や家族の経験，副作用，薬物のブランドの好み，保険上の制約について確認しておいたほうがよい．

一般的な治療は，ジェネリック薬品が使用可能なSSRI（例：パロキセチン，1日10 mg経口投与）を低用量で始めることが多い．その後耐用可能であれば症状が軽減するか，あるいは最大投与量に達するまでのいずれかになるまで，1～2週間かけて最大1日20 mgまで漸増する．パニックの症状が特にやっかいな場合，または治療開始後1週間で症状が悪化した場合は，アルプラゾラムやクロナゼパムなどのベンゾジアゼピン系薬物を追加し，症状を速やかにコントロールし，SSRIまたはSNRIが効果を出すころに減量あるいは中止することが可能である．大うつ病の治療と同様に，症状の再発を避けるために専門家は不安に対する薬物治療を9～12か月継続することを勧めている．特に症状が強く，再発を繰り返す場合は，患者の再発に対する耐性などを考慮し，より長い期間薬物療法を継続する．

補助的な認知行動療法（例えば，リラクセーショントレーニング，破滅的な考えへの異議，曝露の漸増など）は身体症状と回避行動の両方を軽減でき，薬物療法中止後の再発を予防しうる．医師は，患者が恐怖を感じたり，また重篤な病気が原因であるとこれまで信じ込んでいた身体症状を十分に体験してきている状況や活動に少しずつ立ち向かえるように援助すべきである．例えば，症例提示1の患者は，呼吸が浅くなり，動悸や気が遠くなりそうな感覚を感じながらも，最終的にはそれらをコントロールし，自動車の運転，買い物など自宅の外での活動をしていくように励まされた．患者がそのような曝露を嫌がる場合には，リラクセーションの技術やイメージ誘導法（guided imagery）を用いながら，まず心理的な曝露を試みる．患者には，リラクセーションを実践しながら，恐怖を感じるが耐えられる程度の状況を想像し（この事例の場合は，運転），その状況に十分に対応できるように繰り返し，その状況を視覚化できるように指導すべきである．恐怖を強く感じている患者のためには，連続した"曝露"の訓練を計画し，管理できる認知行動療法士の助けが必要になるかもしれない．

▶ 恐怖症

診　断

特定の恐怖症と社会的不安障害（以前は社会恐怖として知られていた）は，特定の対象に対する不安のエピソードが特徴である．特定の恐怖症のきっかけは，場所，物，イベントなどを含み，飛行機の離陸，高所，昆虫，ヘビ，ネズミなどの小動物のようなものもある．患者はその恐怖が過剰，または不合理であることを認識している．それにもかかわらず，恐怖の対象に曝露されたときは強い過剰な恐怖を感じ，回避行動をとる．特定の恐怖症は不安障害の中で最も一般的であるが，患者の生活機能への影響は最も少ない．多くの人が何か一つは特定の恐怖症を有するが，多くの場合それほど生活機能への影響が少ないため，医療機関を受診することはほとんどない．実際に受診した場合，病歴から診断は容易であるし，検査の追加が実施される

表23-4 外来での不安障害治療薬の適切な使用方法

一般名	種類	開始用量	漸増時用量	適正用量	1日最大使用用量	備考
第一選択薬						
citalopram	SSRI	10 mg 1日1回	10〜20 mg/1日1回	20〜40 mg/日	60 mg	最小限のチトクロムP450薬物の相互作用. PDに対してFDAが認可
duloxetine	SNRI	20 mg 1日1回	20 mg/日	30 mg 1日2回もしくは1日1回60 mg	60 mg 1日2回	うつ病に対してFDAが認可
escitalopram	SSRI	5 mg 1日1回	5〜10 mg 1日1回	10〜20 mg/日	20 mg	citalopramの鏡像異性体. 最小限のチトクロムP450薬物の相互作用. GADに対してFDAが認可
fluoxetine	SSRI	10 mg 1日1回	10 mg/日	20〜40 mg/日	80 mg	SSRIの中で最も活性が強い. 効果の発現は比較的遅い. うつ病, PD, OCD, 過食症に対してFDAが認可
パロキセチン	SSRI	10 mg 1日1回	10〜20 mg/日	40 mg/日	40 mg	うつ病, PD, GAD, PTSD, OCD, 社会的不安に対してFDAが認可. 軽度の鎮静作用[*1]
セルトラリン	SSRI	25 mg 1日1回	25 mg/日	100 mg/日	200 mg	うつ病, PD, OCD, PTSD, 社会的不安に対してFDAが認可[*2]
venlafaxine XR	SNRI	37.5 mg 1日1回	37.5 mg 1日1回	75〜150 mg 1日1回	225 mg	うつ病, PD, GAD, 社会的不安に対してFDAが認可. 高用量で血圧を上昇させることがある
第二選択薬						
フルボキサミン	SSRI	50 mg 1日1回	50 mg 1日2回	50 mg 1日2回	300 mg	OCDに対してFDAが認可[*3]
bupropion SR	NDRI	100 mg/日	50 mg 1日2回	150 mg 1日2回	450 mg	うつ病に対してFDAが認可. うつ病が並存する場合によく使用される. 痙攣の既往のある場合には, 高用量で痙攣を誘発することがある
nefazodone	SARI	100 mg 1日2回	50 mg 1日2回	150 mg 1日2回	600 mg	投薬開始期に鎮静作用がある. うつ病に対してFDAが認可
アルプラゾラム	BZD	0.25 mg 1日2〜3回	0.25 mg 1日2回	0.25 mg 頓用	4 mg	即効性があるが半減期が短い. 不安, PDに対してFDAが認可[*4]

(次ページへ続く)

ロラゼパム	BZD	0.5 mg 1日2〜3回	0.5 mg 1日1回	1.0 mg 1日3回	10 mg	即効性はあるが半減期は短い．不安に対してFDAが認可[*5]
クロナゼパム	BZD	0.5 mg 1日2回	0.5 mg 1日1回	1.0 mg 1日2回	4 mg	効果の発現は遅く半減期が長い．PD，不安に対してFDAが認可[*6]
第三選択薬						
buspirone	その他	5 mg 1日3回	5 mg 1日1回	20〜30 mg 1日2回	60 mg	SSRIに比べ効果が弱い．抗うつ病効果がない．GADにのみFDAが認可

BZD：ベンゾジアゼピン系薬物(benzodiazepine)，FDA：米国食品医薬品局(Food and Drug Administration)，GAD：全般性不安障害(generalized anxiety disorder)，NDRI：ノルエピネフリンドパミン再取り込み阻害薬(norepinephrine and dopamine reuptake inhibitor)，OCD：強迫性障害(obsessive-compulsive disorder)，PD：パニック障害(panic disorder)，PTSD：心的外傷後ストレス障害(posttraumatic stress disorder)，SARI：セロトニン作動薬とセロトニン再取り込み阻害薬(serotonin agonist and reuptake inhibitor)，SNRI：セロトニン・ノルエピネフリン再取り込み阻害薬(serotonin norepinephrine reuptake inhibitor)，SSRI：選択的セロトニン再取り込み阻害薬(selective serotonin reuptake inhibitor)．
[訳注]
[*1] 日本では，うつ病，PD，OCDに対して認可．初期用量10 mgを1日1回，1〜2週間ごとに10 mg/日ずつ増量，1日30 mgまで．
[*2] 日本では，うつ病，PDに対して認可．初期用量25 mgを1日1回，症状，年齢により，100 mg/日を超えない範囲で適宜増減．
[*3] 日本では，うつ病，OCD，社会的不安障害に対して認可．OCD，社会的不安障害に対して50 mgを1日2回．最大150 mg/日．
[*4] 日本では，心身症（胃十二指腸潰瘍，過敏性腸症候群，自律神経失調症）における身体症候ならびに不安・緊張・抑うつ・睡眠障害に対して認可．1日1.2 mgを2〜3回に分けて投与．最大1日2.4 mg．高齢者ではさらに少量から開始し，1日1.2 mgを超えないようにする．
[*5] 日本では，神経症における不安・緊張・抑うつ，心身症（自律神経失調症，心臓神経症）における身体症候ならびに不安・緊張・抑うつに対して認可．1回3 mg 1日3回．年齢により適宜増減．
[*6] 日本では，てんかんに対してのみ認可．

こともない．

　社会的不安障害は，決まりの悪さ，失敗，人前での恥ずかしい体験に対する過剰な恐怖である．公衆での会話や，行動，摂食，書字などへの恐怖として現れる．頻度はそれほど高くはないが，広範囲の社会的状況において患者が無力になるという全般的な不安として現れることもある．身体症状は，赤面，発汗，振せん，悪心，会話困難などである．過度に不安を予想すると，回避行動をとり，患者の生活機能を著しく損なうことがある．

症例提示 2

　チャーリーは30代半ばの男性で，重篤な動悸と発汗，振せんを主訴に，プライマリ・ケア医を受診した．症状は税関の列に並んでいるときに発生する．最前列に近づくにつれ，審査への恐怖や，税関職員との対話への恐怖が症状が発症するまで強まっていく．時には，彼は審査を受ける準備がまだできていないと感じると，列の最後尾に戻ったりした．チャーリーはこのような行為がばかげていると自覚しており，このことを述べる際に不安そうに笑った．彼の仕事は旅行に関する本を書くことであったため，症状は彼にとってはとても深刻であった．彼は次第に旅行を避けるようになり，締め切りに間に合うように執筆したり，仕事を続ける能力に対して不安を抱くようになった．最低限行われた医学的検査に異常はなく，プライマリ・ケア医は特定の社会的不安障害と診断してアルプラゾラムを試験的に処方し，税関に並ぶ前に内服するように指導した．また，チャーリーは税関に並んでもうまくいくための方法としてイメージ誘導法を用いたり，リラクセーションの技術を学ぶための自助本や音楽テープを使うように指示された．次の旅行時にこの治療アプローチを用いて成功し，症状がコントロール可能なものであることを認識した．これらを自分の日々の仕事に取り入れ，2か月で仕事が完全にできるまで回復した．

マネジメント

　特定の恐怖症や社会的不安障害に対する治療には通常，患者が恐怖の対象や状況に段階的に曝露される系

統的脱感作のような認知行動療法が含まれる．特定の恐怖症について，一般的に受け入れられている薬物療法のガイドラインはまだ確立されていない．症例提示2で示したように，恐怖症や社会的不安障害の患者は，予想している恐怖の刺激に曝露される前に短時間作用型のベンゾジアゼピン系薬物を服薬することが多い．ベンゾジアゼピン系薬物は，複雑な作業の必要ない，まれに起こる行動や出来事（例えば，飛行機で旅行に行くなど）への曝露に対してよく使用される．服用に際して患者には前向性健忘症や意識消失のリスクについて説明しておかなければならない．セルトラリン，パロキセチン，venlafaxine はすべて，米国食品医薬品局（Food and Drug Administration：FDA）が社会的不安障害の治療に対し認可している．データは少ないが，SSRI や SNRI も同様に社会的不安障害の治療に有効である可能性がある［訳注：日本では，セルトラリンはうつ病，うつ状態，パニック障害に，パロキセチンはうつ病，うつ状態，パニック障害，強迫性障害に対して適応がある］．

▶ 強迫性障害

診 断

強迫性障害（obsessive-compulsive disorder：OCD）の患者は，定期的，侵入的で不安を誘発する—強迫観念とよばれる—思考を体験したり，—強迫行為とよばれる——見すると不必要で風変わりな儀式を規則的に繰り返し行うように駆り立てられる．攻撃，性，宗教が頻度の高い強迫観念のテーマである．強迫行為は数を数える，祈るといった精神作業（mental task）や，繰り返し手を洗う，または物事を繰り返し確認するような身体的な儀式が含まれるかもしれない．強迫観念と強迫行為の両方をもつ患者にとって，儀式化された強迫行為は通常，強迫観念によって生み出された不安を中和するために行われる（例：細菌に対する強迫的恐怖は，手を洗うという強迫行為で軽減される）．患者の洞察レベルは典型的には高いが—患者は一般に強迫観念や強迫行為が侵入的で不合理でばかげたことと認識している—，しかし実際，そのような洞察力は強迫観念のフォーカスに直面したときには急速に低下する．そして，患者は強迫観念や強迫行為のことで頭が一杯になり，過剰な不安を感じたり，動作が遅くなったり，日常生活機能が低下したりするかもしれない．一つの例として，ある患者は常に自分の手をねじり続けたため，料理や仕事ができず，睡眠も十分にとれなかった．別のある患者は，自分の手を 10 ～ 15 分おきに洗い続け，仕事や社会機能が著しく障害された．

有効な薬物療法が導入されるまで，OCD の多くは，プライマリ・ケアや精神科診療のいずれにおいても見過ごされてきた．一般人口の約 1 ～ 3％が一生のうちに OCD に罹患する．中枢神経系（CNS）の神経シナプスにおいて選択的にセロトニン再取り込みを阻害する生物学的な治療が，有効であるという知見や，双子の研究において，二卵性よりも一卵性の双子のほうが診断一致度が高いという知見から支持されて，OCD は明らかな生物学的素因をもつとされている．さらに加えて，Tourette 症候群のような持続的な運動および発声チックを伴う神経学的疾患と OCD の間にも明らかな相互関連がある．

マネジメント

OCD の精神療法には通常，"曝露反応妨害法"（exposure with response prevention）とよばれる認知行動療法が含まれる．この方法では，患者は不安を誘発する強迫観念や状況に曝露するが，不安を管理するために，その後の強迫行為などほかの不適応な戦略にはかかわらない．患者は不安に対処する代わりの方法として，腹式呼吸や筋弛緩の方法について教育を受ける．また認知行動療法士は，患者が自ら誤った信念を発見し，それらの信念を検証できるように導く．"1 日に 100 回鍵を確認しなければ，何か恐ろしいことが起きる"という信念を，まず理屈で検証し，次にその信念に関する行動試験を協力して計画して実行する—科学者があらゆる仮説の試験を計画し実行するのと同じように．

前シナプスのセロトニンの再取り込みを阻害する SSRI や，TCA のクロミプラミンも OCD の治療に有効である．また SSRI は減量のしやすさや過剰投与の際の毒性が低いという利点がある．FDA が OCD の治療薬として認可している SSRI は，fluoxetine, フルボキサミン（ルボックス®，デプロメール®），パロキセチン（パキシル®），citalopram, escitalopram, セルトラリン（ジェイゾロフト®）である［訳注：日本ではフルボキサミン，パロキセチンは強迫性障害の適応があるが，セルトラリンについては適応外である］．SNRI（venlafaxine, duloxetine）も OCD に有効であるが，OCD の治療薬として FDA にまだ認可されていない．

▶ 心的外傷後ストレス障害と急性ストレス障害

診 断

心的外傷後ストレス障害（posttraumatic stress disorder：PTSD）と急性ストレス障害（acute stress disorder：ASD）は頻度の高い，破滅的な心的外傷の精神

的な続発症である．ASDには，心的外傷後1か月以内に現れる症状が含まれている．PTSDは本質的にはASDと同じ症候群であるが，心的外傷後1か月以上後の発症または1か月以上持続する症状を含む．ASDまたはPTSDにおける重篤な心的外傷には，重篤な傷害または発作（現実に受けた，もしくは危険に曝された状態）を，目撃または体験することを必然的に伴う．定義上，心的外傷体験は強い恐怖，無力感，戦慄を伴う．患者にはその後，フラッシュバック，悪夢，原因となったイベント（具体的または象徴的）に類似した刺激の持続的な回避，全般的な反応性の鈍化（範囲の制限された感情，人間関係における疎外感，興味の減退），生理的な興奮状態の持続的な徴候や症状などが組み合わさって生じる．続発性のうつ病，パニック発作，物質乱用，不定愁訴，攻撃的な行動などが生じることもある．

疫学的研究によると，一般人口の1/3がPTSDのリスクとなる心的外傷を経験し，そのうちの1/4がPTSDを発症する．イベントによる曝露から通常1年以内に発症するが，1年以上経過してから発症する場合もある．男性は女性よりも多くの心的外傷を一生のうちに経験するが，女性のほうがPTSDを発症しやすい．女性の生涯におけるPTSDの有病率は10％で，男性の2倍である．PTSDの有病率は特定の集団で特に高く，消防士では18％，自動車事故から生存した若年者では34％，強姦の被害女性では48％，戦争捕虜の経験者では67％である．

症例提示 3

ジャックは42歳で僧帽弁の手術を受けるまでは，精神医学的既往歴もなく，評判のよい会計士であった．その後，彼は完全に社会的機能を失って，失職した．現在も彼は術後の痛みや錯乱のフラッシュバックに悩まされている．ジャックは徐々に抑うつ状態となり，不快で怒りに満ちた行動のために友人や扶養者から疎遠になった．

ジャックのプライマリ・ケア医は，術後の抗凝固療法の経過をみるための定期的なフォローアップ外来時の会話の最中に，彼の振る舞いの変化に気づいた．医師は，ジャックの術後の仕事の様子などについて質問した．ジャックは，病気への侵襲的な治療によって引き起こされた機能不全感，置換弁が原因で起こる梗塞への恐怖について打ち明け始めた．医師はジャックの外科的な心的外傷が人生にどのような意味をもつか，彼が理解できるように手助けし，また精神療法や薬物療法で彼の症状が軽減する可能性のあることを説明した．その後ジャックは，PTSDのための確立された多面的な治療プログラムへの紹介を受け入れた．

マネジメント

PTSDの治療は，詳細な評価と，患者固有の状況に合わせた治療計画の作成から始まる．このことは，プライマリ・ケア医，メンタルヘルスの専門家，薬物依存の専門家，ソーシャルワーカー，そして可能であればカウンセリンググループなど（例えば，退役軍人のグループ，薬物乱用の治癒者のグループなど）コミュニティーを基盤とした紹介のためのリソースなど，多面的なチームによって最も好ましい形で達成できる．PTSDに特異的な治療は通常，患者が危機的な状況から脱した後に行われる．患者がまだ心的外傷に曝されている場合（例えば，現在進行中の家庭内暴力など），または重度のうつ状態，極端なパニックの体験，自殺企図，薬物やアルコールの解毒の必要性のある場合には，治療の一部としてまずこれらの問題に取り組むことが重要である．

患者はしばしば自分や他人を責めるため，患者の問題にPTSDのラベリングをして症状を正当化することは，患者の助けとなる．また医師は患者に「あなたが感じているこの種の感覚，思考，問題は珍しいものではなく，実際に，災害を経験した人々にはよくあることです」と話すとよいかもしれない．同様の心的外傷を体験した人たちによる支援グループと経験を共有し，問題解決を一緒に図ることができれば，患者が自らの症状を理解し，緩和するのに役立つ．認知行動療法は，患者が自律神経の過興奮状態にある自分をコントロールするための行動学的なスキルを学び，また心的外傷体験について繰り返し話をし，減感作について指導を受けるための非薬物療法の選択肢の一つである．

薬物療法では，PTSDの患者がよく経験する不安，抑うつ，不眠の症状を軽減することができる．PTSDやそれに関連するフラッシュバック，悪夢について確立した治療薬はこれまでなかったが，現在のところ，セルトラリンとパロキセチンのみがPTSDの治療薬として承認されている．ベンゾジアゼピン系薬物もPTSDの不安，神経過敏，不眠に対してこれまでよく使用されてきた．しかし，ASDに早期から長期にわたりベンゾジアゼピン系薬物を使用した場合，その後のPTSDの発症率を上昇させる可能性が指摘されている．したがって，ベンゾジアゼピン系薬物は極度の神経過敏や不眠，不安に限って処方することが勧められている．

全般性不安障害

診 断

全般性不安障害(generalized anxiety disorder：GAD)は，ほとんど一定で，エピソードのない心配や不安を伴う疾患で，6か月以上にわたって患者に影響を与え続け，正常な機能を障害する．患者は心配や不安のコントロールがむずかしく，その心配や不安は，緊張感や落ち着きのなさ，易疲労感，集中困難，被刺激性，筋緊張，睡眠障害と関係している．心配は多くの場合，複数の要素で構成されており，日常の生活環境についての心配事をも含んでいる可能性があり，心配の大きさは，その状況の重大性の割に過剰である．症状は，甲状腺機能亢進症などや処方薬あるいは薬物の乱用といった医学的および身体的問題によって起こるものではない．GADの患者はよく"苦しい"感覚や持続的な落ち着きのなさを訴える．筋肉の痛みやひきつり，振せん，発汗，口渇，頭痛，胃腸症状，頻尿，過剰な驚きなどの症状がこの疾患でみられ，しばしば患者が訴える愁訴となる．

GADの有病率は生涯で4～6％で，そのうち2/3が女性である．この疾患は慢性の経過をとり，ストレスで悪化することがあり，経過は変動する．患者の約半数がうつ病を合併する．

マネジメント

短期間の支持的な心理療法が有効である．多くのGADの患者は生活上の葛藤やストレスを抱えており，これには心理療法が有効である可能性がある．プライマリ・ケアにおける治療の基本戦略は，共感をもって傾聴し，時には励まし，患者自身が問題を認識し，解決方法の可能性を検討し，そして問題解決できるように支援することである．患者の心配の根底にある非現実的な破滅的な信念を改善するために，認知行動療法上の技術を用いることが可能である．バイオフィードバックやリラクセーションの技術は，不安による筋緊張や他の身体症状を緩和する際に有用である．

いくつかのSSRIとベンゾジアゼピン系薬物，venlafaxine，非ベンゾジアゼピン系薬物の抗不安薬であるbuspironeはGADの治療薬としてFDAに認可されている．ベンゾジアゼピン系薬物による治療用量は通常，パニック障害(PD)に対する治療量よりも少なめでも有効であり，副作用も少ない．鎮静作用が最も一般的な副作用であるが，これも時間とともに改善する．治療効果に対する耐性は極めて小さい．最小有効量を用いるべきであり，また薬物依存の恐れのある患者には注意が必要である．GAD以外の不安障害にベンゾジアゼピン系薬物を使用するときと同様に，服薬を中断したら不安のリバウンド症状が通常，起こる．そのため時間をかけて漸減(1か月以上)する必要がある．

buspironeは，GADの治療に用いられる鎮静作用のない薬物である．しかしSSRIやvenlafaxineと同じように，治療効果が現れるまで時間がかかる．buspironeはほかの治療薬と異なり1日2回の服用が必要であり，そのために患者のアドヒアランスが低くなることがある．SSRIに比べて効果が穏やかである一方で，抗うつ効果はないため，うつ病を併発している患者には使用しにくいことは重要な点である．

不安を伴う適応障害

診 断

ほかの精神障害の診断基準は満たさないが，最近，環境によるストレッサーに対して不適応な不安を感じている患者がおり，不安を伴う適応障害として考慮すべきである．ストレッサーは医学的なイベント(例えば，手術，入院，発病など)である場合もあるが，多くは離婚，経済的問題，転職などである．通常，ストレッサーが出現して2か月以内に発症し，患者の社会的または職業的機能を著しく障害する．症状が6か月以上持続する場合は通常，GADなどの別の診断がより適切である．睡眠障害や不安による身体的な症状が目立つため，身体症状を訴えて受診することもある．ストレッサーとなる病歴を聞き出し，患者の症状とそのストレッサーとの関係を確かめることが診断につながる．

マネジメント

不安気分を伴う適応障害の治療の基本は，支持的なカウンセリングである．カウンセリングでは，患者のストレスの多いイベントについて話し合い，医療提供者は患者が積極的に問題を認識して解決し，さらにストレスに対してより効果的に対処する方法を見つけ出すのを手伝う(例えば，より効果的に社会支援に接触する，楽しい活動への取り組みなど)．プライマリ・ケア医は通常，ストレッサーの詳細を理解し，診療に短時間の支持的な治療を組み込むことにより，適応障害の患者を上手にケアすることが可能である．体系的なリラクセーション運動やストレス対処法，支援グループなども治療の助けとなる．ベンゾジアゼピン系薬物を短期間(3週間以内)使用することで，患者を衰弱させるストレス関連症状(例えば，不眠，抗しがたい恐怖など)が軽減し，患者のコーピング行動が改善することがある．患者の治療への反応がよくない場合，機能障害が著しい場合，不適応なコーピングのパターン

を繰り返す場合，患者が特に専門家を求める場合などは，メンタルヘルスの専門家への紹介を考慮する．

多くの研究が示唆していることであるが，プライマリ・ケア医を受診する相当数の患者が，比較的軽度の不安やうつ病の症状を呈している．これらの患者は，精神障害の診断基準は満たさないが，それに関連した機能の低下を経験している．しばしば心理社会的ストレッサーや慢性疾患が，情動的な症状を悪化させている．通常，効果的なマネジメントとしては，薬物療法よりも支持的で心理社会的な介入が強調されている．

不安のマネジメント：一般原則

不安障害をプライマリ・ケアで治療する際のいくつかの一般的な原則について述べる．

▶ 心理社会的治療

プライマリ・ケア医は，通常の診療場面で簡単に提供できる支持的治療方法の重要性を過少評価してはならない．不安を感じている患者の治療にはまず安心させることが必要で，医師−患者関係がその中心的な役割を果たす．特に医師−患者間の信頼関係が重要で，これによってタイミングのよい正確な病歴聴取，身体診察，診断を行い，治療へのアドヒアランスを高めることができる．

不安症状は，潜在する疾患が不安症状の原因になっているのではないかと，しばしば恐れている患者にとって大変な苦痛となっている．医師は，患者に影響していることを見て認識して，患者の症状を診るよう努めるべきである．というのは，医療提供者にとっては取るに足らないと思われることでも，患者にとっては苦しいことかもしれないからである．患者の感覚や懸念に共感を示しながら患者の訴えを傾聴し，不安障害についての知識を提供することは，患者との信頼関係（第1，第2章参照）を築くのに非常に重要な方法であり，ケアの過程におけるルーチンの作業とすべきである．

患者に不安障害についての基本的な知識を提供することは重要である（"読書療法"）．医療機関では不安障害の患者は珍しくないため，患者が不安障害についての質の高い情報を得られるように，病院や診療所にはパンフレットやウエブサイトといった患者教育の資源を備えておくべきである．ほとんどの患者は，市販の出版物から不安障害に関する知識や自己管理方法の情報を得ている．よく妥当性が検証された心理社会的治療法の利用が勧められる（表23-5）．

▶ 薬物療法

不安症状が重く，著しく機能を障害している場合や，患者への薬物療法の利益がリスクを上回ると考えられる場合は，薬物療法（表23-4）を行うのが適切である．薬物療法は，患者の過去の薬物療法の経験に基づいて，注意深く個々の患者に合わせたものでなければならない．例えば，家族の薬物療法の経験，薬物のブランドの好み，医療保険の規定の制限，症状の重症度，併存する医学的問題処方薬や物質乱用の問題，さまざまな副作用に対する脆弱性，治療する際の精神薬理学的アプローチに対する協力の意志などを考慮する必要がある．

治療薬を処方した場合，特異的な標的となる症状を注意深く追跡，記録することが大切である．同じ薬効のクラスにおいて，ブランド薬以上に効果がある薬物がないなど，ブランド薬を使うやむをえない理由がないかぎり，薬物療法が初めての患者には通常，ジェネリック医薬品のSSRIやSNRIの使用を勧める．治療

表23-5 不安障害の非薬物療法

治療の種類	解説	適応
教育	基礎的な知識を提供し患者を安心させる	すべての不安障害に適応できる　市販の刊行物も有用
認知行動療法（例えば，系統的減感作など）	リラクセーションの技術を使いながら，恐怖の対象に徐々に曝露させる　患者が症状についての考え方を認識することを支援する	すべての障害に適応できる　特にPDに有効
リラクセーション	催眠，バイオフィードバック，瞑想など筋緊張を緩和させる方法を用いる	特にPD，GAD，不安を伴う適応障害に有効

GAD：一般的不安障害（generalized anxiety disorder），PD：パニック障害（panic disorder）．

開始時には通常，単極性大うつ病への投与開始量の半分の量で開始する．その後 1 ～ 3 週おきに増量し，標的となる症状と副作用の両方が最小となる量に調整する．60 歳以上の高齢者の場合にはこれらの薬物は比較的半減期が長いために蓄積しやすく，また高齢者には認知障害やその他の有害事象が発生しやすいため，少なめの開始量にすることが勧められる．さらに高齢者の治療では，三環系抗うつ薬（TCA）は心臓への副作用を避けるために，ベンゾジアゼピン系薬物は認知障害や身体障害（例えば，転落など）を避けるために使用を避けることが推奨されている．

薬物療法を開始した後，1 ～ 2 週間以内に電話や外来診察で患者の様子を確認し，その後 2 週間おきにこれらを続けることが臨床上重要である．このようなフォローアップの診察の目的は，(1) 服薬のアドヒアランスを高める，(2) 生じる可能性のある副作用のモニタリング，(3) 希死念慮の発生の評価，(4) 治療効果のモニタリング，(5) 患者が抱える新たな疑問や悩みに回答すること，である．完全に症状が寛解した後も，治療を開始した最初の 1 年は，1 ～ 2 か月ごとにフォローを継続しなければならない．

ほとんどの場合，多剤療法よりも単一薬物による治療が常に望ましいことではあるが，例外としてパニック障害（PD）の患者の治療の際は，抗うつ薬に加えてマイナートランキライザー（緩和精神安定薬）を 2 ～ 4 週間併用することはよくあることである．この戦略により症状を急速に緩和させ，不安障害の抗うつ薬投与時にしばしばみられる不安症状の増強を避けることができる．またこの方法を用いると，依存症になる前にベンゾジアゼピン系薬物を中止することが容易である．認知行動療法のために紹介を行う場合には，ベンゾジアゼピン系薬物を 1 週間おきに，通常服用量の 25％ ずつ減量しながら，投与を中止することが勧められる．ベンゾジアゼピン系薬物は物質（薬物）乱用歴のある患者にはめったに処方すべきではない．

紹介の適応

多施設無作為化比較試験によると，不安障害に対する薬物療法と認知行動療法の有効性が示されている．次のような状況では，メンタルヘルスの専門家への紹介を考慮すべきである．

1. 患者が自殺または殺人を考え，または計画を立てている，または意図的な自殺または殺人をほのめかす．
2. 期待される期間内で治療が奏効しない．
3. 診断が不明確．不安障害の患者と双極性障害，アルコール乱用／依存症，人格障害の鑑別は重要である．プライマリ・ケア医による診断が不明確で，鑑別診断が治療的な意味をもつ場合には，精神科（メンタルヘルス）にコンサルトするのが適切である．
4. 物質（薬物）乱用の並存が疑われる．
5. 医師が，ベンゾジアゼピン系薬物の適切な投与方法や漸減方法について，または依存性の生じる可能性のある薬物について質問する必要がある場合．
6. 患者が特別に複雑な心理社会的ストレッサーをもっており，その解決に長い時間や高い専門性を要する．
7. 多面的，もしくは専門性の高い治療が適応する場合．対象には急性ストレス障害（ASD），PTSD の治療や，特定の恐怖症に対する脱感作療法が含まれるが，必ずしもこれらに限定されない．

状況によっては，患者が自分に別の疾患が併存していて，その可能性を検討するためにも専門家が必要であると信じているかどうかについて，プライマリ・ケア医は確信がもてないかもしれない．紹介先としては，不安障害を理解してプライマリ・ケア医と協働して特異的な不安障害の性質を説明し，患者の治療を行う専門家を選ぶことが有用である．専門家は診断検査のために保守的なアプローチをとり，不安の多くの身体症状を理解しており，不安障害の治療について丁寧なアプローチを行うことができなければならない．

不安障害の診断を正確に行うことで，不必要な検査や，専門医への紹介，医原性の有害事象を防ぐことができる．プライマリ・ケア医が不安障害の診断や治療に精通し，スキルを身につけることにより，不安障害の治療の質の向上や診療環境を取り巻く医療資源の適切な使用に大きく貢献することができる．それにもかかわらず，通常の診療場面において適切な医療を実際に提供することはむずかしいこともある．ガイドラインに沿った治療を提供し，継続してフォローアップを行うために，患者，医療提供者，そして医療システムにおける障害を克服するための"協力的な治療"モデルが開発され，その後 PD や GAD の臨床アウトカムの改善に対する効果が証明されている．このモデルには，(時には専門医とともに) プライマリ・ケア医の指示によるエビデンスに基づいたプロトコルに従う看護師や，その他の協力関係にある医療提供者が含まれており，不安障害に対する患者への教育，薬理作用のモニター，自己管理スキルの提供などを面接または電話で行う．その他の不安障害に対するこの治療方法の有効性を検証するためには，さらなる研究が必要である．

（訳：三品浩基）

参考文献

Kroenke K, Spitzer RL, Williams JBW, et al. Anxiety disorders in primary care: prevalence, impairment, comorbidity, and detection. *Ann Intern Med* 2007;146:317–325.

Lange JT, Lange CL, Cabaltica RBG. Primary care of post-traumatic stress disorder. *Am Fam Physician* 2000;62:1035–1040.

National Institute for Health and Clinical Excellence (NICE). *Anxiety: Management of Anxiety in Adults in Primary, Secondary and Community Care.* London, England: National Institute for Clinical Excellence, December 2004. Available at: http://www.nice.org.uk/page.aspx?o=cg22#documents.

Rollman BL, Belnap BH, Reynolds CF, et al. A contemporary protocol to assist primary care physicians in the treatment of panic and generalized anxiety disorders. *Gen Hosp Psychiatry* 2003;25:74–82.

Schneier FR. Social anxiety disorder. *N Engl J Med* 2006;355:1029–1036.

患者向けの推薦図書

Bourne EJ. *The Anxiety and Phobia Workbook*, 4th ed. Oakland, CA: New Harbinger Press, 2005.

Craske MG, Barlow DH. *Mastery of Your Anxiety and Worry*, 2nd ed. Oxford University Press, 2006.

Davis M, McKay M, Eshelman ER. *The Relaxation and Stress Reduction Workbook*, 5th ed. Oakland, CA: New Harbinger Press, 2000.

Foa E, Wilson R. *Stop Obsessing! How to Overcome Your Obsessions and Compulsions.* New York, NY: Bantam, 2001.

Zuercher-White E. *An End to Panic: Breakthrough Techniques for Overcoming Panic Disorder*, 2nd ed. Oakland, CA: New Harbinger Press, 1998.

ウエブサイト

Anxiety Disorders Association of America Web site. http://www.adaa.org. Accessed October, 2007.

Cognitive-Behavioral Therapy Web site. http://www.abct.org/. Accessed October, 2007.

Consumer Nonprofit Web site. http://www.freedomfromfear.org. Accessed October, 2007.

National Institute of Mental Health Web site. http://www.nimh.nih.gov/publicat/anxiety.cfm#anx5. Accessed October, 2007.

第24章

注意欠陥多動障害

H. Russell Searight, PhD, MPH

注意欠陥多動障害(attention deficit hyperactivity disorder：ADHD)は，幼小児期に初発する病態である．症状には主に，注意，集中および短期記憶力の欠陥が含まれる．行動的には，ADHDの患児の行動は過活動("モーターによって駆り立て"られているような)で，椅子に座り続けることがむずかしく，注意散漫で衝動的である．著しい学業成績の不振や授業を妨害するために，最初にADHDの症状が疑われるのは，幼稚園か小学校1年生のころである．

最近の報告では，有病率は6～8%であるが，もっと高率であるとする意見もある．ADHDの発症は，男女比が3：1から9：1で男性に多いとされる．コミュニティーサンプルによるデータよりも診療所のデータのほうが保守的な数値を示している．

ADHDは症状から，不注意と多動性/衝動性の大きく2つの基本的な群に分類できる．精神疾患の診断・統計マニュアル，第4版(**Diagnostic and Statistical Manual of Mental Disorders**, Fourth Edition：DSM-Ⅳ)のADHD診断基準を満たすためには，**不注意**(綿密に注意することができない，注意を持続することがむずかしい，直接話しかけられたときに聞いていないようにみえる，学業やほかの課題を指示されたとおりにやり遂げることが困難，順序立てることが困難，持続して集中することが必要な活動を避ける，重要なものを失くしてしまう，すぐに気が散ってしまう，忘れやすい)，または**多動性/衝動性**(落ち着きがない，座り続けることができない，不適切な状況で走り回ったり高い所に登ったりする，静かに遊べない，まるで"モーターによって駆り立て"られているように活動する，しゃべりすぎる，質問が終わる前に出し抜けに答える，順番を守ることがむずかしい，他人の会話や活動を妨害する)，のいずれかの群の6症状以上，もしくは双方の群の基準を満たすことが必要である．

症例提示 1：就学前の幼児

4歳半のロニーは，過去9か月の間に3度も幼稚園を辞めさせられた．ロニーの母親は，ロニーの行動を教師が時系列に記録したノートを持ってきた．
- 2月25日：「教室から走り出て，教師が止める間もなくそのまま建物の外に出て行った」
- 2月28日：「ほかの生徒のコートをすべて床に投げ落とした．それらを掛け直すようにいっても聞こうとしない」
- 3月2日：「お話の時間にじっと座っておれない．昼食時に牛乳の容器を放り投げた」

診察室では，ロニーは椅子の上に腹這いになり，「空を飛んでいるの」と叫びながら壁を蹴って椅子で遊んでいる．母親は疲れきった様子で，ロニーの遊びを止めさせる気もなさそうだったが，「ここは病院．遊ばないで」とロニーをたしなめた．

不注意と多動性/衝動性というADHDの2つの症状の群から，ADHDは不注意型，多動性/衝動性型，混合型(前二者の両方の特徴をもつ)の3つのサブタイプに分類される．

正確な縦断的な研究による数値の報告はないが，ADHDの症状は，ほとんどではないが多くの場合，生涯続くものと考えられている．しかし，発達段階は臨床像に影響する．DSM-Ⅳの診断基準は，5歳から青年初期のADHDの症状を最もよく反映している．研究によると，9歳ころに多動性や衝動性は減少するが，不注意や認知の欠陥は継続する．

現在のDSM-Ⅳの診断基準や行動に関する例示が青年期や成人ではなく，主に小児の状態を描写していることについては批判されてきた．診察医は患者の発達状態によって適切な例を考える必要があるかもしれない．例えば，"不適切な状況で走り回ったり，高い所に登る"は，"映画が終わるまで座っていられない"

または"落ち着きがなく，気が散ったりして講義や説教や他の話者の話を10分以上聴けない"などに置き換えるなどである．また年齢が高い患者には6つの症状を満たすのは厳しすぎる基準であることを示唆する人もいる．大学生の場合，4つ以上の症状を基準とすることでADHDの診断精度が高まるとする意見もある．

> **症例提示 2：小学校低学年の児童**
>
> クリストファーは7歳の男児で小学校の1年生であり，両親とともに来院した．両親は学校が始まってから数か月の間に教師が記録したクリストファーの行動の記録と，彼の宿題の一部を持ってきた．教師の記録によると，クリストファーは1日に20回も鉛筆を削るために椅子から離れる，彼の前の席に座る女の子の髪の毛で遊ぶのを注意されてもやめない，教師が話し終える前に質問の答えを叫ぶ，などが記されていた．クリストファーの両親によると，彼はすぐに気が散ってしまい，授業についていけないため，読み書きを身につけることができない．両親は彼の食事について"ヒットエンドラン"のようだと表現した．クリストファーは10分もしないうちに席に着いたり離れたりを繰り返し，そしてよくミルクをこぼす．母親は彼を買い物に連れていくのを嫌がっている．彼はすぐに母親のもとから走り去り，迷子になりそうになるからである．

> **症例提示 3：小学校中学年の児童**
>
> ミランダは9歳の女児で小学校4年生であり，成績がよくないということで受診した．彼女の担任の教師はミランダのことを，"奇妙(spacey)"で集中や記憶が困難だと表現している．しかし担任の教師とミランダの母親は，問題行動のない"優しくて繊細で有能な女の子"と捉えている．Vanderbiltスケールによってこのことが確認された．教師の回答には，ミランダの成績が改善しないかぎりもう1年進級しないほうがよいかもしれない，とコメントされていた．

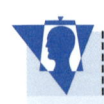

就学前や小学校低学年で紹介される子供の場合，たいてい親の育児のストレスが強く，緊急性がある．多動は，学校の授業や家庭での食事中に5分以上座っておれないといった形で現れる．座っていても，患児は脚を振ったり揺さぶったりし，また近くにある物を取ろうとしたりする．小学校1年生になるころには，脚や腕，頭には多数の傷跡があり，ガレージの屋根から飛び降りたり，自転車で自動車に追突したり，数え切れないほどの家具に衝突したりといった逸話がある．時には，散発的にみられる攻撃的な行動を両親が報告することもある．さらに詳しく質問すると，これらの行動は，前もって意図されたものではなく，衝動的なものであり，ADHDの場合には子供が後から後悔していることが多い．DSM-IVの診断基準にある"モーターによって駆り立てられている"は，活動レベルの性質を捉えている．子供の場合，大人に言われると2～3分は比較的おとなしく座ることができるが，ADHDの場合，自分で自分を抑制できないかのように動き始める．（特に幼い子供の場合）多動性/衝動性の行動は，自らコントロールできるものではない．

注意・集中困難，注意散漫，短期記憶の障害は，しばしば中枢神経系の障害に起因するとして捉えるよりもむしろ，"怠惰"や，やる気がない，"無関心"として受け取られる．患児の親はよく，子供に物事を伝えるときに「100回くらい」言わないと「理解されないようだ」と不満を述べる．すべての年齢層のADHDの患者について，多段階の指示が必要なことは特に問題である．ある母親は10代の息子に，彼の新しいズボンの裾を繕うために裁縫道具とチョークを2階から取ってくるように頼んだ．15分しても戻って来ないので，母親は息子を探しに2階に上がった．息子は自分の部屋にいて，頼まれたことは忘れて新しいズボンに合うシャツを試していた．

> **症例提示 4：青年期**
>
> ジョシュは15歳の少年で，父に連れられ，薬物検査のために来院した．昨日，学校の彼のロッカーから小さな袋に入った大麻が発見されたためである．すでに彼は，6か月前から週に数回"自分を落ち着かせるため"にそれを吸っていたことを認めている．彼は7歳のときにADHDの混合型と診断されており，1年前までは薬物治療が有効であった．そのころからジョシュの成績は―特に宿題を忘れることが多かったため―悪化しはじめ，遅刻のために何度か居残りさせられていた．彼の父親は彼のことについて，だんだん落ち着きがなくなり，だらしなく，忘れっぽくなってきている，と述べた．7年生（日本での中学1年生）のとき，ジョシュは1日のうちの2回目のメチル

フェニデートの服用のために学校の保健室へ行くことについて，ばつが悪いと感じていたと述べた．その後ジョシュは，登校前に1日1回の服用で済むように短時間作用型のメチルフェニデートを，徐放性製剤に変更してもらった．最近の服薬状況について聞かれると，ジョシュは，「あれを飲むのは好きじゃない．自分には効いていない．それに，友だちはだれも飲んでいない」と答えた．父親は「今，家に服用していない薬のボトルが少なくとも2つはあります．息子は毎日服薬しているとは思えません」と付け加えた．

学校では，不注意と集中困難のために学業成績は悪化する．成績の向上を左右するのは，依然として多くの場合は記憶力である．試験のために，教材の内容を長期記憶に変換して蓄えるためには，意味のある情報に注意を払い，既存の情報と関連づけ，それを繰り返しながら短期記憶する練習が必要である．このプロセスが妨害されると，教科書や講義からの情報を記憶することが困難になる．小学校における一般的な授業のプロセスは，まず教師が例題を用いながら（例えば，割り算の筆算や，副詞の認識など）授業を行い，その後生徒が個々にその特定の概念を応用した演題に取り組む．小学校高学年から大学にかけて，読むことや，読んだことを記憶することに重きがおかれる．ADHDを治療していない大学生は，教材を何回も読むが覚えられないとよく訴える．

症例提示 5：成人

ジムは35歳の男性で，仕事の評価が悪化したことで来院した．ジムは自動車のセールスマンであり，若手セールスマンの小さいグループのマネージャーに最近昇進した．ジムの指導員はジムの仕事ぶりについて，「まとまりがなく，物事の優先順位がつけられていない．プロジェクトを始めても最後まで終わらない．事務書類も遅れたり紛失したりする」，また「ジムはいいやつだが，何を希望しているのかわからないし，自己矛盾も多い」と述べた．

家では，ジムは妻の誕生日など重要な日をよく忘れるので，ジムの妻が家族のスケジュールを管理している．朝はたいていどこかに置いた車の鍵を探すために家中を走り回っている．ジムは一貫性のある態度をとったり，最後まで物事をやり遂げることが困難なため，妻が2人の子供のしつけを主に担当している．

ジムは大変な思いをして高校時代を過ごしたと述べた．「試験の成績はひどく悪かった．単に覚えられないんだ」．小学生のときも「まじめにしていないことで校長先生の部屋に連れて行かれた」．大学生活は彼にとってさらに困難であった．ジムは講義を何度も繰り返して受講しなければならず，卒業までには余分に3学期の期間を必要とした．

成人のADHD患者の場合，不注意と低い短期記憶力のために仕事や家族が影響を受ける．誕生日や記念日，子供の学校行事などを忘れてしまう．交通事故を複数回起こすことも多い．仕事で多くのプロジェクトを開始するが，完了しないまま残る．電話，同僚の呼びかけ，Eメールなどで注意がそれてしまい，その後に"今までやっていたこと"に戻ることがむずかしい．

青年期にADHDと診断された人の70％が症状が持続するのと比較すると，成人発症の場合，症状が持続するのは約50％である．このような場合，ADHDの診断を完全に満たさなくても，成人の場合，反抗挑戦性障害（oppositional defiant disorder：ODD），行為障害（conduct disorder：CD），物質（薬物）乱用，気分障害，反社会的人格障害などの併存疾患とともに欠陥症状を示す．

病　因

ADHDの遺伝率は約0.76である．養子縁組の研究によると，この疾患の遺伝の強い役割を支持している．近年の分子遺伝学的研究により，特定の神経伝達物質受容体，特にドパミンD_4受容体（DRD_4）の位置を突き止めることが試みられてきた．DRD_4に関する多くの研究は，ドパミンへの反応の鈍化に関連する第3エクソン7回反復対立遺伝子（exon III 7–repeat allele）に関係したものである．この神経遺伝学についての所見は，一般的にドパミントランスポーターを阻害する刺激薬の作用と矛盾しない．セロトニン伝達に関連する遺伝子もADHDの病因に関連するとされる．

ADHDに特異的ではないが，ある種の環境への曝露も有病率の増加と関連している．鉛曝露はADHD発症に関連しているようである．しかし，ほとんどのADHDの患児では血中鉛濃度は上昇しておらず，また鉛血中濃度の高い子供のほとんどはADHDを発症しない．妊娠中毒症，母親の年齢，過期産，分娩遷延，胎児の仮死，出血，未熟性などの妊娠・分娩における

合併症はADHDの危険因子である．妊娠中のアルコール摂取や喫煙もADHDのリスクを高める．

前頭葉の調節障害がADHDと関連するとされている．前頭葉におけるドパミン作用の低下は，コアの欠損である脱抑制や自己モニタリング機能の低下として，概念的に関係づけられてきた．

病　歴

病歴を聴取する際に，年齢が関与しない重要な点がいくつかある．第1に，症状が持続しており，少なくとも2か所以上の場面において現れていなければならない．両親は通常，過活動が明らかになったのは3～4歳であったと述べる．不注意の症状は小学校に入学するころまで明らかにならないかもしれない．不注意型のADHDを評価する場合，小学校入学後も数年間，9～10歳ころまでは症状が明らかでないことがよくある．もっと年齢の高い子供，青年や成人における過活動や不注意の発症は，一般にADHDとは矛盾しており，他の疾患の可能性を考慮しなければならない．

小児ではほとんど常に，ADHDの症状は学校で明らかになる．もし親の訴える不注意や多動の症状が自宅でのみ生じるものであれば，ADHDとは考えにくい．医師の診察室は2か所の場面（環境）の一つとしてはふさわしくない．子供はビデオゲームに何時間でも集中できているという親の報告は，除外診断の材料にはならない．ビデオゲームに特有の，常に変化する視覚的・聴覚的刺激のフィードバックはしばしば，ADHDの子供の注意を引くことがある．

特に多動性/衝動性を評価するときは，具体的な行動の例を引き出すことが重要である．両親，時に教師はADHDの表面化する子供の行動を概念的に分類していることが多い．繰り返される高い攻撃性や破壊性，口答え，盗み，虚言，宿題の拒絶などはADHDのコアの症状ではない．これらの症状は，ADHDと並存しやすいほかの疾患〔行為障害（CD），反抗挑戦性障害（ODD）〕の可能性を示唆する．

学校職員や親が，子供の成績が低いのはADHDに原因があると考えている場合，学業成績の低い子供が受診することがある．予算の問題や，学習や行動に問題を抱える子供が多いために，適切で特別な教育サービスを容易に利用することができない．学校関係者は，追加の教育リソースなしに管理できる別の問題があることを期待し，両親にADHDの評価をしてもらうための受診を勧めるかもしれない（**表24-1**）．学校の試験の成績や通信簿，宿題のサンプル，発育歴を調べることで，学習障害が示唆されることがある．学習障害，特に読書障害は，高頻度にADHDに併発する．

表24-1　ADHDの評価のプロセス

1. どのような症状ですか？
   - ADHDのコアの症状がありますか？
   - 患者の自己診断の場合，ADHDのせいだと患者が誤認している症状はありますか？
2. 症状はどれくらい続いていますか？
   - 幼少期から**持続的に**症状が続いている必要があります．
3. 症状によって日常機能が障害されていますか？
   - 日常機能が障害されていない場合，そのことについての説明がつきますか？
4. 評価尺度を用いる．
5. 診察室で精神状態のスクリーニングを行う．
6. 症状は他の疾患によるものである可能性はありませんか？　もしそうであればその疾患を治療し，後日その症状を再評価する．
7. 得られた情報がADHDの診断に全般的に矛盾しない場合，治療を開始する．
8. 得られた情報が不明瞭な場合は，複雑な鑑別診断や重要な並存症の存在を考慮し，臨床心理士や精神科医に紹介し評価を依頼する．

認知機能検査

詳細な神経心理的な評価は一般的なプライマリ・ケアの場面における守備範囲を超えているが，ほかの情報とともに用いる場合に手助けとなる，いくつかの認知タスクがある．文章（就学前の子供の場合）や一連のランダムな数字を言って，それを患者に繰り返させることにより，注意や即時記憶を評価することが可能である．集中力を評価するためには，患者にその後すぐに，ただし逆の順でその数字を言わせる必要がある．単語は，そのスペルを前からや後ろから書いてもらうことにより，聴覚刺激としても利用できる．覚醒は，患者に"A"の音が聞こえるたびに指を軽く打つように指示することで評価できる．このとき検査する人は，一連のランダム文字を矢継ぎ早に，しかも"A"を言う間隔を不規則にして発音する．5～10分後に4つの単語を思い出させる方法で短期記憶を評価することができる．

医学的検査

ADHDを診断する助けとなる確立された血液検査は存在しないため，一般に検査の必要はない．鉛の血中濃度の高値は多動と関連があるため，鉛曝露が高レベルな特定の地域では，血中鉛濃度を測定すべきである．甲状腺機能亢進症は不注意，短期記憶の障害，運

動性の活動の増加などの症状を呈しうるため，特に成人では甲状腺機能検査が行われることがある．

閉塞性睡眠時無呼吸は，不注意や集中力低下に関連している．疑われる症状(大きないびき，短時間の呼吸停止など)がある場合は，睡眠検査を実施するように考慮すべきである．

評価尺度とチェックリスト

ADHD の小児は，自分の症状を正確に表現できない．ADHD の小児の多くは親との問題を抱えていることを自覚している一方で("両親はいつも自分にキーキー言うけれども，それはなぜだかわからない")，自分の多動性，衝動性，不注意，注意散漫を認識していない．

患者自身よりも両親，教師，配偶者が症状に気づくことが多いため，標準化された行動評価を行うべきである．尺度は，開発者によって多少内容が異なり，対象とする年齢も異なるが，基本的な特性は共通して備えている．どの評価尺度も症状の頻度を評価する必要がある．DSM-Ⅳの基準を満たすには，認知と行動の症状がほとんど常に(観察可能なかぎり)出現していなければならない．評価項目は，DSM-Ⅳ の 18 の症状を並べただけのものや，反抗挑戦性障害(ODD)や行為障害(CD)，学業成績についての項目を混ぜ合わせたものであるかもしれない．最近開発された Vanderbilt スケールは小児の気分障害の評価も含み，症状が原因となった機能障害のレベルについての教師や親による評価も含まれる．

学校の授業は，注意，集中，組織になじむためのスキル，感情抑制能力が必要とされる状況であるため，可能なかぎり教師の評価の情報を得るべきである．母親の子供に対する行動評価は，母親の感情的ストレスのレベルに強く影響される．うつ状態の母親は，自分の子供には行動に，より問題があると評価する傾向がある．

成人用の評価尺度は，DSM-Ⅳ の認知症状や，年齢の高い ADHD 患者に認められる軽微な型の多動を強く強調していることを反映しており，より異質性が高い．明確な成人 ADHD の概念的モデルはこれらの評価尺度に反映されている．例えば，よく使用されている，Brown の成人 ADHD 評価尺度(Brown Adult ADHD Rating Scale)は活動の欠陥—コアの欠損として，活動を開始して自らが行う能力の欠陥—として強調している．Wender's Utah 評価尺度(Wender's Utah Rating Scale)は，成人に子供のころの症状を思い出させて評価する．成人自己評価尺度の第 1.1 版(Adult Self-Report Scale-V1.1)は，プライマリ・ケア医が ADHD の可能性がある成人をスクリーニ

ングする際に有用で簡便な尺度である．

治療

薬物療法

刺激薬

刺激薬による治療は ADHD の治療の中心である．速放性のメチルフェニデート 5～20 mg の投与量で 1 日 2～3 回投与するのが歴史的に最も一般的な処方である．メチルフェニデートは通常，30～60 分で作用しはじめ，効果のピークは 1～2 時間で，作用期間は 2～5 時間である[訳注：日本では，児童期の ADHD に対してメチルフェニデート徐放剤(コンサータ®)とアトモキセチン(ストラテラ® カプセル)が認可されている．1 日 1 回投与で，初回用量 18 mg，維持用量 18～45 mg．増量が必要な場合には，1 週間以上の間隔をあけて 1 日 9～18 mg 増量．最大 1 日 54 mg]．やや作用時間の長い D,L-amphetamine salt は同様に，ADHD の症状に有効であり，メチルフェニデートが無効な患者の代替薬となる．

刺激薬に関する最近の重要なイノベーションは，さまざまな長時間作用型の薬物の開発である．Metadate-CD®，Ritalin-LA®，Adderall-XR® は速放性と徐放性の薬物が混合されており，1 日 2 回の服用と薬物動態が類似するようにしている．コンサータは 1 日 1 回服用する徐放薬で，メチルフェニデートを一定の割合で血中に放出し，作用は 12 時間持続する．Ritalin-SR® はその名前にもかかわらず，最初の 2 時間は作用が弱く，その後 4 時間は効果を発揮する遅効性の薬物である．この問題は Metadate-ER® にはあまり認めないが，作用時間はわずかに 6 時間であり，一般的な通学日の場合，1 日を通じて子供の症状を抑えるには十分でない．

刺激薬の副作用には，食欲低下，不眠，体重減少が含まれる．頻度はそれほど高くはないが，頭痛やいらいらが起こることもある．リタリン® の服用中止時にしばしば"リバウンド"を経験するが，その特徴は疲労や被刺激性などである．患者によっては被刺激性の副作用が現れにくいこともある．服用後 2 時間以内に生じる副作用に対しては，薬物の用量を減らすことが最良の対処法であることが多い．刺激薬，特に amphetamine(国内発売中止)とメチルフェニデートは，心血管系疾患のリスクを高める可能性があり，米国食品医薬品局の医薬品安全性・リスク管理諮問委員会(Drug, Safety and Risk Management Advisory Committee of the Food and Drug Administration）が医薬品添付文書で最も注意を喚起するレベルの副作用情報（black box warning）を出すことが促される．

非刺激性の薬物

非刺激薬は次のような状況で使用を考慮すべき第二選択の治療薬である．刺激薬で副作用が出る，Tourette症候群やてんかん性障害などの併存疾患の存在，刺激薬乱用の懸念，患者の両親の哲学により，刺激薬使用に反対している，など．

ノルエピネフリン再取り込み阻害薬であるアトモキセチン（ストラテラ）は，プラセボと比較してADHDの症状を減らす効果があることが実証されている．アトモキセチンは非刺激薬であり，成長抑制やチック，不眠との関連性はない．また，スケジュールII薬物（Schedule II drug［訳注：米国においては処方薬としてのみ利用が可能であり，流通については麻薬取締局が慎重に管理・監視している薬物］）ではなく使用規制の緩い薬物である．副作用として悪心，嘔吐，体重減少，睡眠障害を起こす可能性はある．アトモキセチンを内服した2人の患者に重篤な肝障害が起こったという報告の後に，黄疸が出現した場合や，血液検査で肝障害が疑われる場合に，FDAは投薬を中断するように文書による警告を出している．アトモキセチンによる乱用の可能性はこれまで示されておらず，また今後そのような予定もない．ピークの効果は2〜6週間持続する．用量は0.5 mg/kg/日から開始し，2週間かけて1.2 mg/kg/日に増量する［訳注：日本では，小児にはアトモキセチンとして1日0.5 mg/kgより開始し，その後1日0.8 mg/kgとし，さらに1日1.2 mg/kgまで増量した後，1日1.2〜1.8 mg/kgで維持する．ただし，増量は1週間以上の間隔をあけて行うこととし，いずれの投与量においても1日2回に分けて経口投与する．なお，症状により適宜増減するが，1日量は1.8 mg/kgまたは120 mgのいずれか少ない方の量を超えない．6歳未満および18歳以上の患者における有効性および安全性は確立していない］．刺激薬とアトモキセチンの組み合わせは，特に難治例に有効である可能性が示唆されているが，刺激薬とアトモキセチンの相互作用は存在しないようである．アトモキセチンは抗うつ薬であるため，抗うつ薬の使用に伴う医薬品添付文書で最も注意を喚起しているレベルの標準的な副作用情報である"自殺のリスク"を考慮する必要がある．しかし今のところ，診療現場における自殺リスクはアトモキセチンにかかわる重大な臨床的懸念はない．

α_2作動薬であるguanfacineやクロニジンは，特に激しい怒りや攻撃性の強い行為障害を伴うADHDに幾分かの効果を有することが示されている．α_2作動薬は，刺激薬の副作用である頭痛や"ぶるぶるとした震え（jitteriness）"を軽減することもある．一般的には，刺激薬と一緒に処方される．低血圧や鎮静についての慎重な観察が必要である．

bupropionや三環系抗うつ薬（tricyclic antidepressant：TCA）などの，その他の抗うつ薬もまた，非盲検試験によりADHDに有効であることが示されている．現在，これらの薬物は小児よりも成人患者でよく使用されている．TCAは心血管系疾患のリスクがあるため，成人と同様に小児においても心疾患が存在する患者には使用を避けるべきである．bupropionは痙攣の閾値を下げるため，摂食障害のある患者と同様に痙攣の既往のある患者には投与を避けるべきである．

薬物治療がひとたび至適な効果が得られるレベルに調整されると，並存していた疾患や残存していた問題が明らかになることがしばしばある．学習障害，社会的スキルの欠陥，成人患者ではコミュニケーションや組織になじむスキルの障害が，新たに治療のフォーカスになることがある．

▶ 非薬物療法

ADHD患児の親への心理教育的なアプローチにより，薬物療法のアドヒアランス（順守率）が高まり，学業や家族におけるストレスを軽減する点において有効である可能性がある．鍵となるのは，以下の要素である．(1) ADHDの病因は，生物学的な原因によることについての説明，(2) ADHD発症については両親に負い目や責任がないことを説明して安心させる，(3)衝動的で制御不能な行動と，意図的な行動を区別する，(4)薬物療法の役割―特に薬物が有効な症状と無効な症状について，(5)一般的な薬物の副作用についての説明，(6)至適な症状のコントロールを達成する前に，薬物の変更が必要になり，異なる薬物を試す必要が生じる可能性について，である．

両親と教師が頻繁に連絡を取り合うように促すことにより，患児の学業不振に重大な影響が出る前に問題を認識することが可能となる．可能であれば，学校と親との間で連絡ノートを使って毎日やりとりすべきである．

家庭では詳細なレベルの枠組みをつくり，予測性を高めることにより，ADHDの管理がさらに容易になる．理想的には，就寝，食事，宿題の時間をあらかじめ決められた時間に設定し，毎日変動しないようにすべきである．次の日に必要なものは，衣服も含めて前もってすべて子供に並べさせると，朝の登校までの活動が円滑になる．年長児では，宿題をする場所に気が散るようなものを置いておかないようにし，幼児の場

合，次の行動に移る前に遊んでいたおもちゃは片づけさせる．

並存疾患のない ADHD の患児の場合は，薬物療法に行動療法を加えることの利益はあまりないかもしれない．しかし，多くの ADHD は行為障害(CD)，反抗挑戦性障害(ODD)を伴っており，行動的介入が極めて適応となる．患者教育で鍵となる点は，(1) 一度に対応する標的となる行動を 2〜3 に絞る，(2) 適切な向社会的な行動を前向きに強化する，(3) 子供が実際に早期に前向きの強化を受けることができるように，標的となる行動についての妥当で現実的な時間枠を設定する，(4) 不適切な行動については，無視したり制限時間を設けることで対応する，(5) 必要なことや期待について，わかりやすくコミュニケーションする．

成人 ADHD 患者は，システム手帳やカレンダー，palm pilot[訳注：携帯情報端末の一種]などを用いて行動計画表を作成すると，活動を管理したり，重要なイベントや締め切りを思い出すために役立つ．被雇用者としてオフィスに勤務している場合，ほかの従業員よりも早く職場に着くと，気が散らないうちに仕事を終えることが可能である．

成人 ADHD 患者は親密な人間関係を破壊させることがある．多くの場合，結婚生活についてのカウンセリングは，長期記憶の低下や積極的に傾聴できない問題，配偶者やパートナーに対して心理的に寄り添うことができない問題などについて対処するために役立つ．ADHD に罹患していない配偶者にとって，このようなパターンで無視されることは愛情の問題ではなく，疾患の症状に基づくものであり，改善できるものであることを認識することは重要である．

結論：ADHD のコスト

治療にかかるコストに加えて，ADHD は経済的，法的，社会的コストがかかる．若年の ADHD の患者は，喘息のある小児や成人よりも外来診療に訪れる頻度が高い．偶発的な中毒や頭部以外の外傷も ADHD の患児で高率に発生する．医療の利用率の高さに加え，ADHD に並存しやすい学習障害などにより，特別な教育サービスのための費用がかかることになる．

青年期までに，並存疾患も著明に増加する．CD は ADHD との併発した場合に特に著明であり，器物損壊や窃盗，他人への傷害を起こしやすい．高校生活は，若年の ADHD の患者にとって特に困難な経験となる．青年期の ADHD の約 1/3 は高校を卒業できない．ADHD の患者はそうでない生徒に比べると，退学になる割合が高い．退学率が高いことは，理由の一部として高校生になるまでに ADHD の患児の約半数が 1 年以上留年していることを反映しているのかもしれない．10 歳代の ADHD の若者は，かなりの割合で 15 歳までに複数のパートナーと性交を経験するが，そのことは人間関係についての派手さを反映している．

成人になるまでに，ADHD は生活の多くの領域に悪影響を及ぼす．仕事については，ADHD の患者はそうでない人と比較すると 2〜3 倍高い確率で転職や退職を経験している．仕事については，しばしば低い評価を受けている．

ADHD の成人患者は，ADHD のない成人に比べて性交のパートナーの数は約 3 倍多く，予定外の妊娠や性感染症を経験する確率が高い．ADHD のある親は，きちんと子育てをできていないことも多い．交通事故を起こす率も驚くほど高く，ADHD 患者の約 20％ は，事故により 12 回以上の出廷通告を受けている．約 1/3 の患者は 3 回以上の衝突事故歴がある．

限られた研究報告ではあるが，治療によってこれらの有害なアウトカムを減らすことができる．例えば，刺激薬による治療によって，運転シミュレーションにおける失敗を減らすことができた．早期発見と早期治療により，その後の有害なアウトカムを大幅に減らす可能性がある．最近の研究結果によると，治療を受けていない ADHD の患児は，薬物療法などの治療を受けている患児に比べ，青年期での薬物乱用に陥りやすい．

（訳：三品浩基）

▶ 推薦図書

Barkley RA. *Attention Deficit Hyperactivity Disorder: A Handbook for Diagnosis and Treatment*, 3rd ed. New York, NY: Guilford Press, 2006.

DuPaul GJ, Stoner S. *ADHD in the Schools*. New York, NY: Guilford Press, 2003.

Kessler RC, Adler L, Ames M, et al. The World Health Organization adult ADHD self-report scale (ASRS): a short screening scale for use in the general population. *Psychol Med* 2005;35: 245–256.

McGough JJ, Barkley RA. Diagnostic controversies in adult attention-deficit/hyperactivity disorder. *Am J Psychiatry* 2004; 161:1948–1956.

Murphy KRE, Adler LA. Assessing attention-deficit/hyperactivity disorder in adults: focus on rating scales. *J Clin Psychiatry* 2004; 65(Suppl 3):12–17.

Searight HR, Burke JM, Rottnek F. Adult ADHD: evaluation and treatment in family medicine. *Am Fam Physician* 2000;62: 2077–2086.

Searight HR, Evans SL, Gafford J. Attention deficit hyperactivity disorder. In: Mengel MB, Schwiebert LP, eds. *Family Medicine: Ambulatory Care and Prevention*, 4th ed. New York, NY: Appleton and Lange, 2005.

Wender PH. *Attention-Deficit Hyperactivity Disorder in Adults*. New York, NY: Oxford University Press, 1995.

第 25 章

身体化

J. Jewel Shim, MD & Stuart J. Eisendrath, MD

はじめに

症例提示 1

57 歳女性の A さんが，ある医師の初診外来を予約した．彼女は 10 年来の説明のつかない多くの症状を訴えている．過去 10 年間，A さんは数多くのプライマリ・ケア医やサブスペシャリストの診察を受けてきた．今日の主な訴えは，腹痛，胸痛，頭痛，動悸，疲労と断続的な浮動性めまいであった．彼女は前医の診療内容が記載された診療録の厚い束を持参していた．この記録には，血液検査や診断を目的とした検査結果が数多く記載されていたが，彼女が訴える症状の原因については何も明らかにされていなかった．

医師：A さん，今日はどうしましたか？

患者（ため息をつきながら）：それがわからないのです．私の友人が数か月前にあなたの診察を受けたのですが，とてもいい先生だと言っていました．先生なら私を救ってくれるのではないかと期待してきました．私は何年間もこんな問題を抱えているのですが，これまで誰も解決できなかったのです．あなたなら解決できると思います．どこかがおかしいのです．私はとても調子が悪い状態が続いています．

医師：あなたの症状を教えてもらえませんか？

患者：ええと，すべては 10 年程前に始まったのですが……．

臨床医は，患者は病態生理学的プロセスの存在を示唆する症状（主観的な訴え）と徴候（客観的な所見）を呈するものだと教育されている．また，医師は適切な治療方針を立てるために，患者の訴えや症状を把握して病気を診断するように訓練されている．医療提供者にとっての満足は，このような作業を上手にやり遂げて患者が喜ぶ姿を見ることによって得られるものである．患者は自分の症状がどうなっているかという説明と，症状の改善を求めて受診している．患者が訴える症状について，医師が説明できない場合には，多くの場合，患者との関係に問題が生じる．識別可能な身体的病因を欠いた症状は，これまでに医学的に説明不能，機能的，あるいは身体化など，さまざまに表現されてきた．

（本章で用いられている）**身体化**(somatization)という用語が意味しているのは，苦痛を引き起こすが，それに対応する組織レベルの障害や病理学的要因がなく，心理社会的ストレスと関連する身体症状を自覚したり，訴えたりすることである．このような身体化のプロセスの広範囲で包括的な視点とは対照的に，精神科医は，ひとまとめにして**身体表現性障害**(somatoform disorder)と呼ばれるいくつかの異なる障害を定義する厳密な診断基準を構築してきた．このような事情を踏まえて，臨床医は先に定義した身体化と，身体表現性障害の一つである身体化障害とを注意深く区別すべきである．通常，このような病態は慢性的であり，患者は長期間にわたって社会心理的ストレスに対処していく必要がある．しかしプライマリ・ケアのセッティングでは，身体化症状があっても精神医学的診断基準に完全には該当しない患者に出会うことのほうがむしろ一般的である．その多くは，離婚のように特にストレスの多い期間において，頭痛などの一般的な症状が強くなる一時的な現象であるかもしれない．また別の患者は，症状がさらに持続して何もできない状態に陥るかもしれない．後者のグループの患者の扱い方は，臨床医にとって特にむずかしい場合がある．このような症状は医学的，神経学的な問題が背景に存在することを示唆してはいるが，適切な診断的評価を行っても病因を見つけることができない．自分の症状には医学的原因は見当たらなかったという医師の説明を聞いて，安心する患者もいる．一方，別の患者は動揺して，自分を信じてくれなかったとか，力不足であ

ると言って医師を非難するかもしれない．患者の中には診断を目的とした検査の継続や専門医への紹介を求める人もいる．さらに，身体化症状はその症状から推測される疾患に対する治療には反応しない．このような治療の明らかな失敗が，次の検査やほかの医師への紹介，またはほかの治療計画の要求につながる可能性がある．そして患者からの要求と治療の失敗が重なってくると，臨床医が非常にフラストレーションを感じることになる．

歴史的な概念

医学的に説明のつかない症状は，医学の歴史を通して認識されてきた．それぞれの時代において，医学的に説明のつかない症状によって構成される症候群として描写されている．その時代の科学的知識と理論により，この障害の病因論が形成された．医療提供者に支持された治療法は，その症状の原因であると想定される"異常"の治療を目指したものであった．その当時の医学の権威者によって，このような症状は，最も医学的な病態の特徴である実証可能な組織の病理学的変化を欠いていることが認識されていた．

ルネッサンス以前の医学理論は，解剖学と生理学についての限られた理解に基づいていたため，現在の医師にとっては極めて原始的にみえる．明確な原因のない疾患は，体内臓器の機能や活動の全般的な障害から生じると信じられていた．例えば，紀元前1900年には，ヒステリー（hysteria［訳注：ギリシャ語で子宮を意味するhusteraに由来する］）は"子宮が動き回ること"が原因だと考えられていた．ヒステリーの治療はこの概念モデルの影響を受けて，陰唇に軟膏を塗布したり，子宮を"本来の"位置に戻す手技が行われたりしていた．医師が医学的に説明できない症状の原因を神経系の障害に関係づけるようになったのは，ルネッサンス後である．しかし，このように障害に対する理解が変化してきたにもかかわらず，臨床医が行う治療にははっきりした進展が認められなかった．例えば，17世紀後半，一部の医師はヒステリー患者を棒で殴る行為を支持していた．

17世紀後半から18世紀までに，臨床医は身体化症状が発生して持続する過程において，心理的要因が果たす役割を次第に認識するようになってきた．さらに重要なことは，このような認識が治療に反映され始めたことであった．医学的な権威者たちが患者を治療する際に身体的療法だけに焦点をあてるようなことは，もはやなくなっていた．その代わりに医師は，患者の精神状態や健康について質問し，そのことについて積極的に興味をもっているという態度を示すように推奨されるようになった．さらに医師は，このような患者の回復を楽観的に考えるように促していく必要性も認識していた．

19世紀には，病理についての理解が大きく進展したにもかかわらず，身体化症候群に苦しむ患者には明らかな解剖学的な異常が認められないことは認識されていた．その結果として，医学的に説明のつかない障害は非常に軽微な，あるいは"機能的な"病理学的障害が原因と考えられた．この説明モデルは，身体化症状の治療に対して主に身体的介入への回帰と関連していた．しかし，臨床医のなかには，患者の治療にとって心理的治療の重要性を継続して主張する人もいた．このような臨床医はまた，自分たちの病気には身体的な病因があるという患者の考えに見合った方法で治療を行わなければ，患者に拒まれる可能性があることについても認識していた．

20世紀に時代が変わると，このような障害に対する心理的モデルが主に発達した．神経系に機能的な障害があるとする考え方は，心理起因（psychogenesis）という概念（身体化症状は心から生じるという考え）に取って代わられるようになった．身体化は無意識な精神的葛藤を身体化症状として表現する手段である，とみなされるようになった．その結果，精神科医が身体化障害の診断と治療を担うようになってきた．しかし，身体化症状が心に由来するという概念は，その症状が"本物"ではないことも意味していた．さらに，多くの患者はこの説明モデルの意義を納得していなかった．

このように医学的に説明のつかない症候群は，医師にとって臨床的な問題であり続けた．患者は，身体診察や血液検査，X線検査で発見される異常に見合わない多くの症状を頻繁に訴える．また身体化症状は，環境曝露，感染〔例えば，カンジダ（*Candida*）やEpstein-Barr（EB）ウイルス〕，または複数の化学物質過敏症などのこれまでに提唱されてきた多様な症候群となることが多い．加えて，この障害に関しては，広範な分野の支持団体や教育団体が，さまざまな計画を推進することによってこの症候群の評価をさらにむずかしくしている可能性がある．

症例提示 2

B氏は32歳の男性で，自分のプライマリ・ケア医に倦怠感と脱力，悪心を訴えている．彼は"浮動性めまい"に加え，さらに間欠的な腹痛と胸痛も訴えている．B氏は自分が古い建物に住んでいて，鉛や何かほかの毒に曝露されてきたのではないか不安を強く訴えていた．彼の身体所見や検査

結果はすべて正常であった．しかし彼はその結果に安心することなく，訴えは続いていた．そしてB氏は慢性カンジダ感染症や，ウイルス感染後症候群，さまざまな化学物質過敏症について頻繁に電話で質問してくるようになった．主治医はそれぞれの経過について話し合い，B氏の症状に対する適切な医学的評価を続けた．そのうちB氏はインターネットで自分の症状を検索し始めた．そして自分が自宅に置いてある複数の化合物の過敏症に苦しめられているに違いないと確信し，多くの「オンライン」の支援団体にかかわるようになった．B氏は自分の症状に関するそのほかの説明を聞き入れようとせず，次第に主治医であるプライマリ・ケア医に満足しなくなり，自分の障害の"専門医ら"による診療を求めるようになった．

病因

身体化は数多くの異なった視点から理解することができ，それぞれの視点は症状の原因を示している．しかし，正確な原因は不明であるため，次に示すどのモデルを用いても完全には説明できない．どちらかというと，それぞれのモデルは身体化症状が生じる原因についての洞察を医師に与え，可能性のある治療を提示している．残念ながら，それぞれのモデルは一部の患者の症状しか説明することができない．一つ以上の視点を統合することによって，患者をより包括的に理解することが可能になる．

▶ 神経生物学的視点

神経生物学的視点によると，身体化症状は末梢神経や中枢における感情的な情報の処理を担っている神経内分泌系の機能不全の結果として生じるとされている．その結果，この障害をもつ患者は，正常な身体感覚や感情に基づく信号を危険な身体的プロセスと誤って解釈する．神経系や内分泌系の機能不全のために，患者の意識が身体化症状に占拠されるメカニズムはわかっていない．しかし，このような異常がこれらの疾患に対して果たす役割を示すエビデンスは増えつつある．例えば最近，コルチゾール濃度の低下が心的外傷後ストレス障害や線維筋痛症，慢性疲労症候群，いくつかの慢性疼痛性障害のある役割を担っていることが，研究者によって示唆されてきた．コルチゾール濃度の低下が上記の患者集団に認められることはわかっていたが，コルチゾール濃度の低下と身体化症状の発現との正確な関連性はわかっていない．その他の研究では，身体化症状を抱える患者の新しい刺激に慣れる能力を検証している．身体化症候群の患者は新しい刺激に対する緊張が強く，時間をかけてもその状況に慣れることはあまりなかった．さらに，患者はストレスのかかった状況から離れても，元の心拍数に戻るまでに時間がかかった．この研究は，新しい刺激，あるいはストレスを伴う刺激に適応する際の生理的メカニズムと，身体表現性障害患者の心理的な症状との関連性を示唆している．

▶ 精神力動的視点

精神力動理論では，身体化症状は精神面のみから発生するとされている．そして，その症状は内面の心理的葛藤の現れだと信じられている．この理論を支持する複数の研究があり，身体化症状を訴える患者は非患者群と比較して過去に高い確率で精神的虐待や身体的虐待，うつ病，不安を経験していたことが示唆されている．また，虐待によって，身体表現性障害の原因となる内面的葛藤が生じるリスクを被害者が負うという仮説もある．例えば，幼少時に性的虐待を受けた女性は，そうでない人と比較すると，慢性骨盤痛を訴える割合が高かった．うつ病や不安は内面的葛藤の結果でもあり原因でもあるかもしれない．その他の研究結果によると，女性が小児期に経験したトラウマ（精神的外傷）は，不安定な愛情を介して，身体化の程度と強い関連があることが示されている．愛着理論（attachment theory）では，保護者との早期の体験により，対人関係における個々の相互作用がどのように影響されるのかを予測している．「愛着の4分類モデル」（four-category model of attachment）が提唱されており，このモデルでは安定型，とらわれ型，拒絶型，恐れ型，という4つの異なる型について説明している．ある研究では，愛着の各型の役割と身体化との関連，それに続く医療の利用状況について検討している．とらわれ型の愛着をもつ特定の患者は他者を理想化する傾向があり，自分を頼りとする傾向が低く，安心させてもらうことを必要としている．対照的に，恐れ型の愛着をもつ場合，自分を頼りとする傾向が低いことに加えて他者を信頼しない傾向がある．この型の人は身体化症状を訴える可能性が高く，医療資源の高額な利用者となりやすい．

症例提示 3

Gさんは51歳の女性で，過去1年半の間，腹痛と進行性の機能低下に苦しんできた．彼女には保存的治療の効果がなく，試験的開腹手術の目的で入院してきた．しかし，Gさんの症状を説明できる器質的異常は認められなかった．Gさんの痛みに対する心理的要因を評価する目的で，精神科へのコンサルテーションが行われた．Gさんはあらゆる心理的なストレス要因を否定したが，Gさんの症状が出現した頃に，とても身近な存在だった母親が姉妹の一人を看病するために転居していたことを彼女の夫が打ち明けた．彼女が自覚していた喪失体験や他の代替可能なサポートを探索するために，Gさんは心理療法を紹介された．この治療によって，Gさんの腹痛は消失した．

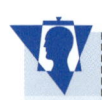

症例提示 4

C氏は53歳の男性で，肉体労働に従事していた．彼は常に健康であった．ある日重い物を持ち上げたときに，右胸部に痛みを覚えた．同僚の一人が，彼の父親も同じような経験をした後すぐに心臓発作で亡くなった，という話をした．するとC氏は自分が心臓病だという考えに促されて，複数の救急室やプライマリ・ケア医，心臓内科医を訪れるようになった．C氏に対する評価は，全く正常であった．しかし彼の不安は続いており，今は新しい医師を受診している．

医師：Cさん，どうしましたか？
患者：先生，私は心臓に問題を抱えているのです．
医師：どのような症状なのですか？
患者：ええと，時々ですが，以前よりも息切れする感じがして，重い物を持ち上げると胸の筋肉に少し痛みを感じるのです．ある時は呼吸が速くなることがあり，指がチクチクすることもあります．以前見たテレビ番組では，このような症状は狭心症の可能性があるといっていました．今は自分にストレスをかけて心臓発作を起こしたくないので仕事を休んでいます．

▶ 認知−行動的視点

認知−行動理論の専門家によると，例えば軽度の胃食道逆流症（あるいはパニック症状）を心筋虚血の症状だと信じるように，身体化症状は身体感覚に関する誤った信念（考え）から生じている．このような誤った解釈により，症状の評価や心機能が正常だという再確認を求めて，救急外来をはしごするといった明らかに不適応な行為を行うようになる．身体化症状は，自覚している疾患に対する周囲の人の反応や，個人の環境の中のさまざまな要因によって強化される．例えば，患者は仕事や社会的責任を免除されるかもしれない．このプロセスの例として，患者が病気について学習することで，過去に見過ごしていた症状を思い出して，それがこの病気の原因だと考えるようになる可能性を示した研究もある．患者は自分の病気に対する考えを強化し，身体的症状を増強させるようなさらに他の症状を探し出そうとする．また患者が，その病気に対する意識を高めようとしている支持者や教育団体と接触することにより，患者が自分の病気を正当化する視点が強化される可能性がある．身体に関する情報の処理は，自分が病気だという信念によって次第に色付けされて，その結果，患者が病人の役割（sick role）を受け入れるようになる可能性がある．

▶ 社会文化的視点

社会文化的視点によると，人間は文化的に容認された方法で病気や悩みを表現することを学んでいる．いかなる文化においても，ある表現が衰退する一方で，ある特定の身体的症状や疾病行動の表現は助長されている．身体化は普遍的なプロセスであるが，個人的な文化は精神的な苦痛を身体的に表出する方法に影響しているかもしれない．さらに，医師と患者はしばしば異なった生活背景をもつため，この理論は医師と患者間の文化的な意思疎通の重要性を示唆している．この意思疎通が，患者の症状がどのように自覚されて解釈されるかを決めていることが多い．患者と面接するときに臨床医が行うべきことは，患者の訴えているどの身体愁訴が，精神的な苦痛についての文化的な慣用表現であるかを正しく認識することである．この評価を誤ると，誤った診断，不必要な治療や評価を行うことになり，また期待したほど治療に反応しなかった場合には，医療提供者のフラストレーションや患者側の不満を引き起こす可能性がある．

別のパラダイム

これまで議論してきた理論モデルにはそれを裏づける証拠があり，身体化症例の治療に対する根拠として用いられてきたが，身体化とそれに関連する障害を概念化するための別の方法がある．この考え方は，医師が"身体的"，"心理的"の二者択一的な考え方を放棄するところから始まる．この二者択一の枠組みでは，患者が"医師は自分の症状がすべて頭の中にあるもの（心理的）だと言っている"と結論づけてしまうことで，医師が患者自身やその症状の現実性を否定している，と患者に感じさせるような相互作用につながる．その代わりに，医師は生物・心理・社会的な疾患モデルに基づいた包括的な疾患概念を用いる．このパラダイムでは，すべての疾患には生物学的，心理・社会的な要因が存在していると考えられている．

西欧の医学モデルは疾患の生物学的視点を重視し，患者が経験している心理社会的側面を無視していることが多い．さらに，西欧の医学モデルは急性期疾患の経過を理解し治療することについては非常に有効であるが，多くの慢性疾患の複雑さを説明することはできないかもしれない．例えば，痛みの研究者は将来の障害を予測する際，身体的要因よりも心理的要因が重要であることを発見した．このような研究により，生物学的な疾患プロセスと症状の心理社会的影響との相互作用を認める新しい治療パラダイムが発展した．治療については，生物医学的な症状を軽減することと，疼痛や身体障害に関連した思考，感情，行動を修飾することの両方にフォーカスが絞られている．

より包括的な生物・心理・社会的モデルを用いた場合，疾患というものは，一方では大部分が身体的な問題によって特徴づけられる障害のスペクトルに沿って，もう一方では大部分が心理的または社会的な問題の現れである障害のスペクトルに沿って発生していることが理解できる．したがって，患者の評価には身体的要因と心理社会的要因のどちらに関する問診もルーチンとして含まれるべきである．生物・心理・社会的な枠組みを用いることで，身体表現性障害はその患者が自分の病気の心理・社会的要素を無視し，身体的視点だけから病気を考えている場合に発生していると考えることができる．例えば，多くの検査を徹底的に行っても解剖学的な病因を特定できない慢性骨盤痛を訴えている患者が，症状の心理社会的な部分について話し合うことよりも，再三の検査を求めてくる場合には，患者が身体化を経験している可能性が高くなる．身体化そのものは単一の要因から生じるものではない．多くの疾患と同じように，身体化は表現が連続したものとして解釈することができる．身体化は一時的であり，ストレスと関連して一般的な身体的症状が誇張された結果でもあり，また患者を不自由にさせている持続的で深刻な訴えでもある．

患者：わかりません．おそらく私は頭がおかしくなって……他のみんなもそう思っているようです．

医師：あなたは決しておかしくなんかありませんよ．あなたの心配していることを聞きましょう．些細なことでもいいですから話してもらえますか？

患者：ええ，私の友人の一人が Cushing 病という病気だったのです．先生は，私がその病気だろうと思いますか？

医師：とてもいい質問ですね．あなたのような症状を示す病気は，世の中には実にたくさんあります．私があなたの訴えを聞きながら検査してきたこと，私がまれな病気を考えようとしたことを思い出してください．私はそのような病気は頻繁に生じるとは考えていません．特にあなたがとても長い期間にわたってその症状を自覚しているところも Cushing 病とは考えにくいですね．しかし，私はあなたに正直に接したいと思います．絶対に確実なことを証明する方法はありません．この世界には非常にたくさんの病気があって，すべてについて検査することはできません．ですが，いくつか検査を行いましょう．もし検査結果が正常であれば，それ以上の検査はやめましょう．しかし私はこれから数か月でお互いの関係を深めながら，Cushing 病のようなまれな病気の可能性も考えていこうと思います．今後，症状が悪化してこのような病気が疑われたら，私は必ず追加の検査を行います．それでいかがですか？

患者：わかりました．上手くいきそうな気がしますね．

医師：あなたの生活にストレスとなっていることは，ほかにありますか？

患者：そういわれると，ストレスを感じていることがいくつかあります……．

この短い会話において，医師は誠実さと信頼できる感覚を伝える一方で，医師は不確実性を認めている．（医師-患者）関係を続けていくことや，将来，異なる可能性があることを考慮に入れておくという意思を強調することは，医療提供者は多くの，ほとんどが不必要である可能性の高い診断的検査を行うことなく，患者がケアされていると感じてもらえるように手助けしている．さらに，患者が病気の心理社会的要因と身体的要因とを結びつけて考えることができるように医師が手助けしているのだ．

有病率

身体化は，プライマリ・ケアの診療所で経験する頻度の高い疾患である．疫学研究によると，プライマリ・ケア施設における 25～35％の患者は，不安やうつ病などの最も日常的に認められる精神医学的障害の診断基準に該当することが示されている．さらにその研究によると，不安障害やうつ病性障害の基準に該当する患者の 50～80％は，最初に身体的症状を訴えていることが明らかになっている．別の研究では，プライマリ・ケア外来では，身体表現性障害と診断された患者の割合は約 22％であった．プライマリ・ケア医の受診者のうち，浮動性めまいや胸痛，疲労感などの一般的な症状を評価した結果，80％は器質的な異常が発見されなかったとする報告もある．同様に，入院患者を対象とした研究では，内科疾患で入院した患者の 20～40％が，診断基準を満たす精神障害を併存していたことが示されている．また，最近の研究では，身体表現性障害は入院患者において最も頻度の高い精神医学的診断であることが示された．これらの結果によると，より厳格に定義された身体表現性障害だけではなく，身体化症状は医療サービスを受ける患者に極めて一般的な存在であることを示唆している．

影響と結果

身体化は頻度が高いだけではなく，費用がかかるという問題も抱えている．ある研究では，身体化障害患者の医療費は平均的な患者と比較して 9 倍かかると推計されている．別の研究では，身体化に関連する年間の医療費は，併存している精神医学的障害を調整して解析したとしても，全米で 2,500 億ドルを超えると見積もられている．さらに，患者は自分にだけは多くの時間をかけて注意を払うよう要求するが，大部分は治療に反応しないことが多い．その結果，医師に不満を抱くようになり，医師を無能で力不足と感じるようになる可能性がある．果てしがないと感じられる患者の訴えのために，その患者名が予約者リストにあるだけで，医師が怒りや恐怖を覚えるようになることがある．このように身体化症状を抱える患者は，限りある医療資源を偏って利用することで医療システムにとって負荷となるだけでなく，患者の過剰なニーズに圧倒される医療提供者にとっても負担をかけることになる．

身体化症状を抱える患者は，そのような症状のない人と比較し，健康状態や身体機能，精神的なウエルビーイング(well-being)が悪いという研究結果が一貫して報告されてきた．患者は身体的な訴えと身体疾患に対する不安だけではなく，感情的，社会的な障害と生活の質(quality of life：QOL)の低下という問題も抱えている．適切な管理を行うためには，このような患者を正確に診断することが重要になる．

鑑別診断

身体化症状を抱える患者に対しては，生物医学的な病因を評価すべきである．評価の内容は，患者の病歴，患者が訴える症状，年齢によって変わる．患者を評価する際には，高齢になってから多数の身体的症状が出現する場合は一般的な身体疾患が原因であることが多く，身体表現性障害は一般的には数十年早く発症することを認識しておくことは重要である．

米国精神医学会の「**精神疾患の診断・統計マニュアル**」**第 4 版**(Diagnostic and Statistical Manual of Mental Disorders, Fourth Edition, Text Revision：DSM-IV-TR)では"身体表現性障害"の見出しのもとに，多くの症候群が分類されている．この分類は患者が一般身体疾患を示唆する症状を訴えているにもかかわらず，どのような精密検査を行っても明らかにできない，もしくは異常が存在したとしても患者の訴えを説明するほどの重症度ではないという共通の特徴に基づいている．さらに，身体表現性障害における身体愁訴は無意識につくり出されており，患者が意図的にコントロールしているものではない(表 25-1)．

ほかの多くの精神医学的疾患も身体化との関係がある．身体化症状が出現している患者を評価する際には，精神医学的疾患も考慮すべきである．例えばパニック発作は，動悸，悪心，息切れ，四肢の痛みなど多臓器系統の症状を伴うことが多い．しかし，身体表現性障害の症状とは異なり，この身体化症状の発症は突然でありパニック発作のエピソードに限定される．注意深く病歴聴取を行えば，この時間経過を聞き出すことができて診断に役立つであろう．全般性不安障害の患者もまた，多彩な身体愁訴を呈することがある．生活の中のさまざまな領域における過剰な不安の存在は，全般性不安障害と身体表現性障害との鑑別に役立つ鍵となる特徴である．うつ病患者は，特に頭痛や，痛み，胃腸管の問題など説明のつかない身体的症状を訴えることが多い．慢性的身体表現性障害における身体的症状とは対照的に，うつ患者の身体愁訴は気分症状が存在しているときにだけ認められる．このような症例では，うつ症状と身体愁訴は同時に消失する．うつ病と身体表現性障害の合併率は高いことが研究により報告されていることから，臨床的にはこの 2 つの障害が併存している可能性がある．また身体機能や臓器にフォーカスした(誤った)考えを抱いている強迫性障

表 25-1 身体表現性障害

- **身体化障害**：30歳未満で発症，数年にわたって持続しており，疼痛症状や胃腸症状，生殖器症状や偽性神経学的症状［訳注：神経学的疾患を示唆する症状］を伴う．身体化障害を決定づける特徴は，その症状から考えられる一般身体疾患の特徴である器質的異常や検査異常，身体所見を欠く多彩な症状が持続することである．
- **鑑別不能型身体表現性障害**：6か月以上持続する1つまたはそれ以上の身体愁訴の存在が特徴であり，既知の物質または一般身体疾患として説明できない，あるいは既往歴や身体所見，検査所見から予想されるものをはるかに超えている．
- **転換性障害**：神経疾患または他の一般身体疾患を示唆する随意運動機能または感覚機能に影響を及ぼす症状または障害が存在していることが特徴である．しかし，背景に症状を説明できる身体疾患を特定できない．転換性症状については，多くの一般的な病因論として確立されるにはまだ時間が必要であり，この診断は暫定的であり，強調することは重要である．過去の研究では，転換性障害と考えられた患者のうち約50％で一般的な身体疾患が認められたことが，後に明らかとなった．しかし，最近の研究ではこの障害に対する理解や診断技術が改善したことによって，この割合は現在では25％未満であると示唆されている．
- **心理的要因と関連した疼痛性障害**：1つまたはそれ以上の解剖学的部位での疼痛が臨床像の中心を占めていることが特徴である．心理的要因が，疼痛の発症，重症度，悪化，持続に重要な役割を果たしていると考えられている．
- **心気症**：身体的症状に対する誤った解釈のために，自分が重篤な病気に罹っていると恐怖を感じたり，または病気に罹っていると思い込んでいることが特徴である．
- **身体醜形障害**：外見上の欠陥について想像したり，あるいは誇張した思い込みが特徴である．
- **特定不能の身体表現性障害**：ほかのより特定された身体表現性障害の基準を満たしていないが，身体化症状を呈するどの症例も該当する（例：想像妊娠—しばしば無月経や腹部の膨らみのような妊娠の徴候を伴う，自分の妊娠についての誤った信念）．

害患者は，身体表現性障害に罹っているようにみえるかもしれない．診断の鍵は，強迫観念や強迫行為の存在についての注意深い病歴聴取である．統合失調症のような精神病性障害の患者も，複数の身体的症状を訴えることがある．身体表現性障害における懸念とは異なり，精神病性症状は一風変わってまったく不条理な傾向がある（例えば，"体の中が腐っている"あるいは，"胃の中にある恐竜の卵が痛みの原因だ"など）．

これまでに述べてきた精神医学的障害とは対照的に，症状が意識的につくられている疾患もある．虚偽性障害はその症状が意識的，または自発的にねつ造，誇張されていると医師が確信することによって診断される．しかし，このような患者では，症状の原因となるような金銭的な補償などの外部からのインセンティブ（誘因）は存在しない．患者の唯一はっきりした目的は病人の役割を演じることにある．一方，詐病は金銭的な報酬や薬物の入手，兵役や懲役などの不利な状況から逃れるなど，何らかの外部からの利得のために患者が意識的に症状をつくり出していると医師が確信することによって診断される．なお，詐病は精神障害とは考えられていない（**表 25-2**）．

評　価

身体表現性障害が疑われる患者の評価には，段階的で根拠に基づいたアプローチが非常に役に立つ．この枠組みを用いることにより，臨床医は不必要で費用のかかる診断検査や専門医への紹介を避けることができる．さらに，すべての評価方法が原因となって発生する可能性がある医原性の訴えを回避することができる．複数の身体症状を訴える患者の評価の第1段階は，詳細かつ綿密な現病歴の聴取である．臨床医は，当然のことであるが，病歴を聴取する際には患者の診療録を見直しておくべきである．それから適切な身体診察と神経学的診察を行うべきである．そして得られた情報から診断を確定するか，主要な生物医学的疾患を除外するためにはどのような検査が適応となるかについて考えればよい．患者から幅広い検査を行うように急がされたとしても，それに流されることなく患者の必要性に応じた合理的な意思決定を行うべきである．同僚に対して非公式にコンサルテーションを行うことも，このような患者を正しく評価するうえで役に立つ可能性がある．

表 25-2 病的な疾患肯定状態

症　状	症状の出現	動　機
詐病	意識的	意識的
虚偽性障害	意識的	無意識
身体化	無意識	無意識
心気症	無意識	無意識
疼痛性障害	無意識	無意識
転換性障害	無意識	無意識
身体醜形障害	無意識	無意識

（出典：Eisendrath SJ, Lichtmacher J. Psychiatric disorders. In: McPhee S, Tierney LM, Papadakis MA, et al., Current Medical Diagnosis and Treatment 2007. New York, NY: Lange/McGraw-Hill, 2006: 1072-1074 からのデータによる）

患者の身体的症状を病理学的異常では説明できないと医師が判断すれば，次は心理的障害を中心にフォーカスを絞ることが可能になる．注意深い臨床面接や半構造化された面接手法，精神科医への紹介を通して精神的障害の評価を行うことが可能である．臨床面接は，医師が患者の生活に興味をもっていることを患者に伝えるのみならず，精神医学的障害の存在を確立するための手助けとなる．プライマリ・ケアの場合で使用することを目的として開発されたPRIME-MD (Primary Care Evaluation of Mental Disorders)のようなツールは，うつ病，不安障害，摂食障害や物質（薬物）乱用のような身体表現性障害の診断に役立つ可能性がある．このようなツールは，迅速に行うことが可能であり，妥当性も確立しているといった利点がある．PHQ (Patient Health Questionnaire) はPRIME-MDの中の自己記入式尺度であり，頻度の高い精神障害を診断する目的でプライマリ・ケアの場面でも使用されてきた．PHQ-15は身体化症状を評価するPHQの下位尺度であるが，症状改善の評価のほかにも症状の重症度を測定できる．多くの患者は自分の訴えが簡単に片づけられてしまうことを恐れて精神科専門医への紹介を拒んでいるため，このようなツールは役に立つ．とりわけ患者を評価する際には，医師は身体領域と心理社会的領域との相互作用を認めて，これを明らかにすべきである．

医師：今日はあなたの体調についてお話ししたいと思います．
患者：ええ，また胸が痛くなって本当に困っています．
医師：（その症状についていくつか質問した後に）あなたが以前に訴えていたものと同じような痛みのようですね．ですが今回は少し強そうです．痛みの強さ以外に，何か生活で変わったことがあったのではないですか？
患者：何も……本当です．妻と私は，また命にかかわるのではないかと言い争っているところです．
医師：ああ，それはあなたが痛みを訴える前から問題になっていましたね．
患者：そうなのですよ．妻が口うるさくいうことと，何とか家計をやり繰りしているストレスに疲れています．
医師：あなたが受けてきた精神的ストレスが，あなたの身体とウエルビーイングに悪影響を与えている可能性が考えられますね．

治　療

これから述べる治療方針は，身体表現性障害の中にある診断名（表25-1）に特異的なものではない．ほとんどのケースにおいて，身体表現性障害について具体的な精神医学的診断を行うことは，患者の症状が身体化の現れであると認識することほど重要ではない．しかし，不安やうつ病，あるいは精神病などの精神医学的障害が同定された場合には，その障害に対して特異的な治療が行われるべきである．

▶ プライマリ・ケア医のための治療法

非身体的治療（nonsomatic therapy）が身体表現性障害の主な治療法である．身体化症状を抱える患者はプライマリ・ケア施設を頻繁に受診し，精神科へ紹介されることに抵抗する．そこで，忙しいプライマリ・ケア施設において，効果的で，プライマリ・ケア医に受け入れられる実用的なテクニックが必要とされている．そして最後に，患者が前向きに治療に取り組めるように，治療介入は病気の性質について患者が抱いている考えに沿うものでなければならない．

身体化症状を抱える患者のマネジメントの中で最も重要な点は，強い信頼関係を築くことである．患者と強い信頼関係を築くことは容易ではないが，治療同盟をつくり出すことは診断と治療のいずれにおいても非常に重要である．身体化症状を抱える患者は，治療以外では自分たちで，利用できる最良で唯一の方法に反応するということを覚えておくと役に立つかもしれない．身体化症状を訴える患者に対して特異的な治療を考える前に，患者とやりとりするための基本的なテクニックを考慮することは有用である．

臨床医は，患者が訴える身体的症状が実在しているかを決して疑うべきではない．身体化は無意識のプロセスであり，身体的愁訴は患者にとって非常に現実的な問題である．さらに，その性質からしてほとんどの症状が主観的であるため，その症状について検証したり言い争ったりする意味はない．治療同盟を強化するためには，患者の苦しみをはっきり認めることが役に立つ可能性がある．

医師：あなたがどれだけこの症状に苦しんできたか，私にはわかりますよ．
患者：この症状をわかってくれるのは，先生だけですよ．

医療提供者は，症状の原因が心理的なものであると患者に納得させようとするのは避けるべきである．また心理的なラベリング（例えば，うつ病や不安など）も避けるべきである．その代わりに，症状を話し合うために患者が簡単に理解でき，お互いを受け入れられる

言葉を使うべきである．毎回の診察では，身体的愁訴についての話し合いから始めるべきである．それから，患者の症状を説明する場合には，患者にとって受け入れやすい記述的で生理学的な説明を行うべきである（例えば，「あなたの首の筋肉が異常に緊張していて，痛みを伴う痙攣を起こしています」など）．このような記述的な説明は症状の生理的な要素を意味しているが，病因についてはふれていない点に注目することが重要である．時間が経過すれば（しばしば月や年の単位で），患者と医師は，その問題の身体面と心理社会面を統合し，その症状に適応できる説明を探索しはじめることができるかもしれない．

患者：どうして私の首が痙攣しているのか，わけがわかりません．
医師：この症状は，上司があなたを非難した後に生じていた，と以前に話していましたね．厳しく締めつけられることで生じる怒りやストレスのような感情に対し，人間の筋肉は反応するときがあります．この反応が非常に強くなると，筋肉が痙攣することがあるのです．
患者：なるほど，わかるような気がします．確かに上司が近くに来ると，私は歯を食いしばるような感覚になって身体がこわばってきます．

マネジメントのための別の提案は，患者の症状としての身体的原因を除外するために，医療提供者が適切な方法でその評価を行うことである．ひとたび身体化であることが認識されると，医師は定期的に短い間隔で診察の予約を続けていく．このような受診では，ある程度時間が決まっているため患者は定期的に医師に会うことになり，新しい症状を訴える必要がない．また受診の際には，患者の生活における出来事や精神的なウエルビーイング，人間関係について話し合う前に，身体的症状について簡単に確かめることができる．また患者が新しい症状やこれまでの症状が悪化していることを訴えている場合には，医師は新しい治療や診断的な検査について保存的なアプローチをとることができる．目標は，ウエルビーイング（well-being）を促進する行動を患者に意識させて，生活や病気の心理社会的視点について話し合う手助けを行うことである．症状に対する新しい治療や評価を追い求めるような行為については，思い止まらせるべきである．同時に医師は，患者に対して強い関心があることを示す．さらに，新しい症状が出現したり，症状の悪化がない場合でも，このような治療を受けたり，医師に注目してもらえることを患者は学ぶようになる．医師は，次の再診日時について患者に尋ねてもよいかもしれない．このようにして，患者がコントロール感を自覚するようになり，そのうち多くの患者は受診の間隔を延ばそうと提案してくるようになる．

このような患者に対応する際には，適切な目標を設定することも重要である．こういった障害は，すべての慢性疾患のように，多くの場合は完治できるものではない．しかし，医師はほかの新しい治療が患者の症状を緩和したり，追加の検査によって問題の原因を解明できるのではないかと期待することが多い．しかし，このような考えは患者と医師の両者を結果的に落胆させてしまう可能性がある．症状の完治を目的とすることよりも，より現実的な目標を設定するほうがよい．プライマリ・ケア医の目標には，新しい症状に関する電話連絡や受診の回数，薬物や専門医への紹介を要求する回数，そして救急外来の受診回数を減らすことが含まれる．そして患者のための治療目標には，生活のコントロール感を高めたり，社会生活機能を改善させたり，日々の症状により適切に対処することが含まれる．

医師：今日は，私たちのかかわりにおいてお互いに何を望むべきかについてお話しましょう．何がこのような症状を引き起こしているのかを明らかにして，完全にその症状を治すことが私にできる最善の診療ではないかとあなたは考えているのではないかと思います．しかし，あなたが苦しんできた数年間という期間と，あなたが出会ってきた多くの医師，そして今にいたるまで限られた治療効果しか得られなかったことを考えると，完治を追い求めるのではなく，どのようにすればあなたの感じ方を改善させたり，あるいはあなたの機能を最大限に高められたりするかに注目するほうが現実的ではないでしょうか．あなたはどう思いますか？
患者：ええ，もちろん私は先生が治療法を見つけてくれることを願っていました．そうですか……それでは先生は私を助けられないということですか？
医師：いいえ，そういう意味ではありません．助けられると考えています．まず初めに，あなたが自分の症状と上手にお付き合いする方法を習得できるようにお手伝いしたいと思います．これから毎日，あなたの身体の機能をよくするようにも努力していきますよ．すぐに成功してもしなくても，私はできる限りあなたを助けていくことを約束します．

身体表現性障害に対する新しい治療法に，"記述式自己開示プロトコル（written self-disclosure protocol）"の使用がある．この治療では，身体化症状を抱える患者に定期的に日記の形式で記載してもらう．医師は，患者が1週間に1回，20分間かけて自分の生

活の中で不快に感じた経験について自宅で記載するように説得する．この治療では，特にほかの人との人間関係の経験について考えるように患者に対して強く促す．また，この経験が過去に自分に対してどのような影響を与えたのか，また将来どのような影響を与え続けるかについて記述するように患者に指示する．患者が望めばその日記をほかの人と共有することができるが，必ずしも共有する必要はなく，その場合でも利益を得ることができる．この方法については，患者と医師の両者に受け入れられることがすでに明らかになっている．また，有用で手間がかからず，費用対効果がよい方法であることも証明されている．そして，患者が診察室の外でこの記載を行うことにより，医療機関の利用が減少したことも示されている．

近年開発された，プライマリ・ケア場面における身体化障害患者に対する別の治療テクニックがある．それは，一般臨床医が患者に自分の身体的症状は心理社会的問題が原因であると考え直させたり，関係づけさせることを目的としている．医師は，患者の身体的，精神的，社会的要因を含んだ病歴を聴取するように勧められる．そして患者から得られた生物・心理・社会的情報をもとに，患者の訴えを再構成することにより，医師はその問題と必要な治療の視野を広げることができる．医師は心理社会的要因がどのように身体的症状を引き起こすのかについて筋が通った説明を行いつつ，患者の苦痛と身体的愁訴を関連づける．この介入モデルは費用対効果がよく，臨床的にも有効性が証明されている．

このような治療介入を行ったにもかかわらず，患者を精神科医へ紹介することが必要になる場合がある．身体化症状を抱える患者の多くは精神科への紹介を拒むであろう．患者のこのような抵抗によって医師は苛立たされるが，医師との関係を終える第一歩として，このような精神科医への紹介を多くの患者が過去に経験してきたことをプライマリ・ケア医は認識しておくべきである．専門医に紹介する前に，プライマリ・ケア医は次の受診の予約をとることで患者の不安感に対処することができる．医師−患者関係の継続性が保証されれば，専門医への紹介について話し合えるようになるはずである．さらには，継続的な治療を目的とした紹介よりも，"プライマリ・ケア医がよりよい診療を行えるようなアドバイスや手助け"のために，精神科医に1回，あるいは何回か受診するように患者に勧めるようなコンサルテーション方法のほうが患者には受け入れられやすい．このような精神科医へのコンサルテーションは，確定診断や向精神薬の使用についてのアドバイスを得たいときに役立つだろう．

医師：また1か月後にお会いしましょう．それまでの間に，あなたには以前お話ししていた精神科医のR先生を一度受診してもらいたいのです．自身の胸の痛みがうつ症状から生じているのではない，とあなたが考えていることは承知しています．しかし，私たちはうつ病の治療を試みようとお互いに決めましたよね．私たちが適切な抗うつ薬を見つけられたかどうか私にはまだわかりません．私はR先生の意見が重要だと考えていますが，いかがですか？

▶ 心理療法

認知行動療法(cognitive behavioral therapy：CBT)は，医学的に説明のつかない身体化症状に対処する方法として研究されてきた．この技術は，身体機能についての誤った考えとそれに関係する不適応(dysfunctional behavior)が症状の背景として存在するという理論に基づいている．治療の第1段階では，このような考えと行動を特定する．次に，その考えの正当性を疑うように患者を促し，身体機能についてより正確なアイデアを受け入れるように指導する．この変化は，より適切な行動の受容と対をなしている．最近の無作為化比較試験において，身体表現性障害患者に対して10セッションの認知行動療法と，精神科的コンサルテーションによる支援を受けた標準的治療の効果とが比較された．15週間後，標準的治療を受けた患者群と比較し，認知行動療法を受けた患者群では，自己評価による機能が大きく改善し，医療費が大幅に減少，身体化症状も有意に減少していることが研究者らにより明らかにされた．この研究は，認知行動療法が身体表現性障害やその関連疾患の患者に対して有効である可能性を示唆している．

精神力動的精神療法(psychodynamic psychotherapy)は，患者が内面的な感情の葛藤を経験しており，それに関する感情が表現されていないという仮定に基づいている．結果的に，この葛藤が身体化症状を通して表現される．この治療は，内面的な葛藤を表に出して治療セッションの中で患者にはっきり表現させることにフォーカスを絞っている．この作業を行うに伴い，身体化症状の必要性がなくなり，やがて消失する．残念ながら，身体化症状を訴える大部分の患者は無意識的な葛藤を探られることにあまり乗り気でない．一般的に，精神力動的精神療法の視点は，専門医への紹介や患者の参加を必要とするような長期間にわたり，多くの時間を必要とする方法である．

治療に対する家族中心的アプローチでは，治療者は疾患の生物的，心理社会的視点を統合する必要がある．医師は，疾患を治療する際に，患者やその家族と

協力する．そして，医師は患者の症状や家族，人間関係，そして生活に関して本当に興味や好奇心を抱いていることを示さなければならない．このような治療では，患者とその家族に身体的原因と心理的原因の区別を超えて，二者択一の考え方(例えば，それは身体的問題か，精神的問題のいずれかであるなど)から両立的な考え方(例えば，その問題は，身体的側面と精神的側面の両方が関係しているなど)に移行する支援を試みる．この領域にかかる治療者は，有効な治療には，病気を認めること，家族を巻き込むこと，診療チームと密接にかかわって症状に対する患者の好奇心を高めることが含まれていると主張している．治療者はまた，患者の身体的な症状に興味を示したり，患者が身体的症状と心理的ストレス要因との関係を理解するための手助けを行ったり，病気と取り組むために患者と連携できるように，身体的介入(例えば，バイオフィードバックやリラクセーション技法など)を使用することも重要視している．

薬物治療

身体表現性障害の治療に対して薬物を使用する有効性を示したデータは，特定の障害に関する研究結果に限られている．特に身体醜形障害の患者の研究では，fluoxetine, citalopram, escitalopram, フルボキサミンなどのセロトニン伝達を増強させる薬物が，併存するうつ病と不安の改善に加え，身体化症状も減少させると考えられている．セイヨウオトギリソウ(St. John's wort)が身体表現性障害の治療に有効であることを示すエビデンスも存在する．身体化障害と鑑別不能型身体表現性障害，身体表現性自律神経機能障害の患者184人に対して行われた無作為化二重盲検比較試験において，セイヨウオトギリソウ300 mg，あるいはプラセボのいずれかが1日2回投与された．6週間後，セイヨウオトギリソウを投与された群では，身体化症状や改善について全体的な自己評価を含むすべてのアウトカムに関し，有意に優れた改善効果が認められた．

身体表現性障害患者のマネジメントに関して推奨されている治療の概要を表25-3に示す．

医師−患者関係

身体表現性障害を抱える患者の治療は困難である．患者は内科的疾患あるいは神経疾患を示唆する症状を訴えて，適切な評価を求めてくる．しかし，当然ながら患者の評価を終えた時点で，身体疾患が認められな

表25-3 身体化のマネジメント

介 入

1. 詳細な病歴聴取，身体診察の実施，適切な診断検査の依頼
2. 複数の身体的愁訴を抱える患者に対して，精神医学的障害のスクリーニングを行う
3. 身体的症状だけでなく，生活の中でのほかの出来事に関しても質問することにより，患者の身体面と心理社会的な懸念を結びつける
4. 共感的な関係を築く
5. 患者が訴えている身体的症状の妥当性については決して異議を唱えない
6. 患者の症状に対して心理学的なラベリングをしない
7. 定期的な間隔で患者の受診の予定を立てる
8. 現実的な期待をもつ
9. 医療者自身をケアする

い，あるいは病気があっても患者が自覚している症状や身体状態の程度を説明できない患者に医師は直面する．また，患者は自分の症状が身体的なものだと考えており，自分の症状に心理的要因が存在するという考え方に対して強く抵抗する．その結果として，両者ともにそのようなやりとりに満足できない．

身体表現性障害に苦しんでいる患者の扱いは，なぜそれほどに困難なのであろうか？　一つの仮説としては，ほかの医療提供者とのコミュニケーションを円滑にする目的で作成された用語を医師が使用していることがあげられる．このような用語は，患者に対して病気を説明したり患者の病気の経験を認めてあげることを意図していない．医師は科学的に疾患の病態生理を理解することにフォーカスを絞っている．一般の人には医師とは異なる説明モデルがあり，医師の診察室を受診したときには，自分の症状の原因について自分なりの解釈をすでにもっている可能性がある．身体化を抱える患者の場合，この解釈には身体的原因が含まれている．反対に，医療提供者はその症状について身体的原因よりも心理的病因が存在している可能性が高いと感じているかもしれない．結果的に患者と医師は競合するだけでなく，相反する疾病モデルを持ち合わせることになる．患者とともに効果的に治療に取り組んでいくためには，医療提供者はこのような解釈の違いに折り合いをつけなければならない．

患者：それでは，先生は私が"うつ病"だと考えているのですか？　それでは私がいつも疲れている原因はどうなのですか？　よくそんなことが言えますね．私は泣いていませんし，悲しくもありません．

医師：うつ病はただ悲しいと感じるだけではありません．糖尿病やてんかんのように，内科的疾患の

一つなのです．脳細胞同士の情報伝達を助けている脳内の化学物質のバランスが崩れることによってうつ病は発症します．この化学物質や神経伝達物質が脳内でバランスを崩すと脳は正常に機能しなくなり，倦怠感や，悲しみ，睡眠と食欲，集中力の変化のような症状をきたすのです．
患者：それでは，どうすればいいのですか？
医師：よいお知らせですが，治療法はたくさんあります．薬物療法は脳内の神経伝達物質のバランスに直接作用することによって，あなたの大きな助けとなるでしょう．また薬物療法以外にも，あなたの脳の機能を改善させる訓練を助けてくれる人と協力して取り組んでいくようなほかの治療方法もあります．

　患者は医師の解釈モデルを共有しようとせず，自分の疾患モデルを取り下げることにも抵抗するため，身体表現性障害患者と一緒に治療に取り組んでいくことは一見すると困難にみえる．全体論的でエンパワーの視点を考えるようなやり方で医療提供者が患者の症状を説明することができれば，医療者は前向きでよい影響を与えてくれる存在だとみなされるだろう．その結果として患者は満足し，協力して症状に対処していく連携が生まれ，さらには医療提供者が患者に対してより前向きな気持ちを抱くことができるかもしれない．
　特定の患者に対し，臨床医がむずかしいと感じる理由にフォーカスをあてた研究も行われている．医療提供者がむずかしいと評価している患者は，そうでない患者と比較すると精神医学的障害の有病割合が2倍であった．さらに，内科的疾患が原因と判断された場合と，初めから身体化と判断された場合の両方の症状を含めて，身体的症状が多いほど医師がむずかしいと感じやすかった．さらに，医師は身体的症状が内科的な診断と関係していることを期待しており，この関係性が認められなければ，患者が訴える症状の"曖昧さ"や自分の診断能力の乏しさにフラストレーションを感じるようになる．患者がそのような症状に"執着する"のには理由があるのかもしれない．自分が病気だと思い込むことにより，医療提供者には判別しにくく，理解がむずかしいような社会や家族システムの変化を通して，患者は何らかの利益を受けている可能性がある．患者が症状を意識的に偽っているように医療提供者は感じるかもしれない．身体的病因を欠くにもかかわらず症状が持続している理由を見つけ出すためには，医師はその症状が患者の家族や社会システムの中で果たしている役割を理解しようと試みるべきである．

臨床医のケア

　身体表現性障害の治療は医師を消耗させる経験であり，医師は燃え尽きないように注意をしなければならない．患者が抱えている尽きることのない身体への不安，治療への抵抗，医療提供者が十分に治療をしていないという患者の訴えにより，医療提供者はわけもなく圧倒されてしまう．医師は，このような症状が慢性的な障害であると認識するとよい．そうすれば，"治癒を目的とした治療（キュア）ではなくケア"のような妥当な治療目標を掲げるのに役立つだろう．医師は，患者に支援策や効果的な治療を提供することができたとしても，ある程度の症状は残る可能性があることを知っておく必要がある．ただ医師は，身体化障害の患者との間には限られた満足しか感じられないだろう．ひとたび医師と患者が定期的な通院の約束を交わせば，時間外や不定期な受診を制限するのが適切である．例えば，緊急の訴え以外はすべて定期の診察時に相談するように患者に求めることができる．患者が定期の受診までの間に電話をかけてきた場合には，緊急性がないことの確認だけに留めておくべきである．もし緊急性がなければ，そこから先の話し合いは次の受診まで保留するように患者にそれとなく促せばよい．
　また，医療提供者は仕事から離れて，運動をしたり家族や友人，ほかの趣味のための時間を持つべきである．また医師は患者とのやりとりのなかでこみ上げてくる強い感情に対処するために，困難な症例について同僚と話し合ってもよいかもしれない．このように，医師は健康的なライフスタイルを維持して，自分の生活のバランスをとることができる．病気は患者にあるのであって，医師にあるわけではないことを認識しておかなくてはならない．そして，患者の不満や要求のためにそのことを忘れることがあってはならない．共感して傾聴することや，保存的（だが適切）な評価，そして穏やかな限界の設定を組み合わせることによって，患者の利益となるだけではなく，患者との関係に対するプライマリ・ケア医の満足感をも高めることができる．

（訳：次橋幸男）

推薦図書

Allen LA, Woolfolk RL, Escobar JI, et al. Cognitive-behavioral therapy for somatization disorder: a randomized controlled trial. *Arch Intern Med* 2006;166:512–518. PMID: 16864762.

Barsky AJ, Ahern DK. Cognitive behavior therapy for hypochondriasis: a randomized controlled trial. *JAMA* 2004;291: 1464–1470. PMID: 15039413.

Duddu V, Isaac MK, Chaturvedi SK. Somatization, somatosensory amplification, attribution styles and illness behavior: a review. *Int Rev Psychiatry* 2006;18:25–33. PMID: 16451877.

Heinrich TW. Medically unexplained symptoms and the concept of somatization. *WMJ* 2004;103:83–87. PMID: 15622826.

Kroenke K, Spitzer RL, Williams JB. The PHQ-15: validity of a new measure for evaluating the severity of somatic symptoms. *Psychosom Med* 2002;64:258–266. PMID: 11914441.

Mai F. Somatization disorder: a practical review. *Can J Psychiatry* 2004;49:652–662. PMID: 15560311.

Muller T, Mannel M, Murck H, et al. Treatment of somatoform disorders with St. John's wort: a randomized, double-blind and placebo-controlled trial. *Psychosom Med* 2004;66:538–547. PMID: 15272100.

Rief W, Barsky AJ. Psychobiological perspectives on somatoform disorders. *Psychoneuroendocrinology* 2005;30:996–1002. PMID: 15958280.

Rosendal M, Olesen F, Fink P. Management of medically unexplained symptoms. *BMJ* 2005;330:4–5. PMID: 15626783.

Waldinger RJ, Schulz MS, Barsky AJ, et al. Mapping the road from childhood trauma to adult somatization: the role of attachment. *Psychosom Med* 2006;68:129–135. PMID: 16449423.

第 26 章

人格（パーソナリティ）障害

John Q. Young, MD, MPP

はじめに

人格（パーソナリティ）障害は頻度の高い疾患であるが，人格障害の患者と良好な関係を築くのは大変むずかしいことである．人格障害をもっている患者に生じうる事態には，医療サービスを不適切に利用したり（利用しすぎたり，逆に少なすぎたり），治療計画を守ることがむずかしかったり，医師と問題のあるかかわり方をするなど，実に多面的な問題が含まれる．そのうえ，人格障害の患者は入院していることが多い．人格障害を理解することにより，医師は人格障害の患者の治療に取り組んでいく際に，生じうるであろう困難な人間関係や行動上の問題を見越して対処することができるようになり，また，これらの患者とのかかわりで抱いた否定的な感情に対処することができる．ひいては，適切な治療計画の立案や治療の実施を促進することになり，医師-患者関係の改善につながり，よりよいアウトカムにつながることになる．

米国精神医学会の「**精神疾患の診断・統計マニュアル**」**第4版**（Diagnostic and Statistical Manual of Mental Disorders, Fourth Edition, Text Revision：DSM-IV-TR）*は人格障害を次のように定義している：

> 人格障害とは，その人の属する文化から期待されるものから著しく偏り，広範でかつ柔軟性がなく，青年期または成人期早期に始まり，長期にわたり安定しており，苦痛または障害を引き起こす，内的体験および行動の持続的様式である．

人格障害の患者は，自己と他者に関する非機能的信念をもっており，他者と人間関係を構築したり維持することや，仕事をしたり，人生における喜びを感じることがむずかしい．人格障害の患者は複雑な状況を処理したり，ストレスや不安に対処するのが苦手である．病人の役割を演じること（sick role）や医療への要求は，彼らにとってはとりわけ問題である．病気であることのストレスは非常に強く，防御的で硬直化した感情のプロセス，認知，行動などが生じる原因となり，治療に対して悪い影響を与える．加えて人格障害の患者は他者との関係づくりが苦手であるが，それが医師-患者関係の中で現れる．非常に強要的であったり，他人の要求を軽視したりすることがある．あるいは，普段には関係を避けている人間を信用しなければならなくなったときに，不安を経験する可能性がある．

人格障害をどのように理解し，分類したらよいのか，長い間研究が行われており，現在では次の2つのモデルに集約されている．一つは**カテゴリカルモデル**で，DSM-IVに採用されているモデルであるが，人格障害を，正常とは異なるそれぞれ違ったカテゴリーに分類された状態の集合とみなす．このモデルは，後に述べるディメンショナルモデルと比較すると，伝統的医学的診断とよく調和する．**ディメンショナルモデル**は人格障害を互いに重複する状態の集合とみなし，しかも正常とははっきりと区別しないため，人格障害の患者の適応不全の特性を正常の特性が誇張されたものとみなす．

実際に，両モデルにはある程度真実が含まれている．統合失調型人格障害や妄想性人格障害には第Ⅰ軸の精神病性障害に連なるようなところがあって，カテゴリカルモデルで説明しやすい．演技性人格障害や強迫性人格障害は正常の特性を誇張したようなところがあって，ディメンショナルモデルでよく説明できる．

人格障害の診断的分類

DSM-IVでは人格障害を第Ⅱ軸として分類しており，3つのクラスター（群）に分類している．A群に含まれる人格障害は，妄想性，統合失調質，統合失調型人格障害であり，しばしば奇妙で風変わりにみえる人である．B群に含まれる人格障害は，演技性，自己愛性，反社会性，境界性人格障害であり，しばしば演技的，

---

*DSM-IV-TRの人格障害の定義と表の翻訳は，DSM-IV-TR精神疾患の診断・統計マニュアル，医学書院，2002に依拠した．

感情的でうつろいやすいように見える人である．C群に含まれるのは回避性，依存性，強迫性人格障害であり，しばしば不安や恐怖を感じやすい人を含む．人格の独特の性質を考慮すれば，患者が2つかそれ以上の人格障害の特性を示すことや，1つ以上の人格障害の診断基準を満たすことはありうることである．したがって，複数の人格障害が同時に存在することはよくあることである．米国が行った調査のデータは，一般人口の約15％が少なくとも1つの人格障害を抱えていることを示している．**表26-1**は，米国の一般人口における人格障害の有病割合を示している．有病割合が病院受診者においてより高い値を示すことは重要である．

人格障害の診断はむずかしい．正確な診断を行うために医師は通常，時間をかけて患者を理解し，患者がいろいろな場面でどのように反応し，人とかかわろうとしているかを知り，さらに家族や友人からの情報を得る必要がある．医師は3つの鍵となるポイントに留意すべきである．

第1は，ストレスによって一時的に悪化した人格の特性と，真の人格障害を区別することが重要である．病気からくるストレスがしばしば患者に影響して不適応を生じることがあり，このために多くの患者があたかも人格障害であるかのようにみなされることがある．しかし，真の人格障害でなければ，多くの場合は適応できるものである．不適応の行動それ自体はそれほど"永続"せず，"深く染み込んで"いるわけでもなく，状況によって生じたものであって修正可能である．このようなケースでは，医師は患者自身の自然のコーピング能力を支援して強化することで，うまく介入することができる．

第2は，人格障害を大うつ病や全般性不安障害などの第Ⅰ軸の疾患と区別することが重要である．例えば，パニック障害患者は，このうえない恐ろしさゆえ，医師に非常に依存的になることがある．もし，パニック障害と診断し治療されれば，彼らはもとの非依存的で自立心のある人格に戻ると思われる．同じように，患者の誇大さや横柄さのほとんどは，自己愛性人格障害よりも双極性障害の躁状態に起因している．第Ⅰ軸疾患の頻度の方が高く，本当に人格障害であれば治療がむずかしいため，とりわけ第Ⅰ軸疾患の存在を確認することが重要である．しかし，境界性人格障害の患者では，大うつ病のエピソードを治療することで苦痛を緩和することができ，疾患へ対処することが容易になる可能性がある．

第3は，人格障害を頭部外傷や脳卒中，てんかん，内分泌疾患に起因する人格変化と区別することが重要である．これらのいずれかの疾患を抱える患者は，人格障害の患者にみられるような特徴を示すことがある．しかし，典型的に元来の人格特性から変化するので，真の人格障害とは区別される．また，もともと存在する人格の特性が病気によって悪化することがある（例えば，強迫衒奇など）．背景に存在する医学的問題を治療することにより，人格変化の改善がもたらされることがある．

最後に，人格障害の診断は，他の精神障害の診断と同じく，しばしば誤解されて患者に汚名を着せることになりかねない．それゆえ，診断は注意深く行うようにし，はっきりしない場合は保留するようにすべきであり，診療録や紹介状への記載は，その記載が患者のケアを高めると考えられる場合にのみ行うべきである．

▶ 医師-患者関係についての問題

プライマリ・ケア医は，人格障害の患者を治療するにあたって多くの困難をおぼえるものである．人格障害は，しばしば著しく人間関係の質を損なう原因になるのである．医師-患者関係は，個人のありのままの重要な健康問題についての効果的なコミュニケーショ

表26-1　DSM-Ⅳ による人格障害とその有病割合

群	人格障害	きわだった特徴	一般人口における有病割合
A：奇妙，風変わり	妄想性	懐疑的	4％
	統合失調質	社会に無関心	3.1％
	統合失調型	奇矯	3％
B：演技的，感情的，うつろいやすい	反社会性	不適応行動	3.6％
	境界性	不安定	2％
	演技性	援助を心待ちにする	1.8％
	自己愛性	利己的	0.5％
C：不安，恐怖を感じやすい	回避性	引っ込み思案	2.4％
	依存性	従順	0.49％
	強迫性	完璧主義	7.9％

ンを必要とするので，人格障害の患者と医療提供者の間にときどき緊張状態や不一致が顕在化することがある．こういった緊張状態はヘルスケアチームのほかのメンバーにも影響を与えることがあり，特に急性疾患や危機的状況において顕著になるようである．実際に，最初に人格障害を疑う診断の糸口が，医師-患者関係の困難さとして現れることがある．

人格障害の患者にとって，身体疾患は感情的な苦痛を強める原因となるが，それは必ずしも医療提供者に対して表現されるわけではない．感情的な苦痛を実際に医療提供者に訴える患者もいるが，医療提供者に訴える代わりに，同意に基づいた検査や治療に従わないことや，（医師からみて）医師に対して予想外で望ましくない行為をすることによって苦痛を表現する患者もいる．

患者の言動に対処する際に，患者に対して非常に感情的な反応をし，患者に対する振る舞いを変えてしまう医師もいるかもしれない．患者が自分の医学的な状態や医師-患者関係に何ら主観的な苦痛を感じていない場合でも，人格障害の患者は他人にとって常軌を逸したものであることが多く，彼らの発言や振る舞いが医師を悩ませたり，負担になったりするものである．医師は，こういった患者に対する医師自身の感情的な反応が不適切なことであることを知っておかなければならない．患者に対する否定的な気持ちのあることを認めない医師は，人格障害やほかの精神医学的疾患を認識できなかったり，患者の診断や治療のニーズに対して力強く，綿密に対処できないかもしれない．医師が自分の否定的な気持ちを認識して対処すれば，患者の症状や行為について思いやりをもって適切に対処でき，患者と医師の両者の感情的な緊張を少なくし，医学的なアウトカムの質を最適化することができるであろう．

患者と医師がお互いに期待される役割をはっきりと理解すれば，患者が重大な人格障害を呈していても，問題行動を認識して必要な協力や援助を続けることができる．この点については，人格障害の種類によって医師-患者関係におけるニーズや期待がいかに異なるかということを理解することが重要である．**表26-2**は，最も頻度の高い人格障害について，患者の疾病に対する典型的な反応，医師による問題ある反応の詳細，困難な患者にそれ以上の問題が生じることを避ける方策の概要を示してある．

人格障害の患者のマネジメント

たいていの場合は，人格障害を抱える患者との安定した治療同盟は，以下の各セクションで示す行動の戦略を実行することで維持できる．ほかの要素についても焦点をあてなければならないことも時にある．前述したように，共存する第Ⅰ軸疾患は治療しなければならない（例えば，うつ病や不安障害の治療など）．薬物療法や心理療法は，第Ⅰ軸と第Ⅱ軸疾患が共存する患者ではより複雑である．このことは，人格障害の患者に物質（薬物）乱用の問題や精神病性症状（例えば，幻覚，妄想，妄想観念など）がある場合にはとりわけ顕著となる．このようなケースでは，メンタルヘルスの専門家へコンサルテーションすることが特に役立つかもしれない．

医師が人格障害を抱える患者の治療をしているときに，生産的な仕事をこれ以上続けられないと感じたときには，ほかの医師に治療を委任するのも適切かもしれない．もっとも，このような主治医の交代は，両者にとって必要なことで，助けになるかもしれないが，患者にとって満足なことであるかどうか考慮する必要がある．ある種の人格障害の患者は主治医の交代を，拒絶や治療放棄として経験し，感情的な苦痛を増悪させ，そして医学的な治療を潜在的に中断させてしまうものとして認識するかもしれない．あらかじめメンタルヘルスの専門家にコンサルテーションしておくことは，主治医が交代すべきなのか，その交代が円滑にいくかどうかの判断に役立つと思われる．

本章の残りの部分では，医療現場で明らかになった10の人格障害の症例を提示し，その推奨されるマネジメントについて述べる．

妄想性人格障害

症状と徴候

妄想性人格障害（**表26-3**）の患者は，長期間持続する不信と疑い深さのパターンが特徴である．患者は他人の行動や動機を悪意のあるものと感じ取り，他人が失望するのを期待し，また他人に付け込んだりする．彼らは他人を信頼したがらず，友だちや仲間の誠実さや信用に対する不当な疑いで，心が占拠されている．彼らは他人の温和で当たり障りのないような発言や行動の中に脅迫的なものや侮辱，危害を感じ取るのである．彼らは自分でわかっている脆弱性を守るために，しばしば融通が利かず，よそよそしく慎重な立場をとる．このような人格構造をもつ人は，一般的に，親密な関係を望まず，しばしば社会的に重要な支援から身を遠ざけていることが多い．

表 26-2 頻度の高い人格障害とその特徴

人格障害	妄想性	統合失調質	統合失調型	反社会性	境界性
障害の顕著な特徴	他人の動機を悪意のあるものと解釈するといった，不信と疑い深さ	社会的関係からの隔離，限られた範囲の感情表現のパターン	奇異な信念，不適切な感情，知覚的歪曲，社会的隔離への欲求	思春期に始まる，他人の権利の無視と侵害	対人関係，自己イメージ，感情の不安定および著しい衝動性の様式
患者の疾病経験	強い恐れと脆弱性の自覚	個人の完全性に対する脅威．病気になると他者とかかわりをもたなくてはならなくなるため，不安が増大する	病気について奇異な解釈をもっていたり，他者とのかかわりによって不安が増大したり，とても精神病的になることがある	恐れの感覚は，増大した敵意や権利意識により覆われている	病気についての恐ろしい空想．完全に健康であるか，致命的なほどの病気であると感じる
医療現場において問題となる行動	医師やその他の者が危害を与えるのではないかという恐れ 無害で助けになるような行動さえも誤解する スタッフとの口論や衝突の可能性が高くなる	他者とかかわりをもつことの恐怖心から，症状が重症化するまで受診しないことがある 隔離されているようにみえたり，援助に感謝しないようにみえる	症状に関する奇異で不思議な信念のために受診が遅れたり，症状を病気の徴候と認識しないこともある 奇異で風変わり，そして偏執症とみられることがある	自己や他者への影響を考えずに，責任のない，衝動的な，あるいは危険な保健行動をとる 怒った，人を騙すような，人を操るような行動	医師を信用せず，受診や治療が遅れる 拒絶や見捨てられることに対する激しい恐れ 医療者の理想化からこきおろしへの突然の移行．分裂 自己破壊的な脅迫や行為
頻度の高い，問題のある医療者の反応	患者の疑いを"堅固"にしてしまうような，防衛的で理屈っぽい怒りを含んだ対応 患者の疑い深く怒りを含んだ態度を無視してしまう	熱心に患者とかかわりをもとうとしすぎる 有難がられないことについてのフラストレーション	患者が病気に対して誤解していることにフラストレーションを感じる 奇異で風変わりな患者とかかわりたくないという気持ち	患者の巧妙なごまかしに圧倒されてしまう ごまかしが明らかになったとき，怒ったり懲罰的な反応をしてしまう	患者の理想化や分裂に圧倒されてしまう 親密になりすぎて患者を刺激する原因になってしまう 患者の自己破壊的な行動に絶望してしまう 怒って患者を懲らしめようという誘惑に駆られる
医師が行う有効な治療戦略	見かけは不合理であっても，患者の恐れに関心を向け共感的態度で接するようにする 治療のリスクについて事前に情報を提供し，患者に治療のプランを丁寧に詳しく説明する 可能であれば患者	プライバシーの必要性を理解し，感情を表に出さないようなアプローチを続ける 治療の技術的な要素にフォーカスをあてる．耐えて行うことのできる可能性がより高い 日常の作業を続けるように患者を	患者の奇異な風采にうんざりしないようにする 患者に病気とその治療についての教育をしてみる 社会的支援を得させようとかかわりすぎないようにする	注意深く敬意をもって，患者の懸念と動機を調べる 直接コミュニケーションをとる．患者に対して懲罰的な対応は避ける 医学的に適応となる介入の背景の中で，明確な限界を設定する	患者と親密になりすぎない 頻繁で定期的な診察を計画する 恐ろしい空想に対処するために，質問に対して，専門用語を使わずにわかりやすい答えを用意する 周期的な怒りの噴出を寛大に扱う一方，限度を設

人格障害	演技性	自己愛性	回避性	依存性	強迫性
	が自立をできるようにし，患者によるコントロールを最適化する 親密になりすぎず，専門職業人としての客観的な立場を保つようにする	励ます 個人的にかかわりすぎたり，社会的支援を得させようと熱心になりすぎたりしないこと			定する 患者の自己破壊的な行動への潜在性を理解しておく 同僚と思いを話し合い，多くの専門分野がかかわるようにする
障害の顕著な特徴	過度に注意を引こうとし，感情に動かされやすいパターン	誇大性，賞賛されたいという欲求，他人に対する共感の欠如などの広範なパターン	拒絶されたり恥をかかされることを恐れ，それを理由とする，社会的抑制のパターン	面倒をみてもらいたいという広範で過剰な欲求があり，そのために従属的でしがみつく行動をとり，分離に対する不安を感じる	秩序，完全主義，支配コントロールについて気をとられているパターン
患者の疾病経験	魅力や自尊心が脅かされていると感じる感覚	病気により，自己の適切性，快活さや優越性の自己イメージが崩壊するのではないかという疑念に関連した心配が増える	病気が不全感を強め，低い自尊心をさらに低くするかもしれない	病気になることで見捨てられてしまったり，助けを得られなくなってしまうのではないかという恐れ	身体と感情へのコントロール感を失うことへの恐怖．羞恥心や脆弱性の自覚
医療現場において問題となる行動	過度に芝居がかった，人目を引こうとする行動で，医療提供者と極端に親密な関係になろうとする傾向を伴う 症状やそのマネジメントに対するフォーカスのあてかたが不適当であり，感情面を強調しすぎている 医師が耳にしたいと信じるところの答えを彼らがもってくるかもしれない 身体化する傾向	要求が激しく，権利意識が強い態度をとる 医療提供者に対する過度な賞賛による評価は，患者が優越性を保とうとするために，低くなるかもしれない 病気の否認や症状を小さく捉える	症状の重大性についてあまり率直でない，あるいは嫌われるのではないかという恐怖心から医師の意見に容易に同意する	医療提供者からの注意を引くために，芝居じみて切迫した要求をする 期待する反応を得られないと，医師に怒りをぶつけてくる 注意を引くために，病気を遷延させたり医学的な処置を求めてくる 物質(薬物)乱用	日常の作業が中断されることについての怒り 質問の繰り返しや，細部へ極度のこだわり ヘルスケアチームに対するコントロールをあきらめる恐怖

(つづく)

人格障害	演技性	自己愛性	回避性	依存性	強迫性
頻度の高い，問題のある医療者の反応	過度な医療を行うこと（患者が演技的である場合），あるいは不適切な医療を行うこと（患者の訴えが曖昧な場合）過度に感情的に親密になることを許容して，客観的な視点を見失ってしまう患者の芝居がかった様子や曖昧な表現に対してフラストレーションを感じる	あからさまに患者の要求を拒絶し，患者と医療提供者との間に距離ができてしまう患者の大げさな態度に，過度に従ってしまう	患者を気遣うあまり，パターナリズムに陥って，患者は無力感を増す患者の症状が最初聞いていたよりもっとひどいとわかったときに，怒りを感じたり裏切られたと感じる	どの程度かかわったらよいのか限度を設定できず，医療提供者の燃え尽きにつながる患者に敵対して拒絶する	我慢できず，十分に説明しない治療計画をコントロールしようとする
医師が行う有効な治療戦略	感じたことについて，礼儀正しく専門職業人として懸念を示し，客観的な事柄に重きをおくようにする過度に親密になることを避ける	患者の関心事を偏見なく認め，質問に対して注意を向けるが，事実に基づいて答えるようにする病気とのつきあい方についての患者の"スキル"の方向性を変えることにより，患者が自分の能力を維持することができるようにし，患者が医療提供者の評価を下げることの必要性を未然に防ぐ患者が最良の治療を受ける権利があることを踏まえて，推奨される治療方針を提示する	安心感を与え，患者の心配を認める．症状や心配事を伝えられるように促す	安心感を与え，頻回に定期的な診察を行ういつでも患者が相談できるようにするが，相談可能な時間についての現実的な限度を設定するほかのヘルスケアチームのメンバーにも，当該患者の治療への協力を求める外部の支援システムからの支援を受けられるように援助する患者と敵対して拒絶することを避ける	完全な病歴を聴取したり慎重に診断することが患者を安心させる診断と治療の選択肢について，わかりやすくすべての情報を提供する治療に関することで不確定な要素についてあまり強調しすぎない曖昧な言い方や感覚的な言い方は避ける対等な仲間として患者に遇する．セルフモニタリングを勧め，治療への参加を認める

▶ 鑑別診断

妄想や幻覚といった長期にわたる精神病性症状は，妄想症や妄想型統合失調症の可能性を示唆する．妄想性人格障害の患者は，通常は明らかな妄想症を示さないが，強いストレス下ではそのような症状を示すこともある．短期的な妄想観念は医原性，アルコール，物質（薬物）乱用やその禁断症状と関連しているかもしれない．

▶ 疾病経験と疾病行動

妄想性人格障害の患者では，人に依存する状況が生じると，より脆弱な状態になるため，病気になるということは困難な状況であることを意味する．医師に個人的な情報を伝えることは，自分の社会に対する自己防御で頑固なアプローチの方法を否定することになる．患者は脆弱な状態をより自覚するようになり，医師か

> **表 26-3 妄想性パーソナリティ障害の診断基準**
>
> A. 他人の動機を悪意のあるものと解釈するといった，広範な不信と疑い深さが成人期早期までに始まり，種々の状況で明らかになる．以下のうち4つ（またはそれ以上）によって示される．
>   1. 十分な根拠もないのに，他人が自分を利用する，危害を加える，またはだますという疑いをもつ．
>   2. 友人または仲間の誠実さや信頼を不当に疑い，それに心を奪われている．
>   3. 情報が自分に不利に用いられるという根拠のない恐れのために，他人に秘密を打ち明けたがらない．
>   4. 悪意のない言葉や出来事の中に，自分をけなす，または脅す意味が隠されていると読む．
>   5. 恨みをいだき続ける．つまり，侮辱されたこと，傷つけられたこと，または軽蔑されたことを許さない．
>   6. 自分の性格または評判に対して他人にはわからないような攻撃を感じ取り，すぐに怒って反応する，または逆襲する．
>   7. 配偶者または性的伴侶の貞節に対して，繰り返し道理に合わない疑念をもつ．
> B. 統合失調症，「気分障害，精神病性の特徴を伴うもの」，または他の精神病性障害の経過中にのみ起こるものではなく，一般身体疾患の直接的な生理学的作用によるものでもない．

（出典：『DSM-IV-TR 精神疾患の診断・統計マニュアル新訂版』，医学書院，2004 から許可を得て転載）

ら批判を受けることをより恐れるようになるかもしれない．患者が恐れている状態のときには，無害で明らかに有用な行動であっても，それを脅威として感じる可能性がある．そして，医師に対して医学的な介入の内容やその背景にある動機について，医師に質問したり挑戦的な態度で追求したりする可能性がある．このようなことから，医師と患者が衝突し，患者が治療から遠ざかってしまう可能性がある．

医師-患者関係

妄想的な態度に直面した医師の中には，状況を悪くするような仕方で接してしまう人もいるかもしれない．自分の介入に疑念の目を向けられたと感じた場合，おそらく怒りの態度をとって医師は患者を説得したり，防衛的になったりすることがある．こういう反応をしてしまうと，患者は攻撃的になってしまい，患者の疑いは確実である，と医師に感じさせてしまうかもしれない．こういう反応は避けなければならないが，患者の不信に満ちた，怒りを含んだ行動を無視するというのも問題である．どのように不合理なものであれ，患者の心配は放置すると増大していくものである．

▶ 具体的なマネジメント戦略

どれほど不合理であると思われても，患者の懸念や恐れに対して共感して向かい合うことは重要である．医師には患者の懸念が非現実的なものに思われるかもしれないが，患者にとっては現実的なものである．患者の懸念を簡単に片づけてしまうことや，患者の妄想だと決めつけてしまうような対応は，患者の情動的なニーズに対応しておらず，かえって医師-患者関係に溝をつくってしまうことにもなりかねない．専門職業人として，感情を出さず"事実に基づいた"，客観的な立場をとることが，患者を安心させるのである．過度に患者に親しくしたり，患者を安心させたりすると，誤解されて妄想を増大させてしまうことがある．このような患者には，治療計画についての詳細な情報を提供し，彼らが治療をコントロールでき，自由な意思決定ができるのだと感じさせることが大事である．治療前あるいは治療変更前に可能なかぎり事実に基づいたリスクについての情報を提供するのである．

症例提示 1

サイモンは42歳の独身男性で，駐車場の係員をしている．3か月間続いている緊張性頭痛と"仕事のストレス"からくる疲労を主訴に，救急外来を受診した．身体診察では，血圧が軽度上昇している以外に特記すべき所見を認めなかった．医師は，サイモンが腹を立てているようで，不安そうにしていることに気づいた．仕事のストレスについて質問すると，サイモンは彼の上司が彼を解雇しようとたくらんでいるという不安とともに，2人の新しい仕事仲間が信用できないと感じている不安を明かした．それからためらいがちに，医師

が彼の心配事を理由のないこととか，"気が狂っている"として片づけてしまうのではと思って，頭痛についてすぐに相談しなかったのだと話した．さらに社会歴を聴取すると，親密な人間関係が苦手であることや，職場環境の変化に順応しにくいことが明らかになった．

医師は批判しない態度で，共感的に傾聴した．医師は訴えの性状を明確にするために，科学的な好奇心をもって具体的で徹底的な質問をした．診断と治療の選択肢を比較検討し，頭痛に対して薬局でも手に入れることのできる鎮痛薬，不安に対してbuspironeを処方した．医師は次回の診察で血圧を測定することを計画し，サイモンにストレスの強い職場環境については精神科医にも相談することを提案した．

サイモンは，彼の懸念に真摯に対応してもらえたと感じた．自分の恐怖を病気として片づけられることなく，支援する方法の一つとして受診を勧められたので，精神科の受診を自分は受け入れることができると感じた．サイモンの身体的な訴えに対するこの医師の事実に基づいた対応は，患者の医師に対する信用を高めるのに役立っている．

統合失調質（スキゾイド）人格障害

▶ 症状と徴候

統合失調質人格障害（表26-4）の患者は，社会的な関係から逃避した状態にあり，他者との交わりの中で限られた範囲の感情を表現し，よそよそしく冷淡な印象を与える．この障害をもつ患者は，感情や親密さ，衝突を脅威とみなすため，自分自身を孤立化させ，親密な関係や性的な関係を避けようとする．彼らは他人と技巧的な観念や抽象的な観念で接するのを好むため，数学的なゲームのようなものに時間を費やすかもしれない．他人との対話を必要とするような仕事は問題があるが，自分だけでする仕事はかなりできる患者が多いと思われる．

▶ 鑑別診断

統合失調質人格障害の患者の示す精神医学的症状は長引かない．しかし，強いストレス下では，短期的な精神病性の代償不全を経験することがある．それに加えて，統合失調質人格障害の患者の中には，先行して統合失調症や妄想性障害といった第Ⅰ軸の疾患を発症する人がいる．それらは，統合失調型人格障害や妄想性人格障害，回避性人格障害と共存することがある．

▶ 疾病経験と疾病行動

統合失調質人格障害の患者が病気になると，その病気にうまく対処することができないのではないかという強い感情を生むため，特にストレスの多い経験となる．病気になったときに，しばしば非常に個人的なことに関して医療提供者とやりとりすることは，これまで意識的に避けてきたことを無理やりさせられるようなものである．したがって，病気が深刻な状態になるまで受診しないので，治療が遅れることがある．最終的に医療機関を受診したときには，病気に無頓着な感じにみえ，自分を圧倒するような情動から自らを守るためにそれらに無関心で，距離をおいているようにみえることがある．表情に乏しく，医療提供者の共感的なうなずきやコメントに反応しないかもしれないが，このことは治療関係の構築をむずかしくすることがある．

医師-患者関係

患者は冷淡で他人に無関心なようにみえるため，患者を援助しても患者はそのことに感謝しないのではないか，と医師は考えるかもしれない．また，医療機関を受診するのが遅れてしまったことや，病気に直面して受け身になっていたり，当惑したり，フラストレーションを感じていることがある．その結果，医療提供者側では非常に熱心に，かつ共感を示して患者と信頼関係を結ぼうとするあまり，患者をかえって遠ざけてしまうことがある．逆に，医療提供者側が引いてしまって，きちんとした治療を受けていない患者を支援しようという情熱を失ってしまう可能性がある．

▶ 具体的なマネジメント戦略

統合失調質人格障害の患者は感情を抑えることや，親密な人間関係を築くことが苦手であることを，医療提供者は理解することが大事である．医師は患者のプライバシーに関する要求を正しく理解しなければならないし，親密になりすぎたり社会的な支援を導入することにこだわりすぎたりすることなく，控え目な関係を維持しなければならない．治療の技術的な側面にフォーカスをあてるのも有効であり，寛大に見守り，患者の日々の日課を続けられるように援助することで

表26-4 スキゾイドパーソナリティ障害の診断基準

A. 社会的関係からの遊離，対人関係状況での感情表現の範囲の限定などの広範な様式で，成人期早期までに始まり，種々の状況で明らかになる．以下のうち4つ（またはそれ以上）によって示される．
  1. 家族の一員であることを含めて，親密な関係をもちたいと思わない，またはそれを楽しく感じない．
  2. ほとんどいつも孤立した行動を選択する．
  3. 他人と性体験をもつことに対する興味が，もしあったとしても，少ししかない．
  4. 喜びを感じられるような活動が，もしあったとしても，少ししかない．
  5. 第一度親族以外には，親しい友人または信頼できる友人がいない．
  6. 他人の賞賛や批判に対して無関心に見える．
  7. 情緒的な冷たさ，よそよそしさ，または平板な感情．
B. 統合失調症，「気分障害，精神病性の特徴を伴うもの」，他の精神病性障害，または広汎性発達障害の経過中にのみ起こるものではなく，一般身体疾患の直接的な生理学的作用によるものでもない．

（出典：「DSM-IV-TR 精神疾患の診断・統計マニュアル新訂版」，医学書院，2004から許可を得て転載）

ある．医療提供者側は相談しやすい落ち着いた状態を保ち，常に，しかも決して患者を追い立てないような支援を行うべきである．

症例提示 2

ベンは44歳のコンピュータプログラマーである．悪心，食欲不振と，数か月前からの約14kg（30ポンド）の体重減少の精査のために大学病院に入院した．入院受け持ちのレジデントに，どうしてこれまで治療を受けなかったのか質問されて，ベンは，これまでいつも健康だったのでたぶん体重は戻るだろうと思っていた，と答えた．

面接を通じて，ベンはほとんど目を合わそうとせず，質問にも短く答えるだけだった．彼は医学生やレジデントに診察されるのが好きではないように思われた．個人的な生活や余暇をどのように過ごすのかについて質問されたとき，彼はさらに落ち着かなくなってきた．ベンは，自分は1か月に1回妹と会う以外は，いつもほかの人に加わらないで一人でいるといった．ほとんどの時間をプログラミングに費やし，コンピュータで遊んでいた．

消化器科医の診察を受けるようにレジデントが勧めたとき，ベンは目にみえて不安そうになった．彼は本当に必要なのかと尋ねた．レジデントは大事なことであると力説した．話題が今後の検査のことに移り，これから会うことになる消化器科の医師のことから注意がそれたため，ベンは少し落ち着いたようにみえた．レジデントは後から，ベンにかかわる医師の人数をできるだけ少なくして，親しすぎる態度で接すると彼を驚かせてしまうかもしれないため，そのような態度をとらないようにすることが大事だ，と医学生に説明した．

統合失調型人格障害

▶ 症状と徴候

統合失調型人格障害（表26-5）の患者は奇妙で風変わりな行動をとり，社会的には不器用で孤立しており，認知的または知覚的歪曲がみられる．歪曲には，魔術的思考や奇異な信念，関係念慮や身体的錯覚，テレパシーや千里眼などが含まれる．こういった信念や歪曲はサブカルチャーの規範とも一致しておらず，頻繁に生じ，患者の経験の中で重要で広い範囲を占める中核的な構成要素である．患者のこのような持続的な精神病様の症状は，ストレスの影響によって増悪することがある．患者はしばしば奇妙で独特な衣装を身につけており，しかも感情はしばしば不適切である．例えば，病院に来て病気のことを話している最中に，場にそぐわず声をたてて笑うかもしれない．

こういった患者は社会的に疎外されており，ほとんどあるいはまったく親密な友だちがいない．そういう社会的な疎外の原因は，奇妙な振る舞いや，他人に対する疑い深さや妄想症からくる持続性の社会恐怖にある．

表 26-5 統合失調型パーソナリティ障害の診断基準

A. 親密な関係では急に気楽でいられなくなること，そうした関係を形成する能力が足りないこと，および認知的または知覚的歪曲と行動の奇妙さのあることの目立った，社会的および対人関係的な欠陥の広範な様式で，成人期早期までに始まり，種々の状況で明らかになる．以下のうち5つ（またはそれ以上）によって示される．
1. 関係念慮（関係妄想は含まない）．
2. 行動に影響し，下位文化的規範に合わない奇異な信念，または魔術的思考（例：迷信深いこと，千里眼，テレパシー，または"第六感"を信じること；小児および青年では，奇異な空想または思い込み）．
3. 普通でない知覚体験，身体的錯覚も含む．
4. 奇異な考え方と話し方（例：あいまい，まわりくどい，抽象的，細部にこだわりすぎ，紋切り型）．
5. 疑い深さ，または妄想様観念．
6. 不適切な，または限定された感情．
7. 奇異な，奇妙な，または特異な行動または外見．
8. 第一度親族以外には，親しい友人または信頼できる人がいない．
9. 過剰な社会不安があり，それは慣れによって軽減せず，また自己卑下的な判断よりも妄想的恐怖を伴う傾向がある．

B. 統合失調症，「気分障害，精神病性の特徴を伴うもの」，他の精神病性障害，または広汎性発達障害の経過中にのみ起こるものではない．

（出典：「DSM-IV-TR 精神疾患の診断・統計マニュアル新訂版」，医学書院，2004 から許可を得て転載）

▶ 鑑別診断

統合失調型人格障害は，妄想性人格障害の疑い深さや妄想症の症状と重なる部分がある．また，統合失調質人格障害が社会的に疎外されているのと重なる部分がある．しかし，妄想性人格障害も統合失調質人格障害も，奇妙で独特な様式や振る舞いを示さないし，認知的あるいは知覚的歪曲を欠いている．

鑑別疾患には統合失調症（第Ⅰ軸疾患）が含まれる．統合失調型人格障害の患者ははっきりとした精神病の症状を欠いているが，この障害は統合失調症内の障害と考えられている．すなわち，統合失調症と関連があるかもしれないということである．家系の研究から，家系に統合失調型人格障害の患者がいれば統合失調症の発生リスクが高くなり，家系に統合失調症の患者がいれば統合失調型人格障害の発生リスクが高くなることが示されている．

▶ 疾病経験と疾病行動

統合失調型人格障害を併せ持つ患者は，病気について奇妙な解釈をしていることがあるので，病気がかなり悪くなってから病院を受診するが，その結果，患者は自分の症状の深刻な性質を認識しないことがある．また，統合失調質人格障害の患者のように，他人と交流し友だちを見つけようとしない．病気になれば，彼らはいやでも医療提供者や支援スタッフと交流しなければならないが，このようなことに対して患者側の準備ができていない場合もあるかもしれない．こういう経験が，彼らの妄想を増大させたり，精神病症状を顕在化させたりする可能性がある．

医師-患者関係

統合失調型人格障害の患者の風変わりな印象のために，医師は患者とかかわりになるのをためらってしまう可能性がある．病気に対する奇妙で不思議な解釈が，医師と患者間の不和をまねくことがある．患者の病気に対する理解を改善させることは，医師にとって非常に困難なことであるかもしれない．

▶ 具体的なマネジメント戦略

医師は，患者の風変わりな印象に起因する，治療に関する懸念を克服しなければならない．患者が自分の症状についてどのように考えているか知ることも役に立つかもしれないし，患者が病状についてよりよく理解するように援助することも大事である．同時に，医師は患者の社会的支援や他者との接触の機会を増やすことにかかわりすぎてはいけない．統合失調型人格障害の患者は社会的に孤独であることを望む，ということを知っておくことは重要である．時に奇妙で神秘的な考えのために，患者の意思決定能力を評価することがむずかしくなることがある．このようなときには，コ

症例提示 3

ドンナは35歳の未婚の女性で，せき，高熱，悪寒の症状を生じ，家族は彼女の具合が悪そうなことに気づいた．彼女は，母親に付き添われて救急診療室を受診した．彼女は奇妙な装いをしていた．長くてカラフルな田舎風の巻きつけ式のシャツで，軍隊式のブーツを履いていた．髪はぼさぼさで，さまざまな種類のヘアピンで留めていた．診察の間，彼女の病気について医師と看護師とで話し合っているのに，ドンナは無分別にも声を立てて笑っていた．彼女は，一人で林の中を歩いて鳥や虫と話をしたいので，医者と話をしたくなんかない，と言った．

医師は患者の症状に集中して診察し，彼女に肺炎かもしれないと説明した．医師は彼女に平易な言葉を使って，肺炎がどのようなもので，喀痰培養が必要で，確定診断するのに胸部 X 線写真の撮影が必要である，と説明した．

胸部 X 線写真を撮影する間，医師と看護師は，医学的な精密検査や治療の必要性と同じように，患者が症状を理解できるようにどのように援助したらよいかについて話し合った．医師は，彼女の問題にフォーカスをあて，他者と距離をおきたいという彼女の希望を尊重することにした．

反社会性人格障害

症状と徴候

反社会性人格障害(表 26-6)の患者は，あからさまに他人を軽視し，他人の権利を侵害する．診断は18歳以上の場合にのみ行うことが可能であり，18歳より以前の行為障害の既往歴が必要である．特徴としては，社会規範や法律に対する適応能力を欠いており，個人的な利益のためには嘘を言って人をだまし，さまざまな場面で衝動的になりやすく，無責任な行為をする．このような人々は，他人に対して脅迫的で，人を巧みに使い，害を与える．そして，一般的には悔恨の情を示すことはない．彼らの攻撃的な振る舞いへの性向はすぐには明らかにならないかもしれないが，調べてみるとしばしば犯罪歴があるものである．反社会性人格障害の患者が軽率であったり，怒りに満ちていたり，有害な行動を行うため，こうした性格の特性は，他人との関係および家族との関係に対して同様に影響を及ぼす．こういう人たちは，表面上堂々とした態度を演じており，彼らの魅力がごまかしと気づくまで，最初はどこかカリスマ的にみえる．

鑑別診断

反社会性人格障害は，ほかの人格障害の特性とかなりの程度で重複することがあり，最も頻度が高いのは，自己愛性，演技性，あるいは境界性人格障害である．物質(薬物)乱用はしばしば共存し，診断の際には問題を分けて考えることが重要である．

疾病経験と疾病行動

反社会性人格障害を併せ持つ患者は，疾病によって生じる恐怖を覆い隠すために，無意識に過度に自信をみせたり，権利を主張したり，敵意を抱いたりすることがある．無責任で，衝動的で，危険な健康行動は，病気に対する自分の脆弱性を自らが否認することに役立っているのかもしれない．この行動は，医学的な結果にかかわりなく起こりうるもので，患者自身が助けられてきた医療提供者や医療資源を露骨に軽視することがよくある．期待した反応が得られなかったとき，患者は自分が特権的価値が高いというスタンスで敵対することがある．薬物や，利益にもならないつまらないものを手に入れるために詐病を装って医師を操ろうとするかもしれない．この行動は本物の病気への修飾として行われることもあるし，病気が実際にはないのにこのような行動をとることもある．

医師-患者関係

こういった患者は，しばしば素直でなく，無作法で，不誠実な振る舞いをするので，医療提供者をいらいらさせることが多い．知恵を絞り力を注いだ治療を理解してもらえないのがわかったり，患者に操られていたのがわかったとき，医師は怒ったり拒絶することがある．

具体的なマネジメント戦略

医者を操ろうとする患者をマネジメントするのは非常に困難である．もし患者が医師をだまそうとすれば，その結果は患者の(広義の)全般的な健康に対して不利益なものになってしまう．一方，操作的な行動を認識

表26-6　反社会性パーソナリティ障害の診断基準

A. 他人の権利を無視し侵害する広範な様式で，15歳以降起こっており，以下のうち3つ（またはそれ以上）によって示される．
  1. 法にかなう行動という点で社会的規範に適合しないこと．これは逮捕の原因になる行為を繰り返し行うことで示される．
  2. 人をだます傾向．これは繰り返し嘘をつくこと，偽名を使うこと，または自分の利益や快楽のために人をだますことによって示される．
  3. 衝動性または将来の計画を立てられないこと．
  4. いらだたしさおよび攻撃性．これは身体的な喧嘩または暴力を繰り返すことによって示される．
  5. 自分または他人の安全を考えない向こう見ずさ．
  6. 一貫して無責任であること．これは仕事を安定して続けられない，または経済的な義務を果たさない，ということを繰り返すことによって示される．
  7. 良心の呵責の欠如．これは他人を傷つけたり，いじめたり，または他人のものを盗んだりしたことに無関心であったり，それを正当化したりすることによって示される．
B. その人は少なくとも18歳である．
C. 15歳以前に発症した行為障害の証拠がある．
D. 反社会的な行動が起こるのは，統合失調症や躁病エピソードの経過中のみではない．

（出典：「DSM-IV-TR 精神疾患の診断・統計マニュアル新訂版」，医学書院，2004から許可を得て転載）

することで有害な健康アウトカムを避けることができるかもしれないが，医師が患者に正面から向かい合えば，かえって患者は疎遠になってしまうかもしれない．医師が権威主義になればなるほど，患者とは敵対関係になり，効果的な治療同盟が形成される可能性が少なくなってしまう．

　ここで鍵となるのは，患者の訴えを分析する際には客観的かつ綿密に行い，権威主義的でなく相手を尊重するようなアプローチを続けることである．もし患者の病像や動機が疑わしければ，必要に応じてほかの医療機関や家族など副次的な情報源から確証となる情報を集めるべきである．怒ったり，懲罰的になったり，患者を拒絶するようなことは避けるべきである．こういった患者の振る舞いは，患者の人生ですでに経験してきていることの反復であって，反社会性人格障害の形成の一因となってきたことなのである．上記のような医師が怒るなどの振る舞いをしてしまうと，患者は敵意をもってしまって，医師-患者関係はさらに悪化してしまう．もし患者との対峙や対立が必要な場合でも，患者の巧みな操作の企てを突き止める際に，患者の面目をつぶすことにならないようにすることが肝要である．コミュニケーションは患者と直接行い，医学的に示唆される事柄などの事実に基づき，診断や治療の計画については明確な限度を設定しておくべきである．

症例提示 4

　休暇を終えて帰ってきた医師の最初の患者は，42歳の怒れるランディ（男性）であった．ランディが腰痛症を繰り返して長いこと悩まされていることを医師は知っていた．彼の腰痛は，運動と非ステロイド性鎮痛薬の頓服によって普段はよくコントロールされているのだが，ランディは友人と頻回に長距離のオートバイ旅行に出かけ，旅行中は運動もしなければ，鎮痛薬も服用しないのである．医師が留守の間，ランディはオートバイ旅行に出かけて急性の腰痛症を再発した．彼は外来に電話をし，待機していたナースプラクティショナーが麻薬の処方に応じないことに対して，怒りをあらわにして罵倒した．

　医師は，過去にもランディが同じような振る舞いをしたのを見ていたので，話を注意深く聴いて彼の怒りを認め，彼の腰がどれだけ痛かっただろうかと共感的に振り返った．医師は批判しない態度で運動をしなかった理由を尋ねた．それから，麻薬に頼ることの長期的なリスクと比較し，運動したり，痛みを誘発するような行動を避けるといった，腰痛を予防する方法の有益性について説明した．最後に，非ステロイド性鎮痛薬を処方すると同時に，運動の内容を検討してもらうために理学療法士に紹介する話をもちかけ，こうすることによって最もよい長期予後が得られるのだという見通しについて強調しておいた．少しつらそう

であったが，ランディは医師の提案の利益を認め，医師の勧めに従ってみることに同意した．

ランディに対応する際，医師は彼に関する過去の治療経験を指針として参考にした．ランディの自己破壊的な行動や敵対行為，他者への軽視などが，医師が設定した明確な制限内でおさまったのは，医師が穏やかで懲罰的でない態度で患者の長期的な健康について関心を示したからである．

境界性人格障害

▶ 症状と徴候

境界性人格障害（表 26-7）の患者は，自己イメージ，感情，対人関係の不安定性を示す．非常に衝動的で，物質（薬物）乱用や自傷行為，自殺企図といった自己破壊的な行動をとる．こういった行為は，深い空虚感や他人に見捨てられることへの激しい恐れを反映している．一方，境界性人格障害の患者には，親密さへの恐れもある．彼らは多くの矛盾した感情を経験するが，そのために自分が誰であるのかについて安定した認識をもつ状態に至らず，気分がころころと変わる原因となるのかもしれない．この不安定性のために，目標や価値観がしばしば変化する．こういった患者は，現実と空想とを区別することが困難であることが多く，自己や他者に関して"全か無か"の考えに陥ることが多く，極度の理想化と価値の引き下げが交互に起こるのである．

▶ 鑑別診断

境界性人格障害の患者の中には，ストレス下において短い精神病性的なエピソードを経験するものが存在する．例えば，非常に不安を強く感じたり，幻聴を認めることがある．持続時間が短いことと，ストレスを引き起こす刺激と特定の関連があることから，第Ⅰ軸の精神病性障害と区別される．それに加えて，境界性人格障害の患者には，しばしば大うつ病や双極性障害などといった第Ⅰ軸の気分障害が並存するが，存在する場合には無論治療すべきである．その他の人格障害（例えば，演技性，自己愛性など）が境界性人格障害の患者に併発したり，混同されたりすることがある．

▶ 疾病経験と疾病行動

境界性人格障害の患者は，現実と空想とを区別することがむずかしく，疾病について恐ろしい空想を抱いている．病気に対して生じる複雑で矛盾した感情は，患者にとって耐えられないと感じられるため，完全に調子がよい素振りをして病気の存在を否認することがある．一方で，それほど重い病状でなくても，死にいたる病であると確信することがある．問診の初期の段階で傷つけられたと感じると，境界性人格障害の患者は医療提供者に不信感を抱いたり恐れたりする．同時に感じる親密さへの強い願望と恐れに対処しようと試みる際に，彼らは医療提供者を完全によい人か，あるいは完全に悪い人かといった分類で概念化する傾向があり，この心的過程は"分裂(splitting)"と呼ばれる．さらに複雑なことには，こういった概念化は安定していないのである．理想化されすぎた医療提供者であっても，境界性人格障害の患者が怒り出して失望し，見捨てられたと感じたとき，この患者によって突然価値がない人間であると評価されることがある．それに加えて，自傷行為や薬物乱用，自殺の素振りや自殺企図などの衝動的で自己破壊的な行動を行うことで，打ちのめされた感情に反応することがある．また，医師をどれくらい利用できるか，その限界を試したり，医師は価値が低い人間であるとみなしたり，あるいは病気であるそのままの状態で医療提供者との現在の関係を維持するために，治療に従わないことがある．

医師-患者関係

境界性人格障害の患者を治療するにあたって，一般的によくみられる間違いは，感情的に親密になりすぎることである．これは，苦しんでいる患者を医師が助けようとすることに一生懸命になり，多くの時間を患者のために費やすときに起こる．この場合，一般的に患者の感情を刺激しすぎて，医師の最初の理想化をまねき，不安定性とアクティングアウト(acting out.［訳注：心理治療中に生じる患者の心的葛藤や抵抗が，主に治療場面以外の言動に表れること］)の増大につながる．患者の感情的な行動のために医師の判断が鈍るため，患者の理想化や分裂に医師が圧倒されてしまう原因になることに注意すべきである．境界性人格障害の患者の自己破壊的で挑発的な振る舞いが，医療者に絶望や無力感を生じさせることがある．医療提供者もまた，例えば頑固になってしまったり，言葉で敵意を表したり，必要な薬物（例えば，鎮痛薬など）やケア（例えば，頻繁な訪室など）を提供しなかったりすることで，患者を懲らしめようという気になってしまうことがある．

表26-7 境界性パーソナリティ障害の診断基準

対人関係，自己像，感情などの不安定および著しい衝動性の広範な様式で，成人期早期までに始まり，種々の状況で明らかになる．以下のうち5つ（またはそれ以上）によって示される．

1. 現実に，または想像の中で見捨てられることを避けようとするなりふりかまわない努力．
   注：基準5で取り上げられる自殺行為または自傷行為は含めないこと．
2. 理想化とこき下ろしとの両極端を揺れ動くことによって特徴づけられる，不安定で激しい対人関係様式．
3. 同一性障害：著明で持続的な不安定な自己像または自己感．
4. 自己を傷つける可能性のある衝動性で，少なくとも2つの領域にわたるもの（例：浪費，性行為，物質乱用，無謀な運転，むちゃ食い）．
   注：基準5で取り上げられる自殺行為または自傷行為は含めないこと．
5. 自殺の行動，そぶり，脅し，または自傷行為の繰り返し．
6. 顕著な気分反応性による感情不安定性（例：通常は2～3時間持続し，2～3日以上持続することはまれな，エピソード的に起こる強い不快気分，いらだたしさ，または不安）
7. 慢性的な空虚感
8. 不適切で激しい怒り，または怒りの制御の困難（例：しばしばかんしゃくを起こす，いつも怒っている，取っ組み合いの喧嘩を繰り返す）
9. 一過性のストレス関連性の妄想様観念または重篤な解離性症状

（出典：「DSM-IV-TR 精神疾患の診断・統計マニュアル新訂版」，医学書院，2004から許可を得て転載）

具体的なマネジメント戦略

医師は基本的な援助や安心を提供すると同時に，境界性人格障害の患者に感情的に熱心になりすぎないように気をつけなければならない．定期的に診察回数を多くする計画を立て，質問に対しては明瞭で専門用語を使用しないでわかりやすく説明することで，疾病に関する患者の驚くような空想や"圧倒されるような困窮"に対応するのがよい．医療提供者は患者の周期的な怒りの噴出に耐えなければならないが，患者の破壊的な行為や医療提供者の応答という両方に対して確固とした制限を設定するのがよい．多くの専門分野にわたる医療チームが関係している場合には，チームのメンバーに患者に対する感情をはき出させ，さらには治療計画のコンセンサスを得るために，チームメンバーによるミーティングを開くべきである．明快で一貫した計画を提示するためには，患者に直接かかわる医療提供者を少人数選んでおくことが役立つ．このアプローチによって医療チームの分裂を防ぐことができることが多い．最後に，制限を設定する際に，前述してきたような患者が潜在的に自己破壊的な行動に走りやすいことを常に自覚しておき，彼らの混乱に対して怒りで報復しないようにすることが極めて重要である．

症例提示 5

プライマリ・ケアのレジデントが，アマンダという患者に関する懸念について，外来のアテンディングの医師に相談した．彼女は3か月後に外来を離れることになっていたが，後任の医師への引き継ぎについて，アマンダが難色を示すと考えていた．

アマンダは35歳の臨時雇いの事務員で，片頭痛の長い病歴がある．片頭痛がひどくなってしまうまで薬を飲まずにいることがしばしばで，耐えられない痛みの不満をレジデントに訴え，時に，耐えられないので死んでしまいたいということがあると話した．予約なしに外来を訪れることもあり，すぐに診てほしいということがある．一方で予約の日に来ないこともしばしばである．受診の際に，ホームレスになるのではないかと恐れていると話した．彼女は他人の家の留守を預かっているのだが，彼女自身の安定した場所がないのである．

レジデントはアマンダの診療について助言を得るべく，精神科医のコンサルテーションを求めた．彼女はアマンダが時々死にたいと口にすることを特に心配していたのである．

精神科医の勧めに従い，定期的で短い間隔の外来予約をしてフォローアップを行い，アマンダに

予約を守らせるように促した．レジデントは，ここは予約なしで来ることのできる外来ではないので，急な痛みには救急診療をしている施設を探さなければならないと説明した．それからアマンダに，早めに薬を服用すればひどい痛みにならないと念を押した．

その他の有用な介入には，心理療法士に紹介して支援を増やし，安定した住居を見つけられるようにチームのソーシャルワーカーに依頼することが含まれる．アマンダの希死念慮を監視することも大事である．もし彼女が死にたいといった場合，レジデントは彼女の希死念慮と自殺企図を評価する．ある午後，アマンダは希死念慮を訴えて外来に立ち寄ったので，ナースプラクティショナーは電話で精神科へ緊急のコンサルテーションを行った．精神科医と話した後，アマンダはだんだんと落ち着いてきて自殺企図を否定した．しかし，彼女は継続して精神科の治療を受けるために紹介されることを断った．

しばらくして，アマンダはしばしば予約の診察に来ないようになり，レジデントのことについてナースプラクティショナーにさまざまな要求をし，ひどく不平をいうようになった．しかし，レジデントとナースプラクティショナーが，定期的な診察を受けることと，片頭痛を早めに治療すること，急な頭痛の際は救急診療施設に行くこと，という治療計画をしっかりと支持的に繰り返したところ，アマンダの気まぐれな受診が減り，コンプライアンスが改善したのである．レジデントとナースプラクティショナーの定期的なミーティングは，アマンダについての首尾一貫した治療計画を共有することに役立ち，分裂を最小限にすることにつながった．

レジデントが外来を離れるにあたって，レジデントとアテンディングドクターは新しいレジデントを事前にアマンダに紹介し，その過程で外来にいるナースプラクティショナーにも関与してもらうなど，変わり目をうまく乗り切るための方策について話し合った．

この症例では，レジデント，アテンディングドクター，ナースプラクティショナーが定期的なミーティングを開くことで，患者に対して首尾一貫した同じ計画を提示することができ，分裂を少なくして，患者の不安や予測できない行動を減らすことができた．このようなアプローチが，患者の支援を増やすことと，限界を設定することとを良好に結びつけるのである．

演技性人格障害

▶ 症状と徴候

演技性人格障害（表26-8）は，人の注意を過度に引こうとしたり感情に訴えたりするのが特徴である．患者は芝居がかった態度をとり，人の注意を引こうとして無意識のうちに性的に刺激的な服装や振る舞いをすることがある．彼らの表現する感情は浅薄で一貫性がなく，患者はこのような感情を共有することにより（しばしば誇張された）特別で親密な関係を医師と築くことができると信じているのかもしれない．患者は，客観的で直線的な論理的思考よりも，主観的で直感的な印象を好む傾向がある．しばしば印象的ではあるが——しかし一貫性のない——訴えの身体的な合併症を抱えている．

▶ 鑑別診断

演技性人格障害は，自己愛性人格障害や境界性人格障害との鑑別がむずかしいことがある．それぞれのカテゴリーに属する患者はすべて，ほかの患者にも共通する特性を備えている．演技性人格障害の患者は，境界性人格障害の患者でみられるように，関係の結びつきについて自覚している脆弱性に強く影響を受けている．しかし，後者は，感情面の安定性があまりなく，より衝動的で自己崩壊的である．演技性人格障害の患者は，自己愛性人格障害の患者が賞賛を望むのと同じように，注目されることを望む．しかし，前者は壮大さや横柄さ，自己陶酔の程度が後者よりも軽度である．

▶ 疾病経験と疾病行動

自分の身体的な魅力に基づいて自己の価値が高いという感覚や個人的な好みの大部分を感じているため，演技性人格障害の患者は，自分の感情的なウエルビーイングが特に身体疾患により脅かされると感じている．患者は他人から魅力があまりないとみなされる恐れを軽減するために，身体的な見栄えを取り繕ったり，能力をよりよくみせたりしようとする．

その結果，患者の性別にかかわらず軽薄で魅惑的な振る舞いをするようになる．患者が自分のことを弱く傷つきやすいと感じた場合には，自分の感情をより激しく表現することで，医療提供者との結びつきを強化しようとする．それに加えて，患者は慎重に観察され

表 26-8 演技性パーソナリティ障害の診断基準

過度な情緒性と人の注意を引こうとする広範な様式で，成人期早期までに始まり，種々の状況で明らかになる．以下のうち5つ（またはそれ以上）によって示される．

1. 自分が注目の的になっていない状況では楽しくない．
2. 他者との交流は，しばしば不適切なほど性的に誘惑的な，または挑発的な行動によって特徴づけられる．
3. 浅薄ですばやく変化する感情表出を示す．
4. 自分への関心を引くために絶えず身体的外見を用いる．
5. 過度に印象的だが内容がない話し方をする．
6. 自己演劇化，芝居がかった態度，誇張した感情表出を示す．
7. 被暗示的，つまり他人または環境の影響を受けやすい．
8. 対人関係を実際以上に親密なものとみなす．

（出典：「DSM-IV-TR 精神疾患の診断・統計マニュアル新訂版」，医学書院，2004から許可を得て転載）

た身体症状よりも，感覚にフォーカスを当てているので，一連の身体症状を訴えるがその個々の関連性は薄い．患者のこういった症状の描写は，医療提供者の興味を引きたいという欲求を反映しているのかもしれない．

医師-患者関係

演技性人格障害の患者を診療している際に，患者の芝居がかったどこか依存的な振る舞いに巻き込まれてしまい，過剰にかかわりすぎたり，過剰に検査を行ってしまう場合がある．医師が患者の振る舞いに束縛されると，患者は不安になったり，疎遠になったり，あるいは素直でなくなったりし，医師を困惑させたりフラストレーションを与える．あるいは，客観的な情報を欠いていることや，患者の感情的ではっきりしない態度にフラストレーションを感じ，医師は急いで大まかな評価をしてしまいがちになる．

▶ 具体的なマネジメント戦略

演技性人格障害の患者は（はっきりとして論理的であるというよりは）ぼんやりとして全般的な感情を示し，些細な症状に対して過剰に深刻になるかと思えば，深刻な医学的問題に不釣り合いなぐらい無関心であったりする．医師は客観的な立場を維持することが必要である．医師は患者の問題に対して支持的で論理的な対応をしなければならない．そのためには，患者の感情に注意を払わなければならないのと同時に，患者に過剰な親密さや性的な感情を抱いていると誤解されないように，十分に距離をおかなくてはならない．

症例提示 6

リタは，ループス〔全身性紅斑性狼瘡（systemic lupus erythematosus：SLE）〕の既往がある38歳の独身で，女優だが現在は職がない．彼女は45歳の男性主治医に過剰に親密でなれなれしい態度をとっていて，医学的問題について電話で頻回に質問したり，外来受診の際に誘惑的な服を着てくる．このような診察の際に，さまざまな身体症状について質問してきた．時間が経つに伴い，医師はますます不愉快になってきた．最後には，リタは毎回の受診の際に自分の問題についてもっと時間をかけて話し合いたいと訴えるようになり，自分の問題は"もっと時間をかけるに値する"と医師が考えているかどうか聞いてきた．

医師は彼女の長期にわたる行動パターンを振り返った後，リタの医学的問題には意味があり，注目に値すると返事をした．医師は，それらの問題を自分の印象に基づいた医学的重要度に従って時間を配分し，一つひとつ丁寧に評価しようと思っている，と述べた．それから，あなたが自分の関心事についてもっと時間をかけて話し合いたいと思っていることは理解できるが，忙しいのでそれ以上の時間をかけることはできないと伝えた．もし自分が彼女に十分な感情的な支援ができないようであれば，精神科医を紹介することもできることを優しく提案した．リタはすいぶんがっかりしたようであったが，彼女はこの制限を受け入れることができ，この主治医との治療関係を続けることができた．

この患者とのかかわり方は，医師が医師-患者関係における明確な線引きを提案しながらも，患者と患者

の抱える問題に対して前向きな関心を示しているために成功した．

自己愛性人格障害

症状と徴候

自己愛性人格障害（表26-9）は，賞賛されたいという積年の欲求を伴う誇大性によって特徴づけられるが，この性質は他者の感情に対する感受性を欠いている点で際立っている．このような人々は自己の重要性や社会的な地位を過度に意識しており，極端な賞賛を求めることが多い．社会的なあるいは個人的，恋愛，職業上の業績についての理想の地位を得ることに駆られているのかもしれない．この点について，他人の業績が自分より上であると認識した場合には，嫉妬して他者の価値を落とすような行動をとる可能性がある．誇大性や他者の価値を認めないことの根底には，劣っていて未熟であるという自分に対する潜在的な視点が存在する．このような考えや関連する苦痛から避けようとして，患者は自分自身と他人に患者の"特別性"や"尋常でない才能"を納得させようとするのである．

鑑別診断

自己愛性人格障害は，境界性，反社会性，演技性，強迫性人格障害と鑑別するのがむずかしく，多くの症例で重複していることがある．もし鑑別がはっきりしないようであれば，誇大性が強いことや賞賛を求めているかどうかを確認することが診断を明確にするのに役立つ．境界性人格障害と比べ，自己愛性人格障害は自己イメージが安定しており，関係を失うことに対する衝動性や感受性が少ない．小児期に行為障害の形跡を示すこともある反社会性人格障害と比較すると，自己愛性人格障害では一般的にそれほど攻撃的ではなく，またそれほど詐欺的でもない．一方，演技性人格障害は自己愛性人格障害と比較してやや芝居がかっており，感情的な傾向がある．自己愛性人格障害では強迫性人格障害でみられるように，完璧主義であるかもしれないが，前者は自分が達成してきたことについて，より高い自己評価をもっていることが多い．

医師は一過性の軽躁や躁病による誇大性を自己愛性人格障害と誤診しないように注意しなければならない．同様に，一過性の薬物に関連した人格変化（例えば，中枢神経系刺激薬など）や一般的な健康状態による人格変化と区別しなければならない．

疾病経験と疾病行動

自己愛性人格障害の患者は，健康問題のために特別な打撃を受ける．病気が，これらの患者の完全な健康状態，エネルギー，そして卓越性といった心理的あるいは外的なイメージを保持しようとする無意識の試みを脅かすことになるからである．医学的な問題と身体的な限界がこのイメージを打ち破り，社交性を脅かし，彼らの（非現実的で議論の余地のない）自己イメージの崩壊への懸念へとつながる．この脅威を防御しようとして，患者は症状の重要性を過小評価したり，病気の存在を否認したりすることがある．さらによくあることであるが，尊敬され理想化された地位を患者が取り戻そうとして，特殊な治療やセカンドオピニオン，より"上級"で"有名"な医師への転医を望んだり，あるいは治療してくれている医師をあざけったりすることがある．こういった患者は，治療してくれている医師の振る舞いや信用をおとしめたり，酷評したり，疑ったり，治療方針に従わないことがある．

医師-患者関係

自己愛性人格障害の患者が特殊な治療を望む際にとる尊大で大げさな態度は，医師を非常にいらいらさせる．このような患者に対する反応はさまざまな形をとりうる．軋轢を避けるために要求に従う医師もいるかもしれない．とりわけひどい患者の場合には，医療提供者はフラストレーションを感じ，憤慨し，怒り出すことがあるであろう．一方，低い評価をされたと感じ，自分の能力に疑問を抱くかもしれない．医師がカリスマ的で要求の多い患者にエネルギーを費やしていればいるほどフラストレーションは強く，医師は結局不公平な批判の的になってしまう．医師は患者を拒否したり避けたりするかもしれないし，治療しないでおくかもしれないし，怒って応じるかもしれない．このような反応は患者および医師-患者関係の両方にとって有害である．

具体的なマネジメント戦略

自己愛性人格障害の患者を扱うための最も効果的な戦略は，彼らが特別であることや彼らの権利の感覚を尊重して対決しないことであり，彼らが自覚している才能を治療の中で使えるように手助けすることである．自己愛性人格障害の患者が疾病によって傷つきやすくなったり，脅かされたと感じたときには，医師を批判したり低い評価を下したりする可能性が高くなる．したがって，医師は低い評価をつけられたとしても，そ

表 26-9　自己愛性パーソナリティ障害の診断基準

誇大性（空想または行動における），賞賛されたいという欲求，共感の欠如の広範な様式で，成人期早期までに始まり，種々の状況で明らかになる．以下のうち5つ（またはそれ以上）によって示される．

1. 自己の重要性に関する誇大な感覚（例：業績や才能を誇張する，十分な業績がないにもかかわらず優れていると認められることを期待する）．
2. 限りない成功，権力，才気，美しさ，あるいは理想的な愛の空想にとらわれている．
3. 自分が"特別"であり，独特であり，他の特別なまたは地位の高い人達に（または団体で）しか理解されない，または関係があるべきだ，と信じている．
4. 過剰な賞賛を求める．
5. 特権意識，つまり，特別有利な取り計らい，または自分の期待に自動的に従うことを理由なく期待する．
6. 対人関係で相手を不当に利用する，つまり，自分自身の目的を達成するために他人を利用する．
7. 共感の欠如：他人の気持ちおよび欲求を認識しようとしない，またはそれに気づこうとしない．
8. しばしば他人に嫉妬する，または他人が自分に嫉妬していると思い込む．
9. 尊大で傲慢な行動，または態度．

（出典：「DSM-IV-TR 精神疾患の診断・統計マニュアル新訂版」，医学書院，2004 から許可を得て転載）

れを個人に対するものと考えてはいけない．逆に，それは患者が著しく不安定な状況に対処しようとしているのだと理解しなくてはいけない．医療提供者は，患者が受けるべき治療行為は考えうる治療の中で最高のものであり，患者にふさわしい治療であると確信したためにこの方法を選ぶのであると説明し，患者の自己愛に訴えることができる．医師は患者自身の疾病への懸念を認め，患者の能力は疾病に立ち向かうには十分であることを示し，患者を支援することができる．このアプローチは，患者に安心や自己効力感を自覚させて，自分を守るために治療してくれている医師を攻撃するのではなく，自信をもって医師を信頼させるようにするために役立つ．

症例提示 7

マギーは44歳の，地域でとても有名な弁護士で既婚女性であるが，非常に要求の多い患者である．彼女は自分の更年期症状についてきちんと対応していないとして，男性の主治医に対して非常に怒った．しかし実際は，主治医は必要なすべての検査を行っており，婦人科医にも徹底的に相談していたし，患者の何か月にもわたる電話による問い合わせにも答えてきたのである．

主治医は，マギーの長年にわたる権利意識や，彼女が些細なことに対しても非常に敏感なことを知っていたので，彼女の心配していることをもう一度見直して対応することにした．治療計画や根拠となる論理を検討し，彼女の思いがけず早い更年期についての感情的反応について話し合うように勧めた．それから，彼女の検査や治療計画については，医師が特別な配慮を行ったことを強調しておいた．主治医は彼女がもっと頻繁に受診できるように手配し，彼女が積極的に治療にかかわっているので，治療への反応性が比較的よく，期待できるとマギーに伝えておいた．

このような対応は患者を安心させることになる．それは，彼女の懸念を認めることになり，権利に関する自己愛的感情を満足させることになるからである．

回避性人格障害

症状と徴候

回避性人格障害（表26-10）の患者は，社会的な状況や親密な関係の中で過度な不安が長く続いており，他人による自分の評価について極端に過敏になっている．このような患者は他人との関係を望んでいるが，拒否されることや恥をかくこと，困惑することを恐れて，逆に他人を避けている．もし彼らが実際に社会的状況や関係の中に入ってしまったとしたら，彼らは拒否されている，批判されている，あるいは他人に好かれていない，といったことばかり考えているのである．結

果として，彼らの自尊心は低く，処世が下手で，他者よりも劣っていると思っており，引っ込み思案で抑圧されている．

▶ 鑑別診断

統合失調質人格障害の患者も社会的な状況や関係を避けるが，彼らは社会からの分離を望んでいる．対照的に，回避性人格障害の患者は関係を強く望むのにもかかわらず，拒否されたり恥をかくことを心配し，恐れるあまり他人を避ける．

回避性人格障害は社会恐怖（第Ⅰ軸疾患）と鑑別しなければならない．回避性人格障害の患者が広く一般に社会との関係を避けようとするのに対し，社会恐怖の患者は，例えば集会であまり親しくない他人に不適切なことを発言してしまうのではないかといった，社会行為に関連した，より具体的な懸念を抱いている．

▶ 疾病経験と疾病行動

この疾患は，患者に不安と無能感の高まりを引き起こす．医療提供者に好感をもたれなかったり，拒否されるかもしれないという患者の恐れから，治療が遅れることがある．医師とのかかわりの中では，拒否されるかもしれないことや恥をかかされるかもしれないことを恐れるあまり，自分の問題について引っ込み思案で積極的ではない可能性がある．患者らは身体的な不自由を患者自身に責任があるとして，適切な鎮痛法について質問しない可能性がある．患者は医師から注意を向けてもらう価値が自分にはないと考え，適切な医療処置を受けることを躊躇するかもしれない．

医師-患者関係

回避性人格障害を併せ持つ患者を治療する医師は，最初は患者の症状を十分に認識できていないかもしれない．患者は引っ込み思案で医師のいうことに合わせるので，医師は患者に対してパターナリスティックな態度をとる傾向がある．もし後で，患者の症状が最初に聞いていたのよりもずっと重症であることがわかったら，患者が情報を提供しなかったことや患者の受け身な姿勢に対し，懸念を示したり裏切られたような気持ちを抱いてしまうかもしれない．

▶ 具体的なマネジメント戦略

回避性人格障害の患者は，批判を受けることなく，自分の苦痛について安心して話せる場を必要としている．医療提供者が患者の抱えている問題を知りたいと願っていることを，患者に伝えることは有用である．

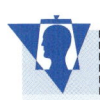

症例提示 8

マイケルは45歳の独身の事務員である．年に1回の定期健診のため予定より45分早く，主治医を訪れた．診療所の受付で，予約時間に遅れなかったかどうか質問した．

診察中に，主治医はマイケルの肘にひどい発疹があるのに気づいた．彼は，乾癬の病歴があった．マイケルは困惑して赤面してしまった．彼は去年，主治医が処方してくれたクリームを塗っていたのであるが，途中で薬がなくなってしまった

表26-10　回避性パーソナリティ障害の診断基準

社会的制止，不全感，および否定的評価に対する過敏性の広範な様式で，成人期早期までに始まり，種々の状況で明らかになる．以下のうち4つ（またはそれ以上）によって示される．
1. 批判，否認，または拒絶に対する恐怖のために，重要な対人接触のある職業的活動を避ける．
2. 好かれていると確信できなければ，人と関係をもちたいと思わない．
3. 恥をかかされること，またはばかにされることを恐れるために，親密な関係の中でも遠慮を示す．
4. 社会的な状況では，批判されること，または拒絶されることに心がとらわれている．
5. 不全感のために，新しい対人関係状況で制止が起こる．
6. 自分は社会的に不適切である，人間として長所がない，または他の人よりも劣っていると思っている．
7. 恥ずかしいことになるかもしれないという理由で，個人的な危険をおかすこと，または何か新しい活動にとりかかることに，異常なほど引っ込み思案である．

（出典：「DSM-Ⅳ-TR精神疾患の診断・統計マニュアル新訂版」，医学書院，2004から許可を得て転載）

のだと釈明しはじめた．どうして薬がなくなったときに受診しなかったのかとたずねると，発疹くらいで医師に面倒をかけるのは悪いと思ったと言った．

主治医は，患者の発疹について心配していることを話し，新しく薬の処方箋を書いたうえで，薬がなくなったらいつでも電話するように伝えた．主治医は，患者からの連絡は面倒と思わないし，適切な医療のためには医師と患者のコミュニケーションが欠かせないことも伝えた．再度，主治医はマイケルに，薬がなくなったり，何か困ったことがあったら電話をしてほしいと伝えた．

このような，安心を与えるような支持的アプローチが，患者と医師とのコミュニケーションを促進し，拒絶されることに対する恐怖のために遠慮するようなことがなくなる．

依存性人格障害

▶ 症状と徴候

依存性人格障害（表26-11）の患者は，ケアに対する広汎で過度の要求を行う．患者は一人になると，隔離されたり放置されたりすることについて激しい不安や著しい不快感を感じる．そのため，人間関係にも服従的で依存心の強い振る舞いがみられる．患者は相当の助言や保障がなされないと，他人に頼ることなく物事を判断することがむずかしく，他人と意見が一致しないことを心配する．

▶ 鑑別診断

依存性人格障害は，パニック障害，気分障害，広場恐怖から生じる依存性と鑑別することが大切である．病気で苦しんでいる人は，依存性人格障害の患者でなくても他人に対して依存的になることがある．依存性人格障害はしばしば，ほかの人格障害と混同されていることがあり，依存的な習性は，もしかしたら慢性的な物質（薬物）乱用の結果であるかもしれない．

▶ 疾病経験と疾病行動

依存性人格障害の患者は，病気によって自分が他人から助けを得ることができず見捨てられることを恐れている．医療提供者との関係の中で，非常に要求が多くなったり，すぐに治療するように芝居じみた要求をしたりすることがある．期待どおりの反応が得られなかったとき，医師に対して怒りをぶつけてくる可能性がある．病気による身体的な不自由を医師のせいにしてくることがある．さらに，病気の苦しみから即時の救済を求めて，依存性の強い薬物を服用したり治療薬の過剰摂取をする可能性がある．病気の治療を受けることが他者の注目を引きたいという気持ちを満たすことになるかもしれないので，患者によっては無意識に病気を遷延させるかもしれず，極端な場合には，不必要な医療を求めることがある．

医師-患者関係

依存性人格障害のある患者を治療している医師は，最初，患者の粘着性が高く要求の多い行動に対して，避けたい気持ちを抱くことがある．一方，どの程度の医療まで提供したらよいのか限度を設定するのを困難に感じ，患者を安心させるためにすべての要求に答えようとして，結局は燃え尽き，不全感を抱いてしまうことがある．その結果，医療提供者は敵意をむき出しにして対応し，あからさまに患者を拒否してしまう可能性がある．

▶ 具体的なマネジメント戦略

依存性人格障害の患者に安心感を与え，見捨てられることへの恐れを和らげるための効果的な方法は，頻繁で定期的な診察を計画し，いつでも患者が相談できるようにすることである．一方で治療の初期，もしくは患者が依存的な様相を見せ始めたらできるだけ早く，確固とした現実的な限度を示すことが大切である．燃え尽きを防ぐために，ヘルスケアチームのほかのメンバーにも患者のために協力してもらう．さらに，臨床医は患者が見捨てられることの不安を少なくするため，外部の支援システムを見つけられるように援助するのがよい．患者が病気を長引かせたり，中毒性の薬物を使ったり物質（薬物）乱用をする可能性についても注意を払わなければならない．

表 26-11 依存性パーソナリティ障害の診断基準

面倒をみてもらいたいという広範で過剰な欲求があり，そのために従属的でしがみつく行動をとり，分離に対する不安を感じる．成人期早期までに始まり，種々の状況で明らかになる．以下のうち5つ（またはそれ以上）によって示される．

1. 日常のことを決めるにも，他の人達からのありあまるほどの助言と保証がなければできない．
2. 自分の生活のほとんど主要な領域で，他人に責任をとってもらうことを必要とする．
3. 支持または是認を失うことを恐れるために，他人の意見に反対を表明することが困難である．
   注：懲罰に対する現実的な恐怖は含めないこと．
4. 自分自身の考えで計画を始めたり，または物事を行うことが困難である（動機または気力が欠如しているというより，むしろ判断または能力に自信がないためである）．
5. 他人からの愛育および支持を得るために，不快なことまで自分から進んでするほどやりすぎてしまう．
6. 自分の面倒をみることができないという誇張された恐怖のために，1人になると不安，または無力感を感じる．
7. 1つの親密な関係が終わったときに，自分を世話し支えてくれる基になる別の関係を必死で求める．
8. 自分が1人が残されて，自分で自分の面倒をみることになるという恐怖に，非現実的なまでにとらわれている．

（出典：「DSM-IV-TR 精神疾患の診断・統計マニュアル新訂版」，医学書院，2004 から許可を得て転載）

症例提示 9

テリーは50歳の離婚歴のある秘書で，浮動性めまい，頭痛，目のかすみ，脚の痛みなど，繰り返しいろいろな身体症状をプライマリ・ケア医に訴えた．症状について繰り返し調べてみたがすべて異常はなく，大うつ病も否定的であった．さらに質問すると，6年前に離婚して以来，彼女の娘が彼女の生きがいになっていたことがわかった．身体症状が時々生じるようになったのは彼女が10歳代のころまでさかのぼるが，そのときの症状は一過性のもので，娘が結婚して家を出た2年前までは症状ははっきりとしたものではなかった．

テリーはプライマリ・ケア医に頻回に電話をかけてきた．神経質になっていることが多く，新たに生じた症状についての心配を話し，治療について質問してきた．プライマリ・ケア医は定期的に予約を取ってテリーの心配に耳を傾けることにした．テリーはすべての症状を吟味するほど時間を割けないような診察時に症状を訴えることが多く，娘ともう一緒にいられないと嘆いた．プライマリ・ケア医は支持的に接し，いま時間が限られていることを了解してもらい，最終的にすべての問題にどのように対処するかについて説明した．定期的に予約を取って面接を続けることが大切であると強調しておいた．それから，医師はテリーが娘の結婚以後，孤独感が増してきていることを認めて，大うつ病の可能性について評価した．それから彼女がボランティア活動を行い，社会的なかかわりを増やすために外来のソーシャルワーカーへ紹介することを提案した．

このようなアプローチは，患者の不安を軽減し，電話の回数を減らすのに役に立つことが多い．このような方法で患者の悩みが軽減されないようであれば，心理療法を紹介し，背景に不安障害が存在する可能性について評価する．

強迫性人格障害

症状と徴候

強迫性人格障害（表 26-12）の患者は，秩序，完全主義，コントロールの考えにとらわれている．患者は過度に細部やルールに関心が向いており，あまりにも道徳主義的な傾向があって，休日も返上して働く人が多い．こういう人たちは，自分自身を他人に合わせるのがむずかしいと感じており，他人が自分たちの計画に従うべきであると主張するのである．患者の頑固さや制限

された感情表現は，根底にあるコントロールを喪失することへの恐怖を表している．患者は優柔不断なことがあり，何か判断をしなければならない状況に遭遇すると苦悩を感じることになる．

▶ 鑑別診断

強迫性障害（第23章参照）は，真の強迫症状〔反復的な侵入思考（intrusive thought）〕と強迫行為の存在によって強迫性人格障害と区別される．しかし，時には両方の障害が同一の患者でみられることがあるし，強迫性人格障害がほかの人格障害と見分けがつかないことがある．

▶ 疾病経験と疾病行動

病気が強迫性人格障害にとって脅威であるのは，身体機能と感情についてのコントロールが失われるという激しい恐れを患者に生じさせるからである．患者は恥ずかしさと傷つきやすさの感覚から，非常に動揺してしまうことがある．受診や治療のために日常性が破壊されたことで，怒りを感じることもあるかもしれない．コントロールの主導権を医療提供者に譲り渡すことに恐れを感じるであろう．診察室では，激しい不安のために駆り立てられて，質問攻めや細かい質問をする傾向にある．

医師-患者関係

医療提供者は，強迫性人格障害の患者が何度も繰り返す質問に対して耐え難くなり，短く返答しがちである．ある治療法の選択についての些細なことや理由を知りたいと主張する患者から，医療提供者としての能力に対して挑戦されているように感じてしまう．また医師は，こういった患者がコントロール感を重要視していることを理解せずに，患者と協力して治療計画を立てるのではなく，誤って治療プランを支配しようとしてしまうことがある．

▶ 具体的なマネジメント戦略

強迫性人格障害の患者に対して取り組むための有用な戦略は，徹底的に病歴を聴取し，慎重な診断のワークアップを行い，診断と治療の選択についての説明と，検査結果の説明を明快かつ徹底的に行うことである．治療や，治療に対する反応の可能性についての不確実なことは，あまり強調しないことが重要である．患者は医師が文献を引き合いに出すと安心するもので，曖昧な言い方や不正確で感覚的な表現は避ける．患者を対等なパートナーとして治療し，自己管理を奨励して治療への参加を認め，治療の選択についてのわかりやすい理由と，その水準の高さについて認識を示すことは有用である．

症例提示 10

サムは42歳の生化学者であるが，左の鼠径部が腫れているので見てほしい，とプライマリ・ケア医の診察の予約を希望した．医師はこれまでの彼とのかかわりから，サムが少し神経質であり，病状についてこと細かく訊いてくることを知っていた．身体所見をとったところ，診断は鼠径ヘルニアで，精査と手術を含めた治療方針を考えるために外科医にコンサルトすることを勧めた．サムは，いつもの堅苦しく少し抑えぎみの態度で，しかし今回はいつもより目に見えて不安を感じているようであったが，繰り返し，外科的治療について文献的にはほかの治療があるのかないのか，治療の選択に関するガイドラインについてなど，いろいろな質問をしてきた．それから，全身麻酔のリスクと局所麻酔でもできるかどうかを質問してきた．

医師が，これは日常的に行われている手技だからといってサムを安心させようとしたとき，サムは，診断は本当に正しいのかと質問してきた．また，鼠径ヘルニアを診断するのに使用した診断基準をみせるように言った．さらに，彼の話は仕事のことに及び，彼がいなければ進まない仕事があるため，手術が今進行中のプロジェクトを中断させてしまうかもしれないという心配を延々と話し出した．それから，紹介先の外科医とはいつ知り合ったのかとか，過去に一緒に働いた経験について知りたがった．

ここでは患者を安心させることが大事である．主治医は，外科医は信用できるし，外科医をよく知っていると説明した．決断を下す前に治療の選択肢を知ろうとするサムの綿密さや自発性について賞賛した．医師は基本的な質問に対して正確に答え，いくつかの質問については専門家が答えたほうがよいと考えられると説明して，外科医に譲った．彼は，コンサルテーションの後も治療の選択について議論するために個人的に外科医に連絡をとるつもりだ，といってサムを安心さ

表 26-12 強迫性パーソナリティ障害の診断基準

秩序，完全主義，精神および対人関係の統一性にとらわれ，柔軟性，開放性，効率性が犠牲にされる広範な様式で，成人期早期までに始まり，種々の状況で明らかになる．以下のうち4つ（またはそれ以上）によって示される．

1. 活動の主要点が見失われるまでに，細目，規則，一覧表，順序，構成，または予定表にとらわれる．
2. 課題の達成を妨げるような完全主義を示す（例：自分自身の過度に厳密な基準が満たされないという理由で，1つの計画を完成させることができない）．
3. 娯楽や友人関係を犠牲にしてまで仕事と生産性に過剰にのめり込む（明白な経済的必要性では説明されない）．
4. 道徳，倫理，または価値観についての事柄に，過度に誠実で良心的かつ融通がきかない（文化的または宗教的同一化では説明されない）．
5. 感傷的な意味のない物の場合でも，使い古した，または価値のない物を捨てることができない．
6. 他人が自分のやるやり方どおりに従わない限り，仕事を任せることができない，または一緒に仕事をすることができない．
7. 自分のためにも他人のためにも，けちなお金の使い方をする．お金は将来の破局に備えて貯えておくべきものと思っている．
8. 堅苦しさと頑固さを示す．

（出典：「DSM-IV-TR 精神疾患の診断・統計マニュアル新訂版」，医学書院，2004 から許可を得て転載）

せた．それから，サムの決断について支援するために，経過観察の予約をとるように提案した．

サムは外科医が彼の仕事を駄目にしてしまうという心配を口にしていたが，医師が彼の不安をまじめに取り上げた後は，いくらか落ち着いたようであった．彼の質問には正確に答え，鼠径ヘルニアの治療についてもっと勉強できるように文献を示しておいた．

人格障害の治療

人格障害に対する精神薬理学的に有効な治療は存在しない．それでも，薬物療法には重要な役割がある．薬物治療は大うつ病や双極性障害，物質（薬物）乱用，外傷後ストレス障害，パニック障害，社会不安，強迫性障害などの症状や第 I 軸疾患に対して有効である．

A 群障害（妄想性，統合失調質，統合失調型人格障害）にみられる妄想や疑い深さに対して，低用量の抗精神病薬が有効である場合がある（例：ハロペリドール，リスペリドン，オランザピン，ziprasidone，クエチアピン，アリピプラゾール）．明らかな精神病性症状の存在するケースでは，精神科へのコンサルテーションと抗精神病薬による治療が望ましい．

B 群障害（反社会性，境界性，演技性，自己愛性人格障害）は，芝居がかっていて感情的であることが多いが，顕著な気分症状と併存する第 I 軸疾患，特に気分障害，不安障害，物質（薬物）乱用障害について評価すべきである．

抑うつ症状の目立つ患者は，fluoxetine，セルトラリン，パロキセチン，citalopram，escitalopram，などといった選択的セロトニン再取り込み阻害薬（selective serotonin reuptake inhibitor：SSRI）で治療すべきである．気分変動や被刺激性，衝動的な行動が目立つ症例は，抗躁うつ病薬（例：バルプロ酸，リチウム）や第二世代の抗精神病薬の投与を考慮してもよい．しかし，この種の治療に際しては，精神科へのコンサルテーションが勧められる．薬物療法は，境界性人格障害の患者に広く行われてきた．感情調整不統制（affective dysregulation）の境界性人格障害の患者では，抗うつ薬や抗躁うつ病薬，低用量の抗精神病薬の投与を考慮してもよい．抗精神病薬は，解離性の症状や精神病性の症状のある境界性人格障害でも考慮される．

不安や恐怖はC群障害（回避性，依存性，強迫性人格障害）の患者に最も顕著にみられる症状である．こういった患者の症状はSSRIで改善することがある．期間を定めてベンゾジアゼピン系薬物で対症療法が行われることがある．

精神薬理学的な治療に加えて，境界性人格障害に対する弁証法的行動療法（dialectical behavioral therapy）や認知行動療法，精神力動的（psychodynamic）な治療など，種々の心理社会的な治療や精神療法が行われることがある．

（訳：岡村真太郎）

推薦図書

Fogel BS. Personality disorders in the medical setting. In: Stoudemire A, Fogel BS, eds. *Psychiatric Care of the Medical Patient.* New York, NY: Oxford University Press, 2000.

Gabbard GO. Psychotherapy of personality disorders. *J Psychother Pract Res* 2000;9:1–6.

Geringer ES, Stern TA. Coping with medical illness: the impact of personality types. *Psychosomatics* 1986;27(4):251–261.

Giesen-Bloo J, van Dyck R, Spinhoven P, et al. Outpatient psychotherapy for borderline personality disorder: randomized trial of schema-focused therapy vs transference-focused psychotherapy. *Arch Gen Psychiatry* 2006;63(6):649–658. [Erratum in: *Arch Gen Psychiatry* 2006;63(9):1008.]

Grant BF, Hasin DS, Stinson FS, et al. Prevalence, correlates, and disability of personality disorders in the United States: results from the national epidemiologic survey on alcohol and related conditions. *J Clin Psychiatry* 2004;65(7):948–958.

Gross R, Olfson M, Gameroff M, et al. Borderline personality disorder in primary care. *Arch Intern Med* 2002;162:53–60.

Gunderson JD. *Borderline Personality Disorder. A Clinical Guide.* Washington, DC: American Psychiatric Publishing, 2001.

Linehan MM, Comtois KA, Murray AM, et al. Two-year randomized controlled trial and follow-up of dialectical behavior therapy vs therapy by experts for suicidal behaviors and borderline personality disorder. *Arch Gen Psychiatry* 2006;63(7):757–766.

Markovitz PJ. Related articles, links: recent trends in the pharmacotherapy of personality disorders. *J Personal Disord* 200418(1):90–101.

Marmar C. Personality disorders. In: Goldman H, ed. *Review of General Psychiatry.* New York, NY: McGraw-Hill, 2000.

Svraki DM, Cloninger RC. Personality disorders. In: Saddock B, Saddock V, eds. *Comprehensive Textbook of Psychiatry.* Philadelphia, PA: Lippincott Williams & Wilkins, 2005.

第 27 章

認知症とせん妄

Bree Johnston, MD, MPH & Kristine Yaffe, MD

はじめに

認知症は頻度の高い疾患であり，有病率は 60 歳以降 5 年ごとに 2 倍になり，85 歳以上では 45% となる．認知症は少なくとも記憶を含む複数の認知ドメインの障害を伴う，後天的，持続的，通常は進行性の知的機能の障害であると定義されている．正式な診断を下すには，はっきりと機能低下が表れており，仕事や社会生活に支障をきたすほどの重症である必要がある．症状が進行するに伴い，認知症に侵された人はしばしば家族のメンバーを認識することができなくなり，また明確で意味のある自己表現をすることができなくなり，劇的な人格変化をきたす．**表 27-1** に頻度の高い認知症の原因を示す．

認知症は有病率が高いにもかかわらず，特に早期の段階ではしばしば，臨床医が診断を見逃している．初期診療にあたるプライマリ・ケア医は，認知症の診断と治療に重要な役割を果たしている．認知症として早期に診断できれば，患者がまだ治療方針をはっきりと自分で選択できる間に，患者自身が有意義で先を見越した治療計画を立てる機会を提供することができる．さらに，早期に診断できればまれではあるが，治療可能な原因の場合に，部分的にあるいは完全に元の状態に回復させることができる可能性が高まる．認知症がより進行していれば，医師はチームのメンバーと一緒に，対応がむずかしい患者の行動に上手に対応するために，患者ができるだけ快適にそして安全に過ごすことができる状況を確保し，さらに特別な介護が必要となる時期を見越して，介護する人に認知症についての教育をし，能力を最大限発揮できるように支援していくことが可能である．さらに医師は，認知症状をきたす疾患に有効ないくつかの薬物療法について知っており，また認知症の特別な亜型の診断を行う能力に長け，その症候群にどのような治療が有効であるのか

David M. Pope, PhD と Alicia Boccellari, PhD が本章の初版の著者である．William Lyons, MD は本章の第 2 版の著者である．

表 27-1　一般的な認知症の原因

- Alzheimer 病（Alzheimer disease：AD）
- （脳）血管障害（多発性脳梗塞，その他の脳血管障害）
- Lewy 小体認知症（dementia with Lewy bodies：DLB）
- 前頭側頭葉型認知症
- Parkinson 病
- 代謝性疾患，および治療による改善が期待できる疾患（例えば，慢性ビタミン B_{12} 欠乏症，甲状腺機能低下症など）
- ヒト免疫不全ウイルス（human immunodeficiency virus：HIV）/ 後天性免疫不全症候群（acquired immunodeficiency syndrome：AIDS）
- 神経変性疾患（例：Huntington 舞踏病，進行性核上性麻痺）

（もしくは有効でないのか）についての知識を十分に備えていることが重要である．

認知症のタイプ

▶ Alzheimer 病

Alzheimer 病（Alzheimer disease：AD）は，最も一般的なタイプの認知症であり，認知症症例の約 60～70% を占めている．大部分の症例において発症年齢はさまざまであり，最も一般的には症状は 70 歳以降で発現する．AD の発症率は年齢とともに増加する．女性がわずかではあるが，男性に比べて発症率が高い．60 歳以下の若年発症はまれであるが，このようなケースでは常染色体優性遺伝の問題を抱えている可能性があり，家族歴が重要である．

通常，AD の症状は緩徐であるが，進行性で潜行性の経過をとる（**表 27-2**）．発症後の余命は 3～15 年とされているがかなり幅があり，20 年までの生存例の報告もある．記憶の欠損はすべての認知症において顕著であるが，AD では特に顕著である．短期のエピ

ソード記憶の障害が病初期に認められる最もはっきりした症状であり、これが典型的な特徴である。ADでは、新しい情報を符号化する能力と引き出す能力の双方にかなり強く影響するため、そのような患者では記憶の手がかりや促しが役に立たない。例えば、患者に"ピアノ"、"ニンジン"、"緑"といった言葉を思い出させるとき、"楽器"、"野菜"、"色彩"といったヒントを与えても役に立たないようである。病理所見なしに100％確実といえる診断を下すことはできないが、臨床的評価や神経心理的な評価を慎重に行うことで、多くの場合、十分に信頼に足る診断ができる。コンピュータ断層撮影(computed tomography：CT)や磁気共鳴画像法(magnetic resonance imaging：MRI)では、しばしば大脳の萎縮と海馬の容量減少を認める。脳波(electroencephalogram：EEG)では広範囲に徐波を認めることがある。これらは非特異的な所見である。

症例提示 1

ガートルードは74歳の女性で、家族につれられて、評価目的のために診療所を受診した。2年前に夫を亡くして以来、ガートルードはますます上の空になって引きこもり、あまり動かなくなった。悲しんでいるだけで、いずれ適応するだろうと家族も当初は考えていた。しかしガートルードの症状は悪化する一方で、現在は困惑し混乱した状態で、家族のメンバーを認識するのも困難な状態であった。一般的な身体所見では特記すべき異常は認められなかった。一方、精神医学的所見からは、いくつかの問題が明らかになった。例えば、3つの単語を記憶させても、数分後すべての単語を思い出すことができなかった。正確な日時を言うことができず、何年も前に住んでいた都市に現在も住んでいると考えていた。いくつかの文章を復唱するようにいうと、かなり多く言い間違いがあった。幾何学的な図形を模写させても、ゆがんで認識できない図形を描画した。臨床検査では異常が認められず、頭部CTでは大脳の萎縮が軽度認められるものの、症状を説明しうる異常所見は認められなかった。以上より、最終的にADの診断に至った。

後から考えると、夫が亡くなる前からガートルードが軽い記憶障害と機能障害を認めていたこ

表27-2 Alzheimer病の病期

病期	一般的な変化	特異的な変化
早期	動作思考の明快さが失われたり、日常の作業を行う能力の低下に伴い、比較的軽微な記憶の障害がみられる。患者本人や親しい人は、これらの変化の多くに気づかない。認知の変化を代償する能力は維持されていることが多い。	・約束を忘れる、支払いを忘れるといった軽微な記憶の障害を認める。 ・軽微で一過性の混乱と見当識障害が時に生じる。 ・思考能力、人格、生活の様式が"スローダウン"する。 ・頑固さが増し、変化に耐えられなくなる。 ・社会的に孤立し、日常生活への関心を失う。 ・落ち着きがなくなり、衝動的になる。
中期	この段階に病状が至ると、認知障害がさらに顕著になり、機能の喪失が他人からみても明らかになる。	・重篤な記憶障害 ・明らかで持続する混乱と見当識障害 ・失語症、失行症、視覚空間認知の障害 ・日常生活を送ることが著しく困難になる。 ・興奮、被害妄想、その他の妄想
後期	この病態の3番目の病期である終末期では、患者は非活動的になり、著明に内向的になり、目的のある活動に従事するすべての能力をほぼ完全に失う。	・重篤な短期および長期の記憶障害 ・重篤な混乱と見当識障害 ・尿失禁、便失禁 ・最終的に患者は寝たきりで反応のない状態となる。 ・把握反射、口唇検索反射、吸啜反射などの原始反射 ・痙攣発作 ・片麻痺、振戦、明らかな固縮などの粗大な神経障害 ・死の直前には、適切な栄養を与えているにもかかわらず身体的に消耗する。

注：認知症の徴候や症状には、認知能力、特に記憶の進行性の喪失と、日常生活機能の低下が含まれる。認知症は一般的には悪化の一途をたどる状態であり、その進行の程度はいくつかの病期に分類される。上記の病期は、最も高頻度な認知症のタイプであるAlzheimer病に基づいている。

とや，何をするにしても夫の手助けを必要としていたことを家族は思い出した．夫の死のために妻が悲嘆に暮れていて，うつ状態になりうる状況であったため，ガートルードが認知症をきたしていることを，家族が認識することがより困難になっていた．

医師は，ガートルードの病気の性質や将来の看護のための選択について家族のメンバーと話し合った．興奮やその他の行動上の障害といった直近に生じうる懸念について質問したが，いずれの問題も現在は認めていなかった．そして，老人病問題を専門とするソーシャルワーカーに家族を紹介し，今後の家族による介護に対する教育と援助のために，家族介護協会(Family Caregiver Alliance)のような団体が利用可能であることを話した．また，ガートルードには，今後運転はしないように助言し，住居のある州の法律に従って新たに認知症の診断を行ったことを保健局に届け出た．最後に，医師はドネペジル(アリセプト®)を試してみたが，家族によると3か月の時点で明らかな効果を認めなかった．家族と相談のうえ，さらに3か月間内服加療を継続し，治療効果に関する評価を再度行うこととした．

▶ Lewy 小体認知症

Lewy 小体認知症(dementia with Lewy body：DLB)は，解剖症例の研究において，2番目に多い認知症の原因疾患であり，全体の15～30％を占める．認知障害，パーキンソニズム，顕著な(しばしば風変わりな)幻覚，その他の精神病性症状，覚醒状態の変動といった存在に基づいて定義されるが，すべての患者がこれらの症状を全部もっているとはかぎらない．DLBの患者は，伝統的な抗精神病薬治療にしばしば不耐性であり，重症のパーキンソニズムを生じさせるだけでなく，死に至る場合もある．少なくとも1つの無作為化比較試験では，ドネペジル(アリセプト®)などのコリンエステラーゼ阻害薬が治療に有効であることが明らかになっている．

▶ 脳血管性認知症

以前は，多発脳梗塞性認知症として知られていたが，現在は脳血管性認知症(vascular dementia)とは，1か所あるいは複数箇所の脳梗塞や，皮質下の虚血に関連して生じた認知障害，と定義されている．当然，脳血管性認知症の危険因子は，喫煙，高血圧，糖尿病，冠動脈疾患(coronary artery disease：CAD)，脳卒中の既往であり，脳血管障害と同じである．巣状で一貫しない障害のパターンは，比較的認知の保たれた病初期に認められる．脳血管性認知症は，さまざまな領域の皮質あるいは皮質下が侵されて生じているため，精神神経学的な病像にはかなり多様性がある．

脳血管性認知症ではADに比べ，局所の神経症状はより一般的で，片側性の運動および感覚神経の所見が認められる．CTおよびMRIで脳内の多発した梗塞領域を認める頻度が高く，しばしば皮質下白質にびまん性の変化を認める．発症して時間が経過すると脳組織の欠損部に萎縮を認めることがある．

脳血管性認知症に関して多くの診断基準が提案されたが，確実に確定診断したり除外診断するに足る感度と特異度を示す診断基準はまだない．脳の画像検査を行えば多くの高齢者にびまん性の白質変化が認められるが，それでも認知症状を認めることはない．脳梗塞による認知障害を原因として脳血管性認知症を臨床医に疑われた高齢者の中には，その後の剖検により，既知の脳梗塞に加えてADの病理所見が見つかる例もある．ADと脳血管障害性認知症の双方の要素のある患者は，混合型認知症と考えられている．簡単に言えば，現在の診断機器と診断基準では，"脳血管障害性認知症"を確実に確定診断したり，否定したりするためには，臨床医にとってしばしば不十分である．

▶ その他の疾患

前頭側頭葉型認知症(frontotemporal dementia：FTD)は，人格変化(例えば，無関心，社会に適合できない行動など)，口愛過度(hyperorality)[訳注：不適切な物を口に運ぼうとする状態]，特に言語および実行機能を含む認知障害，と定義される疾患群である．FTDは，ADに比べて年齢的に発症時期が若い傾向があり，多くの患者が50～60歳代で診断されている．画像検査では，前頭葉および側頭葉に著明な萎縮を認める．

進行したParkinson病患者は通常，認知症になる．このような患者では，しばしば精神的に活発でなく，全般的に自発性が低下した状態となる．FTD患者ではAD患者に比べ，言語機能は保たれる傾向にある．

慢性的なアルコール乱用では，飲酒量が多量で長期にわたる場合に，重篤な認知障害になる可能性があるが，チアミン欠乏症を合併せずに認知症が発症する可能性については明らかではない．重篤な頭部外傷でも，永続的な認知障害になることがあるが，症状が固

表27-3　進行したヒト免疫不全ウイルス-1型関連認知症の徴候と症状
・注意障害，新たな情報獲得が困難となる ・ゆっくりとして，弱い，貧相な話し方 ・運動失調，手の器用さの低下，ゆっくりとした動作 ・判断能力の低下 ・視線が固定され，平坦で自発的でない表情 ・無関心や衝動の高まりを含む人格変化

定した認知症であるとみなすことができるかもしれない．

ヒト免疫不全ウイルス（human immunodeficiency virus：HIV）-1型関連認知症（HIV-1 associated dementia：HAD）は，HIV-1ウイルスによる脳への直接的な感染が原因で起こる．後天性免疫不全症候群（acquired immunodeficiency syndrome：AIDS）の末期に関連して起こり，一般的にT細胞数が200以下に低下した場合に認められる．HADの特徴を表27-3に要約して示した．HADに関しては第33章で詳細に述べる．Creutzfeldt-Jakob病はまれな感染症であり，ミオクローヌスのような神経障害を伴って急速に進行する認知症状が非高齢者に認められる場合に疑うべき疾患である．

可逆的な状態

多くの医学的状態により認知障害になることもある．このような場合は治療可能であるが，適当な治療を行ったとしても，完全にあるいは部分的に改善する認知症はまれである．しかし，認知症とは回復が困難である状態を示す診断名であるから，患者が治療で改善する状況にあるか否かを評価することが，認知症の診断過程において重要である．治療によって完全あるいは部分的に改善する認知症症候群はしばしば，うつ病，内服薬，中毒性疾患あるいは代謝性疾患が原因である．最も一般的な原発性，続発性症候群のタイプを表27-4に示す．

鑑別診断

さまざまな医学的場面において認知症が疑われる患者に遭遇する可能性がある．例えば，混乱状態，見当識障害，幻覚で救急外来を受診した患者は，せん妄（例えば，感染症，代謝異常，薬物やストリートドラッグの使用や退薬など）や精神病性疾患の評価を行うべきである．高齢者で最近，死別を経験したり，引きこもり，物忘れが増えたといった病歴があったりした場

表27-4　認知障害として治療可能な症候群	
水頭症	慢性硬膜下血腫
代謝性疾患	中枢神経感染症（髄膜炎，脳炎，脳膿瘍）
高カルシウム血症，	
高血糖および低血糖	
高ナトリウム血症および低ナトリウム血症，高尿酸血症	
粘液水腫	薬物の副作用や毒物
肝性脳症	ビタミン欠乏（ビタミンB_{12}，チアミン，ナイアシン）
うつ状態	せん妄状態
てんかん重積状態	中枢神経系の悪性腫瘍

合には，本当に認知症を発症しているか，そうでない場合には大うつ症状による認知障害をきたしている場合がある．初期に認知症と混乱しやすいそのほかの問題として，感覚障害（重篤な視力障害，聴力障害），失語症，進行している身体障害，読み書きや教育のレベルが低いことなどが含まれる．

正常な加齢

加齢に伴い，ある程度認知機能が衰えるのは一般的なことである．多くの研究論文で報告されていることであるが，高齢者では軽度の記憶障害がさまざまな頻度（11〜96％）で認められている．正常な加齢ではしばしば，単語を思い出すことが少し困難になったり，記憶を引き出すのが緩慢になったり，思考の速さや効率に変化が認められる．しかし，このような変化によって日常生活機能に明らかな問題が生じることは一般的にみられることはなく，認知障害の徴候（第11章参照）である混乱や見当識障害を引き起こすこともない．

実際の年齢から予想されるよりも認知障害が強いのに，認知症の診断基準を満たさない場合がある．このようなケースでは，軽症認知障害（mild cognitive impairment：MCI）に分類される．主観的に物忘れの訴えがあり，客観的に明らかな記憶の障害またはその他の認知ドメインの障害を認める傾向がある．それにもかかわらず，全般的な認知機能は正常範囲内であり，日常生活に支障のないことがしばしばある．重要なことは，このようなケースはその後，認知症へと症状が進展するリスクが高いことである．米国神経学会では，このような患者を同定し，家族に経過観察させるように推奨している．MCIに対する確立された治療法はないが，ある研究はコリンエステラーゼ阻害薬がMCIから認知症への進行をわずかに遅らせることを

示唆している．

認知症とせん妄

症例提示 2

ジョージは80歳の男性で，大腿骨頸部骨折のために救急外来経由で入院し，観血的整復術にて内固定を受けた．術後2日目，興奮状態となり静脈ラインを自己抜去し，抑制を受ける状態となった．身体診察では注意障害があり，うめき声をあげ，会話もおぼつかない様子であった．コンサルトを受けた医師は，患者が昨夜50 mgのジフェンヒドラミン薬を"睡眠薬"として投与されており，膀胱が拡張しているようだと述べた．Foleyカテーテルを膀胱に留置し，オピオイド系麻薬および低用量ハロペリドールによる24時間持続治療を開始し，家族のメンバーにベッドサイドに付き添ってもらった．すべての処置により，彼が落ち着く方向に向かっているようにみえた．その後の3日間で，ジフェンヒドラミンは不要となり，痛みも改善し，カテーテルは抜去された．精神状態はいくらかはっきりしたものの，通常の状態まで回復するには至らなかった．

家族の話では，ジョージはごく軽い認知症はあったが，股関節の骨折以前は家庭での日常生活動作では問題がないようであった．退院後，ジョージは短期リハビリテーションのために介護施設に通うこととなったが，認知機能および日常生活機能は以前の状態に戻らないようであった．ジョージは介護施設で余生を過ごすことになった．機能障害や認知症状が進行し，明らかな誤嚥性肺炎で死亡した．

せん妄は，急性発症の認知障害であり，精神症状や行動，注意障害，支離滅裂な思考や意識レベル変動と関連がある．認知症はせん妄の明らかな危険因子であることから，この2つの症候群は密接なかかわりがある（表27-5）．入院患者にこれまでの情報がない場合，入院治療チームがせん妄状態の患者を認知症と間違って診断していることも決して少なくはない．入院治療チームと退院治療チームとの間で適切な情報伝達を行うこと，老齢の外来患者の精神状態の検査に異常がないこと，そして家族や友人からの付帯的な情報が得られることが，せん妄患者が退院後自立した生活を送ることができるほど十分に"はっきり"するかどうかの規定因子となる．不幸なことに，ジョージのようにせん妄のために以前の状態まで回復することができない患者もいる．

せん妄は通常，毒物や代謝性の混乱，感染によって生じる．原因を同定する際に，臨床医は薬物療法歴（最近の処方の変化）を見直すべきである．また，全血算（complete blood count：CBC），電解質，腎機能，血糖，カルシウム，尿検査をチェックし，胸部X線写真，心電図を再チェックすべきである．臨床検査や薬物療法の各調査によって原因が明らかにならなかったり，神経学的な焦点症状の欠損や発熱がない場合には，脳神経画像検査および腰椎穿刺は通常，不要である．

ほとんどの研究によると，治療よりも予防のほうがせん妄に関しては効果のあることが示唆されている．予防策として，抗コリン薬（ジフェンヒドラミンなど）を処方しないこと，痛みを的確に治療すること，正常な睡眠パターンを維持すること，患者を活動的で刺激がある状況に維持して社会とのかかわりを保ち，昼間に起床させておくこと，眼鏡や補聴器を利用できるようにしておくこと，十分に水分を摂取させること，不要なチューブやカテーテルを留置しないこと，などがあげられる．せん妄状態となってしまった場合，0.5 mg程度の低用量のハロペリドールを，1日1回か2回使用することが最も有用である［訳注：日本は適応外であるが，せん妄に対して用いることもある］．アルコールやベンゾジアゼピン系薬物の禁断症状が関連するせん妄の場合には，ベンゾジアゼピン系薬物の処方も治療の選択肢となりうる．

認知症とうつ病

特に高齢者では，うつ病の症状が認知症の症状（表27-6）を隠してしまうために，"真の"認知症とうつ病に伴う認知症症候群（dementia syndrome of depression：DSD．以前は"偽性認知症"と呼ばれていた）を区別することはむずかしい．認知障害を呈するうつ患者は数年の経過で真の認知症へ進行するリスクがかなり高いことが徐々に明らかになってきた．正式な神経精神医学的検査あるいは経験的な抗うつ薬の処方を試みることが，認知症とDSDを鑑別する最もよい方法であるかもしれない．

認知症と精神病性障害

統合失調症や双極性障害のような精神病性障害の症状

表 27-5　せん妄と認知症：症状と徴候	
せん妄	認知症
・急性発症．短期間の症状	・潜行性に発症．進行性に悪化する
・自律神経の亢進状態を伴うことがある	・自律神経活動の障害はない
・ぼんやりとした意識，全般的な混乱	・病初期には意識状態は保たれる
・顕著な増悪と寛解	・末期の認知症を除いて首尾一貫して精神機能作用が障害されている
・しばしば落ち着きがなく，興奮状態，過剰な軽快，嗜眠状態	・あまり興奮状態になることはないが，精神的ストレスにより変化を受ける
・全体的に知覚のゆがみがあり，幻覚を伴うことが多い	・精神病性症状を伴う場合は，通常は漠然とした被害妄想

表 27-6　認知症とうつ病に伴う認知症症候群（DSD）の鑑別	
認知症	DSD
病　歴	
・緩徐で潜行性の発症	・急性発症
・症状悪化の契機となる出来事は必ずしも存在しない	・最近の精神的ストレス，喪失体験
・家族が患者の症状を訴える	・うつ病の既往
	・患者が症状を訴える
	・身体的症状が多発する
評　価	
・しばしば無関心で不安を訴える	・悲しみ，内向的，希望のなさ
・認知機能検査を前向きに受ける	・認知機能検査にやる気を示さず努力もしない
・障害に関して弁解あるいは否定する	・障害の訴えがある
・うつ病に関連しない精神病性症状	・精神病性症状が存在する場合，うつ的である

は，時に認知症に伴って認められる見当識障害，錯乱，妄想，興奮と類似しているかもしれない．認知症に関連しない精神病性障害患者では，精神障害に典型的な症状である一貫して系統的な妄想や精神病の既往，家族歴の存在が鑑別診断の際に重要である．

診断のためのワークアップ

認知症の診断のためのワークアップには，注意深い病歴聴取（表 27-7）や身体所見，神経学的所見，精神心理テストが必要となる．多くの場合，さらに追加の検査や処置が必要となるが，それについては後述する．

▶ 病　歴

完全な病歴をとるには，患者本人と家族との両方から病歴をとるべきである．多くの場合，患者本人と家族の両方に同じ話題について質問することが有用である．多くの認知症の患者は，信頼できる病歴提供者ではないが，家族が気づいていない症状を含め，より有用な情報を提供してくれる．加えて，患者本人が自分の症状や最近の病歴を理路整然と取りまとめて説明することができるかどうかにより，患者の状態がさらに明らかになる．

母国語，認知症の家族歴，学歴，婚姻歴，職歴を含む完全な社会歴や家族歴もまた有用である．例えば，学歴や職歴から，患者のこれまでの機能レベルについての情報を得ることができる．患者自身の訴えが曖昧であったり，得られる情報が一貫していない場合，それほど顕著ではないが何らかの記憶障害を示唆するかもしれない．特に，直近の出来事に関する患者の説明に注意を払うべきである．軽症から中等症の認知症患者は，古い記憶（例えば，家族歴，学歴，職歴など）は保たれていることが多いが，直近の過去の記憶を正確に思い出すことは困難である．

患者には，身体や認知にかかわる愁訴と同様に，日常生活の活動性や食欲，睡眠習慣についても質問すべきである．気分に関する情報は，直接的な質問から得るだけでなく，楽しみにしたり期待していること，心配事や懸念，将来の計画について質問することから得ることが可能である．

患者にかかわる症状や行動の変化，機能レベルについてのより完全な情報は，家族が提供してくれる可能性がある．典型的な認知症患者は，自身の認知障害を理解する能力や，問題を最小にしたり打ち消す能力を欠いている．患者について心配するのはしばしば，患者本人ではなく家族である．患者本人が同席しないところで話を聞いてほしい，と感じている家族が多いので，面接は家族や患者本人とは別々に行うべきである．例えば，自動車の運転にかかわる，現在の，あるいは将来の安全の問題に関する質問は特に重要である（表 27-8）．

表27-7 認知症のワークアップ：病歴

- 症状や機能低下の時間経過や内容
- 緩徐で潜行性か，あるいはより突然に劇的に発症するか
- 現在の日常生活機能の障害
- 随伴する気分障害あるいは人格障害
- 混乱，興奮，見当識障害が存在するか否か
- 精神病性症状
- 飲酒や物質（薬物）乱用のような病状を悪化させる因子の存在

表27-8 認知症のワークアップ：起こる可能性のある安全の問題

- 歩行とバランス
- 浮動性めまい
- 自立して生活する能力
  - コンロの火を着けっぱなしにしたり，水を出しっぱなしにする
  - 徘徊行動
  - 混乱/興奮
  - 金銭の管理能力
- 運転する能力
- 行うことが可能な監視のレベル

身体所見と神経学的所見

早期のAlzheimer病では通常，神経学的所見にはっきりした異常は認めないとされているが，基本的な身体所見に加えて，完全な神経学的所見をとるべきである．Parkinson徴候は認知症の後期になって現れることが多い．進行する脳血管性認知症の患者では，神経学的所見として局所症候を認めることが多い．

認知機能検査

認知障害は認知症の証明書のようなものであるため，伝統的な精神状態の検査以外に追加のスクリーニング検査を行うことが必要である．いくつかの簡易の認知症スクリーニング検査では，診断のための構造化されたフォーマットとスコアリングシステムを利用することができる．しかし，このような検査は，以下の理由から慎重に用いるべきである．

簡易認知機能検査（Mini-Mental State Examination：MMSE©）は最も一般的な認知症スクリーニング検査である（表27-9）．約5分程度で行うことができる試験で，見当識，短期記憶，長期記憶，集中力，基礎的な言語読解能力，視覚に関する構築能力を含む広範囲な能力について評価することができる．患者は7を引いていく計算，文章の記載，具体的な指示への応答，幾何学的図形の模写を行う．最高得点は30点で，24点以下（27点以下を推奨している医師もいる）であれば認知症が疑われる．MMSEは初期の認知症に関しては感度がよくないため，軽症患者であれば相当数が偽陰性となる．逆にいえば，認知症ではなくても非協力的であったり，精神医学的障害を認めたり，正式な教育を受けていなかったり，英語の能力が高くない場合には，得点は低くなることがある．したがって，試験結果の解釈は慎重に行うべきである．その他の認知症スクリーニング検査にミニ・コグ（Mini-Cog），ブレスド痴呆検査（Blessed Dementia Scale），認知機能検査（Neurobehavioral Cognitive Status Examination）などがある．

その他の検査

米国神経学会は，初期認知症患者の5％に，臨床的に予測できない重要な異常が見つかるため，ほとんどの認知症患者の初期評価に神経画像検査（非造影CTやMRI）を行うことを推奨している．病状が長期にわたりAlzheimer病（AD）の可能性が高い認知症のケースで，特に慣れない環境では興奮してしまう患者には，神経画像診断を行うことによる負担が利益を上回る場合があるかもしれない．てんかん重積状態，あるいはてんかん発作後の混乱状態にある場合は，鑑別診断に脳波が有用である．一方，主要な認知障害では，特に病初期では脳波で特徴的な所見を認めないし，脳波所見が正常であるからといって，脳に病理学的に明確な異常がないことを示す確実な根拠にもならない．

腰椎穿刺は，感染症を疑う場合，あるいは症状が急速に進行する場合は適応になる．まれではあるが，診断に脳生検が有用であることもある．表27-10にそのほか推奨される臨床検査を示す．

精神心理学的検査

精神心理学的検査には，広い範囲の認知障害を検出し，特性を記述する目的で作成された精神（心理）測定学的検査が含まれる．検査には20〜30分を要し，患者によっては過度に興奮したり，内向的になったり，抵抗したりするために回答できない場合もある．次のような状況では患者に神経心理学的検査を行うことを考慮する．

- 報告されている問題が軽微，もしくは正常との境界

表 27-9　認知症のワークアップ：認知機能検査（MMSE）*		
機　能	質問・タスク	最高点
見当識	口頭で「今日は何日ですか」「今年は何年ですか」「今の季節は何ですか」「今日は何曜日ですか」「今日は何月ですか」と質問する.（5点） 「ここは何県ですか」「ここは何市ですか」「ここはどこですか」「ここは何階ですか」「ここは何地方ですか」と質問する.（5点）	10
記　名	3つの言葉を言い，その後，被験者に繰り返し言ってもらう. 言葉が正しくできれば各1点. 患者が覚えるまで3つの言葉の名前を繰り返す.	3
注意と計算	100から順に7を繰り返し引いてもらう（5回）.（正答で各1点）	5
記　憶	上記で提示した3つの言葉を再度言ってもらう.（正答で各1点）	3
言　語	時計を見せながら「これは何ですか？」，鉛筆を見せながら「これは何ですか？」と聞く.（2点） 次の文章を反復させる.「みんなで力を合わせて綱を引きます」（1点） 何も書いていない紙を渡し，「右手にこの紙を持ってください」「それを半分に折りたたんでください」「それを私にください」といっぺんに支持をして，そのとおりにしてもらう.（3点） 「目を閉じてください」と書いたものを見せて，指示に従わせる.（1点） 何も書かれていない紙を渡して，「何か文章を書いてください」と指示をする.（1点） 重なった2個の五角形を見せて，それを模写させる.（1点）	9

MMSE：Mini-Mental State Examination
（出典：Folstein MF, Folstein SE, McHugh PR. "Mini-Mental State": a practical method for grading the cognitive state of patients for the clinician. J Psychiatr Res 1975;12:189-198 から許可を得て転載）
*訳注：内容は日本語版の表現に置き換えている.

がはっきりしない場合で，障害が軽度な場合
- 鑑別診断が困難な場合（例えば，認知症とうつ病の鑑別など）
- 認知障害の程度を経時的に評価するための基準が必要な場合
- 患者の日常生活機能レベル，制限，起こる可能性のある安全の問題を把握し，適正に監督する必要がある場合
- 訴訟手続きなどのために，障害や言語能力の問題が証拠書類として必要な場合
- 治療効果判定を行う場合

表 27-10　認知症検査：推奨される臨床検査*	
全血算（CBC）	カルシウム
甲状腺機能	アルブミン
血液尿素窒素（BUN）	ビタミン B_{12}
クレアチニン	電解質

*考慮すべき検査：肝機能，急速血漿レアギン（rapid plasma reagent：RPR），ヒト免疫不全ウイルス（エイズウイルス）（human immunodeficiency virus：HIV），血糖，薬物血中濃度，毒物スクリーニング，葉酸，尿検査，腰椎穿刺.
BUN：blood urea nitrogen, CBC：complete blood count.

治療と管理の問題

認知症の治療は，(もし存在するのであれば）潜在的な病態のうち治療可能な部分を診断して告知すること，不安やうつ病のような二次的な障害を治療すること，患者とその家族に病気の性質について教育すること，介護者に対して安全と管理の問題に関する支援を行うことが含まれる．さらに臨床検査によって，Alzheimer病（AD）患者の認知や運動能力を直接的に向上させる，あるいは少なくとも病状の進行を遅らせる可能性がある薬物の効果が明らかになっている．認知症の管理における原則について表 27-11 に要約した．

▶ 行動の問題

認知症患者の管理には，セルフケア，安全，そして意思疎通の問題が含まれる．認知症患者の特徴は，無秩序で忘れっぽく，多くの活動を行う際の効率が悪いことである．また，命令に従ったり，日常生活を自己管理したり，自己を明確に表現することが困難である．さらには衝動的で，自分の能力に対する洞察は限られていて，経験から学ぶことがうまくできない．感情的

表27-11　認知症の管理における包括的な原則
●定期的に安全とセルフケア能力について評価する. ●訪問のたびに介護者を評価する. ●早い時期に事前指示書(advanced directive)を記載する. ●本人および介護者に認知症状について教育する. ●Alzheimer病学会とその支援団体へ紹介する. ●二次性の原因疾患について治療する(不安,うつ病). ●並存している疾患を"微調整"する(例えば,うっ血性心不全など). ●軽症から中等症のAlzheimer病(AD)に関しては,コリンエステラーゼ阻害薬の使用を考慮する. ●中等症から重症のADに関しては,メマンチン(memantine. 日本で2010年現在承認待ち)の使用を考慮する.

には,柔軟,不安定で落ち着きがなく,怒りっぽくて心配性である.怖がりで,容易に失望したり無関心になり,内向的である.概日リズムの障害のために,AD患者は夜中あまり眠らずに徘徊する傾向にあり,介護者が睡眠不足に陥ることがある.

認知症患者にはこのような特性があるため,管理や介護をする際に特別な問題が生じ,従って家族と介護者との間のやりとりの内容の多くは,日々の管理と行動の問題にフォーカスを当てることになる.次章でこの問題に対する一般的なガイドラインを示す.このガイドラインはさまざまな状況において,カウンセリングや家屋の評価,症例の管理をしてくれるグループに患者やその家族を紹介することは有用である(プライマリ・ケア医にとって,地域の支援団体について熟知する事が最も重要な知識である場合がある).

セルフケア

セルフケアには更衣や身だしなみ,衛生面が含まれる.最もよい方法は,患者が自分自身で上手にできるように十分な枠組みを準備して指導を行う一方で,自立と自己選択する余地を残しておくことである.軽症認知障害(MCI)患者では,促しやリマインド(思い出させる)を行うことにより,しばしばうまくやっていけることが多い.しかし認知障害が重症であれば,患者の更衣,食事,活動に関して,より限定された選択肢を介護者が示してあげるべきである.例えば,重要な物や場所を認識させるために,記号や絵を用いる.毎日の日課と予想される出来事に関しては,特に強調すべきである.認知障害の患者にとって複雑でむずかしい行為を解きほぐして簡単な行為へと変えてあげることが,日常生活をよりよく過ごすためには必要である.例えば,更衣であれば,ボタンの服を避けてスウェットシャツを使うとか,靴であれば紐を結ばなくても履けるものを使うことを介護者が準備してあげるべきである.

安全の問題

認知症患者は,注意力や知覚力,判断力に問題があるために事故に会うリスクが多い.次のガイドラインは,家庭での事故のリスクを最小にするために設定されたものである.

●服薬を注意深く監視する.
●物事を簡単にする,なるべく散らかさない,通路をきれいに保つ.
●例えば,シャワー用の椅子や浴槽の手すりのように,安全のための設備を設置する.
●必要な場所には常夜灯を設置する.
●必要な場合にはストーブやオーブンを手の届かないところへ移す.
●徘徊が問題となっている場合,安全のために門を設置するか,鍵が不要な錠前を外のドアに設置する.
●患者が医療用の身分証明ブレスレットを身につけているか確認する.

そのほか安全と認知症にかかわる重要な問題がある.著しい認知障害を認める患者では,注意力,反応までの時間,視覚的空間識別能力,そして判断力に関する障害が生じるため,典型的なケースでは自動車を安全に運転する能力が障害される.進行した認知症の患者が自動車の運転を継続することは,患者自身のみならず,他人まで危険に曝すこととなる.不幸なことに認知症の患者は,自分自身の自動車運転能力に障害のあることを理解していないことが多く,そのため運転に固執するので,介護者はこの問題にかかわることに躊躇するかもしれない.自動車の運転は自立していることの象徴となっているため,この問題にかかわるすべての人にとってしばしば感情的な問題となってしまうのである.

個々の能力,公衆の安全,警告する義務に関する問題は,秘匿性とのバランスの中で考える必要がある.法律的な要件は州によっては相当の差がある.例えば,カルフォルニア州では"Alzheimer病やその他の認知症"のために自動車を運転することができない患者について,法律上,内科医が報告する義務がある.事故や傷害が生じた際に,州へのこの報告を内科医が怠っていた場合には法律的に責任を問われることもある.

コミュニケーション

脳の障害を認める患者には,脳梗塞患者に生じるさまざまなタイプの失語症に類似した,言語の理解や表現にかかわる障害が生じることがある.より頻度が高い

> **表27-12 認知障害患者とのコミュニケーションに関するTIPS**
>
> - 話をする際には患者の注意が自分に向いているか確認する．テレビ，ラジオ，その他の会話などを避けて静かな場所で患者と話すなど，注意をそらすものを最小限にする．
> - できるだけ簡潔，単純かつ具体的な事柄について話をする．複雑な情報はできるかぎり簡単な事柄へと噛み砕く．
> - いくつかの選択肢を示して選べるようにしたり，複数の選択肢を示しながら質問する．
> - 患者に復唱させて，説明したことを本当に理解できているかを確認する．

のは，短時間しか持続しない注意力，記憶の問題，混乱などによる二次性のコミュニケーション障害である．認知障害の患者とのコミュニケーションの問題に関するガイドラインを表27-12に示す．

▶ 薬物治療

認知障害に対する薬物治療

認知症に関しては現在も集約的な研究努力が行われているにもかかわらず，認知症状を予防する，あるいは進行を食い止めることが可能な薬物は現在のところ見あたらない．動脈硬化の危険因子に対して積極的に治療を行うことで脳梗塞のリスクは減らすことが可能であり，動脈硬化の危険因子をもっており，脳血管性認知症のリスクの高い患者に関する対策としては妥当である．

　AD患者に関して最も広く研究されている薬物はコリンエステラーゼ阻害薬である．現在，米国食品医薬品局(Food and Drug Administration：FDA)の認可を受けた4つの薬物があるが，実際に一般的に使用されているのはドネペジル(アリセプト®)，rivastigmine，galantamineの3剤のみである．認知機能検査(MMSE)で10～24点に該当する軽症から中等症の認知症患者に対する多くの研究が，これらの薬物で行われている．概して統計学的には有意な効用が認められてはいるものの，臨床的な効果としては2年間治療してMMSEの点数に換算して1点ほど改善するといった控えめな結果にとどまっており，したがって患者，家族および介護者は劇的な効果を期待すべきではない．表27-13に4つの薬物の推奨される用量を示した．これらの薬物は一対一で比較検討されたわけではないため，薬物は半減期や副作用の有無に基づいて選択するのがよいかもしれない．患者がこれらのうちの1つの薬物を使用し，数か月間使用して効果がないと判定されれば(行動と能力に関する臨床医あるいは介護者の印象が改善せず，MMSEのような神経心理テストでそのことが確認された場合)，その薬物を中止すべきである．ただ，その目的において，薬物の"効果"として明らかな改善がなくても，認知症の進行を遅らせると臨床的に定義される可能性は残される．これらの薬物は，脳血管性認知症，Lewy小体認知症(DLB)，そしておそらく認知症の行動の障害に対しても効果を示す．進行したADに対してはmemantine，N-メチル-D-アスパラギン酸(N-methyl-D-aspartate：NMDA)アンタゴニストが，抗コリンエステラーゼ阻害薬の併用にもかかわらず緩やかに効果を示す．脳血管性認知症では，動脈硬化の危険因子を治療することにより，将来の脳梗塞の発症リスクが減少するかもしれない．

重篤な行動障害，精神医学的問題に対する薬物療法

重篤な抑うつ，興奮，精神病のような精神医学的症状を認める場合には，向精神薬が適応となる．一般的なガイドラインを次に示す．

- 向精神薬は認知の過程を混乱させ，問題を悪化させる可能性があるので，若者，もしくは認知症を伴わない患者で使用する量と比較して相当低用量で使用すべきである．高齢者，特にすでに薬物の副作用の問題が起きている患者では，これらの薬物の使用で副作用の影響を特に強く受けることがある．
- ベンゾジアゼピン系薬物の使用は，鎮静，混乱，失調状態が生じる可能性が非常に高いため，特に短期間の使用でない場合には避けるべきである．
- 最近の無作為化比較試験では，ドネペジルがADの興奮の治療に対して使用された場合，効果は期待できないことが示唆された．しかし，コリンエステラーゼ阻害薬あるいはmemantineが認知症状に対して処方されている場合であっても，ほかの薬物の場合と同様に，行動に影響がないかどうか観察するのが妥当である．現実的に可能であれば，認知症治療薬としてその影響がはっきり評価されるまで，2剤目の処方(向精神薬あるいはその他の精神作用のある薬物)を遅らせるように推奨している．
- 行動科学的なアプローチが失敗に終わった場合，向精神薬の処方を試す必要がある．すべての抗精神薬の効果は緩やかではあるが，もちろんリスクもあるため注意して使用すべきである．ハロペリドール(セレネース®，リントン®)は古くからある"典型的"な向精神薬であるが，初期用量は経口で0.5 mgを眠前1日1回，あるいは1日に2回で開始し，症状が改善しない場合ゆっくりと増量する[訳注：日本では，統合失調症，躁病に対してのみ適応．適応に

表 27-13　Alzheimer 病に処方されるコリンエステラーゼ阻害薬

薬　物	初期用量	増　量
ドネペジル	経口で 5 mg を毎日	初期用量開始後 4 〜 6 週後に経口で 10 mg を毎日*
rivastigmine	経口で 1.5 mg を 1 日に 2 回	2 週ごとに経口で 3 mg を 1 日に 2 回，4.5 mg を 1 日に 2 回に増量する．最大 6 mg を経口で 1 日に 2 回
galantamine	経口で 4 mg を 1 日に 2 回	4 週ごとに経口で 8 mg を 1 日に 2 回増量する．最大 12 mg を経口で 1 日 2 回
memantine	5 mg を毎日	1 週後に 5 mg を 1 日 2 回増量し，1 週間に 5 mg 増量し，最大 10 mg を 1 日 2 回まで

*訳注：日本では，1 日 1 回 3 mg から開始し，1 〜 2 週間後に 5 mg に増量し，経口投与する．高度の Alzheimer 型認知症患者には，5 mg で 4 週間以上経過後，10 mg に増量する．症状により適宜減量．消化器系の副作用に注意．

対して通常，成人は 1 日 0.75 〜 2.25 mg から始め，徐々に増量する．維持量として 1 日 3 〜 6 mg を経口投与］．新しい，"非典型的"な抗精神病薬，例えばリスペリドン（リスパダール®）は経口で 0.5 mg を眠前 1 日 1 回［訳注：日本では，統合失調症に対してのみ適応．適応に対して通常，成人は 1 mg を 1 日 2 回から始め，徐々に増量する．維持量は通常，1 日 2 〜 6 mg を原則として 1 日 2 回に分けて経口投与する］，オランザピン（ジプレキサ®）は経口で 2.5 mg を眠前 1 日 1 回で開始すれば［訳注：日本では，統合失調症に対してのみ適応．適応に対して通常，成人は 5 〜 10 mg を 1 日 1 回経口投与で開始する．維持量として 1 日 1 回 10 mg 経口投与する．なお，年齢，症状によって適宜増減する．ただし，1 日量は 20 mg を超えないこと］，ハロペリドールを低用量で使用する場合よりも，副作用として錐体外路症状が出現するのをさらに抑えることができる．しかし，すべての非典型的な抗精神病薬は，認知症患者に処方すると脳梗塞や突然死を引き起こすリスクがあり，予想できない"ブラックボックス"的な副作用が存在する．ハロペリドールなどの典型的な抗精神病薬に関しては，少なくとも現時点では予想されない副作用に関しては指摘を受けてはいないものの，認知症患者の死亡リスクの上昇と関連がある可能性がある．抗精神病薬の処方を考慮する場合には，すでにわかっているリスクと効用について介護者と議論し，その効果と副作用については頻回に再評価しなければならない．

- それでも問題が解消されない場合には，その他の薬物の使用を検討するか，精神科医にコンサルテーションすべきである．老年精神医学の専門科医へのコンサルトであればさらに好ましい．
- 精神病性症状ではない興奮に対しては，薬物を処方する前に注意深く評価すべきである．新たに生じた興奮症状は，せん妄，治療中の疼痛，うつ病，膀胱の拡張，便秘の影響が背景にある場合がある．こういった病態が関与しておらず，薬物以外の方法では対処できない場合には，アセトアミノフェンのような鎮痛薬，あるいは抗うつ薬，経験的（emperic）な精神安定薬の処方に従って検討すべきである．しかし，経験的治療は時間を区切って行うべきであり，治療に反応が乏しい場合は老年精神医学の専門医にコンサルテーションすることが推奨される．

介護者

認知障害患者の介護によって介護者はしばしば疲弊し，強いストレスを感じる．プライマリ・ケアでは，患者のみならず介護者に対しても何を必要としているか，疲労や燃え尽きるような状態に陥っていないか注意する必要がある．家族介護協会（Family Caregiver Alliance．http://www.caregiver.org）のような支援団体がいくつもあり，教育，支援，利用可能なリソースについての情報提供を行っている．専門的な管理や家族相談サービスは，患者や家族がどのようなサービスを必要としているか評価したり，あるいは追加でどのようなサービスを必要としているかをはっきりさせるためには有用である．介護休暇や日常生活プログラムをつくることは，精神的な負担を抱えている家族や介護者が休む時間をとり，患者に必要な刺激を与えて社会的な交わりを増やすために有用である．経験のある臨床医は，外来の受診時に介護者の精神的負担を評価している．

老人ホームへの入所

認知症患者を管理するにあたって，患者を自宅で継続して管理することが可能かどうかという問題がしばしば生じる．これは患者にも介護者にも強い感情の問題を同じように生じさせる領域であり，客観的に話し合

いを行うことがしばしば困難にある．老人ホームへの入所が必要となる規定因子には，行動の問題，認知症の重症度，介護者の負担の程度などが含まれる．老人ホームに入所する際，考慮すべき重要な点は次のとおりである．

- 患者に必要なレベルの監視と介護を自宅で現実的に信頼性をもって行うことができるか？　徘徊，ネグレクト（放置），虐待といった問題もここで考慮すべきである．
- 介護者が消耗しすぎたり，あるいは疲弊しすぎることなく，患者のための介護を継続して行えるための十分な援助がなされているか？
- 患者の介護のためのどのような金銭的なリソースが利用可能であるか？

すべての条件が同じであれば，多くの患者や介護者は自宅での生活を望んでいる．しかし，多くの場合，自宅生活を続けることにより，その他の問題が明らかになり，自宅生活がどれほど望ましいとしても，安全の問題と現実的な限界とのバランスを慎重に考慮しなければならない．進行した認知症では，患者は言葉を発することがなくなり，寝たきりで自立的な生活を送ることができない状態となる．そのような場合には，患者が適切な介護を受けるために熟練した介護施設のサービスが必要となることがしばしばある．したがって，介護施設は注意深く選ぶべきである．まず，費用の問題を検討すべきであるが，介護の質に関しても調査すべきである．州法への告訴とコンプライアンスについての情報は，政府機関，擁護団体，出版物，介護施設にしばしば患者を送る組織（例えば，老人介護プログラムなど）を通して得ることが可能である．決定的な資料はないものの，いくつかの論文によると，Alzheimer病（AD）に対して専門的な介護を行うことで行動の問題が減り，抑制帯の使用が減ってくることが示唆されている．患者によっては，組織化されていない老人ホームより，AD専門病棟やADのデイケアプログラムといったより組織化された環境のほうがよりよい生活を送ることができる場合もある．

認知症は終末期の疾患であり，病状が進行すると患者は寝たきりとなり，家族を認識することも不可能となり，嚥下も困難な状態になる．そのような場合には緩和ケア（ホスピス）が適応する場合もしばしばある（第37章参照）．

まとめ

認知症はその頻度がますます増加してきており，進行する認知障害と日常生活能力の低下に特徴づけられる症候群である．人口の高齢化が進むに伴い，臨床医はその診断，カウンセリング，コミュニティーや専門家への紹介，そして治療について理解を深めることが重要である．初期の認知症を診断することで，（まれではあるが）可逆的な病態の診断が可能となり，症状の管理を改善させ，将来設計を豊かにすることができる．

認知症状を訴えている患者に対して臨床医は，認知症，せん妄，うつ病，精神病を含めて鑑別診断を行うべきである．診断のワークアップには，患者および家族から注意深く病歴を聴取し，身体所見，精神状態の評価，臨床検査，脳画像検査，そして場合によっては専門医への紹介，精神心理テストやその他の専門的な評価を行うことが含まれる．

認知症の治療と管理には，治療可能な可逆的な病態の除外診断を行うこと，不安障害やうつ病といった二次的な病態の治療を行うこと，患者とその家族に情報提供を行うこと，介護者に安全と管理の問題に関して支援を行うことが含まれる．薬物療法によって認知症状の進行を緩やかにし，重篤な精神医学的症状を管理しやすくすることは可能であるかもしれないが，患者が可能なかぎり快適で安全に生活できるように環境を調整すること，あるいは介護者を支援するような介入も必要となる．

認知症患者と介護者をケアすることは非常にやりがいのある仕事である．さらに，多数の研究活動が行われており，認知障害の予防や治療方法がさらに進歩するのは目前である，と楽観的に考えることができる理由が存在する．

（訳：藤井　肇）

推薦図書

Borson S, Scanlan JM, Chen P, et al. The Mini-Cog as a screen for dementia: validation in a population-based sample. *J Am Geriatr Soc* 2003;51(10):1451–1454. PMID: 14511167.

Clarfield AM. The decreasing prevalence of reversible dementias: an updated meta-analysis. *Arch Intern Med* 2003;163(18):2219–2229.

Courtney C, Farrell D, Gray R, et al. Long-term donepezil treatment in 565 patients with Alzheimer's disease: (AD2000): randomized double blind trial. *Lancet* 2004;363:2105–2115. PMID: 15220031.

Howard RJ, Juszczak E, Ballard CG, et al. Donepezil for the treatment of agitation in Alzheimer's disease. *N Engl J Med* 2007;357:1382–1392.

McKeith I, Del Ser T, Spano PF, et al. Efficacy of rivastigmine in dementia with Lewy bodies: a randomized, double blind, placebo controlled international study. *Lancet* 2000;356:2031–2036. PMID: 1145488.

Modrego PJ, Ferrandez J. Depression in patients with mild cognitive impairment increases the risk of developing dementia of Alzheimer type: a prospective cohort study. *Arch Neurol* 2004;

61(8):1290–1293. PMID: 15313849.

Petersen RC, Thomas RG, Grundman M, et al. Vitamin E and donepezil for the treatment of mild cognitive impairment. *N Engl J Med* 2005;352(23):2379–2388. Epub 2005; Apr 13. PMID: 15829527.

Petersen RC, Stevens JC, Ganguli M, et al. Practice parameter: early detection of dementia: mild cognitive impairment (an evidence-based review). *Neurology* 2001;56:1133–1142.

Reisberg B, Doody R, Stoffler A, et al. Memantine in moderate-to-severe Alzheimer's disease. *N Engl J Med* 2003;348:1333–1341. PMID: 12672860.

Schneider LS, Dagerman KS, Insel P, et al. Risk of death with atypical antipsychotic drug treatment for dementia. *JAMA* 2005;294:1934–1943.

Sink KM, Holden, KF, Yaffe K. Pharmacologic treatment of neuropsychiatric symptoms of dementia: a review of the evidence. *JAMA* 2005;293:596–608. PMID: 15687315.

Trinh NH, Hoblyn J, Mohanty S, et al. Efficacy of cholinesterase inhibitors in the treatment of neuropsychiatric symptoms and functional impairment in Alzheimer's disease: a meta-analysis. *JAMA* 2003;289:210–216. PMID: 12517232.

Wang PS, Schneeweiss S, Avorn J, et al. Risk of death in elderly users of conventional vs. atypical antipsychotic medications. *N Engl J Med* 2005;353:2335–2341.

Wilkinson D, Doody R, Helme R, et al. Donepezil in vascular dementia: a randomized placebo controlled trial. *Neurology* 2003; 61:479–486. PMID: 12939421.

▶ ウエブサイト

Alzheimer's Association Web site. http://www.alz.org. Accessed October, 2007.

Alzheimer's Disease Education and Referral Center Web site. http://www.alzheimers.org. Accessed October, 2007.

American Geriatrics Society Web site. http://www.americangeriatrics.org. Accessed October, 2007.

Assessment instruments for dementia and related disorders available at Society for Hospital Medicine Web site. http://www.hospitalmedicine.org/geriresource/toolbox. Accessed October, 2007.

Blessed Dementia Scale Web site. http://www.strokecenter.org/trials/scales/blessed_dementia.html. Accessed October, 2007.

Brain Injury Association of America Web site. http://www.biausa.org. Accessed October, 2007.

Eldercare Locator (nationwide toll-free service helps older adults and caregivers to fine local services for seniors) Web site. http://www.eldercare.gov. Accessed October, 2007.

Family Caregiver Alliance Web site. http://www.caregiver.org. Accessed October, 2007.

Gerontological Society of America Web site. http://www.geron.org. Accessed October, 2007.

Mini-mental state exam Web site http://www.minimental.com. Accessed October, 2007.

第 28 章

睡眠障害

Clifford M. Singer, MD & Garrick A. Applebee, MD

はじめに

米国の成人の35%が1年間に何らかの睡眠関連の症状を経験するため，不眠や日中の眠気は日常診療で最もよくみられる症状の一つである．このような成人の10～15%は慢性的な不眠に悩まされ，頻繁に医療機関を受診する．睡眠障害は主要な公衆衛生学的な脅威でもある．慢性的な不眠が長期にわたると死亡率が2倍になる．睡眠不足は，高血圧，糖尿病，うつ病などの慢性疾患のリスクを増加させる．日中の眠気は仕事のパフォーマンスを低下させ，労働災害や自動車事故のリスクを増加させる．睡眠関連呼吸障害による睡眠不足は，激しい睡魔や生命を脅かす心血管や呼吸器疾患につながる．睡眠薬自体が，転倒，日中の不安感，睡眠時無呼吸の悪化の原因となることがある．

正常な睡眠生理

成 人

睡眠-覚醒サイクルは，覚醒，レム〔急速眼球運動（rapid eye movement：REM）〕睡眠，ノンレム（nonREM）睡眠の時間が相互に入れ替わる複雑な電気生理学的なプロセスである．各々の時間には，病院の睡眠検査室や最近では自宅でも測定できる睡眠ポリグラフ計（polysomnography：PSG）により記録することができる特徴的な脳波（electroencephalogram：EEG），末梢筋，自律神経系のパターンがある．睡眠ポリグラフ計により，医師は，脳波，眼電図，筋電図，鼻の気流，耳介酸素飽和度測定器（ear oxymetry），心電図などの電気生理学的測定に基づいて特異的な診断を行うことができる．

睡眠はノンレム睡眠の4つのステージとレム睡眠から構成される．覚醒中の脳波は低振幅速波を含み，眠くなるとアルファ（α）波（8～12 cps）が優位になる．ステージ1の睡眠はアルファ波の消失とシータ（θ）波（2～7 cps）の出現，ゆっくりと回転する眼球運動により定義される．ステージ2の睡眠はステージ1と同じようなシータ波のバックグラウンド上に，高振幅徐波（K複合）や短い速波（12～14 cps），可変振幅波（睡眠紡錘波）が出現することによって定義される．徐波〔高振幅，徐波（0.5～2.0 cps）デルタ（δ）波〕の出現は，それが睡眠の少なくとも20%を占める場合にはステージ3の睡眠の前ぶれであり，50%以上を占める場合にはステージ4の睡眠の前ぶれである．これらの2つのステージは覚醒閾値が高いため，"深睡眠期"として知られている．レム睡眠は，覚醒パターンの脳波，骨格筋の弛緩，急速・共役性眼球運動を特徴とする睡眠ステージである．

健常成人は睡眠が始まると，短い傾向のある最初のレム段階になる前に45～60分以内のノンレム段階を経験する．夜が進むに伴い，徐波睡眠に費やされる時間は短くなり，レム周期の時間が増加して，最終的に全睡眠の20～25%を構成するようになる．ノンレム／レムサイクルは典型的には90～110分間続き，一晩で完全な周期を4回経験する．

睡眠のタイミングと時間は，さまざまな要因によりコントロールされている．ほとんどの大人はいつ寝て，いつ起きるかをある程度コントロールできるが，どれくらいの睡眠が必要か，いつ眠くなるかについては，ほとんどコントロールができない．カフェインのような刺激物や慢性疲労状態に慣れることは，不適切な睡眠に対処するための手助けとなるが，最終的にはエネルギーや精神機能の低下などの対価を支払わなければならない．個人の睡眠の必要量はさまざまである．つまり，ほとんどの人は一晩で6～9時間の睡眠を必要とするが，人間の睡眠時間は3～12時間の範囲であると考えられている．子供は一般的に大人よりも多くの睡眠を必要とするが，青年期以降，毎日の睡眠の必要量は老齢期に至るまでかなり安定している．老齢期になると睡眠必要量は増加したり，減少したりするが，最も劇的な変化は睡眠の質と時間にある．年をとるに伴い深い睡眠の時間は次第に減少し，夜間の覚醒と日中の居眠りが増える傾向にある．

体内時計（視床下部視交叉上核）は日周期リズムのペースメーカとして機能する．体内時計は眠気と覚醒のリズムを昼と夜のリズムに重ね合わせ，その人が夜更かし早起きか，またはその間のどれであるかを決めている．光-闇のサイクルと，毎晩の松果体からのメラトニン分泌のリズムが相乗的に働いて体内時計を昼-夜のサイクルに同期させることにより，日中の覚醒と夜間の眠気が生じる．

小児期

新生児は一般的に1日の70％を寝て過ごし，より年長の小児や成人よりもレム睡眠が多い．覚醒と睡眠の日周期パターンは通常，生後1～2か月になるまで発達せず，周期的なメラトニンの分泌は12週で認められる．両親にとって非常に興味深いことは，夜間の睡眠は成熟の最初の指標の一つであることである．4～5歳までは，睡眠は引き続き多相性であるが，日中の昼寝の時間が次第に短くなる．5～10歳までに小児は通常，睡眠中にほとんど覚醒しなくなる．小児期を通して総睡眠時間は徐々に減少するが，思春期になるとホルモンや心理社会的な理由によって睡眠の量と質は急に減少する．これは高頻度に起こる睡眠相後退症候群（delayed sleep-phase syndrome：DSPS）によって悪化し，青少年が周囲との不調和に陥ったり，その後慢性的な睡眠不足を経験する原因となる．

家庭における子供の睡眠については，現在も議論が続いている．ある人類学者は，新生児を両親の寝室から離れたところで寝かせるのは西洋文化に特徴的なことであるが，幼児と一緒に寝るほうがより自然でよいかもしれない，と指摘している．最近のいくつかの研究では，ベッドの共有と乳児突然死症候群（sudden infant death syndrome：SIDS）を関連づけているが，米国小児科学会は現在のところ（2005年），乳幼児を両親と同じ部屋であるが離れた場所で眠らせることを勧告している．別の部屋に一人で寝ることは独立にとって望ましい指標ではあるが，何歳でこのような状態にするべきかについては，子供と家族の状況によりかなり違いがある．

老年期

年をとるに伴い，睡眠はより浅くなる傾向にあり，頻繁に覚醒して深睡眠または徐波睡眠がほとんどなくなっていく．入眠と起床は早くなる．不眠症や過度の日中の眠気を引き起こす閉塞性睡眠時無呼吸（obstructive sleep apnea：OSA）や周期的脚運動などの睡眠障害も年をとるに伴い増加する．

表 28-1　眠れない患者：睡眠の開始や持続の障害

カテゴリー	障害
不眠症	一過性や慢性の不眠症，時間生物学的な不眠症，二次性不眠症（むずむず脚症候群，周期的脚運動，気分不安障害，アルコールや薬物，睡眠に影響する内科的疾患による二次性のもの）
過眠症	睡眠時無呼吸症候群，ナルコレプシー，特発性中枢性過眠症，せん妄，進行性認知症，外傷性脳損傷
睡眠時随伴症	夜驚症（睡眠恐怖），悪夢，夢遊病（睡眠時遊行症），レム睡眠行動障害

睡眠障害の分類

睡眠障害は一般に3つのカテゴリーに分類される．睡眠の開始や持続の障害〔不眠症（insomnia）〕，過度の日中の眠気〔過眠症（hypersomnia）〕，異常睡眠行動〔睡眠時随伴症（parasomnia）〕（表 28-1）．

すべての病歴聴取は，患者の日中の眠気や夜間の睡眠の問題のスクリーニングを含めるべきである．3つの基本的な質問は睡眠障害を診断し治療が必要であるかどうかについて，医師が決める際の手助けとなる．
- 睡眠はどのような感じですか？
- 1日何時間睡眠をとりますか？
- 日中に眠気はありませんか？

さらに詳細に問診をとることにより，特定の障害の鑑別診断を深めることができる．

▶ 眠れない患者：不眠症

一過性不眠症と持続性不眠症

不眠はプライマリ・ケアの診療の中で最も頻度の高い訴えの一つである．不眠は診断というよりは症状として考えるのがよい．多くの要因が合わさって不眠が生じ，しばしば繊細なバランスが崩れたときに生じる．例えば，生まれつき睡眠の浅い人でも，ストレスの多い時期になるまでの間や，覚醒状態に影響する薬物を使用するまでは調子がよいかもしれない．自然の睡眠のサイクルを再現するためには，いくつかの原因を同時に調整する必要があるかもしれない．

不眠症はしばしば入眠障害（入眠の問題），中途覚醒または早朝覚醒（睡眠の継続または早朝覚醒の問題）と表現される．不眠症は一過性（自然に軽快する）である

表28-2 不眠症に対する認知行動療法

本質的な認知テクニック	本質的な行動変化
1. 眠れないことについてのフラストレーションについて話し合い，そのことを正しく捉える．つまり眠れないことをあまり大きなことと考えない．	1. ベッドや睡眠の制限(30分以上目が覚めているならベッドから出る，ベッドでテレビ，読書，飲食をしない)．
2. 睡眠の必要量(すべての人が8時間必要ではない)や昼寝(とても眠ければ昼寝する)についての教育．	2. 刺激のコントロール：眠いときにだけベッドに行く，睡眠やセックスのためだけに寝室を使う，寝室からストレスになるものや散乱物を取り除く．
3. 睡眠に"欠陥"があるのでいつもよく眠れないという患者の思考に向き合う．よりよい睡眠についての希望を植えつけ，毎晩熟眠できるという非現実的な期待を抱かせない．	3. 睡眠衛生を改善する：1日の遅い時間にカフェイン，アルコール，ニコチンを摂取しない，午後に軽度から中等度の運動を行う，昼寝は早い時間に短くとる．

可能性と，慢性(持続性または再発性)である可能性がある．一過性の不眠症は，多くの持続化させる要因のために慢性になることがある．

ストレス，環境(寒冷，騒音，生まれたての赤ん坊)，急性疾患，痛みによって引き起こされる一過性の不眠症は特定することが容易であり，通常その問題に対処する以外に特別な治療は必要ない．短期間の鎮静催眠薬を使用することもあり，長期的な不眠が生じるリスクを減らすことができる可能性がある．時差を伴う旅行により，体内時計と昼-夜サイクルのミスマッチが生じ，"時差ぼけ"として知られている一過性の不眠症を引き起こす．移動の疲れと重なり，時差ぼけにより旅行の最初の数日が台なしになることがある．交代勤務従業員はまったく同じような現象を経験し，それによって重大な健康上のあるいは社会的問題に苦しむことがある．

大規模な多施設研究によると，内科，精神科，睡眠外来に不眠を主訴として受診した患者のうち，40～88%が慢性不眠症である．慢性不眠症は除外診断であり，他の多くの長期間の睡眠障害と鑑別をしなければならない(後述参照)．慢性不眠は，精神生理性不眠症(psychophysiologic insomnia)，条件性不眠(conditioned insomnia)，学習型不眠(learned insomnia)，原発性不眠(primary insomnia)など，多くの名前でよばれている．これらの用語はすべて，この状態について知られていることを意味している．つまり慢性不眠は長い時間をかけて生じる慢性疾患であり，深く，持続する安らかな睡眠とは相容れない覚醒状態へのオペラント条件づけと考えられている．これはストレス，乳幼児の世話，内科疾患，疼痛，精神的ストレスによる睡眠障害の時期の後に生じるかもしれない．まれな例では，睡眠動因(sleep drive)の生物学的変動による生涯にわたる問題かもしれない．一過性の睡眠不足の人々とは対照的に，不眠症の患者は重度の疲労にもかかわらず日中にうたた寝をすることができないかもしれない．

原発性不眠に対しては，不安を減らすための認知行動療法的手法や睡眠衛生を改善するための行動変化(表28-2)のみならず，内服薬の使用も含みうる統合的アプローチが必要である．短期間の鎮静催眠薬の使用は，不安，覚醒，不眠のサイクルを切るために適切である(後述の「内科的療法」参照)．患者によっては，症状は個々のターゲットとなりうるほかの障害〔うつ，下肢静止不能症候群(RLS)〕を示唆している．

睡眠-覚醒サイクルの時間生物学的障害

睡眠のタイミングは視床下部の日周期ペースメーカまたは"体内時計"によって影響を受ける．睡眠のタイミングの障害は，時差ぼけや交代勤務症候群のように一時的であったり，睡眠相後退症候群(DSPS)，睡眠相前進症候群(advanced sleep-phase syndrome)，自由継続型の睡眠障害(free-running sleep syndrome)のように慢性的であったりするかもしれない．自由継続型の睡眠障害は，日周期リズムを制御するのに重要な明-暗サイクルという入力を欠いている盲人に最もよくみられる．時間生物学的障害の診断は，タイミング以外の点について睡眠は正常であるという理解に基づいている．眠気という内的な手がかりだけに基づいて睡眠時間を選択する自由を与えられると，時間生物学的障害をもつ不眠症患者は，週末や休暇の間は通常よく眠れる．体内時計と人が眠ろうとする時間のミスマッチのために，不眠症が生じているのかもしれない．

下肢静止不能症候群(むずむず脚症候群)

下肢静止不能症候群(restless legs syndrome：RLS)は安静の状態で生じ，下肢を動かしたり，伸ばしたり，こすったりしたい抑えがたい衝動を感じる．しばしば，"虫が這うような感覚(creepy-crawling sensation)", うずく痛み（aching), 引っ張られるような感じ（tension), ひりひりする痛み（tingling), 刺すような痛み（prickling）と表現される激しい異常感覚（dysesthesia）を自覚する. RLS の患者のほとんどは, 睡眠中の周期的脚運動も経験するために, さらなる睡眠障害につながる. RLS は飛行機による移動, デスクワーク, 読書, 特に入眠の障壁となる. この症候群の頻度は高く, 少なくとも人口の 5％ が罹患し, 一次的, もしくは潜在的なものを含めるとさらに頻度が高い可能性がある. 女性では, 最初に妊娠中に経験することが多いが, 女性でも男性でも家族性に発症することがあり, 年をとるに伴い悪化する. 特に腎不全や Parkinson 病（Parkinson disease：PD）の患者に多い. 多くの医師はこの症状について質問することを考慮せず, 患者の不快症状や不眠の原因となっていることに気づかない.

RLS の治療の第一選択は, 新しい非エルゴタミン系ドパミン作動薬（例えば, プラミペキソールやロピニロールなど）であり, ドパミン前駆体による治療（レボドパ・カルビドパ）も効果的だが, 日中の早い時間に症状が起こるといった傾向を伴う"リバウンド"や"増幅"効果が生じる可能性がある. 抗てんかん薬や鎮静催眠薬も有用かもしれない. 麻薬製剤は, 重症もしくは再発性のケースに使用する場合がある. この症候群は一部の患者にとって非常に苦痛であるため, 国の支援団体やニュースレターが存在する（章末の「リソース」の米国国立睡眠財団（National Sleep Foundation）の RLS Foundation へのウエブリンク参照）.

睡眠中の周期的脚運動

突発的に起こる数秒から何分間か持続する下肢の反復性のミオクローヌス運動がある. 夜間の前半に多いが, その時間帯に限定されるわけではない. 通常, この運動のために短い時間に覚醒状態となり, 睡眠によって体力が回復しなかったり, 日中に眠気を感じる原因となる. 睡眠中の周期的脚運動（periodic leg movements during sleep：PLMS）の有病率は 30 〜 50 歳で 5％, 50 〜 65 歳で 29％, 65 歳以上で 44％ と年齢とともに増加し, 代謝性疾患や神経変性疾患においてしばしば認められる. PLMS は, 下肢筋肉の有痛性で持続性の不随意収縮である夜間の下肢痙攣とは区別すべきである. 三環系抗うつ薬や炭酸リチウムの使用, ベンゾジアゼピン系薬物やアルコールの禁断症状により PLMS が生じたり増悪したりする可能性がある. しばしば無症状であるが, 重症型では, より強いミオクローヌス運動のために入眠障害型の不眠症, 体力の回復のみられない睡眠, 夜間に頻回の覚醒を生じることもある. 夜間の急な下肢の動きについて同じベッドに寝ているパートナーがその症状のあることを訴えることが少なからずある.

下肢静止不能症候群（RLS）は基本的に症状に基づいて診断を行うが, PLMS は自宅や睡眠検査室での睡眠ポリグラフ計によって最もよく確認することができる. PLMS はいくつかの RLS の治療と同じ治療に反応する. 鎮静催眠薬は, PLMS 患者の睡眠持続時間を改善することができるが, 下肢の動きの回数を減らすことはできない. ドパミン作動薬は治療選択肢となる可能性があるが, 夜間後半や翌日の症状のリバウンドのために投与量を増やすことがむずかしくなる場合もある. 就寝時のコデインのような麻薬製剤は（RLS と同様に）PLMS によく効くが, 重度の症状を発現したときの患者のために残しておくべきである.

精神疾患と不眠症

睡眠障害は最も頻度の高い精神疾患の症状であり, 特に気分不安障害における頻度が高い. 頻回の夜間中途覚醒や早朝覚醒を訴える患者については, 特に不安や心配を伴った覚醒を訴える場合には, 大うつ病性障害を常に考慮すべきである. 一方, 多くのうつ病患者は朝の疲労感と動きだしにくさを伴う過眠を訴える. この症状は特に季節性感情障害（seasonal affective disorder：SAD）や, いわゆる非定型うつ病に特徴的である. いずれも若者や中年に多い.

躁病ではしばしば睡眠欲求が低下しており, 患者は通常この変化を訴えないが, 睡眠の変化はこの障害の基本的な診断的症状の一つである. 一方で, うつ病患者は睡眠の変化を苦痛に感じる. 鎮静抗うつ薬は不眠症状を改善するために有用であるが, 日中に鎮静がかかる可能性がある. 日中に眠気が起こる可能性があるが, 不眠を伴ううつ病患者にミルタザピンを処方してもよい. 古い世代の三環系抗うつ薬（例えば, doxepin, アミトリプチリン, ノルトリプチリンなど）を考慮する場合もある. これらは中等度から高度の鎮静と抗うつ作用を併せ持つが, 過剰摂取による毒性や抗コリン作用に注意して使用しなければならない. 選択的セロトニン再取り込み阻害薬（selective serotonin reuptake inhibitor：SSRI）は通常, 睡眠障害がすぐに改善することはなく, 下肢の動きや覚醒が増える可能性がある. 患者によっては, 睡眠の改善に対して短期間の鎮静催眠薬がよい選択となる. 睡眠薬は, うつや二次性不眠が改善すれば減量し, 中止することができる.

不安障害でも入眠障害や中途覚醒を生じることがある. 特に心的外傷後ストレス障害による悪夢はしばしば事態を複雑にする. 抗うつ薬, プラゾシン, 精神安定剤が睡眠関連症状に有用であると報告がある.

死別には通常, 不安や不眠が伴う. 鎮静催眠薬の短期間の使用は患者が長い夜を過ごすための手助けとなるかもしれない.

アルコールと薬物

アルコールは睡眠パターンにさまざまな影響を及ぼすが，一般的には覚醒と睡眠の両方を障害する．ほかの鎮静薬と同様に，アルコールは徐波睡眠を抑制して睡眠を浅くする．半減期が短いためアルコールは夜間後半にリバウンド覚醒を起こす傾向もあり，総睡眠時間を減少させうる．

ほかの薬物も睡眠に影響する場合がある．アンフェタミン類やコカインの急性中毒期には著しく睡眠時間が減り，禁断期には睡眠過剰を引き起こす．麻薬製剤には急性の精神安定作用があり，夜間の痛みによる不眠では睡眠を改善する．カフェインは睡眠潜時（眠るまでに必要な時間）が長くなる原因となり，夜間の覚醒時間が増加する．睡眠脳波による記録でさえカフェインの睡眠に対する影響が現れない場合もあれば，カフェインの効果を非常に自覚しやすい人もいる．カフェインは睡眠の数時間前に摂取した場合でも，睡眠に影響を及ぼす場合がある．

処方薬や市販の鎮静催眠薬のいずれについても，用量を間違えた場合にはリバウンドの不眠が生じることがある．半減期の短い薬物は夜間後半のリバウンドによる不眠の原因となることがあり，一方，半減期の長い薬物は日中の鎮静の原因となることがある．高齢者でよくみられる問題であるが，記憶障害や原因不明の転倒は，医師にとって高齢者のアルコールや鎮静催眠薬の乱用を考えさせる手がかりになるはずである．例えば，市販の睡眠促進薬の成分である抗ヒスタミン薬のジフェンヒドラミンは強力な抗コリン作用をもち，高齢者に軽度の認知機能障害や，まれにせん妄を引き起こすことがある．

これらの物質が睡眠に及ぼす影響について教育することは，患者に使用を減らすための動機づけとして有効であるかもしれない．より重症の薬物依存や乱用の問題を抱えた患者は，薬物依存についての特別な治療プログラムへ紹介する必要がある（第21章参照）．

内科的疾患

痛み，リウマチ性疾患，神経筋疾患，心疾患，呼吸器疾患，消化不良，炎症性腸疾患，夜間頻尿はすべて，頻度の高い内科的な不眠の原因である．睡眠に影響する古典的な内科的症候群の一つとして線維筋痛症があり，この疾患の睡眠はノンレム睡眠中にアルファ波が入り込むことが特徴である．この症候群の患者は体力が回復しない睡眠を経験し，睡眠時間は正常範囲であるにもかかわらず患者は疲労感を訴える．睡眠の改善により，痛みが有意に改善することがある．後天性免疫不全症候群（acquired immunodeficiency syndrome：AIDS）では，日中の眠気，アルファ波の侵入を伴う総徐波睡眠時間の減少，中途覚醒の増加，頻回の悪夢が生じる．慢性疾患を伴う患者は，しばしば良好な睡眠を得ることに絶望的となるので，夜間の適切な鎮痛薬や鎮静薬を喜んで受け入れることになる．

急性疾患はしばしば，脆弱な高齢者の広範囲の脳機能障害の原因となる．せん妄には，睡眠や覚醒の障害が伴うことがほとんどである．内服薬も不眠や日中の眠気の原因となることがある．例えば，気管支拡張薬，活性の高い抗うつ薬，ステロイドはしばしば睡眠を妨げ，向精神薬，オピオイド類似体，クロニジンは日中の眠気の原因となることがある．

神経変性疾患と睡眠

脳の中には局在した睡眠中枢は存在しないが，睡眠と覚醒を維持するために働くいくつかの神経回路が存在する．そのために，広範囲の脳機能に影響を与える疾患は必ず睡眠や覚醒にも影響を及ぼす．Alzheimer病（Alzheimer disease：AD）とParkinson病（PD）については，他の疾患よりも多くの研究がなされてきた．ADでは正常な加齢と同様の睡眠変化が生じるが，より重症である．昼夜の違いがさらに明瞭でなくなり，日中の睡眠が増えて，夜間の睡眠が減る．完全に昼夜が逆転することはまれであるが，夜間と同じ時間の睡眠を日中にとる場合が多い．これは介護者にとって非常にストレスであり，安全のために夜間の徘徊を監視しなければならない．睡眠障害は，自宅における認知症患者の介護の中で最もストレスのかかる要因である．

PD患者も重度の睡眠の問題を経験する．無動症のために，通常であれば睡眠中に寝返りを打つことによって開放される加重部分に身体的な不快感を抱くようになる．PDの治療に使われる薬物も睡眠を障害する原因となる．それに加えて，疾患によって引き起こされる神経変性や神経伝達物質の変化のために，睡眠の質が悪化する．PDと関連するLewy小体認知症では，夜間の睡眠障害や日中の覚醒障害が生じ，レム睡眠中の自発運動が増加する（後述の「レム睡眠行動障害」を参照）．

不眠症の治療

睡眠障害の心理社会的状況の再構成

子供や青年の睡眠の問題は通常，ほかの家族にも影響を及ぼし，ある側面では患者と同じ程度の苦痛を感じる可能性がある親や兄弟が，睡眠不足を経験する原因となる．誤った情報や不適切な非難のために問題が複雑化する場合があるため，そのような患者の睡眠障害に

対しては，家族全体の問題として取り組む必要がある．

家族の日常の決まりを修正することは手助けとなるかもしれない．小さな子供を入浴させたり，物語を聞かせたり，子供を抱いて揺らすなど，うまく継続することができるベッドタイムの儀式などはよい睡眠衛生であり，睡眠にとって重要なしきたりである緊張をほぐすためのプロセスを促すことができる．時に，子供がある儀式に過度に依存的になり(例えば，目を覚ますたびに何度も水を飲むなど)，親が制限を設けなければならないこともある．子供はそれに対して自分の考えを主張するが，その期間は予想の範囲内であり，ほとんどの子供は不必要に親の注意をひこうとすることを諦める．このような良性の混乱と，一部の子供が離別の際に経験する，より深刻なパニックとは区別すべきである．後者のような不安に対しては，少なくともしばらくの間は，夜を通して親が近くにいることが必要かもしれない．

青年期では，社会的なニーズのために，睡眠の始めと終わりがしばしば短くなる．夜には，宿題，電話での付き合い，学校での運動競技，家族生活がある．朝には，高校の時間割がかなり早い時間に始まり，いつもより早いバスに乗らなければならないことも時にはある．多くの10歳代の若者にとって，朝は身繕いをするための侮りがたい時間でもある．これに加えて，10歳代の若者が放課後にアルバイトする機会が増えてきており，その結果，慢性的な睡眠不足を経験する割合が高くなり，社会的な懸念が増大している．週末にゆっくり寝ることによって睡眠不足のいくらかは回復できるかもしれないが，このことにより平日に遅くまで起きている傾向を強化する位相のずれが生じやすくなる．高校生が1週間，睡眠時間を規則正しく延ばしたある実験では，その後に知能指数(intelligence quotient：IQ)スコアが20ポイント増加した．

10歳代の若者のカウンセリングを行う際には，ある程度の柔軟性と妥協を示すことが有効である．昼寝を追加すると覚醒状態が改善する可能性がある．眠いときや酒酔い時，またはその両方が揃っている状態での運転の危険性について警告することは重要である．極端な睡眠相の後退に対しては，光療法のような時間生物学的な介入が必要であるかもしれない．情報に通じ政治的に活動的な医師であれば，診療以外の場において，10歳代の若者のために分別のある労働規則を採用したり，学校活動の時間割を適切に組むといった，問題を軽減するための手助けとなるような公共政策に影響を与えることができるかもしれない．

成人は，社会や職業のニーズにより睡眠に及ぼす影響から逃れることはできない．働いている多くの成人は，労働時間が増えるに伴いますます睡眠不足になる．患者に適切な睡眠衛生や認知的な手法について教育することは，疲労症状をある程度コントロールする感覚を取り戻す手助けとなる(表28-1 参照)．睡眠不足のもたらす結果についての新しい知識は，睡眠を重要な健康行動として人々が優先するようになるための動機づけとして役立つ．

より持続する不眠症のある人や，睡眠障害の結果または原因として重度の情動障害があるような人は，メンタルヘルスの専門家の診察を受ける価値があるかもしれない．

子供の睡眠障害と同様に，成人の睡眠障害も家族に影響を及ぼす場合がある．重度の睡眠障害をもつ患者の配偶者や介護者に対しては，精神的な支援や睡眠障害についての教育が必要かもしれない．問題を理解することは，以下に示す治療を受ける患者を支援するための手助けとなることがある．

▶ 認知行動療法

現在では，認知行動療法(cognitive-behavioral therapy：CBT)が特に長期間の原発性不眠に少なくとも内服薬と同程度有効であることを示す十分なエビデンスがある．基本的なアプローチは，患者とカウンセリングを行い，眠りに入ることを巡る不安の原因となる重要な思考を変え，不眠を継続させている可能性のある就寝時の行動を変える動機づけを行うことである(表28-2)．米国国立睡眠財団(National Sleep Foundation)のウェブサイト(www.sleepfoundation.org)の"ホットトピック：眠れない(Can't Sleep)"には，睡眠衛生の改善に興味のある人にとって有用な多くの提案が掲載されている．

▶ 内科的療法

不眠症の予後は良好であるが，慢性化や再発する場合がある．急性の不眠症に対しては，効果を最大にして薬物の用量を減らし，治療期間を短縮するために，睡眠衛生プログラムと併せて鎮静催眠薬を使用すべきである(表28-3)．これらの治療薬は妊娠中に使用すべきではない．認知行動療法もこれらの患者に有用であろう．うつ病，痛み，物質(薬物)乱用，内服薬，日周期リズム障害などによる二次性の不眠症の人では，急性の症状が治まらない場合には慢性不眠症のリスクもあり，不眠の原因の治療に加え，特定の睡眠治療が必要かもしれない．

ベンゾジアゼピン系薬物

現在のところ催眠鎮静薬として販売されているのは5

つのベンゾジアゼピン系薬物のみであるが［訳注：日本では，トリアゾラム，エスタゾラム，フルラゼパム，クアゼパム，ニトラゼパム，ハロキサゾラム，フルニトラゼパム，ブロチゾラム，ロルメタゼパムの9種類］，すべてのベンゾジアゼピン系薬物には催眠作用がある．これらの薬物は不眠症の短期的な治療として効果がある．一部の患者では，急速に依存や耐性が生じる場合がある．しかし，多くの患者，特に不眠に不安の要素を伴う場合には，長期の治療による恩恵を受ける可能性がある．ベンゾジアゼピン系薬物は睡眠構造を変化させ，レム睡眠と徐波睡眠の両方を減少させるが，このことの臨床的な意義は明らかではない．アルコールやほかの抑制作用のある薬物との併用により，激しい相乗作用を生じる場合があるが，一般的に若年成人では過量投与した場合でも安全である．高齢者では，安全性のプロフィールはそれほど良好ではない．健忘，運動失調，錯乱，睡眠時無呼吸の悪化が生じる可能性がある．

特定の患者に対して，ほかの種類に優先してある種のベンゾジアゼピン系薬物を選択する理由の一部は薬物の半減期に基づいており，そのためには目的に優先順位をつけることが必要である．トリアゾラムのような短時間作用型の薬物は入眠困難型の不眠症の治療に有用であるが，多くの患者は夜間後半のリバウンドによる不眠や翌日の不安を経験する．フルラゼパムのような長時間作用型の薬物は中途覚醒に対し，より有効であるかもしれないが，一部の患者は翌朝の"薬酔い(hangover)"を経験するかもしれない．長時間作用型の薬物は，薬物が蓄積することによって，運動失調，錯乱，日中の鎮静が生じる場合があるため，特に高齢者で問題となることがある．temazepamやエスタゾラムの半減期は中間型であり，長時間作用型の薬物で薬酔いの生じる持続障害型の不眠症の患者にとっては妥当な選択肢である．

これらの薬物は，睡眠時無呼吸や重症呼吸器疾患，歩行・平衡感覚障害の患者に投与すべきではない．高齢者や肝不全患者には用量を少なめにすべきである．リバウンドによる不眠のためにこれらの薬物からの離脱が困難になり，患者が薬物を再び服用することになる原因となる場合がある．

ベンゾジアゼピン受容体作動薬

これらの薬物は，ベンゾジアゼピン系薬物とは構造的には関係ないが，睡眠に特異的なベンゾジアゼピン受容体〔γアミノ酪酸(gamma-aminobutyric acid：GABA)α〕へのアゴニスト作用をもつため，ベンゾジアゼピン系薬物といくつか共通した特徴をもつ．半減期はさまざまであるため(eszopicloneと，ゾルピデム1.4〜3.8時間，zaleplon1.0時間)，入眠困難や，初期の睡眠持続障害の患者に最も有用である．これらの薬物を投与しても自然の睡眠構造は維持されるため，少なくともベンゾジアゼピン系薬物よりも理論的な利点がある．これらの薬物に関しても，依存，乱用，副作用についてベンゾジアゼピン系薬物と同じ注意が必要である．eszopicloneや徐放製剤のゾルピデム［訳注：zolpidem CRは日本未承認］は6か月以上の期間にわたり有効性を示すことが明らかになっており，慢性不眠に対して米国食品医薬品局(Food and Drug Administration：FDA)が認可する唯一のベンゾジアゼピン系薬物，もしくはベンゾジアゼピン受容体作動薬である(**表28-3**).

表28-3 鎮静催眠薬

一般名	商品名[*1]	タイプ	半減期(時間)	用量(mg)
tamazepam	日本未承認	ベンゾジアゼピン系薬物	8〜15	7.5〜30
トリアゾラム	パルレオン，トリアゾラム，トリアラム，ネスゲン，ミンザイン，ハルラック，カムリトン，アスコマーナ	ベンゾジアゼピン系薬物	2〜5	0.125〜0.25[*2]
ゾルピデム	マイスリー	ベンゾジアゼピン受容体作動薬	3	5〜10[*3]
zolpidem CR	日本未承認	ベンゾジアゼピン受容体作動薬	3	6.25〜12.5
zaleplon	日本未承認	ベンゾジアゼピン受容体作動薬	1	5〜10
eszopiclone	日本未承認	ベンゾジアゼピン受容体作動薬	5〜7	1〜3
ramelteon	日本未承認	メラトニン作動薬	2〜5	8

［訳注］
[*1] 表中の記載は，日本での商品名．
[*2] 日本では0.125〜0.5．
[*3] 日本でも同量．

メラトニン作動薬

ramelteonは強力なメラトニン作動薬であり，規制物質法の制約を受けていない(nonscheduled)，処方によって利用できる最初の鎮静催眠薬である．この薬物には入眠困難な患者の睡眠潜時を短くする作用があるが，患者が睡眠を持続するための手助けとはならない．乱用，耐性，身体的依存の可能性はなく，運動失調，錯乱を起こさず，睡眠関連呼吸障害を悪化させない．臨床試験では，数名の被験者においてプロラクチンの増加を認めた．ramelteonは眠前に8 mg服用するように処方する．より高用量を用いることで効果が改善するかどうかについては明らかになっていないが，数週間で作用が改善することを示すいくつかのエビデンスがある．ramelteonと認知行動療法や睡眠衛生的手法を組み合わせた治療法は，多くの不眠症患者にとって害がなく有効な可能性がある長期的な戦略であると考えられている．

鎮静作用のある抗うつ薬

多くの臨床医は，特に慢性疼痛，うつ病，不安が合併したような不眠の長期的な治療として，トラゾドン，ミルタザピン，doxepin，アミトリプチリンのような鎮静作用のある抗うつ薬を使用する．ベンゾジアゼピン系薬物よりも理論的に優れている点は，認知機能の悪化が少なく徐波睡眠が多いことである．多くの不眠症患者の根底にあるうつ病の治療を行うことができることが，その他の利点である．これらの薬物の鎮静作用に対する耐性が現れる患者もいる．これらの薬物の副作用は多く存在し，特にアミトリプチリンには強力な抗コリン作用があるため，高齢者に用いる場合には特別に注意を払わなければならない．これらの薬物に関する別の問題点としては，不眠症についての大規模な臨床試験がないため，うつ病を伴わない不眠症に対する抗うつ薬の使用は承認されておらず，安全性や有効性についてのデータベースがないことである．しかし何年にもわたる広範囲の臨床的使用によって，少なくとも睡眠障害患者に対するこれらの薬物の有効性が示されている(表28-3)．

抗ヒスタミン薬

ジフェンヒドラミンには鎮静作用があり，多くの市販薬に含まれている．毎晩服用すれば速やかに耐性が生じるが，短期間の使用では一般的に安全で有効である．ジフェンヒドラミンには抗コリン作用があり，高齢者では錯乱や尿閉を生じることがある．

補完代替医療

栄養補助食品として米国で販売されている松果体ホルモンのメラトニンは，一部の人に対して睡眠促進作用を示す[訳注：日本では大塚製薬からメラトニンを多く含む乳飲料が販売されている]．メラトニンは不眠に対する栄養補助食品や市販薬の中で最も研究されており，健康食品店や薬局で購入できる．メラトニンは短期間の処方であれば極めて安全であるように思われるが，まだ実験的な薬物であり，神経内分泌，免疫，生殖器に作用する可能性のある自然に存在するホルモンであることに注意すべきである．さまざまな集団における不眠症患者に対する臨床試験の結果では，メラトニンは一部の人には極めて効果があるが，一般的には中等度の効果しかないことが示唆されている．さらに，日周期サイクルの適切なポイントで内服すれば，メラトニンは時差ぼけの有効な治療薬となり，交代勤務に適応するための手助けとなる可能性がある(後述の「時間生物学的治療」参照)．市販薬には1カプセルに0.5～5.0 mgのメラトニンが含まれる(しばしばビタミン類と一緒に)．最も有効な用量は不明であり，人によって異なる可能性がある．1～10 mgの用量が適当である．

時間生物学的治療

睡眠-覚醒サイクルの障害は，規則的に強い自然光，または人工的な光を浴びることによって治療することが可能である．睡眠相前進症候群(advanced sleep-phase syndrome)患者は，夜に強い光を浴びることにより睡眠相を後退させる必要がある．睡眠傾向をより遅い時間に移すために，日周期性ペースメーカの睡眠相がシフトされ，患者が夜に，より覚醒できるように，注意深く時間どおりに光刺激を行わなければならない．より頻度の高い睡眠相後退症候群(delayed sleep-phase syndrome：DSPS)については，適切な時刻に光刺激を受けることで，自分自身を無理に覚醒させなければならず，このことは起床を望んでいるおよその時刻に行うべきである．最初の数日は非常に困難であるが，朝30分の光刺激を数日間浴びることにより，患者は深夜になる前に眠り始め，朝の授業や仕事のために起きることができるようになる．安全性と有効性のため，患者は季節性感情障害(SAD)の治療のために販売されている特別な装置("SADライト")を使用すべきである．光刺激装置は多くのメーカで販売されている．光線療法生物リズム学会(Society for Light Treatment and Biological Rhythms)(章末の「リソース」を参照)は，業者のリストや睡眠障害や冬季うつ病(winter depression)を治療するための光刺激の使用法について，より詳しい内容を提供している．

メラトニンを用いることにより，同じ目標をより簡単に達成することができるかもしれないが，おそらくそれほど強力ではなく，反対のタイミングで用いる．

例えば，睡眠のタイミングを早めたい DSPS 患者は，自分の体内時計を望ましい位相へリセットするために，自分の位相が遅れたメラトニンの分泌が始まる数時間前であり，より早い時間に就寝する人のメラトニン分泌開始のタイミングにより同調している夜の9時から10時に合成メラトニン(0.5 ～ 1.0 mg)を服用するとよいかもしれない．メラトニン作動薬である ramelteon を同じように使用すると有効であることを示すデータがある．これらの治療は交代勤務労働者，時差ぼけの旅行者，盲人が新しい睡眠 - 覚醒スケジュールに適応するためにも有効である可能性がある．家族や社会的なニーズのために，困難であるかもしれないが，交代勤務労働者は，労働期間内の睡眠スケジュールを休みの日も維持する試みを行うために，カウンセリングを受けるべきである．

症例提示 1

グレッグは不眠を訴える27歳の男性であり，朝起きることがむずかしいと訴えている．彼は仕事に常習的に遅刻し，仕事を失いかけている．何時に寝床についても，グレッグは午前2時までに眠りにつくことができず，午前7時にセットした時計のアラームが鳴っても寝てしまう．彼の妻は彼を起こすのをあきらめており，グレッグは起床のために電話サービスを利用したが，電話のベルが鳴っても起きることができなかった．彼はしばしば日中に疲れや眠気を感じるが，妻が寝床につく夜の時間帯に彼は元気を回復する．彼は昼まで寝て，残りの時間をはっきりと目覚めて過ごすことのできる週末や休暇を切望している．

グレッグは睡眠相後退症候群(DSPS)である可能性が高い．この障害のある人は極端に夜更しであり，学校や仕事，社会的なニーズに従って睡眠時間を調節することが非常に困難である．おそらく，多面的な原因によってDSPSが引き起こされている．睡眠のタイミングは遅れ，夜にエネルギーの高まりがあり，入眠が遅く，朝に強い眠気がある．

この症候群は10歳代や若年成人で頻度が高く，不眠の訴えは通常，夜中の12時を数時間過ぎるまで眠ることができないといった，入眠困難に関することである．両親や配偶者は，患者を朝にベッドから出すことについてのフラストレーションを吐露するかもしれない．治療は(体内時計を前進させるために)朝に強い光を浴びることや，早い入眠を促して朝の強い光を浴びるために短期間の鎮静催眠薬を使用することである．市販薬のメラトニンや処方薬のメラトニン作動薬である ramelteon を望ましい睡眠時刻の2時間前に投与することも，日周期相を前進させるのに役立つ可能性がある．早い就寝スケジュールが守られなければ遅い睡眠相のサイクルが再発するため，夜遅くの活動を避ける生活習慣をかなり厳しく守ることが要求される．この最後の要求はいうまでもないが，10歳代や若年成人にとっては特に困難である．

症例提示 2

フランシーヌは不安を訴える47歳の女性である．彼女は日中そわそわと落ち着かず，しかし疲れていた．彼女は容易に泣き出し，集中したり決断したり物事を成し遂げることができず，それらすべてが普段の彼女とは異なっていた．非常に疲れているにもかかわらず，眠りにつくのに1時間もかかることがあった．最終的に眠ることができても，しっかりと眠ることができずに，心配事で何度も眼が覚める．

フランシーヌの診断はおそらく，不安と不眠が主な症状である大うつ病性障害である．うつ病を合併する主な内科的疾患や神経内科的疾患も考慮する必要がある．うつ病が原発性の疾患であれば，疾患についての教育，精神的支援，抗うつ薬が必要である．短期間の認知行動療法(CBT)は，うつ病と不眠の両方に対して非常に有用である．鎮静作用の強くない抗うつ薬が第一選択として使用される場合には，鎮静催眠薬が短期間(数日から数週間)使用されることもある．うつ病にはあまり効果がないと考えられているが，ほかの抗うつ薬の効果を増強し，患者が眠るのを手助けするために通常，抗うつ薬のトラゾドンが眠前にしばしば処方される．この処方は日常診療で広く行われているが，その安全性と有効性についての無作為化盲検比較試験は行われていない．

眠い患者：過眠症

患者は日中の過剰な眠気よりも不眠を訴えることが多い．疲労や倦怠感を訴えるかもしれないが，眠気そのものは医師による特定の問診がなければ認知されない可能性がある．すべての睡眠関連の"病歴聴取"に含めるべき質問を次に示す．

- あなたは日中，運転したり，読書をしたり，テレビや映画の観賞をしたり，講義を聴く間，眼を覚ますために努力が必要ですか？
- あなたは日中，特に朝に，疲労感や倦怠感を感じたり，エネルギー不足を感じたりすることはありますか？

いずれかの質問に対する回答が「はい」であれば，その問題が不眠症による夜間の不適切な睡眠，内服薬による眠気，ナルコレプシー，睡眠関連呼吸障害であるか否かを決めるために追加の質問を行うべきである．Epworth Sleepiness Scale は患者の病的な眠気を評価するために使用されている妥当性が検証された質問票である．これは7つの仮定的な状況において，患者が眠りに陥る傾向をスコア化するための質問票である．スコアが10以上の場合には，睡眠障害の専門家への紹介が必要であることを示唆する．眠い間に運転や機械を操作することについて，話し合いを始めるべきである．

▶ 睡眠関連呼吸障害

いびき

いびき(snoring)はベッドパートナーにとって迷惑である以外に，部分的から完全な気道閉塞を伴う深刻な睡眠中の呼吸閉塞の予兆である可能性がある．男性は若年女性よりいびきが多いが，閉経後の女性はほとんど男性と同じくらいいびきをかく．男性以外にいびきと関係するほかの要因には，気道の解剖学的な狭小化，体形(肥満)，睡眠姿勢(仰臥位)，アルコールや鎮静催眠薬の使用，内分泌障害(甲状腺機能低下症，末端肥大症)，喫煙，そしておそらくではあるが，遺伝的要因がある．一時的な動脈血酸素飽和度(SaO_2)の低下や，肺血管や全身の血圧の上昇が存在する場合には，いびきの原因が軽度の閉塞性睡眠時無呼吸(OSA)であることを示唆する．重症のケースでは，減量，鎮静催眠薬やアルコールの中止，仰臥位を避けること(テニスボールを寝巻きの背中に縫い付ける)が必要となる．睡眠中に舌や下顎を前に突き出すようにするための多くの異なる歯科器具が有用である場合がある．中咽頭部を広げるレーザー手術が行われることが増えているが，長期間の有効性は明らかではない．手術により閉塞の状態を変えることなく音だけをなくすことができるため，手術の前に OSA を除外するための睡眠ポリグラフ計による評価を行うべきである．

閉塞性睡眠時無呼吸

閉塞性睡眠時無呼吸(obstructive sleep apnea：OSA)は成人の心血管合併症と日中の眠気の重要な原因である．元来，"Pickwick(ピックウィック)症候群"による眠気，低換起，多血症を伴う重度の肥満患者における，比較的まれな障害であると考えられていたが，現在ではOSAは以前考えられていたよりも人生の早い段階において発症して頻度が高く，睡眠中にさまざまな程度の上気道狭窄を呈することが明らかになっている．中年期では，女性の2%，男性の4%が重度の日中の症状を伴うOSAである．OSAの夜間の症状には，大きないびき(しばしば成人早期から始まり年齢や体重の増加で悪化する)，荒い鼻息や吐くような音，安眠できない，寝汗，窒息感を伴った急な覚醒，深刻な睡眠の途絶がある．無呼吸による覚醒は客観的には認知機能，注意，遂行能力の欠陥をもたらすという証拠が増えているうえに，主観的には日中の倦怠感や眠気を引き起こす．中等度のケースでは，不眠が主な訴えである場合がある．しばしば患者は睡眠の途絶の重症度に気づいておらず，眠気を働きすぎなど何かほかの原因のためであると考えている場合がある．眠気の程度はさまざまであるが，鍵となる症状である．人々は倦怠感を伴う生活に慣れているため，自分がいかに眠いかについて十分に気づいていないかもしれない．読書中やテレビ観賞中の居眠りや運転中の居眠り，集中力の低下について直接患者に質問する必要がある．日中の眠気を(Epworth Sleepiness Scale や Stanford Sleepiness Scale のような)スケールを用いて測定し評価することは有用であるかもしれない．無治療のOSAは高血圧の原因となる場合があり，心筋梗塞や脳卒中などの致死性の心血管イベントの危険因子の一つである．睡眠検査室での睡眠ポリグラフ計による評価により診断が確定し，主要な治療法である持続的気道内陽圧(continuous positive airway pressure：CPAP)装置を適切に設定するための手助けとなる．軽度の睡眠時無呼吸について利用可能なその他の治療法としては，外科的な口蓋垂形成術，気管開口形成術，舌が気道を閉塞しないようにする歯科器具などがあり，これらは持続的または二相性気道陽圧呼吸(biphasic positive airway pressure：BIPAP)に耐えることができない患者の治療に用いられることがある．OSAを正確に診断することは，生活の質(quality of life：QOL)を改善し重大な事故や心血管疾患を防ぐことに貢献する可能性がある．

OSA は低年齢の小児の1～3%にも発症する．舌や扁桃腺を切除すると多くの小児のOSAが改善するため，舌や扁桃腺の肥大が原因と考えられている．しかし，これらの組織の大きさはOSAの存在や程度と相関しない．OSAは頭蓋顔面異常，巨大舌，神経筋疾患，肥満の小児の場合にも考慮すべきである．成人と同様に，症状には大きないびき，熟睡感のない睡眠，

呼吸の停止である．OSA の小児は眠気を訴えないかもしれない．その代わりに，日中の興奮性，注意力の低下，学業成績の低下などが症状として現れる場合がある．一部の小児は知的障害と誤認される場合もある．OSA のその他の重要な症状としては，二次性の夜尿がある．両親にいびきや睡眠中の呼吸停止を質問すべきである．OSA が疑われる場合には，耳鼻咽喉科にコンサルテーションを行うべきである．90％のケースで扁桃摘出術が奏功し，治療の第一選択として考慮すべきである．12歳以下の小児では顔面中央の発育不全について注意深く観察する必要があるが，その他の原因の OSA は CPAP で治療することが可能である．まれなケースでは，気管開口形成術や頭蓋顔面骨形成術のような外科的アプローチが必要となる場合がある．

中枢性無呼吸

中枢性無呼吸（central apnea）は呼吸努力を伴わない，少なくとも 10 秒間の気流の停止，と定義される．中枢性機序が主な原因である無呼吸の患者は，閉塞性無呼吸の患者に典型的な過度の眠気よりも不眠を多く訴える傾向がある．中枢性無呼吸では通常，動脈血酸素飽和度（SaO_2）の低下が起こるが，閉塞性無呼吸に比べ重大な心血管系の続発症は少ない．中枢性無呼吸の誘発因子は，うっ血性心不全（機序は不明）や，中枢性呼吸調節に影響したり，呼吸筋の低下によって高度の低換気を引き起こしたりすることのある神経変性疾患である．

中枢性無呼吸は，睡眠中の新生児，特に未熟児にしばしば認められ，乳児突然死症候群（sudden infant death syndrome：SIDS）の原因となる可能性がある．SIDS の原因は不明だが，さまざまな内因性や外因性の要因が関係していると考えられている．母親に幼児をうつ伏せにさせないための広報キャンペーン〔"Back to Sleep（仰向けで寝る）"〕が 1995 年から進められており，疫学的評価により SIDS が劇的に減少したことが示されている．

症例提示 3

ジムは 64 歳の男性で，高血圧の治療のフォローアップのために家庭医を受診している．夫の倦怠感について何か医学的な理由があるか尋ねるために，妻が診察室に同伴している．詳細な問診によって倦怠感は降圧薬による治療より前からあることが明らかになったため，薬が原因とは明らかに考えられなかった．倦怠感は眠気に伴っており，ジムは日中の読書中や運転中にいつでも眠ることができた．彼は問題を過小評価していたが，記憶や集中力に困難を感じていることを認識していた．彼は夜ベッドに入るとすぐに眠るが，妻は彼が大きないびきをかき眠りが浅いと述べている．

ジムは閉塞性睡眠時無呼吸（OSA）かもしれない．手がかりは，いびき，日中の眠気，高血圧である．診断を確定し，最善の治療法を検討するために，睡眠障害の専門家への紹介は有用である．

ナルコレプシー

ナルコレプシー（narcolepsy）は睡眠の要素が覚醒に入り込み，覚醒が睡眠に入り込む障害である．4つの主要な症状からなる．日中の過度の眠気，情動脱力発作，そして頻度は低いが，睡眠麻痺や入眠時幻覚（hypnagogic hallucination）の4つである．約 2,000 人に 1 人の割合で発症する．ナルコレプシーは通常，10 歳代または 20 歳代初期に始まるが，80 歳代の発症も報告されている．女性よりも男性に多く，症状発症の 5 年後または 10 年後まで診断されないこともしばしばある．この症候群が診断されなくて治療されない場合には，この障害のある人は怠惰でやる気がないとみなされる場合がある．診断されないことによる他の影響としては，学校や仕事での低い成績や，社会的な不名誉，事故が含まれる．視床下部から分泌される神経ペプチドの一つであるオレキシン（ハイポクレチン）がこの障害において重要な役割を担っていると考えられている．おそらく，視床下部から覚醒を促す（青斑核のような）中枢への何らかの投射が欠損しており，オレキシンの減少と過度の眠気につながっている．ナルコレプシーでは感染，免疫，遺伝要因がいくつか組み合わさって働いている可能性があるが，少なくとも 2 つの遺伝子が関与しており，その中の 1 つはヒト白血球抗原（human leukocyte antigen：HLA）関連である．主要な症状はいわゆる"睡眠発作（sleep attack）"とよばれる，突然起こる抵抗しがたい眠気である．集中力，思考，記憶に影響を及ぼす，弱く持続する眠気が生じる場合がある．睡眠エピソードは短いかもしれないが（数分から 1 時間），患者は通常さらにはっきりと覚醒し，次の睡眠エピソードは通常，1 時間は訪れない．ナルコレプシーでは頻回の覚醒，鮮やかな悪夢，入眠前のひどく現実的な幻覚によって夜間の睡眠が妨げられる．幻覚は通常，視覚的であるが，その他の感覚に関係する場合もある．

頸筋の脱力，膝の崩れ，まれに完全な虚脱の原因となる短時間の突然の筋緊張の消失を示す**カタプレキ**

シー〔脱力発作(cataplexy)〕は，笑いや怒りなどの強い感情反応がきっかけとなる．**睡眠麻痺**(sleep paralysis)は覚醒時の一過性の不動状態であり，しばしばレム睡眠中の鮮やかな幻覚を伴い，すべては患者が完全に覚醒してベッドに横になっている間に起こる．発作は短く，通常は数分間持続する．

確定診断には終夜睡眠ポリグラフ計後に，睡眠潜時反復検査(multiple sleep latency test：MSLT)を行うべきである．5分以下の平均睡眠潜時と，少なくとも2回のうたた寝時におけるレム睡眠の存在を認めることにより，診断が確定される．しかし，このような患者の評価には注意する必要があり，一日だけの検査ではナルコレプシーの患者の20〜30%は正常の結果を示すかもしれない．情動脱力発作の症状がなければ診断はさらにむずかしい．診断はしばしば長期間の内服治療を意味するため，曖昧なケースでは睡眠障害の専門家へ紹介したほうがよい．

日中の過剰傾眠(excessive daytime somnolence)は，モダフィニル(モディオダール®)を朝と昼に各々100〜200 mg服用することにより治療することが可能であり，昼の機能を有意に改善することが可能である[訳注：日本ではカタプレキシーに対して適応，1日1回200mg，1日最大用量300mg]．γ-ヒドロキシ酪酸(gamma-hydroxybutyrate：GHB)の一種であるsodium oxybateが，眠気と情動脱力発作の両方の治療に有用である場合がある．古い世代の中枢神経系刺激薬であるdextroamphetamine(5〜60 mg/日)，メタンフェタミン(20〜25 mg/日[訳注：日本では10〜15 mg/日])，メチルフェニデート(10〜90 mg/日[訳注：日本ではナルコレプシーに対して適応，20〜60 mg/日])も広く使われている．カタプレキシーや睡眠麻痺は，三環系抗うつ薬，選択的セロトニン再取り込み阻害薬(SSRI)のようなレム睡眠抑制薬で治療を行う．ナルコレプシー支援グループへ参加することは，患者が入眠をコントロールできないことから生じる社会的・職業的汚名が原因となる心理的続発症に対処するのに役立つであろう．

▶ 夜間異常行動を伴う患者：睡眠時随伴症

夜間の奇妙な行動の原因を正確に診断することは困難である．考慮すべき疾患としては，発作性疾患，精神病，せん妄，中毒などが含まれるが，非常に頻度が低く，症状が非常に劇的である睡眠時随伴症(parasomnia)を鑑別に含めておくべきである．

夜驚症

夜驚症(pavor nocturnus)は両親を非常に困惑させる病態であるが，通常は極めて良性である．子供は(通常3〜6歳)金切り声をあげて目を覚まし，目の突出，頻脈，発汗などの自律神経系の興奮の徴候を伴い怯えているようにみえる．ほとんどのエピソードは数分間続くだけである．なだめることは効果がなく，エピソードを悪化させたり延長させたりするかもしれない．朝になると子供はそのエピソードを覚えていないか，悪い夢を断片的に覚えているだけである．夜驚症には，ステージ4(深)睡眠からの部分的な覚醒が含まれている．両親を安心させることが通常の治療である．しかし持続性の夜驚症にはベンゾジアゼピン系薬物を使用することが正当化される場合もある．

悪夢

悪夢はレム睡眠時に生じ，覚醒時にしばしば話すことができるナラティブな物語が含まれる．悪夢は通常，一過性の問題であり，おそらくストレスの多い個人的な出来事によって引き起こされる．しかし持続的な悪夢は重大な問題であり，メンタルヘルスの専門家へ紹介が必要な場合もある．

夢遊病

夜驚症と同様，夢中歩行(sleepwalking)はステージ4の睡眠からの部分的な覚醒である．時々生じるような夢遊病(somnambulism)は幼少期に非常に頻度が高く，ストレスや睡眠不足に引き続いて起こる場合がある．主な問題は偶発的なけがであり，階段の吹き抜けに門をつけるなどの保護措置が必要な場合がある．

レム睡眠行動障害

この**レム睡眠行動障害**(REM sleep behavior disorder)症候群では，正常のレム睡眠中の筋弛緩の消失のために，夢で見たことが行動に移される．睡眠中の患者に突然生じる興奮性の，激しい，しばしば暴力的な行動によって診断を行う．症状は，下肢を動かす，話すといった軽いものから，殴る，蹴る，つかみかかる，押さえつける，走り回る，ベッドルームを動き回るといった重いものもある．激しく，暴力的な性質をもつ夢が典型的である．レム睡眠行動障害はしばしば中毒性，もしくは代謝性のせん妄でみられるが，最も持続性のものは高齢に生じ，特発性，虚血性，神経変性疾患によるものと考えられている．この症候群はParkinson病やLewy小体認知症の患者で特に頻度が高い．

▶ 診断的評価と紹介

ほとんどのタイプの不眠症は病歴に基づいて診断し，睡眠ポリグラフ計による評価が必要となることはまれ

である．臨床医は専門医への紹介やコンサルテーションなしに，一過性の不眠を正確に診断し治療できるべきである．初期治療に反応しない持続性の症状のある患者については，睡眠専門医への紹介を考慮すべきである．重症の下肢静止不能症候群（むずむず脚症候群）や時間生物学的睡眠障害については通常，専門医へ照会すべきである．睡眠関連呼吸障害，周期的脚運動，ナルコレプシー，成人の睡眠時随伴症はすべて睡眠ポリソムノグラフ計による評価と専門的なマネジメントが必要であるため，睡眠専門医が診断と初期治療計画を評価することが必要である．

リソース

米国国立睡眠財団（National Sleep Foundation）は医師や医療提供者に向けてニュースレターを発行しており，優れたウエブサイトを設置している（www.sleepfoundation.org）．このウエブサイトには，多くの睡眠関連トピックスの情報，教育的資源へのアクセス，米国睡眠無呼吸協会（American Sleep Apnea Association），ナルコレプシーネットワーク（Narcolepsy Network），下肢静止不能症候群〔むずむず脚症候群（RLS）〕財団，米国睡眠医学会（American Academy of Sleep Medicine）などその他の重要なウエブサイトへの直接のリンクを提供している．

光療法生物リズム学会（Society for Light Treatment and Biological Rhythms）は時間生物学的な睡眠障害や季節性感情障害（SAD）の治療の情報を提供している．臨床的に使用するための光刺激装置業者の連絡先も入手できる．この学会のウエブサイトが存在する（www.sltbr.org）．

米国国立衛生研究所（National Institutes of Health：NIH）の公式ホームページ（www.nih.gov）は，米国国立心肺血液研究所（National Heart, Lung, and Blood Institute：NHLBI）の一部である National Center for Sleep Disorder Research（NCSDR）の進行中の研究内容や情報について学ぶための多くの機会を提供している．

（訳：青山倫久）

推薦図書

Silber MH. Chronic insomnia. *N Engl J Med* 2005;353:803–810.

Doghramji K. Assessment of excessive sleepiness and insomnia as they relate to circadian rhythm sleep disorders. *J Clin Psychiatry* 2004;65(Suppl 16):17–22.

Pearson NJ, Johnson LL, Nahin RL. Insomnia, trouble sleeping, and complementary and alternative medicine. *Arch Intern Med* 2006;166:1775–1782.

Morin CM. Cognitive-behavioral approaches to the treatment of insomnia. *J Clin Psychiatry* 2004;65(Suppl 16):33–40.

Morin AK. Strategies for treating chronic insomnia. *Am J Manag Care* 2006;12:S2230–S2245.

National Institutes of Health State of the Science Conference on Manifestations and Management of Chronic Insomnia in Adults, June 13–15, 2005. *Sleep* 2005;1049–1057.

Roth T. Characteristics and determinants of normal sleep. *J Clin Psychiatry* 2004;65(Suppl 16):8–11.

Spiegel K, Knutson K, Leproult R, et al. Sleep loss: a novel risk factor for insulin resistance and Type 2 diabetes. *J Appl Physiol* 2005;99:2008–2019.

第 29 章

性的な問題

David G. Bullard, PhD, & Christine Derzko, MD [*1]

性は誰にとっても問題である……. 実に, 数週間, あるいは数か月の間, あるいは数年かもしれないが, もし運がよければ, 性の問題を解決したかのように感じる時期があるかもしれない. しかし, もちろん, 自分が変化したりパートナーが変化したり, まったく新しい事態が訪れたりして, 再び私たちは取り残されてしまい, 克服可能であるという生まれつきもっている感覚を感じながら, その障害の上を一度よじ登ろうとしても, 実際には乗り越えることができないでいる. しかし, 克服しようとするプロセスの中で, 私たちは脆さや親密さ, 愛について多くのことを学ぶのである…… (Peck, 1993, Further Along the Road Less Traveled).

はじめに

プライマリ・ケア医はしばしば, 最も包括的で持続している関係で患者と結ばれているため, 性的障害を評価するには最適なポジションにいる. しかし, ほとんどの他の医学的な診断とは対照的に, 性的障害が存在する場合にそれを決めるのは患者である. ある状況においては, 医学的あるいはメンタルヘルスの専門家(もしくはその両方)に紹介する必要があるかもしれないが, ほとんどの問題はプライマリ・ケア医が診断して治療することが可能である. 性に関する疑問に対して, 忌憚なく淡々とアプローチすることにより, ほとんどの患者は癒されて前向きに反応する. 現在, 性的な問題をかかえていたり, 性的に活動的であるかどうかにかかわらず, このような問題が妥当なものであり, 重要であると肯定されれば, 患者は感謝の気持ちを表す (表 29-1).

[*1] 本章の最初の時期の草稿を見直してくれたことについて, Linda Perlin Alperstein, LCSW, Jean M. Bullard, RN, MS, Lisa Capaldini, MD, Deborah Grady, MD, MPH と William B. Shore, MD に感謝する. また, 有益なコメントや示唆を与えてくれた本書の共編者に特別に感謝する. 最後に, 我々は Raymond C. Rosen, PhD が性の研究に対して行った貢献に強い影響を受けた.

表 29-1　患者の性的な問題についての懸念

- **正常かどうかに関する心配**：大丈夫でしょうか？ "健康な"性生活ってどのようなものなのですか？ どうやって比較すればよいのでしょう？ 私の性的な生活は満足できるレベルなのでしょうか？
- **性のアイデンティティーに関する質問**：ライフスタイルや性向, 好みについての質問
- **性の発達の問題**：子供や青少年, 親や高齢者について, ジェンダー・アイデンティティーの発達, 自慰行為, 性器への関心, 子供の性遊戯, 性別独身生活, 結婚, 離婚, パートナーの死などの問題
- **生殖の問題**：不妊, 家族計画, 避妊, 妊娠, 妊娠中絶などの問題
- **性欲, 性の満足, 性的機能不全**：カップルの間の性欲の違い, 腟の潤滑の問題, 勃起, オルガスム, 痛み
- **性の変化**：身体的な障害, 病気, 治療などによるもの
- **性的なトラウマ**：性的ないたずら, 近親相姦, レイプなどによるもの
- **安全な性行為**：後天性免疫不全症候群 (acquired immunodeficiency syndrome：AIDS) や性感染症 (sexually transmitted disease：STD)
- **性欲倒錯や性衝動**

臨床医にとっての困難

性にかかわる健康問題について, 患者に有用な対応を行うため, 医療提供者は以下のことについて心得ておく必要がある.

- 性的なトピックスについて, 積極的に打ち解けて話すことができる能力.
- 性行為や性の悩みの範囲や多様性, また個人が最適に機能することができる環境やコンディションの重要性についての認識.
- 個人的に信じていることと患者が信じていることを切り離して考えることができる能力. 関係している誰かに客観的な害が及ぶことを示唆する情報がないかぎり, それについて批判しない態度をとり, 維持することは重要である.

- 性的な問題の病歴を適切に詳しく聴き取るスキル.
- 許容などといった簡単な介入についての知識や,正確な知識を提供したり,具体的な示唆を行ったり(例えば,「性行為を行うためには,プレッシャーを感じずにより楽しく行いましょう」など),場合によっては適切に他のリソースを紹介できる能力.

医療提供者は,性的な疑問や問題について自分自身の限られた経験しかないかもしれないため,特殊な性に関する器具について話し合うことを心地よく感じないかもしれない.しかし,時間をかけて考えて経験することで,性的な問題について話し合いをする自信やスキルを培うことができる.つまり,医療提供者は,自分の態度や信念,さらには背負っていることや経験を検証すること,論文を読むこと,友人や同僚とこれらの問題について話し合うこと,性的な質問を患者の一般的な健康評価に日常的に取り入れることなどにより,話し合いにおける快適さのレベルを高めることができる.

もちろん,患者や医療提供者であっても,自分の性の問題について話すよう強要されることがあってはならない.自分の興味や快適に感じることや能力の限界を認識することは誰にとっても重要である.しかし,性的な健康については,ヘルスケアの要素の中で絶対に必要な部分であり,患者にかかわるすべての人は性的な懸念をいだいている可能性に常に注意しなければならない.そして少なくとも,批判しない態度で傾聴し,安心させ,性的な問題について打ち解けて話すことができ,さらにその問題を扱うのに適している同僚を紹介できる必要がある.

人間の性衝動についての展望

人間の性の反応に関する知識の基礎データは発展途上であるが,最も学術的な性の研究が判断価値の影響を受けないことはまれである.性の問題は患者が医療提供者と話し合う,非常に広い範囲の行動,信念,欲望,経験,空想を含んでいる.また,性の問題は法律,医学,道徳,政治,宗教的な側面も有している.人間の経験という面からみて,性の問題以上に議論の余地が残る領域を探すのはむずかしいことである.

人間が性に関する表現をする動機は複雑で非常に種類が多く,人生において健康なときだけでなく病気のときにもみられるし,文化や個人によっても多様性がある.愛の表現,身体的な開放,生殖,レクリエーション,そして自尊心を高めること,などが性の動機に含まれる.反対に,性の動機は威圧,支配,他人をおとしめることもよくあり,それは嗜癖や性衝動においても同様である.

性に関する不安やむずかしさについては,おそらくほとんどの人が人生のどこかの時期に経験しており,病的なものだけが原因となっているというよりは,発達や生活環境の変化が影響しているのかもしれない.性の問題は,不幸にみえて実は恩恵を得ることができるときもあり,例えば,背景に存在する医学的な問題や自尊心の問題,人間関係の問題を示唆する症状について,性の問題のために助けを求めざるを得ない状況などがそれにあたる.一部の人にとって,自分自身を愛せないなどの自尊心の問題のために助けを求めることよりも,勃起やオルガスムを含む問題について助けを求めることの方がより受け入れやすい場合がある.

性に関する言語は範囲が広く多様性があるため,その土地の特有の言葉に慣れ親しみ,自慰行為や体位,オーラルセックス,アナルセックス,ペニスの大きさや胸の大きさといった問題について落ち着いて詳細に話し合いができることは重要である.次項以降では,こうした問題に対する誤解を解決できるような領域について述べていく.

よくある性的な問題

医学的な観点からは,**自慰行為**は"正常"であり,広く行われていることであり,あらゆる年齢層において身体的に害はない.自慰行為はありのままを受け入れることで性的な適応と強く関係しており,セックス療法では性的な自意識を高めるためにしばしば用いられている.おそらく個人的あるいは宗教的な主義に従い,自由な意志に基づいて自慰行為を選択しない人もいる.一方,自慰行為に対する罪悪感は,多くの患者に影響を与えている.ある人は衝動的に,個人的あるいは人間関係の問題を避けるために自慰行為を利用するかもしれない.性犯罪者は,自慰行為を通じて自らの反社会的な空想を強めるかもしれない.事実,何らかの性行動について嗜癖のある人は,ほかの嗜癖についてもよくあることであるが,さまざまな人生の困難に苦しんでいるのかもしれない.

どの程度の**回数の性行為**が許容できるかといった正常範囲は存在しない.独身主義の人は,自分自身を依然として性的な存在であると考えるかもしれないし,一方,めったに性行為をしないが,性行為を行うときにはそれに満足し,楽しいと感じている人もいるかもしれない.衝動的で頻回の性行為によって満足を得ることができない人もいるが,一方で頻回で活発なセックスライフを糧にして生きている人もいる.ある特定の個人やカップルにとって何が"正しい"ことであるかは,自分が性に対して抱くさまざまな意味や期待を基

性的な空想は人間だけが想像できるものであり，自分自身が楽しむものなのかもしれない．実生活で決して体験しようと考えない人にとっては刺激的であるかもしれないし，あこがれを感じているのかもしれない．不快感の原因となる強迫的で侵襲的なイメージに対しては，心理療法によって対応する必要があるかもしれない．

大多数の女性は，手や口による直接的な**陰核の刺激**を享楽し，オルガスムに達するために必要としている．残念ながら，多くの男性は，自分のパートナーは性交のみに享楽を感じていると考えている．性交を重視しすぎるために，多くの男女は性器の愛撫だけでは心地よくないのである．男女のカップルは，性器の結合によらないセックスについて学び，楽しんで，これを積極的に許容することで，恩恵を得ることができるかもしれない．

ほとんどのゲイ，レズビアンや両性愛者の患者は自分の**性的な指向**を変えたり，変えさせられたりすることを望んでおらず，正常性，機能不全，愛撫について，異性愛者と同じような悩みを打ち明けることがしばしばある．

加齢に伴う性的な反応に対する正常な変化として，以下のものがある．

1. 興奮（陰部の潤滑や勃起）のためには，より直接的な性器への刺激や，より多くの時間が必要となる．
2. 女性は，特に閉経後や久しぶりの性交時に刺激や痛みを感じるかもしれない．
3. 勃起時にあまり固くならないかもしれない．
4. オルガスムが必ずしも性交のたびに起こるとはかぎらず，射精の勢いがあまり強くないかもしれない．
5. 回復期（男性の射精と次回の勃起の間の時間）が伸びるかもしれない．

70歳代，80歳代あるいはさらに高齢の多くの成人は，興味や性的な生理現象，パートナーの状態の変化に対する反応を試したいと考えるかもしれない．高齢の男性や女性の中には，性交にあまりフォーカスをせず，ペッティングやオーラルセックス，自慰行為によって歓びを見出すかもしれない．また，活動的なセックスライフから引退し，今を幸せに感じている人もいるかもしれない．

シルデナフィル〈バイアグラ®〉，tadalafil，バルデナフィル〈レビトラ®〉などの経口薬を用いることで，多くの男性の勃起力が高くなり，将来的には一部の女性がこれらの薬物からの恩恵を得ることができるかもしれない．

通常の医学的な診察時に性について話し合う

自分のセックスライフについて詳細に話し合うよりも，自分の食事や運動のパターンについて話し合うことに，より躊躇する患者もいるかもしれないし，一方，医学的な権威のある人と自分の性，特に性行為について話す際に，それを否認されたり，それについて意見されたりするリスクがあると，感じる人もいるかもしれない．性のトピックスを取り上げて，患者が戸惑いを感じるかもしれないということを認めることはしばしば有用である．最初の病歴聴取の際に性的な健康についてルーチンに質問することで，医療提供者は性的な健康を人間の幸福や福祉の重要な一部分として受容していることを示すことができ，性についての"負担"を取り除くことができる．

次に示すのは，性についての話し合いを始めるために利用できる方法のひとつである．

医師：しばしば見逃されているヘルスケアのひとつの領域は性的な健康ですが，それは人々にとって重要なことです．自分のセックスライフについて，話し合いたい疑問はありますか？

答えが"いいえ"であってもかまわないが，将来起こりうる話し合いを除外しないようにしておく．

医師：今後，どんな疑問が生じても，喜んで相談に応じますし，また必要に応じてあなたが気軽に話すことができる人を紹介します．

医療提供者側が性的なトピックスに不快感を感じているならば，「私はこのことを話題にすることに少し抵抗を感じています」，「私にはそのような経験はないですが，話を聴かせてください」，「そのことについて，私に教えていただけますか？」，などとコメントしてもよいかもしれない．ほとんどの患者はこのような言葉を受け入れることができ，ラポールを築くことができるだけではなく，医師は困難な状況から解放されるかもしれない．

通常の医学的診察における心理社会的な要素の一部として，性に関する簡単な病歴聴取には以下のものが含まれる．

- 「現在，性的に活発ですか？」，「現在，パートナーは何人いますか？」など．もしパートナーがいない場合には，「最後にセックスをしたのはいつですか？」，「それはあなたの人生の今の時点において，問題ないことですか？」

- 「現在，性的に活発であるパートナーは男性ですか，女性ですか，両方ですか，あるいはいずれでもありませんか？」．レズビアン，ゲイ，バイセクシャルの患者の自尊心を尊重し，性別を特定するような"妻"，"夫"，"彼"，"彼女"というような言葉を用いずに，"パートナー"といった言葉を用いて質問する．また，"性交"について質問するのではなく，"性的な体験"について質問する．
- 「自分の性的な経験や性的な能力について満足していますか？」（頻度，多様性，誰がイニシアティブをとるか，など）
- 「陰部の潤滑やオルガスム，勃起や射精について，何か問題を感じていますか？」
- 避妊法の種類やそれを使い続けることについて評価する前に，また避妊が必要であると仮定する前に，「避妊が必要ですか？」と質問する．
- 性感染症(sexually transmitted disease：STD)の病歴や治療歴．ヒトパピローマウイルス(human papillomavirus：HPV)のワクチンとそれが子宮頸癌の予防に関連があることについて話し合う．
- 「ヒト免疫不全ウイルス（human immunodeficiency virus：HIV）の検査を受けたことはありますか？もし受けたことがあるのであれば，その結果が陽性であったかどうか知っていますか？」，「たとえ妊娠のリスクがない場合やほかの避妊方法〔例えば，子宮内避妊器具(intrauterine device：IUD)や，"ピル"など〕を用いている場合でも，コンドームの使用や防護効果などについて，安全なセックスを行うための予防措置を行うことを意識していますか？」
- 「困難で当惑するような性的な経験，もしくは性的な虐待を経験したことはありますか？」

形式的な異性愛以外の，愛の形を率直に認めるような質問をすべきである．年齢や性別，人種や民族，結婚の有無，もしくは性的な嗜好に基づいて患者の性に関する仮説を立てることは，診断を誤らせる可能性があり，個々の患者を傷つけるようなメッセージを送ってしまうことになってしまうかもしれない〔例えば，性的に活発でないというレッテルを貼られた高齢の患者に，実は複数の性的なパートナーが存在しており，STDや後天性免疫不全症候群(acquired immunodeficiency syndrome：AIDS)のリスクが見逃されている．パートナーが1人であるゲイの男性が，複数のパートナーがいるとみなされている場合には，ステレオタイプな見方をされていると感じたり，理解されていないと感じるかもしれない〕．

使用する用語は，医療提供者と患者がお互いに理解可能な言葉であることを確認すべきである．"セックスする"，"性的な関係をもつ"，"愛撫する"，"愛し合う"，"我を忘れる"といった過度に一般的で婉曲的な用語は，重要な細かい点を曖昧にしてしまうかもしれない．専門的すぎる言葉("性交"，"結合"，"クンニリングス")や，口語的すぎる言葉〔"女性性器(cunt)"，"男根(cock)"，"ファック"〕などは，職業的(プロフェショナル)な関係で用いるのは不適切かもしれない．

常識的な判断を意味する言葉や，個人が実際に経験していることと**ほとんど関係していない言葉**(例えば，"姦淫"，"愛想がない"，"インポテンス"，"異常な性欲亢進症"，"倒錯"など)は避けるべきである．医療提供者は，「自分の本来の相手以外の人とセックスする」というような描写を，「勃起するのに困難を感じている，もしくは興奮することが困難である」や，「オルガスムを感じることができないので悩んでいる」などに置き換えさせることで，自分(患者)の品位を落とすようなラベリングをされないように患者を助けることができる．また，さまざまな患者と過ごした時間や経験により，ある患者に情報を伝えるためにはどのような言葉が最も有用であるか，といった感覚を得ることができる．

患者は性的な懸念について話したいという希望をオブラートに包んで表現するために，曖昧であったり，心身症的な愁訴を訴えるかもしれない(例えば，不眠，疲労，筋骨格系の痛み，消化不良，頭痛，あるいはうつ病や不安障害に特異的なあらゆる症状など)．また，その問題に対して十分に適切な時間をとることができないような診察の終わりごろに，無造作に性的な懸念に言及する患者もいるかもしれない．医療提供者は，その問題を手短に評価することを選択し，次の予約を入れたらすぐに，その問題を探索することの重要性を確認するかもしれない．

性的な問題はしばしば，患者の期待と経験の間の悩ましいギャップによって生じた結果であることがあり，その均衡状態にある2つの側面を明らかにすることを目指すことが，面接を効果のあるものにするひとつの方法である．期待が非現実的なものであれば，教育することが治療となる．経験が現実的な期待にそぐわないのであれば，治療介入や紹介が必要である．しばしば，教育やその他の臨床的な介入を組み合わせて行うことがある．

症例提示 1

あるカップルが，（5分未満しか持続しない性交を含めて）30年間の楽しく満足できるセックスを経験した後に，長時間の性交のよさを賞賛していたある記事を読んで，何か間違っているのではないかと感じ始め，セックスセラピストの援助を求めた．他人にとって正しいことに対して，自分た

ちの独自のセックスパターンの価値を認めること を勧められたとき，彼らは安心した．そして結局，問題はなかったのだと結論づけた．そして，すでに彼らが満足していたことが自分たちの基準であると自然に考えるようになり，より"正常"な状態になろうとは考えなかった．

性的な問題についての面接

ほかの医学的な問題と同様に，性的な問題を訴える患者に対しては，基本的な領域として次の5つのことに取り組む必要がある（表29-2）．

1. はっきりとした症状や質問

表29-2 性の問題についての面接

現在の症状を詳細に記述する
- 患者が性の問題について取り上げることをあなたが歓迎しているサインを送る（肯定する，恥ずかしがる必要がないことを示す，患者を励ます）
- 理解可能な言語を慎重に用いながら，患者が自分の問題を具体化するのを援助する―低い性欲，腟液が出にくい，"立つこと"もしくは勃起困難やすぐに萎えてしまうこと，"いかないこと"もしくはオルガスムに達しにくいこと，"すぐにいってしまうこと"もしくは早漏など

次のような質問をしてみる．
- 「私たちの問題を整理するために，いくつか質問したいと思います」
- 「何が起こったのか話してみてください」
- 「あなたにとって問題はどのようなものですか？」
- 「何かほかに変わったことはありますか？」

発症と経過
- 「その問題が起こるのはもっぱら自分で楽しむ，もしくは自慰行為の際ですか，特定のパートナーとの際ですか，あるいはほかのパートナーのときですか？」
- 「問題が生じるとき，あなたのパートナーはどのように反応しますか？」
- 「もっと楽しかったときがあって，それから変化したときはありましたか？」
- 「それが問題でないような状況はありますか？」

問題の原因とそれが持続することについての患者の受け止め方
- 「あなたがその原因かもしれないと考えていること，もしくは原因であり持続させているかもしれないと心配していることは何でも話してください」

医学的な評価，過去の治療歴，アウトカム
- 「喫煙しますか，処方された薬を飲んでいますか，市販の薬を服用していますか，薬物や飲酒についてはどうですか？」
- 「何か病気に罹っていますか，治療を受けていますか，抑うつ状態や不安障害，それに関連した問題がありますか？」
- 女性に対して：「生理は通常どおりあり，定期的ですか？ 子供はいますか？ あなたの問題は，妊娠や出産，授乳と関係がありますか？」
- 男性に対して：「朝や夜間の勃起に気づいたことはありますか？ 挿入するのに十分な硬さですか？」
- 「避妊の必要性はありますか？ もしそうであれば，どの方法を使っていますか？」
- 「性感染症に罹る可能性について，心配をしていますか？」
- 「身体的，情動的，性的な虐待を受けたことはありますか？」
- 「この問題を変化させるのに役に立つと思われることをすでに何か試しましたか？」
- 「心理療法，カップル療法もしくはセックス療法を受けたことはありますか？ もし受けたことがあれば，その治療の際に性的な問題にはふれましたか？」
- 「この問題について，あなたのパートナーと率直に話し合ったことはありますか？」

治療に対する現在の期待と目標
- 「この問題について助けてもらうことはどのくらい重要ですか？ また，この問題を今すぐ変えようとすることに興味はありますか？」
- 「少なくともどの程度の改善を見込むことができれば，この問題の解決のために時間をかけて努力する価値があると感じますか？」
- 「ほとんどの場合，すべての人は何らかのときに性的な悩みをもっています．それらについて話すことは，最も重要な最初のステップです．私と話し合うことに気楽さを感じてくれれば嬉しいですし，私の提案は……（もしくは，あなたのために最高のリソースを概観する機会を与えてくれるのであれば，その後に何らかの提案をしましょう）です．多くの人々はこれらの問題について援助を受けています」

2. 症状の発症や経過
3. 原因や問題が持続することについての患者の感じ方
4. 医学的病歴，過去の治療歴，結果（アウトカム）を含む医学的な評価
5. 治療に対する現在の期待と目標

　上記の問題に回答してもらうことは，医療提供者が具体的な介入を行うために有用である．

身体診察

　尿生殖器系の詳細な診察には，アンドロゲンやエストロゲンの欠乏，もしくは過剰を示唆する徴候，神経学的機能不全，性器異常，感染，血管障害をチェックすることを含めるべきである．

　男性では，診察の対象に，ペニス（Peyronie病や陰茎の分泌物，尿道下裂といった病態を除外するため），精巣や陰囊（腫瘍，萎縮，ヘルニア，精索静脈瘤），皮膚，前立腺，直腸を含めるべきである．また，女性化乳房，末梢動脈疾患や神経障害の所見がないか調べるべきである．精巣の自己診察についても，患者に教育すべきである．

　女性では，萎縮性腟炎，硬化性苔癬などの皮膚疾患，慢性の酵母感染を示唆するひび割れや裂け目，陰唇もしくは処女膜の異常，前庭腺の腫脹や痛み，外陰膀胱炎，腟炎，尿道炎などの所見を見つけだすように診察すべきである．内診では骨盤筋の緊張，深部の痛みや痛みのトリガーポイント，骨盤内炎症疾患や子宮内膜症の有無を評価すべきである．腟外半症（vaginal estatrophy）や閉鎖症を除外し，腟欠損の修復の所見や膀胱瘤（ヘルニア）や直腸瘤を含めた重大な子宮脱についての所見の評価を行うべきである．患者が性交疼痛症を経験したり，会陰部の病変や異常について心配している状況があれば，特定の病変や痛い部分を確認するために鏡を使うように促すべきである．

　婦人科的診察を行うときは，患者に乳房の自己診察について教育する非常によい機会である．

　病的な原因が除外された場合には，患者に対して自分の性器が"極めて健康"であり，正常範囲であることを話して安心させることができる．このことは，多くの人々が身体の無防備な部分について感じている恥ずかしさをなくすために役に立つ．診察の際に，包皮，ペニスの亀頭，クリトリス，陰唇などと，特定の性器の部分を名称で呼ぶことにより，患者がそれらの部分について抱いている疑問や不安について質問したり，話しやすい状況をつくれるかもしれない．医療提供者がこれらの用語を気楽に使えば，自分の陰茎の大きさについて心配している男性や，自分の性器がやや異常なのではないかと心配している女性は，そのことについて声に出して話しやすくなるかもしれない．

臨床検査

　通常，ありふれた性的な問題を訴えている患者では，血液検査はほとんど必要ないかもしれない．性的な欲求が低いと訴える患者には，抑うつ状態や疲労に関するスクリーニングを行うべきであり，また貧血，内分泌，肝機能，腎疾患，また病歴や身体所見によって患者を衰弱させるような可能性を示唆する，その他の医学的問題についての検査を行うべきである．抗うつ薬〔有名なのは，選択的セロトニン再取り込み阻害薬（selective serotonin reuptake inhibitor：SSRI）〕，ゴナドトロピン放出ホルモン（gonadotropin-releasing hormone：GnRH）アゴニスト，麻薬などにより，性的な副作用が生じる可能性がある．背景として認識されている内分泌因子には，低甲状腺ホルモン，低エストロゲン，低アンドロゲン，高プロラクチン濃度などがある．血清の甲状腺刺激ホルモン（thyroid-stimulating hormone：TSH）やプロラクチン濃度の測定は通常，性的な問題のある女性では適切であるが，これらのホルモンの血清濃度は性的な機能と関連しないため，血清エストロゲンやアンドロゲン濃度をルーチンに測定することは推奨されない．

　勃起不全や性的衝動の低いすべての男性患者の血清テストステロン，TSH，プロラクチン濃度の評価を推奨するその道の権威者もいる．プロラクチン濃度が高い場合，下垂体腫瘍，腎不全，サルコイドーシス，甲状腺疾患，外傷，骨盤手術，あるいはシメチジンやハロペリドール，フェノチアジンといった薬物の使用などを含む多くの医学的病態の結果である可能性もある．もしこれらの検査のいずれかが異常を示したり，病歴や身体所見によってその他の内分泌疾患が示唆されれば，関連する特異的な検査を必要に応じて追加する．

　勃起不全（erectile dysfunction：ED）の男性の中には，泌尿器科医による検査が適応する場合があるかもしれない．例えば，睡眠検査室や，より一般的で費用の安いホルモン濃度モニタリングユニット，あるいは簡単な挟みゲージを用いた夜間睡眠時陰茎勃起（nocturnal penile tumescence：NPT）のモニタリングなどである．シルデナフィル〈バイアグラ®〉やバルデナフィル〈レビトラ®〉，tadalafilなどのホスホジエステラーゼ5（phosphodiesterase：PDE5）阻害薬が診断と治療の両方に使用される機会が増加している．

表 29-3 症状のパターンと病因

主に器質的な病因を示唆する症状のパターン
- 一般化できる症状(特に性欲の喪失,勃起障害,二次的早漏,性交痛など.一般化できたとしても,健常者の一次的早漏や女性のオルガスム障害が器質的な原因からくることはまれである)
- 徐々に発症
- ある薬物と関連した急な発症

主に心理的な要因を示唆する症状のパターン
- 状況によるもの
- 急な発症(薬物以外の原因)
- 性交恐怖症や性嫌悪

表 29-4 通常,性的障害と関連する医学的な疾患
- 関節炎/関節疾患
- 糖尿病
- 内分泌疾患
- 手術や放射線治療による自律神経の損傷
- 肝不全,腎不全
- 抑うつ状態や不安障害,パニック障害を含む気分障害
- 多発性硬化症
- 末梢神経障害
- 広汎骨盤手術
- 呼吸器疾患〔例えば,慢性閉塞性肺疾患(chronic obstructive pulmonary disease:COPD)など〕
- 脊髄損傷
- 血管障害

器質的,心理的な要因

性的な問題について,器質的**もしくは**心理的な病因に関する簡単な鑑別診断とともに記述するよりは,原因となる要因について**両方**の領域を特定することは有用である.心理社会的な病歴,性的な問題についての面接,身体所見,血液検査などにより評価することができる.一般化できる(すべての状況で起こりうる)症状が存在する場合には,重大な器質的,心理的な問題を示唆するかもしれないし,一方,状況に依存した症状は心因性である傾向がある(表 29-3).

器質的な要因

男性が夜間や朝に勃起しなかったり,自慰行為をしても勃起しない場合は,器質的な要因を疑うべきである.女性の性交痛の際の重要で特定すべき状況の要因として,女性に対する前戯を適切に行い,挿入前に女性が十分に興奮していたか,また自慰行為やほかのパートナーとのセックスの際に性交痛があるか,挿入の程度やタイミングを女性が指示できるか,あるいは受け身であるのか,などがある.患者が適切なセックス療法を受けても改善しない場合には,器質的な要因について検討すべきである.

医学的な疾患と治療

性衝動に影響する医学的な疾患や治療について表 29-4 に示す.

▶ 薬 物

多くの種類の薬物が,結果的に性的な機能に影響を与えている(表 29-5).アミトリプチリン〈トリプタノール®〉や doxepin などの古い世代の抗うつ薬には抗コリン作用があり,性的な興奮に悪い影響を与える.広く使われている SSRI — fluoxetine,セルトラリン〈ジェイゾロフト®〉,パロキセチン〈パキシル®〉などの抗うつ薬—は,女性のオルガスムや男性の射精・オルガスムを抑制し,性欲を抑える可能性がある.そのような機能不全の影響を軽くする方法として,(1)減

表 29-5 性的な障害と関連する頻度の高い薬物と,薬物の分類
- アルコール
- 抗癌剤やホルモン製剤
- 抗てんかん薬
- β 遮断薬(高用量)を含むアンジオテンシン変換酵素(angiotensin-converting enzyme:ACE)阻害薬以外の降圧薬
- 炭酸脱水酵素阻害薬
- 細胞毒性薬(cytotoxic drug)
- ジキタリスとその類似薬
- 利尿薬
- H_2 受容体拮抗薬
- 非ステロイド性抗炎症薬(NSAID)
- アヘン剤(opiate)
- 鎮痛薬
- 催幻覚剤
- 向精神薬〔ベンゾジアゼピン系薬物,三環系抗うつ薬,モノアミン,モノアミンオキシダーゼ阻害薬,選択的セロトニン再取り込み阻害薬(SSRI),抗精神病薬,炭酸リチウム〕
- ストリートドラッグ(タバコ,アルコール,アヘン剤)
- 睡眠薬
- 精神安定薬

量，(2)週末の"休薬期間"を設ける—木曜日の朝以降休薬し，日曜日の昼から元に戻す，(3)ほかの薬物に変更する，(4)性行為の1～2時間前に，bupropion-SR，ネオスチグミン〈ワゴスチグミン®〉，シプロヘプタジン〈ペリアクチン®〉，ベタネコール〈ベサコリン®〉，yohimbineなどその他の薬物を併用する．現在開発中の抗うつ薬については，性的な副作用がさらに少なくなることが期待されている．

心理的な要因

心理的な要因はしばしば，性的な機能不全が持続する原因となる．問題の原因として，明らかな医学的な疾患や薬物の使用が認識されている場合であっても，心理的な要因の可能性を考慮すべきである（表29-6）．例えば，抗うつ薬である選択的セロトニン再取り込み阻害薬（SSRI）の治療を受けて以来，オルガスムに達したことのない女性患者は，抗うつ薬で条件づけられた遂行不安のために投与量の減量やほかの薬物へ変更した後も同様の問題を抱え続ける可能性がある．

子宮摘出後に，不快な身体的な症状や出血から解放されたために性的な歓びが増したと語る女性もいる一方で，手術が困難であったと感じ，その臓器と生殖機能を失ったことに心理的な反応を示す女性もいる．このような女性は，性欲，性的な興奮，オルガスムの反応が低下してしまうことを経験する可能性がある．子宮摘出術が女性のオルガスムに与える効果に関しては，研究の結果は一貫していない．オルガスムの間に感じる子宮や頸部の収縮の感覚は女性によって異なるため，子宮摘出後の喪失感も異なる可能性が示唆されている．前立腺摘出後の男性についても同様の多様性が存在する．"精液が出ない"，あるいは逆行性射精によって精液が膀胱へ入ったとしても，多くの男性にとってオルガスムは満足のいくものであるかもしれないが，オルガスムの感覚を失うことについて不満を感じる人もいるかもしれない．

症例提示 2

ジュアンは38歳の男性で，おそらく器質的な要因（2型糖尿病）と遂行不安による勃起不全（ED）を訴えていたが，シルデナフィル〈バイアグラ®〉による治療を拒否しており，薬物を増やす以外の助けがほしいと話している．遂行についてのプレッシャーを減らすために，禁煙し，性交をせずに愛撫する行為により，性交を行うために十分満足できる硬さの勃起を経験することができた．このケースでは，糖尿病そのものは問題が続いていることの決定的な要因ではなかった．

いくつかの医学的な病気やその治療は，性欲を減退させたり**直接**に性的な機能不全の原因となると信じられている．しかし，いかなる医学的な状態についても，実際的に心理社会的に抵抗することは，**間接的**に性欲や性的な機能を減退させることがあるかもしれない．例えば，人工肛門や乳房切除術，性的な機能についての心配のために性的なパートナーから拒否されることを恐れることは，性的な気分が落ち込んだり，性的な機会を避ける原因となる可能性がある．もちろん，多くの健康な男女の場合でも，性的に活動的でないことを選択したり，不適切であると感じて控えることがある．それゆえに，自分の性の衝動を楽しむことのできる能力は，医学的な診断のみでは予測することはできない．

抑うつ状態や不安障害のような心理学的な問題は，性欲や性的な機能の減退の**原因**にも**結果**にもなりうる．いずれもある程度は真実である．その他の例では，抑うつ状態や性的な問題はいずれも，内分泌疾患のような第三の根本的な要因の結果であるかもしれない．

性的な問題は，子供時代にトラウマや性的な歓びを禁制されたことなど，かなり以前の問題が原因になっているかもしれないが，そのような問題のほとんどす

表29-6　性的な障害と関連する頻度の高い心理的な状態

I．直接的な原因（一般開業医が最も懸念すべき原因）
　A．遂行不安—不十分な遂行についての恐れ
　B．傍観者—自分自身の性的パフォーマンスを批判的にモニタリングする
　C．パートナーとの間の性についての不十分なコミュニケーション
　D．空想—空想の欠如，性欲と相容れない空想，注意散漫

II．根の深い原因（紹介が必要）
　A．心の中の問題—早期の条件づけ，性的なトラウマ，うつ病，不安，罪悪感，親密な行為への恐れ，別離
　B．関係における問題—信頼の欠如，力と支配の問題，パートナーに対する怒り
　C．社会文化的因子—態度と価値，信仰
　D．教育，認知的要因—性的な神話，期待（性差による役割，年齢や外見，適切な性的活動，遂行期待），性的な無知

（出典：Plaut SM, Lehne GK. Sexual dysfunction, gender identity disorders, and paraphilias. In: Goldman HH, ed. Review of General Psychiatry, 5th ed. New York, NY:McGraw-Hill, 2000 から許可を得て転載）

べては不安障害や抑うつ状態が多様な形で現在も持続しているとみなすことができる．通常，心理的な病因は主に問題が状況によって引き起こされる場合に示唆され，遂行不安やうつ病，もしくは罪悪感と関連しているようである．もしくは，重大な人間関係やコミュニケーションの問題と関連している可能性もある．

心理学的なマネジメントと短時間のセックスカウンセリング

1970年にMastersとJohnsonのセックス療法に関する1論文が掲載されたことにより，性的機能不全の治療においてパラダイムシフトが起こった．以前は診断や個人の精神病理の治療が強調されていて，性的な機能不全についての治療成績はやや不十分なものであり，人々が性的に機能する**条件**（パートナーや状況などの外的な要因と同様に，態度や期待，知識不足などの内的な多様性）の重要性についての理解に注意を向けていなかった．

性行為よりも快楽にフォーカスをあてるような教育や示唆を行うことで，不安が低下し，性的な機能や快楽を高めることが明らかになった．

原因が個人的なものであれ人間関係によるものであれ，不安は性的な機能不全の主要な心理学的原因のひとつと考えられていた．患者は快適に安心して，自分のパートナーと親密感を感じているか？　もしくは情報不足や緊張した関係，性的な行為の目標についての非現実的な態度をとったりフォーカスをあてていたり，他の条件のために不安を感じているか？　これらのケースに対して，現代のセックス療法は通常，不安を減らすように介入するが，これらの多くはプライマリ・ケア医が応用できることである．ほとんどの人がある時期に性的な問題を抱えたり，そのような問題はしばしばストレスや心配，遂行についての懸念に対する理解可能な反応であることを正当なことであると認めたり，パートナーと率直に話し合うことを勧めたり，セックスについて順応していないと信じていることが誤りであることを指摘したり，患者が自分の快適さと安心感や，セックスの間にリラックスできる能力のレベルを高めることができる方法を示唆したり，性交によらないセックスでも非常に満足することが可能であり"セカンドベスト"であると考える必要がないという考え方を勧めることなどが介入に含まれる．

P-LI-SS-IT モデル

AnnonのP-LI-SS-ITモデルは，性的な問題に対する不安を減らすアプローチに関する有用で段階的な指針であり，プライマリ・ケア医が利用することができる．頭文字は異なるレベルの介入を示す．

▶ P＝permission（許容）

基本的な介入は，患者に自分の性的な心配について話し合うことを認めることである．言語的，非言語的に安心させることで共感的に傾聴することは，患者が性的な問題について率直に話すことを認めるために役立ち，パートナーとより率直にその問題について話し合うことを可能にするかもしれない．安心させることや許容することは，性的な問題を抱えていることは，病的というよりはむしろ正常であることを認めるのに役立つ．ポジティブな例外についての質問をすべきである．それにより，患者は自分が気分よく感じるセックスの領域について述べることができる．例えば，女性はオルガスムに達するのがむずかしいにもかかわらず，興奮できる能力を重要であると考えるかもしれないし，男性は勃起障害にもかかわらず，スキルの高い恋人になることができるかもしれない．性的に活動的でないことを選択することを許容することは，性的に活動的であることを気にしないのであれば，セックスをするのにプレッシャーを感じている患者や，不十分であると感じている患者にとって非常に役立つ．

▶ LI＝limited information（情報の制限）

事実に基づいて安心の効果を増すことが可能であり，あらゆる医療提供者は性的衝動に関する基礎資料を読み，論文や一連のレビュー記事を通して知識を維持しており，事実を自由に利用することができる．患者が示した懸念のみにフォーカスをあてて対応し続けることで時間が節約でき，関係のない情報によって患者を当惑させることはなくなる（**表29-7**）．そのような情報により，患者は自分の性的な行動や態度を維持するか，あるいは変更するかどうかを選択できる．性的な衝動やリラックスした状態が重要なことを精神生理学的に簡単に説明することは，患者のどこが悪いのかを決めることよりもむしろ，問題を解決するために変化させうる状態に対して注意を再び向けさせたり，その症状を"正常化"するために役立つ．"サイ（犀）"の性行為に関する以下のような物語によって，このことを示唆することができる．

美しく晴れたある日，人目につかない牧草地で，すばらしいピクニックの昼食後，愛するパートナーと毛布の上で横たわっているのを想像してみてくださ

表29-7 適応していない考え方とそれに対する治療的な対応

適応していない考え方	治療的な対応
私の性的な問題は年をとりすぎているためだ	創造的であることに興味があり，そのような状態に是非なりたい人にとって，セックスは70歳代，80歳代，またそれ以上の年代においても人生を楽しめる一部である
私はセックスではなく，長生きすることにのみ興味をもつべきである（終末期の状態や慢性疾患のある人にとって）	もしあなたにとって病気になる前にセックスが重要であったのであれば，そのことは今でもそうかもしれないし，また今後も重要になるかもしれない
私は活動的な性生活を送っていないため，**性的な好みはない**	私たちは**すべて**性的な存在である．性的に活動的ではなくても，自分の性的な感覚を自覚し楽しむことはできる
セックスとは愛を意味する	多くの人は，性的に活動的ではなくても愛に満ちあふれた関係を築いている．そしてもちろん，愛のないセックスをする人もいる
セックスとは性交を意味する	性行為についての唯一の**正しい**方法はなく，多くの人々が性交よりも触ったり愛撫したりするのを楽しんでいる
セックスをすることはセックスを楽しむことである	多くの人が，自分の性行為を楽しむために学習する必要がある
自分のパートナーや医療提供者に対してであっても，セックスについて話すのは好ましくない	性の感情や不安について内密に語ることができるときに，しばしば，苦痛が大いに和らぐ．
神秘性が台なしになってしまうため，セックスについて語るべきではない	ほとんどの人は，自分の大切な感情について話すことは親密さを増すことにつながると気づいていて，他の人とともに自分が傷つきやすいと理解したときに，信頼感が育つ．より深く共有することにより，より深い神秘性を創造することができる
セックスを望んでいるどんなパートナーともセックスすることについて，興味をもつべきである．	自尊心をもつことは最も重要なことである．あなたの性行為は，あなたが本当に共有したいと考えている人のみと共有することのできる贈り物である
たとえ疲れたり，怒りを感じていたり傷ついているときであっても，パートナーとのセックスを楽しむことができなくてはならない	私たちはすべて，セックスの経験が楽しくなるような自分自身のコンディションがあり，自分のパートナーに親近感を感じたり，パートナーから愛されていると感じることはほとんどの人にとって大切なことである
性欲を感じても，自慰行為を行って罪悪感を感じることがないようにしている．自分にはパートナーがいて，その必要性を感じるべきではないと考えているためである．	ほとんどの人は結婚後に自慰行為を続けており，そのことが自分のパートナーとの間の喜びを妨げることはないと気づいている
セックスは成し遂げるべきものであり，"失敗"することはつらく破局的なことである	喜びや気遣いの感情を与えたり受け入れたりすることを目的に，セックスを明るく行うことは可能である．計画どおりにいかなければ，必ず次回がある！
新しいパートナーは自分（胸／ペニス）の大きさが好きではないかもしれない	ほとんどの男女は，身体の一部ではなく，その人とのセックスを楽しんでいる．ほとんどの男性は自分のペニスが柔らかいときに他人と比較する．勃起時の大きさの違いはそれほど大きくはない．腟は異なるペニスの大きさに適応し，腟の外1/3とクリトリスがほとんどの女性にとって最も敏感な部位である
セックスは常にオルガスムで終わるべきである	デザートを食べないとおいしい食事が台なしになるだろうか？ オルガスムはセックスの体験の喜びの中の一面にすぎない．多くの人は自分の性生活のなかで"あるべき論"を持ち出さないことが救いであることを理解している
セックスは問題にすべきではない．問題のあることを経験することは正常ではない	セックスは完全に自然なものであるが，自然に完全なものになるわけではない．おそらく，すべての人が何らかの時期に，あるいはパートナーにセックスについての"問題"を抱える

い．あなたはキスし始め，性器に興奮を感じますが，そのとき突然，サイがジャングルの中からあなた目がけて突進してきます．あなたの性的な興奮（腟液の分泌や勃起），"闘争あるいは逃避反応"により，血液は急速に脳や他の大きな筋肉に再配分され，そのために勃起状態や性器の興奮は失われます．このサイは，勃起や性的興奮，オルガスム，パートナーを喜ばすことができない可能性，よい恋人であると認められない可能性などといった恐れについての心配や不安を象徴しています．いくつかの簡単な提案を行えば，サイをベッドルームから追い出すのに役立つかもしれません．

▶ SS＝specific suggestions（具体的な提案）

許容や情報の制限だけでは不十分ならば，性的な問題を克服するための具体的な提案が役に立つかもしれない．ほとんどの性に関するカウンセリングによる介入は，患者（もし可能であればパートナーも）が性についてよりよくコミュニケーションでき，性的な衝動や腟液の分泌，勃起やオルガスムという目標を達成するために遂行不安を減らすことで増えた性の喜びを楽しめるように援助することを意図している．セックス療法から得られる有用な介入には，(1)性交をしないことについて一時的に合意する，(2)満足できる触れ合いや性器への愛撫，Kegel 体操〔恥骨尾骨（pubococcygeus：PC）筋の緊張と弛緩〕や漸進的筋弛緩法，(3)認知的な歪みの修正（"自己対話"），(4)情動的，性的なコミュニケーションを改善するための提案，などがある．

以前はあるパターンの愛の行為を楽しんでいたカップルにとってさえ，予想できるパターンを何回も繰り返すことにより，セックスに飽きることはありうる．例えば，お互い同意のうえで一時的に性交を行わないように提案したり，あるいは通常のセックスのパターンを変えるように提案したりすることは，瞬間瞬間の喜びにフォーカスをあてるには役立つかもしれない．他人が何を望んでいるか想像する代わりに，カップルは自分の好き嫌いについてコミュニケーションすることができる．多くの人は，自分が若いときに性交なしに"うまくやっていた（性的なペッティング）"ときに，どのように性欲を感じたり興奮したりしたかについて覚えている．もし二人が同意することができれば，お互いを愛撫して楽しませるその他の方法を探す方向に舵を切ることができる．Masters と Johnson の**感覚集中訓練**は，歓びを受け入れる人よりも，触る行為をする人のために行われる．遂行不安を最小限にするために，各自が他人の身体を触り探索する経験を代わる代わる"楽しむ"ことを促す．多くの人は，このようにして**性器への愛撫を許容する**ことにより，性的な歓びや満足度が増す．

具体的な指示を与えた後に，次回の受診を予約してもらうことにより，医療提供者は自分の行った指示の有効性に関する情報を収集し続けることができることになり，また患者は問題解決にフォーカスをあて続けることが可能となり，さらに医療提供者は介入を行う必要性について情報を得ることができるのである．

▶ IT＝intensive therapy（集中的治療）

これは治療の最終ステップであり，前述した3つ（P，LI，SS）のレベルの介入に効果がなかった場合の，適切な専門家への紹介も含む（後述の「紹介の適応」参照）．

補助的な患者教育

後天性免疫不全症候群（AIDS）の予防のための安全なセックスのアプローチについて詳細に記したパンフレットを話し合いに用いることが可能であり，患者が容易に利用できるように用意しておくべきである．多くの自主学習のための書籍は，一般的な性に関する障害を取り扱っており，患者は自分のペースでそのことについて学習を進めることができる．しばしば，カウンセリングを始めることに躊躇したり，自分の問題について深く話し合うことに躊躇している人々は，プライバシーの守られた自宅において，リラックスして快適にそのような問題についての書籍を読むことを好む．本章の章末に，何冊かの書籍を推奨した．

紹介の適応

本章で述べてきた短時間で行う治療的示唆が患者の役に立たなかったり，病歴や身体所見によって主に器質的な要因が示唆される場合には，患者を適切な医療の専門家に紹介すべきである．問題が特異な状況に依存しており，あるパートナーとの間にしか生じない場合，ある状況では適切に機能する場合，あるいは重篤な情動的苦痛が存在する場合などには，セックス療法のトレーニングを受けたメンタルヘルスの専門家に患者を紹介すべきである．

プライマリ・ケア医は，セックス関連の問題を取り扱っているリソース（資源）のリストを作成するのがよいかもしれない．同僚，教師，友人や臨床的な学会に推奨先の問い合わせを行ったり，性的な問題に長じて

表 29-8　精神疾患の診断・統計マニュアル(DSM-IV)-TR の性疾患と治療のアプローチ

疾　患	診断基準	治療のアプローチ
性的欲求低下障害 (302.71)	持続的，もしくは再発する性的な幻想と性的な活動に対する欲求の欠落(もしくは欠如)．欠落や不足の判断は，年齢や**個人的な生活のコンテクスト**などの性的な機能に与える影響を考慮して，臨床医によってなされる．	器質的な原因が除外された後，あるいは状況に依存している場合は，以下のようなアプローチがある． **許容と情報の制限**：(a) 行動に関する言葉で問題を言い直す，(b) 患者が適切な直接的刺激を受けているかを含めて，よいセックスを行うための患者のコンディションを探索する(サイの物語)，(c) 患者がセックスに対して"ノー"と言うことができる権利を確認する，(d) 抑うつ状態や不安障害，パニック障害，恐怖症性障害(時として，子供時代の性的虐待と関連している)による二次的なものである可能性，(e) 隠された興奮や，オルガスム障害の徴候の可能性(もしそうであれば，適切に治療する) **具体的な提案**：(f) パートナーとの**コミュニケーション**を増やすための傾聴の練習，(g) 読んでおいたほうがよい論文(Barbach, 2000, 2001; Gottman, 1999; Schnarch, 1998; Zilbergeld, 1999) **集中的治療**：セックス療法のトレーニングを受けたメンタルヘルスの専門家への紹介
性嫌悪障害(302.79)	持続的，もしくは再発する，性的なパートナーとの全て(もしくはほとんどすべて)の性器への性的な接触への極度の嫌悪と忌避	
女性の性的興奮の障害(302.72)，男性の勃起障害(302.72)	性的な活動が終了するまで，性的な興奮による適切な分泌−膨張の反応(女性)，もしくは勃起(男性)を達成したり維持することができない状態が持続したり再発する	**許容と情報の制限**：上記の(a〜d)，(h) 性的な興奮の生理学とリラクセーションの必要性について短く説明する，(i) 性的な欲求は存在しているか？(もしなければ，欲求障害の治療を行う) **具体的な提案**：上記の(f〜h)，(j) パートナーが十分に望ましい直接的な刺激を行っているか？，(k) 潤滑剤の使用(Astroglide, K‐Yなど)，膣保湿剤の使用(Replens)，(l) 一時的にセックスを禁止するように示唆する，(m) 感覚集中訓練，(n) 性器の愛撫，(o) 漸進的筋弛緩法と Kegel 体操，(p) 性交以外にパートナーを歓ばせる方法を探索する，(q) ホルモン療法，(r) 低用量のβ遮断薬(プロプラノロール〈インデラル®〉10 mg)，遂行不安が強い場合，(s) 陰圧式勃起補助具，特に器質的な原因で高齢男性の場合，(t) 陰茎海綿体もしくは尿道内への PGE₁ の塗布，(u) 陰茎インプラント，(v) 男性の場合，シルデナフィル〈バイアグラ®〉50 mg
早漏(302.75)	挿入前，挿入時，もしくは挿入直後に，患者が望む前に最低限の刺激で射精することが持続したり再発したりする．医師は，年齢，新しいセックスのパートナー，もしくは状況，最近の性的活動の頻度など，興奮期の持続時間への影響を考慮しなければならない	**許容と情報の制限**：上記，早漏と関連している自慰のパターンを探索する．早漏と不安，リラクセーションと長く持続する勃起の間の関係について説明する **具体的な説明**：(l〜p) 上記，(w) 射精の頻度を増やす，(x) ストップ・スタート法の練習をする(Zilbergeld, 1999)，(y) クロミプラミン〈アナフラニール®〉25 mg 頓用，もしくは SSRI 抗うつ薬，(z) コンドームと prilocaine‐リドカインクリームの併用

表 29-8 精神疾患の診断・統計マニュアル (DSM-IV)-TR の性疾患と治療のアプローチ (つづき)

疾 患	診断基準	治療のアプローチ
女性オルガスム障害 (302.73), 男性オルガスム障害 (302.74*)	正常なセックスの興奮期に続くオルガスムが遅延するか欠落する状態が持続的に継続するか再発する．女性の場合，オルガスムの引き金となる刺激の種類や強度はかなり多様性があり，女性のオルガスム障害の診断は，女性のオルガスムにいたる能力が，年齢，性的な経験，女性が受けた性的な刺激が適切であることを考慮しても妥当なレベル以下であるとの医療提供者の判断に基づいて行われるべきである．男性の場合，医療提供者は患者の年齢を考慮して，刺激の焦点や強さ，時間などが適切であるか判断すべきである	**許容と情報の制限**：前述 (a～e) **具体的な提案**：これまでにまったくオルガスムを経験していない女性の場合，Barbach (2001) の書籍を読むことを薦める．男性の場合，Zilbergeld (1999)．もしオルガスム障害が二次的なものであれば (以前オルガスムを経験したことがある)，欲求障害もしくは興奮障害や人間関係の問題を評価して治療介入する．前述 (f), (j), (l～p)
性交疼痛症 (302.76), 膣痙攣 (306.51)	男性，女性にかかわらず，性交に関係して性器の痛みが持続したり再発する (性交疼痛症)．膣の外側 1/3 が不随意に痙攣するために性交が妨げられることが持続したり，再発したりする (膣痙攣)．	**許容と情報の制限**：前述 (a～e) **具体的な提案**：前述 (f～k), (m～p)．患者とパートナーとの間で，挿入前に十分な刺激を行い，挿入時期や挿入のペースについて女性がイニシアチブをとることの必要性について，はっきりとしたコミュニケーションをとるように促す **集中的治療**：条件づけられた痛みの予想のために，性交疼痛症や膣痙攣が長く続く場合，セックス療法が必要になるかもしれない

＊訳注：原文に番号が記載されていないため追加

いる医師，メンタルヘルスの専門家と連携する必要がある．実際には，精神科医，心理学者，ソーシャルワーカー，精神科看護師，婚姻家族カウンセラーとしての資格をもって働いている場合がある．ほとんどの州が"セックス療法士"や"セックスカウンセラー"の資格を認めていない．

頻度の高い性的な障害

▶ 性欲の低下もしくは欠如，性嫌悪

性欲に関係する問題の範囲は広い (**表 29-8**)．単に，セックスの優先順位が低い人もいて，抑制されていたり，性嫌悪に気づいた人，臨床的に恐怖症の人も存在する．これらの問題は，最近生じてきたものかもしれないし，長期間持続するパターンを反映しているのかもしれない．性欲の欠如は，単にある種のセックスのパターンや習慣 (オーラルセックスなど) に関係しているのかもしれない．性欲のレベルが異なるカップルは，パートナーのどちらのレベルが"異常である"のかについて，意見が一致しないかもしれない．このような状況では，カップルの双方が確固とした感情を有しているので，性欲が低い患者に"低い"烙印を押さないことは重要である．ほとんどのカップルは時折，性欲の不一致やお互いに性欲が低い期間に対処するために，実際に行っているよりもさらに頻回にセックスをすべきである，と感じる．家族や仕事，友人からの要求が，セックスよりもしばしば優先する．

性欲や性嫌悪の問題は，より深いところの関係における勢力争いから生じているのかもしれないし，子供時代の性的，身体的，情動的な虐待に関するカップルのカウンセリングや個別の心理療法を必要とするようなことを反映しているのかもしれない．しかし，次に示す症例提示では，セックスについて直接的に語ることを許容して促すことが，具体的な提案とともに，どのようにして強力でポジティブな影響をもたらすのかについて示されている．

症例提示 3[*2]

アリスは 33 歳で，健康な小学校の先生であるが，性欲がなくなってしまったと訴えている．彼女のセックスにかかわる問題の病歴によると，結婚後 2 年間は夫と活発なセックスを楽しんでいたが，昨年それが定期的な仕事のようになってしまったため，大量の"優先(to do)"リストに載せることがなくなったようである．セックスは就寝時間帯の活動であると考えていたが，その時間帯は通常彼女は疲れており，セックスの頻度は週 1 回から数か月に 1 回へと激減した．彼女らは，直接的に問題として取り上げることはなく，アリスと夫はお互いにますます疎遠に感じるようになった．

これらの問題に向かい合うためにどのようなステップを踏んだか質問したとき，アリスは夫とセックスについて率直に話し合ったことがないことを明かした．彼女のプライマリ・ケア医は，カップルの間ではそのようなことはよくあることであり，ほとんどの人は自分のセックスの欲求についてより快適に話すことができるようになるためには，学習する必要があることを確認した〔許容と情報の制限（P と LI）〕．プライマリ・ケア医はまた，性的な活動に興味を生じさせるためには，誰にとっても満たすべきある種のコンディションが存在することを説明した（P と LI）．そしてたとえ，きまりが悪くても，就寝時間帯以外にプライベートの時間をとって，このことについて話し合うために，アリスに彼女のコンディションについて夫と一緒に考えるように促した〔具体的な提案（SS）〕．

医師：リスクを覚悟で行っているときには，人間関係が少し不安定なほうがよいかもしれません．同じ視点をもつ必要はないのです．各々がその状況について別々の感情を抱くことのできる権利がありますが，同時にそれについて率直に話し合い，お互いを理解するように努力し，ほかにどのような選択肢があるのかを理解することができます（P，LI，SS）．

医師は，コミュニケーションの試みがうまくいかなかった場合には，自主学習のための書籍を推薦することも可能であり（SS），カップルを治療している療法士にこういった書籍を紹介する提案をすることもできる（IT）．

症例提示 3（つづき）

予約した 1 か月後の診察時に，アリスは意味のある進展について報告した．カップルでセックスライフについて話し合う時間を設けたとき，とても意義のある，そして愛情のこもった話をした．夫は，アリスが性欲を失った主な原因について知ることができて安心し，彼女は，彼が自分の要求に応じないように見えたため憤慨したことを認めた．彼は個人的に密かに，彼女の欲求の欠如を自分への欲求の欠如であると解釈して，苦しんでいたことを認めた．このような隠されていた憤りを表明した後，2 人の力関係の争いを傍らにおいて，これらの問題に対処するために互いに協力した．双方が相手にされないことでどれだけ孤独であったか認識することにより，定期的に週 1 回話し合い，親密さを深める時間を計画するなど，具体的な行動をとることができるようになった．

▶ マネジメント

許容と情報の制限（P と LI）

直近の状況（例えば，出産数か月前，あるいは出産後など）を考えると，性欲が低くなっているのは理解可能な範囲内であり，そのうち，これまでの性欲レベルに戻ることを期待して受け入れることを学習するカップルもいる．患者がセックスの誘いに対して"ノー"と言える権利があることを認めることである．

具体的な提案（SS）

週末に遠出したり，子供を親戚の家に泊まらせるように計画する"処方"は，カップルが"アイス・ブレーキング"を行い，親密さを再体験するために役に立つ．お互いが邪魔されずに自己表現できる十分な時間をとり，患者とパートナーがお互いの感情について話し合ったり，より楽しめるセックスをするためのコンディションについて話し合ったりするように提案する．自主学習のための書籍を推奨してもよいかもしれない．

[*2] 本章の症例提示 3 ～ 10 は，プライマリ・ケアのセッティングにおいて，実際の患者が本章の筆頭著者とのコンサルテーションで述べたことである．機密性を守るために，患者を同定できるようないくつかの特徴は変えたが，示された主要な臨床的な問題は正確に描写されている．これらの症例を集めることを援助してくれた患者全員の方々と医療提供者に感謝する．

その他の医学的な介入

ホルモン補充療法として，特にテストステロンは，性欲のレベルが低い人に有用であるかもしれないが，医学界で広く容認されているわけではない．例えば，禁忌がなければ，乳癌の化学療法によって性欲がなくなってしまった女性に，テストステロンクリームの腟への塗布を考慮してもよいかもしれない．

女性の性的興奮の障害

症状や徴候

女性の性的な興奮の問題としては，主に腟の乾燥が原因であり，欲求の欠如やオルガスムに達することについての困難，性交時に経験する疼痛とは別個のものとして報告される場合もあれば，一緒に報告される場合もある．高齢女性における最も一般的な医学的な原因はエストロゲンの不足であり，その結果，腟の易被刺激性や萎縮性腟炎が生じる．性的な興奮は，不安障害や抑うつ状態のために抑制されているかもしれないし，抗うつ薬の副作用の影響かもしれない．これらの可能性を考慮しておくべきである（表 29-5 参照）．

症例提示 4

78歳のベティーは，女性医師に予約をとっていた．彼女は自分が"性的な問題"と呼んでいることについて話し合いをしたかったため，82歳になる夫と一緒に来院した．ベティーは，自分はセックスについて気にかけておらず，そのことに自分の熱意が欠けていることについて，夫はしばしば怒りを感じており，このパターンが結婚後 50 年を通じてずっと続いていると話した．彼女は性交することにそんなに興奮したことはなく，自分が"性的な人間"ではない，と信じていた．キスや愛撫については楽しむことができ，夫が陰唇やクリトリスを撫でたときにはオルガスムに達したことも時々あったが，"本当のセックス（つまり性交）"によってオルガスムに達することは決してなかったと話した．医師は次のように説明した．"性的な人間"になるための唯一の方法は実のところなくて，多くの人はセックスの感覚的，情動的な側面を大事に育んでおり，ベティーは自分が単に夫とは異なる性的な親密さの側面を好んでいると

いった理由で，自分自身を"性的な人間"ではないと考える必要はないと（P と LI）．医師は，さらに次のような説明を加えた．多くの女性は性交よりも手による愛撫のほうがオルガスムに達したり，性交のないオルガスムをお互い楽しんでいる夫婦も多いと（P と LI）．このカップルは安心し，このようなペッティングをもう少し試してみることに好奇心があることを認めた．自宅で，オルガスムに達することを目標とせずに，代わる代わるお互いを触ったり撫でたりして，お互いの身体を再認識し，2週間の間いかなる性交も避けるようにといった，簡単な提案がなされた（SS）．

フォローアップの電話により，お互いを愛撫することを代わる代わる楽しんでいて，時々性交にいたることがあることを確認できた．1年半後のフォローアップは特に心に訴えるものであった—ベティーが最近脳卒中のために亡くなり，悲嘆にくれていると夫は話す一方で，医師から性的な衝突について助けてもらったことに対して深い感謝の念を示した．

夫：セックスを巡るこのような以前からの争いを解決できたことにより，私たちはともに最後の数年間を，これまでの結婚生活にないほどお互いを愛し気遣って過ごすことができました．

マネジメント

許容と情報の制限（P と LI）

患者は自分にとって効果のある方法で刺激されていたか？　パートナーとの距離感を感じていたり，怒りを感じていることで，性的な興奮が抑制されるため，質問のような懸念について言及する必要がある．

具体的な提案（SS）

どのような刺激が最も効果的であるのかを特定するためには，彼女に宿題を課してもよいかもしれない．目標はオルガスムに達することではなく，その方法で性的な興奮の歓びを体験することである．患者の関係の"質"についても質問すべきである．市販の潤滑剤（Astroglide®，KY ジェリー® など）や Replens® など腟の保湿剤を勧め，不十分であれば，腟の萎縮や乾燥を治療するために，局所的なエストロゲンの塗布が必要かもしれない．また，自主学習のための書籍を推薦してもよい．

集中的治療

カップル療法，もしくは個別の治療を勧める．

男性の勃起障害

症状や徴候

通常，重篤な心理学的問題をもつ男性は，夜間もしくは朝の勃起状態を自覚しており，自慰行為では十分な時間で勃起状態を維持して射精することができるが，ある状況では勃起はできるが他の状況ではできない，のいずれかである．十分な硬さの勃起状態にいたることができるが，挿入後に駄目になってしまうか，パートナーとはいかなるときにも十分に勃起しないかもしれない．この問題の原因は，問題が継続している要因（一般的には不安障害）とはしばしば異なっていることが多い．遂行不安やペニスへの直接的な刺激の欠如，意識的，無意識な罪悪感（例えば，"男やもめ症候群"など），パートナーへの怒り，その他の人間関係の問題，性的虐待など幼少時代の問題の可能性を考慮する．

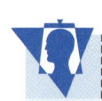

症例提示 5

カールは58歳の男性で，ヒト免疫不全ウイルス（HIV）感染症には罹っていないが，ともに活動的で単一のパートナーを相手にした性生活を送っていた17歳のパートナーの死亡後，"インポテンス"になってしまった，と主治医に打ち明けた．カールはこのインポテンスの問題を加齢やHIV感染症への心配によるものだと考えていたが，それにもかかわらず主治医であるプライマリ・ケア医ができることは何でもして欲しいと話した．ある診察では，話をすることだけに費やされた．彼のパートナーは，1年前に心臓発作で突然死していた．過去1か月間，2人の男性と4回のセックスを試みたが，勃起できなかった．性の個人的な関係に関する病歴を聴取した後に，カールは"男やもめ症候群"ではないか，と疑われた．明らかに，彼は依然として自分のパートナーの死を深く悲しんでいたが，「もうこれで終わりにする」とか「人生を生き続けなければならない．彼は私が生き続けることを望んでいる」と述べて，自分の悲しみをコントロールしようとしていた．そして，そのような喪失感を感じることに非常に恐れており，決して悲しみから抜け出すことができないのではないか，と恐れているとカールは明かした．彼の深い悲しみをもっともなことであると認めて（P），そのような喪失体験の後では，新しいパートナーと過ごすことについてのプレッシャー，亡くなったパートナーへ引き続き感じる忠誠心と，その後に新しい人とセックスすることについて感じる罪悪感，新しいパートナーのHIV感染についての懸念など，さまざまな要因が原因となって一時的な性的問題が生じることはよくあることである，と説明した（LI）．医師はカールにグリーフ・サポート・グループに参加したり，ゲイの性行為を扱うことをいとわない心理療法士に診てもらうように促した（SS）．さらに，主治医は男性の性行為に関する書籍をカールに紹介し，安全な性行為と勃起についてのプレッシャーを減らす方法について，パートナーになるかもしれない相手とどのように話し合ったらよいかについて，いくつかの提案を行った（LI と SS）．4か月後のフォローアップの外来で，カールは自分のパートナーが亡くなったことについて，より涙を流すことができ，やはり同じようにパートナーを失っていた新しい友人との愛撫やセックスを楽しむことができるようになった，と話した．

マネジメント

許容と情報の制限（P と LI）

40歳以上の患者の多くは，以前自分が若いときにうまくいっていた性的な経験について，その頃は直接的な身体的刺激がなくても勃起していたと述べている．もし，彼らの性的な交わりに，パートナーによる直接的な接触が含まれていなければ，男性が年をとるに伴いそのような接触がますます必要になってくることや，そのこと自体がセックスの歓びの一部になりうることを学習するように援助することは，有用であるかもしれない．

具体的な提案（SS）

挿入することを一時的に禁じ，感覚集中訓練や漸進的弛緩法，Kegel体操を行うことを提案する．カップルは，患者の勃起能力が回復しても，挿入したり性交したりしないことについて合意する必要がある．

医師：自分のパートナーとリラックスして勃起し，

それを維持するために本当に必要なことをあなたの身体が記憶していきます．あなたの心は自由に，自分のパートナーを愛撫したりキスしたりすることで楽しい感情や感覚を享楽することができるのです．あなたは勃起能力が治癒したように感じるかもしれません．あなたがリラックスした状態を保てば，再び回復する可能性が高くなるでしょう．

その他の医学的な介入

PDE5 阻害薬：シルデナフィル〈バイアグラ®〉，バルデナフィル〈レビトラ®〉，tadalafil は男性の勃起不全（ED）の医学的な治療に革命を起こしたところのよく知られている3種類の経口薬である．狭心症のためにニトロ製剤を服用している男性には禁忌であるが，これらの薬物はすべての年齢層の男性や，糖尿病や高血圧，神経障害，前立腺術後，抑うつ状態などのあらゆる基礎疾患をもつ広い範囲の男性に対して効果があることが明らかになっている．

テストステロン補充療法：血清のテストステロンレベルが低いことが明らかになっている男性にとって，ホルモン補充療法は有用であるかもしれない．この治療は，血清のテストステロンレベルが標準範囲の男性には効果がない．副作用は重篤であり，すでに存在する前立腺癌の悪化，前立腺肥大，体液貯留，肝障害などがある．注意深くモニタリングを行い，前立腺特異抗原（prostate-specific antigen：PSA）によるスクリーニングや前立腺の診察を行う必要がある．

抗うつ薬：抗うつ薬，特に bupropion-SR が効く患者がいる一方で，SSRI 抗うつ薬によって勃起や射精障害が生じる患者も存在する．

低用量のβ遮断薬：遂行不安が非常に高い男性においては，10～20 mg のプロプラノロール〈インデラル®〉の頓用が有効である場合がある．

陰圧式勃起補助器具：陰圧式シリンダーを補助的に用いて，勃起後に伸張リングをペニスの根本に取りつけ締めつける．この器具は，重症な糖尿病，多発性硬化症や脊髄損傷など，勃起の問題について明らかに器質的な問題のある男性に，より効果的である可能性がある．この器具を用いることで，性交可能な勃起状態にいたることは可能であるが，より心因的な病気が原因である男性の場合，期待したほど硬度の勃起でないことに失望するかもしれない．副作用としては，ペニスを傷つけてしまうことがある．

プロスタグランジン E_1（prostaglandin E_1：PGE_1）の陰茎海綿体への注入，もしくは尿道内への塗布：これらの方法は，元々泌尿器科医が診断的に用いていた．しかし現在では，患者は性交前に自分で注射するように教育を受け，オルガスムや射精後も効果はなくならずに約1時間持続する硬い勃起状態が維持される．副作用は，患者の3% 以下に生じる持続勃起症と痛みである．さらに，繰り返して何回も注射することによる瘢痕が問題になることもある．

陰茎インプラント手術：効果的な経口薬が開発されて以降，半硬式のシリコン棒や空気で膨らますことができるシリンダーのインプラント手術はあまり利用されなくなった．総費用は高く，約540,000～1,350,000円（6,000～15,000ドル）かかる．合併症には，（再手術を必要とするような）器具の機能不全や感染症がある．

早漏（未成熟な射精）

症状と徴候

早漏（rapid or early ejaculation）という用語は問題の主観的な性質に焦点をあてており，軽蔑的ではなく，確立された用語であるが未成熟な**射精**（premature ejaculation）よりも医学的に好ましい．この問題をかかえている男性の多様な集団について，時間や挿入した回数などの絶対的な基準を用いて定義することはできない．関連する要因には，患者の主観的な排泄感，性的満足感の程度，コントロールの感覚などがあげられる．

症例提示 6

ドナルドは45歳の離婚経験のある男性で，性交開始後1分以内に射精すると訴えている．10歳代後半に性的に活発になって以来，この傾向が続いていた．自分は自慰行為をしたことがなく，非常に性的な衝動が強いために，売春婦を含めた複数のセックスパートナーをもつことになったと話した．プライマリ・ケア医はドナルドに対して支持的に，ある種の身体活動を行うことにより長く持続することができるように自習する方法について話した（P，LI，SS）．この「医学的な理由」のために，患者は喜んで「自己刺激」や「自分を夢中にさせる」ための練習を行い，自分が評価していた身体的な健康状態を改善するための治療とともに，性的な刺激を受けている間に恥骨尾骨筋の筋緊張を高め，骨盤底筋を弛緩することができるようになったことに満足していた．ドナルドは，射精の頻度を増やすようにアドバイスを受け，勃起を維持するためにリラックスが重要なことについて助言を受け，Zilbergeld の著書の，より長く持

続するための"ストップ-スタート"運動に関する自助のためのセクションを読むように進められた（P, LI, SS）．自分一人で練習することにより自信がつき，射精の頻度が増えたため，ドナルドはストップ-スタート運動をパートナーと試すことができ，成功する機会がますます増えていた．彼は，（性的な懸念について大学から妥当性を評価されていた）他の男性の経験や，いかに多くの女性が性交に加えてさまざまな形の性的刺激を楽しんでいるかについて読むことも，自分にとって有用であったと述べた．

マネジメント

▶ 許容と情報の制限

早漏は非常に頻度の高い問題であること—ある研究では，既婚男性の35％が早く射精しすぎると述べている—が指摘されている．この問題をもつ男性は，1つ以上の具体的な提案を試みることで改善する可能性が高く，同じような提案を行うことを患者に伝える．精神生理学的な機序について**簡単に説明を行う**．

> 医師：男性は，神経質な状態で悩みがある場合には，勃起状態を長く持続することができないものなのです．闘争・逃走反応のために，男性は一般的により射精しやすくなります．ほとんどの男性は，勃起してすぐに射精するような素早い自慰行為に慣れているため，パートナーとの行為の際に早く射精しすぎるのは道理にかなっています．

持続時間が長くなるとより強いオルガスムを感じ，そのような提案に従うことにより射精をコントロールする可能性がかなり高くなることを患者に伝え，安心させる．

具体的な提案

患者は，一人，もしくはパートナーとの**射精の頻度を増やす**必要があるかもしれず，おそらくパートナーと性行為を行うことが予想される日の早い時間に自慰行為をしてオルガスムに達するのがよい．勃起したペニスでパートナーを喜ばすことに気乗りがしないときのために，**パートナーを喜ばすことができるほかの方法**についても話し合う．勃起状態を持続させるために，筋肉の弛緩が重要であることについて話し合う．**呼吸法**や，恥骨尾骨筋や臀部の筋肉を対象とした**漸進的筋弛緩法**を提案する．より長く持続することを望んで感覚を低下させるために男性が行う一般的な試みとは逆に，実際には**よりよい感覚や感情を経験するために耐性を増やす**必要があり，自分の感情に集中して，より"興奮する"ことにより，このことを最もよく達成することができる．リラックスした"練習の"雰囲気の中で，これらの感情にフォーカスを絞ることにより，射精とオルガスムに至る前の快楽の閾値を高めることが可能である．患者とパートナーは，"**ストップ-スタートのテクニック**"について読み，それを実践してもよい．体位を変えて性交を止め，口もしくは手でパートナーを刺激し，（パートナーの希望に従い）性交に戻るように促す．性交を行わずに体位を変えてパートナーを喜ばせてオルガスムに至らせることは，多くの男性にとって勃起を長く持続させるために有用である．

他の医学的な介入

クロミプラミン〔アナフラニール® 25 mg 頓服〔訳注：日本では早漏に対しての適応は認可されていない〕〕や**SSRI 抗うつ薬**が，男性の射精前の勃起の時間を長くするために有用である．

prilocaine-リドカインクリームを陰茎に塗布し，その後にコンドームを使用することを一部の医師は勧めている（一方で，性器を"しびれさせる"ことにより，双方のパートナーの快楽が減じる）．

女性と男性のオルガスム障害

▶ 症状と徴候

多くの女性は，20歳代，30歳代，場合によってはそれよりも遅い時期まで，オルガスムを経験することがない．**原発性の無オルガスム症**，もしくは**オルガスム未経験**の女性は，パートナーとの性行為や自慰行為のいずれの場合も，確実にオルガスムに達することができない．**二次性のオルガスム障害**の女性は，以前はオルガスムに達することができたが，現在は達することができない．**状況性のオルガスム障害**は，女性が自慰行為ではオルガスムに達することができるが，パートナーとの場合には達することができなかったり，あるパートナーとはできるが他のパートナーとの行為で達することができない場合を指す．快感を感じることなく，中等度から高いレベルの興奮状態に達するが，性的エクスタシーは得られないかもしれない．興奮状態に至らなかったり，興味を抱くことができない場合には，欲求障害や興奮障害の評価を行うべきである．

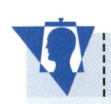

症例提示 7

性欲が低下して興奮することがむずかしくなったとエシルが訴えたため，医師はセックスの問題について短い面接を行った．率直な話し合いを行うことにより，エシルは性的エクスタシーに達したことはないが，5 年間の結婚生活の最初の年はとても興奮したと告白した．自分たちの愛し合うスタイルでは，性交にフォーカスをあてていたが，エシルの夫は，なぜ彼女が自分ほどセックスを楽しむことができないかについて理解していないようであった．彼女はオルガスムを感じているように演技することはなかったし，オルガスムに達しないフラストレーションについて夫に話すことも決してなかった．両親や教会から自慰行為は正しい行為ではないと何となく教えられていたため，エシルは自慰行為を行ったことはなかった．多くの女性はまず，大人として自分で楽しむことを学び，自分の身体がどのように機能するかについて彼女が得る情報は，夫との性的な関係に役立つ可能性があると，医師は保証した．医師はエシルに対し，オルガスムに達することを学びたい女性が自主学習するための書籍を読むように提案した（P, LI, SS）．3 か月後の診察の際に，エシルは最初のオルガスムを自分で感じたことを自慢げに話し，夫とこのことについてより積極的に率直に話せるような気持ちになったと語った．夫は，彼女と結婚し，セックスセラピストに会い，自分たちの愛し方をより歓びの大きいものにするための方法について話し合うことに同意した．

関連する DSM-IV-TR の分類では男性について，主に長時間の性交やほかの刺激にもかかわらず射精が遅い，もしくは射精がないことに言及している．オルガスムを感じない射精についての報告も存在する（表29-8 参照）．

症例提示 8

フランクは 24 歳の男性で，パートナーとオルガスムに達した経験がないと訴えた．セックスの問題に関する病歴聴取では，フランクは性交の間に射精したことがなく，自分のパートナーは手や口で自分をオルガスムに達せさせようとしなかったと話した．フランクは自慰行為でオルガスムに達することができ，（パートナーと経験することのなかった）生き生きとした性的な空想や，手を使わずにペニスを枕に押しつけて前後に動くといった，一生続くかもしれない刺激のパターンについて話した．医師は，フランクが自分の問題について医師にうち明けたことを褒めた（P）．さらに，不安がしばしばこのような問題の原因であることを教えられ，自慰行為のパターンが性交の間に自分が感じる感覚のタイプの代わりとはならないことを理解した（LI）．医師はフランクに，進んで助けることを厭わないパートナーの助けを借りて，自分にとって効果のあった要素から始めることで，段階を追って問題にアプローチするように促した．また，自慰行為の際に自分のペニスを手で握って前後運動させることによる身体的な刺激について，詳しく説明するように促された．フランクはパートナーとともに高いレベルの性的興奮を感じる目標にフォーカスをあて，一方でパートナーは彼のペニスを手で刺激し，"経験済みで，有効であること"について想像を巡らせていた．次のステップは，このようにしてより高いレベルの性的興奮を経験し，オルガスムの反応を刺激することであった（SS）．また，医師はフランクに自主学習のための書籍を紹介した（P, LI, SS）．フォローアップの診察では，フランクはパートナーの手による刺激によって 3 週間でオルガスムにうまく達することができ，さらに性交中に射精する目標を達成するために，書籍に書かれている提案に従っていると述べた．

マネジメント

許容，情報の制限，具体的な提案（P, LI, SS）

男性の場合も女性の場合も，パートナーから受ける刺激とは異なる自慰行為を繰り返したために，オルガスムに達することがむずかしくなってしまうことがありうる．明らかに身体的に興奮している（勃起，腟の分泌）かもしれないが，もし自慰行為の間に非常に効果的であった空想や刺激をこれまでに経験している患者では，性的な興奮を感じていないかもしれない．一人のときにオルガスムに達することができた条件を，パートナーとの性的な行為に取り入れようとすることは，性的な楽しみを広げるための最初のステップである．なかにはより強い刺激を必要としており，そのためにバイブレーターを用いることが推奨されるケース

も存在する.

その他の医学的な介入

シルデナフィル〈バイアグラ®〉,バルデナフィル〈レビトラ®〉,tadalafil などのホスホジエステラーゼ5(PDE5)阻害薬はかなり広い範囲の男性を対象として有効であるが,研究によれば女性に対する効果はそれほど明らかではない.しかし,これらの薬物から利益を得ることができるかもしれない女性のサブグループを特定するために,研究の努力が続けられている.

性行為による痛み:性交疼痛症と腟痙攣

▶ 徴候や症状

女性の性交疼痛症は,ペニスと腟の性交による痛み,ほかの形態物の腟への挿入に関連した痛みであり,女性の性的な機能不全のうちで最も頻度の高い原因のひとつであるが,おそらく報告される頻度が最も低い原因のひとつでもある.

腟痙攣は,腟周囲の筋肉の不随意運動であり,性交疼痛症の原因となることもあるが,心理的,身体的な介入によって高い確率で治癒する.性交疼痛症の病因に関する系統的な比較研究はほとんど行われていない.触診や視診はもちろん重要ではあるが,Meana と Binik は,観察によって得られた病因が痛みの原因であると仮定することに対して警告を発している.また,本来痛みの原因となっていた要因は,痛みを持続させている原因とは異なるかもしれない.腟痙攣の心理的な原因は多様であり,性器の解剖や生理学に関する混乱から生じる腟へ挿入されるという恐怖や,ほかの心的外傷から生じる恐怖,腟の筋肉の不随意運動による痙攣反応を条件づけすることで生じさせている不合理な恐怖などが含まれているかもしれない.

症例提示 9

19歳のジーナはプライマリ・ケア医に対して,性交時に疼痛を感じていて,セックスへの興味を失い,自分がセックスを避けていることにボーイフレンドが耐えきれなくなっていることを心配している,と訴えた.医師は彼女にこの問題に関する行動を詳しく述べるように促した(P).ジーナは,17歳のときから性交を楽しんでおり,常にラテックスのコンドームを使用していたが,6か月前のある行為のときから突然,パートナーが挿入したときに,自分の腟があたかも"紙ヤスリでこすられている"かのように感じた,と述べた.疼痛は,その後のセックスでは繰り返し生じることは実際にはなかったが,ジーナは痛みに対する恐怖を繰り返し感じるようになり,そのためにセックスへの興味や歓びは萎えてしまった.ジーナは痛みがある際に,「彼に早くするようにお願いしなければならなかったけれども,時に長く続いたわ」と答えた.医師は,彼女が不快感や痛みを感じたときに,彼にすべての動きをすぐに止めるように伝えることについて,どう感じるかについて質問した.ジーナは,突然性交を止めることにより,ボーイフレンドが睾丸の痛みを感じる可能性について心配している,と述べた.医師は彼女に,このことで彼に不快なことはまったく生じないこと,彼女と一緒のときも一人のときも射精やオルガスムに達する代わりの方法があることを説明して安心させた(P, LI, SS).また,カップルがどのようにしてセックスをより楽しむようにできるかについての書籍を読むように提案した(SS).医師はまた,この個人的な問題について勇気をもって話したことについてジーナを褒め,今後生じるいかなる心配についても話題にして話すように促した(P, LI).

▶ マネジメント

具体的な提案(SS)

これらの問題に関しては,自分が求めていることについてパートナーと話し合い,性的な経験に精一杯参加するように女性に促すことにより,徐々にアプローチすることが可能である.挿入を行う前に十分に刺激し,性的に興奮することが必要であり,痛みを感じたときにすぐに止めることができるように,女性がセックスの動きをコントロールすることが重要なことを,医療提供者は彼女とそのパートナーに説明すべきである.Kegel 法による恥骨尾骨筋の訓練法を修得することにより,女性は腟の筋肉が緊張する感覚とコントロールする感覚を高めることができる.徐々に太くなる形のシリンダーを使用したり,小指から複数本の指に増やす指を使った方法で,筋肉の弛緩の訓練と穏やかにメンタルのイメージをしながら,腟を自分で広げることが可能になる.患者に,指で陰茎を圧迫して腟から何かを押し出すようにリラックスすることによ

り，自制することができるように促すべきである．このような方法を用いて，"挿入される"代わりに，女性がペニスや他の物を"挿入する"ことを想像することが有用な場合もある．

その他の医学的な介入

その他の医学的な介入としては，AstroglideやGyne-Moistrin®，KYゼリー（ラテックスが合わない場合）などの人工的な潤滑剤，Replensのような腟の保湿剤などの使用，エストロゲンクリームの腟や外陰部への塗布，外陰部の外科的な修復，性器の異常発達した部分の切除などがあげられる．腟炎やコンジローム，子宮内膜症，骨盤内炎症性疾患，その他の婦人科疾患，骨盤疾患など，痛みの原因となる考えられる疾患は直接治療可能である．しかし，痛みを伴う性交が長期間持続する問題であれば，医学的な介入だけで十分ということはまれであり，そのような場合には，条件づけられた痛みについての，ありがちな恐怖や想像に対してセックス療法を行うべきである．

一般的な医学的状態による性的障害

症例提示 10

ハナーは22歳の女性で，腟の明細胞癌と診断されて片方の卵巣と子宮，卵管，腟上部2/3，両側の骨盤リンパ節を切除する手術を受けた．彼女の医療チームの中には，彼女の性衝動について気軽に話すことができる人は誰もいなかった．数か月後に経験した術後最初の性交については完全に準備不足であり，ショックを受け，性器の感覚がほとんど残っていないことに心を取り乱した．彼女は，性的な自尊心を失った感覚のために，パートナーの男性を見つけることができない可能性についての悲しみと恐れについて話したとき，耳を傾けてくれた男性の精神科医に助けを求めた．ラポールを形成した後，医師は彼女の恐れを認めて，"クリトリス"によるオルガスムを感じることは今後ないかもしれないが，オルガスムに達したり，セックスの歓びを感じるほかの方法があることを話した．医師は，性器の感覚をずっと失っていたほかの人に効果的であった考え方について，彼女と話し合った．例えば，彼女の脳は歓びの感覚やオルガスムへの達し方を覚えていること，男性と女性は，胸や首，耳や唇など身体の性器以外の部分からの感覚にフォーカスをあてることを学び，空想の有無にかかわらず，オルガスムや歓びの感覚を楽しむように再学習できることなどについてであった．手術から12年経過し，ハナーは「性衝動についての考え方や経験は，手術してから数倍に膨らんだ．最も役に立ったのは，私を理解して受け止めてくれた人々と経験を共有することができ，トレーニングを受け，私自身が自分でどのように立ち直ることができるかについて正確な情報を与えてくれる人を見つけることができたことであった．医療提供者は，すべての答えを知っておかなくてもよいが，自分の限界を知り必要な場合には紹介することができるようにしておくべきである」，と記した．

特定不能のその他の性的な問題

より深刻で人間の性に関連したその他の問題については，性的な問題についてトレーニングを受けた心理療法士が最も適切に取り扱うことができるであろう．本当に**脅迫的な性行動**を示す患者は**性中毒**とよばれることもあるが，ある種の脅迫性障害に罹患しているかもしれず，集中的な心理療法を受けたり，サポートグループに支援を受けたり，SSRI抗うつ薬のような薬物治療を受ける必要があるかもしれない．**性同一性障害**の患者，**配偶者からの虐待や近親相姦，レイプ**を経験した患者，**性的倒錯症**の患者は，専門的な治療のために紹介が必要である．

結　論

すべての人にとって，性衝動は健康と同様に人生のある時点で超えるべき困難となることがある．個人的な傷つきやすさの感覚は性についてのやりとりに内在するものであるが，そのような感覚は，性衝動を人生の力強くかけがえのない一部とするために役立つ．性欲や性的な興奮，性機能の問題のために，私たちは愛されないかもしれないと感じる恐れに向かい合い，これを克服し，他人とよりよいコミュニケーションをとり，親密さを増す結果に到達することもあるかもしれない．最も深い愛の形はしばしば，自分たちの傷つきやすさや問題をただ共有することにより実現する．

(訳：林野泰明)

推薦図書

Annon J. *Behavioral Treatment of Sexual Problems.* New York, NY: Harper & Row, 1976.

Bokhour BG, Clark JA, Inui TS, et al. Sexuality after treatment for early prostate cancer: exploring the meanings of "erectile dysfunction." *J Gen Intern Med* 2001;16:649–655.

DeBusk R, Drory Y, Goldstein I, et al. Management of sexual dysfunction in patients with cardiovascular disease: recommendations of The Princeton Consensus Panel. *Am J Cardiol* 2000;86:175–181.

Finger WW, Lund M, Slagle MA. Medications that may contribute to sexual disorders. A guide to assessment and treatment in family practice. *J Fam Pract* 1997;44:33–43.

Heiman J, ed. Medical advances and human sexuality. *J Sex Res* Special Issue 2000;37:193–305.

Kloner RA, Brown M, Prisant LM, et al. Effect of sildenafil in patients with erectile dysfunction taking antihypertensive therapy. Sildenafil Study Group. *Am J Hypertens* 2001;14:70–73.

Leiblum SR, Rosen RC. *Principles and Practice of Sex Therapy*, 3rd ed. New York, NY: Guilford Press, 2000.

Leiblum SR. What every urologist should know about female sexual dysfunction. *Int J Impot Res* 1999;11(Suppl 1):S39–S40.

Masters WH, Johnson VE. *Human Sexual Inadequacy.* New York, NY: Little, Brown and Company, 1970.

Maurice WL. *Sexual Medicine in Primary Care.* St. Louis, MO: Mosby, 1999.

Meana M, Binik YM. Painful coitus: a review of female dyspareunia. *J Nerv Ment Dis* 1994;182:264–272.

Peck MS. *Further Along the Road Less Traveled.* New York, NY: Touchstone, 1993.

Phillips NA. Female sexual dysfunction: evaluation and treatment. *Am Fam Physician* 2000;62:127–137.

Rosen RC. Prevalence and risk factors of sexual dysfunction in men and women. *Curr Psychiatry Rep* 2000;2:189–195.

Rosen RC. Sexual pharmacology in the 21st century. *J Gend Specif Med* 2000;3:45–57.

Seidman SN, Roose SP, Menza MA, et al. Treatment of erectile dysfunction in men with depressive symptoms: results of a placebo-controlled trial with sildenafil citrate. *Am J Psychiatry* 2001;158:1623–1630.

Shifren JL, Braunstein GD, Simon JA, et al. Transdermal testosterone treatment in women with impaired sexual function after oophorectomy. *N Engl J Med* 2000;343:682–688.

Sipski ML, Alexander CJ, Rosen RC, et al. Sildenafil effects on sexual and cardiovascular responses in women with spinal cord injury. *Urology* 2000;55:812–815.

参考図書

Barbach L. *For Each Other.* New York, NY: Signet, 2001. (Encouragement and suggestions for couples wanting to enhance their sexuality and intimacy.)

Barbach L. *For Yourself—Revised.* New York, NY: Signet, 2000. (A revised classic that empowers women to enjoy their own sexuality, with suggestions for women who want to learn to become orgasmic.)

Butler RN, Lewis MI. *Love and Sex After 60* (*revised*). New York, NY: Ballantine, 1996.

Carnes P, et al. *In the Shadows of the Net: Breaking Free of Compulsive Online Sexual Behavior.* New York, NY: Hazelden, 2001.

Carnes P. *Out of the Shadows: Understanding Sexual Addiction.* New York, NY: Hazelden, 2001.

Ellison CR. *Women's Sexualities.* Oakland, CA: New Harbinger, 2000. (Respectful and helpful exploration of female sexuality from women of all ages.)

Gottman J, Silver N: *The Seven Principles for Making Marriage Work.* Pittsburgh, PA: Three Rivers, 1999. (Results of over 20 years of research pointing out the danger signals for troubled marriages, with helpful suggestions.)

Holstein L. *How to Have Magnificent Sex: The 7 Dimensions of a Vital Sexual Connection.* New York, NY: Harmony Books, 2001.

Kydd S, Rowett D. *Intimacy After Cancer: A Woman's Guide.* (Based on the personal stories shared by cancer survivors and nurses, oncologist and psychiatrist treating cancer patient; for more information, see www.intimacyaftercancer.com).

Leiblum SR, Sachs J. *Getting the Sex You Want: Becoming the Sexual Woman You Want to Be.* New York, NY: Crown, 2002. (Great insights and suggestions from some of the most experienced sex therapist/educators.)

Mellody P, et al. *Facing Love Addiction: Giving Yourself the Power to Change the Way You Love.* New York, NY: HarperCollins, 1992.

Ogden G.: *The Heart & Soul of Sex.* New York, NY: Trumpeter Books, 2006. (Discussion of national survey of ethnically diverse women ages 21–85 years in expanding the view of sexuality, intimacy, spirituality, and religion. Suggests various strategies to enhance and explore women's sexuality.)

Perel E. *Mating in Captivity: Reconciling the Erotic and the Domestic.* New York, NY: HarperCollins, 2006. (Fresh, provocative, and intelligent exploration of the erotic imagination vs. the sexless marriage.)

Person E. *Dreams of Love and Fateful Encounters.* New York, NY: Penguin (USA), 1989. (Literate and wise exploration of romantic love.)

Schnarch DM. *Passionate Marriage: Sex, Love, and Intimacy in Emotionally Committed Relationships.* New York, NY: Holt, 1998.

Schover LR. *Overcoming Male Infertility: Understanding Its Causes and Treatments.* New York, NY: Wiley & Sons, 2000.

Schover LR. *Sexuality and Fertility After Cancer.* New York, NY: Wiley & Sons, 1997. (Compassionate and hopeful resource for women and men who have had cancer.)

Weinberg M, Williams C, Pryor D. *Dual Attraction: Understanding Bisexuality.* New York, NY: Oxford University Press, 1995.

Zilbergeld B. *The New Male Sexuality—Revised.* New York, NY: Bantam, 1999. (A common-sense, practical, and sane antidote to media pressures on males to be sexual superstars. Excellent discussion of the fantasy model of sex and myths of male sexuality, the importance of an individual's conditions for good sex, and specific self-help chapters dealing with common male sexual problems.)

ウエブサイト

性団体

American Association of Sex Educators, Counselors and Therapists Web site. www.aasect.org. Accessed October, 2007.

Kinsey Institute Web site. www.kinseyinstitute.org. Accessed October, 2007.

Sex Information and Education Council of the United States Web site. www.siecus.org. Accessed October, 2007.

Society for the Scientific Study of Sexuality Web site. www.sexscience.org. Accessed October, 2007.

性教育

CDC (Centers for Disease Control) National Prevention Information Network Web site. www.cdcnpin.org. Accessed October, 2007.

Sexual Health Network Web site. www.sexualhealth.com. Accessed October, 2007.

電子ジャーナル

Electronic Journal of Human Sexuality Web site. www.ejhs.org. Accessed October, 2007.

International Journal of Transgenderism Web site. www.haworthpress.com/store/product.asp?sku=j485. Accessed October, 2007.

V

スペシャル・トピックス

第30章

補完代替医療

Ellen Hughes, MD, PhD & Susan Folkman, PhD[*1]

定義

補完代替医療については，医学部でも広い範囲にわたって教えておらず，病院でも通常は治療として受けることができない．また医療保険でも通常は適応外である広い範囲の治療方法全体を説明するためにさまざまな言葉が用いられている．これらの治療法の多くは非西洋文化にそのルーツがあることが多い．なかには西洋で発展してきたものもあるが，西洋の伝統的な医学における医療行為とは別物と考えられてきた．補完代替医療(complementary and alternative medicine：CAM)とは，米国国立衛生研究所(National Institutes of Health：NIH)が選択したこれらの治療方法の呼び名である．

▶ 補完代替医療の様式による分類

米国国立衛生研究所の国立補完代替医療センター(National Center for Complementary and Alternative Medicine：NCCAM)では，CAM の様式を5つのドメインに分類している(表30-1)．

補完代替医療の疫学

▶ 補完代替医療を求めている人々とその理由

米国の人口のおよそ半数が健康の維持または向上のために補完代替医療(CAM)を利用している．1年間のCAM の提供者への受診者の総数は，プライマリ・ケア医への受診者数を超えている．CAM は，"全人的(身体，心，精神)"であり，健康増進・予防にフォーカスをあてており，個々の個性を重視しているので多くの人にとって魅力的である．ある調査では，教育レベルが高いこと，健康状態が悪いこと，健康，人間的成長，スピリチュアリティなどの，"ホリスティック(holistic)"な面への関心が，CAM 使用を予測する独立要因であることが明らかになっている．これまでの調査では，不安や慢性の痛みなどを抱える人はよりCAM を利用する傾向にあることが明らかになっている．しかし西洋の伝統的な医療に対する不満が，CAM をより利用する独立要因ではなかった．したがって，CAM を利用する患者は伝統的な医療から"押し出されて"きたのではなく，CAM に"引き寄せられ"たようである．

▶ 薬用ハーブ(herbal medicine)の利用に関する疫学

3,900万人以上の米国人が毎週のように栄養補助食品を利用している．処方された薬物を飲んでいる患者の25% が少なくともビタミン剤以外の1つの栄養補助食品を使用している．彼らが薬用ハーブ(herbal medicine)を飲む理由は，"安全で自然"のように思えるからである．定期的な利用者は特に強い信念をもっている．ある調査では，政府の研究結果でその効果がないと明らかになったとしても，70% 以上の人は自分のお気に入りの栄養補助食品の利用を継続すると答えている！

▶ 薬用ハーブの規制

1994年に栄養補助食品健康教育法(Dietary Supplement Health and Education Act：DSHEA)が議会を通過した．DSHEA は，植物性薬物の使用を規制している．DSHEA では，ハーブ，ビタミン，ミネラル，アミノ酸を栄養補助食品として分類している．この法律によって，診断や治療，治癒，疾患の予防についてのクレーム(苦情)がないかぎり，これらの製品はその

[*1] 著者らは，本原稿を執筆するにあたり，有益なご意見をいただいたことについて，Bernard Lo 博士に感謝の意を表する．

表 30-1　国立衛生研究所の国立補完代替医療センター（NCCAM）による補完代替医療（CAM）の分類

領域	例
代替の医療システム	伝統的東洋医学，鍼，アーユルヴェーダ（古代の医術），ナチュロパシー医学（自然療法），ホメオパシー医学（同種療法）
心身療法	瞑想，催眠，イメージ療法，ダンス，音楽，芸術療法，スピリチュアルな癒し
生物学的反応に基づいた療法	薬用ハーブ，栄養補助食品，特殊な食事療法
手技・身体療法	カイロプラクティック（指圧療法），オステオパシー（整骨療法）の手技，マッサージ療法，他のボディワークシステム
エネルギー療法	霊気，セラピューティック・タッチ，磁石，生物組織の"電気エネルギー"を利用した方法

効果，安全性，質を証明しなくても市場で販売することができる．その結果，薬用ハーブの利用者は，その植物が正しく使われているか，ほかの植物の一部あるいは，ある一種が代用されていないか，ハーブは純粋か（例えば，微生物や農薬，重金属による汚染がないなど），さらには安全性，効果，次に買うボトルではこれまでと同じ1回分の量に同じ成分が含まれているのか，といったことなどは保証されていない．さらに，処方薬とは対照的に，米国食品医薬品局（Food and Drug Administration）はハーブ製品の安全性を市場に出る前に確かめるべきである．植物由来の製品に関連する潜在的なリスクの例を表30-2に要約した．

補完代替医療についての患者とのコミュニケーション

補完代替医療（CAM）を求める患者が増加しているのにもかかわらず，使用されている補完代替医療のわずか40％以下しか医師に報告されていない．実際には大部分の患者が，西洋の伝統的な医療に加えてCAMを組み合わせたほうが，いずれか一方だけよりも効果的と考え，CAMを使用している．CAMを使用していることが医師に打ち明けられていない状況に対しては少なくとも，CAMの中に西洋の伝統的な治療と有害な相互作用を起こす可能性のあるものが存在するので警鐘を鳴らすべきである．さらに，CAMについて医師と患者が話し合うことができれば，患者のヘルスケアに対する信念や懸念について医師が理解する絶好の機会になる．

本章では，主に薬用ハーブの使用に関する患者とのコミュニケーションについてフォーカスをあてる．というのは，薬用ハーブは，最もよく用いられているCAMの一つであり，伝統的薬物療法と植物との相互作用の可能性があるからである．

▶ 打ち明けることの障壁

患者がCAMを使用していることを医師に打ち明けるのをためらう理由はさまざまである．乳癌患者を対象

表 30-2　植物由来製品の潜在的な危険性

質の保証がない	製品によってハーブの質や量がさまざまである．1回分の量の不整合
ハーブの誤認識	アリストロシア（Aristolochia）は腎毒性をもつハーブであるが，食品として調合されるときにはステファニア（Stefania）と誤認識されて腎不全の原因となる
ハーブの副作用	ニガクサ（germander），ヒレハリソウ（comfrey），カバ（kava）による肝炎/肝機能不全，マオウ（ephedra）による脳卒中，心筋梗塞，死亡
ハーブの汚染	アジアの専売医薬品における重金属汚染
粗悪な製品	アジアの専売医薬品における無申告の薬物使用（ベンゾジアゼピン系，非ステロイド性抗炎症薬，ステロイド）
ハーブと薬物の相互作用：ハーブが薬物の効果を減少させる	セイヨウオトギリソウ（St. John's wort）とインジナビル，シクロスポリン，ジゴキシン，ワルファリン，エチニルエストラジオール
ハーブが出血の潜在的なリスクを高める	イチョウ（ginkgo），しょうが，にんにく，ナツシロギク（feverfew）
麻酔薬に影響を与える	麻酔科医によっては，手術2〜3週間前までにハーブの使用を中止することを勧めている
ハーブが処方薬に相加的な効果を与える	セイヨウオトギリソウと選択的セロトニン再取り込み阻害薬，カバとベンゾジアゼピン系薬物，イチョウとワルファリン

にした CAM の使用に関する研究において，最もよくみられた理由は，患者は自分の CAM の使用に医師が関心をもっていないと信じていたということである．CAM の使用を打ち明けようとしたにもかかわらず，医師の反応が悪い場合にはそれ以上の話し合いがなくなる．ある患者は，「私は先生に言ったんです．……でも先生は『それはいいですね』とか，『よくないですね』とか，『OK です』とか何も言ってくれませんでした．『今は血小板や白血球を調べてるんだから，話をそらさないでくれ』とでもいいたげでした」と述べた．多くの患者は CAM の使用を医師に打ち明けても何の得にもならないと思っている．なぜなら，医師は CAM のトレーニングを受けておらず知識も不十分で，代替療法システムに対して偏りのある見方をしていると感じているからである．医師も，補完代替医療の提供者と協力したり，コミュニケーションをとることに躊躇したり，気が進まなかったりするのかもしれない．そのようなコンサルテーションが行われなければ，CAM に対する興味を打ち明けてもよい結果を生み出さないと思っているかもしれない．一部の患者は，担当医が CAM の使用を反対するだろうと信じている．使用を認めないことは，CAM を実践することに対する軽蔑とみなし，さらに好ましくない場合には，非伝統的な医療を求める患者を軽蔑しているとみなす場合もある．

打ち明けることの障壁のすべてが，医師の反応に対する否定的な予測と関係しているわけではない．一部の患者は，CAM の使用は医療での意思決定とは関係がないと思っている．例えば，不安をコントロールするためにハーブを使用しているケースでは，患者はその不安の問題のために担当医を受診しているわけではない．このことは，西洋の伝統医療と CAM の両方を探し求めている患者の行動について調査した結果によって説明することができるかもしれない．患者の 60％が CAM を使用していることを医師に打ち明けていないが，その理由には次のようなことがあげられている．「医師が知っておくべきことだと思わなかった（61％）」，「医師に尋ねられなかった（60％）」，「医師に関係ないことだと思った（31％）」，「医師が理解してくれないだろうと思った（20％）」，「医師に反対されると思った（14％）」，「医師が自分のケアをしてくれなくなるかもしれないと思った（2％）」．同様に，CAM を使用しているが，医師に打ち明けていない 50 歳代の 70％は，医師に尋ねられなかった，話すべきことなのかがわからなかった，十分な時間がなかったことを理由としている．

打ち明けるように促す

医師が心にとめておくべきことは，CAM の実践は特定の人口特性をもつ集団のみに限定されるものではないということである．CAM の実践は広い範囲に広がっており，すべての患者が広範囲の治療に興味を持ちはじめて，使う可能性がある．

医師が患者を尊重し，心を開き，積極的に聞く姿勢をもった人間であれば，患者は CAM の実践を打ち明けやすいはずである．尊重して心を開く行動には，批判しない態度をとって尋ねることや，患者に補完代替医療を行っている治療者と意見交換を始めることなどが含まれる．逆に眉をひそめたり会話を遮ったりする非言語的な行動をとれば，自分自身が尊敬されておらず，医師が心を開いていないことを患者は敏感に感じとる．患者が，担当医は CAM を認めていないようだと感じたならば，他の話題，例えばノンコンプライアンス，薬物依存といったそもそも医師が認めないであろうことについても話すことを躊躇してしまうかもしれない．また患者が，医師は CAM の使用は一般的で日常的なことであると考えているようだと感じたならば，CAM の使用について打ち明けやすくなる．医師は，CAM の治療者に対して，「一般的に，健康の維持や改善のためにさまざまな種類の治療法が使われますが，あなたは（自分の健康や目の前の問題に対して）どのようなことを行っていますか？」といった質問をすることで，CAM の使用を予期していることを伝えることができる．術前の評価の際は，CAM の使用状況を質問するよい機会である．患者の 50％以上が手術前の評価の際，薬用ハーブを使用していることを打ち明けないが，具体的な CAM 治療の例をあげることで打ち明けるように促すことが可能になる．「多くの患者は健康のためにイチョウや鍼治療を利用していますが，あなたはこれらが役に立ったと感じたことはありますか？」．最後に，医師が自分の知識に限界のあることを素直に認めることで，患者が前向きに打ち明けやすくなる．「この特別な治療については知りませんので，次の診療までにもう少し調べてこようと思います」，「使えるデータが十分にないかもしれませんが，よい治療計画を立てるためにあなたと協力したいと考えています」．そうすれば，患者は話し合うために必要な情報を提供しようとするようになるし，治療的な関係も強化される．「あなたが調べたこの治療法についての情報を私に提供してもらえませんか？　そうすれば，一緒に話し合うことができます」．打ち明けることを医師が促すための方法を**表 30-3** にまとめた．

表 30-3　患者と補完代替医療（CAM）について話すための提案

1. 具体的な例をあげて，患者が CAM の使用を検討していたり使用しているかどうかについて質問する．
   「多くの患者さんが健康のために代替医療を利用しています．あなたもイチョウなどのハーブを用いたり，鍼灸師などの治療を受けたりすることはありますか？」
2. CAM に興味を持つ原因となった，患者自身の懸念や希望について探索する．
   「この治療法についてもう少し詳しく聞かせてください」
   「この治療法がどのように役立ってほしいと考えているか教えてもらえますか？」
   「この薬を飲むと元気になると話されましたが，最近元気がないと感じておられますか？」
3. 患者とのつながりを確立する．患者の背景にある感情や懸念を理解したり確認したり反映する助けとなる．
   「あなたが健康を増進したいという思いをもっていることはよくわかりました」
   「何か"自然"のものを使うことがあなたにとって重要だと感じられました．そうですか？」
   「この処方薬について何か困難なことを経験していて，もっと副作用の少ない薬がないか探しているような印象を受けました．そうですか？」
4. 臨床上の意思決定を行うための十分な安全性と効果の情報がない場合がしばしばあることを認める．
   「あなたがこの治療法について調べた情報を次回もってきてもらえませんか？　そうすれば，一緒に話し合うことができます」
   「十分なデータがありませんが，一緒に計画を立てていきませんか？」
5. 良質の資料をみつける（章末の「参考図書」参照）．
6. CAM で生じる可能性のあるリスクと利益を患者と一緒に（わかる範囲で）探索し，現在進行中の治療にどのような影響を与えうるかを検討する．
   「このサプリメントについて今わかることは，あなたの現在行っている低脂肪食事療法と運動療法のプログラムに加えても安全だと考えられることです」
7. 患者に症状の日記をつけてもらい，現在行っている安全性と効果を評価するためのフォローアップの診察日を決める．
   「この新しい栄養補助食品を始めるにあたり家で血圧を測って記録してもらえれば，どんな影響があるのかをみることができますよ．もし血圧が次の診療までに上がり始めるようなことがあれば，栄養補助食品の使用を中止し，私に電話してください」
8. CAM の使用が害を与える可能性があることを懸念していることについて，わかりやすく伝える．
   「私はあなたの健康を心配していますし，同時にあなたが処方薬をやめてこの薬用ハーブを始めたいと思っていることは理解しています．これはむずかしい状況ですが，この療法には何らかの副作用のリスクがあることを心配しています」
   「私はあなたが体重を減らしたいという希望を支援したいと思っています．しかし，この薬はあなたに害を与えてしまうのではないかと心配しています．これに対してどのような取り組みをすれば，いちばんよいと思いますか？」

薬用ハーブに興味をもつ患者とのコミュニケーション

次のケースでは，ある患者が試したいと考えている薬用ハーブについて医師に質問している．医師が薬用ハーブの効果や安全性に不確実な部分があると考えている場合に交わされるであろう典型的な会話を示す．医師は患者の最も興味のある領域において患者に影響を与えることができるが，医師の回答は，より満足のいく結果を生み出すコミュニケーションというより，むしろコミュニケーションを抑制してしまっている．

症例提示 1

1 年に 1 回の定期健診も終わるころに，57 歳の教師でコントロール良好な 2 型糖尿病である患者は，健康食品の店で見つけた薬用ハーブの栄養補助食品を飲もうと思っていると話した．

患者：友人から聞いたのですが，この新しい栄養補助食品を飲むと元気が出て，免疫システムが高まったらしいんです．私も試そうと考えています．
医師：どんな栄養補助食品ですか？

患者：先生にお見せしようと思ってビンを持ってきました．

医師：うーん，残念ながらこのリストに書いてある原材料名を知らないので，これがあなたの病気にとって安全か，糖尿病に影響があるのかについて今はわかりません．ご存じかもしれませんが，これらの種類の製品についての苦情の多くは，科学的データに基づいたものではないといった内容のものであり，これを試してみることがあなたにとって，よいことかどうかはわかりません．

患者：でも，飲み始めてからは，体調が少しよいと感じますし，血糖値もずっとよいですよ．

医師：そうですか，もうすでに栄養補助食品を飲んでおられるのですね．あなたが服用しているものすべてについて私が知っておくことはとても重要です．それは今，処方している薬と何らかの相互作用があるかもしれないからです．血糖値がその薬の影響を受けていないと聞いてうれしく思いますが，その栄養補助食品が安全か，またそれが何かということさえ確認できないので，あなたがそれを服用しているという状態について，心穏やかではないですね．

患者：栄養補助食品の製造元のホームページでは，それを飲んだ多くの人が安全性を確認したと書かれてありました．彼らは体調がよくなり元気になって，風邪も引きにくくなったそうです．私の友人も飲み始めてたった2週間で調子がよくなったんですよ．

医師：商業的なホームページは，たいてい潜在的な副作用にはふれずによいことばかり書くものです．この種のインターネットのサイトは全面的に信用することはできないですね．これはもちろんあなたの選択ですが，でも私個人としてはあなたがこの製品を飲み続けることについてよい気持ちはしません．

患者：わかりました．私は安全だと思いますし，機会があれば飲みたいと思っていますが，先生の話されたことに従い，中止するかもしれません．

　この会話の中では，医師が主に話をしている．そして，医師は，患者のニーズや関心を明らかにするような探索的な質問をまったくしていない．医師は自分自身を，情報のコミュニケーションを行い，わかりやすく望ましい選択肢を提示する責任がある専門家であると認識している．医師は，信頼に足る製品の情報が欠けていることや，自分の糖尿病患者が栄養補助食品を摂取する潜在的なリスクについて当然のこととして心配している．しかし，栄養補助食品の原材料名を知らないのに，この医師はこの不確実性に対して，患者がこのハーブを摂取することは望ましくない，と決めつけることで対応している．安全性という問題のみにフォーカスをあてれば，医師は患者の潜在的な関心を探索し，確認するための複数の機会を逃してしまうことになる．したがって，これ以上の話し合いのための扉は開かれていないため，CAMやもしかすると微妙なほかの問題についても将来，患者が質問する可能性が低くなったようである．さらに，患者は医師に告げずに"内緒で"栄養補助食品を飲み続けるかもしれない．

症例提示 2

このケースでは，同じ患者（症例提示1）がコミュニケーションスタイルが非常に異なる医師と会話したときの様子を提示する．

患者：友人から聞いたのですが，この新しい栄養補助食品を飲むと元気が出て，免疫システムが高まったらしいんです．私も試そうと考えています．

医師：私の患者さんの大部分が，健康のためにハーブの栄養補助食品を使っていますよ．その栄養補助食品は，どんなところがよいと思いますか？

患者：ええ，この2か月という間，元気が出なくて，これを飲むと元気が出るかなあーと思ったんです．

医師：先ほど，元気が出ないと言われましたが，それについてもう少し詳しく聞かせてくれませんか？

患者：眠れるのですが，毎朝起きると疲れているんです．それに風邪を引き続けています．このように常に，疲れていると感じる余裕もないほどです．

医師：疲れの原因と考えられることに何か心あたりがありますか？

患者：血糖値はずっと良好で，糖尿病のせいではないと思っています．仕事のストレスで免疫システムがうまく働いていないのではないかと思っています．うつ状態ではなく，ただ疲れているのです．それでハーブの栄養補助食品を飲んでみようかと思っているのですが，役に立つでしょうか？

医師：なぜあなたがエネルギーや免疫システムを高めるために何かを試そうとされているのかが

よくわかりました．本当のことをいうと，わたしはこの栄養補助食品の原材料名について知りません．次の診察までに，この栄養補助食品による治療について調べることはやぶさかではありません．もっと重要なことは，あなたの身体に何が起こっているかです．体調に関して心配していることは，ほかに何かありませんか？
患者：そうですね，たぶん間違っているのだとは思うのですが，この疲れは何かもっと深刻な悪いことが起きている徴候ではないかと不安に思っているのです．私の母は癌だったのですが，元気が出ないので医師にみてもらった際に癌と診断されました．
医師：そうですか，それは心配でしたね．これはよいニュースですが，今日の検査結果や最近の検査結果はすべて良好ですよ．あなたのストレスを管理する方法もあります．それについてもう少しお話したいのですが，今は時間がありません．なるべく早く次の予約を入れましょう．いかがでしょうか？

このようにハーブの栄養補助食品ではなく患者に焦点をあてることで，この医師は症例提示1の医師が完全に見過ごしてしまった重要な関心を明らかにすることができた．この医師は，自分が話す以上に患者の話を聞いており，自由回答式の質問を用い，患者の懸念を認め，共感して答えている．はじめからこの医師は患者にとって"安全"で患者に敬意を表した環境を作ることができるように手助けした．医師は，自分の患者の大部分が薬用ハーブを用いていることに言及することで，患者が栄養補助食品に関心をもっていることを正当化している．医師は，患者の話すことに純粋に関心をもち，注意を払っている．医師の目的は，患者が自分の関心やニーズを明らかにすることを手助けすることであり，専門家として情報や助言を与えることではない．

症例提示1の医師と同様に，この医師も栄養補助食品の原材料名を知らなかった．しかし，医師は自分にその知識がなかったことについて，はじめの医師とはまったく違う方法で対処している．症例提示1の医師は，すぐに栄養補助食品を飲むことはよくないと決めつけてしまったが，この医師は原材料名をもっと調べてみると申し出ることにより，話し合いの扉を開いたままに残しておいた．また，患者がすでに栄養補助食品を飲んでいることに対しても，防御的になるのではなく，共感を示して対応していた（「そうですか，もうすでに栄養補助食品を飲んでおられるのですね」ではなく，「なぜあなたがエネルギーや免疫システムを高めるための何かに興味をもっているのかがよくわかりました」）．

多忙な臨床現場で時間がないことは，CAMについて話し合うことにとって重大な障壁である．医師のなかには，"もう一つ"，患者に質問することで，制限のある時間内で会話が終了しなくなることに不安を感じている人もいる．これは正当な不安ではあるが，患者中心のコミュニケーションスタイルをとることが，必ずしも時間がかかるわけではない．症例2の医師-患者間の会話にかかった時間は，症例1よりも15秒長かっただけである．患者の洞察力や明晰さによっては，もっと時間がかかることもあるであろう．実際，症例2では追加の予約をとっている．しかし，患者が医師と長期間にわたり協力する必要がある場合には，患者の関心や不安のために追加の時間を使うことは，時間を投資するだけの価値があると考える人もいる．

▶ 補完代替医療が有害である可能性がある場合の患者とのコミュニケーション

医師は常に，異なる治療法のリスクと利益について患者が評価できるように援助している．"まず害がないこと"に関する医師の責任は，通常医療に対するのと同様に，CAMに対しても当てはまる．症例1のケースでは，栄養補助食品の安全性や効果に関する明確な情報がないままに話し合いが行われていた．栄養補助食品に既知の毒性があることがわかっているにもかかわらず患者が使い続けることを希望している場合，コミュニケーションはよりむずかしいものとなる．症例2の医師が患者の懸念を確認し，それに言及することを可能にした同じ戦略を用いて，うまくいけば患者との同盟がそのことで鍛錬されて強くなり，相互に受け入れ可能な計画を交渉することが可能となる．扱いにくく困難な状況であることを率直に認めることは有用である．

医師：私はあなたの健康を心配しており，あなたが処方薬をやめてこの薬用ハーブを始めたいと思っていることも理解しています．しかし，私はこの薬用ハーブには何らかの危険が伴うと感じていますので，これはむずかしい状況ですね．
医師：私はあなたが体重を減らしたいという希望について手助けしたいと思っています．ですが，この薬があなたの健康に害を与えてしまうのではないかと心配しています．この問題を解決するのにどうしたら最もよいと思いますか？

表 30-4 薬用ハーブを使用している患者への実践的なアドバイス

コミュニケーション

- 医師や CAM の提供者と，実践しているすべての治療法について話し合うこと．特に妊娠中の場合や処方薬を飲んでいる場合．
- 定期的使用における効果と安全性の再評価を行うために，医師と話し合う．
- 副作用があった場合には，FDA MedWatch ［訳注：副作用などの自発的報告制度］に報告する．

製品の選択

- ラベルに以下の情報があるものを選ぶこと．
  - ハーブの一般的な学名が示してあること
  - 使われている植物の部位が書かれていること
  - 適応症
  - 服用量と頻度
  - 潜在的な副作用と相互作用
  - 製造者の名前と住所
  - ロット番号
  - 使用期限
- 特別な標識化合物で標準化された製品を用いること．
- 可能であれば，臨床試験において検証された薬物を選択する．
- 独立した質の評価を受けている製品を選択すること．

▶ 患者が薬用ハーブについて情報を得られるように援助する

統合医療の方針の一つは，セルフケアである．患者は，治療をよく知っている参加者として治療計画に参加することを期待されている．薬用ハーブに関する患者への実践的なアドバイスを表 30-4 に示す．

▶ 他の補完代替医療に関するコミュニケーション

CAM の使用について探索的な質問を行うことにより，例えば鍼，マッサージ，エネルギー療法といったその他の CAM 治療を患者が用いていることが明らかになることもある．植物由来の治療法を用いることと同様に，なぜ患者がこれらの治療法を用いるようになったのかを明らかにすることは，患者の状況の全体的な理解につながり，治療の助けになる．医師は代替医療の安全性について心配しているかもしれないが，そのような場合には CAM の提供者と連絡をとり，その治療により生じうるリスクと利益を教えてもらうことを医師が提案することも可能である．このように情報を明らかにするためには，追加の時間と努力が必要であるが，患者の懸念を尊重している態度を示すことができ，患者と医師との間の関係を強化することができる．また医師は，次回の予約時にそれまでに得た情報について話し合うように提案することも可能である．

結 論

およそ半数以上の米国人が何らかの補完代替医療（CAM）を実践していると言われており，大部分は医療提供者から受けている伝統（西洋医学）的な医療と併用して行っている．医師は患者と CAM についての話し合いを制約するのではなく，むしろ促進すべきであり，それによって医師が提供している治療法にどのような影響があるのか，患者が理解することが可能になる．時間をかけて患者の CAM に対する興味について話し合うことで，現在進行中の治療や医療上の意思決定に影響を与えるかもしれない患者の重要な懸念やニーズを打ち明けてもらうことができる．これらの懸念を探索し，それに応えることで医師-患者関係が非常に強固なものとなる．

(訳：横山葉子)

▶ 推薦図書

一般的な参考図書

Ernst E, Max H Pittler and Barbara Wider, eds. *The Desktop Guide to Complementary and Alternative Medicine: An Evidence-based Approach*, 2nd ed. St. Louis, MO: Mosby, 2006.

Kliger B, Lee R, eds. *Integrative Medicine: Principles for Practice*. New York, NY: McGraw Hill, 2004.

Rakel D, ed. *Integrative Medicine*, 2nd ed. Philadelphia, PA: Saunders Elsevier, 2007.

Ulbricht C, Basch E, eds. *Natural Standard Herb and Supplement Reference: Evidence-based Clinical Reviews*. London: Elsevier, 2005.

一般的な参考論文

Adler SR, Fosket JR. Disclosing complementary and alternative medicine use in the medical encounter: a qualitative study in women with breast cancer. *J Fam Pract* 1999;48:453–458. PMID: 10386489.

Barnes P, Powell-Griner E, McFann K, et al. Complementary and alternative medicine use among adults: United States 2002. *Adv Data* 2004;343:1–19. PMID: 15188733.

Eisenberg DM. Advising patients who seek alternative therapies. *Ann Intern Med* 1997;127:61–69. PMID: 9214254.

Eisenberg DM, Kessler RC, Van Rompay MI, Kaptchuk TJ, Wilkey SA, Appel S, Davis RB, et al. Perceptions about complementary therapies relative to conventional therapies among adults who use both: results from a national survey. *Ann Intern Med* 2001;135: 344–351. PMID: 11529698.

Gariner P, Graham RE, Legedza AT, Eisenberg DM, Phillips RS. Factors associated with dietary supplement use among prescription drug users. *Arch Intern Med* 2006;166: 1968–1974. PMID: 17030829.

▶ ウエブサイト

Food and Drug Administration. Center for Food Safety & Applied Nutrition Web site. http://www.cfsan.fda.gov. Accessed October, 2007.

Food and Drug Administration. MedWatch Web site. http://www.fda.gov/medwatch. Accessed October, 2007.

National Institutes of Health. National Center for Complementary and Alternative Medicine Web site. http://nccam.nih.gov. Accessed October, 2007.

NIH Office of Dietary Supplements Web site. http://dietary-supplements.info.nih.gov. Accessed October, 2007.

The Longwood Herbal Task Force Web site. http://www.longwood-herbal.org. Accessed October, 2007.

U.S. Pharmacopoeia Web site. http://www.usp.org. Accessed October, 2007.

▶ データベース

CAM on PubMed: Developed jointly by the National Library of Medicine and the National Center for Complementary and Alternative Medicine. Contains 220,000 citations with links to text. Available at: http://www.ncbi.nlm.nih.gov/entrez/query.fcgi?CMD=Limits&DB=PubMed. Accessed October, 2007.

Cochrane Registry of Randomized Controlled Trials in CAM: Cochrane Complementary Medicine Field. Available at: http://www.compmed.umm.edu/cochrane.asp. Accessed October, 2007.

第31章

ストレスと疾患

John F. Christensen, PhD

はじめに

人間の歴史は，ストレスと疾患との関連の話で満ちている．ロンドンのセント・ジョージ病院(St. George's Hospital)の外科医であり教育者である John Hunter (1728～1793)の場合は，彼自身が公の場で述べているように，「私の人生は，私を挑発するならず者に振り回されている」ものであり，その後，病院管理者たちとの会議後に時をおかずして他界した．1994年のロサンゼルスの検死官の記録の調査によると，1994年のノースリッジの地震があった日には，アテローム性動脈硬化症に関連した突然死を含む死亡が増加していた．1999年に台湾で起こったマグニチュード7.3の地震の際には，Holter心電図を装着した患者で副交感神経の離脱と交感神経の興奮による心拍変動の乱れを認めた．また1996年のヨーロッパサッカー選手権のフランスとオランダの準々決勝戦では，同点での試合終了後，サドンデス方式のPK戦でフランスが勝利した．45歳以上のオランダ人男性および女性の総人口の死亡率調査では，試合当日の男性における心筋梗塞(myocardial infarction：MI)または脳卒中による死亡の相対リスクは，前後5日間と比較して1.51倍にのぼった．フランス人男性には影響はみられなかった．

生命を脅かすようなストレッサーによる心理的な後遺症もまた問題であり，人々の生命に破壊的な影響を及ぼす．2001年9月11日に，テロリストによる世界貿易センターと米国国防総省への攻撃を直接目撃した人は10万人と推定され，米国および世界中で数百万人もの人が追体験をしたとされている．2001年の10月16日から11月15日にはマンハッタンの110番街以南に住む人々の7.5%が心的外傷後ストレス障害(posttraumatic stress disorder：PTSD)に，9.7%がうつ病に罹患していたと推定されている．テロ攻撃の3～5日後に米国で行われた代表サンプルを用いた調査では，44%が少なくとも1つの重篤な急性ストレス障害(acute stress disorder：ASD)を報告しており，90%が1つ以上の症状を報告していた．拷問を経験した難民や受刑者もまた，PTSDや不安症，うつ病を発症する傾向にある．慢性的なストレスはいわゆる中東欧諸国の健康パラドックス(Central‒Eastern European health paradox)と関係するといわれており，変革を続ける社会での疾患の罹患率や死亡率の重大な局面に関与している．

ここまでの話ほど劇的なものではないが，1960年代後半からの研究で，人生の大きな転機とさまざまな身体的・心理的疾患の発生の関連が示されてきた．日々のいざこざと，疾患の発症は一貫して関連が示されてきた．

精神的なストレスと身体的疾患の相互関係は，複雑で多くの因子が関連している．その結果，ストレスと疾患に関する研究には広範囲に及ぶ行動，感情，認知，生理学，ホルモン，生化学，細胞，環境，そして霊的な相互関係といった，理解が困難で，臨床試験では検討しにくい要素が含まれている．

プライマリ・ケア医を訪れる患者の最大70%が，ストレスやライフスタイルに関連した問題を抱えていると推定されている．しかし大部分の医療者は，こうした疾患を心理社会的背景にまで拡張して検査や治療をすることに熟練していない．一方で，医療者は患者の疾患や苦しみを人生の戦いという背景にまで注目しなければ，適切な治療や予防をすることはできない．このような視点をもつことにより，医療者は精神から分子までの連続体としての患者のあらゆる点における介入を行うことが可能となる．Engelによって提唱された**生物心理社会モデル**では，疾患は分子レベルでの生化学的な変化と心理的，社会的要因などから多面的に規定されている．このモデルは，患者の遺伝的な感受性や病態生理学的プロセスから，患者固有の生活環境，ストレス要因，そして心理的意義に至るまでの各階層を理論的に行き来しながら，医療者が疾患の原因と最適な治療について十分に理解を高めるために真実を組み立てる．

本章の前版は，John F. Christensen, Ph. D. と Jeffrey L. Boone, MD, MS. によって執筆された．

本章では，医療者がストレスと疾患との関連について幅広くかつ臨床的に考えるための枠組みを示し，ストレス関連疾患の診断および治療へのアプローチを提供する．そしてこの新しい観点からの研究の簡単な背景，診断と治療のための概念的な枠組み，患者とのストレスに関するコミュニケーションの方法，およびストレス評価，予防，治療の方法の選択肢について紹介する．

定　義

ストレスの概念は，元来物理学で用いられた概念を生理学と心理学に取り入れたもので，一般的には何らかの抵抗に対して働く力について言及する．Hooke の弾力性の法則では，"ストレス＝K ×負荷"と示される．K は定数（弾性係数）であり，物質の特性や緊張の原因となるストレスのタイプにより決まっている．この定数 K（つまりストレスと負荷の比）はヤング率（Young's modulus）と呼ばれる．物質科学においては，ストレスは外部からかかるものであり，緊張は負荷に対する物質の反応である．

Hans Selye は，ストレスの概念を生理学に導入したことにより名声を得た．彼はストレスを，大まかには"体内の摩耗（すりきれ）の度合い"，もう少し厳密には，"生体システム内で非特異的に引き起こされたすべての変化からなる特異的な症候群の示す状態"と定義した．Selye によって**汎適応症候群**（general adaptation syndrome：GAS）と名づけられたこの特徴的な症候群では，熱，寒さ，飢え，環境による損傷など種々のストレッサー，つまり"非特異的に引き起こされた変化"に対して生体が適応する必要性が生じた結果，副腎皮質からグルココルチコイドが分泌される．

ストレスはほかの研究者たちによってもさまざまに定義されてきた．いくつかの定義では Selye と同様に生体の状態に注目しており，その他の定義ではストレスの多い刺激に注目し，さらには刺激や，生体間の反応と介在変数に言及している．現在の定義では，ストレスとストレッサーを区別している．**ストレス**はしばしば大まかに生体を脅かす環境要因とされていたが，これらに関しては**ストレッサー**という用語を用いるのが適切である．

人間における最近のストレスの定義は，人間と環境の相互作用を考慮に入れた相乗的相互作用モデルからさらに広がっている．この視点によると，ストレスは，個人のリソースを超える行動をするよう求められた状況で生じる．ここでは，次のような実用的な定義を推奨する．「ストレスは生体と環境の交流のプロセスである．それは自然発生的なもの，あるいは環境的な変化で引き起こされたものも含み，（内的または外的）利用可能なリソースを超えていると認知された場合，生体–環境システムにおける恒常性が崩壊する」．この定義には，ストレスは生体が対処できるリソースを超えた環境的な要求（外的環境による変化）に基づいているという従来の概念が含まれている．しかしこの定義はさらに，ストレスは（個人の目標のように）個人の内面から生じ，人生設計に不可欠であるとみなされていて環境による適応ができない（外的リソースを超えている）ものに基づくという概念も含んでいる．生体–環境システムにおける恒常性の崩壊は，病的な生体終末期（疾患や組織の損傷），または環境の破壊的な変化（ストレス反応による家庭内暴力）といった形で最初に現れる．

研究背景

▶ ストレスの多いライフイベント

1930 年代に，Adolf Meyer は臨床での診断にライフ・チャート（life chart）を使うことを提案した．チャートには，誕生日や，生体におけるいろいろな障害や疾患の時期，生活状況とそれに対する患者の反応のデータを入力する．1954 年にはコーネル大学で生活変化と疾患のパターンに関する研究が始まった．これらの研究では，大きな生活変化を経験した人において，発症した疾患のパターンはさまざまであったが，その発症時期は生活が変化した時期と関連がみられた．1967 年に，Holmes と Rahe は生活の変化への再適応に要する努力や時間に基づいて生活の変化を定量化する方法とともに，43 のライフイベント尺度を発表した．この尺度によって生活変化や疾患の研究における定量化が非常に正確に行えるようになり，ストレスの多い生活変化を疾患アウトカムから捉えるという循環性ではなく，ストレッサーの生来の強さの観点から考えるという大きな方法論的変化がみられた．これに基づいた質問票や類似した尺度がベースになった質問票を使用して世界中でデータが収集されてきた．後向き研究では，直近の生活変化と，心突然死，心筋梗塞の発症，骨折，妊娠時や出生時の合併症，慢性疾患の悪化，結核，多発性硬化症，糖尿病，小児の白血病発症，うつ病や統合失調症などの精神障害の発症といった，多くの疾患との関連が示されてきた．海上に配属された米国海軍での前向き研究では，配属前の生活変化のスコアから将来の疾患を予測し，診療録の調査でその予測の正確さを確認した．

ストレスの多いライフイベントと疾患パターンに一

貫した関連がみられても，このことは大きな生活変化を経験して病気になる人がいる一方で，同じ変化を経験しても健康な人がいる理由を説明するものではない．最近では，生活変化と疾患の関係を仲介すると考えられる，個人の変数と環境の変数が注目されている．ストレス反応を仲介していると考えられている心理的変数には，ローカス・オブ・コントロール（自分の人生をコントロールする程度，および特定のライフイベントをコントロールできると感じている程度を含む），刺激を求める欲求，変化を受け入れる姿勢，刺激のスクリーニング（stimulus screening［訳注：個人によって異なる，自動的に選択される刺激への反応］），自己実現，否認，社会的支援の存在，情動的自己開示がある．AT & T 社への子会社売却時に Illinois Bell 社の役員を対象にしたある研究では，高いストレスを経験しながらも健康であった役員と，高いストレスを経験し疾患を発症した役員とでは，"忍耐力"という特性が異なっていた．このような個人の特性は，自己，仕事，家族その他の重要な事柄に対する強い**関与**(commitment)，人生の**コントロール感**(control)，変化を脅威よりも**機会**(challenge)と捉えることのできる能力といった"3つのC"で構成される．最近では，人の内的あるいは外的環境は予測可能で期待どおりの結果になると信じる**首尾一貫性**(coherence)という"4番目のC"を提唱している研究者もいる．

▶ 職務関連ストレスと燃え尽き

産業社会において職場で要求されることは，絶え間なく続く強烈なストレッサーになる．ジョブストレイン(job strain)は，"高い仕事の要求度と自覚されたコントロールの度合いが低く認知されていることとの組み合わせ"と定義されている．健康な成人男性での前向き研究(Cardiovascular Risk in Young Finns study)では，ジョブストレインは男性の頸動脈のアテローム性動脈硬化症を増加させるが，女性では増加しなかった．ほかの前向き研究では，職務ストレスの増加がメタボリックシンドロームのリスクを直線的に増加させていた．職位の低い労働者はメタボリックシンドロームのリスクとしてストレスの影響を過度に受けており，女性よりも男性で感受性が高かった．燃え尽きは弱まることのないストレスと関連し，医療者を含めたさまざまな職種や職場において広範囲にわたって研究されてきた．燃え尽きには，感情的疲労や離人症，個人的な達成感の低下が含まれる．前向き研究では，燃え尽きは健康な集団において2型糖尿病のリスクの増加と関連していた．

▶ 心疾患が生じる時間

フラミンガム研究(Framingham study)，Massachusetts Death Certificate Study およびその他の大規模疫学調査のデータから，狭心症や心突然死といった心血管イベントが生じる時間の情報が得られている．

このような心血管イベントは午前中に起こることが非常に多く，次に多いのが宵の口である．ストレス医学の見地からすると，このような日内変動のデータは，重篤な心血管イベントに影響を与えるストレス反応の客観的な説明となっているのかもしれない．データをさらに検討すると，日中の就労時間内での正午過ぎの死亡割合は，午前9時の死亡率の半分以下にまで低下する．ストレスモデルは，この現象は偶然の一致ではないことを示唆している．死亡率のピークは，就業日の朝早い時間と労働者が自宅に戻っている夕方である．これらのピークは，レクリエーションに出かける休日の同じ時間では明らかに鈍くなる．さらにこの日周期のピークは，ほかの曜日と比較して月曜日に非常に鋭くなり，死亡が多くなる．就業者が月曜日に最も多く死亡する一方で，非就業者は曜日にかかわらずランダムに死亡する．

心臓死についても，心理的なストレスの多かった日に，そうでない日と比較して起こりやすい傾向がある．死亡診断書を調査した米国の研究では，"4"という数字を不吉なものと考える中国人と日本人では，心疾患に関連した死亡のピークは毎月4日であり，一方対照群にはそのようなピークはみられなかった．この結果も，心疾患に関連した死亡率は心理的ストレスのかかる状況で増加するという仮説と一致する．

▶ 急性冠症候群の行動的および情動的誘因

いくつかの行動的あるいは情動的なイベントが，病気になりやすい人の心筋梗塞や心突然死といった急性冠症候群の誘因であると示唆されてきた．近年の研究では，症状発現の1〜2時間前のイベントに注目している．行動的誘因には，過度な身体活動（女性よりも男性に多い），性的活動，睡眠障害，アルコールの大量摂取などがある．情動的誘因の研究では，地震，スポーツイベント，戦争，業務上の納期の強いプレッシャー，怒りについて検討している．ある研究では，怒りを経験した2時間後に急性心筋梗塞の相対リスクは2.3倍になり，24時間後では4.0倍にのぼっている．この効果は年齢，性，心疾患のリスク要因，β遮断薬の使用などとは独立してみられた．心筋梗塞に対して怒りが誘因となるリスクは，社会経済学的要因と負の

相関があった．大規模な研究では，平静時と比較した場合，心筋梗塞の引き金となる怒りの相対リスクは9.0であったが，前駆症状のない患者に限定した解析では15.7に上昇した．

心疾患へのパーソナリティーの影響

1950年代にFriedmanとRosenmanが，冠動脈性心疾患とパーソナリティーのタイプの一つで，猛烈，時間的切迫感，敵愾心といった特徴のある"タイプA"との関連について研究を始めた．また，タイプAと対照的なタイプBは，タイプAの欠如型とされており，マイペースで忍耐強く穏やかに話す性格である．彼らはまず，タイプAではタイプBに比較して，狭心症，無症候性の心臓発作，明白な心臓発作，冠動脈死が2倍になることを見出した．その後の大規模研究ではその関連は認められなかったが，最近の研究では，さらにタイプAの"有害な核"となる敵愾心，怒り，皮肉，不信感，過剰な自我関与が特定された．敵愾心という概念には，怒りの感情，怒りの表現，懐疑的な不信感という3つの要素が含まれている．妥当性が検証されている敵愾心の認知的側面に関する尺度を用いた最近の研究では，高い敵愾心スコアと狭心症による入院，非致死性の心筋梗塞，脳卒中，うっ血性心不全といった心血管イベントとの関連が示された．さらに，高い敵愾心は，血漿中ホモシステイン値，トリグリセリド値，肥満指数（body mass index：BMI），ウエスト-ヒップ比，血糖値，アルコール消費量，喫煙などの心血管の危険因子とも関連していた．中年期の女性での研究では，敵愾心スコアの1ポイント上昇により，有意に頸動脈の内膜中膜複合体の肥厚の割合が高くなることが予測された．

精神神経免疫学

精神神経免疫学（psychoneuroimmunology：PNI）は，意識と中枢神経系（central nervous system：CNS），免疫システム（感染症や細胞の増殖異常への防御反応を含む）との相互作用を研究する分野である．これらの研究によると，CNSは免疫システムに影響を及ぼし，反対に免疫システムもCNSに影響を及ぼすという興味深いエビデンスが存在する．脳は免疫調節ネットワークの一部である可能性が高い．特に視床下部-下垂体-副腎系（hypothalamic-pituitary-adrenal：HPA）系の刺激は，ストレスに反応して免疫システム機能のダウンレギュレーションを引き起こす．ストレスの多い思考や感情は，大脳辺縁系または前脳から突出している軸索を通って，視床下部に到達すると考えられている．副腎皮質刺激ホルモン放出因子（corticotropin-releasing factor：CRF）はストレス状況下において視床下部で産生され，下垂体前葉で副腎皮質刺激ホルモン（adrenocorticotropic hormone：ACTH）の分泌を促進し，次に，副腎皮質からのコルチコステロイドの分泌を刺激する．急性のストレス下では，コルチコステロイドはリンパ細網系での免疫抑制作用を示し，抗アレルギー反応や抗炎症作用を示す．

さらにCRFは，リンパ球，単球，白血球の働きを変化させるカテコールアミンの放出を促進する．脳内麻薬もストレスによって上昇し，免疫抑制作用を及ぼす．免疫増強因子である成長ホルモンとプロラクチンは，急性ストレスによって最初は上昇するが，ストレス状態が長期にわたるとこれらの分泌は阻害される．こうして，成長ホルモンとプロラクチンの上昇に伴って生じるコルチコステロイド，カテコールアミン，脳内麻薬の上昇は，免疫システムの調節異常を引き起こす．

最近の研究では，慢性的な心理ストレスは，感染症や外傷によっても引き起こされるインターロイキン（interleukin：IL）-6のような炎症性サイトカインの産生増加をもたらすことが示されている．炎症性サイトカインは，高齢者において炎症に由来するさまざまな疾患，例えば，心血管系疾患，骨粗鬆症，関節炎，2型糖尿病，ある種のリンパ球増殖性疾患，悪性腫瘍（多発性骨髄腫，non-Hodgkin腫，慢性リンパ性白血病を含む），Alzheimer病，歯周病と関連している．IL-6は，心筋梗塞の重要な危険因子であるC反応性蛋白の産生を促進する．うつ病や不安もまた炎症性サイトカインの産生を促進し，これらの疾患の罹患率および死亡率との関連における仲介的役割を果たしている可能性がある（第22章，第23章参照）．最近の研究では，うつ病の人はそうでない人と比較して，急性ストレスによる炎症抑制機能が損なわれていることが示された．

最近のストレス研究の進展に"アロスタティック（allostatic）負荷"という概念が関係している．これはアロスタティックシステム［訳注：ストレスにより引き起こされた症状に身体の調整機能による変化を通じて適応していく過程］の慢性的な過活動または活動低下からくる生体内での摩耗である．内部または外部からのストレスに対して，自律神経系，HPA系，心血管系，代謝系，免疫系を含むこれらのシステムが，変化することで安定性を維持して生体を守っている．ストレッサーへの反応においてアロスタティックシステムの活性化には，上述したHPA系を通じた副腎皮質からのコルチゾールの放出刺激とともに，神経や副腎髄質からのカテコールアミンの放出が含まれる．持続的なストレスによるアロスタティック負荷には4種類

ある．(1) 数週間から数か月にわたって繰り返し血圧値が上昇すると，アテローム性動脈硬化症が進展して心筋梗塞のリスクが高まる．(2) 繰り返されるストレッサーへの適応ができなくなると，ストレスホルモンに曝露される時間が長くなる．(3) ストレスを受けた後のアロスタティック反応を遮断できない場合，高血圧や骨ミネラル密度の低下が起こる．(4) コルチゾールの分泌などアロスタティックシステムへの反応が不十分な場合，炎症性サイトカイン（コルチゾールによってダウンレギュレーションされる）などが代償的に上昇する．

▶ 免疫システムへの心理学的介入の効果

ヒト免疫不全ウイルス（human immunodeficiency virus：HIV）陽性を告知された無症候性の男性患者を対象にした一連の研究によると，10週間の認知行動学的ストレスマネジメントプログラムと運動プログラムを受けることにより，苦悩に対する反応および免疫系の変化が和らいだ．さらに，症状が発現した男性同性愛患者の心理状態や免疫機能に好ましい効果をもたらした．プラセボ効果に関する最近のメタアナリシスでは，喘息，悪性腫瘍に関連する症状（痛みや食欲），Crohn病，慢性疲労，十二指腸潰瘍，過敏性腸症候群（irritable bowel syndrome：IBS），再発を繰り返す多発性硬化症といった，炎症や免疫が関連するさまざまな疾患に好ましい効果を示した．あるメタアナリシスでは，次に示す3種類の介入が確実に免疫機能を変化させていた．**免疫システムに対する暗示を用いた催眠**は，過敏性紅斑の軽度の抑制とともに唾液中の免疫グロブリンA（immunoglobulin A：IgA）濃度と好中球付着に良好な効果を示した．これらの効果はリラクセーションによって仲介されていた．いくつかの研究では，催眠下でどちらかの腕を変化しないように暗示をかけると，皮膚の遅延性感受性反応が左右の腕で異なることを示した．**条件づけを用いた介入**は，最初に中性刺激と免疫調節刺激を組み合わせ，その後，自然に免疫変化を引き出すという方法である．この方法はナチュラルキラー（natural killer：NK）細胞の細胞傷害効果を増強した．**自己開示を用いた介入**は，過去にストレスフルな経験を回避したことをエッセイとして書くように勧める方法により，Epstein-Barrウイルスの抗体価を低下させ，体内で潜伏している単純ヘルペスウイルスの増殖をコントロールする力を増強させた．

▶ ストレスフルな経験を書き留めることによる表現

最近の研究では，ストレスフルなイベントについてエッセイを書くことにより，喘息患者の肺機能向上や関節リウマチの重症度の改善効果が示されている．これらの効果は介入から4週間後にみられ，標準的な医療ケアよりも優れていた．

▶ 性　差

女性はストレスに対して，男性の多くがそうであるような"闘争か逃走（fight-or-flight）"反応よりも"世話をして友人になる（tend-and-befriend）"反応によるコーピング行動をとることが多い．ストレスに直面している女性は，自分自身や子孫を守り社会的支援を強化するような養育行動をとる傾向があり，このことはストレスに対する強力な緩衝機能として知られている．特にエストロゲンはオキシトシンによる鎮静作用と関連している可能性があり，"闘争か逃走"反応に関与している．"世話をして友人になる"反応は血圧値の低下をももたらす．

▶ 肯定的認知スタイル

楽観主義，個人のコントロール感，人生に対する意義を感じていることは，身体的健康に対して保護的に働くというエビデンスがさまざまな研究から蓄積されている．これらは，極めてストレスの多いイベントに対するコーピングを考えるときに特に重要である．非現実的なまでの楽観主義に基づく期待でさえも，HIVに感染した男性で疾病の進行を遅らせる可能性がある．健康な高齢者に関する研究では，回復量の指標である首尾一貫感覚は，（ストレスフルな生活の変化である）引っ越しの予定とNK細胞による細胞溶解の低下との関連を弱め，首尾一貫感覚の欠如はNK細胞の細胞溶解の最低レベルと関連していた．

▶ 宗教とスピリチュアリティー

宗教またはスピリチュアルな実践と健康アウトカムとの関連がいくつかの研究で示されてきている．"宗教"はスピリチュアルな経験の外的表現である信仰と実践の集合体と考えることができる．この表現は組織的なものであったり個人的なものであったりするが，通常は宗派ごとの作法がある．"スピリチュアリティー"は

人生の卓越した，実存的な，または神聖な側面に対する志向性や体験から得られるものと考えられている．卓越している，あるいは神聖であるとされているものは，天性のもの，強いパワー，自然，魂（霊），根本的な存在理由と概念化されているか否かにかかわらず，自我を超えたものと捉えられている．信仰がなくても自分が非常に霊的だと考えることができるように，霊的な経験の有無とは別に，宗教的な活動をすることは可能である．宗教的な実践はスピリチュアリティーに到達するための経路であると考える人もいる．

宗教−健康関連についての研究には，宗教的，スピリチュアルな実践への参加と健康アウトカムとの関連を検討した横断研究，前向き研究，および後向き研究や，対象者を治療群と対照群に無作為に割り付ける介入研究がある．宗教的またはスピリチュアルな関与と健康アウトカムに関する研究では，長寿，心血管系疾患，高血圧の低い発症リスク，健康増進行動への関与，うつ病や不安，薬物乱用および自殺のリスクの減少，疾患への対処や生活の質（quality of life：QOL）の向上などを認めた．ある介入研究では，健康への効果についての最良のエビデンスは，宗教的な観点からの認知療法，瞑想，12ステップ［訳注：問題行動からの回復支援プログラムの一種］のフェローシップ，許しの治療，代理祈祷であった．これらの研究は，将来もっとよくデザインされたコントロール研究による追試を行う必要がある．

宗教とスピリチュアリティーはいずれも，信念体系，宗教的実践，スピリチュアルな経験についての異質な集団を代表するものである．宗教またはスピリチュアルな実践と健康アウトカムの関連についての研究では，この異質性をほとんど考慮していないため，結果を一般化するには限界がある．それにもかかわらず，健康と宗教やスピリチュアリティーとの正の関連を示すエビデンスは増加し続けており，そのことは，より洗練された研究を行うことを正当化するだけでなく，患者の健康向上を願う臨床医の注目を集めている．

医療ケアにおけるストレスモデル

疾患の因果やその増悪・寛解の経過には多くの要因が関係している．いかなる後天的な疾患の発現も，多くの環境要因によって規定されている．ストレスが疾患のアウトカムに影響する複雑な経路の説明には，現在進行中のデータの継続的な蓄積と，経験的あるいは臨床医学的モデルの精緻化が必要である．診断や予防，介入に役立つストレスモデルを図31-1に示した．1978年にRaheとArthurによって提唱された光学モデルによると，ストレッサーという光線は，個人の知覚（脅威に対する評価），コーピング，生理学的プロセス，興奮の抑制行動などを示している一連のレンズを通り抜け，疾患のアウトカムというスクリーンに投影される．レンズは疾患のアウトカムにいたる間に光線を増強（図中の太線）あるいは減弱（図中の点線）させる．これは医療者にとって，ストレスが患者の疾患に影響し，リスクになるという診断をするための重要なポイントとなる．また，それぞれのレンズは予防医療や介入が可能なフォーカスを示している．

知覚は，さまざまなストレッサーに含まれる脅威に対する個人の評価を示す．知覚された脅威に影響する可能性のあるいくつかの個人的な要因を図31-1に示す．例えば，変化に対する寛容さの程度や，変化に価値を置く程度は，子供が家を離れるといった生活変化を，自分自身への脅威と感じるか成長の機会として捉えるのかに影響を及ぼす．個人が特定のストレッサーをコントロールできていると感じる程度と同様に，個人が自分の生活をどの程度コントロールしたいと考えているかは，脅威の知覚に影響を及ぼしている．したがって，家の外における青年期の子供の活動を厳しくコントロールしたいと思っている親は，子供が親からの自由を求めて一生懸命になっているとき，子供の判断を信じてそれほど厳しくコントロールしない親と比較し，より強いストレスを感じる．

コーピングは，脅威と知覚されたストレッサーの影響を軽減させようとして個人がとる方法である．コーピングの一つのアプローチに"曝露管理"，すなわちストレッサーの量や強さを強めたり弱めたりする方法がある．例えば，働きすぎている管理職は，いくつかの責務から身を引く，労働時間を減らす，部下に権限を委譲するなどしてストレスを和らげようとするであろう．ストレスの軽減には社会的支援も重要で，ストレッサーへのコーピングとして有効なものには，信頼できる人間関係を構築したり，自分の生活におけるストレッサーについて他人に明かす頻度を増やしたりすることが含まれる．自分のストレッサーに対する感情を他人に明かすことで，免疫機能が高まるという複数のエビデンスがある．2001年9月11日のテロ攻撃の後のコーピングとして，米国人の98％が他人と話し，90％が宗教的またはスピリチュアルな活動を再開し，60％が記念式典に参加し，36％が寄付行為を行ったと推定されている．"刺激のスクリーニング"は，ストレスに関係のある刺激に意識を集中し，刺激の全体的な流れをその人にとっての最適なレベルに制御するテクニックである．

標的臓器が病む原因となるストレッサーに対して生じる2種類の主要な**生理学的反応**は，自律神経の過反応と免疫抑制である．いずれも個人の知覚とコーピング方法を通じて大脳皮質によって仲介されている．ス

第31章 ストレスと疾患　399

ストレッサー
- ライフイベント
- 日々起こるいら立ち
- 実現しない期待
- 職務ストレス
- 失敗
- 騒音
- 混雑
- 経済状況
- 犯罪
- 戦争
- 自然災害

知覚
- 社会的支援
- 自己開示
- 問題解決
- 刺激のスクリーニング
- 否認
- 敵愾心
- 接近
- 回避
- 時間管理
- 曝露管理
- スピリチュアルな行事
- 変化の機会
- コントロールに関する選好
- コントロールの知覚
- 期待
- スピリチュアル信仰
- 刺激の必要性
- コーピングのリソースの知覚

コーピング

生理学的プロセス
- 自律神経の過反応（防衛反応）
  - ↑交感神経興奮
  - ↑血圧値
  - ↑心拍数
- 免疫抑制（挫折反応）
  - ↑コルチコステロイド
  - ↑カテコールアミン類
  - ↓脳内麻薬
  - ↓成長ホルモン（長期）
  - ↓プロラクチン（長期）

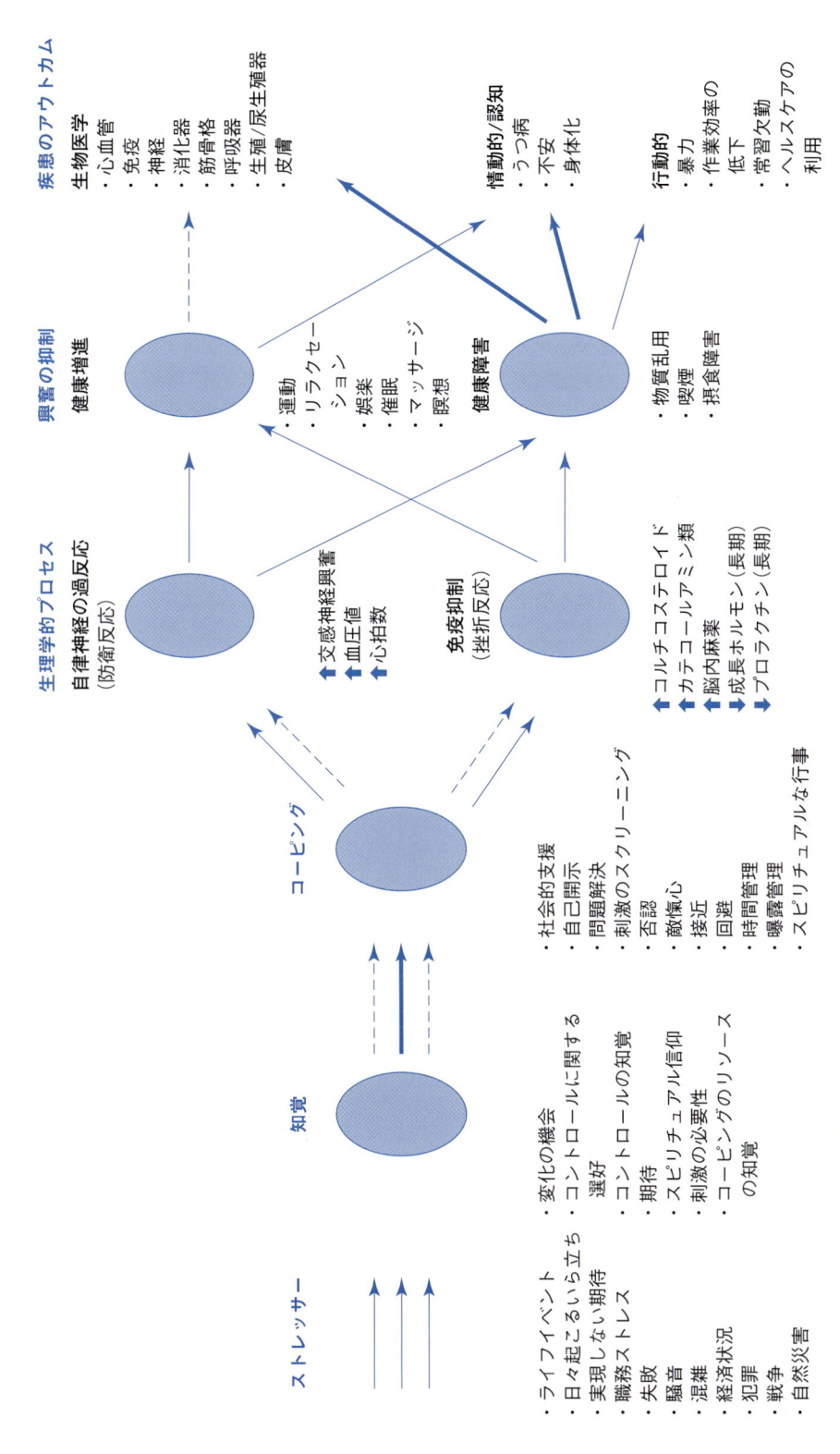

興奮の抑制　健康増進
- 運動
- リラクセーション
- 娯楽
- 催眠
- マッサージ
- 瞑想

健康障害
- 物質乱用
- 喫煙
- 摂食障害

疾患のアウトカム

生物医学
- 心血管
- 免疫
- 神経
- 消化器
- 筋骨格
- 呼吸器
- 生殖/尿生殖器
- 皮膚

情動的/認知
- うつ病
- 不安
- 身体化

行動的
- 暴力
- 作業効率の低下
- 常習欠勤
- ヘルスケアの利用

図 31-1　ストレス経路の光学モデル
⟶：増強、---▶：減弱、⟶：不変．

トレス存在下での**過反応**は**防御反応**とも呼ばれ，すでに疾患が存在している人の，脆弱な臓器系に特有な疾患の経過に関連する因子であることが明らかになっている．例えば，高血圧症患者における過度の昇圧反応，緊張型頭痛や慢性腰痛患者における筋電図反応の上昇，インスリン依存性糖尿病（1型糖尿病）における糖代謝障害，喘息患者における気管支収縮反応は，特定のストレッサーの存在下での過反応の例である．高血圧の場合，過反応は高血圧リスクのある正常血圧者でも起こり，いくつかの研究では，過反応は将来の血圧レベルの予測因子であることが示されている．ほかの例では，4月15日［訳注：米国の個人所得税の申告期限］の2週間前の税理士の血清コレステロール値が上昇したという研究や，空母へ着陸した戦闘機のパイロットと空港へ着陸した長距離商業路線の航空パイロットとの比較研究がある．

交感神経活動の適応機能の一つは，脅威に対して攻撃もしくは回避するために，生体に大きな筋肉を動かす準備をさせることである．21世紀の人間社会では，このような体性運動反応はしばしば自発的に抑制または鈍化されるために，放出されたブドウ糖や脂肪酸の体内からの消失時間が長くなり，結果，強力な昇圧作用が持続することになる．さらに，豊かな社会では（有酸素運動以外に）骨格筋を激しく動かすことが少なく，骨格筋の動きに伴って起こるエンドルフィンの活性化が阻害される．エンドルフィンには精神的興奮や自律神経活性を弱める働きがあるため，骨格筋の激しい動きがない環境下では，これらの興奮や活性状態が持続したままである．

前述したように，**免疫抑制**が引き起こされるのは，ストレス状況下に持続的に置かれた場合，循環しているコルチコステロイド，カテコールアミン，脳内麻薬などの濃度の上昇や，また成長ホルモン，プロラクチン濃度の低下によって起こる．しばしば**挫折反応**と説明されている反応パターンは，患者の通常のコーピングメカニズムが機能しないようなストレスの多い状況下に長期間置かれていたときに起こり，希望や救いがほとんどない状況下では絶望や深い悲しみを抱く結果となる．過反応のように標的臓器へ直接作用することと比較すると，挫折反応によって免疫機能がダウンレギュレーションし，体外からの侵入生物や内因性の悪性腫瘍に対してさらに脆弱性が高まる．

興奮の抑制は，ストレス状況下での生理学的活性化状態や生体の恒常性（ホメオスタシス）維持システムの乱れを和らげる．これには**健康増進**につながる行動と**健康障害**につながる行動がある．健康増進につながる興奮の抑制には，蓄積したコルチコステロイドを消費し，エンドルフィンの放出を通じて交感神経の活性を弱める作用がある運動や，副交感神経系を刺激するさまざまなアプローチがある．弛緩訓練（relaxation exercise），腹式呼吸，自己催眠，瞑想，癒しの音楽を聴くこと，マッサージ，自然に接することなどがそれに含まれる．

健康障害につながる行動とは，生理学的興奮の抑制を試みる一方で，実際はストレス反応を強めて標的臓器の疾患につながってしまうような行動のことで，薬物依存や喫煙，摂食障害がある．これらの行動はストレスの多い出来事と同時期に強化される．一つの例であるが，航空管制官を対象にした職業ストレスと高血圧との関連において，アルコール摂取量の増加が仲介的な役割を果たしていたという研究がある．

ストレスが引き起こすさまざまな**疾患のアウトカム**には，心血管系，免疫系，神経系の障害といった特定の臓器系に発症する**生物医学的な疾患**，抑うつ，不安，身体化障害のような**感情障害**や**認知障害**，暴力，動作障害，職場や学校での常習欠勤，医療資源の使いすぎといった**行動障害**が含まれる．このようなストレスのアウトカムには通常，医学的または精神保健的な介入にフォーカスをあてるが，ストレス経路についてのさらに大きなモデルでは，プライマリ・ケア医が包括的な予防医療を行う潜在的な機会が与えられている．

ストレスの健康アウトカム

それぞれの臓器系は，ストレスに対する独自の感受性をもっている．次に特定の疾患におけるストレスの影響について要約する．

▶ 心血管

心血管疾患は米国における死亡率第1位を占めている．ストレスは，冠動脈疾患，うっ血性心不全，心突然死などすべての心疾患に関与している．心突然死と心筋梗塞の1/3は，家族歴，高血圧，脂質異常症，糖尿病，喫煙といった標準的な心血管系のリスクの重症度では十分説明することができず，ストレスによって説明できる可能性がある．前述のとおり，敵愾心と心臓病には関連がある．敵愾心はほかの危険因子とは独立し，脂質の蓄積，血圧上昇，心拍数，血小板機能などを通じて心疾患の発症に関与している．

▶ 免疫

免疫不全の臨床像はストレスによる結果の一部である．ありふれた風邪から癌（悪性腫瘍）までさまざまな

形がある．ストレスと悪性腫瘍の関連についての結論はまだ出ていないが，ストレスおよび原発腫瘍の切除は細胞性免疫の抑制によって腫瘍の再発を促進するというエビデンスがある．特に重要なのが周術期で，この時期のストレスを低減または予防する心理的介入や薬理学的介入が再発リスクを減少させる可能性がある．関節リウマチや全身性エリテマトーデスのような免疫介在性疾患では，ストレスによる増悪がみられる．

▶ HIV

HIV 感染者の病態の進行速度と関連していたのは，ホモセクシャルであることをより強く隠していた，ストレスの多いライフイベントを経験した数，5 年間に得られた社会的支援がより少なかった，であった．また HIV 陽性の男性において，親しい友人やパートナーの死などをよりゆっくりと時間をかけて認める過程を経ることにより，喪失の意義を前向きに捉えることができる可能性が高くなり，CD4 陽性リンパ球の減少を抑制し，9 年間の AIDS 関連死亡率を減少させた．

▶ 神経系

すべての種類の脳卒中の発症は日周期性を示し，カテコールアミンが最も高い早朝にピークがある．ストレスは，浮動性めまいや回転性めまい，その他の平衡障害の原因または関連因子となることが多い．臨床で最もよく目にするストレスの神経症状の発現形の一つが，頭痛である．患者のストレッサーは緊張型頭痛と片頭痛の双方に影響している．

▶ 消化器系

消化性潰瘍はストレスと関連する可能性がある．胃酸過多やペプシンの過剰産生は，ストレスによって生じる交感神経系興奮に特徴的である．過敏性腸症候群(irritable bowel syndrome：IBS)は，排便習慣の変化(便秘または下痢)を伴う腹痛で，明確な病変や器質的異常を伴わず，精神的ストレスの時期と重なることが多い．人間の"防御反応(闘争−逃走反応)"は，心血管系システムの活性化とともに胃運動を抑制する．

▶ 筋骨格系

ある種の関節炎の悪化はストレスと関連する．線維筋痛症などの複合症候群には心理社会的な誘因がある可能性がある．顎関節(temporomandibular joint：TMJ)機能不全や顎関節痛は，精神的ストレスと関連することが多い．慢性痛はその人の生活ストレスと関連する傾向がある．自動車事故(motor vehicle accident：MVA)後にしばしばみられる持続性の痛みと心理的症状には急性ストレスの影響が含まれており，過去の経験，MVA 後の行動，認知／心理的な転帰と相互に関連して，痛みを処理する脳の経路における活性を変化させているかもしれない．

▶ 肺

喘息や慢性閉塞性肺疾患(chronic obstructive pulmonary disease：COPD)が，ストレスによって悪化することがある．反対に，ゆっくりとした腹式呼吸がストレスのコントロールに効果的である．ストレス低減プログラムに参加した喘息患者は，身体機能が改善し，医療機関への受診が減った．催眠には，喘息患者の気管支拡張薬使用を減らす効果がみられた(第5章参照)．

▶ 生殖と尿生殖器

神経ホルモン，血管，免疫反応へのストレスの影響は，生殖器や尿生殖器に大きなインパクトを与える．エストロゲンやテストステロンの濃度変化は，環境および生理的ストレスと大きな関連を示す．女性がストレスを感じる時期には無月経がみられることがある．生殖能力もまたストレスから影響を受ける．月経困難症，性交疼痛，子宮内膜症，インポテンス，すべてがストレスや精神的緊張と強い関連がある．

▶ 皮膚

さまざまな皮膚障害および発疹が，ストレス反応と関連している．ストレスによる血管運動性の変化は，炎症性皮膚疾患をさらに悪化させる．血管拡張は，搔痒症と呼ばれる温度による皮膚疾患悪化の原因とみられている．血管拡張による痒みの閾値の低下が，多くの皮膚症候群でみられる搔痒症の原因となっている．精神的ストレス，不安，痛みの症状には，指の皮膚温の大幅な低下が同時に起こっている．

創傷治癒

心理的ストレスは炎症性サイトカインの産生の大幅な低下と，24～40%程度（エフェクトサイズ0.30～0.74）の創傷治癒の遅れをもたらす．このような創傷治癒への影響は，手術前の大きな不安や苦悩が入院期間の長期化，術後合併症の増加，再入院率の増加と関連するという，ほかの研究の結果と一致している．

高齢者の虚弱さ

血清中の炎症性サイトカインIL-6濃度の増加は，高齢者の予後を予測する因子である．これらのサイトカインは受傷後の筋肉修復を遅らせ，筋肉の消耗を早める．IL-6とC反応性蛋白は，骨粗鬆症，関節炎，うっ血性心不全といった高齢化に伴ういくつかの疾患の原因となっている．

診　断

ストレス反応の多次元的かつ多経路的な特性を考えると，ストレスの臨床診断には多因子的なアプローチが必要である．従来は標的臓器に明らかな疾患の徴候がみられた後に，診断と治療が行われてきた．しかしストレス医学の広い視点でみると，図31-1の経路内のレンズ部分の一つひとつが潜在的な診断のフォーカスである．

医療面接

ストレッサー，知覚，コーピング，興奮の抑制に関する最も豊富な情報源は医療面接である（第1章参照）．プライマリ・ケア医はストレスモデルを念頭に置いて，患者に対し，現在または最近の生活でのストレッサーについて質問し，疾患の発症前に一連のストレッサーに注目することができる．慢性疾患の発症時や疾患が悪化している時期にライフストレッサーが一時的に関連しているかどうかは，注意深く病歴を聞き取ることで明らかになるはずである．

面接では，医療者は患者にストレッサーの知覚に影響する信念，期待，自己認識，必要性について質問する．例えば患者に，生活の中身をどの程度コントロールしたいと考えているか，また過去の具体的なライフイベントについて自分がどれくらいコントロールしたかったか，あるいは実際にコントロールできたと感じているかどうかについて質問することで，コントロールしたい程度とコントロールできたと感じている程度が一致しているかどうかがわかる．一致していない場合はストレッサーの効果が増幅される傾向がある．また自分が認識しているリソースを超えて，脅威を感じるほど大きなストレスを抱えるので，患者が自分自身の（内的，外的）リソースについてどのように考えているかを質問することも有用である．

ストレッサーコーピングに対する患者のアプローチ方法も面接によって探るべきである．社会的支援の有無と，患者が自己開示によって社会的支援にアクセスできるかどうかは，ストレスの管理において極めて重要である．面接においてストレスに対する患者の知覚あるいはコーピングスタイルが明らかになれば，予防と介入の双方において患者の健康におけるプライマリ・ケア管理に有用である．

興奮の抑制に対する患者のアプローチを評価し，健康増進または健康障害行動のバランスを確認することも重要である．これに関しては，次のような質問が有用である．「自分がストレスを感じているとわかる徴候にはどのようなものがありますか？」，「身体の症状にはどのようなものがありますか？」，「恋愛（感情）面で何がありましたか？」「ストレスを感じると，何かをすることがどのくらいむずかしくなりますか？」．次のような質問では，患者が興奮を緩和するためにとっている方法がわかるようになる．「ストレスを感じたときに身体の症状を和らげるためにどんなことをしますか？」．これらの方法の短期的または長期的な効果を患者から聞き出すことも重要である．「それを行うと，どれくらいよくなりますか？」，「すぐに効果が出ますか？　何時間か後ですか？　それとも翌日あたりに出ますか？」．興奮の抑制について，具体的な方法を聞くことが役に立つこともある．「瞑想やリラックスする運動などをしていますか？」，「定期的に運動をしていますか？」．薬物乱用や喫煙に関する質問では，それらがストレスの時期と一致しているかどうかを聞くとよい．

自記式質問票

ストレッサーおよび図31-1にあげた知覚やコーピングに関する要因を測定するために，多くの自記式質問票やスケールが開発されている．プライマリ・ケアのセッティングでは，医療者やスタッフが使える時間に限界があることから，質問票は簡潔で短く，患者のカウンセリングに利用できるデータを得られるものがよい．その一つとして，図31-2に示す生活ストレスのリストがある．ライフイベント測定研究の結果やスト

過去1年間に起こった大きな出来事，変化，ストレッサーを下記の空欄に記入してください．また，あなたが予期していたが起こらなかった出来事も記入してください．隣の欄には，それぞれについて今現在問題となっていることを書いてください．一番右の欄に，それぞれの出来事をあなたがコントロールできたかを，欄の上にある数字にしたがって記入してください．

ライフイベント または ストレッサー	現在の問題	コントロールできた	コントロールできなかった
1. _____	_____	1 2 3 4 5 6 7 8 9 10	
2. _____	_____	_____	
3. _____	_____	_____	
4. _____	_____	_____	
5. _____	_____	_____	
6. _____	_____	_____	
7. _____	_____	_____	
8. _____	_____	_____	
9. _____	_____	_____	
10. _____	_____	コントロール・スコア _____ （評点の平均値）	

John F. Christensen, PhD.

図31-2 生活ストレスリスト

レス緩和については，どのくらいストレスをコントロールできているかという認知が重要な役割を果たしていることをふまえ，この質問票では患者に過去1年間の大きなイベント（あるいは予想していたが起こらなかったイベント），変化，ストレッサーについて"自由回答形式の質問"が使用されている．これらの質問は，現在進行中の問題について質問している．次に患者は各ストレッサーについて1〜10のスケールを用いて評価する．この評価は，患者がこれらのイベントをどれくらいコントロールできているか，その認知の程度を示している．医療提供者は患者が評価したコントロールの評点の平均値（1〜10）を「コントロール・スコア」の欄に書き込む．このツールは，患者が現在苦しんでいることの原因となっているストレッサーの特性や，これらのイベントをどの程度コントロールできていると感じているかに関する質的データと量的データを提供する．コントロールできなかったスコアが高いほど，ストレスから悪影響を受けるリスクが高まる．患者がコントロールできているストレッサーについて検討することによって，医療者は患者にライフスタイルを変えるよう勧めることができるようになる．患者がコントロールできていないという意識を，コントロールできるんだという方向へ助言することもある．例えば，労働時間についてどうにもできないと思っている患者を，実際には労働時間を減らせる部分に目を向けさせることができる．その他のケースとしては，患者の期待を変更させて，自分が本当にコントロールできない部分を受け入れられるように誘導することができる．

ストレス管理：予防と介入

集中治療室でのストレス管理

集中治療室（intensive care unit：ICU）では，多くの患者の免疫系は外傷，敗血症，深刻な身体的および精神的ストレスによって抑制されている．受傷直後および数時間後の軽度または中等度の外傷では，コルチゾール濃度は外傷の重症度と相関して上昇している．敗血症はサイトカインのアップレギュレーションを伴う炎症の局所プロセスとして始まることが多い．しかしこれらのサイトカインは，最終的には体循環に入り，全身に炎症を引き起こす．ICUで治療中の患者が言葉にする心理的ストレッサーには，疼痛，（騒音や医療スタッフによる妨げ，痛みによる）睡眠不足，恐れ，不安（極端な例として，幻覚，混乱，その他の非現実的な体験として現れることもある）などがあり，いずれも免疫機能の低下と関連している．心理社会的ストレッサーの低減が院内感染の予防につながる可能性のあることは，ICUチームにとって重要なことである．看護師に見守られていると不安や孤独感は緩和される．不安はベンゾジアゼピン系薬物によって軽減し，眠れるようになる．看護師はできるだけ物音を立てないようにし，患者の睡眠を妨げないようにする．ICUで使用される鎮痛薬には免疫機能を低下させるものが多いが，痛み自体も免疫機能を低下させるので，疼痛緩和の処置は必要である．

症例提示 1

デボラ・ジョーンズは10年の救命救急の臨床経験をもつICUの看護師である．彼女は，過去12か月間増加の一途であるICUでの院内感染を検証するプロセス改善チーム（process improvement team：PIT）の一員となった．最近，精神神経免疫学の生涯研修コースを終えた彼女は，ICUでのストレッサーが患者の免疫機能に与える影響について敏感になった．デボラはこの情報を自分のチームと共有し，救命救急の専門医や薬剤師，ICU看護師長，呼吸器科医，チーフレジデントらを含むグループと，ICUの環境や運営の改善策について考えた．その結果，言葉による注意と掲示板を用いることにより，ICUに入るスタッフは患者のベッドに近づくとき，やさしく声をかけるようになった．機器が発する雑音をすべてチェックし，わずかな調整で30％もの雑音を減らすことができた．患者の回診は決まった時間にまとめて行うことになり，患者が休んでいる間に，医療スタッフがいつ近づくかがわかるように工夫した．ほかのスタッフはこの規則に関係なく，患者に声をかけたり触れたりする（医療行為ではない）支援やケアを，短時間だけ行うようにした．緩和医療の専門家は免疫抑制のリスクを最小限に抑える疼痛緩和の治療計画を立て，時には患者からの要望に基づき，鍼治療などの代替医療についての助言を行った．3か月後，ICUでの感染症は40％も減少した．デボラはPITから病院の管理部門に対して講演を行うように委任され，改革が病院の方針となった．

プライマリ・ケアにおけるストレス管理

図31-1のストレスモデルでは，診断と同様に，疾患の予防や介入のために医療者が注目すべきいくつかのポイントを示してある．このモデルを理解すると，医療者は個々の患者に合わせた，心理的，社会的，行動的，薬理学的な治療法を考えることができ，患者にも説明しやすくなる．"ストレス管理"という総称的な言葉は，先述したようなストレスに関連する変数や経路の多様性には言及していないため，ストレスモデルを用いることは患者を"ストレス管理"に委ねるよりも望ましい．

ストレスについての患者とのコミュニケーション

ストレスの予防と治療に関して重要なのは，どのように患者とストレスについて話し合うかである．「すべてあなたの頭の中で起こっていることですよ」などと言わないことが肝要である．同様に「あなたの病気にはあなたが責任をとるのです」など，実際以上に身体症状を自分でコントロールできるように言わないことも大切である．このことは，病気になった人に罪の意識を感じさせ，自分は"よい人"でなかったと思わせてしまうリスクがある．「時間に追われていると寿命を縮めますよ」といったネガティブな表現を避け，健康上の利益についてのポジティブな表現をすることがよい影響を及ぼす（第5章参照）．例えば医療者は，患者が自分自身の健康についてできることを，楽観的に次のように伝える．「幸いなことに，あなたの考え方や人生の困難へ立ち向かう方法を見直したり，変える方法はたくさんあります．今でもいいですし，次の予約のときでもよいので，その方法をいくつかお示しして話し合いたいと思います」．このとき，図31-1を患者に見せると有用である．

患者が選択して健康に有益なライフスタイルに変容させることが重要である．患者が自分の生活についてより大きな責任をもつことを当然のこととして捉えるためにストレスモデルを利用できる．その代わりに，プライマリ・ケア医は，診断検査の結果からわかったストレスパターンについて明確にフィードバックし，治療を遵守するかしないかで転帰がどうなるかという情報とともに，健康増進のための具体的な戦略を提供することでコンサルタントやコーチのような役割を担うことができる（第16章，第17章を参照）．

知覚やコーピングに関するカウンセリング

図31-1に示した知覚やコーピングに関する要因には，プライマリ・ケアにおけるカウンセリングの際に，患者との間で取り上げられる可能性のある話題を示してある．臨床医の専門的知識（技術）や性格，時間に応じて，数回のプライマリ・ケアでの診察の一部としてカウンセリングを行うことが可能である．例えば，ティーンエージャーの反抗的な行動にストレスを感じている親が，親としてどの程度コントロールする必要があるか振り返り，現実的な制約の中での方法について指導を受けるために面接することがある．最近シニアマネジメントに昇進して責任の重さにくじけそうになっている会計士には，自分自身の内面のリソースを認識する手助けとして，過去の大変な時期があったと

表 31-1　認知とコーピングの非薬理的介入
1. 時間管理を上達させる
2. ユーモアのセンスをみがく
3. ライフイベントに合わせた個人的・社会的活動をする
4. 人生の意味や目的を探求する
5. スピリチュアルな，普通の活動の範囲を超えた活動を深める
a．祈り
b．地域の宗教的行事
c．スピリチュアルな隠遁
d．季節の祭事
6. 感情を他人に打ち明ける機会を増やす
7. 短時間の心理療法を継続する
8. 価値観を明確にする
9. 社会的支援ネットワークを開拓する
10. はっきりと主張する
11. 不必要なストレッサーへの曝露を最小限にする
12. 五感を研ぎ澄ます
13. 他人を助ける

表 31-2　ストレスによる血圧上昇への非薬理学的治療法
運動療法
1. エアロビクス体操を日課にする
2. 体力，スタミナの向上
食事療法と体重管理
1. 過度の体重と脂肪を減らす
2. アルコールは約 30 mL（1 オンス）/ 日以下にする
3. 食事中の塩分を減らす
4. 食事中のカリウムを増やす
5. 食事中のカルシウムを増やす
6. 食事中のω3脂肪酸を増やす

きに自分がどのように対応したかを患者に思い出してもらうこともある．

最近子供が白血病と診断された親を，同じ環境の別の親が所属している支援グループに紹介することは，コーピング戦略の一つの例である．離婚した男性にその悲しみを親しい友人に打ち明けるよう勧めるのも，社会的支援を利用する一つの方法である．いつも感情を爆発させている教師に対して，カッとなる性格を短期間でコントロールするマネジメント療法を紹介することは，将来の心疾患の危険因子を減少させる可能性がある．

時間管理についてカウンセリングを行うことは，患者の価値観や個人的にやりなおす機会をなぜ失ったかについて医療者が質問する非常によい機会になる可能性がある．例えば，医療者は患者に，重要だが緊急性がなく自分のウエルビーイングを改善させるような活動（例えば，子供と遊ぶなど）が，急を要するがあまり重要ではないこと（例えば，株の値動きを追いかけるなど）によっていつも先延ばしになってしまったことがあるかどうか考えてもらう．患者への提案に利用可能な，知覚およびコーピングに関連した非薬理学的な戦略を**表 31-1** に示す．

生理的プロセスを改善するための非薬物的戦略

交感神経の過反応には，非薬理学的治療と薬理学的治療のどちらも有効である．ストレスに関連して血圧が上昇した場合の非薬理学的治療の概要を**表 31-2** に示す．表には運動，食事療法，体重管理などがあげられている．

興奮を抑制するための戦略

自律神経の興奮レベルが高い患者に対しては，医療者が薬理的治療のほかに，知覚やコーピングスキルと相乗的に作用する興奮抑制の方法を勧めることがある．これらの戦略を**表 31-3** に示す．気づきの瞑想（mindfulness meditation）は副交感神経の反応を活性化させるのみでなく，自分の考えや感情の移り変わりに中立的なスタンスをとる精神的習慣を築き，ストレス低減に特に効果的な方法である（第7章参照）．本章の最後に掲載しているような瞑想に関する入門書を患者に紹介したり，瞑想のレッスンを受けるように勧めることは，非常に有効なストレス管理のリソースを患者に提供することになる．最近の研究では，16 週間の超越瞑想法（transcendental meditation）は安定した冠動脈疾患患者において，メタボリックシンドロームの構成要因（血圧，インスリン抵抗性，心拍数の可変性）を改善した．

表 31-3　健康増進のための興奮抑制の方法
1. 瞑想
2. 自己催眠
3. リラクセーションエクササイズ
4. 自然と触れ合う
5. マッサージ
6. 腹式呼吸
7. 歌う
8. 太極拳
9. 癒しの音楽を聴く

心理療法への紹介

臨床医は，知覚，コーピング，興奮の抑制などの領域において望ましい結果を出すために，患者を心理療法または教育グループに紹介することがある．臨床医が図31-1に示した多因子モデルを用いることにより，個々の患者のニーズに対してより効果的に紹介することができる．さらにこのモデルは，プライマリ・ケア医が心理療法士とどこに治療をフォーカスできるかについてコミュニケーションを行う際に役立つ．患者の信念体系の機能不全(例えば，人生はまったくコントロールできないなど)や，ストレスを増幅するコーピング習慣(例えば，目標達成への過剰な義務感など)を変えるためには，プライマリ・ケアでのカウンセリングよりも心理療法が有効な場合がある．心理療法は瞑想や自己催眠のように興奮抑制のスキルを獲得する集中訓練にもなる．

症例提示 2*

病歴：慢性片頭痛，高血圧，高コレステロール血症，中等度の肥満，喫煙歴のある54歳の女性がプライマリ・ケア医を初めて受診した．彼女は以前にかかっていた医師から，片頭痛にTylenol #3[訳注：アセトアミノフェン]を1回1錠，1日2回処方してもらっていたが，いつも月半ばで追加の処方をもらっていた．ほかにも，高血圧と片頭痛の予防薬としてアテノロール25 mgを1日1回服用し，時々胸やけがするので市販の制酸薬を服用していた．

患者面接：患者は薬物が痛みに効かないことに怒り，不満を感じているように見えた．この新しい医師は彼女の不満を聞いて，受診の最後に薬物の再処方することに同意はしたが，前医よりも処方量を増やすことはしなかった．医師は彼女に，毎年受けている子宮頸癌の検診に来たときに，病歴を聞いて身体診察をすると話した．

社会歴(social history)：次の診察時に医師は彼女の社会歴を聞き，35年間毎日，1箱タバコを吸っているが，飲酒や違法薬物の摂取はないことがわかった．婚姻歴はないが10年間付き合っている恋人がいて，その人は重症の肺気腫で酸素療法をしていた．3年前に恋人の娘が麻薬中毒で服役したため，その恋人には娘の子供である孫娘(8歳と11歳)を育てる義務が生じた．患者は，恋人が孫を養育すると決めたことについて相談されていなかった．彼女はパートナーへの愛情からストレッサーを受け入れ，彼もまた彼女に頼っていた．年上の孫娘は14歳になり，手に負えない，反抗的な，性的にも活発な，攻撃的な性格になっていった．彼女は患者に避妊薬を手に入れるように頼んだ．患者はこの状況から抜け出したかったが，パートナーとその孫娘たちの面倒をみる責任も感じていた．この一連の出来事は，頭痛が頻繁に起こり，Tylenol #3を毎日服用するようになった最近のライフイベントと関連していた．

感情を他人に明かすことについての医師の促し：医師は患者が泣きながら自分をさらけ出した内容をじっくりと聞いた．診察の最後に，診察中に患者が頭痛を訴えなかったことを指摘した医師に対して患者は感謝した．

短時間のカウンセリングと家族療法の紹介：フォローアップの受診の際に医師は，患者に対して孤独ではないと認知させるようなカウンセリングを行った．医師は患者に，今の環境から離れるという選択肢があるにもかかわらず，現在の状況に対して行っている努力を認めた．医師は家族療法を勧め，患者は承諾した．これ以上の治療は家族が治療に参加するまで延期となった．患者は今回の受診では，痛みについて何も言わなかった．

治療とライフスタイルの変化：患者は次の診察までの間，一度も鎮痛薬の再処方の要求をしなかった．その診察の際に患者は，依然として頭痛はあるが，それほどひどくはないと話した．診察での話題の中心は，高血圧，高コレステロール血症と片頭痛の改善についてであった．患者と医師は，運動プログラムや低脂肪食による体重減量プログラムを始めることと，禁煙について話し合った．医師は，患者が家族のことも含めてライフイベントをコントロールできているようであると感じていた．

解決：家族療法を始めてから数か月後，患者は孫娘の医学的およびホルモンに関する問題について，小児科医とプライマリ・ケア医との関係を築いた．彼女の恋人はますます彼女の助けが必要となっていた．彼女は体重が4か月で約3.6 kg(8ポンド)減り，30分の散歩を週に4回と低脂肪食の食事療法を始めており，すべての鎮痛薬の服用を止めた．禁煙プログラムにも参加することにした．彼女の医療スタッフに対する態度や接し方は大きく変化した．プライマリ・

ケア医の彼女に対する見方も変わり，"薬物を求める患者"は治る可能性がある，ということを認識した．

*本症例を分担執筆してくれた Kerry Kuehl, MD に感謝する．

結　論

ストレスと疾患が関係する具体的な経路は複雑で多因子的ではあるが，確立されている．医療現場での経済的，人的リソースが限られているなかでアウトカムを改善するという視点から，臨床医が患者に対して使う時間について，費用対効果を検証すべきであるという要求が高まっている．疾患に対するストレスの役割に注目することは治療の効果を高め，より費用のかかる疾患の発症や慢性疾患の悪化を予防，あるいは遅らせることができる可能性がある．患者の知覚，コーピング戦略，生理的興奮のメカニズム，興奮の抑制方法を含めた多因子ストレスモデルを適用することにより，医療専門家はさまざまな機会を利用して疾患の生態（エコロジー）に影響を与えることができる．

（訳：佐藤恵子）

推薦図書

Beaton R, Murphy S. Psychosocial responses to biological and chemical terrorist threats and events. *AAOHN J* 2002;50:182–189.

Ben-Eliyahu S. The promotion of tumor metastasis by surgery and stress: immunological basis and implications for psychoneuroimmunology. *Brain Behav Immun* 2003;17:S27–S36.

Borrell-Carrio F, Suchman AL, Epstein RM. The biopsychosocial model 25 years later: principles, practices, and scientific inquiry. *Ann Fam Med* 2004;2:576–582.

Christensen JF. The assessment of stress: environmental, intrapersonal, and outcome issues. In: McReynolds P(editor): *Advances in Psychological Assessment*, Vol 5. Jossey-Bass, 1981.

DeKeyser F. Psychoneuroimmunology in critically ill patients. *AACN Clin Issues* 2003;14:25–32.

Engel GL. The need for a new medical model. *Science* 1977;196:129–136.

Holmes TH, Rahe RH. The Social Readjustment Rating Scale. *J Psychosom Res* 1967;11:213–218.

Kiecolt-Glaser JK, McGuire L, Robles TF et al. Psychoneuroimmunology: psychological influences on immune function and health. *J Consulting & Clinical Psychol* 2002;70:537–547.

Kobasa SC. Stressful life events, personality and health: an inquiry into hardiness. *J Pers Soc Psychol* 1979;37:1–11.

McEwen BS. Protective and damaging effects of stress mediators. *N Engl J Med* 1998;338:171–179.

Miller GE, Rohleder N, Stetler C, et al. Clinical depression and regulation of the inflammatory response during acute stress. *Psychosom Med* 2005;67:679–687.

Rahe RH, Arthur RJ. Life change and illness studies: past history and future directions. *J Hum Stress* 1978;4:3–15.

Schuster MA, Stein BD, Jaycox LH, et al. A national survey of stress reactions after the September 11, 2001, terrorist attacks. *N Engl J Med* 2001;345:1507–1512.

Seyle H. *Stress in Health and Disease.* Boston: Butterworth, 1976.

Shrestha NM, Sharma B, Van Ommeren M et al. Impact of torture on refugees displaced within the developing world: symptomatology among Bhutanese refugees in Nepal. *JAMA* 1998;280:443–448.

Smyth JM, Stone AA, Hurewitz A, et al. Effects of writing about stressful experiences on symptom reduction in patients with asthma or rheumatoid arthritis. *JAMA* 1999;281:1304–1309.

Spickard A, Gabbe SG, Christensen JF. Mid-career burnout in generalist and specialist physicians. *JAMA* 2002;288:1447–1450.

Strike PC, Steptoe A. Behavioral and emotional triggers of acute coronary syndromes: a systematic review and critique. *Psychosom Med* 2005;67:179–186.

Taylor SE, Klein LC, Lewis BP et al. Biobehavioral responses to stress in females: tend-and-befriend, not fight-or-flight. *Psychol Rev* 2000;107:411–429.

患者のための推薦図書

Hanh TN. *The Miracle of Mindfulness: A Manual on Meditation.* Beacon Press, 1987.

Kabat-Zinn J. *Wherever You Go There You Are: Mindfulness Meditation in Everyday Life.* New York: Hyperion, 1994.

ウエブサイト

American Institute of Stress Web site. http//www.stress.org. Accessed October, 2007.

Center for Mindfulness in Medicine, Health Care, and Society Web site. http://www.umassmed.edu/cfm/index.aspx. Accessed October, 2007.

University of Pennsylvania Authentic Happiness Center Web site. http://www.authentichappiness.sas.upenn.edu/. Accessed October, 2007.

第 32 章

疼　痛

Gregory T. Smith, PhD

「我々の中には，ことによると自分たちの仕事が病気を治療することであると喜ばしく考える者がいる．そしてすべての者が『人体ではなく人間が病に罹っているのだ』という教訓をいまだに欠いているということに気づいていない」S. Weir Mitchell（Turk, Meichenbaum, and Genest, 1983 から引用）

はじめに

疼痛は，基礎となる疾患の進行時や外傷時にみられる頻度の高い症状である．急性疼痛は既知の疾患や外傷によって生じるが，慢性疼痛は既知の疾患や外傷から生じる場合と原因がわからない場合とがある．疼痛は身体の動きや心理状態（抑うつや不安など），環境要因（ストレッサーや強化要因），条件づけなどにより生じた神経の興奮状態〔中枢神経系（central nervous system：CNS）の活動〕によって調整されたり，強くなったり弱くなったりする．

疼痛を測る尺度はたくさん存在するが，疼痛は血圧や体温のように直接測定はできない．その代わりに臨床医は痛みの程度を評価するために，既知の調節要因とともに患者の疼痛行動（言語，非言語的な患者の表現．表 32-1）を頼りにしなければならない．急性疼痛は主に病気の進行や外傷における症状であり，疾患や外傷を治療すれば痛みは軽減ないしはなくなる．治癒の過程において症状緩和のために鎮痛薬がしばしば用いられる．慢性疼痛は通常，急性疼痛の治療に反応せず，先にあげた調節要因が痛みの訴えの主な原因となっている．急性ないしは慢性疼痛によって精神症状が併存しうるし，実際にしばしば併存する．急性でも慢性でも，治療の目的は機能を改善し，できるだけ正常なライフスタイルに患者を戻すことで，多くの場合，それには仕事への復帰も含まれる．疼痛の軽減だけでは通常，この目的を達成することはできない．

本章の目的は，次に述べるとおりである．

- 疼痛の評価に関する実践的な戦略を提供する．
- 治療戦略と患者教育に関する情報を提供する．
- 安全で倫理的な疼痛管理の方法を提供する．

医師-患者関係

良好な医師-患者関係の構築は疼痛治療の鍵である．医師-患者関係のもつ効果は，患者の問題点を認識し，患者の目標に取り組み，医師と患者の双方が同意できる協同的な取り組みを構築するための医師の能力によって主に規定される．医師と患者の最重要の懸念は異なることがありうるため，誤ったコミュニケーションが行われる可能性がある．

疼痛のある患者は，多くの当然と考えられる感情や目的をもって，医療提供者の注意を引きながら，医療機関を受診する．

1. 患者は深刻な疾患ではないか，という恐怖を和らげるために，単に痛みの原因を知りたいだけなのかもしれない．
2. 患者は痛みを和らげることにしか興味がないかもしれない．
3. 患者は仕事や遊びなど正常な活動を取り戻すために，障害された機能を修復させたいのかもしれない．
4. 患者は痛みが正常な活動を妨げたり中断させたりしているということを，医学的かつ社会的に認定してもらいたいのかもしれない．

疼痛は，観察者には知覚することができない症状である．疼痛を観察する際に機能的な媒体となるのは，疼痛行動である．それだけでなく，疼痛行動はしばしば家族間のやりとりや家族の力学に埋没しており，それらが無意識のうちに患者の役割を演じるように強化したり，家庭崩壊へとつながったりして，さらに疼痛行動の悪化が引き起こされる場合がある．

疼痛は身体化障害や精神生理学的な反応における中心的な愁訴である．疼痛はしばしば睡眠障害を伴う．抑うつ，不安，恐怖は疼痛に伴う反応として頻度が高い．身体化障害や精神生理学的反応に関連した疼痛

表 32-1 疼痛行動

疼痛行動は 4 つのカテゴリーに分類される．
1. **疼痛の愁訴**：痛みがあることにより言語化される，不平，うめき，しかめ面．
2. **姿勢**：痛みの非言語的表現．びっこをひく，もたれかかっている，杖を使う．
3. **機能障害**：活動性の低下，特定の活動を避ける，人間関係や性的関係の悪化．
4. **身体への介入**：薬物を使用，治療を求める．

は，初めから外傷や疾患から生じているものではなく，むしろその障害を定義している心理的葛藤の表現形と言えるかもしれない．

「医療面接の 3 機能モデル」（第 1 章参照）は，疼痛患者治療中の継続的評価や再評価に利用できる（表 32-2）．

疼痛治療は多くの戦略に基づく．
1. どのような疼痛かを記述し，患者や周囲の人々にとっての疼痛の意味や影響を把握する．
2. 併存する精神状態を評価する．
3. 疼痛に関連した病歴をとり，身体所見と照らし合わせる．
4. 治療可能な身体的病因を確定診断するような診断的検査を見直したり，実施したりする．
5. 薬物や安心を与えることで疼痛を和らげて満足させる．
6. さまざまな治療手段を用いる．
7. 疼痛行動や機能の変化を評価する．
8. 機能の改善や疼痛の緩和を強化し，効果のない治療は中止する．

表 32-2 医療面接の 3 機能モデル

1. **データ収集**：疼痛の（身体的，心理的）原因を解明する．ほかの疾患も念頭におきつつ当面の診断をつける．
2. **関係性の構築**：患者の生活における疼痛の意味を聞き出し，"疼痛行動"と疼痛による身体的，社会的な機能障害の理解を深める．
3. **マネジメント**：投与期間，服薬時間順守の重要性，疼痛軽減の程度についての予測も含めて鎮痛薬の役割を説明する．
   a. 機能改善を目的とした理学療法やその他の治療法を用いる計画を立てる．
   b. 安静期間の意義と限界を認識する．
   c. 疼痛行動や機能障害を克服するために，仕事や遊びなど正常な活動へ復帰することに価値を見出す．

治療手段

薬物療法と注射治療：疼痛治療に通常用いられる薬物には非ステロイド性抗炎症薬（nonsteroidal antiinflammatory drug：NSAID）のような非麻薬性鎮痛薬や，三環系抗うつ薬，抗痙攣薬，オピオイド系鎮痛薬（表 32-3），鎮痛補助薬（表 32-4）などが含まれる．

注射にはトリガーポイント注射，硬膜外注射，神経ブロックが含まれる．トリガーポイントは筋肉の圧痛や痛みのある局所で，筋膜症状を一時的に取り除くためにしばしば注射される．硬膜外注射は局所麻酔薬やステロイド製剤を硬膜外腔に注入するもので，診断目的や短期間の症状緩和の両方の目的で用いられる．トリガーポイント注射や硬膜外注射は慢性疼痛の治療に用いるべきではない．神経ブロックは典型的には末梢神経症状の一時的な疼痛緩和に用いられる．神経ブロックは 2〜3 週間以上の期間で一連の 3〜5 回の注射のスケジュールで行われる．

理学療法・作業療法：急性疼痛に対する理学療法は，典型的には 6〜12 週間以上の期間で，まず受動的な治療（ホットパック，超音波，筋膜療法など）から始めて，その後に能動的治療（ストレッチ，筋力増強，持久療法など）へ移る．理学療法は筋骨格系の痛みの愁訴に対して最も有用である．能動的理学療法は慢性の腰痛や背部痛の治療において，ほかの行動学的なアプローチや教育と併用することで最も効果が得られるということが示されている．作業療法士は，自宅と仕事場での日常生活や日常活動機能を評価し，治療する．作業療法士は自立機能を改善するために，仕事場や自宅を改修したり適応器具（adaptive equipment）を使うことができる．

行動療法，心理療法：患者にうつ病や不安などの精神的な問題が併存している場合には，慢性疼痛を診察する臨床心理士や精神科医に紹介することも考慮すべきである．さらに，認知行動療法（cognitive behavioral therapy：CBT）では疼痛やその苦しみが軽減し，機能やコーピングスキルを改善できることが示されている．CBT は，ほかのリハビリテーションの技術や医療技術と一緒に提供することが可能である．

ストレスマネジメント：リラクセーションとストレスマネジメントは，併存している不安や疼痛の軽減に有用であることが示されている．催眠療法はイメージ療法とリラクセーションを通じて，注意を集中して疼痛の軽減やウエルビーイングを改善するために利用される（第 5 章参照）．

バイオフィードバック：バイオフィードバックはさまざまな生理的な測定と関連したコンピュータによる視覚と聴覚的のバイオフィードバックシステムで，筋

表 32-3a　疼痛軽減のための薬物

非麻薬性鎮痛薬：通常用量と投与間隔

一般名	用量(mg)	投与間隔	コメント
アセチルサリチル酸	650　経口[*1]	4時間ごと	腸溶性錠剤も使用可能
アセトアミノフェン	650　経口[*2]	4時間ごと	副作用はあまりない
イブプロフェン	400　経口[*3]	4〜6時間ごと	処方箋なしでも入手可能
ナプロキセン	250〜500　経口[*4]	12時間ごと	半減期が長いためか効果発現が遅い
fenoprofen	200　経口	4〜6時間ごと	腎疾患者には禁忌
インドメタシン	25〜50　経口[*5]	8時間ごと	消化管副作用がよくみられる
ketorolac	15〜60　筋注	4〜6時間ごと	非経口投与（筋注）
セレコキシブ	100〜200　経口	12〜24時間ごと	関節炎に有用

麻薬性鎮痛薬：通常用量と投与間隔

一般名	非経口用量(mg)	経口用量(mg)	コメント
コデイン	30〜60　4時間ごと[*6]	30〜60　4時間ごと[*7]	悪心がよくみられる
オキシコドン	—	5〜10　4〜6時間ごと[*8]	通常アセトアミノフェンやアスピリンと併用可能
モルヒネ	10　4時間ごと[*9]	60　4時間ごと[*10]	—
モルヒネ徐放製剤	—	30〜200　1日2〜3回[*11]	経口徐放製剤
hydromorphone	1〜2　4時間ごと	2〜4　4時間ごと	硫酸モルヒネと比べて作用時間が短い
levorphanol	2　6〜8時間ごと	4　6〜8時間ごと	硫酸モルヒネと比べて作用時間が長い，経口でよく吸収される
methadone	10　6〜8時間ごと	20　6〜8時間ごと	半減期が長いため沈静までに時間がかかる
meperidine	75〜100　3〜4時間ごと	300　4時間ごと	経口ではほとんど吸収されない，代謝産物であるノルメペリジンには中毒性がある
ブトルファノール	—	1〜2　4時間ごと	鼻腔スプレー[*12]
フェンタニル	25〜100 μg/時[*13]	—	72時間　経皮パッチ
トラマドール	—[*14]	50〜100　4〜6時間ごと[*15]	オピオイドとアドレナリンを混合した作用

［訳注］
[*1] 日本では1回 0.5〜1.5 g，1日 1.0〜4.5 g を経口投与．
[*2] 日本では1回 300〜500 mg，1日 900〜1,500 mg を経口投与となっているが，緩和領域では処方例として1日2〜4 g分4で用いられる．
[*3] 日本では 600 mg を3回に分けて経口投与．
[*4] 日本では1日量 300〜600 mg を2〜3回に分けて経口投与となっているが，緩和領域では処方例として1日 400〜600 mg分2で用いられる．
[*5] 日本では1回 25 mg を1日1〜3回経口投与．
[*6] 日本では1回 20 mg，1日 60 mg 投与となっているが，緩和領域では処方例として1回 20 mg を6時間ごとに1日4回の定期投与とレスキューとして用いられる．
[*7] 日本では1回 20 mg，1日 60 mg 投与となっている．
[*8] 緩和領域では処方例として，1回 5 mg を12時間ごとに1日2回の定期投与と1回 2.5 mg のレスキューとして開始され，症状に応じて増減する．
[*9] 緩和領域では処方例として1日 10 mg 持続皮下・静注とレスキューとして1時間分早送りで開始され，症状に応じて増減する．
[*10] 緩和医療領域では主にレスキューとして用いられる．
[*11] 緩和領域では処方例として，1日 20 mg 分1 または2の定期投与と速放製剤をレスキューとして用いる．
[*12] 日本では鼻腔スプレーは未承認．
[*13] 現在では従来のリザーバーパッチからマトリックス(MT)パッチ 2.1〜16.8 mg へ置き換わりつつある．モルヒネまたはオキシコドンから切り替えて用いられる．
[*14] 日本では1回 100〜150 mg を筋肉内に注射し，その後必要に応じて4〜5時間ごとに反復注射．
[*15] 日本では経口薬は承認申請中．

表 32-3b 疼痛軽減のための薬物

抗うつ薬[*1]

一般名	取り込み阻害 5-HT	取り込み阻害 NE	沈静用量	抗コリン用量	起立性低血圧	不整脈	平均用量, mg/日	範囲, mg/日
doxepin	++	+	高	中	中	少ない	200	75〜400
アミトリプチリン	++++	++	高	最高	中	あり	150	25〜300[*1]
イミプラミン	++++	++	中	中	高	あり	200	75〜400[*2]
ノルトリプチリン	+++	++	中	中	低	あり	100	40〜150[*3]
despiramine	+++	++++	低	低	低	あり	150	50〜300
venlafaxine	+++	++	低	なし	なし	なし	150	75〜400

[▲1] 抗うつ薬,抗痙攣薬,抗不整脈薬は,米国食品医薬品局(FDA)が疼痛治療として認可していない.5-HT：5-hydroxytryptamine(セロトニン),NE：ノルエピネフリン.

[訳注]
[*1] 緩和領域では処方例として,10 mg眠前で開始され,1〜3日ごとに眠気,便秘,せん妄のない範囲で20 mg眠前→30 mg夕・眠前→50 mg夕・眠前まで増量.口渇,精神症状,便秘の頻度が高いため,全身状態の悪い患者には用いない.
[*2] 日本では疼痛に対しては認可されていない.1日30〜70 mgを初期用量とし,1日200 mgまで漸増し,分割経口投与する.まれに300 mgまで増量することもある.
[*3] 日本では疼痛に対しては認可されていない.うつ病で通常用いる用量は,初め1回量として10〜25 mgを1日3回経口投与するか,またはその1日量を2回に分けて経口投与.最大量は1日量として150 mg.

表 32-3c 疼痛軽減のための薬物

抗痙攣薬および抗不整脈薬[▲1]

一般名	用量(mg)	投与間隔	一般名	用量(mg)	投与間隔
フェニトイン	300[*1]	1日1回眠前	クロナゼパム	1[*2]	6時間ごと
カルバマゼピン	200〜300[*3]	6時間ごと	メキシレチン	150〜300[*4]	6〜12時間ごと
oxcarbazine	300	1日2回	ガバペンチン[▲2]	600〜1,200[*5]	8時間ごと

[▲2] ガバペンチンの1,800 mg/日までは,FDAが帯状疱疹後神経痛として認可している.

[訳注]
[*1] 日本では1日量200〜300 mgを食後3回の経口投与.
[*2] 緩和領域では処方例として0.5 mg眠前で開始し,1〜3日ごとに眠気のない範囲で1 mg眠前→1.5 mg眠前まで増量.
[*3] 緩和領域では処方例として200 mg眠前で開始し,1〜3日ごとに眠気のない範囲で300 mg眠前→400 mg夕・眠前→600 mg夕・眠前まで増量.骨髄抑制があるため,化学療法中の患者には使用しない.
[*4] 緩和領域では処方例として300 mg分3で開始.胃部不快感の予防のため,胃薬を併用する.
[*5] 緩和領域では処方例として200 mg眠前で開始.1〜3日ごとに眠気のない範囲で400 mg眠前→600 mg分3→800 mg分4→1,200 mg分4まで増量.

(出典；表32-3a, b, cはFields HL, Martin JB. Pain: pathophysiology and management. In: Kasper DL, Braunwald E, Fauci AS, et al., eds. Harrison's Principles of Internal Medicine, 16th ed. New York, NY: McGraw-Hill, 2004. p.74から転載)

収縮〔筋電図(electromyography：EMG)〕,神経の興奮,皮膚温の変化,心拍数,脳波(electroencephalogram：EEG)などが含まれる.バイオフィードバックは能動的な理学療法との併用によって,頭痛や筋骨格系の背部痛に効果的であることが示されている.またストレスマネジメントの補助としても有用である.

多面的な疼痛リハビリテーションプログラム：多面的な疼痛リハビリテーションプログラムは医師,心理士,理学療法士,作業療法士,看護師,バイオフィードバックの専門家,催眠療法士らが連携・協調したチーム医療を活用するものである.このようなプログラムでは投薬調整による機能改善を行い,一方で基本的な行動変容やリハビリテーション戦略も含まれる.慢性疼痛に対する本プログラムの効果については数多くの報告がある.

多面的な疼痛処置プログラム：注射療法や投薬,植え込み型ポンプや刺激器,理学療法や心理療法などを併用する多面的な疼痛処置プログラムでは,疼痛を緩和して可動性やコーピングスキルの改善を援助するために協同で作業をする.

植え込み型ポンプ：植え込み型ポンプの利用によって脊髄くも膜下腔内への麻薬性鎮痛薬の注入が可能と

表 32-4 鎮痛補助薬

治療薬（商品名）	適応	コメント
バクロフェン（ギャバロン®）	多発性硬化症における痙縮および疼痛	腎機能障害，急な服薬中断で痙攣を起こす
carisoprodol	筋骨格系における急性疼痛，骨格筋の緊張を直接緩和はしない	肝障害・腎障害のある患者は注意，乱用の可能性
クロルゾキサゾン（スラックシン®）	筋骨格系における急性疼痛，骨格筋の緊張を直接緩和はしない	腎機能障害，アルコールや中枢性抗うつ薬の効果増強
cyclobenzaprine	急性筋骨格系における筋痙縮	心疾患には禁忌，アルコールやバルビツール系，中枢性抗うつ薬の効果増強
orphenadrine citrate	軽～中程度の急性の筋骨格系の疼痛	小児での安全性や効果は確立されていない
チザニジン（テルネリン®）	痙縮と関連した急性間欠性疼痛	肝障害，低血圧，鎮静のリスク
ガバペンチン（ガバペン®）	神経痛	浮動性めまい，傾眠，他の中枢神経症状を起こす
pregabalin	糖尿病性神経症による疼痛や後リンパ性神経痛	めまい，傾眠，その他の中枢神経症状を起こす
topiramate	片頭痛予防	—
アミトリプチリン（アミプリン®，トリプタノール®，ノーマルン®）	神経因性疼痛	てんかん，尿貯留，緑内障の既往がある場合は注意
duloxetine	糖尿病性神経症	モノアミンオキシダーゼ阻害薬との併用は禁忌，てんかんや錯乱，躁状態，軽躁症状を起こしうる
ノルトリプチリン（ノリトレン®）	神経因性疼痛	鎮静の副作用があるため入眠時に使用
venlafaxine	糖尿病性神経症	モノアミンオキシダーゼ阻害薬との併用は禁忌，てんかんや錯乱，躁状態，軽躁症状を起こしうる

（出典：American Pain Society: Pain Control in the Primary Care Setting. Glennview, IL: American Pain Society, 2006 から許可を得て転載）

なる．少量の麻薬性鎮痛薬がくも膜下腔内へ導かれ，疼痛緩和に必要な薬物用量を減らすことができる．

脊髄刺激器：神経刺激は，疼痛シグナルをブロックする目的のために植え込まれたパルス発生器から脊髄を標的とした電極を通して与えられる．脊髄刺激器を複合性局所疼痛症候群に対して用いたエビデンスがいくつかあるが，この方法をほかの疼痛に対して用いたときの効果はまだ明らかになっていない．

経皮的電気神経刺激法（transcutaneous electrical nerve stimulation：TENS）：TENS ユニットは経皮的に電流を流すものであり，疼痛緩和によく用いられる．この方法の独立した効果についてはまだ確立されていない．

補完代替療法：鍼やカイロプラクティック（指圧療法）などを含む代替医療の技術をほかの治療法と併用した場合に，特定のケースではあるが，疼痛の緩和に長期間有用であることが示されている（第30章参照）．

慢性頭痛

症例提示 1

リサは39歳の女性で，長年にわたり患っている頭痛の治療を求めていた．頭痛は18歳のときに初めて発症し，左眼の周囲から側頭部の激しい痛みで，悪心，鼻閉感，光恐怖症を伴っていた．また痛みが起こる前にはしばしば右外側視野に閃輝暗点がみられた．彼女が受けた検査には腰椎穿刺，脳波，CT，血液検査などであった．20歳代のとき，妊娠後の1年間はまったく頭痛がなかった．30歳代初めのころ，子宮内膜症のため子宮摘出術を受けた後，徐々に痛みが再発してきた

が，1年の間にまた寛解していった．この2年間は頭痛の頻度も持続時間も痛みの強さもひどくなっており，光恐怖症や悪心・嘔吐も頻回に生じると訴えている．

鎮痛薬（アスピリン，アセトアミノフェン，NSAID，麻薬）や頓服薬（スマトリプタン，topiramate），予防薬（アミトリプチリン，シプロヘプタジン，フェニトイン，バルプロ酸，プロプラノロール），ビタミン製剤などの治療手段を用いたが，いずれもほんの一時的な効果しか得られなかった．食事療法や運動療法も最小限の効果しかなかった．救急外来を繰り返し受診し，その度に麻薬を筋注してもらっていたが，それが過去何年間にもわたって彼女の苦痛を取り除くための主な手段であった．彼女は複数の内科医，神経内科医，麻酔科医（トリガーポイント注射や神経ブロックを受けるため），アレルギー科医，救急医の診察を受けてきた．

長期間持続して何度も再発し，能力の低下をまねくような非腫瘍性の疼痛には，それを管理するうえで多くの落とし穴がある．
1. "ドクターショッピング"を行い，複数の医療提供者へ支援を求めるが，解決しない．
2. 生理学的変化によって生じているようにみえる．頭痛の強さや頻度について明らかな変動はあるが，それに関連する可能性のある行動的・社会的変化について探索されていない．
3. 頭痛が患者の生活に与える影響について探索できていない．

症例提示 1（つづき）

痛みについての病歴から，リサが大人になった当初はまだ頭痛はあまり多くなく（年に数回程度），保存的に治療できていたことがわかった．一度起こった強い頭痛発作によって入院となり，それが彼女や夫の当惑のきっかけとなった．結婚当初には，回数は少なかったがよりひどい頭痛がみられた．経口避妊薬を服用していた6か月間は一過性に生じる増悪に苦しんでいた．彼女の娘が大きくなり，また彼女の仕事の責任が重くなるに伴い，頭痛の頻度や重症度は増していった．そして，一人で静かな部屋に入り，読書をしたり静かな音楽を聴いたりすることによって痛みを最もよくコントロールできると，彼女は教えてくれた．

この患者は，結婚や社会生活におけるストレスと頭痛との間に明らかな関係があることを，今はよく理解している．頭痛は目の前の葛藤からの"休息時間"を与えてくれる一方で，音楽鑑賞や読書などほかの活動は妨げられていない．彼女はさらに，まだ若いころには頭痛をそこまで重大な衝撃とは感じていなかった，と述べた．

症例提示 1（つづき）

頭痛のパターンは1年半前まで変わらなかった．そのとき，リサと夫は夫の仕事の関係で転居することになり，建て替えが必要な家に住むことになったが，その責任のほとんどをリサが負うことになった．彼女は前の仕事からの転職が困難であったため，新たな就職先を捜し始めた．改築や転居に対しては熱心な気持ちがあると言っていたが，頭痛の頻度も極端に増えているとも訴えた．頭痛がするときには，改築中の家の作業をしたり，家族と話し合ったりすることができなくなったが，頭痛がなければ食事を用意したり，家事をこなしたり，診察やほかの用事で約49 km（30マイル）もの距離を運転することができた．頭痛のために部屋にこもったときには，症状が改善しはじめるまで夫や子供が寄り添ってくれた，と彼女は話した．また時間帯で頭痛がひどいときには夫が仕事から早く帰宅してくれたことも教えてくれた．彼女はさまざまな専門領域の医師の診察を受け，取るに足らない種々の診断検査や専門診療を受けた．診察回数は平均で一人の医師につき5回であった．食事や運動を計画どおり実行することができず，体重が増えていったということも当惑しながら話した．しかし彼女の健康状態は良好で，ほかに問題はなかった．

頭痛発作の原因は，筋緊張や内分泌系，血管系の要素によるもののようであるが，多くの患者周囲の状況や，彼女のコンディションも頭痛の発症や重症度に明らかに関連しているように思われた．さらに，成人初期には，頭痛を最低限の服薬と医学的な注意の順守によって管理できていたことは明らかである．頭痛について，行動学的な強化要因となった主な出来事は，(1)

ストレスの多い結婚状況や周辺状況を避けたこと，(2)周囲からの配慮があったこと，のようである．その次に強化の要因として考えられるのは，頭痛をコントロールするための誤った努力であり，条件反射的に麻薬を用いたことである．

をもたせ，これらの制限のなかで取り組むことについて約束させて，それを保証することで，医師は疼痛管理の枠組み構築の中に患者を組み込んだ．

治療方針

疼痛の描写	長期にわたる片側性の頭痛で，悪心，鼻閉感，光恐怖症を伴う．
疼痛の影響	ストレスが多い状況，結婚生活に関連した状況，周囲の状況を避ける．家族や他人からの注目度が高まる．
疼痛の病歴や身体所見	青年期に発症，発症当初から成人初期の頃には疼痛のもたらす衝撃は最小限のものであった．妊娠や子宮摘出のときは頭痛が軽減し，経口避妊薬の服用や，結婚生活や周囲の環境のストレッサーの増加によって頭痛は増悪した．頭痛のために家族からの注目度が高まるということがあった．
診断検査	健康を害する過程や，病期の進展の過程について特に目立ったものはなく，内分泌異常やアレルギーも認めない．
主な診断	慢性片側性頭痛
併存疾患	うつ病の除外
推奨される治療	医療：服薬についての同意，プライマリ・ケア医のみが治療を行う，受診可能な時間と回数を決め，麻薬性鎮痛薬の使用は最小限にする． 理学療法：理学療法による頸部の運動と筋骨格系のバイオフィードバック 行動療法：認知行動療法（CBT）評価 代替医療：行わない．

症例提示 1（つづき）

治療の流れを次のように取り決めた．
1. 最良のアプローチは，できるだけ麻薬性鎮痛薬を使わないことである点について合意した．患者は麻薬性鎮痛薬が頭痛に有効であると感じていたが，麻薬の嗜癖性を理解してもらい，プライマリ・ケア医の指導の下においてのみ使うということで合意した．患者と医師の服薬管理の責任の概要は服薬合意事項に記載され，その中で麻薬用量の数量や頻度を具体的に指定した．
2. 患者は自分のプライマリ・ケア医と話し合いをすることなしに，先に検査や治療を求めることはしないことで合意した．
3. 24時間いつでも，頭痛を起こす可能性のある状況について，プライマリ・ケア医もしくは指名する人に会って話し合うことについて合意した．その話し合いは5〜10分以内で終えることにも合意した．
4. 患者が能動的に参加するように促すような努力が行われた．バイオフィードバック療法が頸部の理学療法と一緒に始められた．
5. 家族との話し合いを行い，頭痛はストレス症状と頭痛自体の問題の両面から治療する必要があることについて確認した．認知行動療法について患者に説明する．
6. もしこの計画によって3か月以内に有意な頭痛緩和の効果が得られなかった場合には，多面的な疼痛リハビリテージプログラムに紹介することを検討することにした．
7. 最後に，プライマリ・ケア医は必要があれば他の医学的訴えについても対応すると話をした．

このようにして，プライマリ・ケア医は頭痛の愁訴に対する治療を次のように再定義した．(1)即効性のある治療や集中的な治療は必要ない，(2)追加の診断検査は必要ない，(3)複数の異なる治療を試す必要はない．意味のある医師-患者関係を構築し，患者の訴えの重症度を認識し，症状に対する対処について期待

慢性難治性疼痛：慢性腰痛

症例提示 2

マイケルは高血圧コントロール中の45歳の男性で，腰痛を訴えている．農場で働いていた2年前に，自動車事故で腰椎椎間板ヘルニアが発症した．椎弓切除術および椎間板切除術を受け，回復

に約3か月かかった．その後6週間，週2回の受動的理学療法(ホットパック，超音波，マッサージ，穏やかなストレッチ)を受け，手術を行った医師から経口麻薬性鎮痛薬やNSAIDなどの鎮痛薬を処方してもらっていた．彼は受傷してから仕事に戻っておらず，最近職業訓練プランに参加している．

身体所見では，腰部両側にまたがる部分を触るだけで痛がった．受動的下肢挙上試験は正常であった．鋭的刺激や鈍的刺激に対する感覚，軽い触れに対する触覚はいずれも正常で，両下肢腱反射で左右差はなかった．画像検査ではヘルニアの手術痕を認めたのみで，ほかに異常はなかった．最近行った神経伝導検査でも伝導遅延は特にみられなかった．「これ以上することはない」ということで，患者の執刀医はその後の継続治療のためにプライマリ・ケア医に紹介した．プライマリ・ケア医には計3回の硬膜外注射を依頼した．1回目の注射は2週間ほど効果があった．残り2回の注射はまったく効果がなかった．

慢性腰痛はしばしば次のような特徴を有する．
1. 客観的にはほとんど異常を認めない主観的な訴え．
2. 二次的な利益を特徴とする顕著な疼痛行動(例えば，仕事を避けるなど)．
3. "能動的"でなく"受動的"な理学療法を受ける．
4. 疼痛管理のために麻薬性鎮痛薬を使い続け，使用量が増える．

症例提示 2 (つづき)

患者は日中テレビを見たり読書したりしながら，多くの時間をリクライニングチェアの上で座って過ごしている，と話を続けた．一日の中でチェアから離れるのは主に食事のためで，せいぜい2,3回くらいであった．またしばしば昼寝をし，夜間の中途覚醒を訴え，平均すると睡眠時間は5～6時間であった．彼は抑うつ状態であり，回復に対して希望がもてず，疼痛がなくならなければ仕事には復帰できないと思い込んでいた．また，彼は妻や子供たちが，仕事に復帰しようとする気力がないことに対して彼のことを怒っていることを知っていた．

さらに質問することによって，疼痛の社会的"コスト"が高いことが明らかになった．マイケルの日常活動は著しく障害されている．彼の自尊心は著しく低下して気分は落ちこんでおり，さらに家族から孤立しているという感情を抱いている．正常の生活ができる程度まで回復するには痛みが軽減される必要があるという思い込みと，慢性疼痛とが関連している状況では，医師は回復に対する見込みや，治療により得られる可能性のあるアウトカムを正確に設定しなければならない．患者は，自分をこのような状態に追い込んだ外傷の続きとしての疼痛に依然としてフォーカスを当てているため，疼痛行動を軽減するための治療を行っている間，患者の痛みについての思い込みを認識し，それに対処する必要がある．

マイケルは抑うつ症状を感じていたが，うつ病が疼痛の原因となっていると考えるのは正しくなく，むしろ抑うつ感は疼痛と併存しているものである．しかし，疼痛の強さと抑うつ症状は，睡眠を改善する効果のある抗うつ薬を試してみるとしばしば軽減する(表32-4)．

慢性の背部痛に対する治療目標は患者の生活レベルを改善すること，薬物への依存心を軽減すること，そして疼痛行動を減らすことである(例：治療のフォーカスを，疼痛の軽減や活動量を増やすことから，活動レベルを向上させて意味のあるタスクを行うことにフォーカスを移す)．このように，疼痛行動を"管理する"ことを医師は援助する．

また同時に，医師は活動性を向上させるために麻薬性鎮痛薬の増量が欠かせないという，通常よくみられる思い込みにも対応しなければならない．このことは，急性疼痛の場合はしばしば正しいことであるが，良性の慢性疼痛の場合には正しくない．活動によって痛みが増強するのは，病状の悪化を意味してはいないということについても，医師は患者が理解できるように援助すべきである．さらに医師は機能的な活動性のレベルを向上させながら，患者が非薬物的な行動学的な，あるいは理学的な疼痛コントロールを利用する行動を強化すべきである．

症例提示 2 (つづき)

腰痛に関する解剖学，生理学，そしてマイケルの腰痛について考えられる原因，可能性の高い原因について丁寧に説明した後，協力的に話し合いを行い，次のような治療計画について合意するになった．
1. 基本的な運動(例えば，有酸素運動，歩行，

表32-5 疼痛に対する行動療法

1.	認知行動療法	このアプローチにはしばしば，否定的な自動思考(automatic thought)をモニターすること，思考，感情や行動とのつながりを認識すること，機能的でない考えをもっと現実的志向的な解釈に置き換えること，などが含まれる．慢性疼痛に対する認知行動療法の最近の進歩により，疼痛自体や正常機能に対する疼痛の影響についての非機能的な信念に挑み，それらをより正確で現実に基づいた信念に置き換えるための認知行動的方法がもたらされた．
2.	バイオフィードバック	以前は無意識に起こると考えられていた生理的変化をコンピュータを用いて測定することにより，患者が意識的に制御できるように訓練することを目的としている．計測にはしばしば，表面筋電図や皮膚温，直流刺激による皮膚の反応，呼吸，心拍，パルス時間，睡眠ポリグラフ，脳波などが含まれる．
3.	自律リラクセーション訓練法	リラックスした状況をイメージする一連の訓練で，療法士の指示に従いながら行う場合や，運動と訓練を合わせて行う場合がある．
4.	漸進的筋弛緩療法	頭から足先までの筋肉群を緊張させたり，弛緩させたりする訓練を行う，リラクセーションのための体系的なアプローチ．
5.	催眠療法	被暗示性のレベルが高くなる状態になる，意識に対するフォーカスが強まった状態．この方法は痛覚のブロックに役立つ〔催眠無痛(hypnoanalgesia)〕．

筋力トレーニング，ストレッチなど）による理学療法を始める．それに加えて，患者は毎日少しずつ歩行の距離を伸ばしていくことに同意した．活動性を増やすに伴い最初は疼痛の程度が増えることが予想された．そのため，短期間に一定用量の麻薬性鎮痛薬を使うことに同意した．

2. 経口の麻薬性鎮痛薬は時間を決めて服用するようにして，用量を増やすことなく徐々に服用間隔を延ばす．この治療計画では，患者の疼痛に対する感覚の変化と，服薬のタイミングや用量とを関連づけることは避けた．そのために，薬物は薬局を通して2か月ごとに提供されるようにした．患者がこの薬物治療の変更を希望する場合には，救急外来やほかの医師ではなく，直接プライマリ・ケア医に相談するということで合意した．同意書には，概要が示されており，患者にサインをしてもらう．

3. 患者は1か月に1回医師の診察を受けることになる．初めの4週間に理学療法を行った後，上述したように薬物の減量を開始する．その後の診察では，疼痛による生活上の支障についてよりも，日常的な活動や，もし可能であれば仕事への復帰の目標に関する話し合いに主にフォーカスを絞る．

4. 医師の診察の際，機能的な活動の増加と薬物への依存の程度の低下の進展具合について，1か月に1回，活動に関する簡単な質問票によってモニターする．

医師は患者と協力して治療のパラメータを確立し，機能に関して期待されるアウトカムを明らかにし，麻薬の使用を減量または打ち切り，可能であれば就職という意味のある目標に向かうことを決めた．これらのステップは，疼痛の影響についての思い込みを変えながら，疼痛の感覚や疼痛行動を減らしていく治療の取り組みについて決めている．このようにして，医師は"変化斡旋人(change agent)"になる．この慢性疼痛に対する治療法に好意的に応じる患者は通常，痛みが有意に軽減，あるいは以前ほど痛みで悩まされることがなくなったと報告する．疼痛行動がさらに固定化されている場合（患者が初めの疼痛による影響や，その後に得た疼痛に関する思い込み，またその両者が原因の一部となって治療に反応しない）には，多面的な疼痛リハビリテーションの施設に紹介することが勧められる（「治療手段」p.412参照）．

認知行動療法やその他の行動学的アプローチ（表32-5）はしばしば，多面的疼痛プログラムとは独立して有用な治療法である．

▶ 治療方針

疼痛の描写	歩行時や起立時，物を持ち上げたり運んだりしたときなどに起こる両側に放散する下背部の持続痛．もたれること，マッサージ，麻薬性鎮痛薬などによって一時的に痛みが緩和される．
疼痛の影響	傷害を受けた日から仕事ができない．抑うつ感の訴え．配偶者や家族は彼が仕事に復帰しないことについて怒っている．

疼痛の病歴や身体所見	過去には傷害や腰痛の既往はない．身体所見では腰部の全域で触ると痛みを感じた．受動的下肢挙上テストは正常であった．感覚は正常で反射は左右差はない．
診断検査	MRIでは古い手術痕のみで，新しい異常所見はない．神経伝導検査では明らかな異常を認めない．
主な診断	機械的刺激による下肢への放散痛を伴う慢性腰痛
併存疾患	環境によるうつ病
推奨される治療	**医療**：服薬内容に関する合意はかかりつけ医とのみ行う．薬物は時間を決めて服用することとし，服用間隔を伸ばすことによって徐々に退薬する．医師‒患者間のコミュニケーションにおいては機能と日常生活への復帰，活動性にフォーカスをあてるようにし，疼痛による影響や生活への干渉についてはあまり目を向けないようにする．治療に反応しない患者については多面的疼痛リハビリテーションプログラムへの紹介を考慮すべきである． **理学療法**：まずは能動的な理学療法から始めるが，それを徐々に減らし，家庭での運動プログラムへ移行する． **行動療法**：夫婦間や家族間での問題が解決しない場合は認知行動療法（CBT）を考慮する． **代替医療**：麻薬性鎮痛薬の代わりに鍼治療を用いることにより，一時的に疼痛が緩和される患者もいる．腰痛の治療として体重を減らすために食事内容を変えることと併せて，栄養指導を受けることが補助療法として有用な場合がある．

線維筋痛症

症例提示 3

キムは胃食道逆流症（gastroesophageal reflux disease：GERD）の既往がある46歳の女性で，身体全体の痛みを訴えていた．彼女が台所で焼き菓子をいくつか持ち上げたとき，右肩からギクッとなるような感覚をおぼえた．その後，彼女は右上腕の筋力低下を訴え，後になって胸郭出口症候群と診断され第1肋骨を除去された．痛みは緩和されていたが，約8か月後に再発して追加の鎖骨上手術を受けた．彼女は首や肩の痛みを訴え続けたが，頸椎症と診断されて5年後に頸椎椎弓切除を受けると効果があった．それから鎮痛薬を減量し，焼き菓子職人としての仕事を含む日常生活へと復帰した．手術の約10年後までまったく再発の徴候はなかった．その後，両側の肩と上腕に痛みが起こった．

キムは4分割した体幹領域のすべての部分に痛みがあり，約4 kg（9ポンド）の圧力をかけて調べると18の圧痛点のうち16圧痛点で感受性が高くなっていた．また首や肩にかけて痛みに対する感受性が高くなり，そのため症状も強くなっていると訴えていた．

線維筋痛症は原因や病因について現在，一致した見解がほとんど得られていない症候群，もしくは一群の症状である．4分割した体幹領域のすべての部分の痛みに加えて約4 kg（9ポンド）の圧力で11～18の圧痛点が認められれば診断できる．線維筋痛症の症状は明らかな外傷や病気がなくても起こりうる．

症例提示 3（つづき）

身体所見では感覚系は正常で反射は左右対称，ばち指やチアノーゼ，浮腫はなかった．両側の上下肢とも運動範囲の制限はなく，運動障害もみられなかった．頸椎のMRIでは特に異常のない以前の頸椎の手術痕を示していた．そこでキムは多面的疼痛処置プログラムの疼痛緩和の専門医（麻酔科医）に紹介された．

多面的疼痛処置プログラムによる評価では，疼痛の症状を慢性疲労や睡眠障害，間欠的頭痛，体重減少，脱力感，間欠的な過敏性腸症状，不安とともに記述した．多面的評価には心理的評価も含まれており，それによってストレスに対する神経の興奮反応が正常より高く，抑うつと不安を伴っていると診断された．

多面的評価では，線維筋痛症において一般的によくみられる多くの症状として，疲労や睡眠障害，間欠的な頭痛，体重の減少や増加，脱力感，過敏性腸症，不

安や抑うつなどを明らかにする．ストレスや刺激の増加のためにコーピング能力が低下するのと同様に，異常な驚愕反応も線維筋痛症では決してまれではない．

症例提示 3（つづき）

キムは自分のことについて，10 歳代の 3 人の娘をもつシングルマザーで，娘のうち 2 人は家に住んでいると話した．彼女の元夫は，自分や娘たちとは疎遠になっていると話した．彼は養育費を払っていなかったので，家族を支えるためにキムはフルタイムで働く必要があった．娘たちが 10 歳代半ばまで成長すると互いに衝突することが増えてきた．キムは最近学校を中退した 17 歳の長女のことを最も心配していた．長女は少年と同居してストリートドラッグの使用にかかわっているようであった．キムは痛みのために何日か仕事を休み，これ以上仕事を休んだ場合には懲戒処分にするとの警告を雇い主から 2 度にわたって受けたことも話した．そして最後に，ある男性と自分が恋愛関係にあり，彼は娘たちを愛してくれそうで，自分の痛みがひどくなりそうなときには必要なサポートをしてくれることを話した．

ストレスが線維筋痛症の発症の原因の一つであるかどうかは不明であるが，不安やうつ症状を悪化させることがある．個人的あるいは周囲の事情を伴っていることは，まれなことではない．

症例提示 3（つづき）

多面的な疼痛治療クリニックにおいて，抗うつ薬の選択的セロトニン再取り込み阻害薬 (selective serotonin reuptake inhibitor：SSRI)，筋緊張緩和薬としてガバペンチン，一連の筋膜に対するトリガーポイント注射を含む治療が開始された．彼女はまた，問題解決能力を改善し，ストレス管理の方法を教えている認知行動療法 (CBT) のコースによる治療も受けた．それに加えて，受動的理学療法 (超音波やマッサージ，軽いストレッチなど) による治療も受けた．キムは抗うつ薬で気分が改善したこと，ガバペンチンの効果は感じられなかったこと，受動的理学療法や筋緊張緩和薬によってリラックス効果が得られたことを報告し

た．トリガーポイント注射についての効果は報告されなかった．そして心理学者によるとコーピングスキルの改善が明らかになるに伴い，17 歳の娘に関する決断がよりよいものになっていった．キムは日課の中にリラクセーションを組み込むことにした．彼女は短時間作用型の麻薬を経口するようにし，短期間の障害で仕事を休まないようにするという決断をした．

真の病因がわかっていない場合には，治療の方向性としては症状を治すことになる．症状はしばしばはっきりせず，一過性で急性疼痛の標準的な治療にはあまり反応しない．キムの場合は神経の興奮反応を抑え，コーピングスキルを改善するように計画された治療法が奏効したが，一方で彼女は痛みの症状を訴え続けており，生活機能が低下する原因となっている．

症例提示 3（つづき）

キムは多面的疼痛処置プログラムから退院し，プライマリ・ケア医の治療に戻った．キムは主治医と協力し，抗うつ薬の服用は続け，筋弛緩薬と麻薬性鎮痛薬を徐々に減量しながら中止することに同意した．低用量の NSAID の使用について検討された．さらに加えて，1 か月に週 3 回のスイミングプールの中での歩行と，それに続く週 3 回の軽い有酸素運動を行うこと，そして最後に筋肉フィットネスの能動的理学療法を含む一連の理学療法が開始された．麻薬性鎮痛薬や筋弛緩薬の代わりに，一時的な症状の緩和のためにホットパックやマッサージを使うことにも同意した．彼女は一日を通じてリラクセーションを続けることにし，コーピング能力を支援するために認知行動療法 (CBT) を続けることにも同意した．

治療開始から 6 か月後，キムはフルタイムの仕事に復帰するための十分な程度の機能や日常活動を回復させることができた．彼女は今ではフィアンセとなった彼と将来結婚する計画を立てることができるようにもなり，全身の痛みもかなり軽減したが，間欠的な"寛解・増悪"はあった．

はっきりした病因がなく，生活上のストレスとして身体症状に影響しそうな社会的，行動学的な問題が明らかに存在するときには，医師は，薬物の投与や医療

的処置は最小限に留めるようにし，できるだけ正常な機能を回復するように患者が努力するように最大限働きかけることで，患者ができるだけ正常な生活に戻れるように援助する"変化斡旋者"として働く．

治療方針

疼痛の描写	約4kg（9ポンド）の圧力で16/18の圧痛点の感受性亢進を伴う，4分割した体幹領域のすべての部分の痛み．
疼痛の影響	仕事が続けられず，家族を支援する能力が低下している．
疼痛の病歴や身体所見	胃腸道逆流症があり，胸郭出口症候群の診断で2回の胸郭の手術を受け，頸椎変性症のため頸椎椎弓切除を受けた．全身の痛みが起こるまでの術後10年間は症状はなかった．
診断検査	MRIでは以前の頸椎の手術痕のみで異常はない．
主な診断	線維筋痛症
併存疾患	興奮を伴ううつ症状
推奨される治療	医療：抗うつ薬を続ける．筋弛緩薬や麻薬性鎮痛薬を徐々に減量して中止する．低用量のNSAIDを開始する．薬物治療についての合意を形成し，患者は決められた服薬と運動を守ること，診察日の合間に症状の悪化があった場合には医師は24時間電話で対応することを決めた． 理学療法：まず初めの1か月は週3回のペースでスイミングプールの中で歩行訓練を行い，次に軽い有酸素運動を週3回行う．そして筋肉フィットネスの能動的理学療法を行う． 行動療法：問題解決とコーピングの改善のために認知行動療法（CBT）を続ける．バイオフィードバックも考慮に入れる．

急性から慢性への癌性疼痛

症例提示 4

ジョージは右上腹部の激しい痛みを訴えて救急外来を受診した58歳のヒスパニック系の男性である．ジョージは経過観察，評価，診断目的のため入院となった．初めに短時間作用型の経口麻薬性鎮痛薬を用いて治療されたが，夜間にジョージの痛みは増していった．疼痛緩和のための麻薬使用の程度をコントロールする練習と，看護師を"薬物警察"の役割から解放することを目的としてPCA〔patient-controlled analgesia（自己調節鎮痛法．患者自身がコントロールする鎮痛）〕ポンプを使うことを決めた．ジョージは疼痛緩和の適切なレベルを見つけることができ，看護師たちは"行動についてのコーチ"，つまりリラクセーションを促し，医学的な評価や診断のスケジュールの間に感じる恐怖感を軽減させるような安心を与える役割として機能することができた．主たる介護者であるジョージの妻は，彼の入院中いつでも訪れることが許されており，あらゆるレベルでの決断に関与した．ジョージは後に大腸癌と診断された．

疼痛の急性期においては，病院という変わった環境で生じる恐怖や不安を軽減させたり，疼痛緩和のための薬物を含め，可能なかぎり患者自身の痛みをコントロールすることで，状況をある程度正常化させることができる．またそのことにより，その時点や以後の痛みの緩和を促進することができることもある．

症例提示 4（つづき）

ジョージは体重減少が続くことと右上腹部痛のために18か月後に再受診した．生化学検査や画像検査から肝臓の多発転移が確認された．彼は疲労が増していきエレクトロニクスの技術者としての仕事を止めざるをえなくなった．そして痛みが腹部全体にわたり，痛みは持続していて，夕方や活動時に増悪した．彼には結婚していて5人の子供があり，妻は仕事をしていた．子供のうちの少なくとも1人が一日おきに彼や妻の援助をするために訪れることを許可するように計画が修正された．しかしそれにもかかわらず耐えられない状態にまで悪化し，軽度の作業をするのにも痛みを訴えるようになった．家族は彼が"いつも痛みを訴え，生きる意欲を失っている"ことを心配した．

癌性疼痛は，医師と患者双方にとって身体的，心理

的な問題となる．疼痛はしばしば，腫瘍の増大による単純な組織破壊の結果から生じる．しかしそれに伴って起こるのが"耐久力(強さ，独立心，社会的なアイデンティティー)"の低下である．患者はしばしば癌が痛いものだと考えている．例えば，脊椎疾患についての口頭報告によると，悪性と診断された後に坐骨神経痛が悪化し，より多くの鎮痛薬を必要とするようになることが示されている．また，疾患に直面することにより，患者の担っている数多くの重要な役割が変化し，患者はそのことに苦しむ．ジョージは親や夫としての，あるいは働き手としての役割を放棄しており，新たな依存関係のために彼の疼痛行動はますます悪化している．そして，健康悪化と家族の反応について不安を感じるようになり，疼痛が増悪する．

症例提示 4（つづき）

疼痛に関する問題点について話し合うために，患者と家族とのミーティングが特別に計画された．癌性疼痛の治療を見直し，疼痛に影響する生物学的，社会的，心理的な問題点を明らかにし，それに対処することの重要性について説明した．この検討により，限局性の痛みが，背中に放散する腹痛のみであることを確認した．

癌は破壊的で持続する影響を家族機能に及ぼすため，治療の決定や計画に家族を引き込むことが必須となる．疼痛が患者や家族へ及ぼす影響について，初期の段階で話し合っておくことが，疼痛を協力して治療するための鍵となる．治療を日常生活の一面として溶け込ませることを医師がどれだけ必要としているかについて患者と家族が理解しなければ，彼らはしばしば，疼痛を訴えても，医師にそんなことはないと軽く考えられたり，疼痛はないことのように扱われたと感じる．同様に，民間療法や伝承に基づく治療法を用いることに配慮して支援することにより，互いのコミュニケーションや協同作業がよりよいものとなる．癌性疼痛のコントロールのための薬物は，効果的に，継続的に，適切な用量で用いなければならない．麻薬性鎮痛薬は必要時に服用するのではなく，長時間作用型薬物を時間に基づいて服用するようにすべきである．必要時に服薬（屯服）する場合は，患者や家族が痛みの程度を評価しなければならないため，それが疼痛に対して不必要なフォーカスをあててしまうことになる．不適切な鎮痛薬の使用により，医師と患者の間に不信感や憤りが生じてしまうかもしれない．より少ない鎮静作用で，より痛みを緩和させるような特定の補助的薬物療法を用いることができる（骨痛に対するNSAID，局所的炎症や浮腫に対するステロイド治療，筋攣縮に対するバクロフェン，不眠に対する鎮静薬）．

認知行動療法的介入は，患者の家族状況や文化的背景など個別の事情に対して合わせて行うことができる．ジョージのケースでは，家族は彼が伝統的な役割から離れ，病気や疼痛行動の悪化に対する援助を求めることを期待している．患者の自立心を高めるようにし，家族が恐れのために患者のあらゆる疼痛行動に対して反応しようとする傾向を改善していくことを目標に，患者と家族の双方に治療の指示を与えることが可能である．また，癌は痛みを伴い，自分を無力にするが，いずれも耐えがたいことであるとジョージは信じ込んでいる．このために，無力感や苦しみを生じさせてしまう．例えば，単一の症状についての自律訓練法やリラクセーション，催眠療法，認知行動療法（CBT）などの疼痛コントロールの技術とともに，行動療法を行うことでこの思い込みに対応すべきである．例えば，患者は自らの感覚を脅威に思うのではなく，あくまで日常的なものと解釈するようにトレーニングできる．このようにして患者や家族は病気や痛みについて誤った解釈をするのではなく，それを受容することを学ぶのである．

▶ 治療方針

疼痛の描写	右上腹部痛，進行する体重減少，疲労
疼痛の影響	ジョージは患者の役割を担うようになり，親や夫としての役割を放棄し，退職を余儀なくされた．心理的には"耐久力(強さ，独立心，社会的なアイデンティティー)"が失われた．
疼痛の病歴や身体所見	18か月にわたる進行性の体重減少，上腹部痛，疲労，腹部膨満．腹痛や癌の既往歴はない．
診断検査	生化学検査や画像検査で肝転移を伴う大腸癌と確定
主な診断	大腸癌，Duke分類stage C
併存疾患	抑うつ症状を伴う状況性不安
推奨される治療	**医療**：疼痛緩和を最大限にするために，服薬時間を決めて十分量の麻薬を用いる．症状の管理や患者ケアの協力的なアプローチを確立するために補助的治療を行う． **理学療法**：家の周りを動くことが可能な，正常の身体機能にできるだけ戻すように励ます．

> 行動療法：態度を変え疼痛コントロール改善を支えるために認知行動療法（CBT）を行う．
> 代替医療：民間療法を考慮すべきである．

まとめ

本章では，問題についての生物学的な評価や治療だけでなく，心理社会的な評価や治療の重要性が強調されるようなタイプの疼痛で苦しんでいる人に対するアプローチの方法をいくつか示した．臨床医は患者への面接や患者との継続的なコミュニケーションを行うために，医療面接の3機能モデルを用いることが奨励される（第1章参照）．以下に述べた鍵となる基本方針に基づいて，疼痛の治療方針を決めるべきである．

- **疼痛を問題点として認識する**：疼痛が困った問題になったときではなく，初期の段階から直接的かつ包括的に（医学的な要素や社会的，心理的な要素を含む）疼痛を取り扱う．
- **疼痛行動**：誘引となる出来事や要因から疼痛が生じることを，患者はすぐに十分に理解できるかもしれないが，治療にあたる医師は常に，疼痛の社会的な原因や結果，あるいは仕事や家庭内，遊びのときなどに，患者の行動に対し痛みがもつ意味合いに注意を向けなければならない．
- **疼痛の意味とその影響**：疼痛について表現するとき，患者の文化的な影響が患者の態度や役割に影響する場合がある．ライフスタイルや仕事を変えることが生活の質（quality of life：QOL）に重大な影響を与えうる．
- **"変化斡旋人"としての医師**：直接的な治療やアドバイスを与えることに加え，医師は患者との良好な関係を維持することで，治療に対するアドヒアランスに影響を与えることができる．
- **機能の改善が治療の目標である**：医師が注意を払うことやフォーカスすることは，患者の考えや行動に影響する．機能改善が治癒の指標であると述べることによって，患者の注意を疼痛から引き離し，機能向上の方向に向けなおすことができる．

（訳：杉岡　隆）

推薦図書

American Pain Society: *Pain Control in the Primary Care Setting*. Glennview, IL: American Pain Society, 2006.

American Pain Society: *Principles of Analgesic Use in the Treatment of Acute Pain and Cancer Pain*, 5th ed. Glennview, IL: American Pain Society, 2003.

Anderson VC, Burchiel KJ. A prospective study of long-term intrathecal morphine in the management of chronic non-malignant pain. *Neurosurgery* 1999:44(2):289–300.

Benedetti C, Brock C, Cleeland C, et al. NCCN practice guidelines for cancer pain. *Oncology* 2000;14:135–150.

Catalano E, Hardin KN, eds. *The Chronic Pain Control Workbook: A Step-by-Step Guide for Coping With and Overcoming Pain*, 2nd ed. Oakland, CA: New Harbinger Publications, 1999.

Caudill M. *Managing Pain Before it Manages You*. New York, NY: Guilford Press, 2002.

Gatchel RJ, Okifuji A. Evidenced-based scientific data documenting the treatment and cost effectiveness of comprehensive pain programs for chronic nonmalignant pain. *J Pain* 2006;7(11):779–793.

Hay EM, Mullis R, Lewis M, et al. Comparison of physical treatments vs. a brief pain management program for back pain in primary care: a randomized clinical trial in physiotherapy practice. *Lancet* 2005;365:2024–2030.

Kobasa SC. Stressful life events, personality and health: an inquiry into hardiness. *J Pers Soc Psychol* 1979;37:1–11.

McCracken LM, Turk DC. Behavioral and cognitive-behavioral treatment for chronic pain, outcome, predictors of outcome and treatment process. *Spine* 2002;27:2564–2573.

Olsen Y, Daumit GL. Opioid prescribing for chronic non-malignant pain in primary care: challenges and solutions. *Adv Psychosom Med* 2004;25:138–150.

Rakel B, Barr JO. Physical modalities in chronic pain management. *Nurs Clin North Am* 2003;38:477–494.

Turk DC. Clinical effectiveness and cost effectiveness of treatment for patients with chronic pain. *Clin J Pain* 2002;18:355–365.

Winterow C, Beck A, Gruener D. *Cognitive Therapy With Chronic Pain Patients*. New York, NY: Springer, 2003.

患者自助リソース

American Pain Foundation. www.painfoundation.org. Accessed October, 2007.

Catalano E, Hardin KN, eds. *The Chronic Pain Control Workbook: A Step-by-Step Guide for Coping With and Overcoming Pain*, 2nd ed. Oakland, CA: New Harbinger Publications, 1999.

Caudill M. *Managing Pain Before it Manages You*, revised edition. New York, NY: Guilford Press, 2002.

Chronic Pain Support Group. www.chronicpainsupport.org. Accessed October, 2007.

第 33 章

HIV/AIDS

Lisa Capaldini, MD, MPH & Mitchell D. Feldman, MD, M. Phil

はじめに

ヒト免疫不全ウイルス(human immunodeficiency virus：HIV)の感染は，社会的，感情的，神経精神的合併症の領域と関連している．HIV/AIDS〔無症候感染から後天性免疫不全症候群(acquired immunodeficiency syndrome：AIDS)に進行するまでの HIV 感染症の臨床的な特徴の全貌を示すために，ここでは HIV/AIDS という用語を用いる〕が今後，管理可能な慢性疾患となるまでの間，HIV/AIDS とともに生きるということは，現実的，精神心理的な困難が続くことを意味する．HIV/AIDS のリスクが高い人は，かなりの割合で行動障害や気分障害を経験し，社会的にも人権を侵害され，経済的にも損害を受ける可能性が高い．ひとたび感染すれば，汚名を着せられて，伝染性であり，もし治療しなければ容赦なく進行する医学的な状態と戦わなければならない．さらに，HIV 感染者の多くは慢性肝炎や精神的な問題，もしくは HIV 治療へのアドヒアランスを低下させるような薬物乱用など重要な他の併存状態を有している．診断がついていない未治療の HIV/AIDS 患者は，生命が脅かされるような HIV の神経精神的後遺症〔中枢神経系(central nervous system：CNS)，日和見感染症，HIV 認知症〕を発症するが，ほとんどの人が行動上の懸念としてフォーカスするのは，服薬アドヒアランスの継続，生活の質(quality of life：QOL)を最大限に高めること，ライフスタイルを管理する問題である．

疫学と予防

ヒト免疫不全ウイルス(HIV)は主に，性行為やドラッグ(薬物)の回し打ち(針を共有)によって感染する．当初は，都市に住むゲイ(同性愛者)の男性の間で集中した流行であったが，HIV 感染の新しいケースとして現在，社会的経済的に優遇されていない層で不釣り合いなほど多くみられ，特に有色人種の男女に多い．患者のなかには"典型的な"危険因子が存在しない場合もある．例えば，一夫一婦制の女性は，彼女のバイセクシャル(両性愛者)である夫から感染するかもしれない．過去の HIV 予防プログラムはゲイの男性における新たな HIV 感染率を減少させることに成功したが，複数の患者集団における新たな HIV 感染の発症が重要である．それらの患者集団は男性と性交するが，自分自身を"ゲイ"であると認めていない男性を含んでおり，鼻腔内から吸入する際にストローを回して使うスピード〔訳注：麻薬の一種〕使用者，10 歳代の子供，高齢者，女性も含む．米国では，約 100 万人の HIV 陽性患者のほぼ 1/3 は検査を受けたことがなく，治療を受けていない．抗ウイルス治療によって予後が格段に改善したにもかかわらず，HIV/AIDS は米国や世界中で診断されず，治療されないままである．

2006 年，米国疾病管理センター(Centers for Disease Control：CDC)は公式にその HIV スクリーニングに関する勧告の内容を，有病率の高いリスク群へフォーカスを絞った検査から，一般的な検査へ修正した．この対応策では，**すべて**の患者はルーチンで予防ケアの一部として検査を受けることが推奨され，ルーチンのケアとして HIV 検査についての詳細な同意をオプト・イン〔訳注：あらかじめ本人の同意を得る方式〕形式，もしくはオプト・アウト〔訳注：後から利用を拒む機会を与える方式〕形式で取るように修正された．最新の迅速検査では，患者は自分の検査結果を受け取ることができるので，結果を受け取る患者の数が増えることで，医療的フォローアップが必要かどうかの簡単なトリアージができる．大切なことは，それらの簡易検査—口腔内スワブ(綿棒)や指先からの検査を含む—酵素結合免疫法(enzyme-linked immunosorbent assay：ELISA)／ウエスタンブロット検査などと同じ程度の感度がある．ELISA やウエスタンブロットには静脈穿刺が必要であり，解析にかなり時間がかかる．

HIV のスクリーニングと HIV 予防カウンセリングをルーチンのヘルスケア維持活動へ統合することにより，プライマリ・ケア状況においてのこの問題を話し

合うことが容易になる．例えば，喫煙や運動などその他のライフスタイル/健康関連問題に続いて，性的活動，物質乱用に関する次のような質問をすることは実践的な文脈の中で可能である．すべての患者への問診を行うとき，具体的で理解可能な言葉で書かれた自由記述式の質問を用いると，患者は簡単に，そして正確な情報を記載できる．例えば次のように質問する．

- あなたの性的パートナーは男性，女性，両方，あるいはどちらでもないですか？ 過去にはどうでしたか？
- もし使用していれば，そのストリートドラッグの種類は何ですか？ 例えば，スピード，ポットなど？過去にはどうでしたか？

このようなスクリーニング的な質問により，どの患者に検査が必要かを認識することだけでなく，例えば，コンドーム装着，注射針の交換など，修正可能なより高リスクな行動を認識することができる．つまり，HIV検査はHIV予防カウンセリングとペアに，またスクリーニングは健康被害削減（harm reduction）教育とペアになっている．注射針の交換など健康被害削減プログラムは明らかにHIV感染の広がりを減らすが，薬物の使用を助長する可能性についての政治的，社会的懸念のために，ほとんどのコミュニティーでは実践されていないが，このような懸念に関する研究に基づいた根拠はない．アルコールを含む薬物乱用は危険な性行為と高率に関連しており，すべての患者に対してストリートドラッグと性行為を一緒にするリスクについて教育を行う必要がある．

HIV/AIDSは，米国内では認識不足かつ治療の不十分な公衆衛生上の重大な問題であるため，入院や外来の場面における一般臨床医は，そのスクリーニングや予防に関しての能力（competency）を養う必要がある．

HIV/AIDSの心理社会的な影響

▶ 概要

HIV/AIDSの経過は個々の患者によって異なるが，いくつかの一般的な臨床面，生活面の出来事は，軽度の不安，落胆から絶望，自殺にまで及ぶ心理的な苦痛と関連している．

病気の晩期には，失業，責任の低下，高額医療費の結果として起こる財政上の困難，確立された社会ネットワークからの転落と疎外感を経験する．疲労感，疼痛，その他の症状は，生活の質（QOL）を低下させる可能性がある．体重減少や美容観を損なう身体組成の変化（例えば，脂肪異栄養症など）により，プライバシーの懸念（HIVの診断を他人に明かさないことをはじめに選択した患者はそうせざるをえない）と同様に自尊心や肉体の高潔さを失うであろう．治療を受けているHIV患者は生命を脅かす日和見感染症に罹る可能性はあまりないが，しばしば彼らは薬物の副作用もしくは残存する疲労感と認識力低下のため無能力状態が続いたり，新たにそうなるかもしれない．ほとんどの患者が挑戦すべきことは，慢性HIV感染症による辛苦や制約の中で生きることを学ぶことである．大切なことは，HIV患者は，毎日服薬したり，周期的なモニタリングを受けるが，それ以外のこととしてはそれほど症状はなく，HIV感染症にそれほど影響されずに生活している人もいるということである．臨床医は，定期的に個々の患者におけるHIVの影響を再評価すべきであり，適切な支援サービスを使うべきである．

HIV陽性の男女にとって，医療提供者との共感的な関係や，その他のHIV陽性の人たちとのかかわり合いは助けになる．例えば，HIV陽性の成人女性におけるアドヒアランスの研究では，臨床医との関係についての患者の受け止め方が，薬物療法のコンプライアンスにとって強い予後因子であった．さらに，ほかのHIV陽性の女性に会う機会のある女性（再治療，支援グループ，ニュースレターなどを通じて）では薬物療法へのアドヒアランスが高く，予約を守る傾向がある．

多くの都心部では，多様なリスク集団（例えば，回復期の患者，HIV陽性のゲイの男性など）に対するHIV患者のための支援グループが存在する．その他の地方で，サービスが行き届いていない領域では，公衆衛生局がHIV陽性の人に対してケースマネジメント・サービスを提供するかもしれない．いくつかのケースでは，このようなケースマネジャーは患者にとって，情報，臨床医への紹介，患者への心理社会的なサポートの唯一のリソースであるかもしれない．

HIV検査が陽性である患者のカウンセリング

ほとんどの患者がHIVという診断にショックを受ける．いくつかのケースでは，患者は高活性抗レトロウイルス療法（highly active antiretroviral therapy：HAART）によってHIV感染症が極めて致命的な状態から，コントロールできる慢性状態へ変化していることを認識していない可能性もある．その他の患者では，HIVと診断されたことに伴う苦痛が，自分のアイデンティティーや人生の選択に影響することがあるかもしれない．私はデートや，結婚ができるのだろうか？子供は持てるのか？ 現在の仕事を続けられるのか？

健康保険に入れるのか？ 医師はこのような不安を想定し，患者に最新の情報を提供するためにカウンセリングを行ったり，医療機関や支援グループを含む適切なHIVケアのためのリソースへ紹介しなければならない．ウエブサイトはすばらしい情報源になる可能性があり，地域の支援サービスの補助にもなる．

HIV検査で陽性となった患者はさまざまな感情を経験したり，表現したりするかもしれない（第3章参照）．通常，医師は患者に自分自身の気持ちを表現させるべきであり，批判しない態度をとって，表現された感情を積極的に傾聴すべきである．「私はこのことがあなたにとってどれほど困難なことであるかわかっている」や「私たちはこのことに一緒に取り組むことができる」などの共感的な言葉を効果的に使用し，患者がHIV検査で陽性とわかったときの当惑感や絶望感を少しでも和らげるようにする．

臨床医は，患者が表現したり潜在している幅広い感情に対して注意を払うべきであり，それから，「あなたはこのまったく突然のニュースに驚いているようにみえます」などの反映技法を用いて彼らの理解を確認すべきである．しばしば，医師の中に湧き起こる予想外の感情（例えば，悲しみ，怒り，パニックなど）は，患者も同じように感じていることを暗示している．医師は患者の感情を洞察するために，自分自身の感情を診断的要素として利用することができる（第2章参照）．

逆に，多くの人々は自分の現状を知らないという不確実性を取り除くために検査を受けたがるが，HIV検査陽性によって新たに不確実性が生じる．このことは患者を，特に自分の生活を厳しくコントロールすることに高い価値をおいている人を非常に混乱させる．彼らはその他の多くの不明なことに対して突然向き合う状況に置かれる．自分はどのくらい元気でいられるのか，病気になったり身体が弱ったら誰が世話をしてくれるのか，自分自身をどのようにサポートするのか，といったことである．医師は患者に情報と心理的な支援を提供することにより，患者がこのような不確実性に対処することができるように支援できる．「検査で陽性となった多くの人々は，何が起こるかわからないから不安を抱いています—このことはあなたにも当てはまりますか」と話してあげるとよいかもしれない．患者のなかには，検査前も後も同じ人物であるということを医師が認めることで安心する人もいるが，その時点で患者は，自分が取り組むべき健康に関する新たな情報を得たことになる．例えば，臨床医は「あなたは昨日と同様に今日も同じ人ですが，一つだけ異なるのは自分がHIV陽性であることを**知っている**ことです．私たちがあなたの健康を維持させるために一緒に取り組むためには，あなたがこの情報を知っていることが重要なのです」と話すことができる．さらに

彼らが情報を要求する場合には，治療，予後，その他の医療データに関する最新の情報を患者に提供すべきである．患者に病気や治療に関する選択肢を提供すれば，不安が軽減することは明らかである．

また，HIVにより着せられる汚名のため，患者にHIVの状態を知らせる（告知する）ことは，ほかの疾患を患者に知らせることとは異なることを覚えておくべきである．これは特にゲイの男性に当てはまることであるが，彼らはそれに加えて差別や，同性愛恐怖（ホモフォービア），時に恥辱感や孤立感など，ゲイであることから生じる社会的，個人的な結果に対処しなければならない．患者が自分の血清学的陽性の状況に対処するのを支援するために，そのような社会的な汚名や恥辱に取り組むことは重要なことであるかもしれない．個人的なカウンセリングへの紹介もしばしば役に立つ．

血清学的陽性患者が示すその他の感情には，怒り，恐れ，否認，抑うつなどがある．患者は多くの理由に対して怒りを感じるかもしれない．それは，治らない病気に罹っていること，コントロール感を失ったように感じられること，現在もしくは未来に受けるであろう差別など，である．患者のなかには自分自身や自分にウイルスを感染させたかもしれないパートナーに怒りを感じる者もいる．患者自身の怒りやフラストレーションを表現させるべきである．しばしば怒りは，共感的に傾聴することで収まってくる．

恐れはしばしば，はっきりとした感情ではないので，次のような質問で引き出すことが必要であるかもしれない．「HIVに関してあなたが一番恐れていることは何ですか？」，「他のHIV陽性患者と一緒に過ごすことにより，あなたが経験することのなかで最も恐ろしいことは何ですか？」．血清学的陽性患者は，仕事や友人，健康保険を失うことを恐れており，健康を損なったり，疼痛が増加したり，家族や友人の重荷となることについて，もっと多くの全般的な恐れを抱いている．

こういった恐れを抱くことはもっともなことであるとして認めるべきであり，可能であれば医師は，想定される改善可能な問題に患者が具体的に取り組むように手助けをすることができる．患者に現在の問題リストと想定される問題リストを2通り作成し，ある程度コントロール可能であるものと基本的にコントロール不可能であるものに分けることは役立つであろう．コントロール可能な問題は具体的な**問題解決法**に基づいて取り組むことが可能であるが，医師は基本的にコントロール不可能な問題や感情に取り組むための**感情対処スキル**（emotion-handling skill）についてフォーカスを絞るべきである（第1，第2章参照）．

否認は，HIV検査で陽性という事実に対する一般的な反応である．最初は，ある患者にとってこのことは，自分を打ちのめす可能性のある情報に打ち勝つた

めの，一種の健全な対処方法であるかもしれない．事実，診断を受け入れるのに数か月から1年が必要な患者もいる．しかし，もし否認することで患者が自分を傷つけたり（例えば，人生の価値を高める，もしくは延命する可能性のある治療を拒絶することなど），あるいは他人をHIVに曝露させることによって危害を及ぼす場合には，医師はその否認に異議を唱えるべきである．このことは，例えば，「自分が感染していないことを望む理由もわかるが，実際には感染しているのであるから，私たちはそれを何とかする必要があります」と話をしたりして，穏やかに異議を唱える必要がある．患者が血清学的陽性である事実と重大さを受け入れる準備ができるまで，その後の受診時には常にそのような話し合いを繰り返す必要がある．

抑うつと不安はまた，HIV検査陽性の人が示す一般的な反応である．臨床医は適切な治療を決めるために，それらの症状の重症度と持続性を評価すべきである．いくつかの研究によると，血清学的の診断を行った後，3～6か月して自殺のリスクがかなり増加することが示されているため，すべての患者に対して**反応性うつ病と希死念慮**のスクリーニングをすべきである．「あなたは自分がHIVの診断を受けたことについて，どのように対処しますか？」や「あなたにはどんな恐れや不安がありますか？」のような，直接的で自由回答式の質問をするのが最良の方法である．

検査陽性の診断をしてから数週～数か月後に，臨床医は患者の社会的支援システムを評価することにより，患者がさらに効果的に対処できるように手助けすることができる．このことは，「あなたは自分の心配事や出来事について誰に相談していますか」と質問することで，行うことができる．もし，患者が孤立しているのであれば，地域のAIDSサービス機関の電話番号を教えるべきである．家族も重要な支援を提供できるが，HIV感染者は彼らの助けをしばしば避けたがるか，あるいは家族のほうが彼らのライフスタイルが原因となって患者をあらかじめ拒絶してしまう．臨床医は，家族や患者にとって大切な人が診察に同伴するように提案したり，支持してくれる人を治療チームへ参加させたりして患者を手助けすることができる．

▶ **ラザロ徴候**
［訳注：脳死判定後に人工呼吸器を外した際に，脳死患者が自発的に手や足を動かす動作のこと．ここでは，以前に死を宣告されるに等しかったHIV/AIDSの診断を受けた患者が，治療の進歩により生き延びていることを示していると思われる］

HIV/AIDSと診断された成人のなかには，特に1996年以前に診断された人は，自分の病気が原因で亡くなることを予測していた人もいる．現在，高活性抗レトロウイルス療法（HAART）の恩恵を受けている人々は，HIVとともに生き延びることが逆に重荷となる可能性がある―すぐに死ぬことを予想していて，このような患者は貯金を使い果たしたり，学校を中断したり，仕事を辞めたりして，HIVとともに生きることが実際的にも精神的にも困難となるような決断を行ったりする可能性がある．

ゲイの男性集団では，HIV陰性のゲイの男性に加えて，前述したような"ラザロ"生存者の多くは，友人や恋人の多くが死んでゆくなかで，自分たちだけが生き残っていることに混乱や罪悪感，怒りを感じているかもしれない．そのような精神的な葛藤により，薬物乱用，HIV治療薬のアドヒアランスの問題，うつ病，危険な性行為などの問題が生じるかもしれない．HIV感染症とともに生きていくという矛盾を臨床医が共感的に認めることによって，患者の感情と葛藤を正当なことであると認めることができる．症状が持続する患者は，グループ（集団）療法や個別治療へ紹介すべきである．

▶ **薬物使用の管理**

薬物の使用は，危険な性行為や注射針を回し打ちすることにつながり，HIV感染や診療へのアドヒアランスの低下，HIVの再曝露などの危険因子となる．新たなHIV感染の多くのケースは，飲酒や薬物乱用を行いながらの危険な性行為と関連しており，このことは患者が安全な性行為の手段や理由についてはっきりと理解しているケースであっても関連している．薬物やアルコールから離脱した患者は，良好なアドヒアランスを達成できることが明らかになっている．現在，もしくは過去に薬物やアルコールの問題を抱えているすべての患者には，頻度の高い精神疾患をスクリーニングすべきである．

methadoneは非核酸系逆転写酵素阻害薬（nonnucleoside reverse transcriptase inhibitor：NNRTI）やプロテアーゼ阻害薬（protease inhibitor：PI）との間に重大な相互作用がある．この相互作用は必ずしも予想できるものではない（例えば，ネビラピンはmethadoneのレベルを上昇させることも，低下させることもある）．抗ウイルス薬を変更する場合には，methadoneの中毒や離脱について患者をモニターする必要があり，methadone治療センターにmethadoneの投与量を調整するために必要な情報を提供すべきである．

ヘロインやエクスタシーなどの多くのストリートドラッグは，PIのブースター（booster）であるリトナビルによってダウンレギュレーションされる可能性のあるチトクロムP450 3A4とP450 2D6酵素によって代

謝される．不注意な薬物の過剰摂取はそれらの相互作用によって生じる．ストリートドラッグを使い続け，HAARTも受けている患者は，その致死的な相互作用の可能性について，健康被害削減モデルの中でカウンセリングを受けるべきである．

無症状な患者や有症状な患者との取り組み

症例提示 1

ジュアンは27歳のヒスパニック系の男性でHIVに感染しており，息切れや発熱を認め，*Pneumocystis carinii* 肺炎（*Pneumocystis carinii* pneumonia：PCP）と診断されている．6か月前，T細胞数が210のときにHAART（エファビレンツ，エムトリシタビン，テノホビルジソプロキシル）が始まったが，その後フォローアップの予約を守らなかった．以前の面接の際に，彼は自分の内服している抗ウイルス薬が"めまい"や"眠気"をきたし，内服している間は仕事ができないため服薬を止めたと述べた．彼はそれらの症状を避けるためには，睡眠前に薬を飲む必要のあることを認識していなかった．HIVの遺伝子型検査では抵抗性を示しておらず，PCPの治療が終了した後に，その抗ウイルス薬を再開する計画を立てた．入院している間，彼のところに担当のカウンセラーとケースマネジャーが訪問し，医院のフォローアップの日程調整や，治療内容の見直し，アドヒアランスの障壁を同定する支援を行った．

治療をしない場合でも，多くの患者はHIV感染後も数年間は無症状のままである．この段階では定期的に，予防ケアとして代理マーカであるCD4リンパ球数（"T細胞数"）とHIVウイルス量を検査する．その結果を待つことや，結果を受け取ることは患者にとって非常にストレスとなりうる．医師は検査をする前に，検査値の臨床的な変動，細胞数の1回の変化のみでは臨床的な意義が限定されること，また特別な結果が出た場合には検査を繰り返し行ったり，ほかのフォローアップを行う計画についてカウンセリングしなければならない．しかし臨床医が説明を行い，安心させたにもかかわらず，CD4細胞数のわずかな程度の低下があっても患者を深い絶望に陥れる可能性のあることを予想しておかなければならない．このことは特に，CD4細胞数の低下が現在の病期の閾値を下回ったときに当てはまる．この閾値はHIVに関する経験豊富な臨床医の経験的な目安にすぎないが，HIV/AIDSの臨床経過において依然として重要な基準値となっている．

臨床医は抗ウイルス薬による治療を開始すべき時期を決めるために，CD4細胞数，ウイルス量，重大な症状の存在（発熱，体重減少）などの推移の程度を利用する．多くの患者にとって，特に薬物による潜在的な副作用に熟知している患者では，抗ウイルス薬による薬物療法を開始する必要性や，薬物自体が"この世の終わりの始まり"として感じられ，患者の健康や完全性の感覚を損なう結果となる．抗ウイルス薬投与を選択したり，その時期を患者と決めることは，患者の不安を減らし，抗ウイルス薬投与への長期的なアドヒアランスを改善する．患者が，個々の薬物が引き起こすであろう副作用を理解し，異なる内容（レジメン）のHAART療法の必要性を理解すれば，臨床医が最も効果的な抗ウイルス薬を選択することについて患者は協力することができる．薬物療法についてのアドヒアランスは，慢性疾患に罹患しているすべての患者が取り組むべき課題であり（第17章参照），HIV治療を遵守することは，特にHIV陽性患者にとって特に重要なスキルである．治療内容の"柱（backbone）"にもよるが，HIVの再燃を抑えて新たな薬物耐性を避けるためには最大95％までの遵守割合が必要となる．新世代のHIV治療パラダイムでは，HAART療法はどの程度ノンアドヒアランスを"許容する"かという点で異なることを強調している―NNRTIは最も回復力がなく，ブースタープロテアーゼ阻害薬（PI）は最も"許容度が高い"．熟練した臨床医はこれらの違いをHAART療法を選択したり，修正したりするときに考慮に入れる．

皮肉なことに，HAARTのアドヒアランスは治療を成功させるために不可欠であるが，予測したり測定したりするのは困難である．複数の研究によると，HIV/AIDSに熟練した医師でさえも，しばしば個々の患者の投薬に関するコンプライアンスを正確に評価したり，予測するのはできないことが明らかになっている．複数の研究に共通していることは，積極的な薬物使用，未治療の精神疾患，孤立，移動手段の問題，健康システムの障壁（訪問することや内服薬を受け取ること），ルーチンの変化，などというものはノンアドヒアランスの場合の危険因子である．よい面としては，患者が医師のことを知識が豊富で信頼があつく，接しやすいと認識している場合には，薬物療法のコンプライアンスがよい傾向にあり，臨床医と患者にとって重要な信頼関係を補強している．

臨床医は最初の段階でアドヒアランスを評価し，そ

の後評価を継続すべきである．自由回答式で支持的な質問は役に立つ．「どのようにしたらあなたは薬を忘れずに飲めるでしょうか」，「昨日，何個の薬を飲み忘れましたか？　先週はどうでしたか？」，「内服薬を飲まない理由は，副作用があるからですか？」．この評価を行うことで，重要な患者の臨床情報を得ることができ，患者の服薬に対するアドヒアランスがいかに重要であるかが補強される．

ほとんどの患者にとって，日常の生活動作（犬の散歩，歯磨き，子供を起こすこと）に内服を関係づけることは有用である．メディセット〔訳注：1日に服用する薬物を時間ごとに分けて入れておくケース〕やポケベルの利用，ケースマネジャーによる定期的なアドヒアランスの確認も有用である．臨床医は正規の適応用量（投与量）よりも，適用外であるが研究された用量スケジュールを使用者のために考慮しながら，定期的に個々の患者の治療内容を再評価することができる．患者のノンアドヒアランスのリスクが高い時期には，抗ウイルス薬の一時的な中断（体系的な治療の中断）が望ましいときもある．

特別な事象と集団

▶ B型肝炎とC型肝炎の重複感染

HIVに感染したすべての患者は，慢性B型肝炎，慢性C型肝炎についてのスクリーニング検査を受けるべきである．患者のなかにはHIVに加えて慢性ウイルス性肝炎に罹っていることがわかると，当惑する患者もいる．さらに加えて，B型肝炎，C型肝炎の治療に対する評価のためには肝生検が必要であることもあり，また現在よく使われているC型肝炎の治療薬（インターフェロン，リバビリン）には重症のインフルエンザ様症状，大うつ病，血球減少症などの副作用がある．

臨床医は，ほかの診断に対処するため個々の患者の能力を評価し，それに応じて診断検査を計画すべきである．インターフェロンを含む治療レジメンを受けている患者については，うつ状態について細かくモニターすべきである．インターフェロンに関連したうつ状態の高い発症率が，治療を中断させていることに気づいている研究者には，抗うつ薬の投与を提唱している者もいる．

▶ 女　性

孤立したり汚名を着せられることは，特に女性のHIV感染者がよく経験することである．どのようにHIVに感染したかにかかわらず女性は，"売春婦もしくは麻薬常用者"と判断されることを恐れる．家庭内での虐待や子供の養育権の喪失，失業したりする事態への懸念から，女性は自分のHIV感染を他人に明かすことを特に恐れているかもしれない．こういう場合は，地域や国の機関への紹介がしばしば役に立つ（章末の「ウエブサイト」参照）．

HIVに感染している妊婦は，HIVケアを最適化して母子の適切な周産期ケアを提供している，多くの専門分野のケアチームから恩恵を受けることができる．彼女たちに対しては，周産期におけるHIVの感染リスクや適切なマネジメントについて助言し，また，垂直感染のリスクがHAARTによって1％まで減少するということについても助言すべきである．

▶ 慢性疼痛

慢性疼痛はHIV感染症にとって頻度の高い合併症であるが，しばしば見逃されており，治療されていない．慢性疼痛の具体的な原因は，帯状疱疹後神経痛，末梢性神経障害，無血管壊死（avascular necrosis：AVN），HIVミエロパチー（脊髄機能不全）などがある．慢性疼痛のあるHIV患者の10％は具体的な病因が不明である．

疼痛は未治療の場合，不眠症，うつ状態，物質乱用，服薬アドヒアランス不良の原因となる．治療を受けられない高リスク患者は，女性，少数民族の患者，以前もしくは現在において物質を乱用している患者である．一般的な疼痛管理の原則（第32章参照）は，HIV関連の疼痛の治療にも用いられる．標的を絞った治療を行うために具体的な診断を行う試みはあるが，病因の診断が確定していない場合でも，疼痛の治療を先延ばしにしてはならない．

多くの鎮痛薬や補助的な薬物〔例えば，三環系抗うつ剤（tricyclic antidepressant：TCA），カルバマゼピン，methadoneなど〕はチトクロムP450によって代謝され，NNRTIやPIと相互作用する可能性がある．ガバペンチン（ガバペン®），lamotrigine，pregabalin，非ステロイド性抗炎症薬（nonsteroidal antiinflammatory drug：NSAID），アセトアミノフェン，アスピリンは重大な相互作用はないが，これらの薬物自体の使用で，発疹，鎮静，腎機能低下，その他の副作用をきたす可能性がある．麻薬性鎮痛薬が必要な患者では，長期作用型薬物に加え，行き詰まった場合に必要に応じて短期作用型薬物を補助的に使用することが，一般的に最も効果的である．

正式な研究では，鍼治療がHIV関連疼痛症候群に効

果のあることを示してはいないが，多くの患者と臨床医は鍼治療により疼痛自体が減少し，また患者が疼痛に対処できるようになり，役立つことを経験している．

倦怠感

HIV に感染した多くの患者は，抗ウイルス薬によって治療が成功したときでさえ，HIV に関連した自分を無力化させるような倦怠感に苦しんでいる．通常，起床時にかなり元気な状態であっても，軽い日常動作で重度の倦怠感を自覚する．多くの患者は通常よりも長時間の昼寝や睡眠が必要となるようである．研究者はこの倦怠感の原因は，脳におけるサイトカインの影響，神経内分泌機能の調整低下，自律神経や日周期リズムの調節低下であると推測している．

倦怠感の原因を特発性 HIV 関連倦怠感であるとする前に，うつ病，貧血，テストステロン不足，睡眠時無呼吸，慢性肝炎，甲状腺機能低下症，慢性疼痛，薬物による副作用などについて幅広い鑑別診断を行う必要がある．特発性 HIV 関連性倦怠感には，bupropion，あるいは刺激薬が有効である場合がある．この倦怠感以外は何ごともなく元気で，実生活への完全な復帰を希望する患者には，彼らの倦怠感は現実に存在していることであり，積極的な治療を行ってもスタミナ（持久力）には限界があるということについて，知らせておく必要がある．

神経精神的合併症

HIV/AIDS の神経精神的合併症のマネジメント

HIV に感染した患者をケアする臨床医は，特異的な症候群を同定し（例えば，うつ状態，精神疾患など），鑑別診断の仮説を立て，適切な心理療法と精神薬物療法のための紹介を行わなければならない．そこで，次のようなガイドラインにより，HIV 関連の神経精神的症候群の評価や治療を行う．

1. HIV 関連の日和見感染症は，行動障害として表面化する場合があるが，CD4 細胞数が 200 以上の患者，もしくはウイルス量が低いか，または検出できず，CD4 細胞数が 200 未満の患者の場合では非常にまれである．
2. 処方薬や市販の薬物の副作用は通常，神経精神的症状である．
3. 薬物の相互作用（処方薬とストリートドラッグ）は，潜在的にチトクロム P450 3A4 と 2D6 を抑制する薬物，特にリトナビルを処方されている患者に懸念されることである．
4. ストリートドラッグの使用や離脱により，直接的な症状が生じたり，以前から存在する疾患を増悪させたりすることがある（例えば，双極性感情障害など）．
5. いくつかの例外もあるが，HIV 関連の神経精神症状については一般の人と同様の治療原則に従う．ほとんどの精神薬は一般の人と同様の用量，同様の適応で使用する．

薬物の作用

HIV/AIDS の治療で用いられているいくつかの薬物は，一般的な神経精神的副作用を引き起こす．副作用は累積投与量やピーク血中濃度と関連しているかもしれないが，予測は困難で，個体によって違いがある．さらに，進行した HIV 感染症患者では，治療に必要な血中濃度を維持しているホメオスタシスメカニズムが，腎排泄や肝代謝，心臓収縮力の低下などに関連する終末器官の障害や，体脂肪の減少，免疫系の調節不全，脱水傾向などによって破綻しているかもしれない．そのために HIV 感染患者は，一般的に使用される薬物による副作用を受けやすい．病態が進行した HIV 患者への処方の経験則は，"原則的に使用しないが，使用する場合には少量から開始し，ゆっくり増やす"である．つまり，必ずしも必要でない薬物は用いずに，必要な薬物はできるだけ少ない量で使用を開始し，ゆっくりと慎重に増量する．しかし，ほとんどの患者では精神疾患の治療で使われている薬物の通常投与量が**将来的**には必要となるため，"ゆっくり増やす"という推奨には，最終的に治療量に達することが含まれる．

いかなる神経精神的異常であっても，常に最初の鑑別診断として，薬物の効果や毒性を考慮しなければならない．**表 33-1** に HIV/AIDS の治療でよく使用される数種類の薬物に関連した副作用を示す．いくつかの一般原則を心に留めておくことは必要である．第 1 に，副作用プロファイルが有利である薬物を使用すること，第 2 に，類似した副作用プロファイルのある薬物を使用すること，ほかの薬物の薬物動態に重大な影響を与える可能性のある薬物の併用については注意すること，である．第 1 の状況についての例は，抗うつ薬，抗ヒスタミン薬，神経弛緩薬，抗運動性薬物をあらゆる組み合わせで同時に使用する場合であり，それらすべてにかなりの抗コリン作用がある．

肝酵素であるチトクロム P450 系を誘導し，そのために多くの薬物の代謝を活性化するリファンピシンや

表 33-1　HIV 感染治療に使用される薬物と精神症状の副作用

薬物	副作用	解説
抗レトロウイルス療法		
ジドブジン（AZT）	躁状態，不安，幻聴，錯乱	特異反応．薬物中断後，24時間以内に回復（まれ）
ジダノシン（ddI）	不安，被刺激性，不眠症	特異反応．自然回復，薬物の中断は必要なし（まれ）
エファビレンツ	錯乱，異常思考，集中力の低下，異常な夢，不眠症，健忘症，幻覚，多幸症	患者の50％は1日目から2～4週間持続する症状を認める．2～5％は薬物の中断が必要
抗ウイルス療法		
アシクロビル	嗜眠，せん妄，幻覚，不穏，妄想	用量依存性の反応，高用量を経口投与もしくは非経口で治療した場合，腎機能障害の患者でよくみられる．ジヒドロキシフェニルグリコール（dihydroxyphenylglycol：DHPG）ではまれである
ガンシクロビル（DHPG）		
ホスカルネット	幻覚，錯乱	関連は不明．カルシウムやマグネシウムレベルでの変化が影響する
抗菌薬		
アムホテリシンB	せん妄，錯乱	まれに報告あり．高体温症や不可逆性の白質脳症と関連がある可能性がある
β-ラクタム系	錯乱，妄想，幻覚，躁状態，昏睡	用量依存性．腎機能低下のある患者における高容量の使用．プロカイン，ペニシリンでリスクが増加する
キノロン系	精神症状，せん妄，痙攣，不安，不眠症，うつ症状	用量依存性．腎機能低下の患者に高用量投与
スルホンアミド系	精神症状，せん妄，錯乱，抑うつ，幻覚	用量依存性．腎機能低下の患者や高齢者への高用量の使用．直接的な神経毒性
イソニアジド（INH）	妄想，錯乱，不安，幻覚	17 mg/kg/日を超える用量．ピリドキシンの静注が推奨される
ジアフェニルスルホン（ダプソン）	躁状態，精神症状，不安	過剰投与した患者での報告．中断後，24時間以内に回復
その他の薬物*		
蛋白同化ステロイド	躁症状，精神症状，抑うつ，攻撃性	推奨されている用量を10～100回投与された患者における事例報告．長期投与後の突然の離脱
dronabinol	不安，錯乱，精神症状，躁症状，抑うつ，幻覚	用量依存性．自然回復，通常は急性使用後の12時間以内には回復．突然の離脱で同様の症状あり
麻薬性鎮痛薬	せん妄，精神症状，抑うつ，悪夢，幻覚	用量依存性．アヘンや長時間作用型麻薬の使用でより頻度が高い．用量減量により改善
コルチコステロイド	躁症状，"ステロイド性精神症状"，抑うつ，多幸症	用量依存性．prednisone 40 mg/日以上，投与量を減量すると回復
TCA，神経弛緩薬，その他の抗コリン薬	錯乱，幻覚，せん妄，精神症状，躁症状，不安	用量依存性．薬物中断後，24～72時間以内には回復．physostigmineの1～2 mg 筋注か静注により毒性改善
fluoxetine	不安，不眠症，躁症状	朝の投与．TCAとフェニトインの代謝を阻害し毒性が増加する
ベンゾジアゼピン系	錯乱，見当識障害，逆説的な不隠，妄想，怒り，リバウンドによる不安と不眠症	長期療法後の物質の乱用や突然の離脱に関連あり．短時間作用型薬物でリスク増加

*訳注：原文で抜けていると思われたため加筆した．

表 33-2 HIV/AIDS 患者の治療において臨床的に重要なチトクロム P450 系と向精神病薬の相互作用

向精神病薬	鍵となる酵素	臨床的な HIV についての意義
fluoxetine, パロキセチン	2D6, 3A4	PI 血中濃度を上昇させるが，臨床的には大した程度ではない．TCA の血中濃度を増加
steraline	2D6, 3A4	穏やかな作用，重要ではない
citalopram	3A4, 2C19	臨床的には重要ではない
venlafaxine	3A4, 2D6	薬物間の相互作用はほとんどない
mitrazapine	3A4, 2D6, 1A2	臨床的には重要ではない
bupropion	2B6, 3A4	PI の血中濃度を上昇させる．痙攣のリスク
nefazodone	3A4	重要な阻害薬．PI や NNRTI との併用注意
リチウム	なし	腎臓排泄性イオン
バルプロ酸	2D6	リトナビルと相互作用
アルプラゾラム，トリアゾラム，ゾルピデム，zaleplon	3A4	PI との併用で鎮静作用増強
リスペリドン	2D6	リトナビルとの併用を避ける
オランザピン	1A2, 2D6	喫煙によって血中濃度が下がる
クエチアピン	3A4	PI や NNRTI の相互作用の報告なし
ziprasidone	重要ではない	QTc 間隔のチェック
セイヨウオトギリソウ(St. John's wort)	3A4	PI のレベルを下げる

NNRTI：非核酸系逆転写酵素阻害薬，PI：プロテアーゼ阻害薬，TCA：三環系抗うつ薬．
(Levine JM: Psychiatric aspects of HIV care. AIDS Clin Care 2001;13:106 より複製)

リファブチンを，逆に P450 酵素を阻害するリトナビルやデラビルジンのような薬物を使用する場合に，2 番目の懸念が生じる．

3 番目の懸念は，複雑な薬物治療レジメンの場合には，アドヒアランスが低下することである．投与量が不正確なため，いくつかの状況において治療が不完全な結果に終わる可能性があり，患者が混乱している場合には不注意に過剰摂取してしまう可能性もある．常に治療レジメンを簡潔にし，最低用量で有効の可能性のある薬物を使用するのがよい．薬剤師の支援はこのような問題の解決に役立つ．進行期の HIV/AIDS 患者の治療内容，あるいは多剤併用療法で治療中の患者の治療レジメンについては，もし可能であれば，薬剤師が定期的に見直すべきである．

HIV/AIDS 患者は物質を乱用している可能性が平均よりも高いが，以前からの薬物使用と HIV/AIDS に感染するリスクとの関連がその原因の一部であり，おそらく抗うつ薬や抗不安薬による自己治療も原因となっている．コカインやアンフェタミンのような刺激薬は，不穏，精神疾患，せん妄の原因となり，ベンゾジアゼピン系薬物やアルコールのような鎮静薬からの離脱でも同様のことが起こる．鎮静薬や麻薬性鎮痛薬はもちろん，傾眠，錯乱，精神運動遅延を引き起こすが，また不穏や妄想，怒りなど反対の反応も引き起こす．これは特に短時間作用型ベンゾジアゼピン系薬物に当てはまる．

個々の抗ウイルス薬については，2 つの特異的な点を強調する必要がある．第一に，デラビルジン，リトナビルを含む治療レジメンはチトクロム P450 の阻害を通し，劇的に処方薬やストリートドラッグの血中濃度を上昇させる**かもしれない**．このような基質には，抗てんかん薬(カルバマゼピン，バルプロ酸，フェニトイン)，麻薬性鎮痛薬(meperidine, methadone)，ストリートドラッグ〔エクスタシー(3,4-methylenedioxymethamphetamine：MDMA)〕，その他の薬物(ワルファリン，ジゴキシン，エストロゲン)が含まれる．チトクロム P450 を阻害する抗ウイルス薬を投与されている患者は，相互作用の生じうる可能性について慎重にモニターすべきである(チトクロム P450 系と相互作用する向精神薬のリストを**表 33-2** に示す)．

第二に，エファビレンツ投与開始後の最初の 2 週間は，患者は睡眠障害，抑うつ，不穏，これまで存在していて安定していた精神疾患の増悪をきたす．エファビレンツによって神経精神症状が遅延，あるいは持続している事例報告も存在するが，前向きの二重盲試験では，この薬物による中枢神経系に対する持続性，あるいは遅延性の副作用は明らかにはなっていない．安定した精神疾患患者に対してエファビレンツを処方する場合もあるかもしれないが，薬物に関連した不穏や抑うつに関してモニタリングをすべきである．エファビレンツを開始したすべての患者に対し，最初の 2 週間に標準的なベンゾジアゼピン系薬物あるいは物質の乱用が問題になる懸念がある場合には，低用量の非定型抗精神病薬のいずれかの睡眠薬を処方すべきである．

うつ病

> **症例提示 2**
>
> マージョリーは36歳の元静脈麻薬常用者で、HIV感染症〔高活性抗レトロウイルス療法（HAART）中はウイルス量は検出できず、T細胞は500である〕は5年間安定していたが、ウイルス量が14,000になったことが明らかになった。面接では、彼女は"間隔を空けたり"、"飲み忘れて"しまったために、"少しだけ"薬を飲んでないと述べた。彼女は禁酒を続けているが、麻薬中毒者自助グループ（Narcotics Anonymous：NA）の集会には"疲れすぎるため"参加していない。さらに質問すると、彼女は朝の倦怠感、不眠、興味の喪失（anhedonia）、絶望感などがあると述べた。うつ病の診断がなされ、彼女は心理療法や薬物療法による初期治療を紹介された。支援グループへ参加した後に、彼女は自分が"長い間抑うつ状態であった"ことを認識し、カウンセリングと精神薬物療法を受けることに同意した。彼女はまた、末梢性神経障害による慢性疼痛があり、疼痛緩和、睡眠障害を改善、うつ症状の治療を期待して、セロトニンノルエピネフリン再取り込み阻害薬（serotonin norepinephrine reuptake inhibitor：SNRI）が開始された。

大うつ病は、HIV/AIDS患者では最も頻度の高い精神疾患である。生涯における罹患率は不明であるが、病気が進行するに伴い、劇的に増える。HIVに感染していないうつ病患者と同様に、主な症状としてうつ気分、興味の喪失、無価値感、絶望感、睡眠や摂食障害、体重減少や増加、倦怠感、精神運動の遅延、不穏、病的な考えを伴う先入観（第22章参照）などが含まれる。精神疾患やアルコール症などの家族歴が存在するかもしれない。しかし、HIV/AIDSが存在する場合には、うつ病と診断することが種々の理由のためにより困難となる。第1に、その徴候、特に自律神経系の症状（倦怠感、脱力、体重減少、性欲減退）は、一般的にHIV感染症やその合併症が原因となっており、病気本来の症状と重複する。第2に、HIV/AIDS患者の多くがしばしば経験することであるが、複数の人の死のために、慢性的に悲嘆している状態に陥り、その状態にはうつ病の多くの感情的な側面が含まれている。第3に、病気の進行に伴い、死や自殺を考えることがあたかも適切で合理的なものと考える可能性がある。第4に、HIV関連の認知症合併に伴う組織障害により、感情的な症状を呈する可能性がある。第5に、HIV関連の性腺機能低下症（低テストステロン）によって、倦怠感、性欲減退など他のうつ症状が引き起こされる可能性がある。一部の患者では、テストステロン補充療法がうつ症状の回復に有効であることが示されている。最後に、種々の薬物やその他の精神活性物質の使用、またはそれらからの離脱は、前述したように気分を変調させる作用がある。それにもかかわらず、大うつ病や気分変調を含むうつ病は非HIV感染患者と同じ基準で診断されるため、正常の所見として取り扱うべきではない。事実、最近の調査では未治療のうつ病はHIV感染患者における低い生活の質（QOL）の原因として大いに関連しており、HARRTに対するノンコンプライアンスの重要な危険因子であることが報告されている。

臨床医は「最近、どうですか？」や「この問題に対してどのように対処していますか？」といった自由回答式の質問をして、うつ病に対するスクリーニングを行うべきである。確実な手がかりがあれば、それはうつ症状を病気本来の全身症状と区別するために役立つかもしれない。例えば、労作や1日の日課が終了したときに増悪する進行性の倦怠感は、全身疾患の特徴（例えば、貧血など）であるが、一方、朝に動き出すことはできないが、動き出すと改善したりする場合には、うつ病が示唆されるかもしれない。同様に、うつ病ではない患者は、悪心や食欲低下の原因となる味覚異常（味の異常な感覚）を訴えるかもしれないが、うつ病患者はしばしば、単に食べることに興味を示さなくなる。うつ病ではない患者でもしばしば、フラストレーションや心配事をかかえながら症状や自分の限界を訴えたりするが、無感動やあきらめは、より大うつ病に特徴的である。興味の喪失や無価値感は身体疾患ではまれな症状であり、そのためにうつ病の特異な指標として、ただちに精査すべきである。うつ病の患者は、悲しんでいるというよりは、より不安にみえたり、上の空にみえたりするかもしれない。うつ病患者や不安をもつ患者は、ストリートドラッグやアルコールを用いて自己治療をするかもしれない。物質使用の患者に対しては、注意深くうつ病や不安障害に関するスクリーニングを行うべきである。

HIV/AIDSのうつ病治療は非HIV感染者と異なることはない。定期的に共感的な傾聴を行うことや、短期間の精神療法が非常に効果的である可能性がある。患者の喪失感や恐れを明確に認識してそれを認めることで、治療において信頼関係を確立しやすくなり、そのための戦略を協力して立てることが可能となる。う

つ病がHIV/AIDSにおいてよくみられる病気であることや，治療によく反応することを強調することが重要である．すべての非モノアミン酸化酵素阻害薬(nonmonoamine oxidase inhibitor：non-MAOI)，抗うつ薬〔選択的セロトニン再取り込み阻害薬(selective serotonin reuptake inhibitor：SSRI)，SNRI，TCA，bupropion〕は，HIV感染症患者におけるうつ病の治療薬として用いることができる．ほかの患者と同様に，利用可能な多くの薬物から選択する際には，薬物の副作用プロファイルを利用するのが最も望ましく，その中から許容可能なものを選択することが重要となる．ほとんどの抗うつ薬がHAARTレジメンと薬物相互作用があるが，そのほとんどは臨床的に重要でない．

臨床医は，患者の懸念に対して同時に取り組む際，特定の薬物の活性と毒性プロファイルがどれほど助けになるか，そのことに敏感でなければならない．例えば，ミルタザピンのような食欲と睡眠を刺激するような薬物は，不眠症で苦しんでいる患者に効果があるかもしれない．ノルトリプチリンのような三環系抗うつ薬(TCA)は神経痛患者に理想的な選択であり，その患者にとっては薬物の疼痛調整作用としての効果を示す可能性がある．抗ウイルス薬のリトナビルやデラビルジンを内服している患者では，三環系抗うつ薬に関連する不整脈のリスクが高い可能性がある．bupropionは特に倦怠感のある患者で有用であり，ミルタザピンと同様に性欲減退をきたす可能性は低い．SSRIは特に不安うつ病や不安障害が共存する患者で有効である．

重症で難治性の倦怠感がある患者では，興奮薬(刺激薬)をその他の抗うつ薬とともに使用することが可能である．また，麻薬性鎮痛薬関連の倦怠感や鎮静を緩和するために用いられる．乱用の可能性があるため，このような薬物は患者を選択して使用しなければならず，またその効果は患者によってかなり幅がある．

涙もろいこと，興味の喪失，上の空，不穏，不眠は急性の悲嘆反応の特徴であり，これは死別の結果として，また人生の節目や前述した病気の進行の基準点において生じることが予想できる反応である．悲嘆にくれている人々はしばしば，情動的な支援や社会的な支援による恩恵を受けたり，スピリチュアルなカウンセリングや集団あるいは個別の精神療法は，適応を促すために有効であろう．短期間の不眠症または不穏に対しては，期限を設けて短期間のベンゾジアゼピン系薬物による治療を行うのが適切である．もし急性の喪失体験後1か月以上の期間，自律神経症状が持続したり，正常な社会的機能がかなり低下した状態が持続すれば，うつ病の治療を考慮すべきである．

大うつ病では自殺のリスクが劇的に増加するが，それは非HIV感染患者のうつ病では"合理的な"選択としてみなされておらず，HIV感染者においても同じである．自殺企図は，精神疾患の治療歴，物質乱用，長期間持続する重症の精神的苦痛，HIV関連の対人的あるいは職業上の問題，社会的サポートが不足していることの自己認識，最近病気が進行したことを示すエビデンスなどと関連している．医師はそのような状況になれば，危機カウンセリング(crisis counseling)，社会的サポート，精神科への入院などといった手段を用いて介入の準備をすべきである．

HIVが進行した患者にとって自殺は，悪化し続けている状態に対して，それに替わるべき魅力的で合理的な選択肢として感じられることがしばしばあるかもしれない．おそらく最も重要なことは，自殺が最終的な選択肢であると考えて，自殺は自分が置かれている状況に対して行使できる最終的なコントロールであり，完全な依存や衰弱に対する恐れに関する防護手段であることを意味し，このことは多くのHIV/AIDS患者やその他の慢性変性疾患患者にとって慰めとなる．医師はうつ病関連の自殺を察知したならばそれを防ぐために介入し，一方で患者が自分の運命を最終的にコントロールする手段を持っていると感じている"慰め"や希望までを奪い去ることがないように十分に注意を払いながら，ぎりぎりの状況を維持しなくてはならない．医師による自殺幇助についての倫理的，宗教的な立場に関係なく，医師は患者の自殺企図について自ら進んで率直にかつ正直に調べ，さらに重要なことは，患者がそのような考えをもつにいたった原因となる恐れや不安について患者と話し合わなければならない．自殺幇助を依頼する行為と同じように，自殺について医師と話し合うこと自体が，しばしば助けを求める患者の隠された叫びであることがある．このことは，不適切な治療のために生じた症状に対するいらだち，疲労，これから今後経験するコントロールできない疼痛や苦しみに対する恐れ，また介護者に負担をかけることの不安，さらには最も助けが必要なときに医師に見捨てられないように保証してもらうといった必死な要求を表している．最初の目的が自殺企図についての話し合うことであっても，以前であれば感じるとは思いもしなかった，あるいは言葉で表現することのなかった恐れやニーズに気づく機会に変わることがしばしばある．そのような状況では，医師と患者が協力して，その問題に対する明確で実践的な方針を立てることが可能となる．

▶ 不 安

不安は，いくつかの抑うつ症状と同様にHIVとともに生きてゆくうえで多くのストレスと関連した正常な反

応であるのかもしれない．不安症状には集中力低下，落ち着きのなさ，上の空や侵入思考，不眠症（特に入眠障害），倦怠感などが含まれる可能性がある．コーピングスキルが上手でない人は，コントロールできない不安な時期に特にそうなりがちである．ニコチン，アルコール，違法薬物からの離脱，あるいはカフェインの過剰摂取によって不安症状は引き起こされる．HIV/AIDS で補助的に用いられる薬物，特にコルチコステロイドやうっ血除去薬は不安や不穏を引き起こすことがあり，またまれであるが，不穏は背景に存在する中枢神経系(CNS)疾患の徴候の表れである可能性がある．

不安が社会的なあるいは職業上の機能を低下させたり，不快感が持続する場合には，治療が適応となる．薬物療法には，一般的に選択的セロトニン再取り込み阻害薬(SSRI)やその他のセロトニン作動性抗うつ薬，あるいはベンゾジアゼピン系薬物を用いる．時に生じる予想ができない発作に対しては，ロラゼパム（ユーパン®，アズロゲン®，ワイパックス®），あるいはアルプラゾラム（ソラナックス®，コンスタン®，カームダン®，アゾリタン®，メデポリン®）のような短時間作用型から中時間作用型のベンゾジアゼピン系薬物は，より即効性の作用を発揮し，一般的にはさらに効果がある．臨床医は抗不安薬の処方の頻度を注意深くモニターすべきである．使用量が徐々に増える場合には，長時間作用型薬物もしくは抗うつ療法が望ましいことを示唆している．慢性的で能力を低下させるような不安に対しては，クロナゼパム（リボトリール®，ランドセン®）のような長時間作用型のベンゾジアゼピン系薬物は，血中濃度レベルをさらに安定して維持するため，より効果的で許容できる可能性がある．SSRI は，パニック障害，強迫性障害(obsessive-compulsive disorder：OCD)，心的外傷後ストレス障害(posttraumatic stress disorder：PTSD)のような不安症候群に有効な維持療法のための薬物である．

不安症状のある患者に対しては，PTSD のスクリーニングを行うべきである．PTSD 症状は驚愕反応を起こしやすいこと，フラッシュバックや悪夢，解離性症状を含む．HIV とともに生きることについて患者が抱くトラウマが，これまでの記憶（乱用，レイプ，事故）を再燃させる場合がある．刑務所に収監されている HIV 感染女性に関する研究では，高い頻度で PTSD を認めることが示唆されている．SSRI が PTSD の症状を緩和することが明らかになってはいるが，フォーカスを絞ったカウンセリングが最もよい治療である．

原発性の中枢神経系疾患—HIV 関連認知症症候群

ヒト免疫不全ウイルス(HIV)関連認知症症候群は，早期には認知・行動の機能低下が，また進行期には運動機能低下によって特徴づけられる皮質下認知症である．進行期 HIV 関連認知症は，CD4 細胞数が 200 以上の患者や，あるいは HAART 治療中の患者にはまれにしか認めない．抗ウイルス薬は髄液(cerebrospinal fluid：CSF)移行性において違いがあるが，血中のウイルス量を抑える可能性の高い抗ウイルス薬の組み合わせはすべて，HIV 関連認知症を防ぐことができる可能性が高い．まれに，CSF と血液のウイルスを遺伝的に解析すると，異なる HIV 株の存在が明らかになることがある．そのようなまれなケースでは，CSF のウイルス株を治療するために抗ウイルス薬を調整することを勧める専門家もいる．

すべての HIV 関連認知症患者では，うつ症状は認知症と誤診されやすいため，まずはじめに併存するうつ病を評価すべきである．試験的抗うつ薬の投与により，このような患者で満足できるような機能回復効果を得ることができる可能性がある．すべての器質的脳疾患の患者に用いると同様に，抗ヒスタミン薬やベンゾジアゼピン系薬物のような鎮静薬は慎重に使用し，一般的には避けるべきである．

Alzheimer 病を治療するために用いられる抗コリンエステラーゼ阻害薬の効果は，HIV 関連認知症の患者を対象にした研究は行われていない．これらの薬物は皮質下認知症のみに効果があるため，HIV 関連認知症では効果がない可能性が高く，理論上は，HIV のような皮質下認知症を悪化させる可能性がある．

HIV 関連軽度認知障害

HIV 関連認知症は，CD4 細胞数が 200 以上の患者や治療中の HIV 患者ではまれであるが，軽度の認知障害が持続し，サロゲート(surrogate)マーカが良好な数値を示す患者でも進行することがある（例えば，適切な CD4 細胞数と抑制されたウイルス量など）．HIV 関連軽度認知障害の特徴は，喚語や複雑な仕事を順にこなすことの困難さ，記銘力障害などである．患者は言葉を探している間，話が一時停止したり，文字を書くのが困難だったり，機能性の健忘症に気づくかもしれない（例えば，鍵を誤った場所に置く，薬物の飲み忘れなど）．

HIV 関連軽度認知障害は上記以外では，抗ウイルス薬治療によく反応している患者でも持続したり，進行したりすることがある．HIV 関連軽度認知障害は進

行性でないが，しばしば"正常"にみえるにもかかわらず，機能低下をきたすことがある．機能低下について評価する必要がある場合には，患者のカルテに上記のような認知症状を注意深く記録する必要がある．正式な神経精神的検査により，わずかな認知機能低下を明らかにすることが可能であるが，入念な現病歴よりも臨床的に有用なケースはまれである．研究の場面で行われた神経画像検査では，このような症状の患者の前頭葉容量と前頭葉の代謝活性との関連が示されている．

▶ せん妄

せん妄は，見当識障害，不注意，変容した感覚，滅裂な思考を含む急性混迷状態である．単純に HIV/AIDS の症状であることは**決してなく**，常に CNS に影響し，生命を脅かす急性疾患の可能性を考慮しなければならない．HIV 関連認知症の合併症や，その他の背景の脳症状による認知障害の患者は，認知症それ自体は決してせん妄にとって単独の原因とはならないが，特に代謝障害によるせん妄が生じるリスクが高い．せん妄の原因となる可能性のある HIV/AIDS の潜在的な合併症のリストはせん妄の鑑別診断と重複するが，CD4 細胞数が 200 未満の患者の日和見感染を特別に追加する必要がある．せん妄は通常は突然に発症し，意識変容，注意力低下，滅裂な思考や言動，幻覚や幻聴のような知覚異常を呈する．また，極端な不穏，もしくは感情鈍麻のどちらかを併発する可能性がある．

背景にある異常の探索や治療については，集中治療室のような厳重に監視できる場所において緊急に行うべきである．患者の意識レベルにもよるが，光刺激や音刺激のレベルが適切になるように，また過剰にならないように注意し，常に患者を見当識のある状態にしておくことが可能である．物理的な拘束はできるだけ避けるべきであるが，自分自身を傷つけたり，カテーテルラインを引き抜いたりするのを避けるために必要な場合もある．不穏はしばしばせん妄を合併するので，非定型抗精神病薬（例えば，オランザピン，リスペリドンなど）やハロペリドール，必要ならば短時間作用型非経口抗不安薬などを徐々に増量して管理することができる．診断的検査を進める一方で，これらの薬物を用いてせん妄を積極的に治療すべきである．

▶ 躁病

躁病は HIV/AIDS の恐ろしく危険な合併症である．非 HIV 感染患者と同じく，躁病は活動亢進や休みない精神運動活動，多幸感もしくはいらいら気分，不眠症，睡眠の必要性が低下していることの認識，強迫的で早口な話し方，誇張か妄想的，思考の空回り，注意散漫，性欲亢進，向こう見ず，快楽行動の脱抑制によって特徴づけられる．HIV/AIDS の躁病は，生来の双極性素因が，物質使用，ストレス，併発症によって促進されて発症する可能性がある．それほど頻度は高くないが，躁病は日和見感染や認知症のような HIV 関連器質的脳疾患の早期の症状である場合がある．躁病を引き起こすような薬物には，高用量のコルチコステロイド，抗うつ薬，ジドブジン，エファビレンツ，コカインやアンフェタミン誘導体のような刺激薬物がある．

治療は，最初に悪化の原因となった可能性のあるすべての薬物を中止し，安全な環境を整えることである．HIV 関連躁病に対して最良な特異的抗躁薬は存在しない—実践的に，過度に鎮静することなく，患者を穏やかな状態に保つことを目標にした薬物を選択すべきである．リチウムは非 HIV 感染患者における双極性感情障害の主な治療薬であるが，意識レベルが変動して予想外に進行した AIDS 患者では，危険である．下痢，発熱，経口摂取不足などによる脱水がリチウムの血中濃度を中毒域へ急速に上昇させ，マネジメントがさらに複雑化する．しかし医学的に，リチウムは健康な HIV 患者では安全に使用することができる．

▶ 精神病

躁病と同様に，精神病性症状は一般的には基礎疾患である精神疾患（統合失調症）や薬物（処方薬，ストリートドラッグ）の副作用が原因である．精神病性症状には，幻覚，典型的には幻視よりは幻聴，内容が偏執的な傾向がある妄想，連想弛緩（looseness of association），観念奔逸（flight of ideas）などがある．自分自身の世話や清潔が保てず，服薬アドヒアランスが悪い．アンフェタミン，フェンシクリジン，コカイン，アルコール，マリファナ，アヘン剤など多くの違法薬物の使用や離脱は，一時的な精神病の原因となり，特にアンフェタミンによる精神病は数日から数週間続く可能性がある．精神病のために，抗サイトメガロウイルス薬であるガンシクロビル，ホスカルネット，蛋白同化作用ホルモンやコルチコステロイド，ジドブジン，エファビレンツ，麻薬性鎮痛薬，鎮静薬や抗うつ薬を含むその他の精神活動に影響を及ぼす薬物，そして非常にまれではあるが多くの普通の抗菌薬などの投与がむずかしくなる可能性がある（**表33-1** 参照）．まれに，精神病が背景にある二次性 CNS 感染や腫瘍の徴候であることがある．

HIV/AIDS 関連精神病の治療には，悪化の原因と

なっている薬物の同定や除去，基礎疾患の適切な治療などがある．精神科へのコンサルテーションは診断の確定，潜在的な二次性の原因の同定，マネジメントの最適化のためには，精神科へのコンサルテーションは欠かすことはできない．非定型抗精神病薬は精神病の急性期や維持療法に効果がある．そのような非定型薬物は古い薬物と比較して遅発性ジスキネジアを生じることは少なく，鎮静作用も弱い．

統合失調症と HIV を合併している多くの患者は"三重に診断"される，つまり，彼らはまたストリートドラッグも使用している．このような患者はしばしば薬物療法とメンタルヘルスケアが統合され，直接的な管理によって服薬アドヒアランスを向上させることが可能な通院治療プログラム（day treatment program）による恩恵を受ける．

結　論

すべての慢性疾患と同様に，HIV 感染症は無数の精神的，心理的な困難によって複雑化している—自分の家族やコミュニティーからの孤立，以前は安定していた精神疾患の再燃，HIV 感染症で死ぬはずの運命から HIV 感染症とともに生きることを学ぶことへの推移—そしてその他いろいろなこと．患者のなかには，精神疾患の結果として HIV を発症する者もいる．その他の HIV の人は生き残るだけでなく，HIV とともに元気に生きてゆけるように精神心理的な困難と向き合う．

すべての患者は正確な精神的評価によって恩恵を受けるが，患者はまた，知識が豊富で，思いやりがあり，信頼できると認めた臨床医との関係を続けることによっても恩恵を受ける．筆者の経験上，科学と医学の"アート"を巧みに統合したり，そのようなことを行うことに対価が与えられるような医学の領域はほかには存在しない．

（訳：仲地佐和子）

推薦図書

Kalichman HC, Heckman T, Kochman A, et al. Depression and thoughts of suicide among middle-aged and older persons living with HIV-AIDS. *Psychiatr Serv* 2000;51(7):903–907.

Low-Beer S, Chan K, Benita Y, et al. Depressive symptoms decline among persons on HIV protease inhibitors. *J Acquir Immune Defic Syndr* 2000;23(4):295–301.

Treisman GJ, Angelino AF. *The Psychiatry of AIDS: A Guide to Diagnosis and Treatment*. Baltimore, MD: John Hopkins University Press, 2004.

ウエブサイト

ACTIS (AIDS Clinical Trials Information Service) Web site. http://www.actis.org/. A central resource for federally and privately funded HIV/AIDS clinical trials information. Accessed October, 2007.

HIV Insite Web site. http://hivinsite.ucsf.edu/InSite. Provides comprehensive up-to-date information on HIV/AIDS treatment, prevention, and policy with links for clinicians and patients. Accessed October, 2007.

Project Inform Web site. http://www.projinf.org. An HIV advocacy organization that issues up-to-date information about HIV research. Accessed October, 2007.

WORLD Web site. http://www.womenhiv.org/. A national support group for women with HIV. Accessed October, 2007.

第 34 章

医療ミス

Albert W. Wu, MD,MPH, Stephen J. McPhee, MD, & John F. Christensen, PhD

はじめに

医療の実践においてミス（mistake）は避けることができないものである．最も明らかな原因としては，注意，記憶，知識，判断，技術（スキル），モチベーションなどについての，個人の行動の不十分さがある．しかし部分的には，医療的知識の複雑さ，臨床的予測の不確実性，限られたまたは不確実な知識にもかかわらず適時に治療決定を下す必要に迫られることなどの，医療という仕事の生来の性質もその原因となっている．さらに重要なことに，ミスは仕事環境に影響するシステム的要因によって引き起こされる．患者に及ぼすエラー（error）の影響に多くの注目が向けられてきたが，医療ミスのために患者は医師から同じ程度の苦痛を受け，ショックや後悔，罪，怒り，恐れの感情を感じることを理解しなければならない．

効果的に対処すれば，医師はミスを強力な学習経験として利用することができる．しかしミスを扱う困難さのために，将来起きる可能性のある過誤を予防するための学習や努力が難しくなる場合もある．医師は絶対誤りを犯さず，誤りは例外的なことであるとして扱う職業上の規範も，学習することにとって重要な障害となる．批判的な組織の反応や訴訟への恐れも，ミスについて率直に議論する阻害要因となる．自分のミスから学び，日常診療で適切に変更する者もいるが，これらの教訓から生かそうとしない者もいる．

定 義

一般的に"ミス"や"エラー"と呼ばれる事項に関連する多くの用語を定義することは有用である．米国医学研究所（Institute of Medicine：IOM）は**エラー**を"計画された行動が意図したとおりに行われないこと〔すなわち，実行のエラー（error of execution）〕，目的を達成するために間違った計画を用いること〔すなわち，計画のエラー（error of planning）〕であると定義している．遂行（act of commission）や省略（act of omission）としてエラーが生じる場合もある"．**有害事象**（adverse event）は医療行為による傷害である（IOM, 2000）．**エラーは必ずしも患者の障害の主因ではない**という点において，過失（negligence）や医療過誤（malpractice）と異なる．悪い結果に先立つすべての判断が必ずしも間違っているわけではないことも明らかである．

医療ミスの割合

医療ミスの研究のほとんどは，病院の場面や，ミスというよりは有害事象にフォーカスをあてている．全体的な医療ミスの発生率を明らかにすることはむずかしいが，頻度は高いようである．1984年にニューヨーク州の病院において調査された最も初期の研究の一つにおいて，入院の約4%で傷害が生じ，そのうち1/4は過失（negligence）が原因であると判断されている．コロラド州とユタ州において1990年と同じ手法を用いて行われた研究では，入院の3.5%に有害事象を認めた．

カナダ有害事象研究（Canadian Adverse Events Study）は2004年に，カナダの入院患者についての有害事象の発生率を報告した．著者らはカナダの5つの州の中において無作為に4つの病院（1つの教育病院，1つの大きな市中病院，2つの小さな市中病院）を選び，2000年に入院した精神科と産科以外の成人患者のカルテを無作為に選択し，見直しを行った．トレーニングを受けた調査者がすべてのカルテをスクリーニングし，スクリーニングで陽性のカルテについて，有害事象を同定し，予防可能かを決めるために医師がそれを見直した．サンプリングの調整後，有害事象の発生率は100入院あたり7.5（7.5%）であった．医療事故のあった患者のうち予防可能であったと判断された事象は36.9%であり，死亡は20.8%〔95%信頼区間（CI）7.8～33.8%〕であった．調査した医師によると，有害事象が存在した場合には，推定1,521日間入院期間が長

かった．有害事象は男性と女性で同率であったが，高齢患者の有害事象は若い患者よりも有意に多かった．

医師の視点によると，その著者らが1991年に行った254人のレジデントを対象とした研究において114人(45%)から回答があり，前年に重大なミスを犯したと報告していた．2003年と2006年の間にフォローされた内科レジデントのコホートでは，34%が少なくとも1つの重大なミスを犯し，14.7%が四半期ごとに1つのエラーを犯したと報告されている．

外来患者の診療ミスの発生率は研究が開始され始めたばかりであるが，ある研究者は処方ミスの発生率が7.6%であると報告しており，別の研究者は少なくとも1/4にエラーがあると主張している．いくつかの外来専門診療所の研究によると，大多数の患者に処方エラーがあることを示唆している．

表34-1 医療ミスの種類

エラー	例
診断または評価	診断ミス
医学的な意志決定	不適切または時期尚早の退院
治療	治療が必要なときに先延ばしする
処方薬	間違った用量
処置の合併症	技術的な過ち
コミュニケーションの誤り	引継ぎの際の情報伝達が出来ていないこと
不適切な監督	治療計画の見直しが出来ていない

Wu AW, Folkman S, McPhee SJ, LoB. Do house officers learn from their mistakes? JAMA 1991;265:2089-2094. より許可を得て転載．

薬物に関するエラーに曝されていると推定されている．

医療ミスの種類

ミスは医療の実践のすべての側面で起こる—診断，意思決定(しばしば事実を無視することによって)，評価のペースやタイミング，薬の処方，検査や処置などの施行など(表34-1)．ハーバード医療研究(Harvard Medical Practice Study)では，医療行為により身体障害を引き起こされた1,133名の患者のうち，28%の障害が過失によることが明らかになった．最も頻度の高い有害事象には，処置や手術の成績やフォローアップが関係していた(35%)．予防措置をとれなかったこと(例えば，偶発的な傷害に対する安全策をとらないなど)が次に多いエラーであり(22%)，診断的エラー(例えば，適切な検査を行わない，検査結果に対して行動しない，反応の遅れを回避しないなど)(14%)，薬物治療に関するエラー(9%)，システムエラー(2%)と続いた．重大な診断的エラーの一部は認知的エラー，特に誤った認識，誤った経験則，バイアスに関連したものから生じる．エラーは，検査室，薬局，医療用具の準備やメンテナンスなどの，システムにおける他の部位においても生じる．

処方ミスは非常に頻度が高いが，これは薬物が使用されるケースが非常に多いためである．米国では，4/5以上の成人が1週間のうちに少なくとも1つの薬物を使用し，成人の約1/3が少なくとも5種類の内服薬を使用している．安全で効果的な薬物の使用の目標は，適正な薬物，適正な用量，適正な投与経路，適正な時間，適正な患者からなる"5つの適正(the five rights)"と呼ばれている．しかし，いかなる薬物についても，使用過程におけるいかなる時点においてもエラーは起こりうる．毎年150万人以上が薬物のエラーによる傷害を被り，入院患者は平均すると毎日1つの

医療ミスの原因

個人とシステム関連の要因が組み合わさることにより，有害事象が生じる場合がある．ヒューマン・エラーは患者の近いところで生じ，スキル(注意，記憶，実行)，知識，意思決定，ルールの順守の欠如を含む．システム・エラーは患者，作業，医師個人，チーム，ユニットの環境，部門，施設のレベルを含むさまざまなレベルにおいて生じる〔Vincent, 1998(章末の「推薦図書」参照)〕．具体的な要因の例としては，非協力的な患者，手書きの処方箋，お互いのことをよく知らないチームのメンバー，人員不足のユニット，不十分な装置，長時間労働，成果をあげることについてのプレッシャーがある．個人は医療システムの一部であり，その中で機能することを心に留めておくべきである．

個々の医師は自分の犯したミスについてさまざまな理由を報告し，しばしば1つ以上の原因があると考えられる．ある研究によると，研修医はミスが生じた一部の理由として，基本的な知識を持ち合わせていなかったことを報告することが多い(例えば，持続性の心室頻拍の重大性を知らないなど)．ほとんどの場合，彼らは"仕事が多すぎた"ことに言及する(例えば，あるレジデントは"他の重症の患者のケアや，研修医や学生の面倒を見るのに忙しすぎた"ために必要な治療を継続することを怠ったなど)．疲労は重要な要因である(不注意で間違ってカリウム薬をボーラス投与として指示した後，あるレジデントは"そのときは午前3時であり，完全に目が覚めていたかわからない"と言った)．

システムについての視点からは，非常に優れた組織においてさえエラーが生じることが認識されている．多くのエラーは概して，臨床医の属性とは独立した職

場や組織プロセスの状況により生じる．システム要因の研究では，臨床医の属性とは独立したこれらの特性の予測力が明らかにされている．

入院診療についてのある研究では，相互カバー(cross-coverage)が医療事故を防ぐための有意な予測因子であることが明らかになった．最近の研究では，スタッフの比率が患者のアウトカムと関連する傾向があることが示唆された．マネジドケアの場面において医療行為を行うことのプレッシャーのために，特に生産性への高い要求のある人頭払いシステムでは，急いだ医師が重要な診断的情報を見逃したり処方ミスをしたりといったリスクが増えるかもしれない．同様に，検査オーダーを減らし専門医への受診を制限する第三者支払い機関からのインセンティブは，省略のエラー(error of omission)の原因となる場合がある．

▶ 医療ミスの状況

おそらく，インターンやレジデントは新しいスキルを学び，臨床判断を磨き，新たな責任を受け入れているため，ミスは研修期間に頻繁に起こるように思われる．さらに彼らは，急性疾患の患者のケアを担当している．しかし，ある研究によると初年度のレジデントは高率に処方ミスを犯したが(1,000オーダーにつき4.25回)，より経験を積んだ臨床医でさえ重大な医学的ミスを犯していたと報告している．

多くのミスは入院や救急の場面において生じる．外科病棟や集中治療室も患者の安全にとって高リスクな領域であることがわかってきている．重症患者の場合，多くの処置，評価，決断に加えて，複雑な臨床像に対して速やかな評価が必要であるが，このために多くのミスが起こる機会が生じる．ある研究では，集中治療室の患者は1日で平均178の処置が施され，1.7のエラーが観察されることが明らかになった．

患者の特性によっても，ミスのリスクが増大する場合がある．医原性事故のリスクは，年齢の増加，疾患の重症度，入院期間，薬物の処方数に伴い増大する．例えば，より高齢の患者には進行した病気や合併症が存在する可能性が高く，より多くの薬物を内服していることが多い．これらの要因により，エラーのリスクや，治療の複雑さが結果的にエラーにつながる可能性が増大する．

重大な医学的なミスは外来においても生じる．一部の臨床医は，重大なエラーが生じる確率は年々増加し，特に生産性を上げるためのプレッシャーが増えるとともに増加していると主張している．

医療ミスの結果

▶ 患者や家族に生じる結果

エラーは，それを認識し修正すれば，重大な結果をもたらさないかもしれない．そのようなケースでは，医師はミスが起こったことを認めることさえしないかもしれない．しかし，エラーのために，身体的な不快，精神的な苦痛，追加治療や処置の必要性，入院期間の延長，病気の悪化，永久的な障害，死，などの重大な結果が関係する患者にしばしば生じる．特に治療決定に関係していた場合には，ミスのために心配，怒り，罪悪感などの苦痛を家族が感じることもある．

▶ 医師に生じる結果

医師も医療ミスに対して感情的な苦痛を経験し，自責の念，怒り，罪，不適切な感情のために羞恥心や恐れを抱く—特に医療過誤訴訟などの悪影響への恐れ—などのさまざまな感情的反応をしばしば報告している．若い患者についての致死的なミスの後で，ある研修医は「この出来事は私のトレーニングの中で，最大の困難であった」と記した．

自分が認識しているエラーは，医師の生活の質(quality of life：QOL)の低下，うつ病，バーンアウト(燃え尽き)の原因となる．ミスによる持続的な負の心理的影響を報告する医師もいる．ミスが原因で患者が亡くなった後に，ある研修医は「このケースのために，私は臨床医学について非常に神経質になっている．私は今では，すべての発熱患者が敗血症になるかもしれないと心配している」と述べた．別の研修医は，自分が犯した診断ミスのために，"多くのデータ収集や不確実さ"とかかわることになるであろうサブスペシャルティのキャリア選択することを拒絶した．

▶ 医師−患者関係に生じる結果

患者のアウトカムの重症度と，医師と患者の間のコミュニケーションの質によるが，あるケースでは，ミスにより医師−患者関係に悪い影響が及ぶ場合がある．医師が罪や恥の感情を感じたり，医師の自信が揺らぐことにより，その患者を回避したり素直な話し合いの機会が減ることがあるかもしれない．例えばある医師は，患者の死についての罪の意識のために，患者の家族に対して年季奉公人のように振る舞うことになり，

家族と一緒により多くの時間を過ごしたり，支払いを減らしたりすることにより，長期間にわたって自分の"罪"を償おうとした，と述べた．

ミスを知ることにより患者に警戒感や不安が生じ，医師の能力への信頼や自信が崩れてしまう場合がある．怒り，信用や尊敬の喪失，裏切りの感情が生じる場合があり，そのために率直な態度をとることができなくなる．患者は概して医療提供者に幻滅し，有益な治療や習慣を順守しなくなる場合もある．

医師と患者が直接にお互いに理解し，受容しながら感情を話し合うことができる程度により，関係は持ちこたえる可能性があり，時間とともにむしろ深まる場合もある．治療に不確実さがある場合には特に，意思決定のプロセスを共有していれば，そのために医師の責任を薄めることができるため，医師-患者関係の負の効果が軽減される場合がある．

ミスは全国的に―または地方においてでさえ―報道されれば医療提供者の信用にダメージを与えうる．いかなる信用の喪失の場合でも，医療や医学研究に対する不信感が生じ，個人がケアを求めたり，健康行動をとることを思いとどまらせるため，公衆衛生に対して有害な影響を及ぼす場合がある．

医療事故への対処

医師がミスに対して対処する方法によっては，これらの経験を学習や個人的な成長のための強力な機会に変えることができる．図34-1に自分自身や同僚が犯したミスを扱う方法の概略を示す．

▶ 個々の対応

ミスが起こったことを認識した後の最初のステップは，実行可能なあらゆる是正措置をとることであり，その後に対処を開始し，患者への開示，同僚やリスクマネジメントへの開示(重大な有害事象ならより速く)を行い，事故から学習することを試みる．

▶ ミスへの対処

対処方法は主に2つ存在し，苦痛の原因となっている問題に対処するために，**問題にフォーカスを絞る**方法(problem focused)と，問題によって引き起こされる感情的な苦痛に対処するために**感情にフォーカスを絞る**方法(emotional focused)である(表34-2)．効果的な対処により，否定，不信感，過度の心配などの不健康な反応を予防することができる．効果的な対処方法を用いることはまた，医師のストレスを調節して医師の仕事に対する満足感を高めることに重要な役割を果たす．

表34-2は医療ミスに対処するために可能な多くの戦略のいくつかを簡潔に要約している．これらのなかでは，責任を受け入れることと問題解決のためのスキルが最も用いられる頻度の高いものかもしれない．例えば，"責任を受け入れること"には"次は違う結果が出るように自分に誓った"，"自分自身を批判し教育した"，"私は謝罪したり，修復するために何かを行った"などと述べることが含まれるかもしれない．社会的支援を探し，感情をコントロールすることはあまり利用されていないようであり，逃避／回避や距離をおくことはほとんど用いられることはない．

責任を受け入れることは，個々人がミスから学習するための必要条件であり，自分のミスの責任を受け入れることによってミスに対処する医師は，日常診療において，より建設的に変化する可能性が高い．しかし，糖尿病患者の下肢潰瘍の不適切なマネジメントのために，下肢を切断することになったことを認識した後で，罪悪感や羞恥心が持続している，と述べるレジデントのケースのように，彼らは感情的な苦痛を経験する可能性も高い．

表34-2 医療ミスに対処するために行うことが可能な戦略

アプローチ	戦略
問題にフォーカスを絞る	責任を受け入れる
	ミスの性質を理解するためのコンサルテーション
	ミスを是正するためのコンサルテーション
	計画的な問題解決(例：追加のトレーニングを受ける)
感情にフォーカスを絞る	社会的支援を求める
	ミスの再構成(例：医療の実践にミスはつきものであると認識する)
	同僚，友人，配偶者への開示
	患者への開示
	感情のセルフコントロール(例：感情的な反応の抑制)
	逃避／回避
	距離をおく

(出典：Wu AW, Folkman S, McPhee SJ, et al. How house officers cope with their mistakes : doing better but feeling worse? *West J Med* 1993;159:565-569; Christensen JF, Levinson W, Dunn PM. The heart of darkness : the impact of perceived mistakes on physicians. *J Gen Intern Med* 1992;7:424 から許可を得て転載)

第34章 医療ミス 441

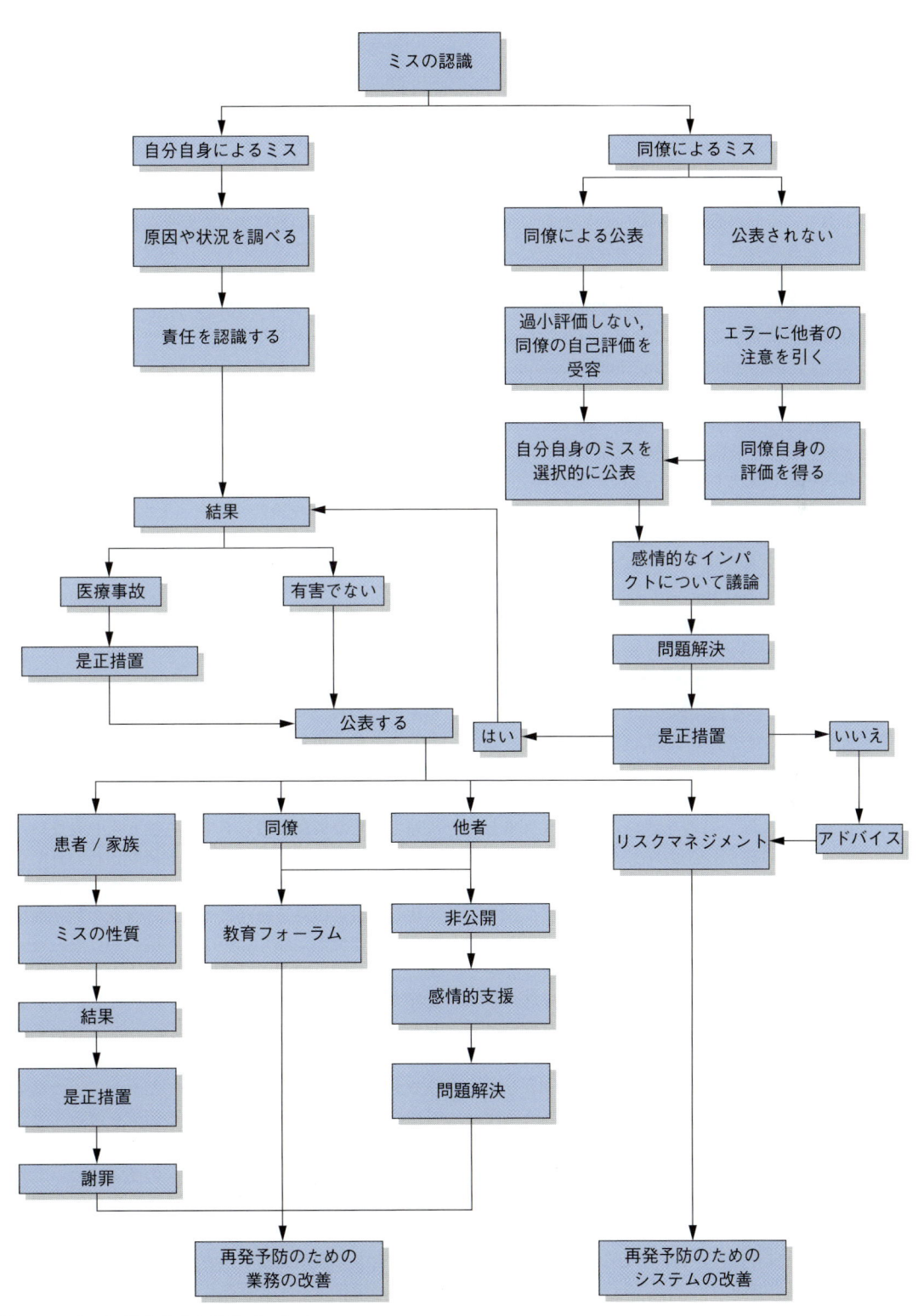

図34-1 ミスに対応するためのプロセス

患者と家族への開示

ミスを患者やその家族へ開示するのはむずかしく，いくつかの報告では，ミスについて患者に話すことを医師が躊躇することを示唆している．いくつかの研究で示唆していることは，医師や研修医は，患者，同僚，組織や自分自身に対する責任感について相容れない感情を抱いており，それが恐れや不安，確信をもてない自己効力感や結果の見込みによって複雑化していることである．開示には多くの障壁が存在し，懲戒措置や訴訟の恐れとともに，自分の名声に対する恐れなどがある．診療の質を改善するためにデザインされた全米医師データバンク(National Practitioner Databank)でさえも，医師の間で恐れや憤りを引き起こす場合がある．ある研究では，患者または家族へのミスの開示を行ったと報告した研修医は，25%以下であった．

法律や倫理の専門家と同様に，米国医師会(American Medical Association)や米国内科学会(American College of Physicians)を含む専門学会は，一般に医師は関係者にエラーを開示すべきであると提案している．ヘルスケア機構(Healthcare Organization)の合同会議は2001年に，医師には患者にエラーを開示する義務があると述べている．ミスを開示することにより，医師が正直にエラーを認めざるをえない状況になり，学習が促される．それに加えて，重大な医療事故の後にミスを患者に開示することは，医師が赦免の感覚を得るための唯一の方法である場合がある．Lazareは謝罪のための，4つの部分から構成される枠組みを提案している．(1)罪を認めること，(2)罪を犯したことに対する説明，(3)反省，羞恥心，謙遜の表現，(4)償い，である．彼は論文の中で，謝罪のこのようなさまざまな側面にどれほど癒しの力が存在するかについて示唆している．

最近まで，犯したミスについてどのように患者に伝えるかについてのガイドラインは存在しなかった．そのために，医師は個々のケースについて自分自身のアプローチを作り上げてきた．患者や家族にエラーを開示して話し合うことは，いくつかの技術(スキル)を用いることで，より容易に行うことができる．医師は最初に自分自身の感情を認識するように努めるべきである．患者や家族にアプローチする前に，単純なリラクセーションの訓練を行い，この出来事や現在の感情が，治療者として一個人として自分を規定するわけではないことを自分自身に思い込ませることは，有用であるかもしれない．あらかじめ2,3の単純で直接的な発言のリハーサルを行えば，この厄介な瞬間のいわゆるロードマップを描くことができる．患者や家族と会う際には，医師は心からの謝罪とともに，簡潔で直接的な発言をすべきである．そのような率直さが，医師と患者の両者の不安をしばしば増大させる原因となる，ある種の延々と続くまとまりのない議論を避けるのに役立つ可能性がある．

患者のアレルギーのチェックを行わずに，誤って薬物を処方してしまった医師は，例えば次のように患者に話すかもしれない．「ジョーンズさん，先週あなたの体調が悪化した原因が何かわかりました．遺憾なことですが，処方の前にあなたがその抗生物質にアレルギーがあるかどうかについて，私はチェックを忘れていました．あなたはその薬にアレルギーがあり，その情報はあなたのカルテにはっきりと書かれていました．私がチェックしなかったことであなたに大変な苦悩を引き起こし，大変申しわけなく感じています．心からお詫び申し上げます」．それから一息おけば，患者は返答できるであろう．患者の気持ちを考慮し受け入れることは，患者を情報で圧倒することと比べ，より効果的に関係を修復するための手助けとなる．このむずかしく微妙な瞬間に誠実さと共感を示すことで，医師-患者関係をよりよいものとすることが可能である(第3章参照)．

患者が気づいていなかったエラーを開示することで，特に重大な障害がある場合には訴訟沙汰になる場合がある．しかしミスを隠そうとした場合には，訴訟のリスクが何倍にも増えることは明白である．開示が迅速に行われたり，患者が医師の誠実さに感謝していたり，それが患者の治療についての継続的な話し合いの一部であったりと，誠実な謝罪であれば，訴訟のリスクが減る場合がある．重大な障害がある場合には，迅速で公正な解決が最も有用な方法かもしれない．このトピックについてはほとんど研究が行われていない．開示の結果として起こる可能性のある訴訟をモデル化した最近のある研究によると，訴訟の数と費用が増える可能性がかなり高いことが明らかになった．しかし，全面的な開示や，患者のクレームの申し立てを支援する積極的な方針を打ち立てているレキシントン・ケンタッキー在郷軍人医療センター(Lexington Kentucky VA Medical Center)の経験は好ましいものであり，ミシガン大学が経験したクレームの減少と同様に，このような方針が組織の損失を減らす可能性を示唆している．

患者やその家族への医療エラーの開示についての経験的な研究は限られている．公表されている研究は主に，開示の決定段階にフォーカスを絞っている．開示のプロセスや開示の結果，またはその2つの関係を考慮した研究はほとんど存在しない．開示の決定がどのように行われるかを理解し，開示のプロセスに関する指針を提供し，すべての関係者が開示の結果を予想できるようにするには，さらなる研究を行う必要がある．

多くの論文により，患者が医師を訴える理由が検証されている．それらの研究は，医学的なエラーの開示により，一部の訴訟を防ぐことができる可能性を示唆しているが，開示したために起こる可能性のある訴訟について，このような論文から推測することはできない．開示が医師の医療過誤の責任に及ぼす影響については，さらに研究が必要である．ビデオを利用した最近のある研究によると，完全開示は患者の医学的なエラーへの対処の仕方によい影響を与えるか，もしくはまったく影響を与えない可能性が高いことを示唆している．

同僚や組織への開示

ミスについて同僚に知らせることは，特に彼らが監督者やチームのほかのメンバーとしてその患者の診療に参加している場合には，非常に重要であるかもしれない．ミスを知ることから組織が利益を得ることができるのは，ミスに対処するために支援し，個人としてその事故の原因や重大性を評価し，事故から学ぶことを手助けし，将来的な事故を防ぐことができることである．しかし医師はまた，ミスについて同僚に話したがらないようである．この種の話し合いは同僚による裁きという恐れに対する脅威であると同時に，同僚が事故を軽視する傾向があり，役立たないことがわかった，と一部の医師は報告している．ミスについて同僚と話し合うことはしばしば，ミスにつながった状況を是正し，問題にフォーカスを絞った対処の手助けとなる．同僚とミスを共有することにより，孤立することを防ぎ，後悔と学習という回復に必要なプロセスを開始することが可能となる．著者は，ミスについてのワークショップに参加した医師から前向きの反応を得た経験があり，その中で参加者はまず自らが犯したミスについてのナラティブな説明を書き出し，ミスによる感情的な影響や，それへの対処法を強調しながら，少人数のグループでその物語を共有する．

診療の変化

表 34-3 に医療ミスの後でしばしば起こる診療の変化を要約する．これらの変化の性質は，実際には建設的であったり防御的—そして不適応な—ものである場合がある．医師が述べる建設的な変化に対して詳細に十分に注意を払う，自分自身で臨床データを確認する，診断や治療のためのプロトコルを変更する，セルフケアを増やす，スタッフとのコミュニケーション方法を変更する，積極的にアドバイスを求める，などがある．

表34-3 日常診療でミスの後に起こる一般的な変化

建設的な変化	防御的な変化
情報を求める機会の増加 ・アドバイスを求める ・資料を読む 慎重な態度 ・詳細に十分な注意をする ・個人的にデータを確認する ・データの整理方法を変える ・適切な追加検査のオーダー ・疾患のスクリーニング方法を改善 患者とのコミュニケーションの改善 自分のペースの改善 スタッフとのコミュニケーションの改善 より密接に他者を指導する	エラーについて議論しようとしない 同じ問題をもつ患者を避ける 不必要な追加検査のオーダー

その他の建設的な行動としては，将来の事故を防ぐために組織的な変革をもたらすように試みる，ことである．

医師が防御的に変化する場合もあることが報告されている．このことには，ミスについて話し合おうとしない，同じような患者を避ける，そして—ある状況においては—追加検査をオーダーすること，などが含まれる．ミスに対する組織の反応が懲罰的または批判的である場合には，診療における防御的な変化がより高くなる可能性がある．

ミスから学ぶ

いくつかの要因が，医師がミスから学ぶ程度を規定している可能性がある．ミスの後で羞恥心，罪悪感，屈辱のようなネガティブな感情を抱いた場合，医師のエネルギーのフォーカスは対処の感情的な側面に絞られるかもしれない．このようなネガティブな感情に直接的に取り組むことで，その問題に対する新しい情報や新しいアプローチを学ぶ医師の能力を向上させることができる．このような感情を認めなければ，否認することになる場合もある．医師がミスの原因を考えることも，学習に影響を及ぼしうる．ある研究では，経験不足や複雑なケースのために，誤った判断によってミスが生じた場合には，医師が建設的な変化について報告する場合が多かった．ミスが労働過剰によって引き起こされたと信じている場合には，建設的な変化が生じることはそれほど多くなかった．より大きな責任を

受け入れ，より議論に参加することによってミスに対応した医師も，建設的な変化について報告することが多かった．

ミスをした同僚への対応

ミスを打ち明ける同僚に対応するときには，同僚の自己評価を引き出したり，それを受け入れたりするようにし，ミスの重要性を軽視しないようにすることが重要である．この時点で自分の犯したこれまでのミスを思慮深く選んで打ち明けることで，同僚に孤立感を抱かせないようにし，議論を適切なものにすることができる．この時，ミスが与える感情的な影響や，それに同僚がどのように対処しているかを尋ねるのが適切である．ここで考慮すべき重要なことは，ネガティブな感情は必ずしも解決すべき問題ではなく，それを認めることによってしばしば軽減される場合があることである．診療における必要な変更を行い，学んだ新しい教訓を取り込みながら，医師はミスの内容に立ち戻り，一方，同僚は問題解決のスキルを用いてミスの是正について支援すべきである．

他人によるミスの目撃

ほかの医師のミスを目撃した医師には，いくつかの選択肢がある．その医師がミスを打ち明けるのを受動的に待つ，その医師にミスを打ち明けるようにアドバイスする，積極的にミスされた患者自身に伝える，そのミスを議論するためのミーティングを手配する，などである．見つけたミスを報告することを義務と感じる医師もいるかもしれないが，ほとんどの医師はそれについて語ることを躊躇する．怒りを引き出すのではという恐れ，同僚との関係が脅かされるのではということ，紹介先への干渉など，ここではさらに議論すべき多くの障壁が存在する．

最も単純な選択肢はもちろん，ミスを犯した医師が報告するのを待つことである．しかし，患者が実際に知らされるという保証はない．その患者に直接話をすることは，特に見つけた医師がその患者のことを知らない場合には気まずいことになるかもしれず，医師-患者関係を損なう可能性がある．エラーを犯した医師に対して，患者に伝えるようにアドバイスすることは，ミスを見つけた医師の責任感を満たすかもしれないが，それでも患者はミスについて知らされないかもしれない．医師にアドバイスするのと同時に，病院や診療所の品質保証部門やリスクマネジメント部門の職員にアドバイスをすれば，患者に伝えられる確率が高くなる．担当医と患者の関係を保ちながら，適切に打ち明けることができるように合同会議を手配することで，ミスを見つけた医師は満足感を得ることができる（図34-1）．

組織の対応

病　院

組織の目標は，有害事象から学ぶことを許容する"安全文化(safety culture)"を醸成することである．安全文化により，医師がエラーを起こしうることを認識したり，日々の診療にシステム的思考を含めるように促し，エラーに関する適切なデータを管理者に提供する．医師は時に，病院の雰囲気がミスについて話すことを妨げており，病院の経営陣がミスについて批判的であると感じている．非難，否認，繰り返される問題の悪循環を避けるためには，病院の上級の指導者がエラーを報告し，それに対処するように促すような批判的でない態度を身につけることが不可欠である．合併症・死亡カンファレンスのような，ミスを話し合う公式な場を設けている組織もある．しかし，ミスについて医師が抱いている感情についての話し合いや，同僚がどのように自分自身のミスに対処したのかについて打ち明けることなどの重要な問題は，これらのカンファレンスでは通常，話題にならない．病院のリスクマネジメント部門は，問題にフォーカスを絞った学習を最大限に利用し，将来的なエラーを最小限にするために，ミスについて話し合い，感情にフォーカスを絞った対処をし，包括的で支持的なフォーラムを促すことで，この領域で先導的な役割を果たすことができる．

卒後医学教育

ミスを社会に打ち明けることについての恐れにもかかわらず，患者の安全や，医師のミスが完全には避けることができないこと，また医療ミスを扱う方法は，医学校，レジデンシーやフェローシップのトレーニングのための適切なトピックであることについて，徐々にコンセンサスが得られつつある．最初は躊躇するかもしれないが，ミスを話し合うことがポジティブな経験であることを医師は時に認識する．「このケースをインターンのレポートで提示するのは困難な経験だった―同僚からの多くの視線を感じた．最終的に，私はすばらしい診断をしたときよりも，この種のケースを提示することからより多くの尊敬を得たように感じた」．

アテンディングによる回診の際のモーニングレポートや合併症・死亡カンファレンスの際に，ミスについての話し合いが可能である．これらのカンファレンスにおいてミスが話し合われる際には，過剰労働やほかの医師との責任の共有（例えば，コンサルタント，アテンディングの医師など），スタッフとのコミュニケーションのための適切な方法といった問題に取り組むことが重要である．これらの議論は，認知的なバイアスを顕在化させ，それを減らす方法を説明するよい機会でもある．さらに，関係するすべての人がミスから学ぶことができるが，しかしエラーは医療を実践する際に避けることができない不運であると考えられているので，ミスに対処し，ミスをした同僚に対応する適切な方法があることに注意をすべきである．一部の組織では，患者の安全にフォーカスを絞り，多くの要因がエラーの原因になることを認識し，他職種を含めたカンファレンス，"誤りやすい状況を検討するためのラウンド(fallibility round)"を定期的に開催している．スタッフの対応や地域文化の多様性に対処するために，組織は，医療過誤が起こった際の行動指針となる，明快でアクセスしやすいアルゴリズムを広めることが可能である．教育者は，実際のケースや，教員の打ち明け話をモデルとして活用し，長期的なカリキュラムを開発することが可能である．将来的な作業としては，エラーやニアミスからの学習，感情的な負荷がかかる状況における学習や教育，個人とシステムの責任のバランスなど，特定のテーマにフォーカスを絞ることが可能である．

▶ プライマリ・ケア実践グループ

マネジドケアの場面では，グループ診療が規範となっているため，そのようなグループでは，ミスに対処するための手順を導入することが重要である．共同支援は，ミスを話し合うための安全で確実な場を提供するための明白な原則であるべきである（前述した『ミスをした同僚への対応』を参照）．実践グループがミスに関する定期的な話し合いを公式なものとし，正当化することも賢明な対処である．この対処により，感情にフォーカスを絞った支援の範囲が広がり，メンバーが同僚のミスから学ぶことができ，ミスにつながったシステムの不備に対処することが可能となる．このアプローチから得られる予想外の利益—日常診療への非特定であるが，しかし重要な貢献である—グループメンバーが個人的なウエルビーイングを向上させることができることである．

ミスを予防する

ミスの頻度や程度を軽減させることは最優先事項である．医師がミスから学び，日常診療で建設的な変更を行うために役立ついくつかの方法がある．

▶ 医師の責任

前述したように，医師は自らのミスの責任を受け入れるよう促されるべきである．責任を受け入れる医師はそうでない医師と比較し，診療における建設的な変更を行う可能性が高いが，ミスの責任を受け入れることは感情的な苦痛を引き起こす可能性がある．そのために，医師がミスを受け入れる苦痛に対して，同僚や監督する医師が思いやりをもって対応することが重要である．感情的な苦痛を軽減し，診断や管理の不確実さを顕在化させ，診療における適切な変化についての話し合いを行い，現在のエラーの見直しが行われれば，将来のミスの可能性を減らすことが可能である．

多くの処方ミスは，薬物の使用についてのコミュニケーション不足や誤解が原因である．そのために，米国医学研究所(IOM)は，患者が自分自身で薬物やアレルギーのリストを管理し，それをいつも自分の担当医と共有することを推奨している．医師は患者と自分自身のリストを一致させ，適切な薬物の使用について患者に伝えることを重視すべきである．

エラーを防ぐために単純で簡単に導入できる方法を軽視すべきではない．信頼できる患者の身元確認法の使用，メートル法の使用，適切な職場の照明や組織の利用などがこれに含まれる．すべての薬物のオーダーについて，誤解されやすい速記用の略語，難解なラテン語，手書きの処方の代わりに，わかりやすい英語を使用することが暫定的なステップである．その他の戦略としては，略語や頭文字を用いないこと，診療の際に最新の情報を得ていること，患者と自分自身の安全に関してお互いが協力することである．

▶ 管理と監視

エラーを未然に防ぐ取り組みは，最も高い管理者レベルで始めるべきである．指導者がエラーの必然性と患者の安全を明確な優先事項として認識することは，組織がミスから学ぶことを支援するために不可欠である．臨床的には，より積極的に監督することがミスを減らし，その悪影響を軽減させる可能性がある．年配の医師は，経験の少ない同僚が患者のケアにおいて大

事な決断をするとき，特に熟練した臨床判断を必要とする複雑なケースでは，より役に立つように準備しておくべきである．グループ診療の管理者やトレーニングプログラムのディレクターはミスに結びつくかもしれないスタッフの配置，計画，仕事の性質についての問題に取り組むべきである．仕事量については真剣に注意を払わなければならない．睡眠不足はエラーの原因であることがはっきりしている．過剰労働や疲労もミスに結びつきやすい．このような状況での仕事を経験することにより，研修医はエラーを大目に見たり，あるいは正当化するようになるかもしれない．さらに，このことにより，将来的なミスを防ぐのに役立つ是正情報をあまり探索しないようになるかもしれない．プロトコルや標準化手順の利用，チェックリストの採用は，医師が正しい診療を行うために有用である可能性がある．例えば，外科医の"手術部位にサインする(Sign Your Site)"プロトコルは間違った部位の手術リスクを減少させ，"中心静脈ラインカート(central line cart)"は必要な用具を供給し，カテーテル関連感染を減らすのに役立つ．また単純なチェックリストは患者が外科治療室から病棟へ移るときの薬物調整を改善しうる．

▶ エラーの同定と報告

ミスの原因を描写することはしばしば，将来のミスを防ぐための特定の方法を示唆している．医師や看護師による匿名の報告や，有害な薬物相互作用についてコンピュータ化されフィードバックされる医療事故を同定するルーチンの仕組みは，ミスの頻度や性質に関する情報の提供に役立つことが証明されはじめている．医師同士で交換される情報の種類や量を標準化するコンピュータ化された相互カバーのテンプレートのような，ルーチン化された情報伝達手法を開発することにより，エラーを減らすことが可能である．

特に救急部や手術室，集中治療室の緊急を要する状況では，注意して扱うべき新しい医薬品，"見かけや名称が似ている"医薬品，"要注意"の医薬品に対して，特別な注意を払うことが重要である．

▶ 職場のデザイン

"人的要因（human factor）"アプローチとは，人間の行動，能力，限界を研究し，人がそこで得た知識を安全で効果的にシステムで利用することを目的として，人間とシステム間の関係最適化を探ることである．いかなるシステムにおいても，人的な要素が原因のエラーの発生は避けられないと想定し，システム内におけるエラーの頻度と避けることのできないエラーの影響の両方を十分に減らせるように，人的要因の技術者（human factor engineer）は人間/機械のインターフェースやシステムが十分な強度を備えるように計画する．

▶ コンピュータ化されたシステム

コンピュータ化されたシステムを利用することにより，過量投与，投与経路の間違い，薬物相互作用，アレルギーを含む医薬品のエラーを探知し，これらを避けることができる．コンピュータ化されたオーダリングシステム，自動化された薬物分配機，それに医薬品，血液製剤，患者をバーコーディングすることで，医療(有害)事故の頻度を減らせることが明らかになっている．

包括的な提言の一部として，2006年の米国医学研究所(IOM)の報告では，2010年までに手書き処方を排除し，臨床判断支援システムにも付与できる，コンピュータ化された処方を採用するように提言している．

しかし，新しい技術の導入には利益と同時にリスクもあることを認識しておくことが重要である．医療提供者は，技術が混乱の原因となったり，自分自身の不注意がエラーの原因にならないように，十分な準備とトレーニングを受けなければならない．チェルノブイリの原子力災害のように，自動化への過信を抱くことで，警戒心が低下して，リスクを伴うことになる．

▶ マネジドケア（管理ケア，統制医療）

マネジドケア[訳注：医療者を抑制するために，管理的手法を用いた医療保険制度の総称]の場面で診療に伴う要求があるために，忙しい医師はミスを起こしやすくなることがある．疲労や情報過多，より多くの患者をより少ない時間で診ることや，より生産的なメンバーになることについての大きなプレッシャーのために，医師が重要な情報を見逃すことがある．さらに，紹介や検査の数，入院者の数や入院日数を減らすような財政的なインセンティブとともに，専門医への紹介のゲート・キーパー（門番）としての医師の役割のために，さまざまなことの省略に伴うエラーが増える可能性がある．皮肉なことに，医療過誤訴訟のリスクを避けるために，医師は防御的になり，より多くの検査を依頼するかもしれず，マネジドケアの傾向に逆行するかもしれない．このようなインセンティブと阻害要因の両極端の間で，検査や紹介，詳細な治療の中の標準について医師の生涯教育を行う必要がある．

最良の状態であれば，マネジドケアは，医療の質の改善プログラムや，最良の医療の普及，消費者教育，ヘルスサービスの統合を通じて，患者の安全によい影響を与えるリソースを供えている．

まとめ

医師と組織の両者は，新たなミスを防ぎ，かつ同じような事故の再発を防ぐために必要な，日常診療のあらゆる改善を行うべきである．ミスを正直に率直に認めて対処することにより，患者に対する診療の質が改善し，より報いられることの多い診療につながることが可能となる．

（訳：青山倫久）

推薦図書

Baker GR, Norton PG, Flintoft V, et al. The Canadian Adverse Events Study: the incidence of adverse events among hospital patients in Canada. *CMAJ* 2004;170:1678–1686.

Bates DW, Cohen M, Leape LL, et al. Reducing the frequency of errors in medicine using information technology. *J Am Med Inform Assoc* 2001;8:299–308.

Benjamin DM. Reducing medication errors and increasing patient safety: case studies in clinical pharmacology. *J Clin Pharmacol* 2003;43:768–783.

Berlinger N, Wu AW. Subtracting insult from injury: addressing cultural expectations in the disclosure of medical error. *J Med Ethics* 2005;31:106–108.

Borrel-Carrio F, Epstein RM. Preventing errors in clinical practice: a call for self-awareness. *Ann Fam Med* 2004;2:310–316.

Boyle D, O'Connell D, Platt FW, et al. Disclosing errors and adverse events in the intensive care unit. *Crit Care Med* 2006;34:1532–1537.

Brennan TA, Leape LL, Laird N, et al. Incidence of adverse events and negligence in hospitalized patients: results of the Harvard Medical Practice Study I. *N Engl J Med* 1991;324:370–376.

Christensen JF, Levinson W, Dunn PM. The heart of darkness: the impact of perceived mistakes on physicians. *J Gen Intern Med* 1992;7:424–431.

Colford JM, McPhee SJ. The ravelled sleeve of care: managing the stresses of residency training. *JAMA* 1989;261:889–893.

Croskerry P. The importance of cognitive errors in diagnosis and strategies to minimize them. *Acad Med* 2003;78:775–780.

Elder NC, Vonder Meulen M, Cassidy A, et al. The identification of medical errors by family physicians during outpatient visits. *Ann Fam Med* 2004;2:125–129.

Fischer MA, Mazor KM, Baril J, et al. Learning from mistakes: factors that influence how students and residents learn from medical errors. *J Gen Intern Med* 2006;21:419–423.

Folkman S, Lazarus RS. *The Ways of Coping*. Palo Alto, CA: Consulting Psychologist Press, 1988.

Gallagher TH, Garbutt JM, Waterman AD, et al. Choosing your words carefully: how physicians would disclose harmful medical errors to patients. *Arch Intern Med* 2006;166:1585–1593.

Gallagher TH, Waterman AD, Ebers AG, et al. Patients' and physicians' attitudes regarding the disclosure of medical errors. *JAMA* 2003;289:1001–1007.

Gallagher TH, Waterman AD, Garbutt JM, et al. US and Canadian physicians' attitudes and experiences regarding disclosing errors to patients. *Arch Intern Med* 2006;166:1605–1611.

Gander PH, Merry A, Millar MM, et al. Hours of work and fatigue-related error: a survey of New Zealand anaesthetists. *Anaesth Intensive Care* 2000;28:178–183.

Gandhi TK, et al. Missed and delayed diagnoses in the ambulatory setting: a study of closed malpractice claims. *Ann Intern Med* 2006;145:488.

Gandhi TK, Weingart SN, Seger AC, et al. Outpatient prescribing errors and the impact of computerized prescribing. *J Gen Intern Med* 2005;20:837–841.

Gawron VJ, Drury CG, Fairbanks RJ, et al. Medical error and human factors engineering: where are we now? *Am J Med Qual* 2006;21:57–67.

Hilfiker D. Facing our mistakes. *N Engl J Med* 1984;310:118–122.

Hobgood C, Hevia A, Tamayo-Sarver JH, et al. The influence of the causes and contexts of medical errors on emergency medicine residents' responses to their errors: an exploration. *Acad Med* 2005;80:758–764.

Institute of Medicine. *Preventing Medication Errors*. Washington, DC: National Academies Press. 2006.

Kachalia A, Shojania KG, Hofer TP, et al. Does full disclosure of medical errors affect malpractice liability? The jury is still out. *Jt Comm J Qual Saf* 2003;29:503–511.

Kalra J. Medical errors: overcoming the challenges. *Clin Biochem* 2004;37:1063–1071.

Kaushal R. Effects of computerized physician order entry and clinical decision support systems on medication safety: a systematic review. *Arch Intern Med* 2003;163:1409–1416.

Kohn LT, Corrigan JM, Donaldson MS, et al., eds. Committee on Quality of Health Care in America, Institute of Medicine. *To Err is Human. Building a Safer Health Care System*. Washington, DC: National Academy Press, 2000.

Kraman SS, Hamm G. Risk management: extreme honesty may be the best policy. *Ann Intern Med* 1999;131:963–967.

Kraman SS. A risk management program based on full disclosure and trust: does everyone win? *Compr Ther* 2001;27:253–257.

Landrigan CP, Rothschild JM, Cronin JW, et al. Effect of reducing interns' work hours on serious medical errors in intensive care units. *N Engl J Med* 2004;351:1838–1848.

Lazare A. Apology in medical practice: an emerging clinical skill. *JAMA* 2006;296:1401–1404.

Levinson W, Dunn PM. Coping with fallibility. *JAMA* 1989;261:2252.

Lo B. Disclosing mistakes. In: Lo B, ed. *Problems in Ethics*. Philadelphia, PA: Williams & Wilkins, 1994.

Mazor KM, Simon SR, Gurwitz JH. Communicating with patients about medical errors: a review of the literature. *Arch Intern Med* 2004;164:1690–1697.

Mazor KM, Reed GW, Yood RA, et al. Disclosure of medical errors: what factors influence how patients respond? *J Gen Intern Med* 2006;21:704–710.

Pawlson L, O'Kane ME. Malpractice prevention, patient safety, and quality of care: a critical linkage. *Am J Manag Care* 2004;10: 281–284.

Pollack C, Bayley C, Mendiola M, et al. The clinician's role in finding resolution after a medical error. *Camb Q Healthc Ethics* 2003;12:203–207.

Pronovost P, Holzmueller CG, Needham DM, et al. How will we know patients are safer? An organization-wide approach to measuring and improving safety. *Crit Care Med* 2006;34:1988–1995.

Ralston JD, Larson EB. Crossing to safety: transforming healthcare organizations for patient safety. *J Postgrad Med* 2005;51:

61–67.

Roulson J, Benbow EW, Hasleton PS. Discrepancies between clinical and autopsy diagnosis and the value of post mortem histology; a meta-analysis and review. *Histopathology* 2005;47:551–559.

Schulmeister L. Ten simple strategies to prevent chemotherapy errors. *Clin J Oncol Nurs* 2005;9:201–205.

Studdert DM, Mello MM, Gawande AA, et al. Disclosure of medical injury to patients: an improbable risk management strategy. *Health Affairs* 2007; 26:215.

Thomas EJ, Studdert DM, Burstin HR, et al. Incidence and types of adverse events and negligent care in Utah and Colorado. *Med Care* 2000; 38:261–271.

Tipton DJ, Giannetti. VJ, Kristofik JM. Managing the aftermath of medication errors: managed care's role. *J Am Pharm Assoc* 2003; 43:622–629.

Unruh L, Lugo NR, White SV, et al. Managed care and patient safety: risks and opportunities. *Health Care Manag* 2005;24: 245–255.

Vincent C, Taylor-Adams S, Stanhope N. Framework for analysing risk and safety in clinical medicine. *BMJ* 1998;316:1154–1157.

West CP, Huschka MM, Novotny PJ, et al. Association of perceived medical errors with resident distress and empathy: a prospective longitudinal study. *JAMA* 2006;296:1071–1078.

Wilson J, McCaffrey R. Disclosure of medical errors to patients. *Medsurg Nurs* 2005;14:319–323.

Wu AW, Folkman S, McPhee SJ, LoB. Do house officers learn from their mistakes? *JAMA* 1991;265:2089–2094.

Wu AW, Folkman S, McPhee SJ, et al. How house officers cope with their mistakes: doing better but feeling worse? *West J Med* 1993; 159:565–569.

Wu AW, Cavanaugh TA, McPhee SJ, et al. To tell the truth: ethical and practical issues in disclosing medical mistakes to patients. *J Gen Intern Med* 1997;12:770–775.

第 35 章

親密なパートナーからの暴力

Mitchell D. Feldman, MD, MPhil

はじめに

親密なパートナーからの暴力(intimate partner violence：IPV)は，親密な関係における身体的，性的，心理的な暴力を含む意図的に相手を支配しようとする行動と定義される．IPV に関するデータがその深刻さを強調している．ある画期的な研究では，全米規模で無作為に抽出されたカップルの 28％が，交際している期間のいずれかの時点で暴力を経験したと答え，女性の約 4％が激しい暴力を経験したと答えている．この数値を一般人口に外挿すると，米国では毎年約 400 万人の女性が暴力の対象になっており，50 万人が医学的治療を必要とすると推定される．救急外来だけでなく，通常の外来，産婦人科にも，IPV に起因する訴えのために女性が訪れる．彼らの訴えはしばしば誤診されるため，患者は何回も受診を繰り返すことになり，そして多くの場合，受診のたびに外傷の程度は重篤になる．

社会や医療における重大さにかかわらず，IPV は最近まで"静かな流行"と表現してもよいような扱われ方をしていた．政府はこれを個人的な家庭の問題と捉え，医療機関は社会問題と考え，そして被害者は多くの場合どこにも行くところがなかった．この苦しい状況は少しずつ改善されてきている．IPV は今では公衆衛生上の重要な問題と認識されており，臨床医は診断，治療に関するさまざまなガイドラインを利用することができる(章末の「推薦図書」参照)．すべての臨床医は IPV についての知識をもち，落ち着いて IPV の患者の評価とケアを行わなければならない．

疫　学

さまざまな医療場面で行われた研究から IPV の有病率が報告されている．プライマリ・ケア診療所の外来，および救急外来における横断的研究では，女性の IPV の有病率は 6 ～ 28％で，生涯有病率は 50％にもなることが報告されている．産婦人科外来における研究からも同じような数値が報告されている．実際，妊娠することで IPV のリスクが倍増する可能性がある．研究によって IPV 有病率が異なるのは，用いられている IPV の定義が異なっていることから，部分的には説明できる．

多くの研究では，異性間関係の暴力のみについて質問しているが，ゲイやレズビアンの関係における IPV の有病率は似たようなものであり，異性間の暴力と同様に身体的，感情的な結果をもたらす．プライマリ・ケア医は，ゲイやレズビアンの患者にとっては自分が虐待的な関係に置かれていることを他人に明かすことは，さらに困難であることを知っておくべきである．また，このような関係("女性は女性を傷つけることはできない")のなかでは暴力は生じないといった，よくある偏見がさらに発見率を引き下げている．

男性も女性のパートナーから身体的虐待を受けており，その頻度は女性よりもわずかに少ない程度である．しかし，女性が男性に加える危害は，同性間や男性から女性へ加えられる暴力に比べれば，たいしたものではない．

診　断

虐待された女性の多くは，IPV によって直接，間接に生じた結果のためにヘルスケアを求めるが，適切に診断，治療されるのはそのうちの少数である．次に示す症例は，医療現場でしばしばみられるタイプの患者である．

症例提示 1

40 歳の看護師が頭痛を主訴に救急外来を受診した．彼女は 3 日前に交通事故に遭い，ダッシュボードに頭をぶつけたと述べた．友人に受診を勧

められ，パートナーに付き添われて（通常外来でなく）救急外来を受診した．診察時には，彼女は緊張して悲しげにみえ，両側の眼窩周囲に出血斑があった．

表35-1　IPVのスクリーニングが必要なとき
・受診の遅れ ・つじつまの合わない外傷の説明 ・複数の身体症状の訴え ・うつ病，不安，その他の精神疾患 ・妊娠 ・物質（薬物）乱用 ・最近のヒト免疫不全ウイルス（HIV）感染の診断 ・IPVの家族歴 ・威圧的なパートナー

▶ 病　歴

IPVの診断には徹底的な病歴聴取が基本となる．症状の訴えはしばしば捉えにくく，顕著な外傷があることはほとんどないため，検出するためにはかなり強い疑いを抱く必要がある．病歴の中にも，症例提示1に示したような手がかりが多くあり，そのような場合にはIPVの評価を行うべきである．さらに質問を進める必要のある手がかりについては**表35-1**を参照．

受診の遅れ
偶発的な事故の被害者は通常，すぐに受診するのに対し，暴行された患者はしばしば受診が遅れる．

つじつまの合わない説明
受傷機転についての説明に合致しない外傷には常に注意する必要がある．例えば，眼窩周囲の出血斑〔"眼瞼皮下出血（パンダ眼）"〕は通常，自動車事故や"ドアノブ"では生じず，殴られたことを示唆する．

複数の身体症状の訴え
IPVによる唯一の症状が，はっきりしない身体症状の訴えという女性もいる．疲労，睡眠障害，頭痛，胃腸の不調，腹痛，下腹部痛，頻回の尿路感染や陰部の感染などの泌尿生殖器の問題，胸痛，動悸，浮動性めまいなどは，IPV患者の愁訴のほんの一部である．これらの問題の原因あるいは増悪因子としてIPVを考慮すべきである．

うつ病，不安，その他の精神疾患
IPVの被害者ではそうでない場合と比較して，うつ病，摂食障害，心的外傷後ストレス障害（posttraumatic stress disorder：PTSD）やパニック障害などの不安障害の頻度が高い．このような患者が受診した場合，医師は常にIPVをスクリーニングしなければならない．これらの精神および行動障害はIPVの結果であって原因ではない．患者のなかには，絶望的な状況から逃れる方法として自殺を試みる人もいる．虐待された女性10人のうち1人は自殺を試み，そのうち50％が1回以上自殺を試みている．

妊　娠
多くの研究から，妊娠中の女性は，身体的虐待や性的虐待のリスクが高いことが示されている．注意すべき手がかりとしては，妊娠期ケアのための受診の遅れ，うつ病または不安状態，乳房あるいは腹部の外傷，頻回の自然流産，早産がある．妊婦の身体的外傷や，心理的外傷に加え，これらの暴力は胎盤剥離，胎児骨折や胎児死亡につながる．

物質（薬物）乱用
暴力と物質（薬物）依存はしばしば共存するが，一般的にIPVを薬物依存により二次的に生じるものとして位置づけることは不正確かつ有用でない．加害者は，そしてしばしば女性自身も，暴力は薬物やアルコールのためだと言いはるが，実際には暴力的な行動は"別の問題"として考えなければならず，たとえ薬物乱用がなくなっても，暴力がなくなることは少ない．

逆に，いくつかの研究によるとIPVの被害者で薬物使用率が高くなることが知られている．時には，暴力に対処する努力のなかで，鎮痛薬や抗不安薬の使用が増えるという形をとることもある．このような例では，医師はIPVの原因を薬物依存によるもの，とは絶対に考えてはならない．まさにこの"被害者を責める"心理が，医療現場ではしばしばIPVの適切な評価と治療を妨げてしまう．

最近のHIV感染の診断
ヒト免疫不全ウイルス（human immunodeficiency virus：HIV）感染をパートナーに告げた後から，IPVが始まったり，ひどくなったりすることがある．HIV陽性の結果は性的パートナーに告げるべきことではあるが，医師は告知に関する問題を話し合う際に，パートナーの暴力の危険性を評価すべきである．したがって，IPVについて話し合い，安全を確保する計画の見直しをHIV検査後のカウンセリングの一部にすべきである．

IPVの家族歴

IPVの家族歴のある患者，特に小児期や思春期に両親の暴力を目撃した患者は，たとえ現在暴力的な関係がない場合でもIPVのリスクが高い．それゆえ，このような女性に対してはより慎重に教育やスクリーニングを行うべきである．

威圧的なパートナー

例えば，患者に付き添って診察室に入ることを主張したり，過剰に心配したり（時には診察室のドアをノックして患者の状態を尋ねたりする），あるいは医療チームに対して敵対的な態度をとるパートナーはIPVの存在を疑わせる手がかりになる．加害者が診察室にいるときには絶対にIPVについて問い質したりしてはならない．これは意図的ではないにしても暴力を悪化させ，患者を非常に危険な状況に陥れてしまう．

社会経済的背景や民族とは無関係

医療提供者の多くは，IPVは特定の民族や社会経済的集団に偏って存在すると間違って信じているが，実際には，どの民族でも，どの社会経済的階層においても認められる．無保険の女性や医療的援助を受けている女性にIPVのリスクが高くなるとする研究もあるが，これはその研究の選択バイアスによるものと考えられている．高い社会経済的地位（socioeconomic status：SES）に属する女性はより多くのリソース（方策や手段）をもっており，虐待が隠されてしまうため，いくつかの統計資料では低いSESの女性が実際よりも高い割合で表示されている可能性がある．例えば，リソースの少ない女性はシェルターや公的病院の救急外来などに避難せざるをえないが，一方，中間所得層の女性はホテルや会社に避難する可能性がある．したがって，いくつかの調査では実際よりも低い割合で表示されてしまう．

症例提示 2

28歳の博士号取得後の研究を行っている研究者が，最近の不眠と頭痛を主訴にプライマリ・ケア医を受診した．プライマリ・ケア医は身体診察の際，彼女の胸部と背部に青あざを見つけ，IPVについて尋ねた．患者は泣き崩れ，大学教授である彼女のパートナーが何年にもわたり感情的にも身体的にも彼女のことを虐待していること，そのことに気づいているのは友人1人のみであることを打ち明けた．虐待がひどくなると彼女は実験室に逃げ，一晩中実験をしていることもある．

身体診察

身体診察でIPVの存在を示唆する最初の手がかり（身体所見）が明らかになることがある（表35-2）．

不適切な振る舞い

身体診察時に，不適切にみえる行動はIPVのサインかもしれない．恐れ，不適切な戸惑いや笑い，不安，受け身，内気さ，アイコンタクトを避ける，といったことはすべて患者が虐待されていることの手がかりになる．

多発外傷

IPVの被害者は，普通の事故の被害者に比べて多発外傷を負っている可能性がより高い．IPVの対象とされた女性は一般的に，例えば，頭部，頸部，腹部，胸部など広い範囲に外傷を認めるが，事故の被害者はそれほど広範囲にわたる外傷を認めることは少ない．IPV暴力に対するよくある感情的反応（拒否，混乱や引きこもり）が，さらに重篤な外傷を引き起こす原因となることもある．

身体の中心部に外傷が存在するパターン

IPVの被害者はしばしば打撲，裂傷，熱傷，咬傷を経験している．さらに，致死的な凶器の使用や，繰り返される殴打のため，内臓損傷や骨折のようなより重篤な外傷を経験する．外傷は身体の中心部（頭部，頸部，胸部，腹部，乳房）に最もよくみられる．殴打を防ごうとして受けた上腕の外傷も時にみられる．

治癒過程がそれぞれ異なる外傷の存在

児童虐待と同様に，治癒過程が異なる多発外傷が存在する場合には，常にIPVについて質問すべきである．

要約すると，医療提供者は常にIPVの症状と徴候に注意を払うべきである．また，IPVの被害者の多くは，救急治療や入院を必要とするような外傷のために

表35-2 IPVの手がかりになる身体所見

- 不適切な振る舞い
- 多発外傷
- 身体の中心部に外傷が存在するパターン
- 治癒過程がそれぞれ異なる外傷の存在

受診することはない，ということを覚えておく必要がある．たとえ救急外来でさえ，実際には多くの患者の主訴は，急性の身体外傷よりも内科的あるいは心理的な問題についてである．このため診察時に医師が鑑別診断の一つとしてIPVを考え，積極的にスクリーニングを行わなければ，IPVの検出率は改善しない．

▶ IPVのスクリーニング

医療提供者や医療機関によるIPVのスクリーニングが，健康アウトカムの改善を示した研究はないが，多くの専門家や米国医師会のような全国的規模の団体は，全般的なスクリーニングと医療提供者の教育を推奨している．スクリーニングによって得られる利益が，スクリーニングによる害を上回る可能性があり，また多くの女性は医療提供者によるルーチンのIPVスクリーニングを好意的に捉えていることが明らかになっており，すべての女性患者の病歴聴取および診察時にはIPVに関する質問をルーチンとして含めるべきである．男性についても，特に同性と親密な関係にある男性の場合に，スクリーニングを行う医療提供者もいる．電子カルテ (electronic medical record：EMR) に虐待についての質問項目を入れるのか，病歴の問診票に入れるのか，社会歴や既往歴聴取のときに質問するのか，あるいはその両方がいいのかなど，最適なスクリーニング方法について現在研究されているところである．専門家はHITS (「殴られたり (hit)，辱められたり (insulted)，脅されたり (threatened)，怒鳴られたり (screamed at) した経験はありますか？」) の質問をするように勧めている．次に示すように問題を一般化した質問を用いてスクリーニングすると，患者はIPVについて打ち明けやすくなるかもしれない．

- 医師：「私たちは誰でも家庭でけんかをするものですが，あなたやあなたのパートナーがけんかをしたり，意見が一致しないときにはどうなりますか？」
- 医師：「女性の人生において虐待や暴力は非常によくあることなので，どの患者さんにも質問するようにしているのですが，あなたは，今までにパートナーから殴られたり，傷つけられたり，あるいは脅されたりしたことがありますか？（スクリーニングのための質問例は**表35-3**参照）」

答えが曖昧だったり，答えを避けるようであったりした場合には，虐待があるかどうかについて，より直接的な質問をしなければならない．支持的で，批判的でない態度で行えば，多くの患者は安心して正直に反応してくれるものである．

表35-3 スクリーニングのための質問

- 私たちは誰でも家庭でけんかをするものですが，あなたやあなたのパートナーがけんかをしたり，意見が一致しないときにはどうなりますか？
- あなたは家の中で安全だと感じますか？ パートナーとの関係についてはどうですか？
- あなたは，今まで自分のパートナーが恐かったことがありますか？
- 女性の人生において虐待や暴力は非常に一般的なので，どの患者さんにも尋ねるようにしているのですが，あなたは，今までにパートナーから殴られたり，傷つけられたり，あるいは脅されたりしたことがありますか？
- あなたのパートナーはあなたにとって不快なセックスを強要したことがありますか？
- あなたのパートナーは，あなたの子供を脅したり，殴ったり，虐待したりしますか？

治療

IPVの存在が明らかになった場合には，以下の5つの基本的なタスクを行わなければならない（**表35-4**）．第1に，患者に対しはっきりと，暴力は容認できない違法なことであり，たとえ誰であっても彼女を虐待する権利はないと告げ，**問題を明確にする**．医師がIPVを現実の問題として認知することは，患者を虐待から解放する手助けの第一歩となる．どのような場合においても，暴力を受けたことで被害者を責めている，と解釈されるような言葉は絶対に避ける．

IPVの存在が明らかになった場合も，女性の大部分はその関係から逃れる準備ができていないため，そのときのプライマリ・ケア医の主要なタスクは患者との関係を築くことである．例えば，「この問題に対してあなたのとってきた方法を尊重しますよ」，「我々はこの問題に対して一緒にやっていきましょう」などの共感を示す言葉をかけることは，このタスクを遂行するのに有効な方法である．虐待を終わらせる，あるいはその関係を終わらせるという長期的な目標を患者が理解するのに時間がかかる場合，患者が悩まないように短期的な目標（例えば，仕事に就くためのスキルを身につけるなど）を設定し，それを手助けすることが重要である．何よりもまず，しばしば患者の虐待的関係の特性となっている"力と支配の力学"が繰り返されないようにする．彼女に関係を断ち切るように主張（助言）してはならず，常に患者が自分で決断をする自律性を認めるべきである．これが第1に行うべきことである．

表35-4 診断後に行うべき5つのタスク

1. 問題を明確にする．
2. 患者の安全性を評価し，緊急避難の計画を見直す．
3. 明確で完全な記録を残す．
4. 情報の提供と適切な紹介をする．
5. 報告やその他法的に必要なことを認識する．

第2に，**患者の安全性を評価する**ことが重要である．患者が帰宅することは安全だろうか？ もし患者が帰宅することを選ぶ場合は，他の選択肢（友人宅やシェルターなど）を探し，彼女の**緊急避難の計画を見直す**べきである．女性が帰宅しなかったら，加害者が彼女を捜しに職場に来るかもしれないので，1～2名の同僚にこの状況を知らせておくようにアドバイスする．また，危害を受ける可能性のある子供がいるかどうかを確認することは重要である．虐待の頻度が増えたり，あるいはその程度が悪化したり，脅しがひどくなったり，火器の存在など暴力をエスカレートさせる危険因子がないかどうか注意深く評価する必要がある．

第3に，医師はIPVの存在を明らかにした場合，**明確かつ完全な記録**を残さなければならない．診療録には，可能であれば患者自身の言葉の引用を含む虐待の完全な記録を残さなければならない．記録には，重要な既往歴，社会歴の詳細も含まれる．また，読みやすい文字で記録するように気をつけなければならない．いい加減な記録のために起訴がうまくいかないことがあっては決してならない．外傷は，文書として，また身体図，あるいは患者が同意すれば写真（1枚は顔の写真も）を用いて視覚的にも記録すべきである．警察を呼んだ場合には，警官の氏名とどのような対応がとられたかについて記録しておくべきである．

第4に，患者に**情報の提供と適切な紹介**を行わなければならない．医療提供者は，その地域における虐待女性のための社会的，法的サービスについて精通しておく必要がある．患者が自宅に帰ることを主張した場合でも，シェルターに関する情報は提供すべきである（このような情報がもし加害者に見つかると，暴力が悪化するかもしれないことは理解しておく必要がある）．治療や専門家への紹介が有用である可能性のある精神疾患，または物質（薬物）乱用の問題がないかどうかを，すべての患者に対し評価する必要がある．安全を守るために緊急の対応を望む女性に対して助言できるように，医師は，例えば接近禁止命令（restraining order[訳注：日本においても平成13年に施行された「配偶者からの暴力の防止及び被害者の保護に関する法律」により発令することが可能]）などの基本的な法的選択肢について理解しておく必要がある．

最後に，州によるIPVの**報告義務**があれば[訳注：日本では努力義務]，それについて理解しておく．例えば，カリフォルニア州では，医師は外傷に至るすべてのIPVについて，警察へ通報しなければならない．通常の医師-患者間の特権的なコミュニケーションよりも，明らかにこの法律の優先度が高い．医師は，救急外来，病院，診療所と協力し，通報に必要な事柄に関する情報を確認するだけでなく，多言語で書かれた患者教育パンフレットが無料で提供できるように，準備しておくべきである．

症例提示3

32歳の男性が，"ガラスのドアを突き抜けて落ちた"ことによる外傷と出血のため入院となった．内臓の裂傷のため緊急手術が必要となり，2単位の輸血が行われた．術後5日目，患者の男性パートナーが病院を訪れたが，外科のレジデントが追加の病歴を取ろうとすると，彼はけんか腰になった．その日，患者は自分が長期にわたって虐待的な関係にあること，ここ半年は虐待がエスカレートしていること，実際は，パートナーから突き飛ばされてガラスのドアを突き抜けたことを打ち明けた．病院のソーシャルワーカーが患者と話をするために呼ばれ，患者にドメスティックバイオレンス（家庭内暴力）のホットラインに通報しようとしていること告げた．患者はようやく関係を断ち切る決心がついたと話し，告訴するつもりであり，また病院の医師やスタッフの支援に感謝していると話した．

▶ 避けるべきこと

IPV被害者をケアするときに避けなければならない4つの落とし穴．

1. たとえあなた自身がその関係を終わらせることが最善と信じていたとしても，患者に関係を終わらせるように強く言ってはならない．その決断をできるのは患者だけである．たとえわずかであっても患者の行動をコントロールしようとすることは，虐待的な関係におけるのと同じネガティブなダイナミクスを再現することになる．
2. カップルカウンセリングを勧めるのは，加害者が問題を認め，自分の行動を変えたいと考えており，被害者と加害者がその関係を継続したい場合に**のみ**行うべきである．

3. 診療録には"強く主張した(alleged)"と記載してはならない．これは，あなたが患者の訴えを信じていないということを意味しており，故意ではないにしても彼女が告訴する際の妨げになってしまうことになる可能性がある．
4. 何をしたら暴力を振るわれたか，その原因を被害者に尋ねてはならない．

障壁

▶ 検出するための医師側の障壁

多くの研究によると，医師やその他の医療提供者はIPVの発見に関してあまり役立っていないことが明らかになっており，検出率はほとんど10％を超えない．この悲惨な記録の原因となっているいくつかの要因が考えられる．第1に，医師の多くは，IPVを効果的に検出し治療するための適切な知識とトレーニングを欠いている．彼らの能力をアップするためになすべき最初のステップは，IPVの頻度やその結果に関する情報を世間一般に広く普及させ，そして医学校やレジデント教育，生涯教育のカリキュラムに組み込むことである．

施設からの支援が不足していることも，もう一つの重大な障壁である．この問題の深刻さ，およびすべての医療機関でIPVプロトコルを備えるべきであるとする要求が大きくなっているにもかかわらず，多くの病院や診療所，医院には，十分訓練されたスタッフがおらず，また医師が利用できるガイドラインもなく，患者への情報提供もほとんどない．加えて，より多くの患者を少ないリソースで診るというプレッシャーが大きくなるなかでは，IPVのような問題は見過ごされてしまう．ある研究によると，インタビューを受けた多くの医師が指摘していることは，IPVという"パンドラの箱"を開けるかどうかを決める大きな要因は，時間的制約であると言っている．

しかし，IPVによる年間総医療費は5,000万ドルを超え，さらにIPVによる欠勤などの間接的な経費がかかっていることに注意する必要がある．さらに加えて言えることは，本章で述べてきた診断や治療戦略は，特別時間をとるものではない．通常の初診患者の診察において，IPVについて尋ねても余計にかかる時間は1分にも満たないし，これを広く行えば，外傷の予防を通して医療資源の利用を減らし莫大な節約になる可能性がある．

IPVの検出のための3つ目の障壁は，医師の不快感によるものである．つまり，多くの医師は伝統的な医学モデルにあてはまらない問題を扱うのに不快感を感じている．多くの研究から，セックス(性)，暴力，精神疾患や薬物使用について患者と上手く話し合えない医師が多いことが明らかになっている．疑わしい外傷について深く掘り下げるに伴い医師は不安になっていき，しばしば簡単に解決することができないため，困惑して不快感を感じてしまうのかもしれない．これら脆弱な患者のケアを効果的に行うために，すべての医師はIPVのために自身の中に生じる感情について見つめ直す必要がある．

▶ 虐待的関係を終わらせることについての患者側の障壁

医療提供者はしばしば，なぜ患者が虐待的関係を終わらせないのか理解に苦しむことがある．彼らがこのような関係にとどまる理由は複雑である．次にその一部を示す．

1. **恐怖**．自分自身および子供たちの安全に関する不安．虐待を受けた女性の1/3は自宅以外の場所で虐待を受けていることから，自宅を離れることは安全を保証することにはならない．
2. **経済的問題**．被虐待者は職業的なスキルや職業経験に欠けていることが多く，虐待的関係から逃れても，自分自身や子供たちを経済的に支えることは非常に困難なことが多い．
3. **心理的問題**．年余にわたり繰り返された虐待がもたらした"心理的依存"のために，虐待の関係を断ち切ることができない患者もいる．虐待を受けた女性は直接的あるいは隠喩的に，かれらは"価値のない"人間だと繰り返し言われており，なかにはこれを内在化してしまい，自分自身ではやっていけないと信じているところがある．
4. **社会的支援，あるいはその欠如**．女性はしばしば友人や家族から善意で"頑張るように"と励まされたり，"子供のために"我慢するように助言されたりしている．
5. **ほかの選択肢の欠如**．シェルターはしばしば満員で，友人や家族には頼れず，弁護士へのアクセス方法がない．
6. すべての女性がその関係を終わらせたいとは思っておらず，ただ虐待が終わってほしいと思っているだけである．

結論

医師やその他の医療提供者は，刑事司法制度の関係者とともにIPVの被害者に接することが多い．医療関係者にはIPVを認識し，適切に介入し，広範囲に

おいて自身の影響を行使する職業的，倫理的義務がある．これは，シェルター建設の資金調達のためのロビー活動を行ったり，医学教育のあらゆるレベルにおいてIPVについて教育したりすることを主張することなどである．IPVのスクリーニングと治療は，診療や医学トレーニングにおいてはルーチンに行われるべきである．我々全員が，この時代の最も重要な公衆衛生問題の一つとしてIPVの流行と向き合い，その影響を小さくするように取り組む義務がある．

（訳：小﨑真規子）

▶ 推薦図書

Baig A, Shadigan E, Heisler M. Hidden from plain sight: residents's domestic violence screening attitudes and reported practices. *J Gen Intern Med* 2006;21:949–954.

Campbell JC. Health consequences of intimate partner violence. *Lancet* 2002;359(9314):1331–1336.

MacMillan HL, Wathen CN, Jamieson E, et al. Approaches to screening for intimate partner violence in health care settings. *JAMA* 2006;295(5):530–536.

Stark E, Flitcraft A. *Women at Risk: IPV and Women's Health*. London: Sage Publications, 1996.

▶ ウエブサイト

American Bar Association Commission on Domestic Violence Web site. http://www.abanet.org/domviol/. Accessed September, 2007.

Family Violence Prevention Fund Web site. http://www.endabuse.org/. Accessed September, 2007.

Minnesota Center Against Violence and Abuse Web site. http://www.mincava.umn.edu/. Accessed September, 2007.

Same-Sex IPV Web site. http://www.cuav.org/index.php. Accessed September, 2007.

第 36 章

慢性疾患と患者の自己管理

Susan L. Janson, DNSc, RN, NP, FAAN & Roberta Oka, DNSc, RN, NP

はじめに

慢性疾患は，個人や家族，コミュニティー，そしてヘルスケアシステムに対して多大な負担を課している．喘息，慢性肺疾患，冠動脈疾患，心不全，糖尿病，高血圧，ヒト免疫不全ウイルス(human immunodeficiency virus：HIV)，慢性うつ病などの慢性疾患は，障害となる症状，機能的能力や労働生産性の低下の原因となる．慢性疾患は，直接的な医療費の増加と，労働生産性の低下，家族やコミュニティーといったリソースの流出，ヘルスケアシステムへの過剰な負担，といった間接的な影響について，毎年約数十億ドルもの費用がかかる．米国のヘルスケアシステムは，予防的な管理よりも危機的な疾患に対応して提供されるケアであり，急性疾患にフォーカスをあてているため，慢性疾患の急激な増加による危機への対応能力には限界がある．ヘルスケアの提供についてのこのような対応の様式は，予防的な慢性疾患の管理や再発防止のために提供されるリソースはわずかにすぎないことから"急性疾患の圧政(tyranny of the acute)"と呼ばれる．

多くの慢性疾患は，行動〔例えば，喫煙，座りがちなライフスタイル(sedentary lifestyle)，リスクの高い性行動など〕や環境要因に直接的に関係しているため，計画的に介入すれば，疾患の経過を変えることができる．Wagnerらは，システムのレベルにおいて実行される慢性疾患の管理モデルを提唱したが，その詳細は2つの論文に示されており(章末の「推薦図書」参照)，プライマリ・ケアにおいて慢性疾患をどのように効率的に管理するかについての洞察が述べられている．慢性疾患ケアモデル(Chronic Care Model：CCM)では，慢性疾患における患者アウトカムの向上を志向しており，コミュニティーやヘルスケアシステム，医療提供者のチーム，患者が一体化したモデルに組み込まれている．このモデルには，リソースを最大限に効率的に利用してケアを調和的なものにするために必要な，ヘルスケアシステムにおける6つの構成要素が含まれている．簡単に述べると，その6つの構成要素に含まれているのは，(1)コミュニティーリソースと政策，(2)ヘルスケア組織，(3)自己管理支援，(4)提供システムの設計，(5)決断支援，(6)臨床情報システム，である．最後の4つの構成要素は，ケアの統合システムモデルではヘルスケア組織に存在している．このようなケアのシステムをコミュニティーのリソースと連携させて稼働させることにより，豊富な知識と備えのあるヘルスケアチームと患者がパートナーシップを結んで，慢性疾患の管理やコントロールに取り組むためのネットワークを提供する．CCMは，慢性疾患の管理という目標を達成するためには，プライマリ・ケアを新しくデザインし直すことが必要であることを示唆している．

慢性疾患ケアモデルの鍵となる要素

▶ コミュニティー：リソースと政策

ヘルスケア組織は，慢性疾患患者が住んでいる地域のコミュニティー内に存在している．慢性疾患ケアモデル(CCM)の統合的な要素は，コミュニティーのリソースや仲介者との関係を開拓して維持することである．コミュニティー内の多くの組織は，例えば，患者教育のための教室，運動教室，禁煙プログラム，在宅ヘルスサービスなどの付加的なリソースや支援を慢性疾患患者に提供している．コミュニティー内の関連するリソースを認識してそこへの紹介を促す活動は，そのことにより，必要とされているサービスとの隔りを埋めることができるため，患者の最適なケアを達成するための価値のある活動である．

▶ ヘルスケア組織

CCMの土台は，ヘルスケア提供者の組織を支配している姿勢や価値観に影響を受け，また慢性疾患患者に

対する態度の雰囲気を規定している．もし組織の指導者が慢性疾患の管理の重要性を支援していれば，イノベーション（革新）は起こりやすくなる．組織の協力や支援には慢性疾患の管理という目標へのコミットメントや最終的には病院や緊急医療への受診が減少したり，エラーへの適切な対処により，慢性疾患のケアの医療費削減につながるようなイノベーションへの積極的な投資が必要である．医療費支払い制度や財政的なデザインについても，慢性疾患管理プログラムの開始と継続可能性の鍵となる．大部分の慢性疾患は，プライマリ・ケアの場面で扱われており，支援のための専門的なケアと強いつながりがある．プライマリ・ケアにおけるイノベーションは，ヘルスケア組織の上部管理者の協力や援助なくしては実現不可能である．

▶ 提供システムの設計

ヘルスケアを効率的かつ率先して提供するためには，一人がケアを提供するのではなく，より規模が大きく，役割や責任が明確に線引きされているプライマリ・ケアのチームがケアを提供するように提供システムを変える必要がある．慢性疾患をもつ患者にとっては，計画的な受診により，患者がヘルスケアチームとともに自己管理の目標に向かって取り組み，急性増悪時よりもむしろ事前に疾病管理を行う機会を得ることができるため，これはヘルスケアの提供のための診療体制の再構築の鍵となる要素である．計画的な受診は，慢性の問題の管理や病気の増悪や合併症の予防にフォーカスを当てている．ヘルスケアチームと患者の双方で設定した目標に基づいて一連の計画的な受診を実践すれば，患者教育や自己管理に十分な時間を使えるようになる．このアプローチは，複数の専門分野にまたがるヘルスケアチームの専門家（看護師，薬剤師，教育者，栄養士，ソーシャルワーカー，医師，ナースプラクティショナー）を定期的に受診し，支援やガイダンスを受けることによって強化される．急性に悪化しはじめたときは，現在進行中の慢性疾患ケアの状況の中で，個々の患者の特別な事情を考慮して対処する．この要素が成功するためには，患者が予防的な慢性疾患ケアの管理のパートナーシップについて十分な理解をして賛同するかどうかにかかっており，患者が積極的に参加して予約を守る責任を果たすことが必要である．患者の文化的な背景に適合させた定期的なフォローアップのための予約へのアクセスが保証されるように，ヘルスケア提供システムを構築すべきである．同時に複数の疾患をもつ複雑な患者に対しては，トレーニングを受けた看護師による臨床的なケースマネジメントが必要となる．うつ病や他の疾患では，看護師のケースマネジメントが，患者アウトカムの向上に効果的な方法であることが明らかになっている．ケースマネジャーは，患者をより近くでモニターし，患者教育を行い，患者の症状に改善がみられなかったり悪化した場合には，患者教育を提供したり直接的な介入をすることができる．

▶ 決断支援

決断支援は，ヘルスケアチームにとって，慢性疾患の管理において最良の医療を保証するために必要不可欠である．決断支援には，現在の臨床教育や国のガイドラインが含まれる．また，国の診療ガイドラインに対するヘルスケアチームのアドヒアランスを追跡し，そのデータを利用可能とするために，患者個人の医療情報や集計された登録データへの容易なアクセスが提供されるべきである．国の組織が定めたガイドラインを電子データ・モニタリング・システムに組み込むことができれば，ガイドラインをより容易に実践でき，日常診療において鍵となる決断の支援として機能するであろう．熟練した専門医へのアクセスは，プライマリ・ケアと統合されて促進されるにちがいない．ケアに対する患者の同意や参加を促すために，エビデンスに基づいたガイドラインや治療の目標を患者と共有すべきである．

▶ 臨床情報システム

患者個人の臨床データは，すぐに利用できて正確でなければならない．この情報は，患者ごとに臨床データを経時的に追跡し，正常範囲を超えた際には医療提供者に対して警告を与えるようにプログラミングされた電子情報システムがあれば最も容易に入手できる．最良のシステムであれば，あるヘルスケア組織が医療を提供されている慢性疾患のすべての患者を包括した臨床登録システムを構築することが可能であろう．このようなアプローチが実現すれば，ヘルスケアチームは予防的なケアが必要なサブグループを認識することができ，臨床的アウトカムを向上させるためにモニタリングを行うことができる．集団を基盤としたアウトカムを改善することに焦点をあてれば，集団に対するヘルスケアの全体的な改善につながる．よく設計された医療情報システムであれば，厳選した医療の質や指標のフィードバックのシステムを構築することにより，実践チームの医療の質やヘルスケアシステムが医療のプロセスやアウトカムに関する国のガイドラインを満たしているかどうか，モニタリングすることが可能で

ある．患者と提供者とが臨床情報を共有することは，ケアを調和させて医師−患者関係を支援するために役立つ．

自己管理支援

CCMの最後の構成要素は，慢性疾患患者の自己管理支援である．つまり，スキルや知識を用いて患者や患者の家族を援助し，問題に対して効果的な管理を行う自信をもち，目標を設定し医師やヘルスケアチームからの協力的な支援を受けることができるようにすることである．ヘルスケア組織やコミュニティーのリソースの支援を受けてヘルスケアチームが行う努力により，患者は慢性疾患の管理に積極的にかかわるように動機づけられる．目標は，患者が毎回予定された受診を守り，最善のアウトカムを確実なものとするために，疾患のコントロールに積極的にかかわりたいと考えることである．

慢性ケアを改善するためのヘルスケア組織内で，モデルに含まれるこれらの6つの構成要素を実行すれば，積極的で動機づけられた患者とパートナーシップをとり，十分な知識があり，備えのあるヘルスケアチーム（十分な情報をもち，対応する準備もされている）が効果的な管理や慢性疾患のコントロールを行うことが可能となる．ヘルスケア組織の強いリーダーシップに加えて，ヘルスケア提供者には，ヘルスケア組織からの具体的な支援や，この慢性疾患ケアのシステムモデルの実践に積極的にかかわるインセンティブ（動機とか誘因）が必要かもしれない．

自己管理と患者中心のケア

一般的に，慢性疾患の管理が成功するかどうかは，患者とヘルスケアチームに患者中心のパートナーシップを築くことができるかどうかにかかっている．これは，行動学的な健康問題を抱えた患者のケアにおいて特に重要となる．患者中心のケアの鍵となる特徴として，十分に情報提供された患者の積極的な参加と，患者中心のケアの概念をよく理解したうえで支援し，そして十分に備えがあり，先を見越して行動するヘルスケアチームの存在があげられる．患者中心のケアを行うことで医師−患者関係を強化し，臨床医が慢性疾患の管理における原則を応用するように導くことが重要である．このアプローチの最終的な目標は，患者がよりよい健康アウトカムを達成することを援助するために，患者が慢性疾患を自分で管理することができるようにスキルや行動を身につけさせること（エンパワメント）である．例えば，複数の臨床試験やシステマティックレビューでは，ヘルスケアマネジャーが患者教育や自己管理を支援するような，システムに基づいたアプローチを利用した協力的なケアモデルを実施することにより，通常のケアと比較し，うつ病を認識して治療する効果が優れている，と結論づけられている．

臨床家にとっての患者中心のケア

患者中心のケアは，慢性疾患を効果的に管理するための重要な概念である．患者中心のケアには，患者がケアの計画に参加するようにするだけではなく，患者にツールやスキル，知識を提供することも含まれる．つまり，ヘルスケアチームやプライマリ・ケア医は，個人のニーズを考慮したうえで，患者の家族やコミュニティー，文化といった文脈の中で患者が抱えている病に対する信念や懸念を引き出して理解し，鍵となる情報や自己管理のスキルを教えることを意味する．患者の懸念を把握し，最初にそれに取り組む（表36-1）．次に，チームとプライマリ・ケア医は，慢性疾患をコントロールするという目標を達成するために，ケアの計画についての交渉や実行，計画の調整や選択肢の準備に患者を直接参加させる．例えば，「あなたは今週，健康のために何をしたいと思いますか？」と尋ねたりする．患者と協力することにより，プライマリ・ケア医やヘルスケアチームは，患者の生活という文脈にフィットするようなケアのプログラムを構築することができる（表36-2）．潜在的な解決方法や実行可能な選択肢を患者に提示し，患者が前向きに受け入れて実行し，修正できそうな選択肢を選ぶように促す．この文脈におけるキーワードは，お互いに受け入れ可能な目標に向かって"協力する"ということである．さらにプライマリ・ケア医は，患者が文化的な基盤に基づいて疾患やケアを理解していることを意識すべきである．非常に重要な情報や，自己管理の指導を患者の母国語で行うことができるように，あらゆる努力をすべきである．患者中心のパートナーシップとは，ヘルスケアの提供者が患者と協力して患者の態度，信念，ラ

表 36-1　自己管理の支援

自己管理の支援では，医療提供者が患者を援助したり励ましたりすることにより，患者がエンパワーされ，自分の病気を管理できるようになることを目指す．このパラダイムシフトが起こるためには，健康に関連する意思決定を行う責任を医療提供者やケア管理チームと患者の間で共有し，お互いにパートナーシップを構築することが必要である．

> **表36-2 対話から明らかになる点**
>
> - 医療提供者は，患者自身が計画を作成することを認めるようになる．
> - 医療提供者は，重要性と自信のレベルを評価し，行動変容への自信を改善しうるために何をすべきかを探索する．この情報により，どのような行動であれば患者が興味をもって行うことができるかについて，医療提供者が探求することが可能となる．

> **表36-3 目標設定と行動計画の鍵となる要素**
>
> - 動機づけ面接法を利用して患者と提供者が協力する．
> - 行動はなるべく具体化すること．

イフスタイル，文化を考慮した治療プログラムを構築し，治療のアウトカムを積極的に向上させることである（**表36-3**）．

特別なニーズをもつサブグループにおいて特に，医療提供者の行動が患者の自己管理によい影響を与えるかもしれない．17の大学の外来における，多様な民族によって構成される低収入の，糖尿病や喘息をもつ956人の成人患者サンプルを対象とした調査では，患者が医療提供者からの支援を高く評価していることと，自己管理に対する自己効力感との間に強い関連があることが明らかになった．糖尿病患者のサブグループ解析では，提供者のサポートに対して高い評価をしている患者は，低い評価をしている患者と比較し，自己管理のタスクを実行する確率が有意に高かった．これらの知見は，ヘルスケア提供者が患者の慢性疾患の自己管理を促進することができるという信念を支持している（Piattら，2006．章末の「推薦図書」を参照）．

慢性疾患と一緒に生きることの問題

慢性疾患と一緒に生きることは，疾患の自然経過や進行に適応すること，社会からの孤立を避けること，疾患による制限のなかで活動やコミュニケーションを普通に行うこと，増悪を予防すること，慢性症状をコントロールすること，複雑なケア計画に従うこと，治療費や失う可能性のある仕事のための財政的リソース，物的リソースを獲得することなどを含む，多くの医療，社会，感情，身体的な困難が患者の目の前に現れることを意味する．これらの鍵となる問題を管理するために，患者は疾患の自己管理と問題のコーピングのための方略をひと通り身につける必要がある．患者の慢性症状の自己管理について教育して促し，支援することは，医師-患者関係の中核的なことである．自己管理は，ガイドラインに基づいた決断サポートに有用な情報や，患者のデータを追跡する正確な医療情報システムにアクセスすることができ，十分な情報を得ているヘルスケアチームが提供する最新で適切なケアによって促進され，強化される．CCMにおいて，このようなシステムの特徴はヘルスケアの提供者を支援するために利用される．情報を提供された積極的な患者が，自己管理のスキルを身につける教育を受けることが，同様に重要である．効率的なパートナーシップを確実なものとするために，継続した自己管理支援が必要である．

パートナーシップのパラダイムでは，疾患が患者に及ぼす心理的・身体的な影響，治療介入についての医療提供者側の専門的な知識，彼ら自身の生活についての深い理解についてお互いに認め合うことが基本となる．医療提供者-患者間のパートナーシップについての新しいパラダイムでは，医療提供者ではなく患者の計画に基づいた相互関係を支持している．このパラダイムは，自己管理に対する患者の自己効力感を強化すれば，教育だけでは達成することができない行動変容が促進されるという信念に基づいているのである．患者中心のアプローチでは，医療提供者の助言へのアドヒアランスを高めるのではなく，自己効力感を高めることが目標である．そして最後に，患者と臨床医の双方が同意したうえで決断する．自己管理の支援は，患者が健康的な行動に積極的に取り組んだり，それに必要なスキルを身につけることを支援するのである．

自己管理の支援戦略

自己管理の支援の目標は，患者がヘルスケアの管理についての知識を向上させ，それに積極的にかかわれるように支援することである．背景となる前提は，積極的になった患者は健康行動を行うようになる可能性が高く，そのことは臨床アウトカムによい影響を及ぼす．文献に取り上げられているいくつかの方法を次に述べる．

計画の設定

伝統的な医療では，患者は主訴のために受診し，医療提供者が治療計画を立てていた．パートナーシップのパラダイムでは，患者が計画を立て，医療提供者と患者との間で調整を行う．

質問-説明-質問（ask-tell-ask）方式の情報提供

患者に情報提供する際に用いられてきたテクニックの一つは，MillerとRollnickによって最初に提唱された

"引き出す−返答する−引き出す"という動機づけ面接技法に基づいている（第16章参照）．この方法は，成人学習は個人が選択した情報によって自己を方向づけるものである，という原則に基づいている．まず患者が望む情報を提供し，次に医療提供者は患者がその情報を理解しているかどうかを尋ね，必要ならば追加の情報をさらに提供する．

情報提供：輪を閉じる

簡潔であるがよく見逃されている方法は，医療提供者が行った説明を患者にもう一度繰り返してもらうことである．"輪を閉じる（closing the loop）"もしくは"確認"によって，患者が医療提供者による情報をどのくらい理解していたか評価することができる．"輪を閉じる"という方法は，比較的簡単であり，今後さらなる調査が必要だが，患者の理解を向上させるための有望な方法である．

協力による意思決定

計画と目標の設定は，協力関係，自己決定，批判しない態度を示して構築するパートナーシップなどを含んでいる動機づけ面接の精神に基づいている．臨床医の役割は，行動変容を動機づける技法を用いて面接を行うことで，患者の感情を刺激し，変化に対して抱く感情を振り返ってもらい，次に行動計画と具体的な目標の設定を支援することである．

動機づけ面接法の鍵は，(1)重要性のレベルと準備状態のレベルの関係を決めることにより，行動変容に関する患者の準備状態を評価する，(2)変化について話し合うことを患者に促し，健康行動の行動変容に伴う利点を明確化する，ことである．自信と重要性にかかわる評価には，0～10のスケールや図式化したグラフを利用できる．ひとたび個人が行動変容に動機づけされれば，医療提供者と患者が協力して行動計画を作成する．行動計画は，行動の内容，開始日，頻度など細部まで具体的に定める．例えば，患者は1週間に3回（月，水，金）の昼休みに20分間歩く，そして月曜からの開始を希望することもある．ほかの例としては，1日に3回，キャンディーをなめていたのを1回にし，毎日フルーツを一切れ食べるなどがある．

行動計画の第1の目標は，一連の成功体験を通して行動変容を達成するということである．自己効力感は，特定の行動をしたり，活動を行うことに対する個人の自信の程度である，と定義される．自己効力感が高ければ，行動が実際に行われる可能性が高い．したがって，自己効力感を強化することは，長期的に行動変容を達成するために重要である．つまり，行動計画は簡潔で達成可能である必要がある．もし患者の行動計画に対する自己効力感が低ければ，臨床医は成功を保障でき，達成する可能性の高い目標を提案するとよい．

患者にとっての慢性疾患の経験

よく計画された患者の自己管理に十分な支援を行い，医療提供者の意欲が高い場合でも，慢性疾患はコントロール不能になったり，悪化したり，さらには患者のコーピング能力を損ねるようなライフイベントが起こることがあるかもしれない．心理社会的なストレス，新たな症状，疾患の進行，障害の増大は，慢性疾患患者の新たな重荷となる．仕事に対する要求が増大するなど，生活上のストレスが増加すると，活動のレベルや疲労，筋肉の緊張が増加し，症状が増えたり新たな症状が生じたりし，挫折感を感じたりする．これらは，ひどい痛みや呼吸困難，うつ症状を引き起こす可能性があり，結果的に日常的な機能の低下や活動が低下したり，疾患の活動性が悪い方に向かっているような感覚を抱く原因となる．このような症状，感覚，コントロール感の喪失により，患者は慢性疾患が身体を弱らせる側面を自覚するようになり，自尊心に悪い影響を及ぼし，うつ病を引き起こしたりする原因となるかもしれない．コーピング能力やアドヒアランスの低下，不適応といった現在進行形の問題が，このサイクルに加わる．

このような下向きのらせんに入り込まないようにする方法や，失敗を克服するための方法，自己管理によって正しい道に戻るための方法などについての教育は，慢性疾患をもつ人にとって有用であるかもしれない．臨床医は，これらの要因が慢性疾患の症状と相互作用していることに患者が気づくことができるようにエンパワーできる．ひとたび患者がこのことを自覚すれば，慢性疾患のサイクルを止めるための短期的目標や計画の設定といった行動をとることが可能となる．究極的な目標は，ストレスや症状の軽減，心理的な健康，疾患のコントロールである．

患者や家族，臨床家は慢性疾患の自然歴に落胆することがある．そのため，ヘルスケアチームが直接的に患者や家族を効果的に支援することが重要となるのである．最後に，慢性疾患の管理については，ヘルスケアシステムとコミュニティーの両方から支援を受け，患者を中心にして行うケアが必要である．

慢性疾患の心理的影響

慢性疾患をもつ患者は，自分の生活のあらゆる側面に影響を与える数々の試練に遭遇している．それゆえ，患者を動機づけするには，臨床医は患者の内的な経

験，外面に現れる感情を理解し，患者が適応コーピング（adaptive coping）を行うことを支援すべきである．適応コーピングとは，経験の引き潮と満ち潮に対応して調整するためのレパートリー（能力の範囲）が存在することを意味する．

コーピングの目標は，急性もしくは慢性のストレスが多いイベントが生じた際に，それを管理して耐え，その影響を軽減させるために，認知的，行動医学的に対応することである．よく利用されているコーピングには2つの方法があり，問題にフォーカスをあてる方法と，感情にフォーカスをあてる方法である．問題にフォーカスをあてるコーピングでは，自分自身や環境上の何かを変容させるという積極的な活動を行う．これに対して，感情にフォーカスをあてるコーピングでは，感情によるストレスを調整しようとする．多くの場合，人々は問題にフォーカスをあてた行動を起こそうとするが，ストレスの多い経験がコントロール不可能な場合，問題にフォーカスをあてるコーピングは逆効果になる可能性がある．このような状況では，感情によるストレスを制御したり最小化するほうが，苦痛の除去には効果があるかもしれない．

問題にフォーカスをあてたコーピングと感情にフォーカスをあてたコーピングを区別することは，患者のコーピングの試みを理解する助けとなるだけでなく，患者の積極的な参加を促すケアのあり方や慢性疾患への適応の方法に関するガイドラインを，プライマリ・ケア医に示すという意味でも重要である．患者の懸念について質問したり，コーピングによる解決のための支援を行うことは，患者中心の協力関係を構築するためには不可欠であり，ケアの効果を最大化する可能性がある．

症例提示 1

エレンは33歳のアフリカ系米国人の女性で，重度の喘息がある．彼女の6歳の子供も喘息である．昨年，エレンは何度も緊急に受診しなければならないほど喘息が悪化した．彼女は，コルチコステロイドは強すぎる薬物であり，肺にダメージを与えてしまうと思っていて，このステロイドの吸入を日常的に行うことに恐怖感を感じていることを認めている．彼女は，喘息が悪化したときと，その後2〜4週間しかコルチコステロイドの吸入をしていない．彼女の娘の喘息が悪化したときには，子供のケアに注意が向いて自分自身のケアが疎かになり，結果的に親子とも喘息がコントロールできない状態に陥る．

プライマリ・ケア医を受診した際，医師はエレンの喘息の治療薬に対する恐怖感について詳しく質問し，エレンは最新の情報の説明を受けた．医師は，エレンのことを心配していることを伝えたうえで，処方された吸入用のコルチコステロイド薬が最も安全でかつ最も効果があることを話した．そして，経過を把握するのに十分な頻度で受診することができるような治療計画についてエレンと話し合った．エレンは，治療の効果を毎日評価するためにピークフロー値をモニターする方法を教わった．治療の目標は，健康を維持し，子供のケアもできるようになることで合意した．

エレンは何度かピークフロー値を測定し，2週間後に受診したとき，毎日吸入コルチコステロイドを使用したが，必ずしも2回は使用しなかったことを報告した．彼女は以前より状態がよく，呼吸も楽で，ピークフロー値も安定して改善してきたと述べた．彼女はいまだにコルチコステロイド吸入の長期的な影響について恐怖感をもっていたが，吸入薬は急性に悪化したときに「prednisoneを服用するよりも安全のようだ」と語った．彼らは計画に基づいた治療を継続し，エレンは喘息をコントロールできるようになり，子供のケアもできるようになった．ピークフロー値のモニタリングは，1週間に3回，朝方と悪化したときに行うように修正した．医師は，症状が悪化し，ピークフロー値が下がったときには，喘息行動計画（Asthma Action Plan）を参照してalbuterol［訳注：日本ではサルブタモール］の吸入，短期作用型気管支拡張薬を使うようにエレンを指導した．定期的な受診を見直し，喘息をコントロールするために必要に応じて受診するようにし，今後の受診を1か月に1回に設定し直した．

症例提示 2：自己管理

マリアはスペイン語を話す68歳の女性で，成人発症の糖尿病とうつ病を患っている．また，高血圧と脂質異常症があると言われている．彼女は，これらの症状のための薬物をいくつか飲んでいるが，薬物の内容を理解しておらず，予定の診察時に薬物を持参しない．グルコメータが家にあるが，彼女はこの数か月間まったく測っていない．グルコメータの検査ストリップが切れているが，新しいメディケアパートD（Medicare Part D plan）

[訳注：処方薬剤給付保険であり，医師から処方される薬剤の費用を保障する]を通してどのように手に入れるのかを理解できないでいる．現在，彼女は夫と娘と一緒に住んでいる．食事はたいてい豆類，ご飯，鶏肉，トルティーヤ(平たいトウモロコシ)である．血圧は150/100である．

マリアの例で考慮すべきポイントは次のとおりである．

- バイリンガルのチームメンバーと一緒に今後の予定を組んでもらうことで，医師やヘルスケアチームと患者との間の有効なコミュニケーションを促す．
- Patient Health Questionnaire(PHQ-9)を定期的に用いてうつ症状の評価を行う．
- 指先穿刺を行い，現在は8.5であるヘモグロビンA_{1C}値をチェックする．

症例提示 2（つづき）：計画を立てる

医師：あなたのヘモグロビン A_{1C} を測定しましたが，8.5でした．
マリア：高いようですね．正常値はもう少し低く7くらいでしょうか？
医師：はい，そのとおりです．あなたはこれに対してどうされたいと思っていますか？
マリア：薬を飲んでいます．ほかに何かする時間がありません．それに何をしたらよいのかもわかりません．
医師：ほかにもいろいろ方法はありますよ．例えば，他の薬，食事療法，運動について，またあなたが好むことなど，多くのことについて話すことができますよ．
マリア：そうですね．運動について詳しく聞かせてもらえますか？
医師：わかりました．では，"0～10"スケールを使って，活動のレベルを変えたり，運動をする自信がどのくらいあるか測ってみませんか？0が行動を変えられる自信がない状態で，10が100％自信がある状態とします(図36-1)．

マリア：4だと思います．あまり時間がありませんし，何をしたらよいのかわかりません．
医師：そうですか，でもどうして1ではなくて4なのですか？
マリア：夫や娘は時々一緒に散歩しているので，それと一緒に歩くのはいいなぁと思ったからです．
医師：運動をする自信を7くらいまでにするには，何が必要であると思いますか？
マリア：たぶん夫と一緒に歩くことができたら楽しくて，継続できると思います．
医師：いいですね！　運動の短期的目標を設定してみますか？　行動計画も一緒につくりましょう．

▶ 協力して意思決定する：目標の設定と行動計画

自信のレベルが7以下と答えた場合は，その行動変容を維持することはむずかしいと思われる．糖尿病を改善するという彼女の目標に役立つ患者中心の達成可能な行動変容を見つけるために，医師はマリアと一緒に取り組んだ．目標設定は，患者がその行動を起こす準備ができたと思うような行動に関して行い，現実的，具体的で短期で達成可能な目標を設定することが重要である．マリアのケースでは，夫や娘と次の日から20分，1週間に最低でも自分で1日を選んで，週に1～2回歩くことが現実的な目標だろう．

このケースで考慮すべき，慢性疾患ケアモデルと関連した鍵となるほかの要素には，次のことが含まれる．

- 会話と書き言葉のコミュニケーションに使う言語の一致．
- 目標設定と行動計画の作成は，ケアマネジメントチームの主要メンバーによって行うことが可能である．これは通常，受診後に，プライマリ・ケア医と一緒に行う．
- このケースでは取り上げなかったが，"輪を閉じる"ことがこのケースでは重要である．輪を閉じるのはチームメンバーのほかが行ってもよいが，次のことを考慮すべきである．
  - 受診する意味を患者が理解しているかどうか評価する．何を，どのように，いつ服用すべきかにつ

0	1	2	3	4	5	6	7	8	9	10
自信がない									とても自信がある	

図36-1　活動レベルや運動における行動変容を実行する自信を測定するためのスケール

いて，薬物の説明を行う．
- システムの案内は重要であるため，受診の後半に行うべきである．患者は，検査結果を手に入れることができる場所を知っていたり，空腹で検査をしなければならないかどうかを理解しているだろうか？ どこで薬物を受け取るのか？ 指先穿刺をどのように行うか？
- 行動計画が進展しているかを評価し，修正し，目標を再設定し，ほかの慢性的な状態を管理するために，フォローアップ受診を計画すべきである（計画的受診）．これらの受診は，プライマリ・ケア医である必要はなく，ほかのチームメンバーが対応するほうがより適切である場合もある．電話でフォローアップを行うことも可能である．
- コミュニティーのリソース：マリアは，その他のコミュニティーリソース，例えば公園，コミュニティーセンター，散歩の会を主催する教会，その他のヘルス関連の活動などに参加するかもしれない．こういった組織を紹介することは可能であり，定期的に病院に来るよりも彼女にとって利便性が高いかもしれない．
- 併存している健康行動問題の評価とケア：多くの糖尿病患者と同じようにマリアもうつ病の治療を受けている．医療提供者は，うつ病を適切に治療しないと，血糖コントロールが悪くなること，逆にうつ病を評価し管理することは，マリアの糖尿病のマネジメントに鍵となる要素の一つであるということを知っている．

最後のポイントは次のとおりである．
- マリアの受診後，彼女の情報はすべてコンピュータシステムに登録され，ケアマネジメントチームは彼女の血圧，ヘモグロビン A_{1C}，PHQ-9，体重などをフォローすることができる．この情報は最適なマネジメントの手がかりとして，次の受診前に引き出されて照合される．さらに，彼女の健康維持活動は記録され，医師が次の受診前に彼女の健康維持のニーズを見直すことを促すのである．

(訳：横山葉子)

推薦図書

Bodenheimer T, Wagner EH, Grumbach K. Improving primary care for patients with chronic illness. *JAMA* 2002;288(14):1775–1759.

Bodenheimer T, Wagner EH, Grumbach K. Improving primary care for patients with chronic illness: the chronic care model, Part 2. *JAMA* 2002;288(15):1909–1914.

Piatt GA, Orchard TJ, Emerson S, et al. Translating the chronic care model into the community: results from a randomized controlled trial of a multifaceted diabetes care intervention. *Diabetes Care* 2006;29(4):811–817.

Wagner EH, Glasgow RE, Davis C, et al. Quality improvement in chronic illness care: a collaborative approach. *Jt Comm J Qual Improv* 2001;27(2):63–80.

ウエブサイト

Chronic Care Model Web site. www.improvingchroniccare.org. Accessed October, 2007.

Group Visits for Chronic Illness Care Web site. http://www.aafp.org/fpm/20060100/37grou.html. Accessed October, 2007.

Patient-centered Care Web site. http://www.ahrq.gov/QUAL/ptcareria.htm. Accessed October, 2007.

第 37 章

緩和ケア，ホスピスケア，死にゆく者のケア

Michael Eisman, MD & Timothy E.Quill, MD

はじめに

臨床医は，もし自らが重篤な疾患や死に至るような状態に陥った際，どのような治療を受けることを希望するかについて，自らに問う必要がある．臨床医がこの質問に答えることにより，自分が診ている重篤な患者のケアに関する自身の信念や価値観を見出して明らかにすることができる．患者が治癒する見込みのない疾患に罹っていたり，死に至る可能性がある場合，ケアや機能の回復のみを基準とした医療の実践の目標はしばしば疑問視されてきた．痛みや症状のマネジメント，生活の質（quality of life：QOL）を高めること，死に直面した際に意義を見出すような目標が優先されるかもしれないし，少なくとも治療計画の重要な部分となるかもしれない．死はあらゆる犠牲を払って戦うべき対象であるのだろうか，あるいは苦しみを取り除くことが臨床医としての我々の責任の中心部分であるのだろうか？　重篤で慢性的な病いに苦しむ患者のQOLを高めることは，急激に発展している緩和ケアという専門分野にとっての礎石である．以下の図37-1で示すように緩和ケアは，患者の基礎疾患に対する積極的な治療と並行して提供されるが，患者の病状が進み，死に近づくに伴い，しばしば症状緩和そのものが主要な目的となる．

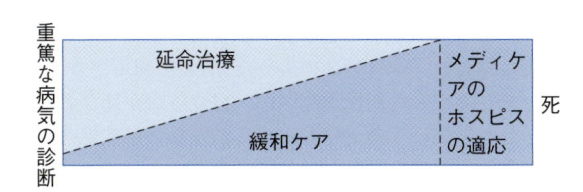

図 37-1　病気の経過における緩和ケアの位置づけ
(Clinical Practice Guidelines for Quality Palliative Care から転載．www.nationalconsensusproject.org)

症例提示 1

エラは71歳の女性で，前胸部下部に疼痛を1か月間自覚したためにプライマリ・ケア医を受診した．胸部X線写真上複数の結節影があり，進行肺癌と考えられたため，プライマリ・ケア医はエラに電話して，検査で問題があったため，翌日に受診の予約を入れるように伝えた．来院時に，プライマリ・ケア医はエラと彼女の息子と，胸部X線写真の結果について話し合った．エラは自分がヘビースモーカーなので肺癌にかかっているかもしれないと以前から心配していたために，検査の結果を聞いたときには，人目もはばからず泣いてしまった．エラは気管支鏡検査を勧められ，呼吸器内科医を紹介された．気管支鏡検査の結果，肺小細胞癌であった．呼吸器内科医はエラを腫瘍科医に紹介し，化学療法が勧められた．

　彼女と彼女の息子は，治療の選択肢について話し合うためにプライマリ・ケア医のところに戻った．エラは化学療法を受けようと考えているが，もし治療のために体調がひどくなった場合には中止したい，と述べた．カトリック教徒であったため，終末期になった場合に経管栄養を含む過剰なケアを拒否することの道義について，司祭と話し合った．彼女は治療に関する承諾者に息子を指名し，心肺蘇生（cardiopulmonary resuscitation：CPR）を受けないという自分の希望について話し合った．医師はエラにリビングウイルと蘇生禁止措置（do-not-resuscitate：DNR）に関する文書を渡し，彼女と息子は一緒に記入した．彼女は有効な可能性のあるその他のすべての病気に向けた治療を試してみることを希望し，そして痛みや呼吸促迫などに対して積極的に治療を受けることにも同意した．彼女はまた，この治療では治癒の可能性は非常に少ないことを知っていたので，フィナンシャルプランナーとともに身の回りの整理を始

めた．

　エラは数か月間，化学療法を受けたが，少しずつやせて弱々しくなっていった．彼女と息子は医師を受診し，治療によって病気がコントロールされていないこと，残された癌治療の選択肢は実験的な治療だけであることを告げられた．彼女は在宅緩和医療へ紹介され，今のところは苦痛緩和のみを目的とした治療計画に同意した．エラは一人暮らしであったが，自宅で死ぬことは望まなかった．また人の手を借りる必要が出てきて，一人暮らしをできなくなったときに，息子に自宅での介護をさせることも望まなかった．また，自宅で自分の世話ができなくなったときに，緩和ケア病棟やナーシングホームに移ることが可能かについても知りたいと考えていた．その必要が出てきたときに適切な場所を探すことについて，主治医と息子は同意した．

　1か月後，彼女が意識混濁をきたしたため自宅で過ごすことができなくなり，その地域のナーシングホームの緩和ケア病棟に入院した．集中的な緩和ケア治療が開始され，息子に付き添われて2週間後に亡くなった．最初の診断から6か月後のことであった．

　最初の診断後まもなく，彼女は病気に対する積極的な治療と並行して緩和ケアを受けた．ところで，ホスピスへ紹介するまで積極的な疼痛・症状の管理マネジメントを差し控えておくということは間違いで不当なことであり，それは患者が病いを患った時点から受けるべき苦痛に対する最善の治療を患者から奪うことを意味する．この"両輪的"アプローチは，ホスピスへ紹介された患者だけでなく，深刻な病気を患っているすべての患者のQOLも問題に取り組むことを可能にするため，緩和ケアのコンセプトにおける最も重要な進歩の一つである．またそのことにより，患者は"最善への期待（効きそうにない，もしくは実験段階の治療であっても病気に効果を示し，寿命が延ばせるかもしれない）"と，"最悪への備え（財政上の問題が解決されていることを確認し，本人が希望すれば宗教的または実際的な問題を考慮する）"を同時に行うことができる．積極的な治療によって疾患をコントロールできなくなった場合に，患者が病気とかかわるなかで主治医とこの両輪的アプローチについて話し合っていれば，ホスピスへより容易に移行できると感じる患者もいるかもしれない．

▶ 見捨てないこと

　生命を脅かす疾患について告知を受けたとき，患者には否認，強い不安，恐怖，悲しみそして怒りなどのさまざまな感情が沸き起こる．治療者が緩和ケアの経験がなかったり，死の可能性について困惑している場合，患者のケアから手を引いたり，診断の意味や診断が与える衝撃の大きさを過小評価したりする傾向があるかもしれない．患者を見捨てないようにかかわるためには，臨床医が自分自身の感情と向き合うことを学び，緩和ケアについての知識を高め，死にゆくプロセスが医師-患者の双方にとってまたとない，スピリチュアルで個人的なかけがえのない体験になりうると認識することが必要である．目標は，患者が勇気と尊厳をもって将来に直面することを助けるような信頼関係をつくることである．

　パートナーシップと意思決定を共有することの目標は，感情的な反応や，医師や友人，家族から患者を孤立させてしまうような長年培われてきた人格的特性によって制限されてしまうことがある．それに加えて，亡くなる可能性のある重病患者との間に親しい個人的な関係を築くために，必要な時間とエネルギーを費やすことが医師にはできないかもしれない．病気に対して初めは精一杯戦い，やがて患者の死によって終了する一連のプロセスを通して，患者およびその家族に対してのパートナーになるためには，時には並はずれた努力が必要となることを医師は認識する必要がある．

　緩和ケアの目標は，患者と患者家族に可能なかぎり最善の生活の質（QOL）を提供することである．緩和ケアは，重篤な疾患をもつ患者の苦しみについての生物学的，心理的，スピリチュアルな次元に対処し，痛みと症状を最高水準でコントロールすることを強調し，目標と予後を新鮮な目で見直す．メディケア（Medicare，医療保険［訳注：高齢者または障害者向けの，米国の公的医療保険制度］）が提供するホスピスプログラムと異なり，緩和ケアでは，患者が基礎にある疾患に対する積極的な治療をあきらめること，6か月かそれ以下の予後を受け入れること，症状緩和が治療の中心目標であることを受け入れることは必要ない．したがって，このことにより，疾患のための治療の一部として，あるいはすべてを継続することを希望している重篤な患者は，「ホスピスのような」治療を利用できる．そして亡くなる可能性が高いが，自分の命が延びるかもしれないという希望をもって，効かない可能性のある実験的な治療を試みたいと願う患者であっても緩和ケアを受けることはできるが，メディケアの提供するホスピスプログラムはそのことは適応外であるかもしれない．同様に，6か月以内に死亡する可能性が40％

あるが，数年生き続ける可能性もある進行した肺気腫またはAlzheimer病の患者は緩和ケアを受けることが可能である．しかし，このような患者らにはたとえ主要な目的が緩和と安楽であったとしても，彼らの機能的な状態が悪化して6か月以内に死亡する可能性が高くなるまでは，ホスピスの適応にはおそらくならないであろう．したがって，緩和ケアにより，より広範囲の患者に対して，より上手に疼痛や症状のマネジメントを行ったり，QOLへ深い配慮を行ったり，治療目標をよく吟味したり，人生の幕引きの問題を考える機会などを提供することが可能となる．残念なことに，ホスピスケアを行う医療インフラストラクチャー（インフラ）と比較すると，患者と家族が自宅で緩和ケアを受けるための医療インフラの包括的な整備はまだ十分になされていない．

重篤で末期に至る可能性のある病気に直面している患者は，疾病に対する全力をあげた積極的治療を選択するかもしれないし，あらかじめ〔蘇生禁止措置（DNR）の指示のような限界を定めた〕積極的医学的ケアを試みることを選択するかもしれない．もちろん，これらのどちらの状況においても，緩和ケアはこの疾病志向型ケアと同時に開始されるべきである．制限を設けて積極的ケアを試してみることは，成功の確率と比較した場合に，治療によって生じる苦しみを考慮すると，治療を受ける価値があるかどうかを判断するための機会となる．治療がうまくいかなくなったり，もしくは治癒を想定していた治療が耐えがたい負担となりはじめると思われたりした場合には，その患者はいつでも治療を止めることができ，純粋に緩和に集中するアプローチへの移行を考慮することもできる．この時期は，今あるこの病気を治療することよりも，症状を軽減し，苦痛を緩和することが優先されるホスピスへの紹介を考慮する時期であるかもしれない．

ホスピス

ホスピスのプログラムは，看護師，医師，ソーシャルワーカー，ボランティア，聖職者によって構成される多面的なチームが，死にゆく患者に包括的なケアを提供する．これらのプログラムでは，予後が6か月より短く，疾病に対する治療や入院加療を見合わせることを了承している患者のみを受け入れる．米国では，ホスピスプログラムの中で亡くなるのは約30％にしかすぎず，これらの患者の多くは病気の経過においてホスピスプログラムへの紹介があまりに遅すぎるため，利用可能な資源や支援を十分に活用できていない．ホスピスの基礎となっている緩和ケアの哲学は，急性期を担当する病院からナーシングホーム，患者の自宅という範囲に適応することが可能である．ホスピスプログラムの長所は，緩和医療のための医薬品への支払いを含めて，在宅での患者や家族のために支援を付加したことや，多面的な専門性のあるスタッフによる緩和ケアに技術が生かされていることである．ほとんどの外来のプログラムでは，プライマリ・ケア医とホスピスチームは患者のケアのためにパートナーシップの関係を結ぶ．患者が長期間にわたる関係をもつことになるかもしれないプライマリ・ケア医は，ホスピスへの紹介の決断と患者に現在行っているケアの両方に深く関与すべきである．ひとたび苦痛の症状がコントロールされれば，ホスピスチームは患者の希望や意義，別れを告げる方法を見つけるのを手助けすることができるであろう．

症例提示 2

カルロスは70歳男性で，進行した肝細胞癌と診断されていた．医師と治療法の選択肢を探索するなかで，彼が緩和処置のみを希望していることが明らかになり，在宅ホスピスケアへの紹介が始められた．カルロスは口数が多くなく，死や，死にゆくことに対しての話し合いではほとんど発言しなかった．当初，看護師が定期的に訪問することだけが必要なことであった．彼はアンティークの工具のコレクションをしており，それらの工具にラベルをつけて整理することに数え切れないほどの時間を費やした．担当の看護師は彼とこの作業について話し合ったが，この作業は彼の予期悲嘆を象徴するようになってきていた．彼が衰弱するに伴い，看護師による訪問はより頻回となり，ホームヘルパーが身の回りの世話をするようになった．カルロスは次第に臥床するようになった．彼の家族は当初，彼が自宅で亡くなることを快く思っていなかったが，医師やホスピス看護師との家族会議で，話し相手になることと見守ることの両方を行うために輪番性で訪問する計画を立てた．疎遠になっていた子供たちが輪番に入り，それが家族関係を修復するための時間となった．近づきつつある死について，彼はほとんどはっきりと話すことはなかったが，家族の存在と工具についての話が，別れを告げるための媒体となっていた．カルロスは自宅で彼の家族が見守るなか，静かに亡くなった．

ホスピスケアとは，医師，看護師，その他の介護者による支持的なチームによって，避けられない死を迎えるまで，患者とその家族に質の高い緩和ケアを提供

し，可能なかぎり豊かに生きる手助けをすることである．

悲嘆への対処

死にゆくプロセスに対する正常な悲嘆反応と，病的な状態を区別することがむずかしいことが時々あるかもしれないので，コンサルテーションと特別な治療が必要になる．死には，人間が経験する自然な悲しみが存在する．この悲しみは死の準備のための一つの方法かもしれず，**準備悲嘆**（preparatory grief）または**予期悲嘆**（anticipatory grief）と呼ばれている．身体能力や社会的地位，心地よい日常の振れ合いを喪失することに悲嘆することは—それが自分自身のことであるか，愛する人のことであるかにかかわらず—当然の反応である．このように喪失に対して悲嘆しない場合は，否認や感情鈍麻を意味するかもしれない．悲嘆を共有し，それを深く探っていくことは，患者と医師がお互いの人間性を認め合える関係を築く手助けになる．このように感情を探究していく勇気をもつことにより，患者が死を受け入れることができるようになり，孤立と時にそれに引き続いて起こりうるうつ病を防ぐことができるかもしれない．

抑うつ

終末期の病いに付随して起こる臨床的な抑うつと自然な悲嘆は多くの症状を共有しているため，それらを見分けるのはむずかしい（第22章参照）．抑うつの自律神経症状—疲労感や食欲の変化，睡眠障害，性欲の減退—はすべて重篤な疾病に共通して存在する症状である．極度の苦しみや尊厳を失うことの恐れ，死を予期することに直面している状況では，関心の低下や引きこもり，悲哀，集中力の欠如，希望がもてないことなどの，抑うつの感情的，認知的な徴候が現実的な評価項目になるであろう．不快気分，羞恥心，罪悪感，孤独感や希死念慮などの認知症状が患者の状況に釣り合わない場合，大うつ病を考慮すべきである．終末期における抑うつは薬物療法やカウンセリングによく反応する可能性がある．医師や多職種チームのスタッフの専門知識にもよるが，抑うつおよび不安に関するより難解，あるいは危険な問題に関しては，精神科の専門家へ紹介すべきである．死のプロセスに精通し，医学的な病いの患者への対応の経験が豊富な心理療法士は，診断上，治療上の両方において，終末期の患者へのケアのための非常に有益なリソースとなりうる．

推移

終末期の個々の推移（transition）—健康が衰えていく各段階—は喪失だけでなく，個人的な成長と死の受容についての潜在的可能性を含んでいる．これらの推移は，初めは悪い知らせの別の形として扱われるかもしれないが，それらによって死に向かうプロセスに深い意味づけとコントロールを行う機会が提供される．末期患者をケアしている医師は，患者とともにこれらの推移を探究し，上手に処理しなければならない．臨床医が患者の終末期の問題に対する考えを探るために質問することが可能な項目を**表37-1**に示す．これらは仮定上の質問として，生死に関する患者の信念を理解するために尋ねることができる．より病気が進行している患者では，質問とそれに対する答えは間近に迫っている治療法の決定に関連している可能性が非常に高い．

死と死にゆくことについて深い議論をすることについては，患者と家族の意欲と能力にかなりの個人差がある．臨床医は，どの程度踏み込むことが望ましいのか，または可能であるかという見込みについては柔軟である必要がある．死にゆくプロセスにおいて，生涯続いた行動パターンが変化することはあまりない．死にゆくことが，個人的成長や振り返り，意味づけの時間となることもあるが，そうでない場合には個人的な要素と感情的な反応が死の受容を妨げることがある．これらの反応の中でも最も頻繁に遭遇するのは，否定，怒り，抑うつ，恐怖，不安である．これらの反応は，死にゆくプロセスのさまざまな時期にさまざまな程度で存在するかもしれない．臨床医はその反応が患者に対して果たしている役割を認識し，探究し，最終的に理解する必要がある．共感を示すことは，関心を向けないことと比較すると，医師−患者関係をむしろ深めて内的成長に結びつきやすい雰囲気を生み出す方法である（第2章参照）．

症例提示 3

68歳のアルバートは，僧帽弁逆流症，うっ血性心不全，不整脈，アルコール中毒，長期喫煙によって悪化した重篤な末期の肺気腫を患っている．彼は妻と暮らしており，結婚してから40年間，常に彼女に対していばりちらし，支配的な立場をとってきた．彼は在宅酸素療法を受けており，息切れのために何度も病院に入院することがあった．

重度の息切れのために救急治療室に運ばれた

表37-1　患者と話し合うべき終末期の問題

生命維持

- 事前指示書(リビングウイルや治療に関する委任状)がありますか？
- 心肺蘇生(CPR)とは何かご存知ですか？　あなたのような状態にある人にとって，心肺蘇生はあまり効果がなく，とても荒々しいことです．私はあなたが心肺蘇生を差し控えることをお勧めします．またあなたを傷つけることなく，あなたを支える確率が高いあらゆることに治療のフォーカスを絞ります．
- 病気のためにあなたが食べたり飲んだりすることが永遠にできなくなった場合には，栄養チューブで栄養を補給してほしいですか？
- あなたは主に生命を永らえることを目的とした医療ケアを望みますか？　あるいはあなたの生活の質(QOL)を改善したり維持したりするためのケアが重要ですか？

個人的な信念

- 死や，死にゆくことについてどのような人生経験をもちですか？
- そのような体験はあなた自身の死に対する態度にどのような影響を与えてきましたか？
- 死ぬことについて，最も恐ろしいことは何ですか？　最も大きな希望は何ですか？
- あなたにとって「よい死」とはなんでしょうか？
- あなたが亡くなるときには自分に何が起こると信じていますか？
- あなたがもっと後ではなくて，もうすぐ亡くなるとしたら，何かやり残していることはありますか？

長期のケアと支援体制

- もしあなたの病状が悪化して自分で自分の世話ができなくなったときには，誰が世話をしてくれますか？
- あなたが治療上の決断ができなくなったとき，誰にそれをしてほしいですか？
- もしあなたが亡くなるとき，あなたは自宅にいたいですか，それとも病院やナーシングホームのような施設にいたいですか？
- ホスピスケアとは何かご存知ですか？　もしあなたが末期状態のときにはそのようなケアを受けたいですか？
- あなたが亡くなりかけているとき，あるいは亡くなったときには誰にいてほしいですか？
- あなたが亡くなる前にしておく必要があることは何かありますか？

際，アルバートは肺炎と心不全を併発していることが明らかになった．彼は以前から心肺蘇生術は受けないと決めており，"忌々しい機械類の一部になること"を望んでいなかった．彼は病院に入院して積極的な医療手段による治療を受けたが，人工呼吸器は装着されなかった．呼吸療法士や看護師，主治医や家族に対して，自分を世話しないこと，苦しめていること，食事や投薬や治療が十分迅速に提供されていないことについて，彼は常に叫びののしった．彼は自分の身体を悪くした唯一の原因は，薬だ，と言い張った．

会話や彼の感情を理解しようと試みたところ，最初は進んで話そうとはしなかったが，やがて雇用者に見放されて無気力になり，裏切られたこれまでの人生の話や，自分は不幸であったことを話し始めた．彼は自分を"情婦のすぐかっとなる息子(son of a bitch)"であると言った．彼は入院が長引き，苦しむことを懸念しており，早く死ぬことを望んでいるが，死に対しても恐れを抱いていた．アルバートの抱く恐怖の一つには，生き埋めにされることについての恐怖症であり，それはどういうことかというと，死の判断はむずかしく，生きている状態にもかかわらず葬儀屋へと送られてしまう可能性があるという内容のテレビ番組によって植えつけられた恐怖であった．"窮屈"な場所に閉じ込められるという不安が彼を飲み込もうとしていた．

アルバートの担当医師たちは当初，彼の呼吸を悪くするのではと，抗不安薬や睡眠薬を処方することをためらっていた．緩和ケア専門医が両方の薬物を開始することを勧め，これらの薬物は少量で投与開始されるかぎり安全性と効果があるということについて，患者と家族のみならず治療にあたっている医師にも保証を与えた．その結果，少量のオピオイドと抗不安薬による持続的な薬物療法が開始され，彼の呼吸困難と不安は劇的に改善された．部屋の中には，部屋の外を借景する大きな窓があり，彼は長い時間，その窓から外を眺めて過ごしていた．彼の不満は軽減され，より一層リラックスしているようにみえた．病院の牧師が訪問し一緒に祈ることを彼は受け入れたが，そのほか，死が近いことや自分の人生について彼が抱

いているいかなる後悔についても話そうとしなかった．彼は，自分は十分に苦しんできて，もうこれ以上長く生きたくないことを妻に伝えた．二酸化炭素濃度が上昇した結果，彼は徐々に混乱しはじめ数日後に亡くなった．

死にゆくプロセスにあり，ケアをよりむずかしくさせるような性格的，行動的特性をもっている患者は特に，医療提供者が挑戦しなければならない壁である．利用可能なアプローチについてブレーンストーミングを行い，専門的知識を共有するために—しばしば緩和ケアチームに代表される—多面的な専門性を活用することで，このようなとりわけむずかしい患者や家族を放棄することなくかかわることが容易になる可能性がある．

▶ 情報，予後，代替療法

臨床医は患者に病気の予後，治療の選択肢，予想される病気の経過についての情報を提供する必要がある．終末期にあると診断された場合，多くの患者とその家族はどれほどの時間が残されているか知ることを望んでいる．予想される正確な時間を言うよりも，長い場合や短い場合であれ余裕をもって，幅のある生存期間を提示するほうがよい．患者を守ろうとし，予想される時間の情報の提供を断ったり，その他の厳しい情報の提供を差し控えたりすることは通常，生産的なことではなく，患者と家族の死への準備を妨げる可能性がある．奇跡の可能性や，病気がまれに通常と異なる例外的な経過をとる可能性があるために，患者がかすかな希望の光を抱くことがある．一方，予後に関する情報を与える臨床医は，患者が死の可能性について十分に準備できていないことがないように，早晩亡くなる可能性について話し合うように自己を律しなければならない．一般的に，病気の経過についての情報をどれだけ詳しく話すべきかを決める際には，臨床医は患者とその家族の意見に従うべきである．

従来の治療法に効果がなく，負担が重すぎることが明らかになった場合，あるいは患者の好みと合わない場合には，代替療法が患者に希望を与えることがある．患者が代替療法の探求に関心がある場合，とりわけそれらの治療法が侵襲的ではなく，害を与えないような場合には，代替療法を支持すべきである．個人に合わせたテーラーメードの治療計画の一部として，従来の治療法をこれまでにない治療法と組み合わせる選択肢を排除すべきではない．"望みがない"とか"でき

ることが何も残されていない"と言われたために代替療法に頼る患者もいる．しかし，無駄であるとか絶望的であるとか，あるいはあきらめの気持ちからこのような治療法を選ぶことと，その人の目標や価値と治療法が一致しているという理由で選ぶこととの間にはかなりの相違がある．たとえ型破りの治療でも積極的な治療法としての代替療法であれば患者に希望をある程度与えることがある．そこで治療者と患者はこの種の希望の妥当性について一緒に追求すべきである．従来の治療法とこれまでにない治療法の両方の危険と利益を検討することは，対話を始めるきっかけに十分なりうるし，また改善する可能性と見込みを追及したり，意味ある代替療法と間違った希望とを区別したりすることにより，対話が続くことになる（第30章参照）．

症例提示 4

マックスは63歳の男性で，最近定年退職したばかりである．生来健康であったが，腹痛を自覚するようになり，広範囲に転移した大腸癌が見つかった．彼はかかりつけ医を受診し，有効な治療はなく，およそ後6～12か月の寿命と知らされた．痛みに対してアセトアミノフェンとコデインが投与され，この薬物の組み合わせで不快な症状が緩和されなくなったら再診するように言われた．ただ死ぬのを待つだけであることにマックスと妻は耐えることができず，根治療法—またはある種の対症療法—を捜し求めて広く情報を集めることを決めた．彼らは国外の癌治療クリニックの噂を聞き，ビタミン，薬用ハーブ治療とコーヒー浣腸，種々のお茶，健康栄養補助食品の6週間の集中的なプログラムを受けに行った．マックスは家に帰ってからも実行すべき治療の長いリストをもらい，彼は癌を"やっつける"ためにいつも忙しくしていた．このクリニックは本来であれば手紙か電話でフォローアップすることになっていたが，数か月後にはクリニックからマックスには何の連絡もなくなった．

失意のなか，肝臓の痛みが強まり，腹水や黄疸が出てきたときに，マックスと妻は自分の町のかかりつけ医以外の医師を受診した．医師とその夫婦は利用可能な治療手段について相談し，純粋な緩和ケア療法をすることについて同意した．マックスは在宅ホスピスに紹介されたが，4週間後に亡くなった．それは診断がついたときからおよそ9か月後のことであった．彼の家族は，彼が最後の4週間で素晴らしいケアを受けたと感じていた

が，その前の治療に関しては見捨てられたと，また裏切られたと感じていた．彼の妻は国外の癌治療クリニックからどんなフォローアップの情報も受け取ることなく，また元の主治医のオフィスの誰からも夫の死に対する哀悼の意を伝える電話を受け取ることもなかった．

この患者は二度見捨てられた．はじめに治療にあたった医師はあらゆる代替療法案（セカンドオピニオン，実験的治療，非伝統的治療についてのガイダンス）を探索せずに，不適切なフォローアップを申し出た（これらの痛み止めの薬物が効かなくなったらまた来るようにという）．（彼と彼の妻が死に物狂いで探した）その代わりとなるべきクリニックは，積極的な治療を患者に提供したが，治療の終了後にフォローアップを続けなかったので彼を見捨てることになった．3人目の医師が最終的に，患者と家族が現在の状態を現実的に把握できるように支援し，最後の数週間のケアとフォローアップの治療計画を準備した．見捨てないことは，死にゆく患者のケアにおいて常に重要な要素である．

希望と意義

死にゆくプロセスを通して，希望と価値の模索が常にその背後にはある．希望を失うことや絶望によって感情がかき乱される．患者やその愛する人々が末期の疾患に直面したときには，希望が苦しみに耐える手助けとなる．希望は単に治療や回復に対してだけではなく，さまざまな形で効果を示す．穏やかな死を望むこと，仕事を片づけるためにもう少しだけ時間をとること，死に際して新しい意味や人としての成長の可能性と見出すこと，あるいは愛する人や神の思いのうちに近づこうとすることはすべて，身体の治癒とは関係ない希望や望みである．

症例提示 5

レアーは64歳の女性で，転移性乳癌を患っており，骨痛のために長時間作用型のモルヒネを大量に投与されていた．彼女は鎖骨と両大腿骨を骨折していて，心肺停止状態になっても蘇生はしないように要望していた．彼女は手厚い家族の援助が受けられる自宅で，これ以上の痛みを伴う出来事や骨折のないまま死ぬことができるように望んでいた．在宅ホスピスプログラムに登録され，彼女の姉妹が主たる介護者としての役割を務めるために彼女の元に引っ越してきた．

その後レアーは，混乱と脱水が増悪している徴候を示すようになった．子供らとその家族が2週間後に到着する予定だったので，彼女はまだ死にたくないという強い意志を示した．彼女は単に彼らに会いたかっただけではなく，彼らが訪れている間はできるだけ意識がはっきりして痛みがない状態を望んでいた．可逆的な要因がないかをみるために血液検査が行われ，高カルシウム血症が見つかった．彼女は緩和ケアのみを用いて自宅で死ぬことを望んでいたので，来るべき日まで自宅にいることにした．彼女は自分が未治療の高カルシウム血症の影響で死にそうであることをわかっていたが，そのような状態では自分の娘たちに会いたくないと思っていた．内服薬によるケアを試みていたにもかかわらず，彼女は次第に意識がはっきりしなくなり，内服できなくなったときに急性期のホスピス病棟に入院することになった．

彼女の家族が訪問するので，彼女の意識をはっきりさせることを期待して点滴や利尿薬，ビスホスフォネートによる治療が始まった．高カルシウム血症は補正されて混乱はなくなり，彼女は1週間後に自宅に帰ることができるようになった．子供らが到着するまでレアーは意識がはっきりしており，筋が通ったコミュニケーションをとることができるようになった．彼女は子供らや孫たちと会話をすることができて，大変高揚していた．症状コントロールのためにモルヒネや複数の薬物を増量する必要があったにもかかわらず，高カルシウム血症とそれに伴う混乱が再発しても，急性期のホスピス病棟に再入院することはなかった．彼女は数日後，静かに自宅で亡くなった．

患者が比較的積極的な治療に耐えることができ，またホスピスプログラムが柔軟で彼女の短期的な目標をかなえることを可能にしたため，もっと時間がほしいという希望は，幸いなことにこの症例ではかなえることが可能であった．ホスピスケアの通常の限界を超えるが，意義ある人生を延ばし，生活の質（QOL）を改善するための侵襲的な介入は，患者の同意が得られるかぎりホスピスとしての取り組みの範囲内であり，時に適切である．変化や困難な状況に向き合って，患者の目標を指針にして治療を行うことに柔軟であり続けることで，治療者が患者とともに，無意味な苦痛をで

きるだけ感じることが少ない死に向かって希望をもつことが可能になる．

患者の回復への目標が不毛であるとき，希望を見つけ維持しようとするためには，個人的でスピリチュアルな探索が必要である．希望と意味のあることへの新しい道の可能性を検証する前に，希望がないという患者の気持ちを深く探ることが必要かもしれない．複雑な問題に対し，単純なあるいは形式的な解決法を用いて偽りの希望を与えないことが重要である．つまり，希望に満ちた解決とは，しばしばその個人に特有のものであり，患者が家族，友人，看護者，聖職者とともに探索を続けることで発見することができるかもしれない．

将来のための計画

▶ 事前指示書

事前指示書（advance directive）は，患者が自分の意志を伝える能力を失った場合に，療養上の決断を指示する公的文書である．リビングウイル（living will）と医療に関する委任状（持続的委任状とも呼ばれる）の2種類の事前指示書がある．

リビングウイルは，患者の意思決定能力が失われた場合に，希望する種類の治療を指示しておくことを可能にする．一般的な目標にフォーカスを絞ったリビングウイルもあれば，厳密に治療〔心肺蘇生（CPR），人工呼吸，点滴や人工栄養〕，状況（終末期，持続的な植物状態，自分で意思決定できない）を特定するものもある．リビングウイルは患者が自分自身のためのコミュニケーションをとれなくなり，指示書に特定された状態が現実になったときに効力が発生する．

医療に関する委任状（health care proxy）あるいは**持続的委任状**（durable powers of attorney）により，自分が意志決定することができない状況に陥った場合に，患者は自分の代わりに意思決定をする人物を指名することができる．リビングウイルでは特別な患者で問題になる可能性がある．あらゆる医学的状態と治療を想定することがむずかしいので，このような指示書はリビングウイルよりもかなり柔軟性がある．

多くの人は両方の指示書を作成する．リビングウイルはほかの何よりも重要な哲学を示すために，そして医療に関する委任状は，患者がもはやその哲学を解釈することができなくなったときに，それを手助けする人物を指名するためである．健康な人にとって，リビングウイルや医療に関する委任状について話し合うことは，死すべき自分の運命に向き合わざるをえない最初の機会であるかもしれない．終末期の病いをもつ者にとって，事前指示書を仕上げることは，避けがたい病状の悪化を違う形で示しているように感じられるかもしれない．

家族を含めて事前指示書に関する話し合いを行うことは有用である．患者の価値観や希望について知らされていない代理人は，ケアについてのむずかしい決定がなされなければならないときに"骨の折れる"仕事をすることになる．リビングウイルであらゆる状況が網羅されるわけではないが，目標や価値観，方向性について明確に明言しているリビングウイルは，臨床医や指名された代理人がケアプランを作成する際の助けとなる．それに加えて，書式が存在し，それに書き込むことは，多くの患者やその家族が死と疾病に関連した問題について話し合う助けになる．重篤な病気をもつ患者にとっては，事前指示書は蘇生処置禁止の指示だけでなく，ケアの限界と苦痛の重荷について話し合うための出発点となる．

蘇生処置禁止

"蘇生処置禁止（do not resuscitate：DNR）"という指示は，心肺蘇生（CPR），特に閉胸心マッサージ，除細動，人工呼吸器の使用を差し控えることを示す．終末期の患者のほとんどに，CPRは効果がなく，その荒々しさのためにそれ自体が悲惨で，高額な，技術的な死の儀式となる．多くの研究において，多臓器疾患，特に進行期癌患者と腎不全患者にとっては，心肺蘇生は病院外での生存期間を延長させないことが示されている．

残念なことに，多くの患者と家族はDNRについて，見捨てることやあきらめることと同義であるように感じ，その書類の提出について苦悩する．これは，医療提供者がDNRについてこれから行われることよりも，何が差し控えられるかについて強調してしまう説明の仕方にも一因がある．治療の別の選択肢を説明しなければ，患者と家族はDNRの指示が，回復する可能性がある状態に対し治療を一切行わないことや，あるいは不快な症状を和らげることなどを一切行わないことを意味すると考えるであろう．彼らは，二流の治療を受けていると感じてしまう—それは，医師や勤務先の病院が，DNRの指示が狭いフォーカスに絞っていることを十分理解していない場合に起こる可能性がある．DNRの指示に同意することは，治療のいかなる選択肢をも制限するものではないことを理解してもらうべきである．この点を明確にするための一つの方法は，次のように述べることである．「**私たちは，あなたを救うためにできるかぎりのことをしたいと考えています．しかし，同時にあなたを傷つけることもしたくないと考えています．あなたの状態を考えると，心肺蘇生は功を奏さないかもしれませんし，それはとて**

も荒々しい治療です．私たちはあなたを支えるためのあらゆる治療を続けていきますが，ご自身で限界を決めておくことをお勧めします」．

しかし，DNRの指示は状況が異なることを示すシグナルでもある．心肺停止の状態から蘇生されることにより，QOLまたは量が目に見えるほど増えるわけではないと考えることは，死がすぐ近くに迫っているかもしれないこと—そして死にゆくプロセスを巻き戻すことは，医療の力が及ぶ範囲内ではないことを明示的に認めることである．最初のうちはこのような話し合いに驚く患者もいるかもしれないが，多くの患者は重荷がとれて楽になり，自分とって役に立たない治療を避けるための機会を与えられたことに感謝する．

救急隊員は，実施してはならないという特別な指示がないかぎり，蘇生を試みることが義務づけられている．入院の場面における有効なDNRの指示は，地域によって異なる特別な書式に記載しないかぎり，病院外の場面では効力をもたない．適切な文書が手元にない場合，危機的な状況において蘇生が実行される可能性があるため，自宅に居続けたいと思う終末期患者については，このような問題に取り組んでおくべきである．オレゴン州やその他のいくつかの州では，救命救急士（Emergency Medical Technician：EMT）や初期対応者が尊重しなければならない公式文書として，延命治療に関する医師の指示（Physician Orders for Life Sustaining Treatment：POLST）を認めている．これにより，医師の指示の中に記録された患者の明確な意思を，肌身離さず持ち運ぶことができるようになる．

介入の制限

終末期にある患者やひどく苦しんでいる患者は，そのような状況でなければ通常は行われる治療について，受けないことを事前指示書を通して決めるかもしれない．患者には点滴による補液や経鼻管による栄養補給，酸素投与やその他の処置を見合わせる権利がある．もし患者が治療を望まなければ，そのような選択肢に関する書類を作成することが必須となる．事前指示書を補うような，介入の制限に関する書式はいくつかの州で利用可能である．

痛みと症状の緩和

緩和ケアにおける重要な目標は，患者を可能なかぎり痛みがないようにすることである．長時間作用型のオピオイド製剤は，規則的な投与計画に基づいて十分に24時間持続的に投与され，必要なときには適切な量の追加を行えば，QOLを極端に落とすことなくほとんどの慢性的な痛みの緩和に有効である．自分の痛みは自分でコントロールできることがわかれば，特に痛みに苦しみながら死んでいくのを見たことのある患者を安心させることができる．患者，家族，介護者が，依存や呼吸抑制に対して非現実的な懸念を抱くことは，しばしば適切な疼痛除去にとって大きな障壁となるため，このことをあらかじめ想定して対処すべきである．非現実的な恐れのために重篤な疾患に麻薬を投与しないことは，認められるべきではない残酷な行いである．

せん妄と昏睡

多くの患者は，深く変容した意識状態で亡くなる．認知障害を引き起こす疾患をもつ患者の数が増加しており，それらの患者では末期的症状が発現する前に認知的，情動的な生活を送ることができなくなっている（第27章参照）．末期的疾患患者はせん妄状態にあり，医師や患者の家族にジレンマをもたらす．せん妄は可逆的な要因によるものであるかもしれず，治療されれば命が延びる可能性がある．可逆的なせん妄の原因について，検査をどの程度し，治療するかについては，患者の当面の目標と，事前指示書，家族との話し合いによって決まる．主に事前に話し合った苦しみの程度と患者の希望によって，何を行うかを決めるべきである．

変容した意識状態で亡くなりつつある患者が，内的にまた主体的に経験していることは，ほかの人が外見から受け取るものとはまったく違っているかもしれない．せん妄や昏睡から回復した患者は時に，悪夢のような怖い幻覚や体外離脱を経験したとか，光や天使のような生き物を見たといった幻覚などを報告したり，その体験について何も思い出せないと報告したりする．時に失見当識が深くなり，周囲に対する感覚がなくなることがある．

症例提示 6

101歳のカレブはがっしりとした体型の酪農家であり，最近5年間は部分的な聴力障害と視覚障害があったが，意識清明で意思疎通は可能であった．咳と熱が徐々に出現するようになり，肺炎の治療にもかかわらず，次第に呼吸困難が増していった．彼は主治医に蘇生処置は望んでいないことを伝えた．高齢の妻は彼を自宅でケアすることができなかったため，カレブは入院した．彼は次第に混乱してふさぎ込むようになり，聴力障害と視覚障害のためにコミュニケーションがよりむ

ずかしくなった．彼は長時間，ほとんどベッド上に臥床していた．主治医や看護師が彼と会話をしようと試みると，たいてい，はい，いいえ，大丈夫，といった短い反応を示した．ある朝，主治医は彼に今どんな状態であるか尋ねたところ，晴れた日の黄金色の小麦畑の上を飛んでいる，と彼は答えた．そして驚きに満ちた声で，彼は自分がまだ生きているのか，それとも死んでしまっているのか尋ねた．主治医はまだ生きていると伝えた．カレブはその日の遅くに亡くなった．

人生の最期において，意識変容状態にある患者には支持的な治療が必要となる．ひとたびこの段階に達すれば，理想的には人工的な水分補給や栄養補給の決定はすでになされており，事前指示書を通して形式化されているべきである．(しばしば経験するケースではあるが) 指名した代理人や家族がいない場合には，患者の状態や予後を考慮し，患者が望むであろうことに従って，代理として判断しなければならない．これを決めることができない場合，家族やその患者の最大の関心事に関する主治医と家族の間のコンセンサスに基づき，主治医自身が決断を下すべきである．

死にゆく患者がすでに食べたり飲んだりできなくなった場合に，栄養管や静脈ラインを通して栄養や水分を補給することは，あわれみ深い配慮をしているようにみえるかもしれないが，そのことで不本意にも死を延ばして苦しみを重くしているかもしれない．末期的疾患を患っている患者が積極的に死に向かっているとき，この事実を私たちが受容することにより，すべての治療が苦しみを軽減させる方向へと導かれることになり，残されたQOLは高まり，患者の尊厳が尊重される．

▶ 死の願望

時に，緩和ケアという最善の方法をもってしても，患者の満足のいくように苦しみを軽減できないことがある．このようなとき，患者は死が唯一の解決策であると感じる．患者は，痛みや屈辱感，自分をコントロールできなくなることや依存度の高まり，もしくはその疾患が家族に与える負担に，患者自身が耐えることがもはやできなくなるかもしれない．そのような患者は，しばしば人生を終わらせようと積極的に熟考しはじめる．

症例提示 7

マーヴィンは63歳の男性で，筋萎縮性側索硬化症を患っており，1年間，在宅人工呼吸療法を受けていた．彼は両手両足の機能を失い，全介助を必要とした．彼は徐々に人工呼吸器に繋がれている生活が嫌になり，ついには人工呼吸器を外して死ぬことを許してくれるよう求めた．彼は1か月にわたって何度も何度もこの要求を繰り返した．彼のプライマリ・ケア医は数回訪れて診察し，彼の家族とこの願いについて話し合った．家族は人工呼吸器をやめることに同意した．精神科医が訪問し，彼がうつ状態ではなく，適切な判断力があると述べ，人工呼吸器を外すことに関して，患者，家族，プライマリ・ケア医に賛成した．モルヒネの鎮静効果なしに人工呼吸器を外すことは，空気飢餓感と窒息感を引き起こす．モルヒネの点滴が開始され，人工呼吸器のスイッチが切られた．家族やプライマリ・ケア医の立会いのもと，数分後に患者は穏やかに死を迎えた．

もし患者の苦痛がひどくて相応であるならば，患者の苦痛を緩和する意図と同時に，図らずも命を縮めてしまう可能性がある薬物を投与することで得られる二重結果 (double effect) は，医療行為，緩和ケアの一部として受け容れられている．生命維持のためではあるが耐えがたい治療をやめること，たとえそれが死につながるとしても，それは患者の尊厳死の権利に基づいており，医療として受け容れられる [訳注：尊厳死は日本では認められていない]．こうした医療は法的，倫理的，そして医学的に許容されており，幇助自殺 (assisted suicide) や患者の意志による安楽死をめぐる議論と混同すべきではない．今回のケースでは，患者の死にたいという意志は同意を得ることができ，パニックと苦痛を少なくするための高用量の麻薬を投与しながら，生命を維持はするが，とても苦痛の強い治療を中止することができた (表37-2)．

しかし患者は時に，なれなれしい様子で，医師に試してみるかのように死への援助 (幇助自殺や安楽死) について尋ねるかもしれない．この話題は法的かつ倫理的な影響があり，患者はしばしば医師と同様に躊躇しながら話し合うことになる．

患者に極度の疼痛があり，生命を維持するが中止できる (人工呼吸器や透析，経管栄養などの) 治療法がなかったり，高用量の麻薬が許されるほどの疼痛があり，死への援助の要求があった場合には，医師は法的にも倫理的にもむずかしい立場に立たれることにな

表 37-2 安楽死と幇助による死の定義

言　葉	定　義	米国における法的状態
二重結果	苦痛を和らげるためであるが，意図に反して死を早めるかもしれない薬物の投与．死を早めるリスクは苦痛の程度に比例して相応なものでなければならない．	合法
生命維持治療の差し控え，撤回	患者もしくは代理人の同意を得たうえでの，患者が死に至る結果となる，生命維持のためのケアの差し控え，あるいは撤回．身体の保全に対する権利に基づいて正当化される．	適切な同意があれば合法
緩和のための鎮静（終末期の鎮静とも呼ばれる）	患者や代理人からの同意によって，患者はそうしなければ制御できない苦痛から解放されるために，意識のない状態まで鎮静され，飲食は差し控えられる．通常は二重結果と治療の差し控えの組み合わせと考えられるが，総体としてみると道徳的な論争がなされていないわけではない．	適切な同意があれば合法
医師の幇助による死（医師に幇助された自殺とも呼ばれる）	医師は患者の要望によって，患者が自分自身の人生を終わらせる手段を提供する．患者はその後，過量の薬物を服用するか，しないかを決める．	オレゴン州以外のほとんどの州で違法だが，起訴はむずかしい
積極的な安楽死	医師は意図的に致死的な過量の薬物を患者へのインフォームドコンセントに基づいて投与する．医師は患者の要求に基づいて死をもたらす直接的な代理人である．	違法．もし発見されたときには起訴され，有罪となる可能性がある．

る．自分から希望する積極的安楽死は，明確な要望があり，十分なインフォームドコンセントが得られていて，適切な判断能力のある患者を死なせることに意図的に関与する行為である．医師は苦痛を和らげることと，死に至らせることの両方を意図して，致死性の薬物を投与することが可能である．自発的で積極的な安楽死は，米国のすべての州において違法であり，もし見つかれば起訴されることになる．幇助自殺では医師は患者の求めに応じて（バルビツレートの処方などの）手段をとるが，最終的には患者は致死性の薬物を自分の手で飲まなければならない（あるいは飲まない）．幇助自殺は，米国のほとんどの州で違法であるが，暗々裏にひそかに行われた場合には積極的には訴追されない．1997年にオレゴン州で終末期患者の自発的意志による幇助自殺の合法化が住民投票で可決し，現在も種々の法的課題に持ち応えている．現在では，幇助自殺とその他の緩和ケアの実践における医師幇助自殺の利用パターンについて他州との比較ができるほど，数年に及ぶオレゴン州における合法的な実践データが蓄えられている．

症例提示 8

サラは寝たきりの84歳の女性で，末期のうっ血性心不全を患っていたが，回診の際に診察を受けた．彼女は呼吸困難と肺水腫の症状緩和のためにモルヒネを含むたくさんの薬物を服用していた．集中的な治療を受けていたにもかかわらず，食べることでさえ呼吸困難を起こす原因となった．彼女はベッドから見上げて，死ぬことができるように致死性の量の薬物をもらえるように頼んだ．なぜ今死にたいのですか，と聞かれて彼女は，もう十分に生きてきて夫や2人の子供，3人の兄弟，2人の姉妹を葬送してきたのだから，と答えた．彼女のもう一人の残された息子は白血病で，命は残り少なく後わずか数週間と言われていた．彼女は自分の息子より先に死んで彼の死を悼むことがないことを望んだ．彼女の致死性の薬物が欲しいという願いは聞き入れられなかった．彼女は病院を退院し，家では保健師と家族が面倒をみていた．サラは衰弱して病院へ来ることができなかったので，彼女の医師は往診することを了解した．数日後，訪問看護師がベッドの中で亡くなってい

> るサラを見つけた．死亡を確認するために家へ呼ばれた医師は，ベッドサイドでモルヒネを含むいくつもの薬瓶が空になっていることに気づいた．医師は，これは自殺かもしれないと思ったが，このことは追求しないと決めて，単に自然死として死亡診断書を作成した．

患者が死に急ぐことを要求する場合には，詳細に検討すべきである．まず，助けを求めて叫んでいる可能性を考慮すべきである．それは，抑うつ，不安，コントロール不可能な疼痛，誰かに頼っていることを恥じていること，ほかの心理社会的な問題から逃げ出したい気持ちの現れかもしれない．ひとたび，死に急ぐ希望の背景にある理由がはっきりとわかれば，通常，適切な緩和ケアの技術により問題は改善し，死の要求はしばしば取り下げられる．もし死の要求が無視されたり，最小限に評価されたり，軽く扱われたりした場合には，患者は取り残されてしまい，たった一人でこれらの感情に相対しなくてはならず，そしておそらく（このケースのように）何かほかの手段で対処しなければならないという苦しみのために，過剰量の薬物を服用することになるかもしれない．

しかし，症例提示8のように，遷延する疼痛や患者を衰弱させているほかの症状のために，死を選ぶことが，持続している苦痛に対して利用可能な代替手段となりうることもある．医師と患者，家族，医師の価値観との関係により，患者の要求に対する医師の対応が決まる．個々の臨床医としてのモラルがあり，幇助自殺に関与することを拒否する医師は，このことを患者に対してわかりやすく説明すべきである．このような場合，医師には患者との共通の土台を模索しつつ苦痛を和らげるその他の方法を探し求める義務がある．このような難渋する苦痛に対しては通常，症状のマネジメント，延命の可能性のある治療をすべてやめること，そしてほかのすべての治療が死のためにうまくゆかなければ，終末期の鎮静を行うことで対処する．今回の特殊な例では，もし患者の死の要求が妥当であり，ほかのすべての適切な代替治療についての探索がなされていたとしても，患者は新たに自覚した息切れをコントロールするために増量することが許されていたモルヒネ以外の，すべての心不全の薬物をやめることが可能であった．最後の頼みの綱（法的に許されるかどうかは別にして，とりわけ法的に禁じられている場合について）としてあらゆることを考慮している臨床医は，将来生じる可能性のある個人的，専門的，または法的な結果について十分に探索したうえで，経験豊富な臨床医からセカンドオピニオンを得るべきである．幇助自殺に対するガイドラインが発行されている．命を終わらせたいという無理からぬ要求を突きつけられた臨床医が参考にすべきことは，このようなガイドラインのほかに，経験豊富な臨床医や緩和ケアについて熟達した同僚の意見である．ほぼすべてのケースにおいて，法的にも容認され，臨床的にも望ましい選択肢がみつかるものである．

受　容

死ぬことを恐れずに，ライフサイクルを完結させるための自然なステップとして死を受け容れることができるようになる患者もいる．このような人の多くは，優美さと安楽の中で死を迎えることができており，このことは死は常に恐れられ，拒絶されるものではないことを示している．さらに患者のなかには，死のプロセスの中で個人として大きく成長することを経験する者もいる．自立度が高い人では，死のプロセスが，他者からの愛と配慮をより一層受け入れ，それに感謝するような時間となる場合もある．

症例提示 9

> 64歳の獣医であるリチャードは，あまりにひどくなった頭痛のために，手術を行うことができなくなっていた．3か月後に彼は手術適応のない脳腫瘍があると診断された．その後の6か月間に，彼は歩いたり飲み込んだりする能力を失った．繰り返す誤嚥のため，彼は在宅人工呼吸器に繋がれ，胃管を通じて栄養を補給された．圧倒されるような喪失感に直面し，彼は自分の人生と自分が現在いる地点までの旅路について口述録音をしようと決心した．親類，友人，同僚と教会のメンバーが彼の家にやってきて，一緒に思い出したり振り返ったりしたことを録音した．この手続きが終わったときに，リチャードは妻と家族にお別れを言って，人工呼吸器と点滴をやめるようにお願いした．彼の主治医の同意と家族への指示によって，彼は通常常量のモルヒネの投与を受け，人工呼吸器の電源が切られた．彼は自分の愛する人々が見守るなかで亡くなった．彼の人生と死は，勇気と運命への黙従という遺産を残したが，そのことは知人らの心の琴線に触れるものであった．

死にゆくプロセスを通して患者を援助するには，愛

や他者とのつながりや意義ある感覚を探索することは，欠くことのできないことである．愛と意義を経験する能力があれば，かなりの苦痛を改善することが可能である．もし愛と目的を見つけることができれば，通常，恐れは軽減され，死にゆくことを実存の次の段階への冒険や入り口として受け止めることが可能になるかもしれない．

家族のケア

終末期の病気は，家族間の衝突を解決させることに役立ったり，逆にそれを悪化させたりする可能性がある．家族がお互いのためにこれまで示してきた思いがけない勇気や，最も崇高な家族に対する犠牲に加えて，権力，お金，忠誠，以前の喪失体験や悲嘆などの問題が表面化する可能性もある．怒りと愛情，恐れと勇気，不安と哀れみ，抑うつと超越のような矛盾する感情が，死にゆく患者とその介護者からはるか遠くに飛んでいって片づけられたようにみえることは決してない．

医師は，患者の家族やそのほかの介護者を治療チームの一員に含めることにより，この不安定な集団における癒しの存在になりうる．新しい支援者の協力を得たり，ケアの負担をより広く分担するような協力を行うことで，患者の支援ネットワークが広がっていく．

臨床医は治療計画，予後，合併症，そして患者が意思決定できないときに誰が代わりとなるのかなど，もろもろについて家族と明確にコミュニケーションする必要がある．患者が病気の過程で能力を失う可能性がある場合には，患者と代理人との間で事前指示書を作成することが不可欠である．代理人を選定する際に，患者が家族の中から選ぶよう強要されるため，そのことから誰が好かれているかとか，誰が権力をもっているかといった家族の古傷が開いてしまうかもしれない．患者の希望と選択肢は，たとえ実際に実行して成就するのがむずかしくとも，家族が望むことよりも優先されるべきである．患者が意思表示能力を失った場合，家族が意思決定のためのフォーカスとなり，その過程が利用されて衝突が生じる可能性がある．適切な能力のある患者でも，家族の圧力が患者の意思決定に影響するかもしれない．患者の適切な能力の有無にかかわらず，患者の価値観や信念，好みを尊重する必要があることについて，臨床医は家族に気づかせる必要があるかもしれない．

家族が多い場合，臨床医は少人数の家族と定期的に会い，ほかの家族とは特別なときにしか会わないことを希望するかもしれない．医師と密に連絡をとれる家族の代表者を選ぶよう求められることもありうることである．もし患者が自分の希望を表現する能力を失い，家族内に治療計画についての衝突が生じた場合には，代理判断の倫理的原則を適用し，患者であれば望んでいたであろうことにフォーカスをあてるべきである．もし患者の望みがわからない場合には，何が患者に最も興味があったのかについて話し合われなければならない．患者が最も興味を示していた本当のことについての見解は，家族と臨床医の間で大きく異なるかもしれない（第8章参照）．

不慮の死

不慮の死は家族と臨床医に特殊な重圧をかける．突然死あるいは外傷性の死は家族に衝撃をもたらし，それが医療施設での出来事であった場合には臨床医の能力に対する強い疑いを誘発する．家族と会い，共感を示し，できるだけ率直に質問に答えることが助けになる場合がある．家族が故人を見て一緒にいられるようにすべきである．可能であれば，目や口を閉じて，手足を何事もなかったように整えておくべきである．激しい感情の表出を予測しておくべきであり，悲嘆の涙は歓迎されるべきである．

臨床医はそれぞれの家族のメンバーが個々に反応を示し，それぞれのメンバーの反応を誘いだすことを理解しておくべきである．文化的な規範によって表に出る感情的な反応が大きく異なる場合もある．ある文化圏では通常の悲嘆反応（叫ぶ，わめく，座り込む）が，ほかのあまり感情表出しない文化背景をもつ臨床医にとっては不適切にみえたり，気恥ずかしいと思われたりするかもしれない（第12章参照）．さまざまな悲嘆の表現を経験することによってのみ，臨床医は"正常な"悲嘆とはどのようなものかを判断することができる．治療者と看護師は，聖職者やソーシャルワーカーを呼びたいと考えるかもしれない．それぞれが，ショックと喪失を統合しようとしている家族に提供できることがある．

現在進行中の医療行為との関連で，不慮の死が起こった場合には，臨床医は，その発生を防ぐために何を行うべきであったかについて，それがどのようなことであれ批判的に検討すべきである．とりわけ医療上の判断ミスが関係している場合には，最初はこのプロセスの一部が医師の自己批判と医師への批判になるかもしれない．経験から学ぶには，判断ミスについて信用できる同僚と議論し，必要ならばそれを家族に公開することはしばしば適切なことである．重要なことは，臨床医がこのような重荷を一人で背負わないことである（第34章参照）．

解決されない悲嘆

おさまることのない悲嘆のすべての原因の中で、家族と治療者にとって圧倒されてしまうような最も困難な経験の一つは、子供の死、とりわけ不慮の死である。両親の悲嘆は、病的な徴候を示す状態にならないかどうか注意深くフォローしなければならない。医師は早計に喪失の痛みを改善しようとしてはならない。支持的に傾聴すること、苦しみを理解して正当化すること、共感を示すことが初期の最良のアプローチである。フォローアップのために訪問し、昔話と思い出を引き出すことは、両親が故人について話すよい機会となる。怒りや罪悪感、悲しみについて話し合い、その感情を表現することは、死別のプロセスにとって役立つ。その他の多くのケースにおいて、残された者が親や兄弟、配偶者やパートナー、長年の友人の死に対処できず、悲嘆が解決されないままの状態ではさまざまな身体症状とともに、病的な抑うつ、社会的孤立、感情の麻痺を引き起こす場合がある。さらには、薬物依存といった社会的問題、婚姻上や仕事上の衝突、希望をもてない感覚、自暴自棄なども生じる可能性がある。もし臨床医が家族の悲嘆を解決する手助けができないときには、適切な支援団体やカウンセリングのためのセラピストへ紹介すべきである。

セルフケア

医療提供者が、死や死にゆくことに関する仕事に携わっている場合の自分自身のケアの方法については、あまり注意を払っていない。終末期の病気に苦しむ患者と働いている医師と看護師が燃え尽きることはよくあることである。死を否定する社会において、死にゆく患者のケアと治療に責任をもつことが、この問題を悪化させている。死に至る可能性のある病気を新たに診断し、その悪い知らせを最初に伝えなければならないことから、ホスピスへの移行、葬式に出席するかどうかの決定まで、臨床医は患者と家族の考えや感情に巻き込まれ、それに対峙する。患者の家族と医師自身の家庭内の力学や病気の経験との類似性により、治療者がどれだけ感情に巻き込まれるかが決まる。親密な患者の死に続く悲嘆はあまりに深く、それが癒されるのに必要な時間と振り返りを要する場合がある。不幸なことであるが、多くの施設には介護者がこのような時期に支援を受けたり、提供したりといった組織化された方法は存在しない。喪失感を認めて、話し合う必要がある。支援団体や死別の支援団体はこのプロセスの助けとなる可能性がある。院内の疾病率死亡率委員会は、故人の医療的処置については見直すが、介護者がその死をどのように感じているか、あるいは病院スタッフにどのような影響をもたらすかについてはほとんど考えていない。そのような観点から死を振り返る時間をとることは、医療スタッフのモラルや一体感、治癒にとって有用である可能性が高い（第6章参照）。

死にゆく患者をケアすることにより、臨床医は死を間近で見ることができるようになる。医師のなかで、思いやりの感情や愛情と同時に孤独と弱さの感情がかき立てられることはよくあることである。治癒反応の中には音楽や芸術、宗教、文学、自然、ユーモア、慰めや理解のための心理療法を始めることが含まれる。迫りくる死に直面すると、人生における目的や意義に関するスピリチュアルな問いかけが切実なものとなる。死や死にゆく領域の中で働く者のみが、死にゆくプロセスを通して患者の手助けをするのではなく、死にゆく患者もまた、私たちがより充実した人生経験を学ぶための、助産婦のような役割を担っているのである。

（訳：林　晶子）

推薦図書

American Medical Association: Good care of the dying patient. *JAMA* 1996;275:474–478.

Back AL, Arnold RM, Quill TE. Hope for the best, and prepare for the worst. *Ann Intern Med* 2003;138(5):439–443.

Clinical Practice Guideline: Management of Cancer Pain. Agency for Health Care Policy and Research. Publication No. 94-0592. Available through the National Cancer Institute.

Ferris FD, von Gunten CF, Emanuel LL. Competency in end-of-life care: last hours of life. *J Palliat Med* 2003;6(4):605–613.

Hickman SE, Hammes BJ, Moss AH, et al. Hope for the future: achieving the original intent of advance directives. *Hastings Cent Rep* 2005;35:S26–S30.

Meier DE, Back AL, Morrison RS. The inner life of physicians and the care of the seriously ill. *JAMA* 2001;286:3007–3014.

Morrison RS, Meier DE. Clinical practice: palliative care. *N Engl J Med* 2004; 351:1148–1149.

Quill TE, Holloway R, Shah MS, et al. *Palliative Care Primer*, 4th ed. American Academy of Hospice and Palliative Medicine, 2007.

Quill TE. *Caring for Patients at the End of Life: Facing an Uncertain Future Together.* New York, NY: Oxford University Press, 2001.

Rabow MD, Hauser JM, Adams J. Supporting family caregivers at the end of life: *"They don't know what they don't know."* *JAMA* 2004;291:483–491.

Snyder L, Quill TE, eds. *Physician Guide to End-of-Life Care.* Philadelphia, PA: ACP-ASIM Publishing, 2001.

Sulmasy DP. Spiritual issues in the care of dying patients " . . . *It's okay between me and God.*" *JAMA* 2006;296:1385–1392.

Von Gunten CF. Discussing hospice care. *J Clin Oncol* 2002;20:1419–1424.

ウエブサイト

American Academy of Hospice and Palliative Medicine Web site. www.aahpm.org. Accessed October, 2007.

Center to Advance Palliative Care Web site. www.capc.org. Accessed October, 2007.

Compassion and Choices Web site. www.compassionandchoices.org. Accessed October, 2007.

Death with Dignity National Center Web site. www.deathwithdignity.org. Accessed October, 2007.

Education in Palliative and End-of-Life Care Web site. www.epec.net. Accessed October, 2007.

End of Life/Palliative Education Resource Center Web site. www.eperc.mcw.edu. Accessed October, 2007.

National Hospice and Palliative Care Organization Web site. www.nhpco.org. Accessed October, 2007.

National Palliative Care Research Center Web site. www.npcrc.org. Accessed October, 2007.

Palliative Care Policy Center Web site. www.medicaring.org. Accessed October, 2007.

Physician Orders for Life-Sustaining Treatment (POLST) Web site. www.polst.org. Accessed October, 2007.

VI

医療現場における行動医学の教育

第38章

社会科学と行動科学に関するコンピテンシーについての教育

Debra K. Litzelman, MA,MD, Eric S. Holmboe, MD, & Thomas S. Inui, ScM,MD

手術が終わって患者の家族と話をするたびに，その外科医はマスクと帽子を完全に外した．その動作には，わずか数秒しかかからなかったが，そうすることで患者の家族が安心し，外科医を何も隠しだてしない人間として見ることができたのだと思う．医学部3年，インディアナ大学医学部（IUSM）2006

私たちのチームとICUのチームの回診で，私たちはある患者さんの部屋に入った．少なくとも部屋の中には15人の患者さんがいた．私たちのチームが患者さんのことについて話をし，診察をし，人工呼吸器の設定を調節し，退室した．その間，家族は同じ部屋の中にいて，すべてのことが家族にも明らかになっていた．全員立ち去ってから，その日の朝からチームに加わった女性のインターンの医師が，ベッドサイドで患者の妻の横にひざまずいて，さっきチームが行ったことについて説明しはじめたのに気づいた．私のほかには誰も彼女のしていることに気づいている者はいなかったが，私は彼女の行動にとても感銘を受けた．医学部3年，IUSM2006

はじめに

医学教育のための組織は全国的に，これまでの伝統的で公式の教育カリキュラムの質を高めて，研修医のコミュニケーションや自己認識，専門職意識，道徳的推論といった社会・行動科学における適性を含んだ多岐にわたるコンピテンシー（competency，適性）を養い評価しようとしている．"コンピテンシー"という言葉は，さまざまな状況で目的（例えば，健康の促進や回復，健康に至る様々な中間アウトカムなど）に見合う行動において，知識やスキル，価値観を利用する能力を表す複合的な概念である．最も低い水準のコンピテンシーは，自己認識や振り返る能力，適応能力があまりなくてもある種の行動を首尾よく行う能力である．最も高い水準のコンピテンシーは，かつてDonald Schönが"反省的実践家（reflective practitioner）"と呼んだように，マインドフルネスや気づき，適応能力をもって他者と互いに影響し合うことである．医師の卒前教育において社会・行動科学（social and behavioral science：SBS）についてのコンピテンスを習得することは，いくつかの違った型（認知，行動，社会）の学習を統合した段階を踏んだプロセスである．専門職のライフサイクルを通して，医師は公式，非公式を問わず教訓的で経験に基づく情報源から学ぶのである．最も強力な学びは，振り返りとフィードバックを提供している間に，公式と非公式の情報源を連携させることである．

学習者のSBSについての公式，非公式の経験を統合するために役に立つ枠組みは，彼らのコンピテンシーにフォーカスをあてることである．教育者は，公式のカリキュラムだけではなく，教育施設の非公式あるいは"隠れた"カリキュラムを含む学びの環境にも気を配らなければならない．学びに関する最近の知見を用いながら，本章ではSBSの教育とコンピテンシーの評価における公式，非公式のカリキュラムを統合する革新的な教育法について説明する．

背 景

2004年の米国医学研究所（Institute of Medicine：IOM）の報告書「医学教育の改善：医学部教育の行動・社会科学の内容の向上（Improving Medical Education: Enhancing the Behavioral and Social Science Content of Medical School Curricula）」には，将来の医師の教育にとって重要なSBSの6つのドメインと26のトピックスが示されている（表38-1）．行動・社会科学（SBS）についてのこうした教育の必要性については十分に述べられてきた．それにもかかわらず，数十年にもわたる教育の試みは成功の要素がなかったとはいえないが，全面的な成功ではなかった．多くのコースが目的を達成したが，一方では学生と学部の批判，頻繁なコースの修正，中止，再編成を必要とするものも多かった．いくつかの例外はあるが，卒前教育に向けられたのと同じような限界と批判が卒後教育にも当てはまった．

SBSの内容を統合することに含まれる困難な点を

表 38-1　社会・行動科学(SBS)のドメイン，優先度の高いトピックスと学習の目的*

ドメイン：健康と病気における心身関連

心理学的あるいは社会的因子と健康の生物学的な媒介

行動・社会的な因子，ストレスがどれだけ生理機能を変化させて病気になりやすくするかや，ホメオスタシスの相互連絡について説明する．
慢性的なストレス，気分障害，社会的支援と健康のかかわりについて説明する．

慢性疾患における心理的，社会的，行動学的因子

心理的，社会的，行動学的因子とライフスタイル要因，そして特殊な慢性疾患(例えば，糖尿病，冠動脈疾患，関節炎，癌など)の相互関係を理解する．
現在継続している危険な健康関連行動を理解し，予測する．
慢性疾患の患者が，どのようにストレスを認識するかについて述べる．

疾病や不健康に影響を与える人間の発達の心理的，社会的側面

正常な発達におけるいろいろなライフサイクル理論(Freud, Piaget, Erikson, Bowlby)と，ライフサイクル理論の後生的な原理を認識する．
人間の発達段階と病気の状態の相互作用を理解する．

痛みの心理学的側面

痛みの感じ方や表現に影響を与え，多岐にわたる心理社会的，文化的因子を理解する．
古典的な痛みのゲートコントロール理論や，最新の理論に精通する．
慢性疼痛を訴える患者の機能分析を実施する．
疼痛コントロールの多様な方法を説明できる．
疼痛の治療に影響を与える医師の偏見について認識する．

身体化における心理的，生物学的論点とマネジメントの問題点

定義，有病割合，典型的な症状，根底にある身体化に関連したうつ病を理解する．
身体表現性障害の診断基準について述べる．
身体表現性障害の可能性のある患者に対する個人的な反応について振り返る．

病気と家族力学，文化の相互作用

患者の疾患の解釈や，治療の選択における家族や文化的な影響について理解し，そのような情報を引き出すことの重要性について理解する．

ドメイン：患者の行動

健康にリスクのある行動

主要な罹患率や死亡率と関連する行動の発生と持続が心理的な因子と関連していることを理解する．
健康にリスクのある行動に関して患者を評価する能力を示す．
それらの行動を避けたり，予防したり，中断させるために鍵となる戦略を理解する．
行動変容を始めたり持続したりするうえで，ヘルスケアの専門家が果たす役割について振り返る．
行動変容のための動機づけ面接(motivational interview)やカウンセリングの原理を患者ケアの場面に応用できる．

行動変容の原理

行動変容を導くさまざまなモデル(古典的条件づけ，認知・社会的学習理論，健康信念モデル，合理的行動理論，変化ステージモデル)を応用できる可能性を説明できる．
健康リスクの文脈において，いかに行動が獲得され，維持され，消え去るのかを理解する．
行動変容への動機づけに影響を与える患者，家族，社会文化的な変数を理解する．

表 38-1　社会・行動科学（SBS）のドメイン，優先度の高いトピックスと学習の目的（つづき）

健康行動において心理社会的なストレッサーと精神医学的疾患がその他の疾患の発現に与えるインパクト

慢性疾患と精神障害の関連や同時発生について理解する．
身体疾患と精神病が併存した場合，治療の選択肢について理解し患者と議論できる．
身体疾患と精神病が併存した場合の治療における，プライマリ・ケア医と専門医の役割を理解する．
患者の抑うつのスクリーニングについて説明できる．
抑うつと併存疾患の病因論的関連性について理解する．

ドメイン：医師の役割と行動

専門家の行動に関する倫理的ガイドライン

ヘルスケアの専門家が直面する倫理的あるいは職業上のジレンマを分析できる．
倫理的な意思決定のガイドラインを認識しており，適用できる．

患者のケアに影響を与える個人の価値観，心構え，偏見

原家族，文化的な背景，性，人生経験，その他の個人の要因が，患者の感情的な反応に対する自分の態度にどのように影響を与えるか説明できる．
医療において定期的に生じる高度に感情的な経験を処理するための方法を知る．

医師のウエルビーイング（安寧）

自分自身の精神衛生にかかわる危険因子や警告的な徴候を知る．
自分の心身の快適状態を保つための戦略を立てる．

社会的説明責務と責任

社会的に責任あるリーダーシップを育成するための活動に従事する．
自分が奉仕しているコミュニティー，地域，国家のヘルスケアのニーズが常に変化していることを認識する．

ヘルスケアチームや組織の中における働き

ヘルスケアチームのそれぞれのメンバーが貢献すべきことを認識する．
チームの一員として効果的に働く方法を知る．

患者のケアを促進するためのコミュニティーと連携し，そのリソースの利用

患者のコミュニティーの中の利用可能なリソースを認識する．
提供された介入のタイプについて，実務に役立つ知識を述べる．

ドメイン：医師-患者相互作用

基本的なコミュニケーションスキル

ラポールや信用の確立，しっかりとした鑑別診断をあげ，患者を理解して対応できるだけの十分な情報を引き出すなど，基本的なコミュニケーションスキルについて説明できる．
どのようにして治療関係を形成するかについて（そして治療関係の発生を妨げるものについて）理解する．
共感を示すこと，傾聴すること，患者の生活についての情報や医療機関を受診した理由を導き出す能力があること，などを示す．
動機づけ面接の技法とカウンセリングの5つのAのスキル［訳注：米国公衆衛生局が推奨するAから始まる（Ask, Advise, Assess, Assist, Arrange）5つの具体的なスキル］について説明することができる．

表 38-1 社会・行動科学(SBS)のドメイン,優先度の高いトピックスと学習の目的(つづき)

複雑なコミュニケーションスキル

文脈(文化,通訳,家族)や発達段階(小児,思春期,老齢)での面接に応じて効果的にコミュニケーションする能力を示す.
病状の評価やカウンセリングにおいて効果的にコミュニケーションする能力を示す.
患者中心に面接する原則を用いて,困難な状況において効果的にコミュニケーションをとるための基本的なスキルの実施.
関係性を中心としたコミュニケーションの原則を用いて,同僚と効果的にコミュニケーションをとるための基本的なスキルの実施.

患者の社会的・経済的な背景,セルフケアの能力,相互参加による意志決定(shared decision making)の能力

意思決定に参加する患者の能力について配慮することを示す.
ケアにアクセスするために利用できる必要なリソースを認識する.

困難な,問題のある医師−患者間の相互作用のマネジメント

困難な状況において患者とかかわる方法について説明できる.
困難な面接(個人的なことや性的なことにかかわる病歴聴取,虐待的な関係,HIV 患者,悪い知らせを伝える)の分類法(taxonomy)について理解できる.
人格のタイプやストレスの強い状況など,困難な患者とのやりとりの特徴について理解する.
患者を中心とした面接の基本的なスキルを理解して利用することにより,微妙な質問を行ったり,敬意を示して批判しない態度で聴く.

ドメイン:ヘルスケアにおける社会・文化的な問題

健康アウトカムの決定要因であるヘルスケアにおける社会的不平等と社会的因子の影響

社会的因子(人種,民族,教育,収入,職業)と患者の健康の複雑な関係を分析する.
有効なヘルスケアの提供に与える可能性のある,自分(医学生/医師)自身の社会的な視点についての影響を振り返る.

文化的コンピテンシー

疾患の文化的な文脈が医師−患者関係の構築に与える影響について述べる.
文化的コンピテンシーが言語,習慣,価値観,信念体系(belief system),儀式などのさまざまな対象を含んでいることを認識する.

補完代替医療の役割

地域のコミュニティーやある特定の民族あるいは文化をもった集団の中で行われる補完代替医療について理解する.
代替医療を希望していたり,実際に利用している患者から情報を聞き出すために必要なスキルを認識し,そして利用することができる.
代替医療の効果と安全性について患者に説明することができる.

ドメイン:健康政策と経済

米国のヘルスケアシステムの概観

米国の個人あるいは組織によって行われるヘルスケアサービス分野への投資の規模,これらの支出が個人や組織に与えるインパクト,限定された"投資効果"について理解する.
ヘルスケアの領域では競争やその他の"市場の力(market force)"が働かないことがある理由について説明する.
重要な医療の領域に財政上のリソースを割り当てようとするとき,チーム基盤型学習(Team-Based Learning:TBL)のシナリオの中で最新のリソース(資源)利用コントロール法を用いる.

表 38-1 社会・行動科学(SBS)のドメイン,優先度の高いトピックスと学習の目的(つづき)
患者の健康関連行動に影響を与える経済的なインセンティブ
患者の価値観や生活環境が,健康支援行動の動機づけやヘルスケアの利用,ヘルスケアのアウトカムの選好にどのように影響を与えるのかについて正しく理解する. いくつかの併存疾患や慢性疾患があって,それに対していくつかの選択肢から治療を選択する必要があり,アドヒアランスのむずかしさや患者中心のリスク評価がある状態で,複雑で費用のかかるケアプランに対する患者の反応を予測するためにインセンティブについての理解を利用する. このような状況において,効果的なケアにとって重要な要素を保護するために,医師がとる可能性のある行動の概略について述べることができる.
費用,費用効果性,財政的なインセンティブに対する医師の反応
マイクロシステムモデルを模範として用い,どのように"提供システム"の収入がコストの部分に割り当てられるのかについて正しく理解する. 業務の目的を述べるのと同時に,上記の理解を財務上の文脈の中で鍵となる要素—職員配置,サービスの提供,オフィスの備品,患者の受け入れ,支払者との関係,など—の理解に応用する.
ケアの多様性
一般に受け入れられたエビデンスに基づいたガイドラインがあるにもかかわらず,いかに多くのバリエーションが実地診療に存在しているか,また何がこの多様性の規定因子であるかについて正しく理解できる. この知識を具体的なケアに適用し,ある状況において何が"不必要な"多様性であるかを決め,その多様性を除去するための行動計画を構築できる.

* 社会・行動科学(SBS)のドメインと優先度の高いトピックスは,2004年の米国医学研究所の報告によるものである.習得目標は,Office of Medical Education and Curricular Affairs, Indiana University School of Medicine, Indianapolis, Indiana の許可に基づいて使用した.

理解しようとするなかで,研究者たちはもっぱら公式のカリキュラムのみに注目してきた.公式のカリキュラムという表現には,コースと臨床実習の内容と構成,時間割,評価の方法が含まれている.しかし,医学教育についての研究は,公式のカリキュラムの中でSBSを教えるということに特徴的ないくつかの障壁を明らかにしている.SBSの内容や教職員が周辺的な地位に追いやられること,学習目標が多岐にわたること,SBSの内容を教える時期,教育の方法と実際の事情のミスマッチ,社会科学者と臨床医が効果的な学習の場を創り出すために一緒に仕事をすることができなかった,などである.このような障壁の例を見つけることはむずかしいことではない.SBSの内容を周辺的なこととして扱うには多くの方法が存在する.学生に適切な教員がついていないかもしれないし,単に基礎医学のコースに付属の"客員"教員がついているだけかもしれない.医学教育のプログラムがSBSの内容を教える教員への支援や報奨を欠いているかもしれないし,SBSのキャリア形成プログラムを欠いていることはしばしば見受けられる.SBSのトピックスの多くの領域を教えるには時間が限られているので,中身が深みのないものになり,大事なことを必要なだけ教えるよりも,教員が教えられるものだけを教えることになってしまうかもしれない.SBSを教える時期は学生の発達の段階から見て,あるいは方法論的に,しばしば不適切となっている.死や末期といったトピックスは,1年次や2年次に小グループのディスカッションで扱われ,臨床実習で正式にもう一度取り上げることはあまりない.知識の使用や習得についての研究は,ある状況から別の状況への学習の転移がほとんどないと結論づけている.例えば,教室(アカデミックな状況)で死や末期について議論した学生は,臨床の状況下での正式なトレーニングなしでは,実際の患者(実地の状況)に対して職業的で人間性のある振る舞いを見せるのはむずかしいであろう.最後に,訓練に基づく知識を強調し,SBSの内容を統合するのに別の障壁が形成されることについて述べる.真のSBSの内容の統合には,知識の創造,発達,普及についての共同責任を確立するために,親密に協力して作業するための規律が求められるのである.

公式のコンピテンシーカリキュラムのイニシアチブ

事例提示 1：医学部学生の教育：ブラウン大学のコンピテンシーに基づいたカリキュラム

多くの教育機関が SBS の内容を包括的かつ完全な方法で組み入れようと奮闘していたなかで，1993 年にブラウン大学が，患者のケアにとってより優れた不可欠な幅広い知識と能力を包含するための，大幅な公式のカリキュラム改革を始めた．ブラウン大学のコンピテンシーに基づいたカリキュラムは，一般に知られている米国のカリキュラムの多くにおいてそれほど考慮されていなかった，カリキュラムのアウトカムと学生を評価する基準にフォーカスをあてている．ブラウン大学医学部の教育計画書に詳細に示されているように，ブラウン大学によって成し遂げられた草分け的な功績は，その他の医学教育機関のモデルとなっていることが証明されている．ブラウン大学のコンピテンシーは以下の内容を含んでいる．(1)効果的なコミュニケーション，(2)基本的な臨床スキル，(3)治療を進めていくために基礎医学を利用する，(4)診断・治療・予防，(5)生涯学習，(6)自己認識・セルフケア・個人的成長，(7)社会やコミュニティーの文脈における健康，(8)道徳的推論と倫理的判断，(9)問題解決，である．このカリキュラムはホームページ上で閲覧できる．http://biomed.brown.edu/Medicine_Programs/MD2000/Blueprint_for_the_Web_04.pdf.

事例提示 2：卒後教育：米国卒後臨床研修認定審議会

2001 年に，米国卒後臨床研修認定審議会（American Council on Graduate Medical Education：ACGME）は，レジデントのトレーニングにおけるカリキュラムのフォーカスを広げる必要性を認め，国内のプログラムの中でレジデントのトレーニングに欠かすことのできないと考えられるコンピテンシーの教育を段階的に始めることにした．ACGME のコンピテンシーは以下の内容を含んでいる．(1)患者のケア，(2)医学的知識，(3)実践に基づいた学習と向上，(4)対人的コミュニケーションスキル，(5)プロフェッショナリズム，(6)システムに基づいた学習，である．詳細は，ACGME のウエブサイトを参照のこと（http://www.acgme.org/outcome）．

最近の米国医学研究所（IOM）の報告書に示されている行動・社会科学の 6 つのドメインのそれぞれの行動目標は，既存のブラウン大学と ACGME のコンピテンシーに対応づけることができる．その他の医学校が ACGME のコンピテンシーの内容に相当するコンピテンシーのカリキュラムや，レジデントの教育プログラムを開発しているため，行動・社会科学（SBS）の内容をコンピテンシーのカリキュラムの構造に組み込み，評価し，発展していく方法についてのモデルが明らかになってきている．

非公式のカリキュラム

公式のカリキュラムに注目することは大切とはいえ，研修医の行動・社会科学の理解に重大な影響を与える要因である，非公式のカリキュラムにおける経験的な学習への注目度を曇らせてしまっていた．研究によると，将来の医師の行動のほとんどすべての側面を教え導くのは，医学教育プログラムを取り巻く社会環境，すなわち "非公式の" カリキュラムであるということを示している．トレーニングを受けている医師の信念や価値観，役割期待に強く影響を与えるのは，医師の発する言葉よりも，ロールモデル，つまり医師が実際に行っていることを学生が見ることから得られるものである．過去数十年にわたり，多くの学部で，重要な領域の公式カリキュラム改変のために，教員による懸命な努力が行われたにもかかわらず，学生は我々が価値があると主張する特質の多くを身につけていない．卒前および卒後医学教育を受けている間に自己中心的な，あるいはシニカルな考え方は強くなる一方で，社会への関心や，すべての疾患に関係してくる心理社会的なことへの関心といった特質は低くなっていることが明らかになっている．このようなむずかしい局面や，隠れたカリキュラムの影響力については，米国医科大学協会（Association of American Medical Colleges：AAMC）の独創的な報告書，**A Flag in the Wind : Educating for Professionalism in Medicine** が多くの部分を割いてフォーカスを当てている．この報告書は，教員の実際の振る舞いを学生が観察したとき，教室での授業が有効でなくなってしまう多くのプロセスを明らかにしている．例えば，多文化へ配慮（文化

的コンピテンシー)した講義は，特殊な文化や信条をもつ患者の"独特"の考え方を嘲るようなコメントによって，すぐに効果がなくなってしまうのである．報告書は，表現した価値観と実際の行動の不調和に焦点を絞った行動計画を立てることを勧めている．(1)提案された行動は人と人との間の**つながり**を意識すべきである，(2)個人あるいは組織の**行動**には重みがあるべきである，(3)医学校とレジデント教育のプログラムは個人および専門職の**形成**のプロセスに時間をかけるべきである，(4)教育コミュニティーの構成員は，個人および組織の価値観，努力目標，選択に関する開かれた現在進行中の**議論**に参加すべきである．

公式と非公式のカリキュラムの統合のイニシアチブ

事例提示3：インディアナ大学医学部の，関係性を中心としたケアのイニシアチブ

インディアナ大学医学部(IUSM)は，2003年1月に，関係性を中心としたケアのイニシアチブ(Relationship-Centered Care Initiative：RCCI)として知られる独学と組織開発のプロセスを開始した．RCCIの目標は教員，学生，スタッフ，そして患者から構成されるIUSMのコミュニティーの文化を探求し，医学校と診療のすべての側面において，人間関係─人と人との間の相互作用への注意─を育むために，この環境に対して小さな形質転換的な変化を起こすことであった．望ましいアウトカムは，医学部の正式なカリキュラムで表現された道義的，倫理的，職業人的，人間的な価値を矛盾なく社会環境で反映し，それが強化されることであった．RCCIの活動は，新たな教員により構成される革新のため，ワークグループや，教員と学生のより広い範囲における連結，アカデミックな医療センターの価値観への傾注，そして"隠れたカリキュラム"からの振り返りの学習として正式に組織化された活動を促した．

このイニシアチブの中心をなしているのは，非公式のカリキュラムの経験を詳しく述べることのできる学生，教員，スタッフから体験談を収集して共有することであった．これらの体験談の多くは，行動・社会科学(SBS)の視点によって効果的に解明される出来事を描き出していた．非公式のカリキュラムから得られた鍵となるような体験談は，SBSの学習目標に対応づけられており，正式なカリキュラムのコアの内容として利用された．それにはチーム基盤型学習(TBL)や模擬患者による学習と同様に問題基盤型学習(problem-based learning：PBL)が含まれていた．カリキュラムのチームは，学生，教員，スタッフの体験談を基礎とし，計画的に，IOMのレポートで示されたSBSの6つのドメイン総てについて，教育と評価のために活動を開始しようとした．IUSM内のコミュニティーから採取されたこういった個人的な体験談は，学生の注意を引いたり，医学生の専門職育成において非公式のカリキュラムの力を公式のカリキュラムに統合したり，SBSのコンピテンシーの背景となっている科学について深く知り，理解したいと学生に強く感じさせたりするように意図されたものであった．

医学校の非公式のカリキュラムの中でSBSを明示的に振り返ることにより，学生と教員の知識やSBSのコンピテンシーが改善されるだけでなく，自己認識や注意深さ，周囲の役割モデルへの注意を高めるということが期待された．最終的に，最も高い水準のプロフェッショナリズムとSBSのコンピテンシーを反映するような方法により，アカデミックな医療センターの存続に関与する能力が改善されるべきである(図38-1)．

社会・行動科学の教育のための公式と非公式のカリキュラム統合

社会・行動科学のカリキュラムを創出するための基礎となる教育学習理論

医学教育のプログラムは，社会・行動科学(SBS)の教育を改善するために公式と非公式のカリキュラムを統合することを摸索しているが，最近の学習理論は，その基礎となる有用な枠組みを提供している．いろいろな理論的な視点を理解することで，SBSの教育において最も適切な教育と評価の方法論を組み込むことについて米国医学研究所(IOM)の報告書にあげられた懸念に対して，教育者が取り組むことができるようになる．成人学習の論文に述べられた5つの教育理論は，行動主義者，ヒューマニスト，社会学習者，認知主義者，構成主義者の志向性である．これらの志向性の概観，関連する教育方法，理論的原理を**表38-2**に要約する．

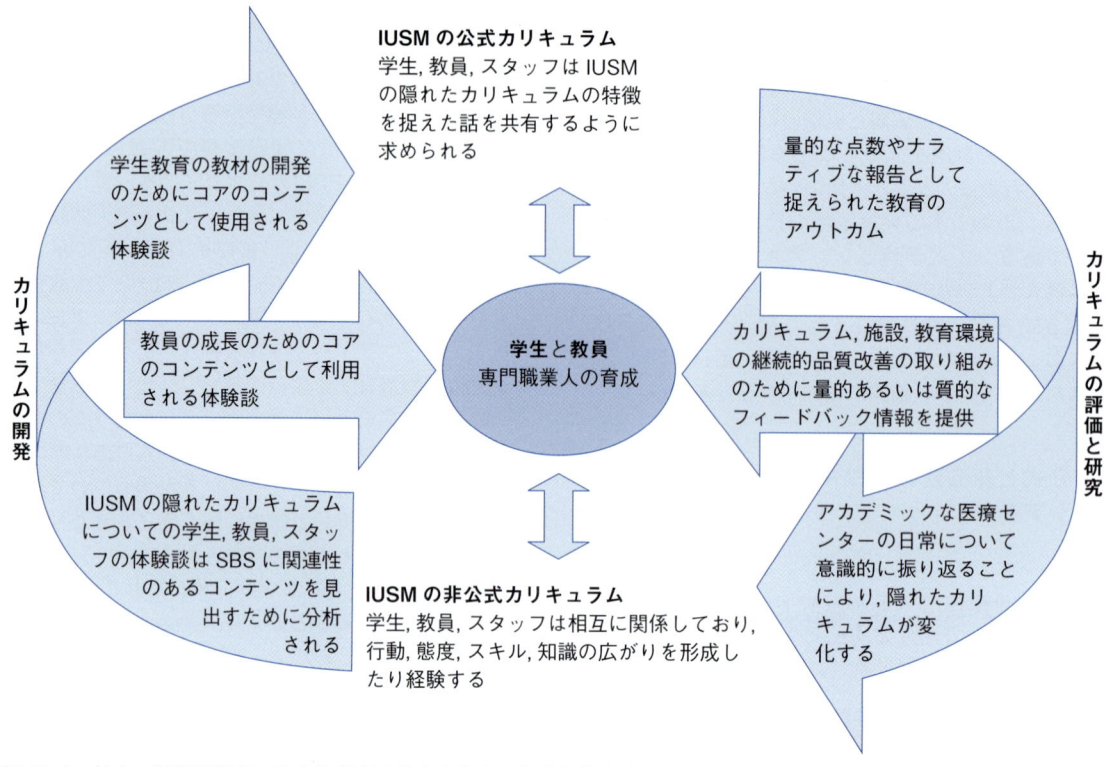

図38-1 社会・行動科学（SBS）の教育を改善するための公式と非公式のカリキュラムを編成する

社会・行動科学を学ぶための基礎となる教育・評価方法論

次に述べるのは，成人教育理論の5つの理論的志向性を教育と評価の方法に応用するための枠組みである．それぞれの視点に基づいて提案された方法を述べる．社会・行動科学（SBS）のコンピテンシーを教え，評価するために提案された方法を応用した事例提示を含めて述べることにする．いくつかの実例は，1つ以上の志向性に分類されることがある．しかし事例を提示する主な目的は，医学教育を受ける者の水準を変化させるために，公式と非公式のカリキュラムを統合した教育の場面についての，幅広いサンプルを提供することである．

行動主義者の志向性

行動主義者の志向性は，ほかの注目すべき行動と同様に，技術的，臨床的，精神運動性のスキルを教え，評価するのに非常に役に立つ．模擬患者（SP）や実際の患者とともにトレーニングを受ける医師を直接観察することにより，特に熟練した観察者がよくデザインされたチェックリストや評価表を用いた場合に，教育を受ける者のSBS的なコンピテンシーについての価値ある情報が提供される．

直接観察：トレーニングを受けている医師を直接観察することはあまり頻繁に行われていることではないが，人間関係や専門職業人としての行動と，基本的な臨床とコミュニケーションスキルを評価するために重要な方法である．この点で患者ケアのコンピテンシーは，非公式のカリキュラムや組織の文化における毎日の触れ合いという文脈の中で，評価と形成的フィードバックの目的で公式のカリキュラムにもたらされることになる．

直接観察は，それ自体は教員のトレーニングと実践が必要なスキルである．ある研究によると，トレーニングを受けない場合，観察の正確さが欠如するとされている．教員のトレーニングは，研修者の行動を標準化して正確に識別することに焦点をあてるべきである．これは，高度に推定的な行動の場合に（事例提示4参照），特に重要である．例えば，行動主義者のアプローチでは，性感染症について批判しない態度で行うコミュニケーションが実際どのようなものであるか？といった問題である．教員は，標準化のプロセスの一部分として，これらの問題について議論するために時間を割くべきである．このような議論は，観察者としての教員にかかわらず，学生を評価する際の公正さを保証するために役立つ．

米国内科専門医学会（American Board of Internal

表38-2 社会・行動科学(SBS)の教育と評価の基礎をなす学習理論とその視点

志向性	教育方法／ツール	評価に有用な点	理論的原理
行動主義者	直接観察 模擬患者(SP) チェックリスト 評価表	臨床，精神運動に関するスキル ほかの観察可能な行動	環境要因や，行動を形成する正あるいは負の強化(reinforcement)からの結果の学習
ヒューマニスト	問題基盤型学習(PBL) 自己評価	自己認識 自律性 自己指向性	可能性を余すところなく達成したいという学習者の望みからの結果の学習
社会的学習者	役割モデル メンタリング 協調的／共同学習〔例えばチーム基盤型学習(TBL)など〕	社会適応能力 共同作業	活動の動機づけがある場合に学習者が創造的で想起可能な認知的表現を用いるような社会的背景において，他者との相互作用や他者の観察した結果の学習
認知主義者	認知地図 振り返りの練習	洞察力 情報処理	新しい知識や経験を既存の知識や経験と関係づけた結果の学習
構成主義者	省察的記録 変化の約束(CtC [訳注：commitment to change])の宣言 事例集の組み立て	視野を広げる能力 批判的な振り返り 経験から意味を見出す能力	既存の前提に対する批判的な振り返りを通じて，学習者が経験から意味を構成した結果の学習

Medicine)は，レジデントの臨床スキルを直接観察することの必要性を強調している．臨床評価表(Clinical Evaluation Exercise：CEX)や，最近ではCEXの短縮版(mini-CEX)が，多くの内科レジデントのプログラムで使用されている．4つのmini-CEXのプロセスに"合否"の判定のための十分な信頼性があるが，より高い信頼性の確保のためには複合的な評価(12〜14)が必要であることに留意することが重要である．妥当性の改善や，さまざまなタイプの学生をサンプリングするために，多くの対象者を観察することが必要である．

模擬患者：医師と患者のコミュニケーション，身体所見のスキル，あるいはその他のコンピテンシー領域のトレーニングを標準化するための努力のなかで，医学校，レジデント教育プログラム，そして米国医師国家試験実施委員会(National Board of Medical Examiners：NBME)は，カリキュラム単位のトレーニングと評価のために，漸進的に模擬患者(standardized patient：SP)，客観的臨床実技評価試験(Objective Structural Clinical Examination：OSCE)，米国医師国家試験実施委員会の臨床スキル試験(NBME Clinical Skills Examination)を利用するようになってきた．教育を受ける者がSBSのコンピテンシーに適応しているか否かについて測定するために，SPが予告なしに臨床の現場に送り込まれることもある．標準化されたチェックリストを使用して，SPは教育を受ける者のさまざまな行動能力を評価する．研究によると，トレーニングを受けている医師でも，予告なしのSPを本当の患者ときちんと見分けることはできないことが

わかってきた．OSCEであろうとその他の場面であろうと，SPとのやりとりをビデオテープに録画したものを，自己やグループの振り返りとして利用し，評価の目的で熟練した評価者が利用することができる．SPは学生の**能力**(capability)を評価するための優れた方法を提供している．**実績**(performance)の評価には，実際の臨床の状況における直接観察が必要である．

事例提示 4：模擬患者のチェックリスト

以下は，SBSドメイン図(表38-1参照)に記載したIUSMの模擬患者(SP)チェックリストからの項目の一部である．

- 学生は，あなたが心配事について話すことを妨げることなく十分に時間を使ってくれた(医師-患者相互作用)．
- 学生は，私が性感染症について話をするときに批判しない立場をとった(健康リスク行動)．
- 学生は，私の子供がフォローアップケアを受けるための診療所の名称と連絡先を教えてくれた(患者のケアを促進するために，地域社会とつながりをもち，地域社会のリソースを使用する)．
- 学生は，経済的なことや保険に関する心配事に敏感だった(患者の健康関連行動に影響を与える経済的なインセンティブ)．

ヒューマニストの志向性

ヒューマニストの志向性は，学習者が可能性を十分に達成するために，自律性のある自主的な活動を促すものである．問題基盤型学習（PBL）や自己評価を促す練習は，このモデルの最も重要な点である．

問題基盤型学習（problem-based learning：PBL）：PBLは，実際の患者ケアに基づいた実例を小グループで議論する学習者中心の方法である．実際のディスカッションは一般的に数日から数週間かけて進め，学生からのリクエストがあった場合や重要なタイミングで，情報を提供する．学生は自分自身が学習する必要性や，自分のニーズを満たすために必要なリソースを認識する．ファシリテーターが小グループの討論をガイドするが，コンテンツは提供しない．この方法によって，自律的で自己管理型の生涯学習のスキルが高まる．また，学習者が文化的背景について振り返ったり，学習上の問題点や手段を具体化するために観察するように促し，公式と非公式のカリキュラムを統合するための機会を提供する．

事例提示 5

医学部1年生のための健康と病気の概念の問題基盤型学習（PBL）コースの一部分として行動変容の原則を取り扱うという社会・行動科学（SBS）の達成目標が，心血管疾患（cardiovascular disease：CVD）の医学的，遺伝的な危険因子を扱った実例に盛り込まれた．学生は，1週間のうち月曜日，水曜日，金曜日に集まり，実例としてとりあげた『ロバート・リチャードソンのアキレス腱』のさまざまな側面を検討した．

症例を示す．

第1日：ロバート・リチャードソンは44歳の白人男性で，数週間前に罹患した心筋梗塞のフォローアップのために，彼の家庭医であるロバーツ医師を訪ねた．リチャードソンは体調がよく，指示された歩行のプログラムを続けていた．彼は言われたとおりの食事をしようとしており，禁煙プログラムも始めていた．リチャードソンはロバーツ医師に，数日前から左のアキレス腱に痛みがあると伝えた．リチャードソンは，去年から何回か痛んでいるのだといった．痛みは治療しなくても，たいてい数日で改善している．

学生教育：症例が提示されている1週間の間，次のことを変えることについて約束（CtC）をしてください．

- 毎日最低10分は何らかの有酸素運動をする．
- 1日2回与えられた薬を服用する（学生はそれぞれ1包の偽薬を渡される）．
- 食事—よく摂取する食べ物のうち，心疾患の原因となる1品目の摂取をあきらめる．

提案：塩，赤肉，バター，チーズ，牛乳，卵，揚げ物のうち1品目をあきらめてみる．

毎日の終わりに，上記の行動を守ったという経験に関する短い文章を書く．計画したとおりにいっただろうか．これらのことを守るのに必要な努力を評価する（最も簡単なことを1とし，最も困難なことを10として）．計画どおりにいかなかったとき，どうなったか？　何に苦しんだか？　あなたの成功とはなにか？

ファシリテーターのメモ：ファシリテーターも，議論の役に立つようにこれらのことを行おうと考えるかもしれない．

自己評価の手引：医学教育者が提示した疑問によって刺激されたさまざまな教育活動に，自己評価の実習を組み込むことができる．学生が日誌につけた個人的な意見について議論できるような個人批判のない公正な討議の機会をつくることにより，自己認識，個人的成長，専門職業人としての成長が促進される．学生は公式のカリキュラムの中で，自分たちの能力や実績を振り返って評価するように求められる．

より効果的なものにするために，学生は自分一人では自己評価を行わない．自己評価の効果は，外から提供されたデータ（例えば，周りの観察など）や，指導教官やよき指導者との意見交換により定義される**手引き**（guidance）とともに行う場合，最も価値のあるものになるのである．

事例提示 5（つづき）：『ロバート・リチャードソンのアキレス腱』（PBL）

症例から抜粋する．

第2日：ロバーツ医師は，リチャードソンの脂質と酵素の検査値は改善しており，処方された治療を続けるべきで，食事，運動，内服のプログラムに従うかぎり予後は改善するだろうといった．彼は，半年ごとにコレステロールと肝酵素の検査値のチェックを受けるべきである．

ファシリテーターのメモ：1週間のセッションの第2日と最後の日に，次の質問をする．

質問をしながら，日誌に記された内容について

の議論をする．
- 最もむずかしかったことは何か？
- 最も簡単だったことは何か？
- つまづきと関連する要因は何か？
- うまくいかなかったとき，どのように感じたか？
- 日誌を書き続けることができたか？

リチャードソンや実習を通して学んだことについて考えると，あなたはリチャードソンやその子供がこれらの一生涯続く問題を順守することを，どのように援助できるだろうか？

ある学生の自己評価の例が，上にあげたPBL学習の一部として彼女の個人的な食事／運動／内服のアドヒアランス日誌に記入されている．

全体として，この実習によって私は，コンプライアンスの悪い患者に対して医師がいかに簡単に悩まされ，フラストレーションを感じ，自分の健康や予後を考えない人だと見なしてしまうかについて理解した．食事や運動，服薬へのアドヒアランスはそれほど単純なことではない．来年以降，単に"医者が言ったから"するのだと患者が思わないようにするために，なぜそれがそんなに大事なのか一生懸命患者に説明しているとき，このレッスンを思い出すようにしたい．医学部1年，IUSM2010

社会的学習者の志向性

社会的学習者の志向性によると，学習者は，ロールモデルになることや行動の練習，あるいは観察された行動に関心を向けることによって，新しい情報を吸収して新しい役割を担う．この志向性は，医学教育を受ける者の専門的能力を形成する際の，非公式のカリキュラムの重要な中心をなすものである．トレーニングのコミュニティーの中で，ロールモデルについての体験談を，より確実に，より目に見える形にする方法を認識することは，役割モデルの重要性について意識を高めることにつながる．チーム基盤型学習(TBL)のような，共同的で協調的なアプローチを促す教育方法によっても，集合型問題解決(collective problem solving)やリソースが豊富にあることの価値や複雑性を強調することができる．

ロールモデル：ロールモデルは専門職業人の文化や組織の非公式のカリキュラムを形づくり，学生の専門職業人としてのアイデンティティーに大いに影響を与える．医学教育者の役割モデルの影響は，学習環境についての学生の体験談の中にみてとることができる．学生の体験談を能力開発(faculty development)プログラムの"公式"コンテンツの輪に加えることにより，学部の運営の仕方や評価の仕方に影響を与えることができる(図38-1)．

事例提示 6

救急部門をローテートした学生の日誌からの否定的なロールモデルの話．

クラークシップの間に見たことから私は衝撃を受け，特に薬の営業担当者に対する態度について，どのような医師になりたいかについて考えさせられた．確かに，彼らは有用である．薬物の研究や臨床試験などについての新しい情報が提供されることがある．また，経済的に余裕のない患者さんや処方薬を出す前に単にサンプルの薬物を試してみたい患者さんにとって有益であると考える．しかし，私は，薬の営業担当者が多すぎると，患者さんのケアにとって障害になると考える．私がいた外来では，患者さん一人ごとに，薬の営業担当者が一人付いているかのようであった．信じられないようなことであるが，患者さんと営業担当者が1対1の関係であった．営業担当者はそこに立っているから，薬の用法・注意を知りたいとき，時間の節約になる．しかし単に薬の用法・注意だけでなく，それとは関係のない社会的な付き合いのようなものもあった．この医師は，すべての薬の営業担当者と大変親しくしていた．それは，授業の邪魔にもなった．薬の営業担当者が医師と一緒にいたので，私が医師と一緒に仕事をする時間が十分になかった．それで，教えてもらう時間がほとんどなかった．その付き合いのために，外来の予定が遅れてしまうし，患者が医師と話す時間が半分に短縮されてしまうので，不適当であると思う．私は，ほかに何か別の手段があると思うし，それは私たち一人ひとりが見つけなければならないと思う．医学部3年，IUSM2005

事例提示 7

外科をローテートした学生の日誌からの肯定的なロールモデルの話．手術室での習慣や学習環境に基づいて観察が行われている．

手術室(operating room：OR)は，普通ではない場所である．刺激的であったり，退屈で，騒が

しくて，静かで，緊迫していて，ゆったりとしていたり，そのほかにも多くの正反対のことがある．患者さんが回復すれば，一時的な休止があって，静寂となり，皆立ち去り，患者を見守るのである．"こんにちは"という人がいて，会釈するだけの人もいる．それは，敬意を表するものであって，患者が入ってきたときは特にそうである．私は，それは適切であると思う．うやうやしい態度ではなく，それまで行っていた，いかなる作業であっても患者へのフォーカスに切り替えるのである．すべての人が，患者さんを中心に動いており，そのように注意を集中することで患者さん中心の意思決定の方針を決めていて，そのことがORの特徴になっているに違いないと感じる．方針を合わせるということは非常に大事なことであると思われる．というのは，患者は歩いたり話したりする人間であることを私はすぐに忘れてしまうからである．患者はおびえて一人ORに横たわって，麻酔をかけられてドレープに覆われ，身体の一部分だけが露わになって，我々はそこにだけ注目している．そのほかの行動で，私が役に立つと思ったことは，スタッフがORで患者さんについての病歴を声を出して読んでくれることである．どのような理由で患者が来院したのか，手術についてどのように考えていたのか，家族はどのようにかかわっているのか，などである．学習にもなるのであるが，ORの看護師や麻酔科医にとっても患者に関する話を聴くのは重要である．患者はほとんどの場合，未知の人で，スタッフの注目の範囲に急に入ってきて，そして手術が終わったら出て行くのであるから．医学部3年，IUSM2006

チーム基盤型学習(team-based learning：TBL)：これは，PBLを指導するための教員の集中的な能力としてのリソースを必要とすることなしに，活発な学習と効果的なチームのスキルを促進する．TBLは，学生の小グループを，科目のコンテンツだけでなくレベルの高いコンテンツへの応用，問題解決，効果的なチームの相互作用を学ぶ学習チームに進化させることができる．

3つの部分から構成されるチーム基盤型学習の教育戦略は，このような原則を実行に移すためのものである．パートIは，準備度保証プロセス(readiness assurance process)を通じた，教育ユニットの概念への最初の曝露である．この準備状態を保証するプロセスは，個人的な予習(指定された読み物，コンピュータモジュールによる勉強，その他の様式)とともに始まる．その中には，授業の最初の数分の間に，前もって指定された資料の内容をカバーする，個人準備度保証テスト(individual readiness assurance test：IRAT)を完了することが含まれる．IRATに引き続いて，チームはメンバーとの間のディスカッションを認めている同様のテストである集団準備度保証テスト(group readiness assurance test：GRAT)を受ける．すべての学生が基本的な事項を確実に身につけていることを確認するために，授業の中でIRAT/GRATの2つのテストの見直しを行う．インストラクターは，追加の説明が必要な範囲にフォーカスをあてたフィードバックや教育を提供する．チームは，正しくないとされたどんな回答に対しても，申し出て反論する機会をもつ．こうすることで，チームはより深く復習し，むずかしい概念について討論する機会をもつのである．

準備度保証プロセスを完遂すると，チームはパートIIの作業を始める準備ができたことになる．これはチームの応用課題である．チームの課題は，問題解決を通して，学生にユニットの主要概念を理解させるものである．課題は，一般的に，チームのメンバーに(レポートを書くことよりも)問題解決における決断について問うており，それゆえ，チームの相互作用を高い水準で刺激することになる．任意の時点で，すべてのチームは自分たちの決断を同時に示し，チーム間のフィードバックと議論が始まる．チームの課題は，単純なものから複雑なものに進んでいく．個々のチームメンバーは，授業以外の時間にチームの課題の下調べをし，授業では一致した結論に達するようにチームメンバーと作業をする．チームでの適用練習を十分に行った後，インストラクターが主要なコースの内容とポイントを概観する．

TBLのプロセスのパートIIIでは，学生は最後の応用課題を解決する能力を個別に評価される．

このようなチーム学習の経験により，学生に専門的能力の開発と役割認識のプロセスの一部分として"段階から段階"へ手を引く絶好の機会が提供される．また，TBLのメンバーであるという経験は，とりもなおさず**"チームの一員として効果的に働く方法を知る"**や**"社会的に責任のあるリーダーシップの育成のための活動に従事することができる"**といった社会・行動科学(SBS)の学習の目的の鍵となるものである(表38-1の「ドメイン：医師の役割と行動」)．TBLはまた，授業の中で正式に相互評価の内容を含んでおり，自己評価も同様に組み込むことが可能である．

非公式のカリキュラムでの経験についての学生の語り(ナラティブ：narrative)により，多くのSBSのコンピテンシーや，ドメインを統合して主要な学習目的を志向した議論や，これらの目的を支える科学の探求

へと結びつける機会がTBLのグループに提供される．語り（ナラティブ）はこのように用いられる場合，公式のカリキュラムの目的の内容を豊かにするために，非公式のカリキュラムの個人的な経験を役立つものにさせる可能性をもつ（図38-1）．

事例提示 8

以下のチーム基盤型学習（TBL）の実例にある「多次元の方法と評価」を参照．

認知主義者の志向性

認知主義者の志向性は，学習者が洞察（insight），情報処理（information processing），知覚（perception），記憶（memory）といった認知ツールを，出来事に意味を与えることで学習を促すために使用することを提案している．認知図（cognitive map）の使用と振り返りの訓練（reflection exercise）は，認知主義の志向性を広めるための教育方法である．

概念図作成（concept mapping）：概念図作成の訓練は，複雑な問題やシステムの理解を画像的に描写するツールを与えるものである．概念図作成は，関連づけによって新しい情報を既存の知識の枠組みの中に組み込む方法を提供する．概念図は評価方法のように，発達中の心の中で進行している複雑な神経連絡を視覚的に表すために縦断的に使用できる．学習者の認知発達を経時的に追跡すれば，複雑さを増す様子，階層構造，前後の架橋結合（cross-linking）によって成長する複雑さを容易に見ることができるのである．

個人内の経時的な，あるいはグループ間の概念図作成の発達的な変化について分析し，報告することが可能である．ソフトウェアのパッケージ（例えば，NVivo®など）を用いることで，別に報告されているスコアリング計画に基づいた定量的あるいは半定量的な測定に加え，地図上に入力された成句や単語についての質的分析が可能である．

事例提示 9

概念図：心血管疾患のリスクに影響する因子について理解する（図38-2）．

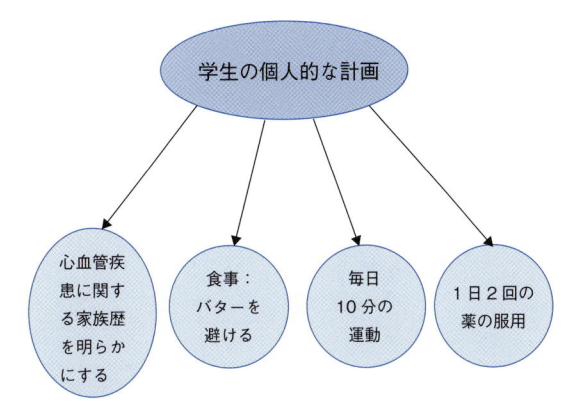

図38-2 概念図：行動・社会科学の履修前

事例提示 9（つづき）

概念図：心血管疾患のリスクに影響する因子について理解する（図38-3）．

振り返りの訓練：米国内の医学教育プログラムにおいて，学生に対して360°（多元的）の評価を使用するところが増えてきた．よき指導者に促された一対一の復習を伴っていれば，このようなセッションにより，高度に複雑で個人的な情報に意味づけを行う作業のために幅広い認知ツールを使用する機会を学習者に提供することが可能となる．

事例提示 10

自己評価を行ったり周りの評価を受けたりするために，自分が選んだ指導教官とともに行う1年に1回のミーティングで，自己評価のデータと相互評価のデータを見直すことにより，個人的な振り返りが刺激になったという，ある学生の例．

「……理想的な職業人としての医師は，丁寧で，忍耐力があって，勤勉で，よく人の話を聴くことができる人間でなければならないと思う．打ちひしがれた他人に対峙したときには，自分から先に話をする必要がないということを，私は周りの人が私に与えてくれた評価から悟った……他人がどんなことで困っているかについて思いをめぐらしてこちらから話をするまえに，まず理解するために相手の話をよく聴くほうがよい……こうすることでよりよい医師になれるのだと思う」．医学部2年，IUSM2008

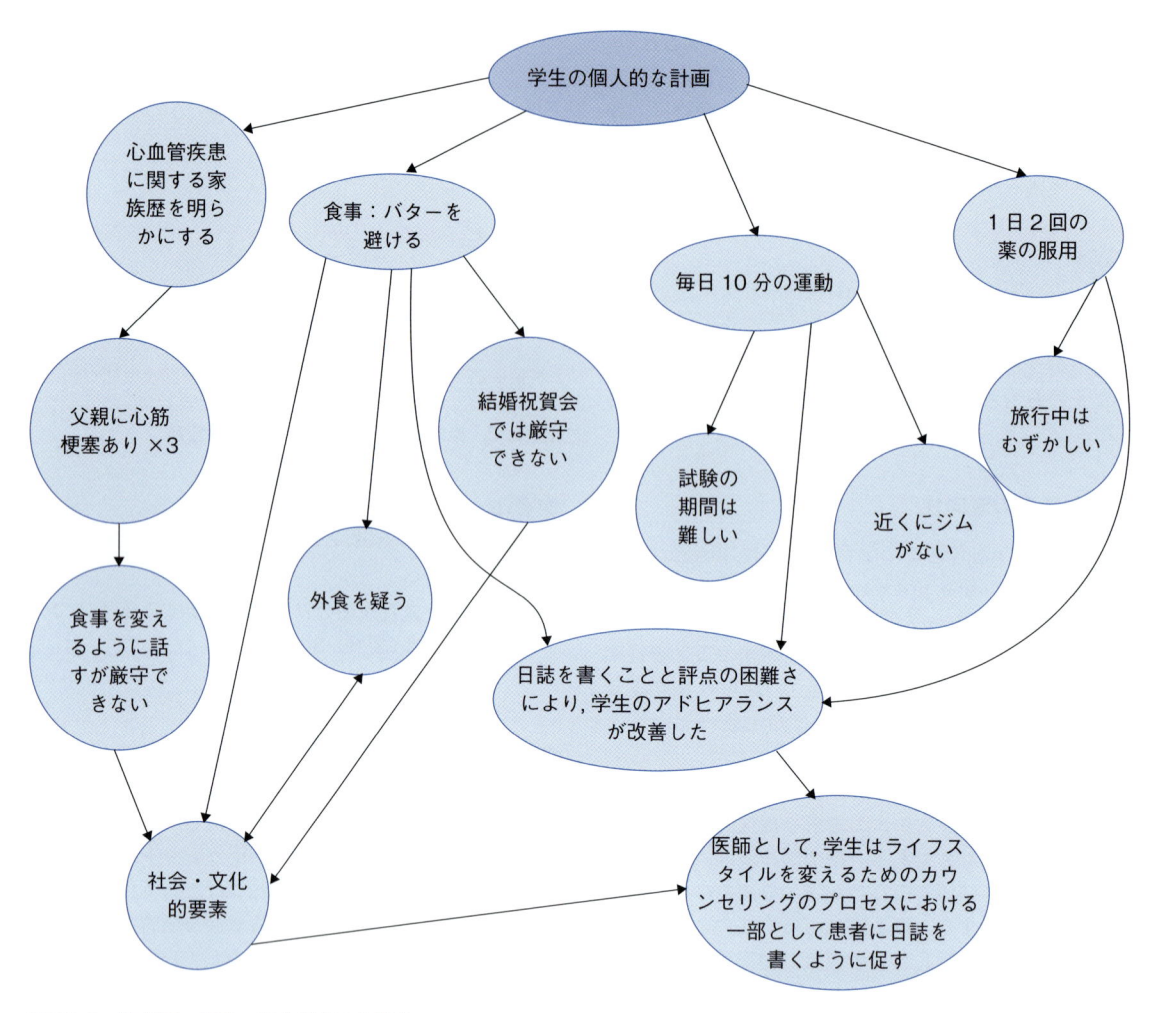

図38-3　概念図：行動・社会科学の履修後

構成主義者の志向性

構成主義者の志向性は，学習活動と経験を知識と信念に統合することによって，学習者の中で知識が形成されるという理論を支持する．これらの経験から創造される意味づけは，既存の信念や仮説に対する批判的な振り返りによって明らかになってくる．振り返りについて記載した日誌と，積極的な学習やコンピテンシーのポートフォリオの作成は，構成主義者の学習スタイルを引き出すために教育者が利用している教育方法の例である．

振り返りについて記載した日誌（reflective journaling）：米国内の医学教育機関は，そのカリキュラムの中に振り返りについて記載した日誌を導入している．振り返りについて記載する日誌を書く練習は，非公式のカリキュラムから得た個人的な経験についての考えを短く非公式に記述するように促されるものから，個人的に見直した自分用の年次報告を記述するもの，もっと大がかりに物語を記述して"個々の患者の物語に基づく医療（narrative medicine）"を専門の教員が公式に分析するような練習にいたるまで，多岐にわたっている．振り返りについて記載する日誌は，単に個人的利用と見直し，学習者が選んだ信頼できるよき指導者との一対一の見直し，小グループ演習において匿名で自分のことを明かすこと，あるいは物語を記載する必修コース，などの目的のために利用できる．

評価の目的で利用された場合，振り返りの日誌の記載事項は，学生の経験のなかでの年々の変化を評価するため，あるいはSBSの鍵となる概念の理解が改善しているかについて認識するために分析することができる．医学を学ぶ者の患者のケアという文脈における生物医学や社会・行動学的な原理に関する経験をより一体化することを目標にすることも可能である．学生の物語は，学生の知識の計量や実績に関するその他の定量的な測定とは異なった全体的な方法を用いて，健康と病気の異なった次元を統合することができるとい

う明らかな証拠となる．日誌を書いた者の許可があれば，個人的な振り返り(物語)は，トレーニングの非公式と公式の側面を橋渡しする新しいカリキュラムの資料を作るために利用される．

行動を変える約束の宣言〔commitment to change (CtC) statement〕：学習者が知識と経験を統合できるもう一つの方法は，CtCを宣言することである(前述のPBLの症例提示において，ライフスタイルを変えるという約束における，学生の日誌記載の練習を参照)．これまでの研究では，CtCにより個人が変化する可能性が高まることが明らかになっている．教育の経験の最後に，学生は教育経験の結果として変化させたいことと達成したいことについて簡単に少しだけ書くように指示される．違うようにしたいことについて書くのに加えて，どのように彼らが変化するように動機づけられたか，変化することがどんなにむずかしいことと思うかについて書いてもよい．前もって決められたフォローアップ期間に，振り返りのためにCtCの宣言を学生に返却することも可能である—変えることができたかどうか，そしてそれはなぜか．もしうまくいかなければ，何が障壁になったのか，その経験からどんな教訓を得たかについてよく考えることが可能になる．

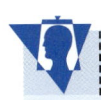

事例提示 11

学生たちは，クラークシップの間にプロフェッショナリズムのセミナーで議論するために，自分たちの仲間が記した匿名の日誌を選択する．小グループで彼ら自身の物語を議論する中で，学生たちは専門職意識について話し合って学び，専門家となっていく．演習のファシリテーターが持ち出す，"この状況やこういった個人の場合にこれを可能にするのは何か？"といったような質問によって刺激を受ける．学生が自分たちの経験をともに吟味していくなかで，非公式のカリキュラムでの生き生きとした出会いの経験を，公式のカリキュラムへ持ち込む．他人のプロフェッショナリズムについての語りに寄り添う経験は，自分自身の経験の中で自分が孤立していないと感じる助けになり，そうでもしなければ無視されてしまって取り組まれないような職業上の問題を述べる助けになる，と学生は報告している．

ある学生の医学部3年のローテーション時のプロフェッショナリズムに関する日誌の記載からの例：

私の初めてのローテーションの最初の週の間に，私は運よく大勢のインターンと話すことができ，医学のほかに正直であるということや責任について有益な勉強をすることができた．製薬会社の営業担当者による昼食会は毎週水曜日に行われていて，週の間に営業担当者はほとんど毎日無料の飲食物を持って姿を見せた．炭酸飲料や軽食からSt.Elmo's〔訳注：老舗のステーキハウス〕でのディナーの約束まで．こういう人たちは医学部3年の学生にでさえ注意や引き立てを得るために出費を惜しまない．私がついたインターンは，こういった営業担当者に対する態度についての自分のスタンス，彼らが病院にいる理由，製薬会社による営業によってどのような倫理的な問題が生じるかについて，偏見なしに考えてみるように刺激してくれた．後から考えると，そのインターンは倫理的な論争を引き起こしそうな問題に関して，私が意識して決断をできるように選択力を与えてくれたのである．それは重要な学習の機会であり，私の今後のキャリアの中でその価値がわかると思う．研修中の若い医師として，私たちは非倫理的な勧誘が意味することに対して受動的に参加することは不可能であると考えて，先週の水曜日の無料の食事をボイコットすることを楽しんでいたため，そのためにそのインターンとの私たちのチームとの今月の実習が終わってしまったのは残念である．医学部3年，IUSM2005

ポートフォリオ：コースと研修医制度の責任者がレビューと評価をできるように，学生とプログラムの中から協力して特別に選ばれ，前もって決められた学習の成果をポートフォリオとして集めることが可能である．コンピテンシーに基づいたカリキュラムを取り入れた医学教育のプログラムにおいて，ポートフォリオは，自己認識，プロフェッショナリズム，倫理的判断，道徳的理由づけなどといった"あまり伝統的ではない"コンピテンシーの領域における実績の記録として有用であることがわかってきた．研修者は，公式あるいは非公式のカリキュラムで得た経験や活動を文書化してポートフォリオに入れることができる．研修者がポートフォリオに入れた資料の中にはデリケートな内容のものもあるため，学習者自身が"個人"と"アカデミック"の二種類のポートフォリオを作成するのを認めるような，ポートフォリオの利用に関する説明書がいくつか作成されている．メンターとアドバイザーは，最終的な学生の実績評価や，研修医やフェローの教育機関のサイトに公開したり，将来の雇用主への公開のた

めに利用できるような，アカデミックなポートフォリオに最も適切な作品を作成することに関して学生を支援することが可能である．データの扱いを容易にするために，ポートフォリオの電子的な追跡システムを利用できるところが増えてきている．

事例提示 12

電子的なポートフォリオの試験的なプログラムの一部分として，IUSMテレホート・キャンパスの医学部1年の16人の学生に，コンピテンシーの個々のコアの領域についての学生の実績を記録するために，ポートフォリオのフィールドを自分で追加するように依頼した．4人の学生は，剖検を見学した後に書いた振り返りの物語(narrative)をアカデミックのポートフォリオに入れた．ある学生は，自分の物語(narrative)を"診断，マネジメント，治療，そして予防を導くために科学を利用する"コンピテンシーに結びつけ，その経験が，将来行う手技のために重要な解剖をより深く理解するための助けになったと説明した．ある学生は，自分の物語を"自己認識，セルフケア，個人的成長"のコンピテンシーに加えて，彼女は決して検死官にはなりたくないと考えていたが，より大きなヘルスケア・チームの一員としての役割を果たすためのこのような医療従事者の重要な役割について，今では新たな認識を抱いたと述べた．2人の学生は，"道徳的な理由づけと倫理的判断"のコンピテンシーを見出しにして記入した．1人の学生は，亡くなった患者の遺体を扱う作業について，その家族がまだ深い悲しみにおかれている可能性が高いにもかかわらず，医療従事者が不適切な行動を行ったことを振り返った．倫理についての2番目の見出しには，結果的に子供の死亡に至った医療事故について，医療従事者がどのように対応しようとしたかについての学生の振り返りが含まれていた．このことは，ある一つのカリキュラム実習が，学習者に対してどれだけ多様な学習経験を与えるかを示している．これは，個々の学習者の経験を，個々の意味づけに基づいて自己カテゴリー化することで明らかになってくる．ポートフォリオをつくることによって，学習者がコンピテンシーのすべての領域にわたる幅広いカリキュラムにふれていることが明らかになるのである．

多元的な方法と評価

これまで，個々の理論の指向性についてカリキュラムの教育と評価の方法について述べてきたが，実際のところは複数の領域における研修者のコンピテンシーの，より包括的な視点を得るために，教育的な実習の中でさまざまな視点を組み合わせるのが適切であり，望ましいことでもある．

事例提示 13：理論上の視点を使用し，SBSの学習目的を志向した注釈

以下は，SBSに特徴的な学習目標である心身関連(mind-body interaction)ドメインの一部分の"痛みの心理学的側面"の優先順位が高いトピックについて，物語(narrative)とTBLの方法論を用いてどのように取り組むのかを示した例である(表38-1)．

IUSMの学生の物語(narrative)は，TBLのグループに，SBSの多様なコンピテンシーのドメインを統合して学習の目的を志向した議論に投入する機会を与える．また，その目的を基礎で支える科学に接する機会を与えることになる．こういった方法で物語(narrative)を用いたとき，SBSの公式カリキュラムのコンテンツをより適切かつ豊富にするために，非公式のカリキュラムにおける個人的経験を利用できる可能性が出てくる．

TBLの資料のサンプル IUSMの医学部3年生のプロフェッショナリズムに関する日誌にある体験談に基づいて，経験的価値が高く"重大だがありがちな出来事(critical incident events)"が，SBSの教育モジュールを作成するためにどのように使用されているのかを明らかにする．

・構成主義者(公式と非公式カリキュラムの輪を作る)

私の患者の一人が坐骨神経痛のような強い慢性の下肢痛を訴えたが，痛みは再現性がなかった．彼女はもだえ苦しんで泣いていた．しかし，痛みを再現することができないことがわかると，医師は彼女の痛みはわざとであると言った．患者の話にはいくつかつじつまの合わないことがあり，医師は彼女のことを詳しくは知らなかった．彼女のカルテには，薬物を求めていることを示すような記載はなかった．しかし，医師は彼女の痛みを本当のものと考えず，詳しく調べようとしなかった．
医学部3年，IUSM2006

・伝統的な知識のコンテンツ

TBL の予習期間
目的："痛みの古典的なゲートコントロール理論と最新理論について理解を深める"
目的："ペイン・コントロールの多様な治療法について述べる"
事前学習の資料：ウエブのモジュールを見直して、痛みの古典的なゲートコントロール理論や最新の理論について、また多様な病因と治療法（伝統的治療、代替治療）について、ウエブ上にあるテストを受ける．

・社会的学習（共同作業）：

準備度保証テスト〔readiness assurance test (RAT)—個人とグループ〕：事前学習の内容を扱った多肢選択式の試験を完了する，すぐに評点する，チームのメンバーと議論する，グループで再度テストを受ける．

・行動〔模擬患者（SP）〕/ 社会（共同作業）：

TBL の応用
目的："痛みの感じ方や表現に影響を与える広範な心理社会的，文化的要素を理解する"
目的："慢性疼痛の患者の機能分析を実施する"
応用のための実習：トレーニングを受けた SP を雇い、前述したケースを疑似体験する．TBL の授業での模擬患者のケアにおいて、学生は交代で病歴聴取や理学所見をとる．痛みの感じ方や表現に影響を与える心理社会的，文化的要因を引き出し、慢性疼痛の患者の機能分析を実施する．個々の学生が順番に SP と接し、学生は観察し、議論し、お互いから報告を聞く．

・ヒューマニスト（self-and peer assessment：SA）

TBL の自己評価と相互評価
目的："チームの一部分として効果的に働く方法を認識する"
目的："社会的に責任のあるリーダーシップのスキルを養うことができるような活動に携わる"
自己評価と相互評価：学生は、IUSM のコンピテンシー・データベースに入力されるようにプログラムされた、自己評価と相互評価の調査を完了する．図 38-4 には質問項目の例を示している．

・認知主義者（概念図）：

概念図の実習：学生は、この患者の痛みに影響を与える可能性のある因子と、可能な治療選択肢について（網目状に）図示するよう求められる．

・構成主義（振り返りの日誌）：

TBL の評価
目的："痛みの治療に影響を与える医師側の偏見（physician bias）を認識する"

振り返りの演習：セッションを終える前に、学生は痛みの治療に影響を与える医師側の要因について振り返り、コンピテンシーの指導者が見直すことができるように、コンピテンシーの電子的なポートフォリオの追跡システムにそれを"自己認識、セルフケア、個人的成長"の一部分として短い文章を入力するように求められる．あるいは、学生は慢性疼痛の患者とのかかわりについての自己の経験や、TBL の経験から新しく理解したことについての話を入力することもできる．

まとめ

医学教育のプログラムでは、さまざまな組織の枠組み、あるいは理論的な枠組みが社会・行動科学（SBS）の教育の幅を広げるために用いられてきた．症例提示によって、米国卒後臨床研修認定審議会（ACGME）だけでなくいくつかの医学校で、これまでのカリキュラムでは公式に行われてこなかった、コミュニケーションや自己認識、専門職意識といった医師の重要な能力を認識して明示的に示すために、コンピテンシーの枠組みに基づいて実効あるものにしていることが明らかになった．このような努力は重要ではあるが、完全な解決策ではない．学生の学習環境への配慮や、非公式のカリキュラムによる経験的学習も大事なことである．筆者らは、公式と非公式カリキュラムの両方の内容と経験に依拠した両者を統合するような学習経験や評価方法について、教育者が考慮するように提案した．それにより、理論的な志向性の範囲内で、このような統合を実際に成し遂げた教育活動の実例を示した．学生やその他のアカデミックなコミュニティーの構成員から生み出された個人的経験や、組織の専門職の文化についての認識にかかわる物語（ナラティブ）が、さまざまな状況の中で、公式のカリキュラムの中に創造的に統合されていくことが可能であるということを症例提示が示している．この戦略は、個人と組織が振り返りを行ったり注意深く行動することを促し、非公式のカリキュラムによる学習の重要性を強化する．このような循環的プロセスが、学習や患者のケアにつながるような文化を創造するために、個々のコミュニティーの構成員がそれぞれの役割を自覚するように促すのである．

(訳：岡村真太郎)

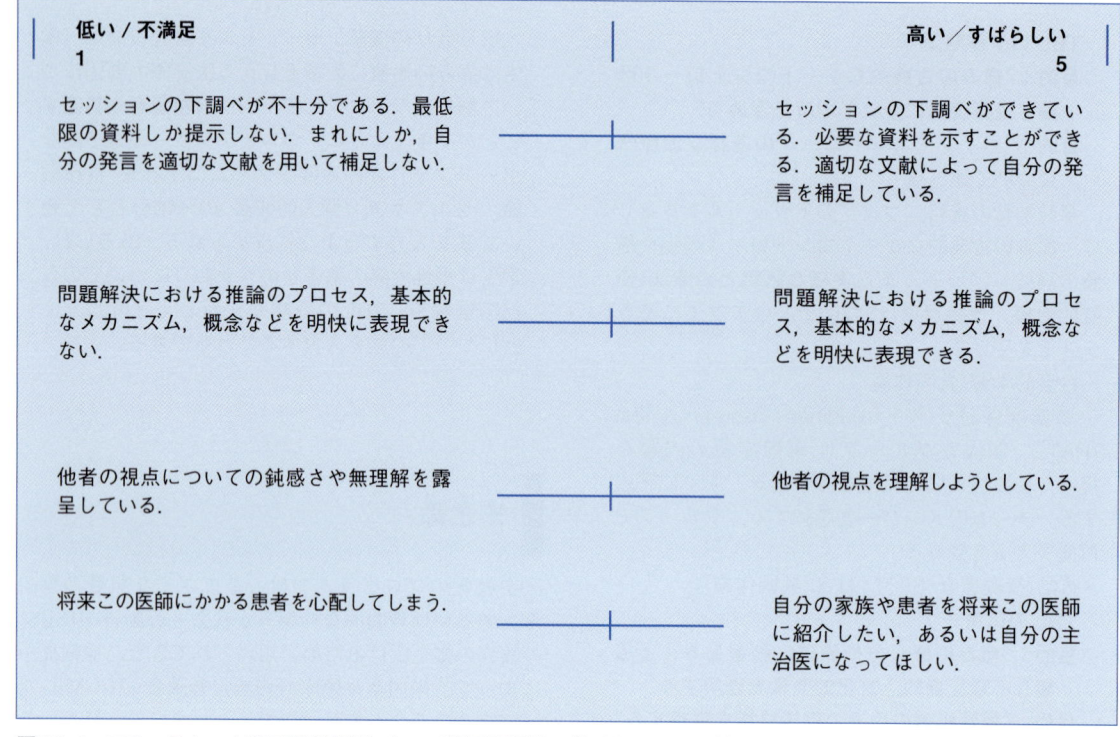

低い／不満足		高い／すばらしい
1		5
セッションの下調べが不十分である．最低限の資料しか提示しない．まれにしか，自分の発言を適切な文献を用いて補足しない．	─┼─	セッションの下調べができている．必要な資料を示すことができる．適切な文献によって自分の発言を補足している．
問題解決における推論のプロセス，基本的なメカニズム，概念などを明快に表現できない．	─┼─	問題解決における推論のプロセス，基本的なメカニズム，概念などを明快に表現できる．
他者の視点についての鈍感さや無理解を露呈している．	─┼─	他者の視点を理解しようとしている．
将来この医師にかかる患者を心配してしまう．	─┼─	自分の家族や患者を将来この医師に紹介したい，あるいは自分の主治医になってほしい．

図 38-4　ロチェスター大学医学歯学部において相互評価法で使用されている質問のサンプル
（Blackwell Publishing の許可のもとに，次の文献を参考にして改変した．Danneter EF, Henson LC, Bierrer SB, et al. Peer assessment of professionalism competence）

推薦図書

Benbassat J, Bauman R, Borkan JM, et al. Overcoming barriers to teaching the behavioral and social sciences to medical students. *Acad Med* 2003;78:372–380.

Branch WT, Kern D, Haidet P, et al. Teaching the human dimensions of care in clinical settings. *JAMA* 2001;286:1067–1074.

Charon R. *Narrative Medicine: Honoring the Stories of Illness.* New York, NY: Oxford University Press, 2006.

Committee on Quality of Care in America, IOM. *Crossing the Quality Chasm: A New Health System of the 21st Century.* Washington, DC: National Academy Press, 2001.

Cuff PA, Vanselow NA, eds. *Improving Medical Education: Enhancing the Behavioral and Social Science Content of Medical School Curricula.* Institute of Medicine of the National Academies. Washington, DC: National Academy Press, 2004.

Hafferty FW. Beyond curriculum reform: confronting medicine's hidden curriculum. *Acad Med* 1998;73:403–407.

Hilton SR, Slotnick HB. Proto-professionalism: how professionalism occurs across the continuum of medical education. *Med Educ* 2005;39:58–65.

Holmboe ES, Hawkins RE. Effects of training in direct observation of medical residents' clinical competence: a randomized trial. *Ann Intern Med* 2004;140:874–881.

Holmboe ES, Hawkins RE. Methods for evaluating the clinical competence of residents in internal medicine: a review. *Ann Intern Med* 1998;129:42–48.

Hsu LL. Developing concept maps from problem-based learning scenario discussions. *J Adv Nurs* 2004;48(5):510–518.

Inui TS. A Flag in the Wind: Education for Professionalism in Medicine. Washington, DC: Association of American Medical Colleges, 2003. Available at: https://services.aamc.org/Publications/.

Kern DE, Branch WT, Jackson JK, et al. Teaching the psychosocial aspects of care in the clinical setting: practical recommendations. *Acad Med* 2005;80:8–20.

Litzelman DK, Cottingham A. The new formal and informal curricula at Indiana University: overview and five year analysis. *Acad Med* 2006, in press.

Schön D. *The Reflective Practitioner: How Professionals Think in Action.* Aldershot, England: Ashgate Publishing Limited, 1995.

Suchman A, Williamson P, Litzelman D, et al. Toward an informal curriculum that teaches professionalism: transforming the social environment of a medical school. *J Gen Intern Med* 2004;19:501–504.

Torre DM, Daley BJ, Sebastion JL, et al. Overview of current learning theories for medical educators. *Am J Med* 2006;119:903–907.

West DC, Gerstenberger EA, Park JK, et al. Critical thinking in graduate medical education: a role for concept mapping assessment? *JAMA* 2000;284:1105–1110.

ウエブサイト

ACGME Outcomes Project Web site. http://www.acgme.org/outcome. Accessed October, 2007.

Brown University School of Medicine Competency-based Curriculum Blueprint Web site. http://biomed.brown.edu/Medicine_Programs/MD2000/Blueprint_for_the_Web_04.pdf. Accessed October, 2007.

Improving Medical Education: Enhancing the Behavioral and Social Science Content of Medical School Curricula, 2004. Institute of Medicine Web site. http://www.iom.edu/CMS/3775/3891/19413.aspx. Accessed October, 2007.

Team-based Learning Users Web site. http://aspen21.webcrossing.com. Accessed October, 2007.

The Indiana Initiative: Physicians for the 21st Century: IUSM's Competency-based Curriculum Web site. http://meded.iusm.iu.edu/programs/comptmanual.pdf. Accessed October, 2007.

第 39 章

プロフェッショナリズム

Richard M. Frankel, PhD

はじめに

専門的職業（profession）
あなたの大きな喜びと世界の深いニーズが出会う場所
Frederick Buechner

事例提示 1

基礎医学講座の主任は、医学部2年生が授業中に「この授業は大嫌いだ」とか「この授業の担当教員はマジでバカだ」といった発言をしたため、「一番の問題児だ」と心配している．

事例提示 2

ナースステーションで数名の男性レジデントが性的で卑猥な話をしているのを，ある女子医学生が耳にした．ほとんど医学に関係のない話であった．また，男子医学生数名がこの会話に加わっていた．

事例提示 3

ある処置をするよういわれていた外科レジデントが，指導医がいないうえに，今までにこの処置を実施したことがないため，自分だけで処置を実施しなかった．指導医が現れたとき（30分の遅刻），レジデントが指示に従わなかったことを人前で大声で非難し，恥をかかせた．

さてこの3つのケースの共通点は何であろうか．それは、すべてプロフェッショナリズムに関係していることである．事例提示1は感情を適切に表現することができない学生、事例提示2は、患者や個人的なことについて話す場合の時と場所について、適切な境界を認識できていない男性レジデント、事例提示3は、上下関係や権力の問題である．3つのケースにみられる教育や責任のレベルもさまざまである（医学生，レジデント，指導医）．最後に、3事例とも、医学教育のいわゆる"隠れた"カリキュラムまたは非公式のカリキュラムに関係している（第38章参照）．

本章の目標は、(1) 医学教育におけるプロフェッショナリズムの現状を広範囲にわたって概観し、(2) 左記の事例を用いて、一つの教育施設におけるプロフェッショナリズムのコンピテンシーに関するカリキュラムについて述べ、(3) 卒前教育，卒後教育および生涯教育においてプロフェッショナリズムを教えるための統一的テーマと活動をいくつか提案することである．

▶ 背　景

医師にとっての倫理的および職業的行動規範には数千年の歴史がある．例えば、ヒポクラテスは医師に「まず何よりも（生物学的な）害をなすなかれ」と忠告した．その約2500年後の1847年に米国医師会（American Medical Association：AMA）が公表した最初の医療倫理綱領では、"害"は身体的な行為だけではなく、コミュニケーションからも起こりうることを認め、「病人の寿命は、医師の行為ばかりでなく、医師の言葉や態度によっても縮められることがある．したがって、この点において慎重に患者を保護すること，患者の意志をくじき、意気阻喪させるような事態をすべて回避することが、医師の神聖な義務である」と勧告している．さらに160年後の2007年、真実を告げることは必ず患者の意気を阻喪させ、寿命を縮めることに繋がるため、医師は真実を隠す必要があるという考えは、

今や，患者の自律性尊重という原則，および真実を告げて患者がその意味に対処する際の支援を行うという医師の義務に取って代わった．要するに，プロフェッショナリズムと倫理的行動の定義は時代とともに変わる．なぜならば，「**プロフェッショナリズムとは，医師の社会との契約の基盤であり**」，そして社会との契約の基盤である以上，社会の規範と価値を反映するからである．

Inui は，彼の独創的な論評である『風に翻る旗—医学におけるプロフェッショナリズム教育(A Flag in the Wind：Educating for Professionalism in Medicine)』の中で，医療プロフェッショナリズムに対する最近の関心は多元的であり，過去半世紀にわたる経済・社会・技術の発展にその基盤があると示唆している．さらに Inui は，専門家にふさわしい行動を構成する資質や特性について，認定協会，職能団体，教育者，および政策立案者の間で幅広い議論が行われていると主張している．その強調する点や内容は多様だが，有能な専門家は知識も技術も豊富で，利他的かつ職務に忠実でなければならないというのが大方の一致した見解である．

理想的な専門医の資質や特性，および期待される事柄については一致した見解があるものの，医師になるまでの，あるいは医師としての実際の経験，およびレジデントや医師がその時々に感じているひどく深刻なジレンマや制約—医学教育のいわゆる非公式のカリキュラムまたは"隠れた"カリキュラム—はあまり強調されていない．Inui の論文は，彼自身の個人的体験と彼が断固として支持する理想との間を行き来しながら体系的に論じているという点において，数少ない論文の一つである．

論文では，一つの理想型としてのプロフェッショナリズムに加えて，研修や実践の時期にフォーカスが絞られる傾向がある．卒前教育，卒後教育，生涯教育は，それぞれ別に固有のコンピテンシーや評価モデルが存在する，いわゆる別の容器または倉庫のように考えられている．その結果，医師の職業的ライフサイクルを構成する，経験のスペクトルを横断するプロフェッショナリズムの教育に対して，いかに取り組み，統合するかといった問題に関する指針はほとんどない．

研修の各時期，あるいはそれらの時期の間で，プロフェッショナリズムの問題に関連していることを示す証拠があるかどうかという疑念は，当然生じることである．言い換えれば，人前で担当教師をなじるような1年生の学生が，医師になったとき，ほかの学生と比較してトラブルを起こす可能性が高いのだろうかという問題である．答えは"イエス"であり，プロフェッショナリズム教育におけるこの問題の意義は大きい．『*New England Journal of Medicine*』の 2005 年 12 月 22 日号で，Papadakis らは，医科大学 3 校の卒業生で，1990 ～ 2003 年の間に専門家にふさわしくない行動により，州医師会の懲戒処分を受けた医師 235 人を対象に実施した研究を紹介している．対象者が在籍した医科大学からのデータ，およびマッチングした対照群を用いて，研究者らは，専門家にふさわしくない行動を叙述しているナラティブの有無，学業成績，統一試験の成績，および人口統計学的な背景因子が，その後の職歴において懲戒を受けたことと相関性があるかどうかを明らかにしようとした．その結果，医師会による懲戒処分は，それ以前の医科大学でとった専門家として相応しくない行動と強い相関性があることが明らかになった．

要約すると，医療プロフェッショナリズムに対する包括的アプローチを展開する理論的根拠は，学部レベルで問題となった行動が，個々の段階における専門家としての進歩にとっても重大な関連があることを示唆している．プロフェッショナリズムの養成に関連する問題を早期に特定し，これに対処することが，その後の処罰を避けるために現在利用可能な最良の抑止力である可能性がある．しかし，卒前教育，卒後教育，生涯教育においてそれぞれプロフェッショナリズム教育を進めるためのアプローチは，まだその大部分が組織だったものではない．

インディアナ医科大学におけるプロフェッショナリズムのコンピテンシー

1999 年 2 月，米国卒後臨床研修認定審議会(American Council on Graduate Medical Education：ACGME)は，すべての卒後研修プログラムに，コンピテンシーに基づいた教育方法を採用するように勧告するという大胆な策を講じた．現在，これがすべてのプログラムの必須条件となっている．1999 年 3 月，インディアナ医科大学(Indiana University School of Medicine：IUSM)は，コンピテンシーに基づいた卒前医学教育カリキュラムを採用した米国でも最初の大学の一つとなった．このカリキュラムは ACGME がかかげるコンピテンシーをモデルとしており，次の 9 つの能力領域で学生を教育・評価することを計画して作成された．(1) 効果的なコミュニケーション，(2) 基本的臨床技能，(3) 科学を利用して結論を導く，(4) 生涯学習，(5) 自己認識・自己管理および個人的成長，(6) 医療における社会およびコミュニティー，(7) 道徳的推論および倫理的判断，(8) 問題解決能力，(9) プロフェッショナリズムおよび役割認識(第 38 章参照)．

プロフェッショナリズムのコンピテンシーはとりわけ，専門家としての**資質**を養うことにフォーカスを絞っており，具体的には医学知識や患者診療における

秀逸さ(excellence), 自分自身のみならず同輩, 同僚, その他の医療提供者の行動に対する責任を引き受けることを含む高い水準の**説明責任**, 患者, 同僚, 学習者, その他の人々に対応する際の**人間性**, および**利他主義**―自己の利益よりも患者の利益を優先すること―によって示される能力などがあげられる.

管理面では, カリキュラムの個々のコンピテンシーに関して, それにかかわるカリキュラムの中の活動を州レベルで監督する責任を負うコンピテンシー管理者(competency director：CD)を9人任命する. 9人のCDはまた, 学習コミュニティーとして協力して働き, 定期的に互いの情報や教育戦略を共有する. CDは学部長が任命し, 給与の20％の支援を受ける.

▶ 評 価

IUSMの学生は, 学業成績証明書のほかに, コンピテンシーの証明書も授与される. コンピテンシー育成カリキュラムを修了することができなかった場合には, 医科大学を卒業できない.

学生のコンピテンシーは3つのレベルで評価される. **第1レベル**では, 原則として, 次の能力が評価される.

1. IUSMのプロフェッショナリズムのコンピテンシーの, 行動に関するコアな能力―秀逸さ, 人間性, 説明責任, および利他主義―を他人に説明できる.
2. 専門的能力の習得を, **実践知**(実践的な知恵)として理解できる.
3. IUSMの公式および非公式のカリキュラムにおける専門家としての行動を, 模範的行動から, 期待に沿う行動, そして専門家に相応しくない行動まで, 明確に特定することができる.
4. IUSM関係の同級生, フェロー, 教員, スタッフ, 管理者, 患者, 医療チーム, その他の人々との相互交流において, 第1レベルに規定されるプロフェッショナリズムのコアなスキルを示すことができる.

学生は卒業時までに**第2レベル**を修了することになっており, これには次の能力が含まれる.

5. チームでプロフェッショナリズムのスキルを習得する.
6. プロフェッショナリズムと職務上の課題に関する少なくとも3つの公式の対話〔学期と学期の間, STEP(Strategic Teaching and Evaluation of Professionalism：プロフェッショナリズムの戦略的教育および評価), および外科研修期間中〕と討論会に参加し, 困難な状況や能力が問われる状況において専門家として相応しい行動の諸要素を明確に表現することができる.
7. IUSM関係の同僚, 教員, スタッフ, 管理者, 患者, 医療チーム, およびその他の人々との相互交流において, プロフェッショナリズムのコアの能力を示すことができる.

プロフェッショナリズムの**第3レベル**を達成するために学生は, レジデンシーや診療などの将来のキャリアの各段階における学習に影響すると考えられるトピックスを選択する. 第3レベルの単位を得ようとする学生は, よき指導者である教員と一緒に作業を行い, 文献検索を行い, 1つまたは複数の場面において教員を観察し, 自分が遭遇した経験を記録する. 次にこの記録をデータとし, 選択した場面のプロフェッショナリズムの公式および非公式の要素を分析する.

▶ 改善策

専門家に相応しくない行動を示した学生への対応には, 主に2つの方法がある. 一つは"コンピテンシーについての懸念"であり, コース主任またはクラークシップ主任が, 学生の振る舞いに関する疑問や懸念をコンピテンシー管理者(CD)に知らせるという非公式な方法である. これは, 非公式な伝達方法であるので, 何らかの措置が講じられたとしても, 学生の成績証明書に記載されることはない. 前述の事例提示1が"コンピテンシーについての懸念"についての1例である.

専門家に相応しくない行動があったことが明らかな場合は, "単一素因の欠如(deficiency)"が布告され, 学生進級委員会(Student Promotions Committee)の前で医科大学において学業継続が許される"正当な理由を示す"か, 場合によっては, CDの協力を得て作成された合意に基づくプログラムにより, 欠落した素因を改善する必要がある.

コンピテンシーカリキュラムの目標は, 医科大学の教育において学生をできるだけ早いうちに把握し, 積極的で建設的な方法で行動を矯正する機会を学生に与えることである. その趣旨は, 学生を罰して従わせるのではなく, 早期の専門職としての行動と, トレーニング後期のそれを結びつける糸を学生が発見することができるよう促すことである.

前述した事例提示1は, 筆者が基礎科学コースの主任から受け取った"コンピテンシーについての懸念"に基づくものである. 当該学生と面談したときの筆者のナラティブな説明を次に示す.

事例提示 1（つづき）

トッド・ウェルシュ（仮名）は，私の研究室に入ってくるなり，やたらと虚勢を張って威張り散らし，コース主任との衝突は，彼らしさの表れ，つまり単純明快さの表れだと説明した．イスラエル出身で，東海岸で育った彼は，やるべきことを行い，単位を1つも落とさないかぎり，他人にどう思われようとほとんど気にしないと主張した．

何が彼の自己観や世界観に影響しているのかを理解しようと，私は注意深く彼の話を聞いていた．私にはそれが彼に効果があるとは考えられなかったので，プロフェッショナリズムについて説教する代わりに，私は最近『New England Journal of Medicine』に発表された，専門家に相応しくない行動をとったとして州医師会に召喚された医師と，医科大学における振る舞いとの関係に関するMaxine Papadakisの論文を読むように勧め，2，3週間以内にまた話をしようと提案した．

結局，長く待つ必要などなかった．24時間も経たないうちに，"すぐに"会うことはできないだろうかというトッドからの電子メールを受け取った．私の研究室に入ってきたトッドはまったくの別人だった．彼は昨夜，Papadakisの論文を読んで，論文がまさしく自分のことを描いていることを発見して「ショックを受けた」と言い，彼は本当に恐ろしくなったのだ．医師になって社会を救うという自分自身の夢を打ち砕くような行動を犯したことを直視して，この夢を抱き続けるために，いったい何ができるのか，と彼は大きな声で叫んだ．

私とトッドは，心理カウンセリングを含め，今後講じることが可能なさまざまな手段について話し合った．トッドはカウンセリングという方向で，自分がとるべき行動を探求したいと考えていたし，実は1年前にもカウンセリングを考えたことがあったが，そんな"意志薄弱な"考えは捨て去った，と告白した．しばらく話し合った後，医療専門家を専門に担当する認知行動療法のセラピストに会うことに決まった．これは成長の過程における一つの物語にすぎない．トッドは衝動をコントロールし，専門家に相応しい態度を身につけることに成功するかもしれないし，しないかもしれない．いずれにせよ，専門家として成長していく早い時期に，重要な岐路に立たされたことは事実であり，現在，彼はこの難題について何から何まで理解している．

▶ IUSMのプロフェッショナリズム教育

IUSMのプロフェッショナリズム育成カリキュラムは，個々の学習者に取り組むと同時に，医科大学での4年間を通じて小グループやコミュニティーの場面においてプロフェッショナリズムの問題を提起することを試みている（表39-1～表39-4）．IUSMのプロフェッショナリズム教育法は物語を語るところが大きく，プロフェッショナリズムを組織化された行為として位置づけようとしている．こうして，プロフェッショナリズムを，学習すべき理論や事実を伴ったコンテンツの領域として教えると同時に，IUSMは，学生に医療で実践して欲しいと思っているコアな価値観について，学生自身がIUSMに時にもたらすことを想定して活動している．しかし当然のことであるが，学生は，こうしたコアな価値観に配慮しつつ医療業務に従事するという経験が乏しい．また学生は，混乱した状況をきちんと整理し，決定を下し，職務において直面するさまざまな状況で，コアな価値観に基づいた行動をする方法をまだ理解していない．物語を通してプロフェッショナリズムを学習することにより，学生は，"コミュニティーにおける"喜びや困難を伴う専門家としての経験を表現するための語彙を蓄積することができる．これはまた，非公式なカリキュラムを前向きに利用することにもなり，専門家の育成におけるその重要性を強調することとなる．

米国医師会（American Medical Association：AMA）による最初のSTEPからの助成金を受けて，IUSMは，内科，外科および産婦人科で，また3年生から4年生への移行期間の3日間に行われる物語を語る一連の活動を開発した．このローテーションの間に，自分のプロフェッショナリズムの経験について（よい経験も悪い経験も），ナラティブな日誌を電子的に大まかに作成する．3年目の内科クラークシップで，これらの物語を，小グループによるプロフェッショナリズムについての話し合いのきっかけとして利用する．各月のローテーションによる学生の物語はすべて匿名とし，コピーして配布し，小グループ討論会中に学生に読んでもらう．学生は何らかの形で興味を引かれる物語（通常は自分で書いた物語は除く）を1つ選び，グループの前で朗読し，1つか2つの物語に基づいて簡単なグループ討論を行う．

表 39-1　IUSM インディアナポリス校　第 1 学年

コース	2006/2007 年度		2007/2008 年度予定	
	活動	評価	活動	評価
医科大学 1 年　第 1 週	1 年生は，3 年生がプロフェッショナリズムの経験について書いた説明を見直し，自分自身の性格のよい面について振り返る	出席・授業への取り組み状況に基づき可・不可		
臨床医学入門	専門家に相応しい行動のチェックリストを用いて，指導医および小グループの指導者が学生を評価する	ファシリテーターのチェックリスト評価に基づき可・不可		
セッション 12	学生はプロフェッショナリズムに関する重要な論文を見直し，これを予備知識として，自分自身がどんな"よき医師"になりたいかというビジョンについて論文を書く	論文の質に基づき可・不可		
健康と病気の概念	専門家に相応しい行動のチェックリストを用いて，指導医および小グループの指導者が学生を評価する 問題基盤型学習 (PBL) の体験から，専門家の自己制御の諸問題を探究する	ファシリテータのチェックリスト評価に基づき可・不可		
生化学				
細胞分子生物学				
生理学				
マイヤー・ブリッグズ 性格診断指標 (MBTI*)				
肉眼解剖学				
免疫学				
微生物学				
エビデンスに基づく医療				
組織学				

* Myers-Briggs type indicator.

事例提示 2（つづき）

事例提示 2 は学生の 1 人による物語に基づいている．以下は彼女の日誌の一部である．
「この件が起こったのは［病院名］の病棟のフロアで，コンピュータがすべて収容されている場所であった．私はコンピュータを使って作業をしていて，向かいに神経科のレジデントと彼が担当する学生が座っていた．本当に，good ol' boy［訳注：田舎，特に南部の白人男性を示す］の集まりといった感じであった．レジデントはあからさまに性的な話をしていて（医学には何の関係もなかった），止めようという気配すらなかった．学生たちもみんな一緒になって，すごく楽しんでいた．男の子たちがこういう話が好きなのは知っているが，私のなかで，向かいに座っていた彼らに対する敬意はすっかり失われた．然るべきときに，更衣室とかバーで話せばいいのであって，職場で話すことではないし，同僚や看護師も周りにいた．あるいは，然るべきときに，ちゃんと成長すべきだと言ったほうがいいかもしれない」
その後の小グループ討論で，学生たちは境界について，そして内緒話や個人的な話をするのに相応しい場所，相応しくない場所について話し合った．男子学生も女子学生も，この物語をきっかけとして，自分自身が同僚や上司からハラスメント

表 39-2　IUSM インディアナポリス校　第 2 学年

コース	2006/2007 年度		2007/2008 年度予定	
	活動	評価	活動	評価
病理学	コンピテンシーの記述にあげられている行動に点数をつけるための Likert スケールを用いて学生を評価する	評価に基づき可・不可		
臨床医学入門(ICM*)2 遺伝医学 ICM 放射線医学 神経科学・神経学 薬理学			製薬会社の販売担当者への対応にかかわる利害対立について小グループで討論を行う.	

*introduction to clinical medicine.

表 39-3　IUSM インディアナポリス校　第 3 学年

コース	2006/2007 年度		2007/2008 年度予定	
	活動	評価	活動	評価
学期間セッション 1	学生はプロフェッショナリズムに関するナラティブを書く	出席状況に基づき可・不可		
学期間セッション 2	学生はプロフェッショナリズムに関するナラティブについて振り返る	出席状況に基づき可・不可		
学期間セッション 3	学生は再びプロフェッショナリズムに関するナラティブを書く	出席状況に基づき可・不可		
ジュニア客観的臨床能力試験(OSCE*)	OSCE の症例にはプロフェッショナリズム能力の試験が含まれる	評価に基づき可・不可		
内科クラークシップ	学生は, 観察したプロフェッショナリズムの要素にかかわる経験に基づき, 電子的な日誌を作成する(少なくとも 1 か月に一度). 小グループでの討論	出席状況に基づき可・不可. さらに, 内科では所定の臨床評価書式を用いてプロフェッショナリズムを評価する		
神経学クラークシップ 精神医学クラークシップ				
家庭医療学	行動チェックリストを用いて評価	目下は評価なし		
小児科クラークシップ	行動チェックリストと保護者のコメントを用いて評価	目下は評価なし		
外科クラークシップ	プロフェッショナリズムと電子的な日誌に関する講義形式のセッション 3 回	目下は評価なし		
麻酔学 産婦人科クラークシップ				

*objective structural clinical examination.

表39-4 IUSM インディアナポリス校 第4学年

コース	2006/2007年度		2007/2008年度予定	
	活動	評価	活動	評価
救急医学サブインターンシップ	第3段階は選択制	臨床成績評価書式を用いたプロフェッショナリズムの評価		
放射線医学 **選択科目**	第3段階のプロフェッショナリズム達成のため選択科目を17科目用意する.	コース主任とコンピテンシー管理者(CD)のプロジェクト評価に基づき可・不可		

を受けた経験を語った. また, "更衣室"という手段に頼ることなく, ストレスや退屈にどう対処したらよいかについても話し合った. 最後に, こうした状況や似たような状況で, 専門家に相応しくない行動を助長させることなく, 自分の姿勢や価値観を表現するのに使えそうな方法について, ブレーンストーミングを行った. 討論会の締めくくりに, 学生たちは, "むずかしい"テーマについて中立的に話し合い, そして女子学生が説明した男性レジデントたちの行動は専門家に相応しくないことであり, 性別を超えた一般的な合意が存在することを発見する機会が得られたことに感謝する, と述べた.

▶ 医療におけるマインドフルネス

医学生が報告するプロフェッショナリズムの経験の多くには, レジデントや指導医がかかわっている. 専門家として好ましい行動や好ましくない行動について, 学生が小グループで話し合うことは有益であるが, この方法では学生の経験の及ばないようなより大きなコミュニティーについての視点を見落としてしまう. こうしたギャップに取り組むためにIUSMは, 教員全体, 学生および職員に配布するIUSMの週刊ニュースレターの『SCOPE』に不定期連載コラムを設けた.

医療におけるマインドフルネス(mindfulness in medicine)は, コミュニティー全体に影響するプロフェッショナリズムの問題を取り上げようという試みである. 教員, 学生, 職員に依頼して物語を提供してもらっている. 編集委員会は提出原稿に目を通し, コラムに掲載する原稿を決定する. 記事はたいてい短く, コミュニティー全体が関心を抱くようなトピックスにフォーカスを絞っている. 記事とともに講評が掲載されることが多い. 普通は教員によるものだが, 医学生やレジデントも講評を寄稿している.

次の事例提示3は, ある医学生が寄稿した記事である. 彼は, まず外科レジデントがある処置の開始を断り, 指導医に怒鳴られていた現場に居合わせた. この件には意外な展開があり, 指導医は外科レジデントを数分間にわたって叱りつけた後, レジデントに謝罪した. というのは, 手術日程について彼自身が不安や問題を抱えていたため, ついかっとなってしまった, と説明したのである. 指導医がレジデントに謝罪したという事実に感動した医学生は, まず指導グループの会合でこの話をし, それから『SCOPE』に寄稿した.

『SCOPE』に掲載された記事を, 新任の外科主任教授の講評を添えて, 次に転載する.

▶ M&M：医療におけるマインドフルネス

事例提示 3（つづき）

外科の物語
以下の物語は, IUSMの垂直的メンタリング(vertical mentoring)のグループ会合で共有されたものであり, IUSM外科の主任教授 Keith Lillemoe が感想を書いている.

学生による報告：ある外科レジデントが外科処置を開始し, 指導医が到着次第, 患者を引き継げる状態にしておくことになっていた. 指導医が定刻に現れなかったとき, この処置を行うのは初め

てなので，監督なしに開始することに不安を感じていたため，レジデントは集まった人々に対して指導医を待ちたい，と言った．こうした判断に不満を唱える者もあったが，レジデントはこの考えを固持した．やがて現れた指導医は公衆の面前でレジデントを"怒鳴り"つけた．それから気を静め，しばらく考えた後に，レジデントが下した決定は実際正しかったと言い，騒ぎ立てたことを詫びた．過度に反応してしまったのは，自分自身が遅れたことに対して不快で気まずい思いがあったことを認めた．指導医が自分の責任を認めたことは，この学生に好印象を与え，関係者もみな，指導医が自分の責任を認めたことは"専門家としての行動"のモデルであると言った．

感想：残念なことであるが，ここに描かれた事態は外科ではあまりにも頻繁に起こる事態で，特に手術室でよく目にする光景だ．原因となる要因には，手術によっては生死にかかわるため，ストレスが大きいこと，状況の技術的・認識的複雑さ，そして外科医が自分を"船長"だと感じていることなどがあげられる．手術室に着くのが遅れると，当然のことながらドミノ効果により，この外科医のその日の後の予定に影響を及ぼすが，それは誰にとってもストレスがかかる状況である．"遅れを取り戻す"ためにレジデントが先に進めているはずだったのが，進めていなかったことがわかり，指導医はフラストレーションを感じ，レジデントに対する不快感を人前で表現する結果になってしまった．残念なことに，多くの外科医にとって，こうした行動の雛形になっているのが彼ら自身の指導医（教師）の行為であって，そこから学びとっているのである．

原因はともかく，上記の事例では何かとまずい状況になっているが，結果はうまく収まっている．外科レジデントは，経験レベルにかかわらずまだトレーニングを受ける身である．レジデントが安全かつ自信をもって行うことができる手術手技が一部あることは確かだが，不安を感じる状況で，監督もなしに開始するよう要求されることは決してあってはならない．このケースのレジデントの判断は，明らかに正しい判断であった．こうした状況には私自身何度も遭遇しているのではっきり言えるが，指導医は，レジデントがしたことが正しかったこと，そして不適切だったのは担当医自身の反応だったことを，数分で理解したのである．面目を保って，状況に対する"指揮権"を示し続ける代わりに，指導医は，自分の過ちを公衆の面前で謝罪し，レジデントの判断が正しかったことをきちんと認める努力をしたのである．

レジデントであれ，手術室看護師であれ，麻酔チームであれ，あるいはその他のスタッフであれ，最善を尽くそうとしない者などいないということ——外科医はこのことを念頭に置く必要がある．たとえ激しい反応がその時点では正当とされるように思える場合でも，困難な人間関係の力学を認識し，認めることにより，どのように頑なな感情であっても和らげるのに大いに役立つ可能性があり，短い謝罪や関係者すべてへの"ありがとう"の言葉で，まだ状況を打開する余地があるかもしれない．この出来事は，我々外科医がフラストレーションを感じる状況によりよく対処する方法を，この指導医は学んでいることを示している．外科の同僚たちが今後もこうした進歩を続けてくれることを願っている．

結　論

専門職が本当に，働く者の深い喜びと世界の強いニーズが出会うところであるなら，専門家であるということは，医師として，仕事はきつくても努力が報われる分野で働くよう求められることの喜びにかかわっている．最近，医療のプロフェッショナリズムにフォーカスが当てられるようになったことは，医療が方向性を見失い，道徳の羅針盤を失っていることを表している，という者もいるかもしれない．また，技術・社会・経済の新境地が切り開かれつつある領域で，医学はその境界を調整し，フォーカスをあてるべき優先事項にも変更を加える必要がある，という者もいるだろう．いずれにせよ，医療のプロフェッショナリズムに新たな関心や重要性が与えられていることから，患者，同僚および自分自身に対するプロフェッショナリズムの責任をレジデントや現場の医師が思い出してそれを刷新するための状況が整えられている．このような機会を逃してはならず，天与の機会であると考えるべきである．医療が求めているのは，その瞬間ごとに展開される個人の自覚，確固たる価値観，そして生涯にわたる責任である．実際の経験のナラティブにどれほど多くのプロフェッショナリズムが見出されるか，そしてこうした語りを行うことがどれほど開放的な行為かを理解することと，はるかに現実的かつ人間味のある方法により，我々は職業の理想に近づくことができるのである．

謝 辞

インディアナ医科大学(IUSM)に強力なプロフェッショナリズム能力を構築すべく尽力してくださった，医学教育，カリキュラムおよび評価担当の医学部長室所属 Ann Cottingham 氏，およびインディアナ州プロフェッショナリズムチームに，感謝の意を表します．

(訳：錦織　宏)

推薦図書

American Medical Association. *Code of Medical Ethics of the American Medical Association.* Chicago, IL: American Medical Association,1847.

Buechner F. *Now and Then.* New York, NY: Harper and Row, 1983.

Education ACGME. *Toolbox for the Evaluation of Competence*, 2002.

Hafferty FW, Franks R. The hidden curriculum, ethics teaching, and the structure of medical education. *Acad Med* 1994;69:861–871.

Haidet P, Stein H. The role of the student-teacher relationship in the formation of physicians: the hidden curriculum as process *J Gen Intern Med* 2006;21:S16–S20.

Hundert EM, Hafferty F, Christakis D. Characteristics of the informal curriculum and trainees' ethical choices. *Acad Med* 1996; 71:624–642.

Husser WC. Medical professionalism in the new millennium: a physician charter. *J Am Coll Surg* 2003;196:115–118.

Inui TS. *A Flag in the Wind: Educating for Professionalism in Medicine.* Washington, DC: Association of American Medical Colleges, 2003. Available at: http://www.aamc.org/members/facultyaffairs/publications/start.htm. Accessed October, 2007.

Papadakis MA, Teherani A, Banach MA, et al. Disciplinary action by medical boards and prior behavior in medical school. *N Engl J Med* 2005;353:2673–2682.

Stern DT. *Measuring Medical Professionalism.* New York, NY: Oxford University Press, 2006.

第 40 章

臨床実践におけるつながりと境界

Sarah Williams, MD & Richard M. Frankel, PhD

隣同士の2人が裏庭のフェンスにもたれかかって、おしゃべりをしている様子を思い浮かべてみよう。その場面はくつろいでみえ、もし彼らが長年の知り合いであれば、親密にさえみえる。おそらく、彼らは10歳代になった自分の子供とのむずかしさや、きたる地元の選挙について感じていることなどを話しているのだろう。さて、彼らを隔てているフェンスについて考えてみよう—それにはどのような目的があるのだろうか？ 最も明らかなことは、それは彼らがもたれかかることができる物だ。しかしそれは、例えばお互いにとっての家、庭、道などの"領地"を識別する地理的な境界を規定しているものでもある。

このやり取りのなかで、それぞれの人の権利や義務、責務の輪郭を描く、あまり明瞭ではない"境界"もある。彼らは隣人、おそらく親友かもしれないし、そうではないかもしれない。彼らは恋人同士でもなく、医師と患者、親戚同士、先生と生徒でもない。そうなりうるかもしれないが、もしそうならば彼らの関係を規定する境界は違ったものになるであろう。さらに、彼らがどんな関係かを考慮すれば、彼らの過去、人物像、互いに心地よいと感じられることを元に彼らが共有している情報や感情をめぐっての境界もある。

境界は何かと何かの間や、何かの周りに引く線である。境界は、国と国を隔てる物理的な線、細胞、臓器、生物を互いに分ける生物学的な線、特定の人間関係や会話、行動などにおいて何が望ましいかという規範や規則の輪郭を描く社会的な線などのような形も取りうる。

境界は必要なものであるが、異なる状況、異なる文化、他の因子などに適応するためには柔軟でなければならない。例えば、一般的な社会的慣習として、知らない人同士が身体を接触させてはならない、もしくは制限されることがある。この規則、あるいは規範はある状況では適応されるが、すべての状況に適応されるわけではない。混み合ったエレベーターやラッシュ時の地下鉄の中では、身体の接触は正常なことであるが、知らない人同士が身体接触をしながら相互の関係を扱わなければならない(例えば、自らの境界を縮める、アイコンタクトを避けるなど)。境界があってこそ関係性を築くことができるが、それが厳密すぎる場合には、関係性を阻害することがある。同様に関係性が穴だらけ、あるいは不明瞭すぎると、関係性は安全でなく、葛藤の多いものとなる。境界が不明瞭な場合、当事者がどうあるべきかについて合意できない場合、同じ人物と複数の関係性が同時にでき、異なる境界が必要とされる場合(例えば、医師と友人など)、あるいは当事者の一人か双方がその資格がないと感じる場合や、健全な境界をどのようにつくり、維持するかを知らない場合に、混乱が生じる。

混み合った地下鉄の中のように、医療者と患者は最適な人間関係を維持するために、境界を調整、管理しなければならない。例えば、医療者は初対面でも親密な質問をすることが許され、身体診察においては一般には"内緒の"身体の部位に触れたり操作することが許される(特に陰部や直腸の診察)。このような行為は状況が変われば、境界の著しい侵害となるであろう。患者(や自分自身)を境界の混乱から守るために、医療者と患者の関係を安全で快適な状態にしているその他の境界について、より注意を払うことが重要である。最後に、境界は暗黙のうちに定められ、混乱や横断、侵害が起こるまではそれに気づかない。境界はしばしば、聴診器の両面で聴くかのように読みとることで明らかになるものである。

意義深く思いやりのある医師-患者関係を築くなかで、適切な境界をつくり維持することを学ぶことは、多くのトレーニング中の医療提供者にとって重要な課題である。苦しんでいて要求の多い(時に操作的な)患者にかかわりすぎて、挫けている医学生やインターンの物語は、医療における典型的な例である。また、自らと患者の間に固い壁を築く医師の話もまた同様である。そのような医師は、医師としてのやりがいのいくらかを失っているかもしれない。彼らはしばしば仕事の満足度が低く、燃え尽きやすい。さらに、非協力的で、不満があり、おそらく訴訟好きな患者を相手にしていることに気づくかもしれない。

トレーニング中や医師になったばかりの頃には、境界を扱うことの困難さは、大変に差し迫った課題と感

じられるが，この課題は継続し，トレーニング中に培われた習慣や行動様式は専門職としての生涯を通じて，持続するかもしれない．境界についての小さな課題は，医師の日常の仕事の中のあらゆる部分に存在する．ほとんどの医療提供者は，スーパーマーケットや学校の委員会会議，その他の医療以外の場において患者に会っているはずである．経済に精通した証券会社の社員である患者から少しの情報を得ることや，自動車修理工である患者に最近起きた車の不調についての無料の助言を求めてよいものかどうか，多くの医療提供者は迷ったことがあるはずである．また，自分が医師を受診する手間を省くために，"老化のために使っている"塗り薬の処方を友人や親せきに頼まれたことがない人がいるだろうか？ これらの行為は本当に"境界の侵害"にあたるのだろうか？ レジで並んでいて患者と会ったときに，ただリラックスして挨拶したり，あるいはハグしたりすることがなぜできないのだろうか？ 株式や自動車修理についての無料アドバイスを受けて，患者に自分は役に立てたと思ってもらってはいけないのだろうか？ その処方箋を書いてあげれば，叔母のベシーが一日仕事を休んで診察料を払わなくてもすむのに，なぜそれをしないのだろうか？

本章では，"ケアの限界"，"医療者−患者関係における性的関心の問題"，"家族への医学的アドバイス"などの，医療の実践におけるよりむずかしい境界の問題にフォーカスを絞る．それぞれのセクションは症例や医療提供者のナラティブを中心に構成され，それにより生じた問題についての考察を行う．そのうえで，読者／医療提供者がむずかしい境界のダイナミクス*を理解し，アセスメントし，管理するためのガイドラインを提示する．

症例提示と検討

▶ 境界についての課題1：ケアの制限

症例提示 1

M医師は1年目のトレーニングの途中であり，若く，優秀で，非常に熱心で注意深い内科医であった．ある夜の当直の際に，M医師は糖尿病の若い女性患者のRさんを入院させた（RさんはM医師よりわずか数歳年下）．Rさんは数日間インスリンを注射しなかったために重度のケトアシドーシスを起こした．M医師はRさんに付き添って一晩中起きて，患者の水分と電解質をモニタリングし，注意深くインスリンの投与量を調整した．翌朝早くM医師がいくつかの検査結果を確認した後で病室に入ると，Rさんに朝食のトレーを投げつけられてしまった．彼女はカロリー制限食に不満でいっぱいだった！

その後の数日にわたり，Rさんの糖尿病はコントロールがむずかしく，ブリットル型の糖尿病であることが明らかになってきた．このときに明らかにしておくべきであったが，彼女は重度の境界性人格障害であったことである．実際に，いくつもの彼女の糖尿病の危機的な状況は，インスリンを突然止める，砂糖の多い食事を食べる，あるいはインスリンの過量使用など，彼女の自己破壊的な行動に起因していた．Rさんには，自らが危険な状態におかれるまでに，どれだけこのような危険なことができるかを試す不可解な特性があるように思われた．

治療チームは彼女の血糖コントロールを改善しようとしていたので，M医師は初日の暴力行為にもかかわらず，Rさんと信頼関係を築こうと努力した．信頼度が増すに伴い，Rさんは主治医に自らの困難な人生についての話をするようになった．彼女は子供時代にネグレクトや虐待を受け，現在も抑うつと孤独感に苦しみ，彼女が頼る人々がいつも彼女を裏切ったり失望させたりすると感じていた．M医師はRさんに対して哀れみを感じ，彼女を失望させてきた世話人たちの轍を踏まないことを誓った．

Rさんの状態は最終的に安定し，退院してM医師の外来でフォローされることになった．しばらくはうまくいっていたが，まもなく問題が起こった．M医師へ電話をかけてくるようになり，最初の頃はそれほどではなかったが，その後頻回にかけてくるようになった．最初，特に予約診に無断で来なかった後で，Rさんは外来に電話をかけて受付を悩ませ，それは次第に頻回となった．その後，彼女は呼び出しの電話番号を見つけ，昼夜を問わずM医師をポケットベルで呼ぶようになった．M医師は悩まされ，患者を傷つけることなしに電話を止めさせたかったがお手上げだっ

---

* "ケア"や"処方"のセクションであげた事例や症例検討は，筆者や彼らの同僚，友人，学生の個人的な経験に基づく．"性的関心"の項についてのナラティブや引用は筆者らの行ったワークショップに基づく．いずれも許可を得て掲載している．

た．彼女はRさんの感情的な苦痛や孤独を理解していたので，彼女のためになってあげたかった．ある日，いたたまれなくなったM医師は患者に自分の携帯電話の番号を教え，重大な緊急時だけ使うように頼んだ．不幸なことに，Rさんは自分自身で電話することを制限することができず，医学的および感情的な問題のためにもM医師に電話をかけ続けた．

　ある夜，彼女が午前1時にM医師に電話をかけ，ボーイフレンドと別れたので絶望的だと話したとき，M医師は激昂した．M医師はRさんにこんな時間に電話をしてくること（不適切な時間にかけるいつもの電話のことも）に対して叱りつけ，これは緊急ではない，お願いだから電話するのをやめて一人にしておいてくれるようにきっぱりと言った．彼女は電話を切ってベッドに戻り，夜の残りの時間，眠りについた．翌朝，M医師は（恐る恐る）電話のスイッチを入れた．RさんからM医師へのメッセージが入っていて，次のように録音されていた「もう私のことを心配してもらう必要はありません，二度とお会いすることも連絡することもありません．いまやM先生はほかのみんなと同じで，私はがっかりしました．私は自分で糖尿病をなんとかします．そしてもしそれがうまくいかなかったとしても心配しないでください．私はもう病院に行って先生を困らせるようなことはしません．私は先生だけは皆と違うと思っていましたが，先生もほかのみんなと同じでした」．M医師は屈辱を感じ，罪悪感に打ちのめされた．M医師はRさんに謝罪し，何とか治療を続けてもらおうと，何度も電話を試みたがうまくいかなかった．M医師はこの患者に手紙を送ったりもした．しかしこの患者は，電話にも手紙にも二度と返事をしなかった．

症例検討

この境界型の患者のケースはその極端な行動をよく描いており，医療行為の境界について考える素晴らしい機会を提供してくれている（第26章参照，p.319）．一見して，悪かったように思えるのは，M医師が困難な患者のために過剰なケアをしてもよいと思ったことであろう．ここで我々が言いたいことは，行ったケアの量が問題だというのではなく，むしろ，Rさんとの関係性においてM医師が適切な境界を欠き，制限を設けなかったことであろう．ある関係性について適切な一連の行為の限界を考慮しながら，境界の概念について思い起こしてみると，この医師と患者の両者が，たとえ，最も思いやりのある医師と患者との関係であったとしても，安全で心地よい，適切な限界を超えた行動をとっていたことを理解することができる．

　医師-患者関係における境界の重要な機能は，保護されていて，自立しており，快適さを感じることができる（部分的に物理的な，また部分的に感覚的あるいは概念的な）"安全なスペース"の感覚を当事者に抱かせることである．お互いがこのスペースを理解し尊重すると，お互いのやりとりが信頼的で双方向的なものになる．人間関係の境界が侵害されると，多くの人々は防御的になり，他者とつながるというよりは，自らの境界を強めて守るために努力するようになる．M医師はRさんの絶え間ない不適切な要求をエスカレートするままに放置してしまい，これを問題として取り上げたり，限界を設定することがなかった．そのため最後に，M医師は"激昂して"その関係性を壊し，医師と患者双方にとって安全でないものにしてしまった．このケースが示唆しているもう一つのことは，患者の行動変化はしばしば境界の変化や混乱を示していることである（例えば，増える電話の回数，予約を守らないこと，ケアに対する要求，個人的な質問，性的なアピールなど）．

　幸運にもM医師は再度のチャンスがあり，今度はよく準備できていた．

症例提示1（つづき）

Rさんに"解雇"されてから1年後，研修に慣れた2年目のレジデントになっていたM医師は，外来へ行ってRさんがその日の患者受診リストの1番目にあるのに気づいて驚いた．M医師は気持ちを落ち着けた後，患者を診察室に呼び入れた．両者が前年の失敗について謝罪し，反省の気持ちを伝える機会をもつことができた．まずRさんが，当初はとても傷つき腹が立ったが，本当に自分のことを考えてくれる唯一の医師であったM医師に，自分がいかに困らせるようなことをしていたか，についても気づいたと述べた．それから，M医師にもう一度診てもらえるかしらと尋ねた．

　M医師はとても感動し，もう一度診ると伝えた．Rさんのケアを再開するのはとても幸せだが，今回はその関係性，とりわけコミュニケーションの回数や性質，Rさんの健康のための責任の所在に関しての"ルール"が必要であると述べ

> た．両者が不安を感じない方法で，ルールと責任についての概要を示す契約を書面で交わした．

その後，この医師−患者関係に嵐のような瞬間がないわけではなかったが，途切れることはなかった．Rさんの糖尿病はますますコントロールが改善し，やがてM医師は，Rさんを自分にとって最も意義深く，多くを学ぶことができた患者であると感じるようになった．

最後に，この症例は境界の混乱と困難さについてのダイナミックな性質を鋭く描いている．幸いなことに，最も困難な状況であっても，(ほとんど)常に修復できる可能性がある．

境界についての課題2：性的関心とプロフェッショナリズム

性的関心と性的な感覚を抱くことは，人間としての正常な一部分である．医師と患者の間で感じられる性的な感覚は異常ではないが，それは時に混乱や困難をまねくことがある．性的な感覚に従って行動することは，医師−患者関係に危険が生じたり，私的利用になる可能性がある．学生，レジデント，医師のナラティブに基づく以前の研究で，医療提供者の性的な感覚が行動に移された多くの状況では，医師側の境界に関する混乱がかかわったことが明らかになった．典型的な状況としては，医師が患者に性的な魅力を感じたり，診療中に興奮したりする可能性のある場合である．医師と患者がお互いに魅力を感じている感覚を，境界を超えて相手に打ち明ける結果に至ることは非常にまれであった．さらに頻度が高いのは，性的な感覚を避けるために，医師が診療を避けたり身体診察の一部を飛ばしたりすることであった．男性医師，女性医師ともに境界の混乱を避けるために，直腸，尿生殖器，乳房の診察を行わないことがある，と述べている．次に示す内科の3年目のレジデントのナラティブは，性的な感情や他人の言動についての思い込みが医療現場での出会いに及ぼす影響をよく描いている．

> 私がカンファレンス室に座っていると，診療助手が入ってきて「あなたを喜ばせてくれる患者が診察室に来ていますよ」と言った．私が診察室に入ると，濡れたTシャツのような服を着て，ブラジャーを着けず，スタイルがとてもよい女性がいた．私が話しを始めると，彼女は一句一言に対してくすくす笑い，私が経験したことのないほど不適切な行動を次々ととった……私はその部屋で彼女を目の前に座っていて，彼女の胸から視線が離せなかったため，とても不快に感じた．私は何度も視線を落としてカルテを見ようとしたが，視線を上げるたびに彼女の胸に焦点が合った．彼女は私の視線の自由を奪っていた……乳房が揺れていて……それで，彼女のすでに目立つ胸はますます目についた……彼女は私にとって軽薄すぎた．私は本当に不快であった．

このナラティブから明らかなことは，この患者の容姿や，やりとりの仕方(診療助手によって"あなたを喜ばせてくれる患者"と不適切に表現された)によって，そのレジデントがこの状況を"性的なもの"にし，この患者自身やその振る舞い，意図について思い込みを抱いてしまったことである．そして彼は，医師−患者関係の特性と境界と，魅力的な女性と出会った性的関心を抱く男性という関係の特性と境界との間で板ばさみとなり混乱してしまった．興味深いことは，自分自身を不快な状況に追い込んだまさにその行動を，レジデント自身が非言語的に助長したことについて，このレジデントが認識していなかったことである．彼は目線を上げるたびに彼女の胸に焦点が合い，その結果彼女がますます胸を目立つように見せびらかしているように感じた，と彼は報告した．このレジデントは明らかに当惑して，この患者に魅力を感じ，同時に適切な専門家としての境界を維持するための距離をとることに苦労した．彼は何かがおかしいと思ったが，何がおかしいのか，どうすればよいのかが，はっきりわからなかった．この無力感と明瞭さが欠けている感覚は，境界が混乱している状況において一般的に感じられるものである．

たまたまこのようなことが起こったが，患者に魅力を感じて混乱しているのはこのレジデントだけではない．精神科レジデントについての研究によると，ほとんどの男性精神科医と約半数の女性精神科医は，一人以上の患者に性的な魅力を感じたことがあると報告している．また，1％は患者と性的接触をもったことを認めた．また別の研究によると，医学生の57％が患者に対して性的な感情を抱いたことがあり，男性学生は女性学生よりも頻度が高かった．調査した学生の21％が患者とセックスをすることは構わないと考えていた．同じ調査で，学部教育のカリキュラムでは，医療における性的な境界について教えられることがない，と報告されている(章末の「推薦図書」参照)．

境界を脅かされた場合の対応についての秘訣

- 一呼吸おく．一言断って退室し，数分間かけて頭を明瞭にし，何が起こっているのか考えてみる．

- 即座の助言を求める．信頼している看護師，同僚や指導者に連絡し，何が起こっているかを伝え，別の，できればより先入観のない見方をしてみる．
- その状況をリセットするために，第三者（指導者，看護師，患者の家族のメンバーなど）に同席してもらう（我々の症例では，レジデントが看護師を同席させたが，とても有効だった）．
- 患者との間の物理的な位置関係を変えることを考慮する（例えば，もう少し距離をおいたり，患者との間に机など障壁となるものを置くなど）．例えば，このケースでのレジデントは立ち上がってもよかったかもしれない，そうすればカルテから視線を上げたとき，視線は患者の胸ではなく顔の高さにいったであろうから．
- 患者を実際に観察したことから得られた（性的もしくはそれ以外の）思い込みや感情の混乱をほどくことを試みる．このケースでは，その患者は本当に性的にアピールしていたのか，あるいはレジデントが彼女のこのような行動からそう解釈しただけなのか？
- 最後に，医師−患者間の相互関係であることを（自身の心の中で，また，おそらくは適切な質問や言葉を用いて）再構築することは役に立つかもしれない．同様に，あなたが魅了される患者（患者に対してほかの混乱した感情をもつ場合も含めて）は実際には，あなたに専門家としての助けを求めて来た人であることを思い出すようにする．

境界についての課題 3：自身の家族に対する医学的助言

B 医師は，自分が生まれ育った小さな町に住んで開業している家庭医であり，そこには B 医師の多くの親戚がまだ住んでいる．B 医師は地元のイベントでしばしば自分の患者に会うこともあり，仕事と地域の付き合いとを分けて考えることが上手にできるようになっていたが，最近自分の家族のメンバーが医学的な意見を求めてきたときに，彼女は境界についての困難な課題を経験した．

B 医師はある日の午後に久しぶりの休みを取り，娘のサッカーの試合を見に行った．その時同じチームに娘がいる従姉妹に偶然出会った．彼らが座って話をしていたとき，従姉妹が突然「医学的な質問をしても構わないかしら」と質問してきた．その答えを待たずに彼女は脚を突き出し，脚のふくらはぎの周りが少し前から痛むのだと言った．彼女は多分筋肉痛だろうと思い，氷で冷やしたがよくならなかった……彼女の主治医はその週は休みを取っていたため，診察を受けるためには救急外来に行かなければならなかった．それは，彼女が仕事を休むことを意味していた．また彼女は，「それをするお金がないのよね．ジミー（夫）は失業中だし他にもいろいろね」と言った．

B 医師は自分の前に突き出された脚をじっと見たが，秋の午後の薄暗い中ではあまりよく見えなかった．B 医師はふくらはぎをやさしく握ると，少しだけ圧痛があった．B 医師は心の中で，深部静脈血栓症（deep vein thrombosis：DVT）の危険因子のリストを思い浮かべて（喫煙，最近の旅行，妊娠……），従姉妹にそのすべてについて質問したが，いずれも問題はなかった．リストの最後の項目にたどり着いたとき，B 医師はためらった．B 医師は，避妊ピルがおそらく従姉妹の年齢の女性で最も頻度の高い DVT の危険因子であることを知っていた．しかしまた，B 医師は従姉妹とその家族がとても信心深く，所属する教会が人工的な避妊を認めていないことも知っていた．B 医師はその質問をすることにより，特に彼女の夫がその会話を注意深く聞いていたため，彼女を攻めてしまうことを心配した．

B 医師は，違う方向に引っ張られるような，よく感じることのある感覚を感じた．注意深く責務を果たすべき医師として，従姉妹に無理に仕事を一日休んで救急外来を受診するように，と主張すべきであろうか？　考えすぎだろうか—おそらくただの筋肉痛であって，従姉妹を受診させて何でもないことがわかった場合，どのような感じがするだろうか？　結局，彼女に何も危険因子がなかったら……いや存在したら？

結局，よい家族メンバーであることに軍配が上がった．B 医師は従姉妹に，家に帰り，脚を挙上してもっと冷やし，もし改善がなければ医師を受診するように言った．その夜，B 医師は寝苦しかった，そして翌朝 5 時に電話が鳴ったが，B 医師は驚かなかった．従姉妹の夫が救急外来からかけてきた電話だった．脚の痛みはどんどん悪くなり，病院に行ったとのことだった．B 医師の従姉妹は重症の DVT と診断され，彼女が医師以外には誰も知らせていなかった避妊ピルの使用が明らかに原因であった．

このケースにより，いくつかの重要なテーマが示されている．

1. 境界の混乱は 2 つの異なる関係性が同時に存在するときにしばしば起こる．このケースでは，B 医師は従姉妹に対する家族関係と，B 医師の専門家としての役割の間で決心がつかなかった．そのため B 医師は家族メンバーとなって"治療"を拒むこともできず，たとえどれだけ不愉快な質問や忠告が関係していたとしても，医師となりきることもできなかった．

2. 境界が不明瞭になるときはしばしば，よりよい判断に背き，「そんなによくないのでは」といった小さな声を無視する誘惑がある．どういうわけか，

不確かな信念や行為を正当化することは，相手を責めたり不快な思いをさせるリスクを取ることよりも簡単である．前述のこの事例では，B医師は従姉妹が救急外来に行かなくてもよくなることを望み，経口避妊薬のことを夫の耳元で話し合って，恥ずかしい思いをさせるかもしれないと考えたために，状況のリスクを過小評価する結果となった．死に至る結果を生じる可能性もあったし，誤った判断であった．

境界が不明瞭となり判断力が鈍る同様の状況として，再診を勧めることなく抗生物質や鎮痛薬，ベンゾジアゼピン系薬物を継続処方することがある．たとえ望まない結果となる可能性が低くとも，患者の"望みどおり"にすること，つまり専門家としての境界を拡大することは，患者あるいは我々を危険に曝すことになるであろう．常々立ち止まって，自分自身に次のように問いかけるのがよい．この状況で境界を広げることに（あるいは，広げないことに），どのようなリスクと利益があるのだろうか？　と（後述の「実地医家のためのガイドライン」と「指導者のためのガイドライン」を参照）．

実地医家のためのガイドライン

境界を定め，その問題に取り組むための確立した法則はない．医療提供者にとっての境界に関する問題は，過去の歴史や性格などによりさまざまである．同様に，さまざまなタイプの人格をもつ患者と医師によって，さまざまな医師-患者関係が生じる．しかし，臨床現場において医師が境界を扱うための個別のアプローチを確立するための手助けとなる，いくつかのガイドラインをここで提唱する．

1. 境界の混乱を示す危険信号を認識できるようになる．次のことを含む．
   - いつものように明瞭に考えることが困難，判断力が鈍る．
   - 患者の要求が正当であるとは感じられない．
   - 電話の回数が増える，予約診に無断で来ない，ケアについての要求，個人的な内容の質問，性的なアピールなど患者の行動の変化．これらは境界の変化や混乱を示している．
   - 医療提供者のいつもの行動が変化していることは，境界の混乱が差し迫っていることを示している．
   - 患者を傷つけたり，怒らせたりするのを恐れること，あるいは"悪い人"になりたくないこと．
2. 自分自身の感情やニーズに気づき，できるだけそれを大切にする．次のことを心に留める．
   - 安全で健康的な境界を築くことは，自分自身と患者に対する責任であると同時に，自分自身の権利でもある．
   - 医療者の満たされない，あるいは認識されない感情やニーズは，医師-患者の関係に影響を及ぼし，境界の混乱の原因となりやすい．例えば，独身でおそらく孤独を感じているであろう医師は，患者に対して性的あるいは恋愛の感情をより抱きやすいかもしれない．
   - 自分自身や他人に対して正直であることは（それが適切な場合には），健全な境界を保つのに役立つ．
3. 同僚や指導者と一緒に，安全で支持的，批判しない雰囲気の中で問題を共有する．バリントグループ*や，自己への気づき（personal awareness）のためのグループはこの目的にために理想的である．
4. 関連するスキルを実践．明確で適切な境界を設定するためには，実践が必要である．米国医療コミュニケーションアカデミー（American Academy for Communication in Healthcare：AACH）のウエブサイトには境界についてのワークショップやコースが紹介されている．米国内科試験委員会（American Board of Internal Medicine：ABIM），米国医科大学協会（Association of American Medical Colleges：AAMC），米国医師会（American Medical Association：AMA）のウエブサイトには討論のために用いる事例が掲載されている．
5. 専門家によるカウンセリングを考慮する．短期的カウンセリングや心理療法は特に困難な状況における個人の境界を定義するために有用なツールである可能性がある．

指導者のためのガイドライン

ファカルティ・ディベロップメントとモデリングについて以下に示す．

- 現状では，医学生やレジデントのために適切な境界を教えている医学文献はほとんど存在しない．性的な境界に関してGartrellが1998年に行った研究によると，男性の3.9％，女性の6.3％が彼らの指導者，臨床の監督者，コースの講師，アドバイザーや教育管理者と性的な接触をもったことがある，と認めている．訓練を受ける側の少数が，彼らの指導者と性

---

* 訳注：バリントグループは，医師と患者の困難な状況や，やりとりについての個人的，あるいは対人間の側面にフォーカスを絞って，ケースに基づいて議論を行うグループのことである．

的な接触をもっているという事実は，少数の臨床医が患者と性的な接触をもっているという事実と同様に，学習者と患者との適切な境界をもつという分野においてファカルティ・ディベロップメントを行う必要があることを示唆している．
- トレーニングの初期から開始する．トレーニングを受ける者が専門家として期待されていることを学ぶ際に，臨床コースに入る前でも入った後でもいつでも，彼らを境界についての議論に参加させることが有益である．
- 文学や芸術を使う．『Lovesick』，『愛と追憶の彼方』(The Prince of Tides)，『ドクター』(The Doctor)などの映画は，境界の混乱や横断，侵害を議論するための強力な題材として利用できる．

結　論

境界の混乱は，患者，医療提供者，あるいはその両者のいずれが原因となるにせよ，ありふれていて困難な課題である．最近まで，健全な境界を築くことは，医学部やレジデント研修の"非公式の"あるいは"隠れた"カリキュラムと考えられていた．境界や関係性の構築について具体的なタスクにかかわるというよりは，見たり，経験したり，教えたりすることによってこのようなスキルを学ぶことができると考えられていた．しかし，健全な境界や関係性について非公式のカリキュラムで学習者が学んだことは，しばしば非常に多様で特異性が高かった．過去30年間，臨床や教育の研究から得られたエビデンスにより，この分野のトレーニングの必要性や，トレーニングが早ければ早い時期ほどよいことが示された．

時間をかけてさらに学習し，本章で概説したスキルを実践するために，我々は本章を読むことを勧める．フェンスによって物理的な現実が"一見して"明らかになるのとまったく同じように，患者と医師の間の健全な境界により，心地よさ，信頼，満足，明瞭を感じることができる人間関係を形成することが可能となる．医師として働くことには，成り行きに任せることができないほど非常に重要な面がある．健全な境界について教えること，学習すること，これらはすべての医療専門職にとって必須の項目である．

エピローグ

締めくくりに，伝統的な境界を広げることにより，医師と患者，家族が意味深い経験を共有することができたという，筆者の一人(Sarah Williams)の経験を述べたい．

「私が，若い内科アテンディングであったとき，状態が悪化して明らかに末期のエイズ(AIDS)患者をケアしていた(これは効果的なHIV治療が開発される以前のことである)．彼を治療している経過の中で，この患者と献身的な彼の母親と親密になった．2人ともすばらしく興味深い人だった．

最後に彼の状態が急激にどんどん悪化し亡くなったのは，私が休暇中のことであった．私はその休暇中，この患者と母親に電話で連絡を取り続けることを決めていた．休暇から戻り，私は彼の母親に招かれ，彼の葬儀に出席した．彼の家族，友人に会い，彼がどれだけ愛され大切にされていたかをみたことは，私にとって新鮮で非常に意味深い経験であった．

後日，彼の母はとても心のこもったお礼状をネックレスの贈り物と一緒に送ってくれた．これは20年近く前の出来事であるが，私はまだそのネックレスを大切にしている．そのネックレスをつけると，その患者と彼の母親，私たちが共有した強力な経験を必ず思い出すのである」

(訳：若林英樹)

推薦図書

Frankel RM, Williams S, Edwardsen E. Sexual issues and professional development: a challenge for medical education. In: Feldman MD, Christensen JF, eds. *Behavioral Medicine in Primary Care*, 2nd ed. New York, NY: Appleton and Lange, 2003.

Gartrell N, Herman J, Olarte S, et al. Psychiatric residents' sexual contact with educators and patients: results of a national survey. *Am J Psychiatry* 1988;145(6):690–694.

Hafferty FW, Franks R. The hidden curriculum, ethics teaching, and the structure of medical education. *Acad Med* 1994;69: 861–871.

La Puma J, Stocking CB, La Vote D, et al. When physicians treat members of their own families. Practices in a community hospital. *N Engl J Med* 1991;325(18):1290–1294.

Levinson W. Mining for gold. *J Gen Intern Med* 1993(8):172–173.

Peterson MR. *At Peronal Risk: Boundary Violations in Professional-Client Relationships*. New York, NY: W.W. Norton, 1992.

Pfifferling JH, Gilley K. Overcoming compassion fatigue. *Fam Pract Manag* 2000;7(4):39–44.

Smith RC, Zimny GH. Physician's emotional reaction to patients. *Psychosomatics* 1988;29:392–397.

White GE. Medical students' learning needs about setting and maintaining social and sexual boundaries: a report. *Med Educ* 2003;37(11):1017–1019.

第41章

海外の医学部を卒業した医師のトレーニング

H. Russell Searight, PhD, MPH, Jennifer Gafford, PhD, & Vishnu Mohan, MD

はじめに

本章では，海外の医学部を卒業した医師（international medical graduates：IMG）のトレーニングと教育の問題についてレビューを行うが，そこに含まれるのは，精神疾患やその治療についての異なる視点，教育的な経験の違い，患者の医師ではないスタッフとのかかわりを含む臨床上の問題，テクノロジーや書類の作成，心理社会的な問題，医療倫理に関することなどである．このような研修者の特別なニーズに言及するとともに，レジデントの教育のために修正可能な一般的な提案も行う．異文化間の違いについて話し合いを行う際には常に，IMGのバックグラウンドに関する非常に広範にわたる多様性を認めなければならない．一般的な話題を提供しているが，このことは常に限定的なことであり，すべてのIMGの経験を網羅しているわけではない．

症例提示 1

主に米国で研修を受け，家庭医学のレジデントの教育を行う教員が，国立レジデントマッチングプログラム（National Resident Matching Program：NRMP）に最終的な登録希望リストを提出する前に，最後にもう一度志願者たちのリストを見直した．少数の例外を除いて，希望リストの順番は米国の医学部の卒業生（U.S. medical graduates：USMG）から始まり，IMGが後半の2/3を占める．ビザの発行の問題により，セレクションのプロセスはさらに複雑化する．「彼女は志願者としては有力だが，彼女のビザの状態を考慮すると，管理上の問題が生じるかもしれない」．微妙な問題について思慮深く話し合うことにより，特にIMGのなかでどの志願者が家庭医学に本当に興味をもっているのか，どのレジデントが米国の医療システムと親和性があるのか，さらには郊外に住む低所得の住民と良好な関係を結び，コミュニケーションをとることができるか，どのレジデントが患者ケアの心理社会的な問題を認識し，注意を払うことができるかについて選別していく．ある教員の一人が，「順番をつけるプロセスは，USMGのみを考慮する場合には簡単な仕事だ」とコメントした．別の教員は，「それは，レジデントの教育についてもいえるね」と加えた．3番目の教員は，「有望なレジデントの何人かはIMGだったことは忘れてはいないよね」と話した．

米国のレジデンシープログラムにおいて増加するIMG

海外の医学部を卒業した医師（IMG）が，米国における家庭医学のレジデントのポジションを占める割合が増加している．2005年の国立レジデントマッチングプログラム（NRMP）の結果によると，家庭医学領域のすべてのポジションのマッチングでは，海外で教育を受けた米国市民以外の人（つまりIMG）が24.3%を占め，前年よりも家庭医学に占める割合が連続して7年間増加していた．家庭医学のレジデント制度におけるこのような変化は医療分野全体で認められる傾向である．2005年度では，小児科レジデントのポジションの25%，内科のそれの35%をIMGが占めており，これらIMGの大多数が米国の市民権をもっていなかった（各々69.8%と78.6%）．医学部の研修先の上位10か国は，インド，フィリピン，メキシコ，パキスタン，ドミニカ共和国，ロシアや旧東欧圏の国々，グレナダ，エジプト，イタリア，韓国であり，米国の医師の4人に1人はIMGであり，その185,234人の医師が127か国から来ている．IMGはプライマリ・ケアの職種（家庭医，内科，小児科）の役割を十分に果たしており，医療過疎地域では不均衡なヘルスケアが提供されていたが，それを補っている．

医師不足とともに，プライマリ・ケア領域で米国の医師の労働力が減ることが予測されていることから，プライマリ・ケアを専門にするIMGの数は増え続ける可能性が高い．1年目のレジデントの前提となる研修について，以前であれば当てはまった仮定は，海外からのレジデントの多くには，もはや当てはまらないため，教員が行っているレジデントの評価や教育方法を変える必要がある．

生物・心理・社会的なモデルにおけるこれまでの研修

米国では，生物・心理・社会的なモデルはプライマリ・ケアや地域医療の基礎となっている．IMGの多様なバックグラウンドは，多民族化することでますます多様化する米国国民のケアにとって価値ある一方で，IMGが生物・心理・社会的なモデルについて教育を受けた度合いは，レジデントがその教育を受けた国によって著しく異なっている．例えば，少数の例外はあるが，カナダ，イギリス，オーストラリア，南アフリカやオランダのような国では，米国と同様に，行動科学や心理学の応用が世界のほかの地域よりもはるかに進んでいる．人生後半にさしかかった高齢者の抑うつ状態の標準的な臨床例について，IMGがその抑うつ状態を診断する能力に関して，医学部の教育の違いがどのように影響するか検討した最近の研究によると，178人のプライマリ・ケア医と321名の精神科医のうち，IMGはUSMGと比較して抑うつ状態を正確に診断したり，まず第一に推奨されている治療を行う確率が有意に低いことが明らかになった．この結果は，専門分野，認定専門医の資格，その他の医師の特徴，あるいは患者の人種，性別を調整しても有意であった．この論文の著者は，人生後半の抑うつ状態の診断率や治療率がIMGで低かったのは，おそらく異なる研修や抑うつ状態の文化的な枠組みにより，抑うつ症状についてあまり馴染みがないからであろうと考えていた．

筆者らの家庭医としてのレジデント研修やIMGとの半構造化面接の経験では，この仮説は正しい．このプログラムはより多くのIMGにマッチングしているので，家庭医療の生物・心理・社会的な基礎における心理学的，社会学的構成要因をIMGのレジデントの多くが理解していないように思える，と言っている医師である教員が増えている．例えば，IMGのレジデントは，妊娠した17歳の患者に対して，患者が妊娠ということに抱いている感情や子供の父親，親や家族のサポート，患者自身が教育課程を続けるか，どのように続けるか，ほかの社会的に利用可能なサポートなどについて質問し，助言するような態度をとるのではなく，むしろ直接的な質問をして面接を行う可能性もある．さらに，筆者らと一緒に仕事をしているIMGのコメントによると，米国でありふれた精神疾患の多くは，自分たちの故国では普通に診断し，治療されていないことを示唆している．多くのIMGは，自分の国の医学部の教育において行動科学について教育された経験がほとんどない，と言っている．例えば，注意欠陥多動障害(attention deficit hyperactivity disorder：ADHD)は，治療が必要な医学的な状態にあるというよりはむしろ，不適切な行動であると捉えられている．診療におけるこのような違いは，これまでの研修(つまり，行動医学に関する不十分な教育)と文化への適応要因(レジデントの故国におけるメンタルヘルスの概念)の両方によるものと考えられる．

米国でのレジデント研修以前の教育経験の違い

医学部は国際的にかなり多様性があるが，西欧以外の国から来たレジデントは，米国の典型的な医学部を卒業した医師(USMD)とは異なる教育経験をしてきている．第一に，アジアの多くの国々では，医学部への入学は高校卒業後に行われる．米国にも6年間の医学教育のプログラムをもつ医学部も存在するが，米国のほとんどの学生は医学部を受験する前に学士号を取得している．注目すべきは，在学中の専攻は医学とは直接関係がない場合があることである．医学部で必要とされる科学必修科目を選択する一方で多くの米国の学生は，英文学や歴史，心理，外国語，時には芸術史などの分野を専攻している．対照的に，17歳で医学部に入学する国では，生物科学の教育に偏重した直接的なキャリアの過程により，人間性についての知識や知的な探索を行う視野を育成することができない．

教育に対するアプローチや学生の知識に関する評価も，しばしば国によって異なる．多くのインターナショナルな大学では，教科書や講義により機械的に記憶することが主な学習スタイルである．米国では，純粋な情報の記憶よりはむしろ，医学的な知識の応用や"問題解決型の学習(problem-based learning：PBL)"に重きがおかれている．現在の米国の医学部は，事実についての知識を蓄えることよりも，このPBLと根拠に基づいた医療(evidence-based medicine：EBM)に重きを置き，知識についての批判的な分析や，ある状況への応用を促している．しかし，皮肉なことに，米国は学生やレジデント(研修試験)，医師(認定試験)を評価する際に多肢選択式の試験にあまりにも頼りすぎたため，事実に関することの記憶を強化している．集団を評価する必要性から，多肢選択式の試験が標準となり，批判的な考え方を評価することがむずかしく

なってしまった．ところが，米国以外では，医学生の知識を評価するために，論文や口頭試問がより一般的に用いられている．

IMG は，学生と教師の間に厳格な境界が存在するような社会から来ていることが多い．海外の医学部を卒業した場合，教員の言うことに対して米国で研修を受けた医師よりも素直に従う傾向がある．多くの国では，レジデントと教員の間で社会的な交わりが存在することはまれである．それらの国々では，考えていることをお互いに交換することも非常にまれである．教員に対して率直に質問すると，礼儀正しくないと思われる．米国では，教員は自分自身を教育者であると考えているが，同時にレジデントや学生のメンター（助言者）であり，友人であると考えている．このような違いは，学習者（レジデントや学生）に教員を評価するように求めたときに特に顕著となる．米国で研修を受けたレジデントや学生は，教員を評価した経験を十分にもっている．しかも大学における教育者の昇進や地位の決定について，学生の評価がごく普通に用いられる．IMG は米国の教員を評価することについてしばしば，非常に不愉快に感じ，不適切なことであると考えている．権威の前で控えめにして喋らないことは，しばしばラウンドや指導医との相互関係にも及び，米国で研修を受けた教員が，IMG は基本的な知識が欠落していると誤解する原因となる．

臨床的な問題

患者のケアと医師-患者関係

第三世界の国から来た多くの IMG は，米国の医師が滅多に経験しない疾患についての経験が豊富にある．例えば，下痢や寄生虫疾患による幼い時期の死亡は，発展途上国と比較して米国では比較的少ない．医師と患者の関係も，文化によって異なる．多くの IMG の出身国の患者は，単純に医師の指示に従い，自分の病気についての説明を求めることもなければ，期待することもない．米国における医学は，パターナリスティック（父親的温情主義的）な医師中心のモデルから離れ，平等主義的な関係によりシフトした．説明と同意が必要な手続きとなり，患者は自分のどこが悪いのか，どのような治療が勧められるのか，治療の利益と不利益，逆に治療を受けないことを含めたその他の選択肢について知る権利がある．患者が究極的な決断者であり，医師はむしろ熟練したファシリテーターの役割を演じる．このモデルは，インドから来たレジデントが次のように述べるインドにおけるアプローチとまったく対照的である．

> インドでは，医師は神のようである．「医師であるあなたは私を治し，私を救う神様である」．医師の言うことがどのようなことであれ，それで十分である．患者は質問をせず，疑うこともないし，質問や疑いをもつことはあまりよいことであるとは捉えられていない．「私は医者だ．私の所に来るのであれば，私のルールに従いなさい」

このような背景をもつ IMG は，米国の患者が彼らのところに来て，テレビやインターネットで見たり，友人に勧められた特別な検査や薬物を要求すると，分別を失い，気分を害することになる．米国におけるプライマリ・ケアの大部分は，急性疾患の治療よりは慢性疾患の疾病管理に重きをおいているため，患者のアドヒアランス（指示順守度）が特に重要な問題になってきている．IMG のなかには，医師が処方した降圧薬を服用しない患者や，糖尿病の治療に従わない患者に対しては，敬意をほとんど示さないようなシステムの下で育った者もいる．特別な対人関係のマネジメント技能が必要な，困難な患者という概念は，医師の責任の一部としては捉えられていなかったかもしれない．健康行動の変容のためには，積極的に傾聴し，交渉し，そして最初は小さな目標設定を行い，患者へソーシャルサポートを提供する必要がある．これらのスキルやこのような患者にカウンセリングを行うための概念的な枠組みについては，米国以外の国ではおそらく教わることはなかったのであろう．IMG は，権威からの指示だけでは患者のアドヒアランスを高めるには十分ではないとわかれば，特にフラストレーションを感じるかもしれない．

たとえ，米国の患者が消費者（お客様）であると IMG が理解して診療を始めたとしても，言語障壁のような，挑戦すべき大きな困難が存在する．生活の多くの部分で英語を話している IMG でも，米国の患者との会話はむずかしいと，しばしば感じることがある．

> 「米国での私の最初の外来の日に，私は患者の話すことがほとんど理解できなかった．私はすべての教育を英語で受けてきたが，患者はまるで火星から来たかのようであった」

特に，英語を第二外国語として学んだ IMG は，患者が"適切な"英語を話さないことに混乱する．アメリカンイングリッシュは，単語の選択，熟語，イントネーションに影響する地域や民族の要因に，より強い影響を受けるため，米国の患者は英語を米国以外の国で主に学んだ IMG のアクセントや用語（ブリティッ

シュイングリッシュの単語を含む）に慣れていないかもしれない．

医師以外のスタッフとの関係

米国の医療ケアは多面的に提供される．IMGは患者のケアにかかわるすべてのソーシャルワーカー，薬剤師，看護師，ケアマネージャー，ナースプラクティショナー，医師のアシスタント，理学療法士や他の職業の人と一緒に働き，敬意を払うことを学ぶ必要がある．医師はしばしば，複雑なチームの一員として患者を管理し，多くの場合は医師がケアの調整役であるが，その他の例（例えば，ホスピスケアなど）では，医師以外の専門職が患者ケアの多くの側面において率先して行う．あるIMGは，「自分は，多くの人から彼らのやり方に従うように言われたが，そのことが信じられない．医学部に入ったのは自分なんだ」と言った．

多くの国では，複数の分野に分かれてヘルスケアを提供することが，必要なことであるとたとえ認識していたとしても，まだ十分には実践されていない．医師は，決断することを主導し，医師の指示には疑問の余地なく従うことを主張する．加えて，社会的，経済的な階級が存在する（ような）国では，補助的な仕事を行う人は医師とははっきりと異なる社会階級の出身者である．米国の外来の場面における，医師をファーストネームで呼ぶことを含めて，スタッフとの間に存在する気楽な親密さに関し，より形式的で階級的なシステムの中で研修を受けた人にとっては，不快なほど医師に敬意を払っておらず，なれなれしすぎるとしばしば感じている．

医療倫理

多くのIMGは，医師のパターナリズムがまだ習慣として残っている社会から来ている．医師と患者の間の力の差により，説明と同意などといった倫理的な原則についての極めて異なる視点をもっているかもしれない．倫理的なジレンマは，"自律性，善意，有害でないこと（害を加えない），正義"の4つの原則の観点から評価することができる．米国のヘルスケアは過去50年間に，善意をあまり強調することなく，自律性を大きな原則としてますます重視してきた．患者に癌の診断を告知するような変化は，明らかにこの歴史的な変遷の例証である．1961年には，米国のオンコロジストの90％が癌の診断を患者に告知しないと述べていた．20年後にはこのパターンは逆転し，オンコロジストは日常的に患者に対して病気の状態を伝えるようになった．米国が自律性を重視し，患者に自分の病気の治療法を選択させる形に変わってきたが（例えば，「この3つの薬からどれでも選ぶことができますが，どれを試してみますか？」など），いまだに医師が権威的であることが問題にならない国から来たIMGは，このような状況に混乱するのである．

毎年，筆者は慣例として，内科のレジデント（約75％をIMGが占める）に，各々の故郷では"重篤"，あるいは"末期の状態"について患者に告知するかどうかについてアンケートに答えてもらうことにしている．ほとんどではないが，インド，パキスタン，東欧からの多くのレジデントが"いいえ"と答える．異文化間の研究によると，典型的には善意のために告知しないことを示している．そのような社会では，こういった告知を行うことで，すでに病気の状態にある人に精神的な負担を課すことは，残酷であるとみなされている．東欧からの医師の言葉をわかりやすく記載すると，「患者の希望を取り去るのは残酷だ」ということである．

患者が自分の診断を知ることができない社会では，意志決定の中心が米国の規範と異なりがちである．家族のメンバーが，医師を含むネットワークの範囲内で，患者のために医学的な決断を行う．例えば，米国内の民族グループの間では，韓国系アメリカ人やメキシコ系米国人は，アフリカ系米国人やヨーロッパ系米国人と比較し，家族が適切なヘルスケアの決断を行うことができると考える傾向がある．パキスタンでは家族が決断を行うことが一般的であり，したがって医師は家族の一員のようなものとなり，"親"，"おば"，"おじ"，"兄弟"などと呼ばれているようである．

このような集団の一員としての価値は，米国の法律や個人の自律性を重視する倫理に抵触するかもしれない．自分自身の背景をもち，伝統的な文化をもつ社会から来たIMGは，特に米国内で患者を治療する際には，法的に告知しなくてはいけない問題と，適切な医師の行為についての自分自身の社会的な倫理観の間で，板挟みになっていると感じているかもしれない．

テクノロジー

多くのIMGは，高度に精密化された血液検査や画像検査が十分利用できない国から来ている．その結果，このような情報源から得られるものが限られているため，病歴や身体診察から可能なかぎり最大の情報を得るという非常に優れたスキルをもっていることが多い．多くの国際的な医学部の教育システムは，身体診察のスキルによる鋭い洞察力を高く評価し，そのことは医学生やレジデントの能力の評価において非常に重視されている．ルーチンに多くの検査をオーダーする

ことにまず，多くのIMGは驚く．「私が最初の研修を米国で開始したとき，私は自分がオーダーした検査の数に心臓が止まりそうになりました．可能であれば，すべての心雑音に対して心エコー検査をオーダーしてみたり，帰宅させる頭部外傷の全症例に対してCTスキャンをオーダーする贅沢をしてみたいものです」

最近，テクノロジーの影響がカルテ（診療録）や一般的に用いられる薬学の参考書や治療ガイドラインにまで及んできており，米国ではこれらのすべてがデジタル化される割合が高くなってきている．携帯情報端末（personal digital assistant：PDA）や電子カルテは，テクノロジーが発達していないシステムでトレーニングを受けた医師にとっては難題となっている．

▶ 文書と訴訟

IMGが，米国において一般的な医療書類のフォーマットにどれくらい慣れているかは，これまで受けてきた研修によって異なる．SOAP（subjective, objective, assessment, plan．自覚症状・客観的所見・評価・計画〈問題志向型システムの診療記録様式〉）のフォーマットを知っている者もいれば，このアプローチにふれたことはあるが，その重要性を理解できない者もいる．大多数のIMGは，患者の記録に必要な項目の量は，自分の故国における通常の診療に必要な量をはるかに超えていると述べている．さらに，カルテの記録を通して"医師を肩越しに見ている"第三者組織の存在が，不安の原因となることもある．あるIMGのレジデントは，「書類はここでは非常に大きな問題だ．職業的に書類を作成するのみならず，法的に作成する必要がある．すべての単語が重要である」ということに気づいている．

医療過誤訴訟は，多くの発展途上国では比較的新しい概念である．患者の放棄や怠慢，"カルテに書かれていなければ，そのようなことは起こっていない"といった見解について心配することなどは，多くのIMGにとって目新しいことである．患者のケアで訴訟につながる可能性のある"何らかのミスをしてしまった"ことにしきりに心配している，と述べた者もいる．

■ 心理社会的問題とメンタルヘルスの問題

▶ IMGの精神医学的病気に関する見方

IMGはしばしば，米国で研修を受けたレジデントや教員と比較し，精神医学的病気に対して異なる視点をもっている．IMGのレジデントが米国に来る前に受けた行動科学的な研修について検討した質的な研究によると，調査に応じた多くのレジデントは，精神疾患の割合は自国と比較して米国のほうが高いと答えている．IMGのレジデントは，米国で抑うつ状態が多い主な原因として，老人ホームの高い利用率や，入院している高齢者に訪問者がいない，一人で複数の子供を育てている母親など，米国の社会構造によるものではないかと考えている．このようなIMGのレジデントは，家族のサポートが自分の故国ではより強く，精神疾患の緩衝剤として働いていると感じている．

IMGはまた，困難なライフイベントに対処するうえで，強い宗教的な信仰が役立っていると感じているようである．自分の運命を受け入れる傾向のある故国の人々と比較し，米国人はしばしば慢性の悩み，もしくは日々の悩みに対して高い頻度で"抑うつ状態"になっていることを，IMGのレジデントは示唆している．

> 「インドは宗教色の強い社会であるため，困難なライフイベントが生じた場合，人々はそれを受け入れ，生活を続ける．神に対する強い信仰により，何か悪いことが起こっても，神がなしたことであると考える」

精神疾患は病気の一種であると信じている米国の考え方を共有する他の文化圏の国の場合でも，精神疾患の原因として考えていることは異なるかもしれない．例えば，パキスタンのカラチではプライマリ・ケア領域の患者の30％が，精神疾患の原因は超自然的な力や霊的なものであると考えている．このような患者は通常，Hakim（12％）［訳注：イスラム圏の賢者］や心霊治療（12％），家族のサポート（2.5％）に治療を求める．

精神疾患として押される烙印は，IMGのプライマリ・ケアにおけるこのような問題の取り扱い方にも影響を与える．多くの文化圏の国では，メンタルヘルスの問題は恥ずかしいことであり，タブーであるとみなされている．例えば，「あなたは実際にこのようなことはしていない．〈私の国では〉精神科は狂った人のためのものだ」といったように，メンタルヘルスの問題に関する自国の文化に基づいた疑いのために，多くのレジデントは患者の気分を損ねることがあり，そのような質問をすることを恐れている．

▶ メンタルヘルスの治療観

驚くことではないが，多くのIMGはほとんど，米国

でのレジデント教育以前に行動医学について教育されたことがない．世界中の多くの医学部では，頻度の高い精神疾患のマネジメントについての十分な研修を提供しておらず，主に統合失調症や他の重篤な精神疾患を重視している．臨床研修には，重篤な精神疾患をもつ患者のための施設を見学したり，周りを歩いて回ることがしばしば含まれている．インドから来たあるIMGレジデントは，以下のように述べている．

「不安障害や抑うつ状態に関する研修はほとんど受けていないか，まったく受けていない．私はある精神病院に1か月間滞在していた．それは4年生のときであったが，2週間は講義で，2週間は施設での研修であった．私たちは，常に閉じ込められた患者を診ていた．患者に面接することはなく，そばを通りすぎるだけであった．まるで，標本を見ているようであった」と．

プライマリ・ケア医が精神的症状について質問し，治療する国においてさえ，診断の特異性は高くないかもしれない．例えば，ボスニアから来たIMGは，次のように述べている．

「米国におけるメンタルヘルスは，故国のメンタルヘルスとは異なるように感じられる．私の国では，人々は単に"神経質"なだけです．すべての精神的な問題，うつ，心的外傷後ストレス障害などは，単に"神経質"なだけなのです．私の国の人たちは，外来に来て"自分は神経質"と言うので，私たちはただベンゾジアゼピンを処方するだけなのです」と．

IMGの故国の社会政治的な歴史は，彼らの精神疾患に対するアプローチに影響を与えているかもしれない．ある研究が，ロシアの家庭医10人に対して，行動医学の実践についての理解と経験を調査した．一連の半構造化面接を通じて，心理学や精神医学が治療目的ではなく，国が政治的な反勢力をコントロールするために用いてきたことが原因の一つとなって，これらの家庭医がメンタルヘルスケアへの紹介を躊躇していることが明らかになった．スターリンの時代には，"人でなければ問題はない"と言われていた．統合失調症のような診断は，"人ではない"ことを意味し，"患者"は精神病院に無期限に拘束され，それは拘置所とかわらない．人々は精神科医を恐れた．ある対象者（家庭医）は面接で，「その種の専門家に対する恐怖は，おそらく私たちの遺伝子の暗号のどこかに存在している」と述べた．

家族との生活

海外の医学部を卒業した医師，特に東アジアやフィリピンの出身者は，片親や同居関係，結婚を繰り返すことなどを含む米国における家族の生活の多くの側面に驚きを感じる．IMGは米国の家族についての知識を得るために，研修が始まる前に，テレビの「トーク」ショーや，留学経験があれば外来のスタッフの個人的な生活に関する世間話を情報源にしている．

通常，IMGが心臓が止まるくらい驚くことは，米国の両親のとる許容的な態度や，彼らがそのような態度をとることが原因であると信じている子供の行動上の問題に対してである．多くは米国でよくみられる子供の注意欠陥多動障害（ADHD）などであるが，これは通常，自分の故国では診断されない病気であり，奇妙であると考えている．東欧からのレジデントが以下のように述べている．

「この国の両親は，自分の子供にしたいようにさせている．ADHDは私の国では診断されることはなく，単に"しつけ"の問題であると思う．米国では，子供に薬物を投与すれば，両親と学校の先生の心は落ち着くようだ」

たとえ身体的に厳しいことであっても，子供の反抗的で行儀の悪い行動を防ぐために，両親のしつけは重要であると考える傾向がある．子供の身体上の虐待は，多くのIMGにとって新しい概念である．両親が身体的に子供をしつけた場合，州が関与する可能性があることに彼らは驚いている．両親の管理から子供を権力をもって引き離す児童保護サービスは，このような多くのIMGレジデントにとってトラブルの原因となる．米国で虐待であると考えられていることは，彼らの故国では人格を形成するうえで責任ある子育ての行為であると捉えられているかもしれない．インドからのIMGレジデントは，非常にしつけの厳しい家庭で育った子供は，学校や大学の成績が非常によいと述べている．

性行動

早熟な性体験は，特に伝統的な社会で育った者（IMGのレジデント）にとってトラブルの原因となる．そのような状況では，しばしば2通りの反応が観察される．ひとつ目は，外来で青少年と性についての話を"避けるアプローチ"である．指導者（医）は時に，これらの問題を取り上げるようにレジデントに注意を促す必要

がある．そのようにしても，レジデントはしばしばそのような話題を取り扱うことに不快感を感じるようであり，おどおどして喋り，患者よりはむしろ下を見て話している．もう一つは，"西欧は性に寛容な社会であることを受け入れるアプローチ"である．レジデントは，ほとんどビジネスライクなやり方で性を話題にする．例えばあるIMGは，最近はじめての性体験をもった12歳の少女を診察したとき，成人と同じようなアプローチを用いた．PAP（Papanicolaou）スメアの採取と骨盤臓器の診察を行い，妊娠や避妊，安全な性行為について通常の指導を行った．少女が性行為を行った環境，パートナーの年齢，性行為の体験に関する患者の視点については全然話し合わなかった（例えば，「その行為は正しいの？」など）．どのような性的な活動であっても，性的な虐待の病歴，喫煙，マリファナの使用と関連している可能性があることを示す研究結果が存在するにもかかわらず，そのIMGのレジデントは，診察を観察していた行動科学者に指摘されるまで，これらの問題をまったく取り上げることはなかった．

結婚しないで同棲していることも，多くのIMGにとって珍しいことであるようである．アジア-大西洋地域から来たレジデントが，自分のボーイフレンドから受けた暴行による外傷のために入院したと話していた患者を診察した例を取り上げる．レジデントの指導医は，急いで患者の問題に言及し，彼女に家庭内暴力の被害者のためのリソースを提供するように話した．IMGは混乱してしまい，最初は指導医の指示に従わなかった．躊躇する理由について質問したところ，「これは家庭内暴力ではない．ボーイフレンドとガールフレンドの関係であるだけで，デートしていただけである．それぞれに自分の家がある」と答えた．そのレジデントは指導を受け，成人の"ボーイフレンド"と"ガールフレンド"はしばしば一緒に住んでいて，そのような状況では家庭内暴力が生じる可能性があることを驚きつつも学んだ．

米国民の親族関係のネットワークが核家族化し，世代間が隔離していることは，大家族が一般的である西欧以外の文化圏から来たIMGにとってはトラブルの元となる．多世代にわたる親族としてのネットワークが存在しない場合，さまざまなタイプの個人的，対人間の悩みが生じてくる．例えば，東アジアから来た人にとって，家庭内暴力は被害者と加害者のみからなる出来事ではなく，妻の家族が合法的に夫婦関係に入り込み，妻を守る状況において生じるかもしれない．この問題を扱うのは医学や法的なシステムというよりは，家族なのである．

「故国では私が妻を殴ったとき，家族は医師には相談しません．家族によるサポートがあります．米国では女性が虐待されても，家族はそれについて何もしようとはしない．故国では，女性が暴力を受けると，父親が『実家に戻ってきなさい』と言います．米国では，女性は路上に放り出されます」

施設の場面では高齢者をケアすることにより，大家族から隔離され，切り捨てられた米国の家族観を知ることができる．家庭において高齢の家族を世話するような社会から来たIMGのレジデントは，高齢の家族を非人格的な養護施設に入れることを理解しがたいと感じている．「養護施設はインドには存在しない．息子や娘すべてが敬意をもって年老いた親類，特に両親を自分で世話するからだ」．同様に，たとえ家族が近くに住んでいたとしても訪問してくる人がいない入院患者は，IMGにとって悩みの種になる．あるレジデントは，自分の故国と比較してここ米国で抑うつ状態が多い理由が今，理解できたと述べた．「家に帰ると家族がいるということは，大変重要なことである．米国では，人々は一人で取り残される．ここでは，抑うつ状態になるリスクがとても高い」

▶ 行動科学を学ぶことの困難

ほとんど基礎的なレベルにおいて，多くのIMGはプライマリ・ケアの重要な要素として，患者の生活における精神的，心理社会的な側面を含めることに困難を感じている．メンタルヘルス問題を診断することが一般的ではなく，重症なケースのみ診断される国から来た場合，多くのIMGのレジデントは最初，自分はそのような病気を診断し治療するのには不適切であると感じる．レジデント研修の初期に，ほとんどすべての抑うつ状態と不安障害の患者を精神科医に紹介することにより適応する者も存在する．研修の初期に，性機能不全と同じように，ありふれた気分障害や不安障害，認知症，子供の行動や適応の問題について診断し治療することが，期待されている能力に含まれていることを教育者がはっきりさせるべきである．症例が複雑で，非専門医の範囲を超えていなければ（例えば，統合失調症など），レジデントは患者の管理の仕方を学ぶべきである．

メンタルヘルス疾患の診断のための面接は，IMGにとって特に困難である．米国医師国家試験（United States Medical Licensing Examination：USMLE）を受けた後では，ほとんどのIMGは精神疾患の「診断・統計マニュアル」（Diagnostic and Statistical Manual of Mental Disorders, Fourth Edition：DSM-IV）や診断のための明確な基準を熟知している．しかし，こ

のような次元の知識を会話中の質問に変換することは彼らにとって非常に困難である．しばしば，質問としてDSM-IVの基準を一語一句細かく述べる傾向があり，そのために患者は混乱してしまう（例えば，「価値がないと感じたり不適切な罪悪感を感じることはありますか？」とか，「空虚の慢性的な感情を感じていますか？」など）．IMGはしばしば，このようなタイプの症状についての質問の仕方を知らないことを自覚しているので，しばしばこのような質問を省略する．また，自傷行為，自殺，薬物乱用，違法行為については特に，あまり質問する気がしない場合がある．あるIMGのレジデントは，敏感な質問の仕方を学ぶ経験について，以下のように述べた．

「まず，あなたは大変不快に感じていて，それから機嫌がよくなりました……どのように質問し，どのように自殺について尋ねればよいのか？ 自分にとって，それはとても気後れのすることでした．人々がそのような質問に普通に答えることは，私には驚きでした．このことは，患者と私との関係にどのように影響を与えるでしょうか？」

別のIMGは，以下のように述べている．

「私の国では，子供がいる女性に結婚しているかどうか質問すると，その女性はとても怒ります」

筆者らのレジデント研修のプログラムでは，行動科学やメンタルヘルスについて指導するときには，IMGのレジデントに対して，例えば14歳の結婚していない母親，レズビアンであることを明かしているカップル，あるいは離婚した両親（新しい配偶者のどちらか）に面接するように指示したときに，彼らは口にはしないが不快感を感じているということに，筆者らは気づいていた．ほかの患者に対しては大変上手に面接をこなすレジデントでも，しばしばこのような形態の家族に対してはどのように話を進めればよいのかわからず途方に暮れてしまう．彼らが患者にさらに質問することに不快感を感じていると気づいた後でも，行動科学分野の教員はしばらく面接の観察を継続する．面接の後半で，我々が通常行うことは，この時点で，比較的混乱しておらず，教員の指導に従うことのできるレジデントに交代してもらうことである．面接の後に，面接を続けなかったことについての反応と理由に関する質問をした場合，よくある回答としては以下のものがある．

「このような関係が米国にあることは知っているが，実際に対面したことはなかった．このような人に対して何を話したらよいかわからなかった」

IMGの教育と研修を改善するための提案

▶ 一般的な提案

海外で医学部を卒業した医師（IMG）は，早い時期に米国の環境に適応することによるメリットが存在する．一般的な開始時期である新学期の7月1日の代わりに，正式なレジデント研修の年度が始まる少なくとも8～12週前までに何らかの準備的な体験をする機会を始めると役に立つであろう．英語を書いたり話したりする能力が平均的でないIMGであれば，英語に慣れ親しむ体験が役に立つであろう．一方，大人になって英語を学び，アクセントが理解の妨げになっているレジデントであれば，アクセント矯正の専門家が非常に役に立つ可能性がある．

特に，研修を受ける地方の特有の方言を含めると有用である．特別な医学用語を学ぶためのCD-ROMや他の教材を活用するのも役に立つ．

レジデント研修前のカリキュラムの一部として，医学に必要な書類の作成，血液検査と画像検査の依頼に関する依頼システムの操作方法，処方の書き方や携帯情報端末（PDA）の使い方などがあげられる．法的なこと，倫理的なこと，保険の問題に関することなどの米国のヘルスケアシステムの概要についての教育も有用である．基本的な医療面接のスキルも，ビデオテープや模擬患者，ロールプレーを用いて学ぶことができる．有用かもしれないリソースの一つとして，米国医療コミュニケーションアカデミー（American Academy on Communication in Healthcare）が作成した，ウエブを用いた医師-患者のコミュニケーションのカリキュラムである**Doc.com**があげられる（本章の章末の「その他の資料」参照）．しかし，プライマリ・ケア医が患者とかかわる際に使う一般的な"スタイル"は，スキルを学ぶ一つのセットとして凝縮することはむずかしい．そこで，診察している教員や熟練したプライマリ・ケア医に陰のようにつきまとうことで，IMGは何かをつかんで得ることができるかもしれない．

倫理や道義的な責任を決めるうえで重要な役割を果たす個人主義vs集団主義の違いは，倫理的な意志決定，終末期のケアや医学領域に関連する他のコンテクストの中で，明確に話し合っておくべきである．米国で研修を受けた医師とIMGの双方にとって，文化的，宗教的背景を含めてこれらの問題を率直に話し合うことは，患者のより広範な文化的多様性に対してより敏感に対応できるようになるであろう．

IMGのレジデントのパフォーマンスが基準を満たすことが明らかに困難である場合，教員は文化的な問題と言語的な問題の双方を考慮すべきである．第二外国語を学んだ経験がある者であれば誰でも理解できると思うが，そのような人は言われたことの一部を理解しただけで，すべてを理解したように振る舞ってしまうことがある．IMGが教員の言ったことに対して盲目的に従うことは，自己主張や独立した考えの欠如，不十分な基礎知識，不十分な動機づけの表れであると誤解される可能性がある．結論を導く前に，彼らの背景を理解するために，支持的で批判しない態度で短い会話をしてみるとよいかもしれない．患者との臨床的なやりとりを観察している間に，筆者らはパキスタンから来たIMGが4〜5人の患者との面接の間に座らないで立ったままでいることに気づいた．後からの話し合いの中で，効果的な面接を行うには座ることが正しい方法であることは知っていたが，指導者がいる前で座ることは"無礼な"ことであると思った，とそのレジデントは話した．もし私たちがこの点を明確にしなければ，そのIMGの面接のスキルは至適基準に満たないと"採点"していたであろう，ということである．

精神医学，心理社会学を教えるための提言

心理社会的なことは，レジデントの初年度の早い時期に紹介すべきである．行動科学についての教育やトレーニングについてのニーズについて言及するために，レジデントの初年度に正式なブロックローテーションを組むべきである．筆者らのプログラムでは，これまでに数年かけて行っていたローテーションを変えて，2年目のローテーションに1年目のローテーションを追加した．1年目の行動科学のローテーションは，効果的な面接スキルとよくみられる精神疾患のいくつかにフォーカスをあてた．一方で，2年目のブロックでは精神疾患の診断と治療のみにフォーカスをあてた．

精神科的症状に関する質問をレジデントが言葉にすることができるように支援するために，筆者らは彼らのアドバイスに注意を払い，"チェックシート"シリーズを作成した．特に，頻度の高い多くの精神疾患の症状を導き出すために有用な質問に関する(白衣のポケットに入れやすい)ラミネートカード製のシリーズを作成した．これは，レジデントの間で大変人気が出た．

教員は，レジデントが多様な背景，習慣，家族構成をもつ患者に対してやや動揺する傾向があることを認識すべきである．レジデントとの個別の話し合いのなかで，教員は以下のように質問したくなるかもしれない．「ゲイであることを明らかにしている男性や，里親に育てられたティーンエイジャー，あなたが適応がないと考える検査を希望する患者に面接を行った経験はどのくらいありますか？　あなたの故国では，医師はそのような患者や状況に遭遇していますか？　あなたはなぜ，ここでは状況が異なるのだと思いますか？」．話し合い中，教員は，レジデントの経験について心から興味，尊敬，知的好奇心を示すべきである．このような会話は，教員とレジデント双方にとって学習経験として有用であろう．次に，臨床の指導者はトピックスについてフォーカスした情報を提供すべきである(例えば，「都市部では，約50%にものぼる子供は祖父母に育てられている．ある研究によると，孫を育てることは，育てていない祖父母と比較し，祖父母の健康に悪い影響を与えることが明らかになっていると」など)．

我々は，典型的には行動科学のトレーニングの一部としてレジデントと一緒に患者に面接している．このことにより，教員が無言で患者を受け入れることや，"まるで他人のように"彼らに答えるやり方を観察しながら学ぶことができる．このような問題についてIMGと話し合う場合，教員は家族構成のパターンや医師の役割についての視点などが，文化的なこととどの程度関連しているのかを理解する必要がある．例えば，友情，デートするような関係，そしてしばしば同棲の期間の延長である"恋愛結婚"という社会規範を無条件に受け入れている西欧人は，東アジアの習慣であるお見合い結婚に困惑するかもしれない．しかし，教員が批判しない態度で見合い結婚の背景に心から興味を示すことにより，IMGが米国人の関係の多様性を学ぶことを受け入れる雰囲気が醸し出される．

多くの熟練した教員が知っているように，患者は偉大な教師となりうる．文化的なコンテクストの中で米国の患者を理解することに成功したIMGは，敬意と知的好奇心，心配，そして本当に学びたい気持ちで患者に接する．適切な病歴や症状についての情報を得ている間，このような医師は患者に対してまた"自分の物語を語る"ように促し，そのような行為のなかで，医師と患者の双方が情報の意味を深く理解し満足を得ることが可能となるのである．

(訳：林野泰明)

推薦図書

Buyck D, Floyd M, Tudiver F, et al. Behavioral medicine in Russian family medicine. *Patient Educ Couns* 2005;59(2):205–211.

Goldberg D. Psychiatry and primary care. *World Psychiatry* 2003; 2(3):153–157.

Kales HC, DiNardo AR, Blow FC, et al. International medical graduates and the diagnosis and treatment of late-life depression. *Acad Med* 2006;81:171–175.

Novack DH, Plumer R, Smith RL, et al. Changes in physicians' attitudes towards telling the cancer patient. *JAMA* 1979;241: 897–900.

Pugno PA, Schmittling GT, Fetter GT, et al. Results of the 2005 National Resident Matching Program: family medicine. *Fam Med* 2005;37:555–564.

Qidwai W, Azam SI. Psychiatric morbidity and perceptions on psychiatric illness among patients presenting to family physicians, in April 2001 at a teaching hospital in Karachi, Pakistan. *Asia Pac Fam Med* 2002;1:79–82.

Searight HR, Gafford J. Cultural diversity at the end of life: issues and guidelines for family physicians. *Am Fam Physician* 2005; 71:515–22.

Searight HR, Gafford J. Behavioral science education and the international medical graduate. *Acad Med* 2006;81:164–170.

Shah RG. In: Pories S, Jain SH, Harper G, eds. *The Soul of a Doctor: Harvard Medical Students Face Life and Death*. New York, NY: Algonquin Books, 2006.

Singhal K, Ramakrishnan K. Training needs of international medical graduates seeking residency training: evaluation of medical training in India and the United States. *The Internet Journal of Family Practice* 2004;3(1).

Sobel RK. MSL-Medicine as a second language. *N Engl J Med* 2005;352(19):1045–1046.

Whelan GP. Commentary: coming to America: the integration of international medical graduates into the American medical culture. *Acad Med* 2006;81(2):176–178.

World Health Organization World Mental Health Survey Initiative. Prevalence, severity, and unmet need for treatment of mental disorders in the World Health Organization World Mental Health Surveys. *JAMA* 2004;291:258–259.

▶ その他の資料

Novack DH, Clark W, Saizow R, et al., eds. *Doc.com: An Interactive Learning Resource for Healthcare Communication*. American Academy on Communication in Healthcare Web site. http://aachonline.org. Accessed September, 2007.

▶ ウエブサイト

Data tables from National Resident Matching Program—2005 Match. American Academy of Pediatrics Web site. http://www.aap.org/gme. Accessed September, 2007.

International medical graduates in the U.S. workforce: a discussion paper. American Medical Association Internal Medical Graduate Governing Council Web site. http://www.ama-assn.org/amal/pub/upload/mm/18/workforce2006.pdf. Accessed September, 2007.

International medical graduates in the U.S. workforce: a discussion paper. American Medical Association International Medical Graduate Governing Council Web site. http://www.ama-assn.org/amal/pub/upload/mm/18/workforce2006.pdf. Accessed September, 2007.

International medical graduates by country: The top 20 countries where IMGs received medical training. American Medical Association International Medical Graduate Governing Council Web site. http://www.ama-assn.org/ama/pub/category/1550.html. Accessed September 10, 2006. Accessed September, 2007.

第42章

研修者のウエルビーイング

John F. Christensen, PhD & Mitchell D. Feldman, ND, MPhi

医療専門職のための行動医学教育には，〔研修者自身のウエルビーイング（well-being）にも〕周到な注意を払うことが含まれている．専門職のトレーニングに求められることは非常に多く，研修者は自分自身の身体，感情，人間関係，またスピリチュアルな面の健康をしばしば無視しがちである．しかし，プロフェッショナリズムの中心的な要素は，質の高い患者ケアを提供する際に，自分には限界があるということを意識すること，自分のエネルギーを賢明に分配することについてマインドフルな態度をとることである（第6章，第7章参照）．この意識を無視すると，燃え尽きの種となったり，質の低い医療や医療ミスを引き起こしたりすることにつながるかもしれない（第34章参照）．しかし，ウエルビーイングを維持することに周到な注意を払うことによって，医療者としての満足度が高まり，臨床家と患者の関係性を最適なものにすることができる．研修者がプレッシャーに対して脆弱であり，自らのウエルビーイングの問題を研修が終わるまで先延ばしにしているため，医療専門職の養成の中で，セルフケアを促すことが盛り込まれることは非常に重要な課題である．

事例提示 1

ジル・レイバーンは30時間も眠っていなかった．彼女はその週の病態生理学の試験のために勉強をしていたが，まだ不十分だと感じていた．医学部2年生として，彼女の成績はクラスの上位20％に入っているにもかかわらず，医学に向いているのかどうか疑問を感じ始めていた．クラスメートの多くは試験勉強を済ませ，この試験のためにやらなくてはならない莫大な資料をも恐れていないかのようにみえた．昨日の午後にはハイキングに行ったクラスメートもいた．昨夜は屋内サッカーに誘われたのだが彼女は断った．1月中旬で外が寒い頃だったが，彼女は図書館にこもり切っていることに疲れてきた．彼女は論文の共著者に誘ってくれた教授に対して怒りを感じ始めていた．彼女はその栄誉に選りすぐられ，そのとき得意に感じていたのであるが，今，彼女はその仕事ができそうにもないと感じ，今回は論文の仕事をしているよりむしろ，試験勉強をもっと早く始めていればよかったと思った．彼女は高校や大学時代を思い出し，いつもクラスのトップで楽しかった日々を思い出した．彼女は，ユーモアのセンスがあり，友人と楽しく過ごしていた10歳代の時期に何が起こっていたのだろうと思った．今，残りの冬の予定を見ると，目についたのは多くの締切と，休みなく図書館で孤独に過ごさなければならない日々ばかりであった．もう一度楽しむことができることはないのかしら，と彼女は思った．

多くの医師に共通する性質は強迫性である．強迫性の多くの属性—完璧さ，正確さ，先読み，変化のモニター—などは患者のケアや医療のトレーニングに成功するためには有利であるが，これらの性質は医師の個人の健康，満足度，ウエルビーイングを蝕む可能性がある．トレーニングの早い時期に，ジルは強迫性の特性の多くを呈しているが，もしそれらが振り返りによってチェックされることがなければ，彼女がレジデントになるときまでに皮肉な考えを抱いたり，燃え尽きにいたる可能性がある．彼女は自分がクラスの上位5分の1以内にいるにもかかわらず，自分の能力に疑問を持ち始めている．重要なことに，彼女は"ペテン師症候群（imposter syndrome）"と呼ばれる状態になるリスクがある．"ペテン師症候群"とは，他人に"この人は能力がある"と思わせてだましていると感じ，化けの皮がはげるのではないかといつも恐れてしまうことである．ジルはまた，自らの時間配分があまり上手ではないことに罪責感を感じている．彼女はどれだけ多くの時間を費やしても，十分には思えないのである．自信喪失と罪責感に加えて，ジルはまた，すべて

の義務を果たそうという責任感が負担になっていて，その負担感とともに孤独を感じている．彼女は同級生たちが一緒に出かけて楽しんでいることについて考え，自分の図書館での孤独な状態がずっと続くことを想像している．Gabbardは，疑念，罪責感，過剰な責任感の3つが強迫性の構成要素であると述べているが，それはほとんどの医師に「普通に」認められる性質である．

　ジルの不満は，米国社会の聡明な若い人々の多くにみられる．人としての価値は，学業の成功や目にみえる成績などによって決まるという早期からの条件づけに根ざしている．我々のほとんどが愛されることと受け入れられることに対するニーズを生まれつきもっており，子供が"非常に優れている"，つまり，クラスのトップだったり，いろいろな活躍でスターである，と言われたときだけ特別で価値があると繰り返し言われていると，彼らは自分の個人的な価値観を優秀である基準を満たすことに関連づけて考え始める．彼らは医学部に入ると，もともとクラスのトップの出身であり，そのために聡明で成績がよい医学部の仲間が例外的な存在ではないという現実に直面し，達成感への高いニーズは崩れてしまう．彼らが目立つためには，より一生懸命勉強しなければならなくなる．目立たない状態にあると，人としての価値があることの基準を満たすことができなかったと解釈してしまう．頑張りすぎることを止めて"二流"，"平凡"，"中ぐらい"であまり魅力的でないという汚名を着るか，ずば抜けるためにもっと一生懸命やるのかのジレンマに陥る．逆説的なことに，"抜きん出て"優秀であるためのこのような努力によって，孤立して淋しく感じ，そこから逃れようとすることになる．

　ある研修者は，頑張りすぎはよくないことであり，十分な睡眠，運動，きちんと食べること，楽しみをもつこと，友人と過ごす時間をもつことによって自身をケアすることは大事であると考えるかもしれない．しかし"心理的な先延ばし"のために，"この試験が終わればすぐに，ゆっくりできる"と考えるかもしれない．さらに，自分に対する期待感が強くなることで，このような自分の中の取引が大きくなるかもしれない．「自分が希望する初期研修に入れたらすぐに，私はリラックスすることができる」，「フェローシップ先が決まれば，うまく行き始めるだろう」，「現実の仕事が始まれば，自分らしい生活ができる」．そのために，専門職としてのトレーニングの早い時期に，そのことがチェックされなければ，先延ばしの習慣について，この先のキャリアを通して自分にとって最も大切な人間関係や活動を無視してしまう結果に陥る可能性がある．1889年William Osler卿が卒業生への言葉で，先延ばしについて次のように述べている．

早かれ遅かれ専門的な医療に夢中になると……あなたがたは非常に消耗して，心が折れた状態で，習慣に打ちのめされた自分の魂の中には，自分の人生を生きる価値があるものとする穏やかな力が存在する場所は，もはやどこにもないと思うかもしれませんが，そのときは遅すぎるのです．

　ジルのストーリーは，医学教育システムの中に，公式あるいは非公式の報賞と罰により，学生の生来の強迫性を強化する潜在的な手法が存在することを示している．彼女のすばらしい成績は一人の教授の目にとまり，彼は共著で論文を発表しようと彼女を誘った．教師にとって，トップの成績の学生にもっと頑張るように求めることは自然なことであるが，教師も学生も立ち止まって，頑張りすぎることへの報賞の潜在的な中毒性について振り返ることはない．医学校は伝統的に，健康的な生活の背景の範囲内で，学生を非常に洗練された階層である学問的，専門的な成功へと導き，専門職としての努力が開花するようなキャリアを築けるように彼らをメンタリングすることに長けている．ジルが，このような個人的あるいは専門職としてのウエルビーイングを幅広く理解しているメンターに出会うまで，彼女の役割モデルや教授は不本意ながら，医師として成功するためには，必然的に自分自身の生活を顧みないことが必要となる"隠れたカリキュラム"を提供し続けることになるであろう．

事例提示 1（つづき）

　ジルは病態生理学の試験の後，中庭を歩いていた．前学期の医療面接のクラスを担当していたアン・ベニントン医師に気づかなかった．ベニントン医師はジルが姿勢を丸くして，表情がすぐれないことに気づいた．「ジル，大変な負担を抱えて，何日も眠れていないようにみえますよ．調子はどうですか？」，ジルは作り笑いをして反論した．「私は大丈夫です．ちょうど病態生理学の試験を終えたばかりですから」．アンは彼女にやさしく向かい合い，「疲れているようにみえますよ．最後に夜の時間の休みを取ったのはいつですか？」

　ジルが目に涙を浮かべたのに気づき，アンは答えた．「ジル，あなたはほかのみんなよりも多くの負担を背負っているのではないかしら．このことについてあなたともっと話をしたいわ」．そして彼女はその日の午後に自分のオフィスで会うことを提案した．ベニントン医師のオフィスで面談した際に，ジルは最初ややためらった後，最近数

週間彼女が感じていた自己への疑念，虚無感，倦怠感，孤立について打ち明けた．少し間をおいてアンは答えた，「ジル，あなたのことで，私が医学生だった頃のことを思い出しました」．ジルの涙を見て続けた，「あなたがクラスの最も優秀な人の一人であるという事実は，この時点ではあなたにとって大事なことではないと思いますし，私にはその理由がわかります．私と同じように，あなたは完璧主義であり，そして，私たちがどうしてそうなってしまうのかについては，たくさんすぎる理由があります．その中でも，完璧主義であることの影響の一つとして，自身の価値に対して十分なご褒美が与えられたり，外部からの評価を得たと決して感じることができないことがあります．それは，私たちは立派なことをしようとする前に，自分が愛されるべき存在で十分な価値があるということを自分で認める方法を教えられていないためです」．彼女はそこで話をいったん止めてジルの反応を見た．ジルが少し楽な息遣いで，興味をもっているように見えたのでアンは続けた．「優秀な成績を残すために努力することは何も間違っていません．事実，それは望ましいことです．しかし"優秀"という言葉が意味することについては考え直す必要があります．医師としてのあなたの仕事は常に，学生としての勉強と同様に，あなたのさまざまな価値観，あなたの責任，時間的な制限，個人的なエネルギー，競合する業務についての現実世界の状況の範囲内で行われます．このような限界を克服するのもよい方法ですが，このような限界を最終的に受け止め，あなたの優秀さを人生の文脈の中に組み入れることにより，あなたは賢明になることができるでしょう．あなたの身体と心と魂は，あなたが危機的な状況のときにフィードバックしてくれます．この痛みに対して自分に麻酔をかけるよりはむしろ，自分自身についてのことや，自分のできるいろいろな楽しみについて，この痛みから教えてもらいましょう．この痛みの源について自分自身が気づくことができた分だけ，自分自身をもっと受容できるようになるでしょう．そうすればあなたは優秀な医師となり，また他人にとって癒しの存在となるでしょう」

ジルがベニントン医師にたまたま出会い，医師になる過程で人生の価値を重視するということについて，ベニントン医師がジルにメンタリングをしてくれたことにより，医療のトレーニングの"隠れたカリキュラム"を見直す中で苦労して人生の知恵を獲得した上級医師の大きな影響力が示された．メンターを選ぶ際に，個人的な人生と専門職としての人生の間でバランスを保つ緊張感に耐えて，家族，友人，レクリエーション，趣味，セルフケアなど，専門職としての人生以外のさまざまな価値観を明らかに尊重している医師を選ぶとよいだろう．メンターがいることは，医学における仕事の満足や成功のためには必須の要素である．メンタリングの関係は，個人の人生において最も複雑で，成長においても重要なものであると言われてきた．メンターは，受け手にとっての教師，模範，ガイドとしての役割を演じ，最も重要なことは，Levinsonはメンタリングに関する彼の著書の中で述べているように，メンターは受け手の側が夢を実現しやすくするための援助を行うことができる．実際的なレベルで，メンターをもつ医学生やレジデントは，メンターをもたない場合と比較して，キャリアの準備がよくできると報告している．理想的には，メンタリングの関係により，協力する機会をもったり，互いに教えたり学習したり，また上記の症例で示されたように自身の振り返りを促すなど，両者に何らかの利益がもたらされる．

深める価値のある考え方としては，医療の専門職になるということは何年もかかるプロセスであり，完璧ではないと知覚することは，そのプロセスに包含される一部であるということに気づくことである．私たちは医療専門職に"なっていく"と考えるほうが，まだ到達していないイメージに固執して現実の自分と比較するよりは，役に立つ．医学トレーニングにおける，各自のパフォーマンスを評価し，能力を判断することに関する持続的なプレッシャーを考えると，それと同等に重要である"認識する"能力を育てることが重要である．沈む太陽や，春に咲き始めた庭の花々，ベートーベンの『第九交響曲』の最後の楽章に私たちが心を打たれるとき，これらは判断する行為ではなく，認識する行為である．"判断"と"認識"を同時に心の中で行うことは不可能である．

強迫性の3要素の一つである強すぎる責任感は，医学部へ入るための競争の雰囲気によってしばしば強化され，トレーニングの中でさらに強くなる．この態度は，しばしばレジデントのトレーニングやその後の診療にも継続し，そこで，自分は自立した専門職であり，助けを求めることは弱さを示すことで，能力は"一人でやる"ことのできる能力によって決まるという幻想を抱く．ヘルスケアが実際に提供されているやり方以上のものはなく，そこで質を改善しエラーを減らすための系統的な試みのために必要なのは，多職種の専門職チームが，患者ケアを提供し地域の健康を増進するために協力して働くことである．最高レベルの医学部

はそのためのトレーニングを開始し，米国卒後臨床研修認定委員会（Accreditation Council of Graduate Medical Education：ACGME）は"システムに基づく診療"を唱えている．それはチームの一部として働くことであり，研修者の間に習得されるべきコアな能力（competency）の一つである（第38章参照）．チームワークが医学部あるいは研修プログラムで強調されているかどうかにかかわらず，ほかの人と協力して診療する能力を養ったり，同僚が成功するように手伝う責任をもつことは，個人，あるいは専門職としての満足に大いにかかわっている．

事例提示 1（つづき）

医学部4年の春に，ジルはベニントン医師のオフィスに立ち寄り，南部の家庭医療レジデンシーに行くことになったことを伝えた．「そのプログラムにマッチしたことについての感想はどうですか？」とアンは尋ねた．「そうですね，本当のことを言うと……」，ジルは答えた．「私の第一希望は別のプログラムで，そこでは数年前に共著で書かせてもらった論文に関連する疫学の仕事もいくらか続けられそうだったのです．しかしそのマッチングが決まってからは，私は今度行くプログラムのことをもっと考えるようになりました．特に面接してくれた教員の一人の医師のことをよく考えます．壁に掛けられた奥さんやお子さんの写真，お子さんの詩や絵は印象的でした．また，彼らのプログラムがどれだけレジデントの専門職としての成長と個人としての成長の両方と，人生の満足を重視しているかについて彼が話してくれたことに心を打たれました」．アンは微笑んでうなずいた．ジルはさらに続けた．「数年前，私が危険な状態のときに私に接触してくれて，スターになるよりももっと大切なことがあることを私に認識させてくれたことに感謝しています．先生は，私の能力を認めるだけでなく限界を受け入れることも含めて，謙虚であることの価値を認識させてくれました．先生から頂いたもう一つの贈り物は，自分の人生を評価し，それをもとに他の人々の真価を認める能力を肯定してくれたことです」．6月に彼女の白衣授与式の後，ジルがベニントン医師から受け取ったカードに，Derek Walcottの詩が書かれていた．

終わらぬ愛
時は来る

高まる喜びを胸に，
君が君自身と向き合う時が
心の戸口に立ち，心の鏡に映る君と君
二人は微笑み合い，互いを迎え
そしてこう言う．さあ，座って，食事を．
他人だった自分に，もう一度愛を．
ワインを．パンを．そして心を．
君自身に．君を愛してくれたその人に．
別の人を追いかけている間は気にも留めなかったのに．
この人はずっと，君を心から愛し，理解していてくれたのだ．
本棚にしまったラブレターも，
写真も，苦悩をつづったメモも，みんな捨ててしまえ．
鏡に映る自身の外見を引きはがし．
さあ，人生に乾杯．

事例提示 2

ビル・トリメルは，どうして自分が入院させたばかりの患者に怒鳴り，患者が血糖値をきちんとチェックしていなかったために高血糖と感染を引き起こしたことについて叱ったのだろうかと考えながら，レジデントの部屋で震えながら座っていた．その患者との不快な会話を振り返って，彼は突然「私は何をやっていたのだろうか？」と自問した．このケースはその日まだ2人目の入院であったが，彼はすでに家に帰るのを待ちきれない状態であった．その朝は集中治療室に入院させた患者を診るのに忙しく，昼食の時間は10分しかなくて朝のカンファレンス時の残りもののベーグルを食べただけだった．ビルは内科レジデント2年目の3分の1が過ぎたばかりであったが，彼は自分の患者に怒ることが多くなり，医学部に入ったきっかけであった，人のためになるという夢はどうなったのだろうと考えていた．なぜ彼はこれ以上，医療を行うことができないと感じるようになったのだろうか？

ビルは，感情的な疲弊（同情疲労，全般的な感情からの解離など），人間関係における脱人格化（自分自身，患者，仕事仲間，家族を物のように扱う），臨床上の効率低下の自覚などの，**燃え尽き**の古典的な徴候

と症状を呈している．燃え尽きは"魂の腐食"とも表現されていて，時間をかけて持続的に広がってゆき，原因となった環境から離れないかぎり回復することがむずかしくなる悪循環に人々を陥れる．燃え尽きは仕事のパフォーマンスの低下や，頭痛，不眠，被刺激性，人間関係の問題，疲労感，高血圧，不安，抑うつ，心筋梗塞や薬物依存などの健康状態の悪化と関連があるとされてきた．医師にとって燃え尽きの種は，疲労や感情的な消耗が当たり前となっている医学部やレジデントの時代に蒔かれる．キャリアの中頃では，勤勉に働き，セルフケアの前に他人をケアする行動が職場において微妙に強化されることにより，この状態が維持される．

レジデントはしばしば，さまざまな理由のために治療へのアドヒアランスがよくない患者や，介入しても改善しない慢性疾患の患者が存在する現実に直面する（第4章参照）．自分の努力が報われないようにみえるケースに絶えず曝されることにより，フラストレーションや皮肉な考えをもつようになる．このようなありふれた経験について同僚や指導医と話し合うことがない場合には，研修者は燃え尽きの初期症状を呈し始める可能性がある．

ビルのような病棟レジデントは，病気に対する患者の観点からではなく，患者を入退院させることなど，なすべき業務という観点から仕事を考えるようになる．医療人類学者 Terry Mizrahi は，ある研修病院で病棟レジデントチームを数か月観察し，彼らが行っていることや彼らの間におけるコミュニケーションの観察を通して，病棟レジデントの仕事は"患者を片付けること"だと結論した．

このような分離した態度の背景にあるのは，"同情疲労"であり，過重な負担が感情の貯水槽を枯渇させ，我々が認知的にも視覚的にも複雑な患者ケアの問題にフォーカスを絞ったり，作業予定（TO DO）に没頭しすぎると，感情や体性感覚へ注意を向けなくなることを特徴とする**解離**（dissociation）の状態に至る．自分の感情に麻酔がかかった状態になり，仕事を離れても家族や友人にかかわることができなくなる．解離の認識的な側面は**脱文脈化**である．これはほかの人々（自分自身までも）に対して，自分の仕事を上手に終了させるために役立つかどうか人を分類する方法である功利主義的な考え方をあてはめることを含む．この考え方はほかの人々（自分自身も）が置かれた人生のすべての文脈を無視している．このように，我々は患者を病気の診断や診察の予約として，同僚を自分の仕事を進めてくれるあるいは妨げる存在として，家族や友人を忙しいのに非現実的な要求をしてくる存在とし，自身を仕事を行う機械として関連づける．

ビルはかつて抱いていた医療という天職の感覚と，自分の勤務時間の過ごし方の，むなしさの間の解離をはっきりと感じていた．何が起こっているかを振り返ったり，仲間とそのことについて話し合う時間もなく，ビルは幻滅と皮肉な考えに陥っていることに気づいた．自分のレジデントとしての仕事を無意味なものと感じ始めていた．

事例提示 2（つづき）

2年目の1月，ビルは彼のプログラムで年に3回開かれているレジデントのウエルビーイングのための集会に参加した．この特別な企画は，患者をケアする仕事において自分自身を回復させる方法にフォーカスを絞っている．小グループにおける議論の中で，ある上級生レジデントは2年目の半ばまでに燃え尽きを感じ，あまりケアすることができなくなったと語った．これをきっかけに，この現象と関連して，多くのレジデントがもつ燃え尽きや弱さについて議論しはじめた．別のレジデントは，自分にとって役に立つと感じたのは，ベッドサイドで指導医が死にゆく患者を診ているときに，とても忍耐強く優しかったのを見て，どうすればそんな風にできるのかを質問したことであったと述べた．その指導医は一日の中で振り返りの機会を与えてくれた印象的な出来事を，日記につけているのだと答えてくれた．グループ討論が進むに伴い，ビルは意味を見失ってしまったのは自分だけが感じたことではないことがわかり，また，医療に対する情熱を回復するために個人的あるいはグループでできる方法があるのだということを理解した．

Carl Rogers はかつて，「最も個人的なことは最も万人に通じるものだ」と述べている．専門職として自分は道を見失ったと感じることほど，孤立感を感じることはない．『神曲（Divina Comedia）』の冒頭で，ダンテが身を切られるほどに嘆く場面が思い出される．

　　人生の道のなかばで　正しい道を踏み迷い　はたと気づくと　闇黒の森の中だった．

他人も同じ道を通っており，尊敬して見習うべき同僚がいることを知ることほど，癒しにはなることはない．日常業務を少し離れて，このような集会，支援グループ，即興のディスカッションの中で共通の経験や苦労を共有することの価値は，研修者が自分は人間の

コミュニティーの一部であること，自分に回復や変化の可能性があることを思い出させることである．

感情知性

研修者が仕事の情熱と楽しさを感じることができる能力を回復するために利用可能な戦略の一つに，"感情知性(emotional intelligence)"を育てることがある．そして自己認識を行うことが感情知性には必須である．しかし医師は，専門職の役割の中で"客観性"を保つ手段として自分の感情から距離を置くトレーニングを受けてきたため，これは簡単ではない．臨床医と患者との間の関係の質は，治療のプロセスにおける重要な要素であるとともに，臨床医自身のウエルビーイングに大きく影響するため，このプロセスを最大限効果的にするために自己認識を深めることが必須である(第7章参照)．感情知性には，自らの感情を表現する言語を養うことや，他者へ自分をさらけ出す能力が含まれる．自己の気づきと自己開示を映し出す鏡は，他者の感情を認識できる能力である．他者がどのように感じているかについての仮説を立てるために，我々は自らの感情を利用することができる．我々は他者とともに感情を確かめ，感情を振り返り，観察したことに対してコメントし，批判することなしに他人が打ち明けた感情を受け止める，ということを学ぶことができる．天気予報システムのように，我々の意識による価値中立的な情報として感情を尊重するということが役に立つ可能性があるが，それ自体は正しくも間違ってもいない．それゆえに，我々は"天気予報"を得るかのように患者の感情に注意を払い，"天気をチェック"するかのように自らの感情に気づくと考えることができる．我々自身の感情や他者の気持ちを受け入れることにより，我々自身を解放して，そして他者や自分自身に十分に存在感を示すことが可能となる(第2章参照)．

感情知性のもう一つの要素は，衝動をコントロールすることであり，特に葛藤のある状況において自分の反応を遅らせたり，目標に到達するために自分の欲求を先延ばしにしたり，自分の気分をコントロールするために認知再構成法や自分自身に命じる言葉を利用することである．その時々に感じていることについて自分の中で名前をつける，その日経験したなかで特に顕著だった感情を日記に記録する，友人や親密なパートナーとともに感情を言葉で表現する練習をする，他者が自分たちに打ち明けた感情を振り返る，また場合によっては，私たちの感情の識別能力を高めるために心理療法にかかわることにより，感情知性を強化することができる．

努力したにもかかわらず，よくならない患者をケアしていたときのビルの無力感は，コントロールに関する彼の信念や期待とはかけ離れていた．我々の人生でのさまざまな出来事，特に専門職として行う医療の中で，どれだけコントロールすることが可能であるのかについて明確にしておくことは，医師としての仕事を満足に行うためには必須である．自分に対して大きな影響力のある出来事に対して，よりコントロールが可能であると感じた際に人はより大きな満足を感じるものであるが，患者をケアする結果としてのアウトカムは多次元の要素により規定されており，患者自らの選択や，遺伝的あるいは環境的な要因など，かなりの程度において医師のコントロールを超えた力が働いている．"コントロールする"というよりむしろ"影響を与える"と考えたほうがより現実的かもしれない．病気や健康に寄与する多くの要因の中で医師は大きな影響力をもつが，医療は結果として起こったことに関与した多くの出来事の一つにすぎない．その瞬間に"正しい行い"にフォーカスを絞る禅のアプローチを行ってみること—それが共感の練習，注意深い身体診察，臨床推論，手技の実施のいずれにせよ—また，結果が能力の指標だという考え方から解放されることにより，自己評価のために助けとなる認知の枠組みを得ることができる．無力感から我々を守るもう一つの戦略には次のようなものがある．すなわち，肺気腫の患者の入院を予防できたなどの小さな勝利の中に意味を見出すこと，糖尿病性ケトアシドーシスで入院を繰り返している患者について臨床医学をたくさん学べる機会として捉える，"むずかしい患者"についてそのような患者を管理する方法を学ばせてくれる客員教授と考える，病状が悪化している患者との医師−患者関係の質に着目する，我々の行ったことに感謝してくれる患者とのポジティブな繋がりを思い出すような振り返りの時間をとる，などである．

これまで述べてきた不健康な習慣(強迫性，先延ばしの心理，感情からの解離，燃え尽きを耐える状態)に共通するのは，仕事における**エネルギーの枯渇**の概念である．そのために，多くの医師，看護師，事務担当者などは，週末，休暇，家族と過ごす時間について，エネルギーを蓄え，もっと広い気づきを取り戻す機会だと考えている．パートタイムとして働くことにより，エネルギーを蓄える時間を増やすことを検討する人もいる．守られた"自分の時間"の逆を意味するのは，一日のうちにやるべきことが濃密で，"仕事の時間"が過密に詰め込まれているということである．"生産性"が"よいもの"と同義であることを意味する仕事をこなすことを超現実的に追い求める間に，意識の変化が起こってくる(第5章参照)．これはトランス(催眠)状態であり，ある儀式的なきっかけ(診察室のドア，コンピュータの電源を入れる，スケジュールを

チェックする，留守番電話メッセージを聞くなど）によりその状態に入るが，トランス状態には，絶え間なく"作業予定(TO DO)"リストを実行する，"終わらせる"錯覚に基づいて短時間で終わるタスクを探す，注意を払う時間を短くする，長く困難な会話の中でいらいらを感じる，自分の仕事を何度も何度もチェックする，過去の困難なやりとりについてやきもきする，これから起きることを心配する，なども含まれる．

▶ 回復，振り返り，マインドフルネス

カリフォルニア大学サンフランシスコ校(University of California, San Francisco：UCSF)の内科学の教授である Steve McPhee は，我々の日常生活における人間のエネルギーに関する異なったアプローチを対照させるために，太陽電池の自動車とガソリン自動車の暗喩を用いた．仕事におけるエネルギー枯渇の概念(エネルギー補給のために仕事から離れる必要がある)は，産業社会が再生不可能な化石燃料に頼っていることに似ている．長期的に見ると，自分のエネルギーに対するそのような視点を維持することはできない．もう一つは，**エネルギーの回復**は仕事中であっても仕事から離れていても，一日を通したなかで継続的に可能であるという視点である．これは，回復可能なエネルギーを太陽から引き出すパネルをもつ太陽電池車に似ている．エネルギーについてこのような基本的な考え方を変えることには，我々が誰であるのかを再検討する作業が必然的に含まれるのかもしれない．石油モデルが表しているのは，生産や達成の源は我々個人であるという見方であり，それは媒介手段とともに，物質世界や結果を達成する人々の人生の上に成り立っている．太陽電池パネルのモデルが示しているのは，我々がエネルギー交換の媒体であるという視点である．それは継続的な物質の変化の過程の中で光を発するろうそくの炎のような自立型のシステムであり，また医師-患者関係，ヘルスケアシステム，社会，地球のような，より大きな自立型システムの中に組み込まれた，あるいはその一部としてのシステムである．

　研修者は自身に問いかけるべきである．仕事中でも自宅にいるときでも，一日を過ごす中で，エネルギーを回復させるためにはどのようにすればよいのであろうか？　心理的に"自分の太陽電池パネル"を開くことに相当するのは，どのようなことだろうか？　一つのアプローチとしては**マインドフルネス**を育むことであり，それは，私たちがいる場所や行っていることに対して心を配ることである．それは，計画的で意識した生活を送るという規律である(第7章参照)．我々の意識の流れはしばしば，時に後悔や怒りも伴う過去の思いや，時に脅威や現実逃避的な未来についての考えやイメージを含んでいる．マインドフルネスは，"あの時あそこで"などの取りつかれたような思いに対して，"今ここに"実存するためのスキルを強化することである．マインドフルネスは，自分自身の感情や精神状態が意識に上る際に，それについて批判しない態度で注意を払うことである．我々はいかなる流れの強さにおいても自分自身を定義することなしに，楽しみ，悲しみ，怒り，愛情，平穏，不隠などのさまざまな感情が流れていく管であると自分自身を見なすことができるようになる．1日20分，マインドフルな瞑想を行うことにより，注意深く配慮する能力が鍛えられる．この訓練は，診察の前や後に起こったことに影響されずに，医師が患者に注意を払うために役に立つ．思慮深さは仕事中に個人的なエネルギーを回復する機会にアクセスするための入り口でもあり，それによってエネルギーを使うだけでなく，個人的なコミュニケーションやうまくいった仕事に対する満足感から，エネルギーを受け取ることができる．

　次にドアから歩いて入ってくる人についての不確実性に対して思慮深く心を開いて日々アプローチするプロセス，我々自身や他者の感情の"天気"に対して批判しない態度で注意を払うことは，Rumi による次の詩の中で表現されている．13世紀のスーフィー(Sufi)神秘主義者であり，この詩は時代や文化を超えて我々に語りかける．

ゲストハウス
　人間という存在は，みなゲストハウス
　毎朝，新しい客がやって来る
　喜び，憂うつ，卑しさ，そして一瞬の気づきも
　思いがけない訪問者としてやって来る
　訪れるものすべてを歓迎し，もてなしなさい！
　たとえ，それが悲しみの一団だとしても
　できるかぎり立派なもてなしをしなさい
　たとえ，それが家具のない家を荒々しく駆け抜けたとしても
　訪れるものすべてを敬々しくもてなしなさい
　もしかすると訪問者は，あなたの気分を一新し
　新しい喜びが入って来られるようにしているのかもしれない
　暗い気持ちや，ごまかし，時には悪意がやって来ても
　扉のところで笑いながら出迎え，中へと招き入れなさい
　どんなものがやって来ても，感謝しなさい
　どれも，はるか彼方から案内人として
　あなたの人生へと，送られてきたのだから

　一日の終わりに短い振り返りの時間を取り入れるこ

とは，自分のエネルギーを回復させる機会や，その日に遭遇したさまざまな出来事の意味を受け入れることのできる状態になるための一つの方法である．日記を利用したり，その日起こったことに関して簡単に振り返ることにより，その日を過去のものとする移行期間をもつことができ，自分に送られてきた贈り物を吸収することができる．Angeles Arrien は，自分自身に3つの簡単な質問をするように提案している．「今日は何に驚いたか？」，「今日は何に心を動かされたか？」，「今日，自分を元気づけたことは何か？」時に我々は，苦しみを含む人間のあらゆる経験との出会いの中にも大きな意義を見出すことがあるかもしれない．そのことと関連する実践の一つは，"感謝の日記" であり，週末に行うことができる．非常に美しい日の出を見ることができたというような単純な出来事から，以前に困難な関係であった患者に満足のいく診療ができたなどのようなより深いものまで，1週間のうちで感謝を感じた2，3のことを書きとめるものである．

事例提示 2（つづき）

レジデント集会の翌週，ビルは試しに日記をつけてみた．彼は徐々に，自分が日々の中でエネルギーを回復させる源——看護師との冗談，患者の苦痛に対して思いやりの気持ちを示して寄り添ったこと，ある病気の患者について精査を行う新しい方法を学んだこと，困難な入院治療についてインターンを指導することができたこと，終末期のケアに関するむずかしい家族面談をいとも簡単に進めた指導医を観察できたことなど——に気づいていることを認識した．彼は気づきの瞑想（mindfulness meditation）についての入門書を毎日少しずつ読み，一日の始まりの前に5分間瞑想を実践することができた日もあった．非常に忙しい日もあり，彼は不確実な医学的ジレンマや困難な患者に直面することもあったが，彼はそれらを進歩としてより前向きに捉えているようであった．次の患者の病室に行く前に，数回深呼吸をしてその前のことを忘れる一方で，自分を待ち構えている患者との出会いの未知なる部分を受け入れながら，集中することができるようになったことに彼は気づいた．彼にとって最も助けとなったのは，仲間と議論することであり，その中で彼は，自分の仕事についてのストレスや不確実性を進んで共有したり，彼が独りではないということを知り，仲間意識を楽しむようになった自分に気づいたことである．

▶ 親密さと価値観を明確にする

前述した "先延ばしの心理" は Rabindranath Tagore の次の詩の中に鋭く表現されている．

愛の女神のために

この近くに荒廃した寺院がある．……かつて崇められていた聖なる神への祈りの歌を詠う者はもはや誰もいない．祭壇の上に漂う空気は淀んで重い．
あなたのために摘まれることのなくなった花の香りが扉の外から漂ってくる．
昔あなたの信奉者だった男が一人，以前はあなたに願い受けていた良き事を得ようと毎日街へ向かう．そして男は毎日夕暮れになると，靴紐はほつれ，疲れた顔をして，5,000マイルの道のりを寺へと帰ってくる．
何と多くの良き日が過ぎてゆくことか！　一本の燭蝋も燈されず，一節の詩も詠われることなく，崇拝にふさわしい夜が何と多く過ぎてゆくことか！
何と多くの彫刻家たちが，逞しい肩も髪も石の粉で真っ白になりながら一日中あなたの彫像を造り，夕暮れにはそれを川に運んで投げ捨てていることか．
女神はまだ神殿にいる，しかしこの終わりなき無知の中で，供物を捧げる者も糧を授かる者もいない．

もし我々の人間関係へのかかわりが常に仕事の必要性よりも優先順位が低ければ，自分の価値観を見直したり明確化したりするのもその順番で行われる．控えめな見方かもしれないが，ある1週間のうちにどれだけ時間とエネルギーをそれに費やしたかを検証することにより，自分の価値観の優先順位を垣間見ることができる．最も価値があるのは何かということについて，私たちが自分自身に言い聞かせたり，他人に伝えていることは，私たちが実際に行っていることと矛盾しているかもしれない．また私たちは，自分の時間の多くを，長い目で見るとあまり重要ではないが即座に求められることに使っていることに気づくかもしれない．

専門職としての要求を満たさなくてはならない状況において，家族や友人との人間関係を育むことのむずかしさに加えて，親密さを恐れたり，自分の内面を他者と共有するスキルがないことで生じる障壁が存在する．臨床医は多くの時間を他人の秘密や打ち明け話を聞いて過ごすので，自らのことを他人に話す機会があまりない．しかし，私たちのアイデンティティーや，私たちがどのような人間であるのかという感覚を深めることができるのは，他者との関係においてである．このために必要なのは，仕事や仕事以外の親密な人間関係の存在だけではなく，一緒に過ごすために使うこ

とができる時間や，自らのことを話したり親密にしたりする能力である．

- **友人**．米国人の生活において，コミュニティーが一般的に崩壊していることを考えると，積極的に他者との繋がりを求めなければならない．時に，友情を築く機会は職場の場面でもつこともでき，それは自分たちが積極的に率先できるかどうかにかかっている．我々は，芸術，ボランティア活動，政治活動，信仰団体，スポーツ，アウトドアなど，共通の趣味や関心を通じて人々が自然に集まる場ができるような，医療以外の趣味や関心を育てることもできる．自らのことを他人に打ち明けることなしに，友人のネットワークを広げるのは不十分である．信頼できる友人に打ち明ける能力を学ぶことは，自分の専門家としての役割の中で患者の秘密を長時間聴いていることとの間のバランスをとるために必須である．
- **親密なパートナー**．長期間にわたり持続している愛という人間関係は，我々の成長，発達のための重要でスピリチュアルな道筋の一つである．親密なパートナーとの長期的あるいは生涯の旅路は騒然たる状況であるが，その中で両者が互いのアイデンティティーを試し，人生を甘受し，そのストレスや困難に耐える力を広げる．このような人間関係の中で，我々は欠点も長所もある自分自身を受け入れることを学ぶことができる．また私たちは，愛する人を育み，健康を求めることを通して，思いやりのスキルを学ぶことができる．パートナーシップを築き，うまく維持するには予定された時間が必要である．我々の対人コミュニケーションのスキルを向上させること—特に，意見の相違や葛藤があるときに積極的に傾聴し，感情を打ち明け，相手を尊敬しつつ交渉するスキルは，関係を持ちこたえさせるための中心となる重要なことである．その他の重要な要素には次のようなものがある．カップルのコミュニケーションや相手への期待に，我々の原家族が影響しているということに気づくこと，味や好みの違いに耐えることを学ぶこと，カップルとしての互いの価値を明らかにすること，時間・セックス・金銭・スペース・仕事の分担・子供をもつかどうか，あるいはどのように育てるかなどにおいて交渉すること，などである．恋愛感情やセックスは，関係の初期のころには自然に起こってくるが，時が経つにつれて，意図的に時間や状況をつくることが，これらにとって必須な要素であり，お互いを回復させる継続的なエネルギーの供給源として機能するために必要になる．時にはカップルが，淀んだパターンに陥ったり，コミュニケーションが不通になったりすることもありうるが，このような場合にはカップルカウンセリングが有益である．

個人の価値や人間関係を尊重するために必要な時間を得るための別の障壁は，金銭についての心配である．働き始めたばかりの多くの医師は，当然ながら医学部時代の借金を返済することを心配している．このため初期の頃は，より長時間働き，夜間当直のアルバイトさえ行うこともあり，家族，友人，趣味のための時間がなくなる．時には物質的な欲求や私たちの消費文化の心理が，必要以上の借金を招くことがある．そしてその利息を払うために価値ある時間を費やすことになる．私たちの人生におけるお金の流れが重荷となるか便利な道具となるかは，我々がもっている富についての自分の哲学次第である．ファイナンシャルプランナーに相談したり，独学でその分野の資料を読んだりすることにより，人生の価値や金銭面の目標をはっきりさせていく過程に取り組むと，人生を維持するのに何が必要か，そしてそれらのニーズを満たすための収入を得るためにどれだけの時間とエネルギーを費やすかについて，賢明な決断をするための枠組みを得ることができる．ある医師のカップルは，"貴重な時間を犠牲にし，あまり価値のないライフスタイルを維持するためのお金を稼いでいた"と実感したときに，どのような過程でそれを振り返ったかを報告している．彼らは価値観を明確にして，財政面の評価を行い，その結果として物質的な所有物を縮小し，借金をなくし，"積極的に簡素化"という道を受け入れる結果にいたった．彼らは金銭的な富を，旅行をしたり，家族と過ごす時間を増やしたり，その他の関心のために使う時間と引き換えた．

組織と研修者のウエルビーイング

自分の人生を回復させて持続する方向へ動かすために，我々自身が自らを振り返り，価値観を明確にし，行動を変えることは重要であるが，これを個人的な問題としてのみ捉えるのは，意義ある変化を生み出すためには不十分である．ウエルビーイングは個人的なプロセスであるだけではなく，組織の方針のプロセスでもある．強力な意欲をもってすれば，マインドフルネスの練習，親密な人間関係の強化，自身の身体をケアすることを始めることができるかもしれない—しかしそのような意欲は，次の指導医の回診や教員会議のときには消失してしまうかもしれない．そこでは過剰な労働が称えられ，自信となり，生産性の期待に応えようと躍起になるからである．研修者のウエルビーイングが保たれるためには，研修者がトレーニングを受けて働く組織が(病院，グループ診療，大学病院，政府機関)，すべての職員の健康とウエルビーイングを尊重する，持続可能な組織でなければならない．自分た

ちの組織—医学部，研修プログラム，医療保険システムや診療の場—を変えていくという困難な仕事に従事することにより，"その穏やかな影響が我々の人生を生きがいのあるものにしていく"ために時間とエネルギーをかけることができるように，我々一人ひとりは自分自身のことのみならず，同僚や自分自身の専門職の維持に対しても責任をもたなければならない．

我々は，そこで働く臨床医の価値が認められるような仕事環境や，方針を打ち立てた医療機関の優れたモデルから学ぶことができる．それらの変化をもたらすことは組織的な事業であり，我々は他者と協力して働き，必要な場合には集団で協力して組織の方針へ圧力をかけることにより，健康的な環境をつくることができる．

結 論

複雑で，情報が多く，選択肢の多い人間社会のこの分野において，医療専門職をトレーニングするためには，かつての世代では必要とされていなかったスキルが必要になる．同時に，指導者も研修者もともに人間的でいられるようなやり方でそのことを行うためには，かつての世代の"実践知"のうえに描く必要がある．この実践知は，アリストテレスがフロネシス（phronesis）と呼んだものであり，それは我々の人としての能力を広げるスキルや，我々の魂を蝕む不必要な負担を減らすスキルを含んでいる．それは認識面，感情面，行動面，対人面を含むスキルである．我々はまた，チームワークによるサービスを提供する能力を向上させること，組織としての価値観を明確にすること，医療提供者のウエルビーイングを増進する仕組みやプロセスを確立することなどの，持続可能性を促進するような要因に配慮するヘルスケアシステムで働くことについての実践知を養わなければならない．このような視点について，指導者と研修者の両者が責任をもたなくてはならない．この仕事を持続可能な方法で行う実践知を養うことは，我々の個人として，または組織としての課題である．

（訳：若林英樹）

推薦図書

Barks C. *The Essential Rumi, Trans.* Edison, NJ: Castle Books, 1997.
Chodron P. *When Things Fall Apart.* Boston, MA: Shambhala, 1997.
Christensen JF, Feldman MD, eds. *Recapturing the Spirit of Medicine.* Special issue on physician well-being. *Western J Med* 2001; 174:1–80. Available at: http://www.pubmedcentral.nih.gov/tocrender.fcgi?iid=116276/.
Dunn PM, Rosson CL. Medicine and money: how much is enough? *Western J Med* 2001;174:10–11.
Elgin D. *Voluntary Simplicity: Toward a Way of Life That is Outwardly Simple, Inwardly Rich.* New York, NY: William Morrow, 1993.
Gabbard GO, Menninger RW. The psychology of postponement in the medical marriage. *JAMA* 1989;261:2378–2381.
Gabbard GO. The role of compulsiveness in the normal physician. *JAMA* 1985;254:2926–2929.
Hanh TN. *The Miracle of Mindfulness: A Manual on Meditation.* Boston, MA: Beacon Press, 1987.
Kabat-Zinn J. *Wherever You Go There You Are: Mindfulness Meditation in Everyday Life.* New York, NY: Hyperion, 1994.
Kinder G. *Seven Stages of Money Maturity.* New York, NY: Dell, 1999.
Levinson DJ, Darrow CN, Klein EB, et al. *The Seasons of a Man's Life.* New York, NY: Knopf, 1978.
McPhee SJ. Letter from the abbey. *Western J Med* 2001;174:73–75.
Mizrahi T. *Getting Rid of Patients.* New Brunswick, NJ: Rutgers University Press, 1986.
Osler W. Address to students of the Albany Medical College, February 1, 1899. *Albany Med Ann* 1899;261:307–309.
Ratanawongsa N, Wright SM, Carrese JA. Well-being in residency: a time for temporary imbalance? *Med Educ* 2007;41:237–280.
Spickard A, Gabbe SG, Christensen JF. Mid-career burnout in generalist and specialist physicians. *JAMA* 2002;288:1447–1450.
Walcott D. *Collected Poems 1948–1984.* New York, NY: Farrar, Strauss, and Giroux, 1987.

その他の資料

Christensen JF. Balance & Self-Care. Web-based Learning Module in *Doc.com: An Interactive Learning Resource for Healthcare Communication.* American Academy on Communication in Healthcare Web site. http://aachonline.org. Accessed October, 2007.

ウエブサイト

New Road Map Foundation Web site (Based on *Your Money or Your Life*). www.newroadmap.org. Accessed October, 2007.
Resident well-being resources. Professional Association of Interns and Residents of Ontario (PAIRO) Web site. http://www.pairo.org/Content/Default.aspx?pg=1009. Accessed October, 2007.
Resources on medical student well-being. American Medical Student Association Web site. http://www.amsa.org/well/. Accessed October, 2007.
Seligman M, Aspinwall L, Fredrickson B, et al. Positive Psychology Annotated Bibliography. University of Pennsylvania: Center for Positive Psychology Web site. http://www.ppc.sas.upenn.edu/ppappend.htm. Accessed October, 2007.
The Foundation for Medical Excellence Web site. www.tfme.org. Accessed October, 2007.

和文索引

※ t は表を，f は図を示す．

あ

アイデンティティー（性） 149
アイロールテクニック
　　自己催眠 52t
アクティングアウト 319
悪夢
　　睡眠障害 356
アシクロビル 430t
アセチルサリチル酸 411t
アセトアミノフェン 411t
アドヒアランス
　　向上 198t
　　心理的メカニズム 194
　　診療における評価 195
アプローチのコツ，患者への 32t
アミトリプチリン 259t, 412t, 413t
アムホテリシン B 430t
アルコール
　　依存 225
　　依存症状 228t
　　睡眠障害 349
　　中毒 225
　　乱用 229
アルコールの離脱
　　危険因子 231t
　　薬物療法 231t
アルコール乱用
　　CAGE テスト 227t
　　アルコール依存 229
　　介入戦略 231
　　行動変容の促進 224
　　上限 227t
　　症状 228t
　　情報についての対話 233
　　自律性の支援 232
　　身体診察と臨床検査 229
　　診断の分類 225
　　推奨についての対話 233
　　スクリーニング 226, 227t
　　耐性 229
　　中等量飲酒 226
　　反映 228, 228t
　　病因と病態生理 223
　　薬物療法の考慮 235
　　用語 225t
　　離脱症状のマネジメント 230
アルプラゾラム 277t
暗示 44
　　催眠療法 43

治療的利用 45
アンビバレンス
　　行動変容 178
安楽死
　　死の定義 475t

い

医学教育
　　共感 20
医学的に説明困難な症状 138
イソニアジド 430t
依存性人格障害
　　医師–患者関係 326
　　鑑別診断 326
　　疾病経験と疾病行動 326
　　症状と徴候 326
　　診断基準 327t
　　特徴 311t
　　マネジメント戦略 326
遺伝学
　　異文化コミュニケーション 134
いびき
　　睡眠障害 354
イブプロフェン 411t
異文化コミュニケーション
　　遺伝学 134
　　移民と少数民族 125
　　医療的方法の適応 130
　　受け身な患者 129
　　解釈 131
　　コミュニケーション 127
　　識字力の低い患者 132
　　社会的位置 124
　　宿命論 128
　　人種／民俗性 134
　　精神医学的診断 131
　　成人機能健康知力検査 132
　　生物医学 125
　　説明 130
　　説明モデル 127, 128t
　　組織の案内 134
　　治療と代替治療 132
　　通訳 129
　　非難 131
　　文化 123
　　文化的問題 124
　　薬物の説明 132
　　理解度の評価 133
　　臨床的な儀式 133

悪い知らせを伝える 131
イミプラミン 412t
医療事故
　　個々の対応 440
　　診療の変化 443, 443t
　　対応プロセス 441f
　　他人によるミスの目撃 444
　　ミスから学ぶ 443
　　ミスへの対処 440
　　ミスをした同僚への対応 444
医療事故の開示
　　患者と家族 442
　　同僚や組織 443
医療ミス
　　医師の責任 445
　　エラー 437
　　エラーの同定と報告 446
　　過失 437
　　管理ケア 446
　　管理と監視 445
　　原因 438
　　コンピュータ化されたシステム 446
　　種類 438, 438t
　　職場のデザイン 446
　　戦略 440t
　　組織の対応 444
　　卒後医学教育 444
　　統制医療 446
　　プライマリ・ケア実践グループ 445
　　有害事象 437
　　予防 445
　　割合 437
医療ミスの結果
　　医師 439
　　医師–患者関係 439
　　患者や家族 439
　　状況 439
医療面接 244
　　3 機能モデル 410t
インドメタシン 411t

う

ウエルビーイング
　　医療提供者の欲求 56
　　回復 537
　　解離 535
　　関係モデル 58

感情知性 536
研修者 531
コーチングと交渉 59
個人の哲学 57
コミュニケーション 58
コントロールモデル 57
時間の管理 58
仕事環境 59
自省と自己管理 59
組織と研修者 539
脱文脈化 535
親密なパートナー 539
振り返り 537
マインドフルネス 537
燃え尽き 534
友人 539
うつ病
　bupropion 262
　duloxetine 262
　HIV/AIDS 432
　SPEAK 254, 255t
　venlafaxine 261
　医療面接 244
　運動と身体活動 257
　疫学 241
　外来カップルカウンセリング 254
　患者とのコミュニケーション 258
　鑑別診断 247
　危険因子 107t
　希死念慮 262
　季節性感情障害 257
　気分障害質問票 248t
　気分変調性障害 240
　急性期治療 257t
　共同ケアモデル 266
　原因となる薬物 250t
　検査所見 247
　抗うつ薬 259t, 265
　行動計画 269t
　抗利尿ホルモン不適合分泌症候群 260
　高齢患者 116
　こころとからだの質問票（PHQ） 239, 244, 267t
　こころとからだの質問票（PHQ-9） 268t
　個別外来カウンセリング 254
　三環系抗うつ薬 258
　産後うつ病 141
　自己管理支援 253

自己啓発本 257
自殺 245
自殺リスク評価 246t
社会的・心理的な要因 242
出血性素因 261
紹介の時期 266
初期治療 252
人格障害 249
身体所見 247
身体表現性障害 249
診断 242
診断の障壁 245
性機能障害 261
生物学 241
セロトニン症候群 261
選択的セロトニン再取り込み阻害薬（SSRI） 260
双極性うつ病 240, 247
双極性障害 240
大うつ病 239
大うつ病障害 247
体重増加と体重減少 260
対人関係心理療法 256
超短期行動計画 253
治療 250
治療ガイドライン 252
治療目標 252
電気痙攣療法 265
妊娠中 141
認知行動療法 256
認知症 249, 335
反応性うつ病 243
光療法 257
病因 241
病因の混乱 243
不安障害 248
夫婦療法 257
副作用の比較 260t
物質（薬物）乱用 249
暴力（パートナー） 450
慢性疾病ケアモデル 266
ミルタザピン 262
メランコリー 241
薬物による 249
薬物治療の選択肢 258
薬物の相互作用 263
薬物療法 257
薬理ゲノミクス 263
有害作用 260
有病率 250t
運動
　肥満 211

え
エファビレンツ 430t
エラー
　医療ミス 437
演技性人格障害
　医師-患者関係 322
　鑑別診断 321
　疾病経験と疾病行動 321
　症状と徴候 321
　診断基準 322t
　特徴 311t
　マネジメント戦略 322

お
オキシコドン 411t
オプト・アウト 423
オプト・イン 423
思いやり 13
オルガスム障害 376

か
外陰部痛
　女性 138
海外の医学部を卒業した医師（IMG） 521 → IMGも参照
快感喪失 244
ガイドライン
　実地医家のための（境界） 518
　指導者のための（境界） 518
回避性人格障害
　医師-患者関係 325
　鑑別診断 325
　疾病経験と疾病行動 325
　症状と徴候 324
　診断基準 325t
　特徴 311t
　マネジメント戦略 325
カウンセリング
　うつ病 254
学習型不眠 347
下肢静止不能症候群
　睡眠障害 347
過失
　医療ミス 437
家族 71
　医師-患者-家族関係 80
　介入 83t
　患者ケア 74
　機能のスクリーニング 78
　機能不全 78f, 82
　共感 86
　協調 82

ゲノグラム　81f
ゲノグラムの作成　75
コミュニケーション　80
システム　72
終末期のケア　477
スクリーニングの質問　79f
相互関係　72
治療同盟　80
評価と介入　75t, 82
評価とサポート　80
病気　72
補完的な同盟　74
役割　72, 72t
ライフサイクル　74t, 78
ライフサイクルステージの評価 77
ライフサイクルの問題（スクリーニングするための質問）　79t
リフレイミング　85
カタプレキシー　355
家庭内暴力
　LGBT　156
カテゴリカルモデル
　人格障害　307
ガバペンチン　412t, 413t
過敏性腸症候群　142
カミングアウト
　高齢者　154
　青少年期　153
過眠症　346t, 353
カリキュラム
　公式と非公式の統合　489
　非公式　488
　編成　490f
カルバマゼピン　412t
簡易認知機能検査　337
環境タバコ煙　199
ガンシクロビル　430t
患者
　アプローチのコツ　32t
　怒りの原因　33t
　ガイドライン　32t
　困難な患者　32t
　紹介の適応　41
患者, 怒っている　31, 32
　患者教育　34
　診断　32
　心理学的なメカニズム　32
　マネジメント　33
患者, 素直な
　患者教育　40
　診断　39

　心理学的なメカニズム　39
　マネジメント　40
患者, 黙っている
　患者教育　36, 38
　原因　35t
　診断　34
　心理学的なメカニズム　34
　マネジメント　35
患者, 要求の多い
　診断　36
　マネジメント　37
　理由　37t
患者質問紙　271
感情対処スキル
　HIV/AIDS　424
感情知性
　研修者　536
　小児　93
癌性疼痛　420
緩和ケア　465 →終末期も参照
　位置づけ　465f
　死の願望　474
　二重結果　474

き

危険因子
　アルコールの離脱　231t
希死念慮
　うつ病　262
季節性感情障害　257, 348
　うつ病　257
喫煙　199
　bupropion　203
　医師の役割　204
　喫煙行動　200
　禁煙　200
　禁煙カウンセリング　204
　禁煙による利益　199
　禁煙の障壁　203
　禁煙プロトコル　205t
　クロニジン　203
　経皮的ニコチンパッチ　202
　健康問題　199
　社会的支援　204
　心理社会的カウンセリング　201
　ニコチンガム　202
　ニコチン吸入薬　202
　ニコチン経鼻スプレー　203
　ニコチン代替療法　201
　ニコチンドロップ　202
　ノルトリプチリン　203
　バレニクリン　203

　物質（薬物）の使用　204
　ヘルスケア組織　206
　薬物療法　201, 201t
　抑うつ　204
機能的リハビリテーション
　高齢患者　119
気分障害質問票
　うつ病　248t
気分変調性障害
　うつ病　240
急性冠症候群
　ストレス　395
急性ストレス障害　279
境界　513
　家族に対する医学的助言　517
　ケアの制限　514
　実地医家のためのガイドライン 518
　指導者のためのガイドライン 518
　性的関心とプロフェッショナリズム　516
　対応　516
境界性人格障害
　医師-患者関係　319
　鑑別診断　319
　疾病経験と疾病行動　319
　症状と徴候　319
　診断基準　320t
　特徴　310t
　分裂　319
　マネジメント戦略　320
共感　13
　医学教育　20
　家族　86
　敬意　18
　サポート　17
　実践　20
　障壁　14t
　障壁の克服　14
　スキル　17t
　妥当性確認　17
　治療的な言語　16
　パートナーシップ　18
　反映技法　17
　役割　15
共同ケアモデル
　うつ病　266
強迫性障害　279
強迫性人格障害
　医師-患者関係　328
　鑑別診断　328

疾病経験と疾病行動　328
症状と徴候　327
診断基準　329t
特徴　311t
マネジメント戦略　328
恐怖症　276
禁煙
　カウンセリング　204
　喫煙　200
　催眠療法　51t
　障壁　203
　プロトコル　205t
筋骨格系
　ストレス　401

く

クロナゼパム　278t, 412t
クロニジン　203
クロルゾキサゾン　413t

け

ケア
　高齢患者　118
　身体化　304
ゲイ　149 → LGBT も参照
　青年期　109
　ニーズに対する取り組み　109t
経皮的電気神経刺激法　413
経皮的ニコチンパッチ　202
外科手術
　肥満　213
月経前期体験カレンダー　143
月経前症候群　143
月経前不快気分障害　143
ゲノグラム　75, 76f, 77f
　家族　81f
　面接　76
健康信念モデル　196
原発性不眠　347
減量
　健康への影響　210
　肥満　210

こ

行為障害　287
抗うつ薬　265
　作用機序　259t
　耐性　264
　疼痛　412t
　内科疾患の患者　265
　副作用　259t
　不眠症　352

併用療法　264
用量　259t
離脱症候群　264
後期黄体期不快気分障害　143
抗痙攣薬
　疼痛　412t
後天性免疫不全症候群　423 → HIV/AIDS も参照
行動計画
　うつ病　269t
行動・社会科学
　概念図　495f, 496f
行動変容
　3つのアプローチの統合　179
　アンビバレンス　178
　維持期　175, 188
　維持期の戦略　190
　影響とコントロール　177
　共感と好奇心　177
　行動期　175, 187
　行動期のための戦略　188
　再発期　175, 190
　社会的学習理論　176
　熟考期　175
　熟考期から行動期　183
　準備期/決断期　175, 186
　前熟考期　175
　前熟考期から熟考期　180
　動機づけ面接法　176
　変化のステージ　175, 176t, 181t
　臨床医の戦略　181t
行動療法
　疼痛　410, 417t
　肥満　212
抗ヒスタミン薬
　不眠症　352
抗不整脈薬
　疼痛　412t
抗利尿ホルモン不適合分泌症候群
　うつ病　260
高齢患者
　MOMS AND DADS　114, 115t
　うつ病　116
　環境アセスメント　115
　機能的リハビリテーション　119
　機能評価　115
　ケア　118
　ケース・ディスカッション　120
　コミュニケーション　114
　社会的システムの評価　115
　症例　112

身体化　118
身体評価　114
心理的側面の変化　111
精神認知機能評価　114
せん妄　117
多剤併用　118
内科的治療計画　119
認知症　117
病歴　114
不安障害　116
妄想性疾患　116
薬物乱用　118
呼吸器疾患　49
こころとからだの質問票（PHQ）
　うつ病　239, 244, 267t
こころとからだの質問票（PHQ-9）
　うつ病　268t
骨粗鬆症
　女性　146
骨盤痛，慢性　138
コデイン　411t
コーピング
　ストレスモデル　398
コミュニケーション
　異文化間　123, 127
　家族　80
　認知症　339
コミュニティー
　慢性疾患ケアモデル　457
コリンエステラーゼ阻害薬
　Alzheimer 病　341t
昏睡
　終末期　473
コンピテンシー　483
　カリキュラム　488
　教育　483
　方法と評価　498

さ

催眠治療
　紹介　52
　トレーニング　52
催眠療法　43
　暗示　43
　医学への応用　47
　痛みの管理　49
　癌　49
　緩和ケア　49
　禁煙　51t
　外科的処置　50
　高血圧　50
　呼吸器疾患　49

催眠　43
　自己催眠　51, 52t
　習慣の変動　50
　消化器疾患　50
　小児科　50
　睡眠障害　50
　ストレスマネジメント　48
　疼痛　410
　トランス　43
　妊娠　50
　皮膚の問題　49
　不安　48
　ホスピス　49
　免疫システムの機能　49
　誘導　44
　利用　44
　リラックス　48
三環系抗うつ薬（TCA）
　神経性過食症　221, 258
産後うつ病　141
　治療　142
産後うつ病尺度
　　Edinburgh

し

ジアフェニルスルホン　430t
ジェンダー・アイデンティティー
　150
ジェンダー・ロール　150
時間生物学的障害
　睡眠障害　347
時間生物学的治療
　不眠症　352
自己愛性人格障害
　医師-患者関係　323
　鑑別診断　323
　疾病経験と疾病行動　323
　症状と徴候　323
　診断基準　324t
　特徴　311t
　マネジメント戦略　323
自己催眠　51
　アイロールテクニック　52t
　面接　8t
　リソース　53t
自殺　245
　LGBT　155
　うつ病　245
　危険因子　107t
自殺幇助　475 →幇助自殺も参照
事前指示
　LGBT　155

終末期　472
持続的委任状
　終末期　472
ジダノシン　430t
質問票
　CAGE　4t
　小児　90
ジドブジン　430t
死の告知　26
社会・行動科学　483
　学習理論とその視点　491t
　ドメイン　484t
社会的支援
　肥満　212
終末期　465 →緩和ケアも参照
　痛みと症状の緩和　473
　医療に関する委任状　472
　介入の制限　473
　家族のケア　477
　希望と意義　471
　昏睡　473
　事前指示書　472
　持続的委任状　472
　受容　476
　情報　470
　推移　468
　セルフケア　478
　せん妄　473
　蘇生処置禁止　472
　代替療法　470
　話し合うべき問題　469t
　抑うつ　468
　予後　470
　リビングウイル　472
準備悲嘆　468
消化器系
　ストレス　401
条件性不眠　347
小児
　過剰なストレス　89
　感情知性　93
　行動学的な問題　94
　行動障害　89
　行動スクリーニングツール　90t
　質問票　90
　望ましくない行動　89
　発達段階における行動　92t
　発達的資産理論　94
　物質乱用の予防　93
　不適応な行動の予防　93
　文章完成型の質問例文　91t
　暴力の予防　93

マネジメントと紹介　93
　面接　91
食事療法
　健康への影響　210
　肥満　209, 210
女性
　オルガスム障害　371t
　外陰部痛　138
　家族と変化　144
　過敏性腸症候群　142
　血管運動の不安定性　144
　月経前症候群　143
　月経前不快気分障害　143
　骨粗鬆症　146
　産後うつ病　141
　産後うつ病の治療　142
　性機能の維持　145
　成人初期　140
　性的興奮の障害　370t
　青年期　137
　摂食障害　138
　中年期　144
　転倒　146
　尿失禁　146
　尿生殖器萎縮症の治療　145
　妊娠中のうつ病　141
　認知機能障害　149
　婦人科的診察　137
　不妊　140
　文化的役割　1340
　閉経　144
　慢性骨盤炎痛　138
　老年期　146
人格障害
　DSM-Ⅳ-TR　307
　医師-患者関係　308
　依存性人格障害　326
　うつ病　249
　演技性人格障害　321
　回避性人格障害　324
　カテゴリカルモデル　307
　境界性人格障害　319
　強迫性人格障害　327
　自己愛性人格障害　323
　診断的分類　307
　治療　329
　ディメンショナルモデル　307
　統合失調型人格障害　315
　統合失調質人格障害　314
　特徴　310t
　反社会性人格障害　317
　マネジメント　309

妄想性人格障害 309
　　有病割合 308t
心気症 299t
神経系
　　ストレス 401
神経性過食症 215
　　鑑別診断 219
　　三環系抗うつ薬 221
　　心理療法 220
　　摂食障害 219
　　選択的セロトニン再取り込み阻
　　　害薬（SSRI） 221
　　内科の合併症と治療 220
　　モノアミンオキシターゼ阻害薬
　　　（MAOI） 221
　　薬物療法 221
神経性食思不振症
　　鑑別診断 217
　　心理療法 218
　　摂食障害 216
　　選択的セロトニン再取り込み阻
　　　害薬（SSRI） 218
　　内科の合併症と治療 217
　　薬物療法 218
神経変性疾患
　　睡眠障害 349
心血管
　　ストレス 400
人種／民俗性
　　異文化コミュニケーション 134
身体化 293
　　医師–患者関係 303
　　影響と結果 298
　　鑑別診断 298
　　ケア 304
　　高齢患者 118
　　疾患肯定状態 299t
　　社会文化的視点 296
　　神経生物学的視点 295
　　身体表現性障害 299t
　　心理療法 302
　　精神力動の視点 295
　　治療 301
　　認知–行動的視点 296
　　認知行動療法 302
　　非身体的治療 300
　　評価 299
　　マネジメント 303t
　　薬物治療 303
　　有病率 298
身体表現性障害
　　うつ病 249

鑑別不能型身体表現性障害 299t
　　心気症 299t
　　身体化障害 299t
　　身体醜形障害 299t
　　転換性障害 299t
　　疼痛性障害 299t
心的外傷後ストレス障害（PTSD）
　　279
心理療法
　　神経性過食症 220
　　神経性食思不振症 218
　　身体化 302
　　疼痛 410

す

睡眠時随伴症 346t, 356
睡眠障害
　　Epworth Sleepiness Scale 354
　　悪夢 356
　　アルコールと薬物 349
　　いびき 354
　　学習型不眠 347
　　下肢静止不能症候群 347
　　過眠症 346t, 353
　　原発性不眠 347
　　時間生物学的障害 347
　　周期的脚運動 348
　　条件性不眠 347
　　神経変性疾患 349
　　診断的評価と紹介 356
　　睡眠時随伴症 346t, 356
　　精神疾患と不眠症 348
　　精神生理性不眠症 347
　　中枢性無呼吸 355
　　内科の疾患 349
　　ナルコレプシー 355
　　日中の過剰傾眠 356
　　乳児突然死症候群 355
　　不眠症 346, 346t
　　不眠症の治療 349
　　閉塞性睡眠時無呼吸 354
　　むずむず脚症候群 347
　　夢遊病 356
　　薬物 349
　　夜驚症 356
　　レム睡眠行動障害 356
睡眠生理
　　小児期 346
　　成人 345
　　老年期 346
睡眠潜時反復検査 356
睡眠相後退症候群 352

睡眠相前進症候群 352
スキル
　　面接 4t
スクリーニング
　　アルコール乱用 226
　　物質（薬物）乱用 226
　　暴力（パートナー） 452
ストレス
　　HIV 401
　　医療面接 402
　　カウンセリング 404
　　患者とのコミュニケーション
　　　404
　　急性冠症候群 395
　　筋骨格系 401
　　肯定的認知スタイル 397
　　興奮抑制の方法 405t
　　高齢者の虚弱さ 402
　　自記式質問票 402
　　宗教 397
　　消化器系 401
　　職務関連ストレス 395
　　神経系 401
　　心血管 400
　　心理学的介入の効果 397
　　心理療法への紹介 406
　　スピリチュアリティー 397
　　性差 397
　　生殖と尿生殖器 401
　　精神神経免疫学 396
　　喘息 401
　　創傷治癒 402
　　定義 394
　　肺 401
　　皮膚 401
　　非薬理的介入 405t
　　非薬理的治療法 405t
　　慢性閉塞性肺疾患（COPD） 401
　　免疫 400
　　燃え尽き 395
ストレス管理
　　集中治療室 403
　　プライマリ・ケア 404
ストレス経路 399f
ストレスモデル
　　過反応 400
　　興奮の抑制 400
　　コーピング 398
　　生理学的反応 398
　　知覚 398
　　防御反応 400
　　免疫抑制 400

せ

性機能障害
　うつ病　261
性嫌悪障害　370t
性行動　149
　IMG　526 → IMG も参照
性交疼痛症　371t, 378
脆弱な患者　161
　VULNERABILITIES　168t
　介入　162f
　患者の視点を引き出す　167
　健康とヘルスケアへの影響　162f
　コア・コンピテンシー　170
　信頼　164
　脆弱性　162
　相互の合意と協力　165
　尊重　165
　治療同盟　162, 163, 164, 169
　ディスカッションのための質問　170
　配慮　164
　ピットホール　168t
　評価と容認　167
生殖と尿生殖器
　ストレス　401
成人機能健康知力検査　132
精神生理性不眠症　347
精神認知機能評価　114
性的興奮の障害（女性）　373
性的嗜好　149
性的問題
　P-LI-SS-IT モデル　367
　医学的な疾患　365t
　患者教育　369
　器質的な要因　365
　許容　367
　具体的な提案　369
　懸念　359t
　集中的治療　369
　紹介の適応　369
　情報の制限　367
　身体診察　364
　心理的な要因　366, 366t
　性交疼痛症　378
　性疾患　370t, 371t
　性衝動についての展望　360
　性的興奮の障害（女性）　373
　性的な障害　371, 379
　性についての話し合い　361
　セックスカウンセリング　367
　早漏　375
　腟痙攣　378
　治療的な対応　368t
　治療のアプローチ　370t, 371t
　特定不能　379
　勃起障害　374
　マネジメント　376
　面接　363, 363t
　薬物　365, 365t
　よくある問題　360
　臨床医にとっての困難　359
　臨床検査　364
性的欲求低下障害　370t
青年期
　CRAFFT 質問票　106t
　家出少年・少女　108
　医療面接　103
　機密性　103
　ゲイ　109
　健康状態　101
　コンプライアンスの改善　109t
　トレンド　101
　発達段階　103
　物質乱用の危険因子　105t
　法的な問題　104
　ホームレス　108
　慢性の障害　109
　面接　104t
　面接の構造化　104
　レズビアン　109
性別の表現形　150
セイヨウオトギリソウ
　身体化　303
脊髄刺激器
　疼痛　413
摂食障害
　社会文化的要因　215
　女性　138
　神経性過食症　219
　神経性食思不振症　216
　心理的要因　215
　スクリーニング　138, 139
　生物的要因　215
　素因ストレスモデル　215
　多面的多次元モデル　215
　治療　139
　包括的多面的多次元モデル　215
　理論的考察　215
説明モデル
　異文化コミュニケーション　127, 128t
セルトラリン　259t, 277t
セルフケア
　終末期　478
　認知症　339
セレコキシブ　411t
セロトニン症候群
　うつ病　261
線維筋痛症
　疼痛　418
喘息
　ストレス　401
選択的セロトニン再取り込み阻害薬（SSRI）
　うつ病　260
　神経性過食症　221
　神経性食思不振症　218
前頭側頭葉型認知症　333
全般性不安障害　281
せん妄
　HIV/AIDS　435
　高齢患者　117
　終末期　473
　症状と徴候　336t

そ

双極性うつ病　240, 247
双極性障害　240
創傷治癒
　ストレス　402
躁病
　HIV/AIDS　435
躁病エピソード
　診断基準　247t
早漏　370t
　性的な問題　375
蘇生処置禁止
　終末期　472

た

大うつ病　239
　診断　243t
大うつ病障害　247
対人関係心理療法
　うつ病　256
代替療法
　終末期　470
多剤併用
　高齢患者　118
脱力発作　356
妥当性確認
　共感　17
タバコ煙，環境　199
男性
　オルガズム障害　371t
　勃起障害　370t

ち

チザニジン　413t
腟痙攣　371t
　　性的な問題　378
チーム基盤型学習　494
注意欠陥多動障害　285
　　医学的検査　288
　　コスト　291
　　チェックリスト　288
　　認知機能検査　288
　　非薬物療法　291
　　病因　287
　　評価尺度　289
　　評価プロセス　288t
　　病歴　288
　　薬物療法　289
中枢性無呼吸
　　睡眠障害　355
超短期行動計画
　　うつ病　253
超低カロリー食　210
治療的利用
　　暗示　45
　　トランス　45
治療同盟
　　家族　80
　　脆弱な患者　162, 163, 164, 169
鎮痛補助薬　413t
鎮痛薬（麻薬性）　411, 411t

て

提供と引き出しのアプローチ　182
ディメンショナルモデル
　　人格障害　307
転換性障害　299t
電気痙攣療法
　　うつ病　265
転倒
　　女性　146

と

動機づけ面接法モデル
　　行動変容　176
統合失調型人格障害
　　医師-患者関係　316
　　鑑別診断　316
　　疾病経験と疾病行動　316
　　症状と徴候　315
　　診断基準　316t
　　特徴　310t
　　マネジメント戦略　316
統合失調質人格障害

　　医師-患者関係　314
　　鑑別診断　314
　　疾病経験と疾病行動　314
　　症状と徴候　314
　　診断基準　315t
　　特徴　310t
　　マネジメント戦略　314
疼痛
　　医師-患者関係　409
　　医療面接の3機能モデル　410t
　　植え込み型ポンプ　412
　　癌性疼痛　420
　　経皮的電気神経刺激法　413
　　抗うつ薬　412t
　　抗痙攣薬　412t
　　行動療法　410, 417t
　　抗不整脈薬　412t
　　作業療法　410
　　心理療法　410
　　ストレスマネジメント　410
　　脊髄刺激器　413
　　線維筋痛症　418
　　注射治療　410
　　鎮痛補助薬　413t
　　疼痛行動　410t
　　疼痛処置プログラム　412
　　疼痛リハビリテーションプログラム　412
　　バイオフィードバック　410
　　非麻薬性鎮痛薬　411t
　　補完代替療法　413
　　麻薬性鎮痛薬　411t
　　慢性頭痛　413
　　慢性難治性疼痛　415
　　薬物療法　410
　　理学療法　410
疼痛処置プログラム　412
疼痛性障害　299t
疼痛リハビリテーションプログラム　412
ドネペジル　341t
トラマドール　411t
トランス　44
　　移行　46
　　催眠療法　43
　　状態　43
　　治療的利用　45
トランスジェンダー　149 → LGBT も参照
トランスフォービア　150
トリアゾラム　351t
トレーニング

　　海外の医学部を卒業した医師（IMG）　521

な

内科的疾患
　　睡眠障害　349
内科的治療計画
　　高齢患者　119
ナプロキセン　411t
ナルコレプシー　355

に

ニコチン
　　ガム　202
　　吸入薬　202
　　経鼻スプレー　203
　　代替療法　201
　　ドロップ　202
二重結果
　　緩和ケア　474
乳児突然死症候群　355
乳児，夜に寝ない　94
尿失禁
　　女性　146
妊娠
　　うつ病の治療　141
　　暴力（パートナー）　450
認知機能検査　338t
認知機能障害
　　女性　149
認知行動分析的システム精神療法　256
認知行動療法
　　うつ病　256
　　身体化　302
　　不眠症　347t, 350
認知症
　　Alzheimer病　331, 333
　　TIPS　340t
　　安全の問題　339
　　うつ病　249, 335
　　介護者　341
　　可能性のある安全問題　337
　　簡易認知機能検査　337
　　管理　339t
　　軽症認知障害　334
　　原因　331
　　検査　338t
　　行動障害　340
　　行動の問題　338
　　高齢患者　117
　　コミュニケーション　339

症状と徴候　336t
神経学的所見　337
身体所見　337
診断　336
精神心理学的検査　337
精神病性障害　335
セルフケア　339
前頭側頭葉型認知症　333
治療　338
治療可能な症候群　334t
認知機能検査　337, 338t
ヒト免疫不全ウイルス-1型関連認知症　334
病歴　336, 337t
薬物治療　340
老人ホームへの入所　341
認知障害
　軽症　334
認知症症候群　335
　鑑別　336t

の
のぼせの治療選択肢　145t
ノルトリプチリン　259t, 412t, 413t
　喫煙　203
ノン・アドヒアランス　193
　原因　195f
　コミュニケーション　195
　手がかり　194t
　認識　193
　マネジメント　195
ノン・コンプライアンス　193

は
バイオフィードバック
　疼痛　410
肺
　ストレス　401
バイセクシャル　149 → LGBT も参照
曝露反応妨害法　279
バクロフェン　413t
パーソナリティー障害　249 → 人格障害も参照
発達的資産理論
　小児　94
パートナーからの暴力　449
パートナーシップ
　共感　18
パニック障害　275
パニック発作　274
バレニクリン
　喫煙　203
パロキセチン　259t, 277t
反映技法
　共感　17
反抗挑戦性障害　287
犯罪
　LGBT　157
反社会性人格障害
　医師-患者関係　317
　鑑別診断　317
　疾病経験と疾病行動　317
　症状と徴候　317
　診断基準　318t
　特徴　310t
　マネジメント戦略　317
反応性うつ病　243

ひ
光療法
　うつ病　257
悲嘆
　解決されない　478
　準備悲嘆　468
　予期悲嘆　468
ヒト免疫不全ウイルス　423 → HIV/AIDS も参照
ヒト免疫不全ウイルス1型関連認知症　334
　徴候と症状　334t
皮膚
　ストレス　401
非麻薬性鎮痛薬　411t
肥満
　運動　211
　管理　214
　外科手術　213
　健康への影響　207
　減量　210
　減量すべき患者　209
　行動療法　212
　社会的支援　212
　食事療法　209, 210
　定義　207
　病因　208
　腹腔鏡下調節性胃バンディング術　213
　薬物療法　213
肥満指数　207

ふ
不安
　HIV/AIDS　433
適応障害　281
暴力（パートナー）　450
不安障害　272t
　うつ病　248
　鑑別診断　273
　原因疾患　272t
　高齢患者　116
　紹介の適応　283
　症状と徴候　272
　心理社会的治療　282
　スクリーニングのための質問　273
　治療薬使用方法　277t
　非薬物療法　282t
　病因　274
　薬物療法　282
夫婦療法
　うつ病　257
フェニトイン　412t
フェンタニル　411t
不快気分障害，後期黄体期　143
腹腔鏡下調節性胃バンディング術
　肥満　213
物質（薬物）乱用
　うつ病　249
　介入戦略　231
　行動変容の促進　224
　情報についての対話　233
　身体診察と臨床検査　229
　診断の分類　225
　推奨についての対話　233
　スクリーニング　226
　反映　228, 228t
　病因と病態生理　223
　暴力（パートナー）　450
　薬物療法の考慮　235
　用語　225t
　離脱症状のマネジメント　230
物質乱用の危険因子
　青年期　105t
ブトルファノール　411t
不眠症
　抗うつ薬　352
　抗ヒスタミン薬　352
　時間生物学的治療　352
　睡眠障害　346, 346t
　治療　349
　鎮静催眠薬　351t
　内科的療法　350
　認知行動療法　347t, 350
　ベンゾジアゼピン系薬物　350
　ベンゾジアゼピン受容体作動薬

351
　　補完代替医療　352
　　メラトニン作動薬　352
プライマリ・ケア
　　心的外傷後ストレス障害のスク
　　　リーニング　271
　　精神障害の評価　271
プライミング
　　マインドフルネス　64
振り返り
　　ウエルビーイング　537
　　質問　65t
不慮の死　477
フルボキサミン　277t
プロフェッショナリズム　503
　　改善策　505
　　教育　506
　　コンピテンシー　504
　　評価　505
　　マインドフルネス　509

へ

閉経　144
閉塞性睡眠時無呼吸　354
ペテン師症候群　531
ヘルスケア
　　喫煙　206
　　慢性疾患ケアモデル　457
　　悪い知らせ　28
ベンゾジアゼピン系薬物
　　不眠症　350

ほ

幇助自殺　474
　　死の定義　475t
暴力（パートナー）　449
　　HIV感染の診断　450
　　うつ病　450
　　疫学　449
　　避けるべきこと　453
　　受診の遅れ　450
　　障壁　454
　　診断後のタスク　453t
　　スクリーニング　452
　　スクリーニングが必要なとき
　　　450t
　　スクリーニングのための質問
　　　452t
　　精神疾患　450
　　多発外傷　451
　　中心部の外傷　451
　　治癒過程が異なる外傷　451

　　治療　452
　　つじつまの合わない説明　450
　　手がかりになる身体所見　451t
　　妊娠　450
　　不安　450
　　複数の身体症状　450
　　物質（薬物）乱用　450
　　不適切な振る舞い　451
補完代替医療
　　疫学　385
　　患者とのコミュニケーション
　　　386
　　潜在的な危険性　386t
　　疼痛　413
　　話すための提案　388t
　　不眠症　352
　　分類　386t
　　薬用ハーブ　385
ホスカルネット　430t
ホスピス　467
　　ケア　467
勃起障害　374
ホモフォービア　150

ま

マインドフル　61
　　グループ学習　64t
　　診療　62
マインドフルネス
　　ウエルビーイング　537
　　習慣　66
　　積極的な取り組み　65
　　認知療法　256
　　評価と確証　66
　　プライミング　64
　　振り返りのための質問　62
　　プロフェッショナリズム　509
　　養成　63
　　利用可能性　65
　　臨床のケア　62
　　練習　65
麻薬性鎮痛薬　411t
慢性骨盤痛　138
慢性疾患
　　一緒に生きることの問題　460
　　患者中心のケア　459
　　患者にとっての経験　461
　　自己管理と患者中心のケア　459
　　自己管理の支援　459t, 460
　　心理的影響　461
　　青年期　109
　　対話　460t

　　目標設定と行動計画　460t, 463
慢性疾患ケアモデル
　　うつ病　266
　　決断支援　458
　　コミュニティー　457
　　自己管理支援　459
　　提供システムの設計　458
　　ヘルスケア組織　457
　　臨床情報システム　458
慢性頭痛　413
慢性疼痛
　　HIV/AIDS　428
慢性難治性疼痛　415
慢性の障害
　　青年期　109
慢性閉塞性肺疾患（COPD）
　　ストレス　401

み

ミルタザピン　259t
　　うつ病　262

む

むずむず脚症候群
　　睡眠障害　347
夢中歩行　356
夢遊病　356

め

メキシレチン　412t
メラトニン作動薬
　　不眠症　352
メランコリー　241
免疫
　　ストレス　400
面接　3, 7f
　　機能　10
　　ゲノグラム　76
　　構造　5
　　自己催眠　8t
　　スキル　4t
　　性的な問題　363, 363t
　　青年期　104t
　　特別な状況　12
　　要素　6f
メンタルヘルス
　　IMGの治療観　525

も

妄想性疾患
　　高齢患者　116
妄想性人格障害

医師-患者関係　313
鑑別診断　312
疾病経験と疾病行動　312
症状と徴候　309
人格障害　309
診断基準　313t
特徴　310t
マネジメント戦略　313
燃え尽き
　研修者　535
　ストレス　395
模擬患者　491
モノアミンオキシダーゼ阻害薬
　（MAOI）
　神経性過食症　221
モルヒネ　411t
モルヒネ徐放製剤　411t

や

夜驚症　356
薬物依存　225
薬物
　うつ病　249
薬物中毒　225
薬物治療
　身体化　303
　認知症　340
薬物乱用　223 → 物質（薬物）乱用も参照
　LGBT　156 → LGBT も参照
　高齢患者　118

薬物療法
　アルコールの離脱　231t
　うつ病　257
　喫煙　201，201t
　神経性過食症　221
　神経性食思不振症　218
　疼痛　410
　肥満　213
薬用ハーブ　385
　実践的なアドバイス　391t
薬理ゲノミクス
　うつ病　263
夜尿症　97

ゆ

有害事象
　医療ミス　437

よ

幼児
　攻撃性　95
　トイレトレーニング　97
　反抗的行動　96
予期悲嘆　468
抑うつ
　LGBT　155 → LGBT も参照
　喫煙　204
　終末期　468

ら

ラザロ徴候　426

り

理学療法
　疼痛　410
離脱症候群
　抗うつ薬　264
リビングウイル
　終末期　472
リフレイミング　85

れ

レズビアン　149 → LGBT も参照
　青年期　109
　ニーズに対する取り組み　109t
レム睡眠行動障害　356

ろ

ロラゼパム　278t

わ

悪い知らせ
　希望と安心　27
　ケーススタディ（癌）　23
　自己認識　29
　死の告知　26
　受容　26
　スキル　23
　テクニック　24t
　文化的価値観の相違　27
　ヘルスケアチーム　28

欧文索引

※tは表を，fは図を示す．

A

acquired immunodeficiency syndrome(AIDS) 423 → HIV/AIDS も参照
acting out 319
acute stress disorder(ASD) 279
advance directive 472
advanced sleep-phase syndrome 352
adverse event 437
Alzheimer disease(AD) 331, 349
Alzheimer 病 331, 349
  コリンエステラーゼ阻害薬 341t
  睡眠障害 349
  認知症 331, 333
  病期 332t
anhedonia 244
anorexia nervosa 215, 216
anticipatory grief 468
assisted suicide 474
attention deficit hyperactivity disorder(ADHD) 285

B

Beck Depression Inventory 142
Beck 抑うつ評価尺度 142
bisexual 149
body mass index(BMI) 207
bulimia nervosa 215, 219
bupropion 259t
  うつ病 262
  喫煙 203
bupropion SR 277t
buspirone 278t

C

CAGE 質問票 4t, 182
  テスト 227
calendar of premenstrual experience(COPE) 143
carisoprodol 413t
cataplexy 356
central apnea 355
chronic care model 266
chronic obstructive pulmonary disease(COPD) 401
chronic pelvic pain(CPP) 138
citalopram 259t, 277t
cognitive-behavioral analysis system of psychotherapy(CBASP) 256
cognitive-behavioral therapy(CBT) 256, 350
collaborative care model 266
compassion 13
competency 483
complementary and alternative medicine(CAM) 385
comprehensive multidimensional model 215
conditioned insomnia 347
conduct disorder(CD) 287
congnitive behavioral therapy(CBT) 302
CRAFFT 質問票
  青年期 106t
cyclobenzaprine 413t

D

DASH(Dietary Approaches to Stop Hypertension)療法 210
delayed sleep-phase syndrome (DSPS) 352
dementia 249
dementia syndrome of depression (DSD) 335
dementia with Lewy body(DLB) 333
depressive mood 244
desipramine 259t, 412t
dissociation 535
do not resuscitate(DNR) 472
double effect 474
doxepin 259t, 412t
dronabinol 430t
DSM-Ⅳ-TR
  人格障害 307
duloxetine 259t, 277t, 413t
  うつ病 262
durable powers of attorney 472
dysthymic disorder 240

E

Edinburgh Postnatal Depression Scale 142
Edinburgh 産後うつ病尺度 142
electroconvulsive therapy(ECT) 265
emotion-handling skill 424
emotional intelligence 93, 536
empathy 13
environmental tabacco smoke(ETS) 199
Erickson 92t
  発達理論 93
escitalopram 259t, 277t
eszopiclone 351t
excessive daytime somnolence 356
exposure with response prevention 279

F

fenoprofen 411t
fluoxetine 259t, 277t, 430t
Freud
  精神分析理論 93
frontotemporal dementia(FTD) 333

G

GAD-7 271
galantamine 341t
gay 149
generalized anxiety disorder(GAD) 281

H

Harris-Benedict 式 214
Health Belief Model 196
health care proxy 472
herbal medicine 385
HIV/AIDS
  HIV 関連軽度認知障害 434
  HIV 関連認知症症候群 434
  うつ病 432
  疫学と予防 423
  患者のカウンセリング 424
  感情対処スキル 424
  倦怠感 429
  抗ウイルス療法 430t
  抗菌薬 430t
  抗レトロウイルス療法 430t
  重複感染 428
  女性 428
  神経精神的合併症 429
  心理社会的な影響 424
  精神病 435
  せん妄 435
  相互作用(薬物と酵素) 431t

躁病　435
不安　433
副作用　430t
慢性疼痛　428
薬物使用の管理　426
薬物の作用　429
ラザロ徴候　426
HIV-1 associated dementia(HAD)　334
homophobia　150
human immunodeficiency virus (HIV)　334, 423 → HIV/AIDS も参照
　ストレス　401
hydromorphone　411t

I
IMG(海外の医学部を卒業した医師)
　医師-患者関係　523
　医療倫理　524
　家族との生活　526
　患者のケア　523
　教育経験の違い　522
　教育と研修を改善するための提案　528
　研修の違い　522
　行動科学を学ぶことの困難　527
　心理社会的問題　525
　スタッフとの関係　524
　性行動　149
　テクノロジー　524
　トレーニング　521
　文書と訴訟　525
　メンタルヘルス　525
　臨床的な問題　523
imposter syndrome　531
intensive therapy　369
international medical graduates (IMG)　521 → IMG も参照
interpersonal psychotherapy(ITP)　256
intimate partnar violence(IPV)　449
irritable bowel syndrome(IBS)　142

K
ketorolac　411t
Kohlberg　92t
　理論　93

L
laparoscopic adjustable gastric banding　213

late luteal phase dysphoric disorder　143
learned insomnia　347
lesbian　149
levophanol　411t
Lewy 小体認識症　333
LGBT(レズビアン，ゲイ，バイセクシャル，トランスジェンダー)
　医師-患者の相互関係　151
　医療提供者　152
　医療提供者の教育　157
　親子関係　154
　家庭内暴力　156
　患者教育　157
　喫煙　156
　コミュニケーション　151
　コミュニティー　154
　自殺　155
　指示　157
　事前指示　155
　紹介　157
　喪失　155
　パートナー　154
　犯罪　156
　薬物乱用　156
　抑うつ状態　155
　臨床的な問題　155
limited information　367

M
major depressive disorder(MDD)　239
MAST 質問票　182
medically unexplained symptom (MUS)　138
memantine　341t
meperidine　411t
methadone　411t
mild cognitive impairment(MCI)　334
mindfulness-based cognitive therapy (MBCT)　256
Mini-Mental State Examination (MMSE)　337
MOMS AND DADS
　高齢患者　114, 115t
monoamine oxidase inhibitor(MAOI)　221
motivational interviewing model　176
multiple sleep latency test(MSLT)　356

N
narcolepsy　355
nefazodone　277t
negligence　437
nine-item Patient Health Questionnaire(PHQ-9)　239
nonadherence　193
nonsomatic therapy　300

O
obsessive-compulsive disorder (OCD)　279
obstructive sleep apnea(OSA)　354
oppositional defiant disorder(ODD)　287
orphenadrine citrate　413t
oxcarbazline　412t

P
panic disorder(PD)　275
Parkinson 病
　睡眠障害　349
Patient Questionnaire(PQ)　271
permission　367
personality disorder　249
PHQ(Patient Health Questionnaire)-9　141, 300
Piaget　92t
　理論　93
posttraumatic stress disorder (PTSD)　279
pregabalin　413t
premenstrual dysphoric disorder (PMDD)　143
premenstrual syndrome(PMS)　143
preparatory grief　468
Primary Care Evaluation of Mental Disorder(PRIME-MD)　271, 300
Primary Care Posttraumatic Stress Disorder Screen(PC-PTSD)　271
primary insomnia　347
Provide-Elicit-Provide-Elicit のアプローチ　182
psychoneuroimmunology(PNI)　396
psychophysiologic insommnia　347

R
ramelteon　351t
rapid or early ejaculation　375
reflection　17, 228
REM sleep behavior disorder　356
rivastigmine　341t

S

seasonal affective disorder(SAD) 257, 348
selective serotonin reuptake inhibitor (SSRI) 218, 260
sleepwalking 356
SOAPES(screener for opioid addiction potential)スクリーニング質問票 182
social and behavioral science(SBS) 483
social location 124
somatization 293
somatoform disorder 249
somnambulism 356
SPEAK
　うつ病 254, 255t
specific suggestions 369
splitting 319
St. John's wort 303
stress-diathesis model 215

sudden infant death syndrome(SIDS) 355
syndrome of inappropriate secretion of antidiuretic hormone(SIADH) 260

T

tamazepam 351t
team-based learning(TBL) 494
Test of Functional Health Literacy in Adults(TOFHLA) 132
TICSテスト 227
TIPS
　認知症 340t
topiramate 413t
transcutaneous electrical nerve stimulation(TENS) 413
transgender 149
transition 468
transphobia 150
tricyclic antidepressant(TCA) 221, 258

U

ultrabrief personal action planning (UB-PAP) 253

V

validation 17
venlafaxine 261, 412t, 413t
Venlafaxine XR 259t, 277t
very-low-calorie diet(VLCD) 210
VULNERABILITIES
　脆弱な患者 168t

W

well-being 531

Z

zaleplon 351t
zolpidem CR 351t

実践行動医学
実地医療のための基本的スキル　　　定価（本体6,600円＋税）
2010年4月5日発行　第1版第1刷 ©

編　者　　ミッチェル D. フェルドマン
　　　　　ジョン F. クリステンセン

監訳者　　林野 泰明
　　　　　（はやしの　やすあき）

発行者　　株式会社 メディカル・サイエンス・インターナショナル
　　　　　代表取締役　若松 博
　　　　　東京都文京区本郷1-28-36
　　　　　郵便番号113-0033　電話(03)5804-6050

印刷：日本制作センター / 表紙装丁：トライアンス

ISBN 978-4-89592-637-9　C 3047

|JCOPY| 〈(社)出版者著作権管理機構 委託出版物〉
本書の無断複写は著作権法上での例外を除き禁じられています．
複写される場合は，そのつど事前に，(社)出版者著作権管理機構
（電話 03-3513-6969, FAX 03-3513-6979, info@jcopy.or.jp）
の許諾を得てください．